JN198947

看護過程に沿った
対症看護

病態生理と看護のポイント

第5版

Gakken

監修・執筆者

● **監修**

高木　永子　　元岡山県立大学保健福祉学部看護学科教授

● **執筆者**（50音順）

市村久美子　　茨城県立医療大学保健医療学部看護学科教授

大西　純一　　元国際医療福祉大学大学院教授
　　　　　　　大分大学医学部附属病院客員教授、四国医療専門学校看護学科講師

高木　永子　　前掲

高橋　博美　　元福岡大学医学部看護学科教授

竹内　博明　　香川大学名誉教授、大樹会回生病院名誉院長

常盤　文枝　　埼玉県立大学保健医療福祉学部看護学科教授

安ヶ平伸枝　　元聖路加看護大学看護学部

横山　寛子　　東海大学医学部看護学科教授

監修のことば

初版を1985年に発刊し、第5版の刊行を迎えたこの機会に、改めて**看護の守備範囲の問題**と対症看護の関連性、症状に注目すべき理由などについて再確認させていただきたいと考えています。

看護の守備範囲の問題は、次の2つの領域の問題によって構成されています。

第1の領域の問題は、看護師が問題の診断とその対応に**独自的責務**（義務と責任）を担わなければならない**看護診断**（ND：Nursing Diagnosis）であります。看護診断の代表例は、**図1**に示す看護モデル（Nursing Model）に依拠した「**S.C. ロイの4つの適応様式における適応問題**」や「**D.E. オレムの3領域のセルフケア不足**」などです。

看護モデルは、現実の看護実践を抽象化して、看護を構成する4つの主要概念である**人間**（クライアント、患者など）、**健康、環境、看護**を系統的・論理的に関係づけた構成体です。これら4つの概念に対するとらえ方・考え方は、看護理論家をはじめとする開発者によって異なることから、各々の看護モデルに特徴が現れることになります。

看護モデルと並ぶもう1つの看護診断の代表例は、多数存在する看護モデルを超えて、看護が独自に診断とその対応を担うべきであるという共通認識の下で開発されたNANDAインターナショナルの「**看護診断分類法Ⅱの13領域における看護診断**（2018年8月時点で244個）」です。この看護診断リストは今後とも増え続け、多くの国の看護職者によって活用され、それによって改善・洗練されていくことでしょう。

第2の看護の守備範囲の領域の問題は、看護師が徴候や症状を監視して発症の早期発見と対応に医師と一緒にかかわる**主体的責務**がある図1に示す共同問題（CP：Collaborative Problem）である**潜在性の合併症**（PC：Potential Complication）です。なお、この問題の最終的な確定診断は医師によって行われ、看護は主体的に合併症の顕在化（実在化）の予防と最小化のために、看護としての対応活動を行う必要があります。

図1に示す**医学的問題**（MP：Medical Problem）は、看護の守備範囲の問題である看護診断（ND）、共同問題（CP）と異なり、医師が独自に診断とその対処に責務を担う問題であります。

この**ND、CP、MP**の関係性は、図1に示すように相互に関係しあっています。すなわち、MPはCP、NDの最大の発症・悪化要因になります。逆にNDの悪化やCPの顕在化・悪化は、MPの悪化要因

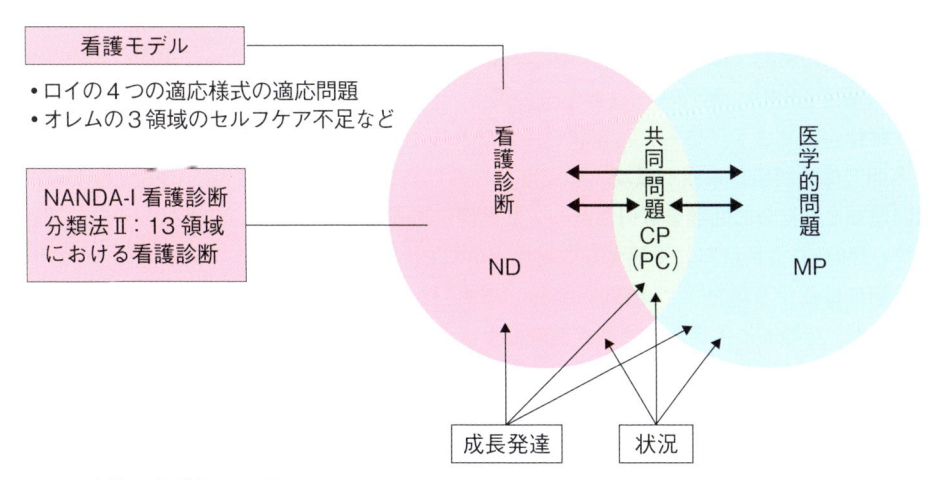

図1 看護の守備範囲の問題

になり、反対に ND の好転や CP の顕在化の防止は、MP の軽減・回復・治癒などの好転要因になるなどの相互関係が認められます。

　この他にも、図1に示す**状況や成長発達**に関連する出来事や変化が人間（クライアント、患者）の内部・外部環境を悪化させて ND、CP、MP のハイリスクな発症・悪化要因になります。とくに ND 領域の問題では、主な発症・悪化容易になることさえ少なくありません。下記の12項目は、状況と成長発達に関連してよくみられる発症・悪化要因の例としてあげてみました。

---

①健康生活の維持に必要な食事・排泄・清潔・被服・休息と睡眠などの不適切さや不足。なお、これらの発症要因は、ND 領域の問題にもなる。

②居住環境（間取り、広さ、設備など）の不備や不足

③病原体や病原体の媒介生物などの生物的要因に対する対応不足

④家族の経済的困窮と、それに対する対応不足

⑤家族の生活習慣やリズムの乱れと、それによる各家族メンバーの健康への影響

⑥家族の健康問題と発症・悪化要因に対する関心や理解の不足

⑦健康問題の解決に必須の手段的・情緒的サポーターの不在、あるいはサポート力の不足

⑧過去における家族の重要他者の不在時における家族メンバーの役割分担と協力体制にかかわる問題

⑨健康問題とその対処にかかわる本人と家族の宗教上の問題や異なる考え方

⑩住居・地域・都道府県・国レベルにおける空気・光・気温・水・土壌・音などの環境要因の問題

⑪地域における交通の便や保健医療・福祉機関などの不足や不備など。

⑫成長・発達・成熟・老化などの成長発達段階における出来事や変化（結婚、妊娠、出産、子育てや離婚、別離、さらに仕事や能力・体力・視覚や聴覚などをはじめとする種々の喪失体験など）

　これまでの説明で、本書で取り上げる50項目の症状が、診断とその対処に独自に、あるいは主体的にかかわる責務がある看護の守備範囲の問題であること、ND、CP、MP のいずれの問題であってもその悪化は、他の2つの問題の悪化要因になり、逆にいずれの問題であってもその好転は、他の2つの問題の好転要因になること、加えて種々の状況や成長発達に伴う変化や出来事が、3つの問題の原因あるいは誘因になりやすいことをご理解いただけましたでしょうか。

　さて、症状のなかには、時に生命危機をまねく症状があります。ショック、呼吸困難、吐血・下血・喀血などの出血、脱水や浮腫とそれらに伴う水・電解質・pH の異常、意識障害などは、その代表的な症状です。また、すべての症状は、程度の差はあろうとも心身に苦痛をもたらすばかりでなく、その人の食事、排泄、清潔、更衣、活動、休息などの個別的な日常生活を崩し、これらによって緊張、不安、恐怖、ボディイメージの障害（混乱）、無力感、自尊感情の低下、喪失とそれに伴う悲嘆などの精神心理的問題を生じさせる危険性があります。さらに、症状自体とこれらの身体的・精神心理的問題は、過剰な依存や孤独などの対人間関係的問題、家族や職場、学校などにおける役割葛藤、役割失敗（不全）などの役割の問題や経済的問題などの社会的問題をも引き起こす危険性があります。つまり、症状は、身体的な問題にとどまらず、精神心理的・社会的問題に進展する危険性を孕んでいます。

　症状が長期に持続する場合は、身体的・精神心理的・社会的問題が一層過酷になり、単に健康回復を阻むばかりでなく、その人の人間としての成長発達や成熟までをも遅延させたり、歪めてしまう危険性があります。さらに死にゆく人々にとっても、症状とそれによる身体的・精神心理的・社会的問題は、心身の安楽性を阻害するにとどまらず、人間としての尊厳性を阻む最大要因になる危険性を孕んでいます。

　このようなことから、看護職者が症状に注目しなければならない理由を次の6つにまとめてみました。

①看護診断、共同問題のどちらかに該当する症状は、どちらも看護の守備範囲の問題であるため。

②呼吸困難、急激な大量出血や脱水、意識障害、ショックなどを代表とする生命危機をまねく症状の出現時、あるいはその危険性が高い場合は、それらの原因が判明していなくとも即刻の救命救急対応を必要とするため。

③いずれの身体症状も身体的苦痛にとどまらず、緊張、不安、恐怖などの精神心理的苦痛をもたらし、身体的・精神心理的・社会的活動の混乱・低下を引き起こすため。

④症状による身体的苦痛や精神心理的苦痛は、日常生活習慣やリズムを壊し、それが長期におよぶ場合には成長・発達・成熟の遅滞やゆがみなどを引き起こし、その人の一生にわたる悪影響を及ぼす危険性が高いため。

⑤死にゆく人々は、身体的痛みにとどまらず、精神心理的・社会的・霊的痛み、つまり全人的痛み（トータルペイン）によって人間として最も大切な尊厳性を奪われる危険性が高くなります。この4つの痛みは、相互に影響し悪循環することによって全人的痛みをさらに強くしますが、そのおおもとになりやすいのが身体的痛みであります。身体的痛みの原因になる疼痛・呼吸困難・悪心・下痢・全身倦怠感などをはじめとする全ての症状に注目し、その予防と緩和に最善の看護対応を尽くす責務を果たすため。

⑥症状の悪化・持続は、生命危機、深刻な合併症の発症、病態の回復遅延・悪化などの身体的問題にとどまらず、日常生活動作行動の低下ひいては生活の質の低下に加えて次項で述べさせていただく「成り行き」としての二次的問題である合併症の増加、重症化などの身体的問題、精神心理的・社会的問題の発症や深刻化などであります。看護はこれらの予防・早期発見・最小化をはかるために二次的問題の発症・悪化のメカニズムをふまえて素早く対応しなければならないため、など。

　以上のことをふまえると、看護学生や看護職者には、種々の症状とその原因・誘因に関する情報を収集し、その原因・誘因がどのようなメカニズムでその症状を発生・悪化させているのか、さらに、その症状がその人の日常・社会生活や精神生活全体にどのような影響を及ぼしているのか、その症状の持続・悪化がどのような成り行き（二次的問題）を生じさせる危険性があるのかなどについて分析できる能力が期待されるのは当然のことでありましょう。加えて、看護学生や看護職者には、これらのアセスメント・診断結果を基盤にして、予防・軽減・解決したり、ウエルネスな状態をさらに向上させるための個別的な援助活動を計画・実践し、さらに看護活動全体を評価・修正できる能力が今後とも変わることなく期待されることでありましょう。

　実践の科学である看護学と看護にとって大切なことは、理論と実践を循環させることであろうと考えています。どうぞ読者の皆様が、本書を看護実践に活用してくださるのと同時に、看護実践をとおして気づかれた本書の記載内容の疑問点などをご指摘くださいますよう心よりお願い申し上げます。

　最後に、いつもいつも的確な助言と温かい助力を惜しまず下さいました学研メディカル秀潤社の増田和也氏をはじめ関係者の方々に心より深く感謝申し上げます。

高木永子　識す

各症状の成り行きとして二次的に生じやすい主な精神心理的・社会的問題

1. 各症状の成り行きとして二次的に生じやすい主な精神心理的問題

人は、2歳半頃から自分の身体を対象化し始め、やがて自分の身体的特徴のみならず、能力・性格などの人格的特徴についても統一したイメージを描くようになる。この身体的・人格的イメージは、他者をはじめとする環境とのやりとりのなかで、①自分自身で、②他者との関係を通じて、③価値の観点などから自分自身を知覚・評価しながら形成し、死に至るまで継続的に発達・変容していく。

健康障害や治療、入院などは、患者の内部・外部環境を大きく変化させてしまうことが多い。患者は、それらの変化によって身体的苦痛に悩まされている自分、他者の介助に依存せざるを得ない日常生活を送っている自分、自由に他者と親交ができない自分、働けなくなった自分、他者に対する種々の役割を失った自分などのように、これまで形成・発達させてきた自分の身体的・人格的イメージを大きくマイナス方向に変容あるいは喪失してしまい、以下のような精神心理的問題を発生させやすくなる。

#1 ボディイメージの障害（混乱）body image disturbance

自分の身体の構造や機能が実際に変化・喪失してしまった、あるいは変化・喪失していると知覚し、思い込むことによって、自分の身体について否定的・歪曲的なイメージ（像）を抱いている状態をいう。

例：自分は肥っていて醜い、現在の消化器の機能や身体の動きは半人前で情けない、酸素ボンベを引きずって歩かざるを得ない自分は惨め、この手術で私の身体は変形してしまうだろう、など

#2 喪失 loss

身体の一部、自尊心、性的・社会的役割などを失った状態、または失うリスクがある状態をいう。なお、喪失には、その人が大切に思っている人・仕事・地位・ペット・物品・金銭・家・名誉・抽象的な思考内容などを失うことも含まれる。

喪失に伴う悲嘆にはプロセスがあり、各段階（時期）によって表出する反応（行動）とその発生要因は異なることから、現在どのプロセス段階にいるかを正確に診断し、その段階に応じた対応・援助を行うことが大切である。

#3 不安 anxiety と恐怖 fear

その人が、1人の人間として存在するうえで重要とみなしている特定の価値が脅かされていると感じ・考えるときに、かもし出される漠然とした気掛かり・苛立ち、または恐れの感情をいう。なお、不安が非常に強度になった場合は、**危機 crisis** 状態に陥る。

不安と**恐怖 fear** の主な違いは、不安が未知のつかみどころのない、つまり、特定できない脅威（危険）に対する反応であるのに対して、恐怖は脅威（危険）を特定でき、それに対する反応であることから、脅威（例：ヘビ）さえ取り除かれれば消失する。なお、不安は恐怖がなくては存在しないが、恐怖は不安がなくても存在する。しかし、通常、両者は共存しやすい。

#4 無力感 powerlessness

将来の見通し・目標・生活様式に影響する出来事・状況（例：症状、病気、予後など）に対して、身体的あるいは心理的にコントロールできないと認識することによってアパシー（無感動、感情鈍麻）、怒り、抑うつなどで反応している状態をいう。なお、無力感が長期に持続する場合は、対策の立案が困難になる**絶望感 hopelessness** に進展しやすい。

#5 自尊感情の低下 low self-esteem

自分の価値や能力あるいは自己全体を否定的にとらえ、評価している状態をいう。

自尊感情の低下は、役割遂行や対人関係における行動を消極的にし、環境への適応を低下させやす

い。逆に、役割遂行や対人関係が円滑に進まない場合やボディイメージの障害などがある場合は、自尊感情を低下させる。つまり、これらは、相互に影響し合い悪循環することを念頭にアセスメントしたり、援助していくことが重要である。

2. 各症状の成り行きとして二次的に生じやすい主な社会的問題

患者や家族の社会的側面を把握するには、**役割、人間関係、経済**を抜くことができない。

役割とは、集団的地位（例：世帯主、主婦）あるいは関係的地位（例：夫と妻、母と子）にある者に期待されている定型的・反復的・継続的な行動である。

この期待される役割行動は、性差ならびに地域社会、家族などの所属集団の慣習や文化などのなかで成長発達しながら直接・間接体験によって学習され、やがてその人のなかで定型化されていくが、置かれた役割遂行状況によっては変化も生じる。たとえば、父親の多くは、自分がとるべき定型化された役割行動を、その受け手である子ども達に毎日反復しながら提供し続けている。しかし、妻が入院した場合は、それによる役割遂行状況の変化に応じて、これまでの父親役割に、母親役割も追加する人が多い。

役割行動は、次の手段的役割行動と表出的役割行動から成り立っている。

手段的役割行動とは、特定の目標達成を直接目指す役割行動である。

例：乳児の母親役割の手段的役割行動は、乳児の成長発達を直接目指す哺乳、沐浴、更衣をはじめとする育児行動である。

表出的役割行動とは、自分の役割遂行に対する感情、意欲、態度である。

例：乳児の母親役割の表出的役割行動は、母親役割を喜んで受け入れ、一生懸命担おうとしている。また、母親役割に何の心配もなく自信がある、などである。

役割克服とは、役割期待（社会的期待）に応えられるよう特定の役割に必要な手段的・表出的行動を実際に十分とれている状態をいう。言い換えると、特定の役割を十分円滑に果たしている状態である。

役割問題としては、以下の問題がある。

#1 役割転移（移行）role transition

新しい役割を引き受け、発達させる過程をいう。

①**効果的な役割転移 effective role transition**：特定役割の効果的な表出的行動を示し、かつ、不十分ながら手段的行動も示している。しかし、それらの量と質が役割克服には達していない役割行動をいう。

例：高血糖患者が、インスリンの自己注射ができるようになりたいと意欲を示すが、清潔動作や注射方法がまだ十分とはいえない。

②**非効果的な役割転移 ineffective role transition**：効果的な表出的行動は示しているが、手段的行動がとれていない役割行動をいう。

例：家族が、患者の介護を引き受けたいと言うが、具体的な介護には全く手がでない。

#2 役割距離 role distance

特定役割に必要な手段的・表出的行動の両方をとることはできているが、それらが役割規定の行動から著しくかけ離れている役割行動をいう。なお、役割規定とは、たとえば母親が乳児の期待内容を認知すると同時に、これからは自分が哺乳、沐浴などの育児を担わなければならないという状況を考慮したうえで、自分の母親役割をとらえたり、とらえなおすことをいう。

例：乳児の母親が、促されていやいやながら沐浴室には来るが、粗雑な洗い方しかしない。

#3 役割葛藤 role conflict

役割内あるいは役割間において葛藤を起こしている状態をいう。

①**役割内葛藤 intrarole conflict**：1つの役割について対立する圧力がかけられたために、その役割に

ふさわしい手段的・表出的行動をとることができない状態をいう。

例：乳児の母親が、育児について夫や姑が自分と異なる意見を強力に主張するために、母親としての役割行動を円滑にとれなくなる。

②**役割間葛藤 interrole conflict**：2つ以上の異なる役割を担う必要があり、それらが対立する行動を求めるために、いずれの役割においても効果的な手段的・表出的行動をとることができない状態をいう。

例：入院患者役割と、家に残してきた乳児の母親役割の2つの役割の間で揺れ動き、どちらの役割も十分担い切れない。

#4 役割失敗（不全）role failure

特定役割の表出的行動と手段的行動のいずれか一方、あるいは両方が欠如しているか、効果的でない状態をいう。言い換えると、全く役割遂行ができていない状態である。

以下は、社会的問題に含まれる患者や家族に発生しやすい**人間関係的問題と経済的問題**である。

人は誰でも、愛情のニード、正常な発達のニード、健康生活に必要な資源獲得のニードをもち、その充足を期待している。これらのニードは、与える（寄与行動）人と、受け取る（受容行動）人との密接な人間関係によって成立する。このような人間関係の築き・維持・発展には、与えたり、受け取ろうとする両者の積極的な意思と能力を必要とする。

患者は、健康障害によってこれらのニード充足を健康時よりも一層強く望む存在になるが、一方、健康障害によって寄与行動、受容行動の量・質のいずれもが低下する危険性が高いことから、次のような人間関係的問題や経済的問題を発生させやすい。

#5 養育する・されることにかかわる非効果的パターン ineffective pattern of giving and receiving nuturing

相手が満足できる愛情・助言・ケア・保護・財政的援助・時間などを効果的に与えたり、逆に、これらを相手から効果的に受け取ることができない人間関係の状態をいう。

#6 分離不安 separation anxiety

重要他者から引き離された、あるいは引き離される危険性を感じることによって生じる激しい苦しみを伴う不安状態をいう。

上記の精神心理的問題としてあげた不安は、未知のつかみどころのない、特定できない脅威（危険）に対する反応である。しかし、分離不安は、特定できる重要他者との実際の別れ、あるいは差し迫った重要他者との別れによって生じる不安であることから、精神心理的問題よりも人間関係的問題として扱うのが一般的である。なお、分離不安は、随伴症状や各症状の成り行きとして発症するよりも、入院時に患者あるいは重要他者に現れることが多い。

#7 孤独 loneliness

自分と、重要他者やサポートシステムとの間において、親密な人間関係をもちたいという強いニードをもっているが、それを適切に充足できないことによって、きわめて強い不快感や衝動を感じている状態をいう。

#8 自立性と依存性の非効果的パターン ineffective pattern of dependency and independency

年齢、病状や治療による身体的状態、精神心理的状態などに見合った依存性と自立性のバランスがとれた人間関係の築き・維持ができない状態をいう。

#9 不適切な資源 inadequate resources

飲食物、排泄、清潔、体温維持、衣服、運動と休息などの生理的ニードの充足や健康にかかわる安全のニードの充足にとって必要な物的・経済的資源やサポートシステムなどの量・質が不足している状態をいう。

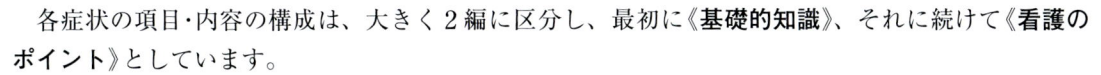

本書の構成

　各症状の項目・内容の構成は、大きく2編に区分し、最初に《基礎的知識》、それに続けて《看護のポイント》としています。

■基礎的知識

　《基礎的知識》では、各症状をもつ患者のアセスメント・診断ならびに看護の計画立案・実施と評価に際して、最低必要な知識と考える次の項目内容を中心に記述しています。

1. 各症状の定義
2. 各症状に関連する解剖生理ならびに病態生理
3. 各症状の分類と原因・誘因ならびに症状の発生・悪化のメカニズムと特徴
4. 各症状の随伴症状
5. 各症状の成り行き（悪化したときに生じやすい二次的問題）
6. 各症状に対する主な診察と検査
7. 各症状に対する主な治療

■看護のポイント

　《看護のポイント》では、看護活動を理解し、その実践を系統的・論理的に展開できるよう図1に示す"5段階で構成されている看護過程"に沿って、看護活動とその根拠について記載を進めています。

●第1・2段階：アセスメント Assessment・診断 Diagnosis

　各症状ごとに記載している"**必要な情報**"には、右欄の"**情報分析の視点**"である次の4項目を明らかにできる情報項目をあげています。

1. その症状の有無・種類・程度の明確化
2. その症状と随伴症状の発生時期と現在までの経過の明確化
3. その症状の原因・誘因とメカニズムの明確化
4. その症状が悪化したときの成り行き（二次的問題）の明確化

　これら4つの視点は、各症状の全貌を明らかにするうえで欠くことができないことから、あえて各症状ごとに同文で記述しています。

　加えて、必要な情報収集と各情報・情報群の解釈・分析にあたっての**留意事項**を"情報分析の視点"の下に加筆しています。

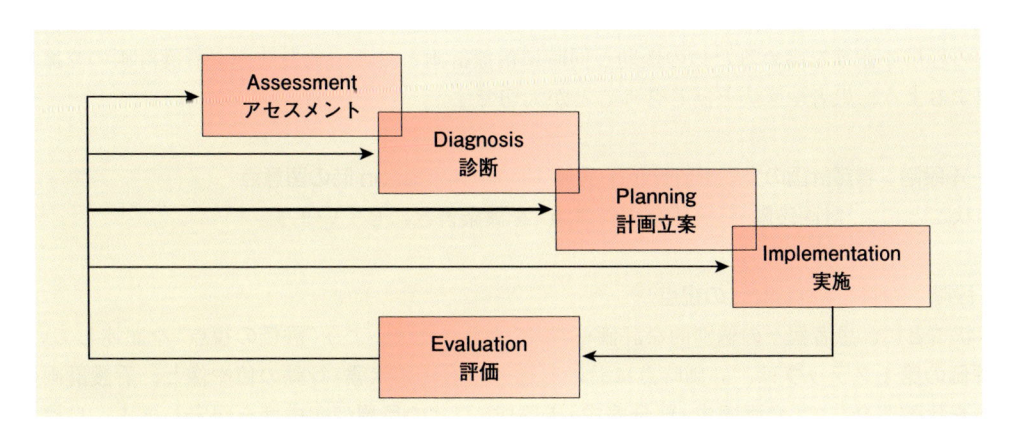

図1　看護過程の前後の段階の関連性

●第3段階：看護計画の立案 Planning

　各症状ごとに、"目標設定の視点"と、それらの目標を達成するための"対策 (OP・TP・EP) とその立案根拠"を記述しています。

1. 目標設定の視点

　問題解決型の看護では、数週間から数か月かけて達成される**長期的目標** long term goal と約 1 週間以内に達成される**短期的目標** short term goal を設定することが一般的です。この 2 種類の目標設定に際しては、いずれも患者の年齢、病状と経過、精神心理的状態、サポートシステムの適否などをはじめとする多くの諸条件を考慮する必要があることから、本書では、各患者のいずれの目標設定にも役立つであろうと考えた目標設定の視点にとどめています。すなわち、"目標設定の視点"にあげた目標は、対象個々の諸条件を組み入れ、その対象にぴったり合った、つまり、**個別的な長期的・短期的目標**（応用型）を設定するための原型的なものであり、①原因・誘因の減少・消失、②随伴症状の軽減・消失、③成り行きとしての二次的問題の発生防止、④検査や診察所見の好転、⑤治療の減少などを視点にしています。

2. 対策の立案

　"対策"は、活用しやすいよう次の 3 つに区分して記述しています。

1) **観察 (OP：Observational Plans)**：症状とそれによる心身の状態が好転・変化なし・悪化のいずれの経過を辿っているかを端的に判定するための観察項目をあげています。具体的には症状自体の変化、随伴症状や診察・検査所見の好転・悪化、原因・誘因や治療の増減、成り行き（二次的問題の種類・程度など）も活用できます。

2) **看護療法 (TP：Therapeutic Plans)**：症状の予防・軽減・解決をはかるために必要な①直接的な身体的ケア、②カウンセリング、③傾聴、④励まし、⑤支持、⑥管理、⑦照会、⑧医師が指示した処置などの項目

3) **教育 (EP：Educational Plans)**：患者や家族の症状に対する主体的・能動的な予防・軽減・解決への取り組みを促進するための教育項目

　これら 3 区分した対策の各々には、その**立案根拠**を右欄に記述しています。

　これらの対策の各々は、目標設定の視点と同じように、いずれも原型的なものです。したがって、対象個々の対策立案時には、この原型的な対策を基盤にして対象個々の諸条件を組み入れ、その対象にぴったり合った、つまり、個別的な対策を創意工夫したり、追加・削減してください。なお、看護療法 (TP) と教育 (EP) 対策には、原因・誘因の如何を問わず、生命危機、心身の苦痛、その人らしい生活の崩壊などを予防・軽減・解決するために、その患者が段階的・個別的な目標を達成できる対策を選択・創意工夫して立案します。また TP と EP の立案に際しては、常にその人の健康な部分や強さを活かして援助の過不足を防ぐよう心掛ける必要があります。そのためにも、治療計画に対する患者や家族の理解や意欲を高めるための援助と同時に治療計画との不一致を防いだ看護計画の立案と実施が実現するよう、患者や家族と話し合うことが大切です。

●第3・4段階：看護計画の立案 Planning・実施 Implementation 時の留意点

　各症状ごとに、"計画段階・実施段階の留意点"を簡条書きにしています。

●第5段階：評価 Evaluation の視点

　各症状ごとに、患者個々の個別的な評価・修正に活用しやすいよう"評価の視点"を記述しています。

1) **評価の第 1 ステップ**は、評価時点における患者や家族の状態・行動の値や像と、看護計画の目標とを比較照合して「**全面達成・部分達成・未達成**」などの**目標の達成度**を判定します。目標の達成度の判定には、目標設定時と同じように、その人の性別・年齢に該当する集団の正常・平均・標準

の値や像の両方に達したか否かを検討する必要があります。

2) **評価の第2ステップ**は、目標の達成度の如何を問わず、看護過程の全段階を遡って評価し、修正点を見出して、これまで以上に各患者に個別的な看護を提供することを目的にしています。

看護過程は、**図1**に示すように順序立て統一されたつながりをもつ系統性と同時に、前段階から後続段階を導き出すという論理性を備えています。したがって診断はアセスメントによって、計画は診断によって、実施は計画によって決定づけられます。このことは、前段階の誤りは後続段階においてはじめて最終確認できることを意味することから、評価の第2ステップは、**図1**の矢印のように、一般に看護過程の進め方とは逆である実施→計画→診断→アセスメントというように遡って行います。しかし、**図1**の太線の矢印が示すように看護職者全員が看護計画に沿って看護を実施するのは当然であることから、看護計画の評価から着手することも少なくありません。

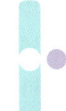 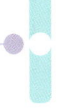

本書の使い方

1. 《**看護のポイント**》のアセスメント段階の"必要な情報"は、症状の診断にとって必須であるばかりでなく、後続の看護の計画立案や援助活動の実施の個別化にとって欠くことができない資料になることから、最低でも収集してほしい情報項目をあげています。

したがって実際に患者の症状について情報を収集する際は、この"必要な情報"項目に対象に応じて他の情報項目を追加したり、逆に不必要な情報項目を削除して活用していただきたいと考えています。

2. 実際の患者の症状に対する目標は、その患者の諸条件を踏まえなければ、その患者にぴったり合った、つまり、個別的な目標（応用型）にはなりません。

したがって、患者の症状の長期的・短期的目標を設定する際には、患者、家族をはじめ医療・看護チームメンバー全員が同じイメージで目標をとらえ、それに向かって行動がとれるよう検討する必要があります。その検討資料の1つとして本書の"目標設定の視点"を活用していただきたいと考えています。

3. OP、TP、EPの各対策とその立案根拠は看護学生や看護職者の一人ひとりが how - to 的な看護行為あるいは他者の指示にもっぱら依存する看護行為などの悪習から脱却し、自分で自分自身の看護行為を科学的・論理的に思考・判断・意思決定していく、つまり、"指示待ち看護職者"から脱して自律・自立した看護専門職者になるための必須能力の育成にも役立つと考えています。

これらの原型的な対策を実際の患者に活用する際には、その患者の諸条件を踏まえて個別的な対策（応用型）になるよう創造したり、臨機応変な実践をしていただきたいと考えています。

4. 本書の《**基礎的知識**》は、身体的側面に片寄っています。実際の患者個々は、精神心理的・社会的側面ももつ全体的な存在であることから、各症状によって、前述した精神心理的・社会的問題も複雑に引き起こすのは当然のことです。したがって、それらに関する知識の深化・拡大を図るための他文献も同時に活用していただきたいと考えています。

最後に、繰り返しになりますが、科学的な裏づけ・根拠のある診断・援助・評価活動から成り立つ看護活動を自律・自立して実践していきたいとお考えならば、次の問いを自らに投げかける必要があるのではないでしょうか。「根拠をもって、この看護活動を行うには、一体どのような知識や理論が必要であろうか」。逆に「この知識や理論は、看護活動にどのように活かすことができるであろうか」。少々面倒であっても、このような自問自答こそが、知識や看護理論、看護モデルなどと看護実践との分断を防ぎ、科学的・専門的な看護活動を全うできる能力を自ら開発・育成する第一歩になるのではないでしょうか。

高木永子　Nagako Takagi

CONTENTS

CONTENTS（50音順）

CONTENTS（項目順）

看護過程に沿った 対症看護

病態生理と看護のポイント

第5版

内容構成

1 嚥下障害

dysphagia

●オリエンテーション・マップ

原因・誘因 (p.5)

1)口腔・咽頭部の障害
- (1)舌・口蓋の先天性疾患
- (2)口腔・咽頭の炎症
- (3)口腔・舌・咽頭の悪性腫瘍
- (4)外性の圧迫・疼痛
- (5)シェーグレン症候群
- (6)中枢および末梢神経障害
- (7)筋または筋接合部障害
- (8)気管切開カニューレ、経管栄養チューブなど

2)食道部の障害
- (1)悪性腫瘍・食道異物・外性圧迫
- (2)炎症、潰瘍
- (3)アカラシア
- (4)食道麻痺
- (5)びまん性食道痙攣
- (6)心因性の障害
- (7)シャッキー輪
- (8)食道ウェッブ
- (9)強皮症
- (10)食道憩室など

3)その他
- (1)加齢
- (2)局部麻酔
- (3)内服薬
- (4)食事の環境・姿勢・摂取や介助方法
- (5)手術・放射線・化学療法など

嚥下障害

- 口腔期：随意的な舌運動による口腔から咽頭への食塊と液体の送り込み困難
- 咽頭期：反射的な不随意運動による咽頭から食道入口への食塊と液体の送り込み困難
- 食道期：食道の不随意な蠕動運動と重力による胃への送り込み困難

随伴症状 (p.8)

- 1)むせ、咳嗽
- 2)嚥下痛、誤嚥
- 3)悪心・嘔吐
- 4)顔面や頸部の痙攣、無力感
- 5)咽頭違和感
- 6)胸やけ
- 7)嗄声、構音障害など

成り行き（二次的問題 p.8）

- 1)窒息や嚥下性肺炎、胃食道逆流物が強酸性の場合は化学性肺炎
- 2)二次感染、全身性疾患の続発
- 3)栄養状態の悪化、体重減少、脱水、電解質・酸塩基平衡の異常
- 4)日常生活動作行動の低下
- 5)中途覚醒
- 6)飲食物の摂取に対する苦痛・不安・恐怖の増大
- 7)ボディイメージの混乱、自尊感情の低下
- 8)食事行動がもつ精神心理的・社会的ニードの未充足に伴う喪失感、抑うつなど

観察OP (p.13)

看護療法TP (p.14)・教育EP (p.17)

1. 嚥下訓練（間接・直接訓練）	6. 経静脈栄養法の管理
2. 食事の援助（嚥下食）	7. 便通の調整
3. 水分の補給	8. 環境調整
4. 吸引・口腔の清潔	9. 気分転換の工夫
5. 経管栄養法の管理	10. 精神的な支持・励まし

■ 基礎的知識

1. 嚥下障害の定義

　嚥下とは、外部から固体や液体を口腔に取り込み、咽頭・食道を経て胃内に送り込むまでの一連の運動過程をいう。嚥下して胃に入るまでの時間は固形物で約30秒、液体では数秒である。嚥下運動には、頭蓋骨、顔面骨をはじめ口腔、咽頭、食道の粘膜や筋肉ならびに、これらを支配する脳神経である三叉・顔面・迷走・舌下・舌咽神経などが関与している。これらがなんらかの原因によって障害され、一連の運動過程が妨げられた結果として、食塊や液体を口腔から胃まで円滑に送り込めない状態、あるいは食塊や液体が誤った方向に移動する状態を**嚥下障害**という。

2. 嚥下運動のメカニズム

1）生理学的な嚥下運動

　嚥下運動は、生理学的に次の3期（相）を経て行われる（図1、2）。

口腔期（第1期）：口腔から咽頭までの随意運動（図2-A）

　主として舌の運動によって食塊や液体を口腔から咽頭腔へ押し込む随意運動である。これらの運動は、三叉・顔面神経および副神経などの作用による。

咽頭期（第2期）：咽頭から食道入口までの反射的な不随意運動（図2-B）

　咽頭から食道入り口までのごく短い間で、食物が咽頭に触れることによって起こる反射的な不随意運動である。すなわち食物が咽頭に触れると、咽頭粘膜、咽頭後壁に分布する迷走神経（上喉頭神経）、舌咽神経を刺激し、この求心性刺激が延髄の嚥下中枢に達して、ここで統合された嚥下パターン形成器（CPG：central pattern generator）に伝わり、三叉・迷走・舌下神経などの遠心性神経を介して、嚥下関与筋に伝達され、嚥下運動が起こる。この嚥下運動は、軟口蓋が咽頭後壁に押しつけられて鼻腔と咽頭腔が遮断されて咽頭腔の内圧が陰圧になり食物の下降が促され、同時に舌根が挙上し、喉頭蓋が気管入口部をふさぐ。このため咽頭腔が閉鎖空間となり、舌根の後方運動により食物が鼻腔や気管に入ることなく、0.3〜0.5秒間で食道入口部に入る。

　嚥下時には、喉頭蓋が気道の入口をふさぎ、声門も閉じ、食塊の通路と気道を完全に遮断するので誤嚥しない。もし喉頭前庭に食塊が入っても、咳嗽反射によって誤嚥は防げる（**気道防御機構**）。

食道期（第3期）：食道入口から胃の噴門までの不随意な蠕動運動（図2-C）

　食道に達した食塊は、全長約25cmの食道の蠕動運動と重力の作用によって噴門に送られる。すなわち、食塊が中部食道に達すると、下部食道括約筋が弛緩して、食塊が胃に入る。これは迷走神経によって支配される不随意運動である。食道の太さは、起始部・気管分岐部・横隔膜貫通部の3か所で多少狭くなっており、異物の停滞やがんが発生しやすい部位である。

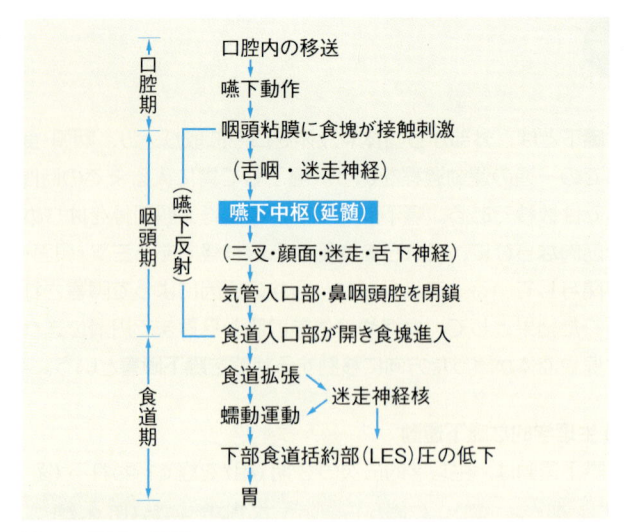

図1　嚥下の機構

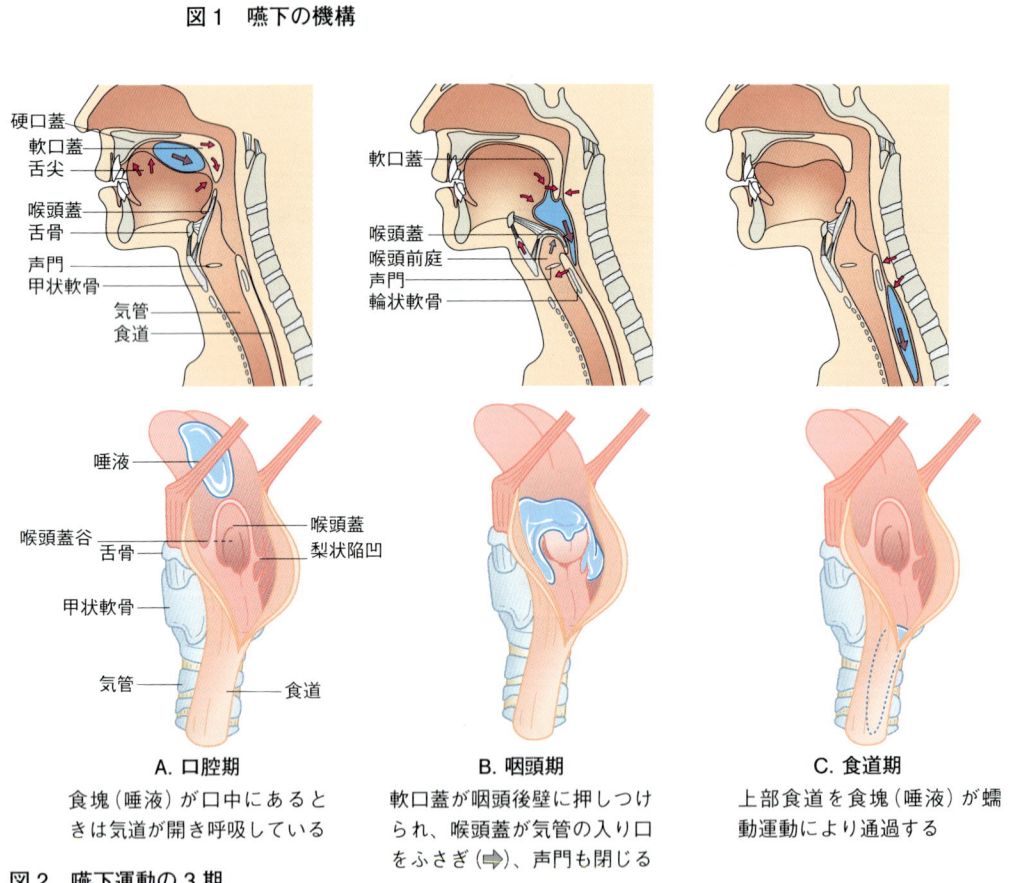

口腔内の移送

嚥下動作

咽頭粘膜に食塊が接触刺激

（舌咽・迷走神経）

嚥下中枢（延髄）

（三叉・顔面・迷走・舌下神経）

気管入口部・鼻咽頭腔を閉鎖

食道入口部が開き食塊進入

食道拡張　　→　迷走神経核

蠕動運動

下部食道括約部（LES）圧の低下

胃

口腔期

咽頭期

（嚥下反射）

食道期

硬口蓋
軟口蓋
舌尖
喉頭蓋
舌骨
声門
甲状軟骨
気管
食道

軟口蓋
喉頭蓋
喉頭前庭
声門
輪状軟骨

唾液
喉頭蓋谷
喉頭蓋
舌骨
梨状陥凹
甲状軟骨
気管
食道

A. 口腔期
食塊（唾液）が口中にあるときは気道が開き呼吸している

B. 咽頭期
軟口蓋が咽頭後壁に押しつけられ、喉頭蓋が気管の入り口をふさぎ（⇨）、声門も閉じる

C. 食道期
上部食道を食塊（唾液）が蠕動運動により通過する

図2　嚥下運動の3期

2) 摂食・嚥下のプロセスモデル

　摂食・嚥下のプロセスは、一般に上記1）の口腔期・咽頭期・食道期の**3期連続モデル**で説明されることが多い。しかし、現在では、食物を口腔内に取り入れ、舌と硬口蓋で把持して知覚し、口腔内への送り込み運動の開始直前までを「**口腔準備期**」として、従来の「口腔期」から分けた**4期モデル**、さらにそれ以前の食べ物を認知する時期を「**先**

行期」とした**5期モデル**が確立されている。

　近年、固形物の咀嚼中の**嚥下造影検査**（**VF**：video fluoroscopic examination of swallowing）所見から、4期モデルの口腔準備期→口腔送り込み期→咽頭期という明確に区分された直列的過程ではなく、咀嚼中に口腔送り込み運動が繰り返し生じ、嚥下反射前に咽頭腔内で食塊形成が生じることが判明し、4期モデルとは異なる**プロセスモデル**（process model）が生まれた（**図3**）。

　固形物の咀嚼の際の嚥下では、通常嚥下反射前に食塊が咽頭腔内にあるとするプロセスモデルは、咀嚼が嚥下に及ぼす影響、飲むことと食べることの違い、「丸飲み食」である嚥下調整食、嚥下防止などについて新たな洞察を加える必要性を示す重要な概念になる。

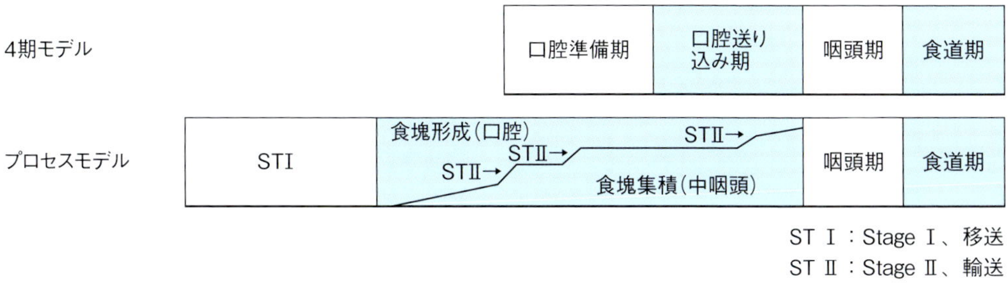

4期モデル		口腔準備期	口腔送り込み期	咽頭期	食道期

プロセスモデル：STI ｜ 食塊形成（口腔）STII→ STII→ STII→ 食塊集積（中咽頭）｜ 咽頭期 ｜ 食道期

ST I：Stage I、移送
ST II：Stage II、輸送

（松尾浩一郎：chapter2 プロセスモデル．プロセスモデルで考える摂食・嚥下リハビリテーションの臨床：咀嚼と嚥下機能（才藤栄一監），p.16，医歯薬出版，2013 を一部改変．）

図3　4期モデルとプロセスモデル

3. 嚥下障害の部位・原因・誘因ならびにメカニズムと特徴

障害の部位	主な原因・誘因	メカニズムと特徴

　口腔期の障害では、食塊形成に必要な舌運動の欠如、口唇の不完全閉鎖、食物の口からの落下、口腔内をきれいにできず食物残渣が残りやすい。また、嚥下の前にむせる、咳込む、むかむかするなどが現れやすい。

　咽頭期の障害では、咽頭違和感、嚥下困難感、嚥下の遅延、鼻からの食物逆流、食物の停滞感、ゴロゴロ鳴らす湿性嗄声、むせる、咳込む、むかむかする、嚥下運動の多発などが生じやすい。

口腔期（第1期）・咽頭期（第2期）

1）口腔・咽頭部の障害

（1）舌・口蓋の先天性疾患：口蓋裂など
▶口蓋裂は、食物の取り込みや食塊形成に障害が生じるばかりでなく、口蓋の欠損や麻痺は食物を鼻腔へ流入させる。

（2）口腔・咽頭の炎症：口内炎、舌炎、急性扁桃炎、扁桃周囲膿瘍、喉頭結核、放射線治療後など
▶いずれも痛みによって嚥下障害を起こすが、とくに固形物の通過が困難となる。

（3）口腔・舌・咽頭の悪性腫瘍：舌がん、下咽頭がん、咽頭ポリープ、喉頭がんなど
▶腫瘍による食塊の通過障害、がん表面の潰瘍化による疼痛、舌運動の障害などにより、食塊形成や食物の送り込みに障害が起こる。

（4）外性の圧迫・疼痛：耳下腺炎、甲状腺炎、甲状腺腫瘍、頸部リンパ節腫脹
▶外部からの圧迫、疼痛により食塊の移送に障害が生じることで、嚥下反射とのタイミングにずれが生じやすくなり、食物が残留することにより誤嚥の原因となる。

	（5）シェーグレン症候群	▶唾液分泌の低下および口腔内乾燥により、食塊の形成不全や口腔内移送の障害を引き起こす。
口腔期（第1期）・咽頭期（第2期）	（6）中枢および末梢神経障害：脳血管障害（脳出血、脳梗塞による仮性球麻痺、球麻痺など）、神経変性疾患（筋萎縮性側索硬化症、パーキンソン病など）、中枢神経の炎症性疾患（多発性硬化症、脳炎、ポリオなど）、腫瘍、外傷、中毒、ジフテリアなど	▶中枢神経障害による嚥下障害は、迷走神経核および舌咽神経核、それらの上位神経の障害によって起こる。中枢神経障害、とくに脳幹に病変が生じた場合は、食物が咽頭に入ると同時に起こる嚥下反射の中枢が延髄にあるために、著しい嚥下障害が起こるという特徴がある。 ▶末梢神経障害による嚥下障害は、舌の後部 1/3 の味覚と知覚や咽頭粘膜の知覚、咽頭筋の嚥下運動を支配する脳神経IXの舌咽神経や咽頭枝、食道枝、上喉頭神経、反回神経などに枝分かれして支配する脳神経Xの迷走神経および外舌筋・内舌筋を支配する脳神経XIIの舌下神経などの障害により起こる。これらの脳神経以外に咀嚼筋群や舌骨上筋、軟口蓋筋群などを支配する脳神経Vの三叉神経と、顔面筋群や舌骨上筋などを支配する脳神経VIIの顔面神経にはとくに注目して嚥下障害との関連性を検討する必要がある。 ▶神経麻痺では固形物より液状物の嚥下障害が強い。
	（7）筋または筋接合部障害：重症筋無力症、筋ジストロフィー、多発筋炎、皮膚筋炎、ボツリヌス中毒症、膠原病、代謝性疾患など	▶いずれの嚥下関与筋群の障害によるかによって症状は異なるが、飲み込みにくい、あるいは時間がかかるという症状で発現することが多く、順次、嚥下機能にかかわる運動が損なわれていく。
	（8）気管切開カニューレ、経管栄養チューブ	▶気管切開カニューレや経管栄養チューブは喉頭挙上を妨げ、声門閉鎖による圧（声門加圧）を低下させ、飲み込みにくくさせる。経鼻栄養チューブ留置は、嚥下運動を制限し、胃食道逆流の危険性を高める。

食道期では、食物の逆流、心窩部痛、胸やけ、噯気（げっぷ）、つかえ感、酸っぱい臭いのする呼気、夜間の咳込み、中途覚醒などが生じやすい。

食道期（第3期）	**2）食道部の障害** （1）①悪性腫瘍（食道がん、噴門部胃がん） ②食道異物（硬貨、義歯、魚骨、釘など） ③外性の圧迫（甲状腺腫瘍、縦隔腫瘍、縦隔リンパ節腫大、傍食道裂ヘルニア、大動脈瘤など）	▶機械的狭窄により食物の通過障害をきたす。固形物に対する障害から、流動物へとしだいに進行する。自覚症状としては、食道の上部から中部に狭窄があれば食物がつかえる感じをおぼえ、下部であれば食物の停滞感をおぼえる。異物による狭窄は食道入口部に多く、異物そのものによる狭窄というよりは、その刺激による痙攣性収縮、悪心のための嚥下障害と考えられる。
	（2）炎症、潰瘍：逆流性食道炎、食道潰瘍、術後狭窄（食道がん術後の吻合部狭窄、食道が	▶食道の異常収縮により嚥下障害をきたす。

食道期（第3期）	ん放射線照射後や内視鏡的粘膜切除術後の瘢痕・狭窄）	
	(3) アカラシア	▶ 食道壁のアウエルバッハ神経叢の障害により、蠕動運動が消失し、中部食道の拡大と、下部食道括約筋の弛緩不全をきたし、嚥下障害を引き起こす。
	(4) 食道麻痺：ジフテリア、アルコール中毒	▶ 迷走神経障害による食道麻痺により嚥下障害が生じる。
	(5) びまん性食道痙攣	▶ 下部食道括約筋の機能不全があり、下部食道括約筋の高い圧と不完全な弛緩が関連している。アカラシアの類縁疾患である。
	(6) 心因性の障害：転換性障害、うつ病など	▶ なんらかの理由で緊張・不安・うつ状態にある場合、食道になんら器質的異常がないにもかかわらず、食道上部に異物感、閉塞感や、なにか塊（ヒステリー球）がある感じなどを訴える。この症状は、食物の摂取中よりもむしろ食間にみられる。他に多くの愁訴がある。
	(7) シャッキー輪（下部食道輪）	▶ シャッキー輪は、食道胃接合部にみられる輪状の狭窄である。
	(8) 食道ウェッブ	▶ 食道ウェッブは、主に食道上部の不規則な萎縮による食道内腔への突出した膜状粘膜であり、嚥下障害を起こすことがある。
	(9) 強皮症	▶ 食道粘膜の硬化をきたし、蠕動運動が消失し、嚥下障害を呈する。
	(10) 食道憩室	▶ 愁訴のないこともあるが、嚥下時につかえる感じを訴えることがある。
その他	(1) 加齢（生理的変化）	▶ 加齢によって、嚥下反射の遅延、安静時の喉頭低位ならびに唾液分泌・咀嚼力・舌圧・咳反射などの低下が起こりやすい。加えて、気道の感覚低下によって誤嚥してもむせない（**サイレント・アスピレーション：不顕性誤嚥**ともいう）ことがあるため、肺炎症状に注意を要する。
	(2) 局部麻酔	▶ 嚥下反射を起こす三叉・舌咽・迷走神経の諸神経は、咽頭への入口、喉頭、食道に分布しているので、咽頭後壁をコカイン塩酸塩やリドカイン塩酸塩などで麻痺させると、嚥下障害を起こし、食塊が鼻腔へ逆流したり、気管に入り誤嚥する危険性がある。
	(3) 睡眠薬や抗痙攣薬などの内服薬	▶ これらの内服薬は、精神活動の低下や嚥下反射の低下、唾液分泌の減少を引き起こすことから嚥下障害を起こしやすい。
	(4) 食事環境・食事中の姿勢・食事方法・食事介助方法	▶ 口内に食物を入れたまま会話したり、テレビを観ながらの食事では、食事に集中しないために誤嚥を起こしやすい。また、円背姿勢で下顎挙上すると、気道が確保されて食塊が気道に入りやすくなるために誤嚥を引き起こしやすい。

その他	(5) 手術療法、放射線療法、化学療法	▶ これらの療法によって生じる口腔、咽頭、食道とその周辺の器質的・機能的変化が嚥下障害を引き起こす。

上記のように、嚥下障害の原因は多岐にわたるが、頻度の多い原因としては、脳梗塞、脳出血などの脳血管障害、パーキンソン病などの神経変性疾患、口腔・咽頭・食道などの手術療法あるいは放射線療法の治療中・後、ならびに加齢、とくに 40 歳頃から始まる嚥下関与筋の筋力低下などがあげられる。

4. 嚥下障害の随伴症状

1) むせ、咳嗽
2) 嚥下痛、誤嚥
3) 悪心・嘔吐
4) 顔面や頸部の痙攣、無力感
5) 咽頭違和感
6) 胸やけ
7) 嗄声、構音障害など

5. 嚥下障害の「成り行き」（悪化したときの二次的問題）

　食べるということは、生命の維持、健康の回復・維持・増進、さらに成長発達の促進などにとって重要な生理的意義をもつ。さらに人とともに楽しみながら食事をすることは、人間関係を深め、生活に満足感や活力を与えたり、加えてしつけの機会になるなどの精神心理的・社会的意義をもつ。したがって、なんらかの原因・誘因で嚥下障害をきたし、経口摂取が障害された場合は、身体的苦痛のみならず、精神心理的・社会的側面にも大きな打撃を与えることになる。

1) 誤嚥による**窒息や誤嚥性肺炎、胃食道逆流物が強酸性の場合は化学性肺炎**
2) 経管栄養に伴う口腔の乾燥と汚染、経口摂取に伴う口腔内の食物残渣の貯留、栄養状態の悪化、脱水などに起因する体力と抵抗力の低下による**二次感染、全身性疾患の続発**
3) 飲食物摂取不足による**栄養状態の悪化、体重減少、脱水、電解質・酸塩基平衡の異常**
4) 栄養状態の悪化、脱水などに伴う体力減弱による**日常生活動作行動の低下**
5) 唾液の誤嚥による**中途覚醒**
6) 口腔・咽頭・食道の違和感・不快感・疼痛、悪心・嘔吐などの随伴症状の悪化による**飲食物の摂取に対する苦痛・不安・恐怖の増大**
7) 随伴症状の悪化、摂取行動の不自由さなどによる**ボディイメージの混乱、自尊感情の低下**
8) 飲食物摂取困難による**食事行動がもつ精神心理的・社会的ニードの未充足に伴う喪失感、抑うつ**など

6. 嚥下障害に対する主な診察と検査

1) 診察 [問診、視診、触診、聴診、計測（体重、身長など）]
　とくに問診が重要である。嚥下困難、嚥下時のむせ、嚥下時の痛みなど嚥下に伴う症状について問診を行う。また、手術歴、基礎疾患の有無なども聞いておく。口腔内の観察、食べるときや飲むときの状態の観察、意識レベルや認知度にも注意が必要である。

2) 検査
　（1）**嚥下造影検査（VF）**：透視下で含バリウム模擬食品を食してもらい、嚥下の動態を観察・評価検査であり、嚥下状態を把握する最も一般的な方法である。

(2) **嚥下内視鏡検査（VE**：video endoscopic examination of swallowing）：鼻咽頭喉頭ファイバースコープを鼻腔から挿入し、声門閉鎖機能や唾液や分泌物、食塊などの咽頭残留などを直視下で観察・評価するものである。

(3) CT、MRI：食道周囲の状態をみる。

(4) 超音波内視鏡（EUS：endoscopic ultrasonography）：食道周囲の病変をみる。

(5) スクリーニング検査

①反復唾液嚥下テスト（RSST：repetitive saliva swallowing test）、②改訂水飲みテスト（MWST：modified water swallowing test）、③着色水テスト、④段階的フードテスト（FT：food test）、⑤嚥下誘発テスト（嚥下反射テスト）、⑥頸部聴診法、⑦パルスオキシメーター（経皮的動脈血酸素飽和度測定法）、⑧頸部単純X線撮影

3）摂食・嚥下能力の評価と嚥下障害の重症度（表1、2）

　個々の患者の食事の援助のみならず、摂食・嚥下訓練などをその患者の個別性を踏まえて適格に実施するには、まず現時点の摂食・嚥下能力の総合的なアセスメントと診断が重要になる。すなわち、摂食・嚥下モデルとしての3〜5期モデルあるいはプロセスモデルのいずれを基盤にしようとも、その患者が食物を口腔内へ取り込み、それらを咀嚼して口腔から咽頭へ、次に咽頭から食道入口へ、さらに食道入口から胃内へと嚥下を進める摂食・嚥下プロセスのいずれの部位に、どのような問題が生じているかをアセスメント・診断することは最も重要である。下記に示す**表1、2**は、診察・検査結果とともに、これらの貴重な総合的な資料になる。

　加えてこれらの評価表と重症度の分類表は、アセスメント・診断のみならず、総合的な食事の援助や摂食・嚥下訓練に対する個別的な看護の方針・目標・対策の立案と実施、評価にとっても有効な資料になる。また患者、家族を含む保健・医療・福祉チーム全体の統一した歩みを円滑にするためのコミュニケーション手段としても大いに役立てることができよう。

表1　摂食嚥下能力のグレード

Ⅰ. 重症 経口不可	1. 嚥下困難または不能。嚥下訓練適応なし 2. 基礎的嚥下訓練のみの適応あり 3. 厳密な条件下の摂食訓練が可能
Ⅱ. 中等症 経口と補助栄養	4. 楽しみとしての摂食が可能 5. 一部（1〜2食）経口摂取が可能 6. 3食経口摂取プラス補助栄養
Ⅲ. 軽症 経口のみ	7. 嚥下食で、3食とも経口摂取可能 8. 特別に嚥下しにくい食品を除き、3食経口摂取可能 9. 常食の経口摂取可能、臨床的観察と指導を要する
Ⅳ. 正常	10. 正常の摂食嚥下能力

食事介助が必要な場合にはAをつける（例：7Aなど）
条件：体位（　　　　　　）　　食事時間（　　　　　）
　　　食形態（　　　　　　）　　一口に含む量（　　　　）
グレード1.は重症意識障害、全身状態不良例がほとんどを占める

（藤島一郎：脳卒中の摂食嚥下障害. 第3版, p.149, 医歯薬出版, 2017.）

表2　摂食嚥下障害臨床的重症度分類*

分類	グレードまたはレベル	定義	解説	対応法	直接訓練**
誤嚥なし	7. 正常範囲	臨床的に摂食・嚥下に問題なし	治療の必要なし	必要なし	必要なし
誤嚥なし	6. 軽度問題	主観的問題を含め、摂食・嚥下に何らかの軽度の問題がある	主訴を含め、臨床的な何らかの原因により摂食・嚥下が困難である	簡単な訓練、食事の工夫、義歯調整などを必要とする	症例によっては施行
誤嚥なし	5. 口腔問題	誤嚥はないが、主として口腔期障害により摂食に問題がある	先行期、準備期も含め、口腔期中心に問題があり、脱水や低栄養の危険性がある	口腔問題の評価に基づき、訓練、食物形態・食事法の工夫、食事中の監視が必要である	一般医療機関や在宅で施行可能
誤嚥あり	4. 機会誤嚥	ときどき誤嚥する、もしくは咽頭残留が著明で臨床上誤嚥が疑われる	通常の嚥下造影検査（VF）において咽頭残留著明。ときに誤嚥あり。または食事場面で誤嚥が疑われる	上記の対応法に加え、咽頭問題の評価、咀嚼の影響の検討が必要である	一般医療機関で施行可能
誤嚥あり	3. 水分誤嚥	水分は誤嚥するが、工夫した食物は誤嚥しない	水分で誤嚥を認め、誤嚥・咽頭残留防止手段の効果は不十分だが、調整食など食形態効果を十分認める	上記の対応法に加え、水分摂取の際に間欠的経管栄養法を適応する場合がある	一般医療機関で施行可能
誤嚥あり	2. 食物誤嚥	あらゆるものを誤嚥し、嚥下できないが、呼吸状態は安定	水分、半固形、固形食で誤嚥を認め、食形態効果が不十分である。	経口摂取は不可能で経管栄養が基本となる	専門医療機関で施行可能***
誤嚥あり	1. 唾液誤嚥	唾液を含めすべてを誤嚥し、呼吸状態が不良、あるいは、嚥下反射がまったく惹起されず、呼吸状態が不良	常に唾液も誤嚥していると考えられる状態で、医学的な安定が保てない	医学的安定を目指した対応が基本となり、持続的な経管栄養法を要する	困難

*　主として機能的摂食・嚥下障害を対象とした分類（才藤栄一ほか、1999）

**　訓練には、食物を使った直接訓練と食物を使わない間接訓練がある。間接訓練は6以下のどのレベルにも適応があるが、在宅で施行する場合、訓練施行者に適切な指導をすることが必要である。

***　慎重に行う必要がある。

（小野木啓子ほか：嚥下造影検査－最近の知見を含めて. 特集嚥下障害の診断 Update. 臨床リハ，11（9）：802，2002.）

7. 嚥下障害に対する主な治療とリハビリテーション

疾患に応じて以下の治療が行われる。

1）**薬物による保存療法**

2）**外科的療法**：嚥下障害に対する手術術式は、輪状咽頭筋切除術などの嚥下機能改善手術と、喉頭閉鎖術などの誤嚥防止手術がある。

3）**放射線療法**

4）**非経口的栄養法**：嚥下の経管栄養法、口腔ネラトン法（間欠的口腔食道経管栄養法：OE法）、胃瘻、経静脈栄養法が行われる。主な経腸成分栄養剤を**表3**に示す。

5）**リハビリテーション**：リハビリテーションとしての嚥下訓練には、間接訓練と直接訓練がある。**嚥下の間接訓練**は、飲食物を直接摂取せずに行うので安全な訓練である。**嚥下の直接訓練**は、飲食物を実際に嚥下させる訓練であることから、事前の誤嚥の評価が重要である。上記の嚥下造影や嚥下内視鏡による検査結果から、誤嚥を起こさない食物の形態や姿勢を検討しながら、段階的に摂食訓練を行う。

表3 主な経腸成分栄養剤（液剤）

商品名	主な副作用と注意事項
エンシュア・リキッド	**禁忌**：本剤の成分に対し過敏症の既往歴のある患者、牛乳蛋白アレルギーを有する患者、妊娠3か月以内または妊娠を希望する婦人へのビタミンA5,000 IU/日以上の与薬 **注意**：ポリ塩化ビニル製の医療用具を使用した場合、可塑剤（DEHP）溶出の恐れあり **重大な副作用**：ショック、アナフィラキシー
ラコールNF	**禁忌**：本剤の成分に対し過敏症の既往歴のある患者、牛乳蛋白アレルギーを有する患者、イレウスのある患者、腸管の機能が残存していない患者、高度の肝・腎障害のある患者、重症糖尿病などの糖代謝異常のある患者、先天性アミノ酸代謝異常の患者 **注意**：ポリ塩化ビニル製の医療用具を使用した場合、可塑剤（DEHP）溶出の恐れあり **重大な副作用**：ショック、アナフィラキシー様症状

8. 高齢者と嚥下障害

一般に高齢者は、加齢に伴って**表4**に示す多くの特徴から嚥下障害を引き起こしやすい。加えて、超高齢社会の到来により、脳血管障害や神経変性疾患が増加し、嚥下障害をきたす患者が増えている。とくに高齢者では食物の一部や分泌物が気道に流入する誤嚥の確率が高くなり、その結果、**誤嚥性肺炎**が増加傾向にある。このほか嚥下障害は全身的な栄養障害をもたらし、重篤な全身疾患の引き金にもなりうる。また、QOLにも重大な影響をもたらし快適な生活を送ることが困難になる。

このように考えると高齢者の嚥下障害に対する対応は、医療のみならず介護の視点からもきわめて重要である。

近年、誤嚥性肺炎を防止する目的で、**口腔ケア**の重要性が指摘されている。専門的口腔ケアを定期的に行うことにより、誤嚥性肺炎を予防することができ、発熱回数を減少させることが指摘されている。

表4 嚥下障害を起こしやすい高齢者の特徴

- 歯の欠損
- 咽頭の感覚低下による嚥下反射の減弱・消失
- 筋力の低下
- 喉頭下降：喉頭蓋の倒れ込みが少ないために喉頭閉鎖が十分できず、嚥下時に誤嚥を生じる
- 唾液分泌低下（口腔内乾燥）
- 脳卒中や神経節疾患に罹患

看護のポイント

第1・2段階　アセスメント・診断

必要な情報	情報分析の視点
1. 嚥下障害の有無・部位・種類・程度（表1～3の活用） 　舌の運動状態、口腔内の食物残渣の有無と残留部位、口腔粘膜と歯牙の状態、反射異常の有無（飲み込めない、むせの有無、飲食物の逆流）、食道の通過障害の有無（つかえる、閉塞感、停滞感）、液体と固形物のいずれの嚥下障害か、食事中・後の姿勢と体位 ※なお、口腔期、咽頭期、食道期にみられやすい症状はp.5～8の各全文を参照されたい **2. 食事の種類・内容と摂取量・所要時間**	1. 嚥下障害の有無・部位・種類・程度の明確化 2. 嚥下障害と随伴症状の発生時期と現在までの経過の明確化 3. 嚥下障害の原因・誘因とそのメカニズムの明確化 4. 嚥下障害の「成り行き」の明確化 ▶アセスメント・診断にあたっては、まず嚥下障害の部位・種類・程度、さらに経口摂取がどこま

3. 水分出納

4. 嚥下障害の随伴症状の有無と程度 (基 4 の活用)

1) むせ、咳嗽

2) 嚥下痛、誤嚥

3) 悪心・嘔吐

4) 顔面や頸部の痙攣、無力感

5) 咽頭違和感

6) 胸やけ

7) 嗄声、構音障害など

5. 嚥下障害の主な誘因と程度 (基 3 の活用)

1) 口腔・咽頭部の障害

(1) 舌・口蓋の先天性疾患 (口蓋裂など)、(2) 口腔・咽頭の炎症 (口内炎、舌炎、急性扁桃炎、扁桃周囲膿瘍、喉頭結核など)、(3) 口腔・舌・咽頭の悪性腫瘍 (舌がん、下咽頭がん、咽頭ポリープ、咽頭がんなど)、(4) 外性の圧迫・疼痛 (耳下腺炎、甲状腺炎、甲状腺腫瘍、頸部リンパ節腫脹)、(5) シェーグレン症候群、(6) 中枢および末梢神経障害 (脳出血、脳梗塞、筋萎縮性側索硬化症、パーキンソン病、多発性硬化症、脳炎、ポリオ、腫瘍、外傷、中毒、ジフテリアなど)、(7) 筋または筋接合部障害 (重症筋無力症、筋ジストロフィーなど)、(8) 気管切開カニューレ、経管栄養チューブ

2) 食道部の障害

(1) 悪性腫瘍 (食道がん、噴門部胃がん)、食道異物 (硬貨、義歯、魚骨、釘、薬剤包装シートなど)、外性圧迫 (甲状腺腫瘍、縦隔腫瘍、縦隔リンパ節腫大、傍食道裂ヘルニア、大動脈瘤など)、(2) 炎症、潰瘍 (逆流性食道炎、食道潰瘍など)、(3) アカラシア、(4) 食道麻痺 (ジフテリア、アルコール中毒)、(5) びまん性食道痙攣、(6) 心因性の障害 (転換性障害)、(7) シャッキー輪 (下部食道輪)、(8) 食道ウェッブ、(9) 強皮症、(10) 食道憩室

3) その他

(1) 加齢、(2) 局部麻酔、(3) 睡眠薬や抗痙攣薬などの内服薬、(4) 食事の環境・姿勢・摂取や介助の方法、(5) 手術・放射線・化学療法

6. 嚥下障害に対する診察と検査の結果 (基 6 の活用)

1) 診察：問診、視診、触診、聴診、計測 (体重、身長など)

2) 検査：VF、VE、CT、MRI、超音波内視鏡、スクリーニング検査 (反復唾液嚥下テスト、改訂水飲みテストなど)

で可能かなどを判断する。その際、嚥下障害は患者の主観であることから、患者の感じ方を大切に扱い、主観的情報と身体診査 (視診、触診、聴診) や検査の結果などの客観的情報を対応させて判断する必要がある。

▶「成り行き」として以下の問題を生じやすい。

1) 誤嚥による**窒息や誤嚥性肺炎、胃食道逆流物が強酸性の場合は化学性肺炎**

2) 経管栄養に伴う口腔の乾燥と汚染、経口摂取に伴う口腔内の食物残渣の貯留、栄養状態の悪化、脱水などに起因する体力と抵抗力の低

3）摂食・嚥下能力の評価と嚥下障害の重症度

7. 嚥下障害に対する主な治療とリハビリテーション

（基 7 の活用）

1）薬物による保存療法

2）外科的療法：輪状咽頭筋切除術、喉頭閉鎖術など

3）放射線療法

4）非経口的栄養法：経管栄養法、口腔ネラトン法
（間欠的口腔食道経管栄養法：OE 法）、胃瘻、
経静脈栄養法など

5）リハビリテーション：嚥下の間接訓練・直接訓練

8. 嚥下障害の「成り行き」の有無と程度（基 5 の活用）

9. 嚥下障害と検査・治療などに対する患者や家族の反応と期待

下による二次感染、全身性疾患の続発

3）飲食物摂取不足による**栄養状態の悪化、体重
減少、脱水、電解質・酸塩基平衡の異常**

4）栄養状態の悪化、脱水などに伴う体力減弱による**日常生活動作行動の低下**

5）唾液の誤嚥による**中途覚醒**

6）口腔・咽頭・食道の違和感・不快感・疼痛、悪心・嘔吐などの随伴症状の悪化による**飲食物の摂取に対する苦痛・不安・恐怖の増大**

7）随伴症状の悪化、摂取行動の不自由さなどによる**ボディイメージの混乱、自尊感情の低下**

8）飲食物摂取困難による**食事行動がもつ精神心理的・社会的ニードの未充足に伴う喪失感、抑うつ**など

| **第 3 段階** | **看護計画の立案** |

● **目標設定の視点**

1. 嚥下障害の程度が改善する。
2. 経口的な食事摂取量が増加する。
3. 随伴症状の種類と程度が減少する。
4. 少なくとも「成り行き」にあげた問題を起こさない。

● **対策の立案**　対象固有の嚥下障害の原因・誘因ならびに発生・悪化のメカニズム、種類、程度をふまえたうえで対策を選択・決定する。とくに種類・程度については、飲み込みにくい、飲み込むときに痛みがある、飲食物が逆流する、つかえる、閉塞感、停滞感、液体と固形物のいずれの嚥下障害か、経口摂取が可能か否か、また嚥下のいずれの期にどのような障害があるかなど詳細なアセスメントのもとに対策を立案する必要がある。

（基 1 ～ 7 の活用）

対策の種類	対策の根拠
観察（OP） 1. 嚥下障害の程度の変化 2. 食事の摂取量と内容、回数、時刻、所要時間などの変化 3. 水分出納の変化 4. 嚥下障害の随伴症状の変化 5. 嚥下障害の原因・誘因の増減 6. 嚥下障害に対する診察と検査結果の変化 7. 嚥下障害に対する治療・リハビリテーションと効果・副作用の増減	1 ～ 9 の観察項目は、その患者が目標に近づいているか否かを最も端的に表す情報となる。 ▶嚥下障害の程度の変化は、**表 1、2** などの客観的資料を用いて経時的に観察・記録する。 ▶飲食物摂取の内容や量の変化について、それがわずかであろうとも患者の努力の励みになるよう経時的に記録し話し合う。

観察（OP）	8. 嚥下障害の「成り行き」の有無と程度 9. 嚥下障害と検査・治療に対する患者や家族の反応と期待 ※観察の細かい項目は、アセスメント・診断段階と同じであるため省略する	
看護療法（TP）	1. 嚥下訓練（リハビリテーション） 　1）基礎訓練（嚥下の間接訓練） 　　（1）嚥下体操：舌の運動、頸部や肩の運動、下顎の筋力アップや喉頭軟骨の上下運動口唇の運動など	▶ 嚥下機能を支える基礎能力の向上をはかるために、筋群の運動や嚥下反射を誘発する。とくに下顎の筋力アップや喉頭軟骨を上に上げる運動訓練は、喉頭蓋を閉じる力をアップさせて誤嚥とそれによる誤嚥性肺炎の防止に大いに役立つ。（基2の活用）
	（2）前口蓋弓周囲のアイスマッサージ	▶ 前口蓋弓周囲は嚥下反射誘発部位であり、寒冷刺激により嚥下反射を誘発しやすくする。
	（3）発声訓練	▶ 嚥下と共通の器官を刺激する。発声によって頬部や舌を積極的に動かし、嚥下機能の回復につなげる。一般に、パ・タ・カ・ラ行から開始される。
	（4）メンデルゾーンの手技など	▶ 嚥下時の喉頭の上下運動が緩慢で、続けて嚥下ができず誤嚥しやすい患者の場合は、アイスマッサージ、発声訓練などの後に空嚥下をさせ、挙上した咽頭を介助者が固定し、その位置を数秒間保つ方法である。この方法によって、嚥下から次の嚥下までの時間を短縮できる。
	2）摂食訓練（嚥下の直接訓練） 　　（1）段階的摂食訓練など	▶ 飲食物を実際に用いた訓練であり、食べることをとおして誤嚥を防止するための食物の形態や量・粘度ならびに摂食時の体位・姿勢などを検討しながら嚥下機能を段階的に高めていく。
	2. 食事の援助 　1）食事の種類の選択 　　（1）少量で栄養価の高いもの 　　（2）患者の嗜好を取り入れる 　　（3）嚥下障害の状態に合わせた嚥下しやすい形や粘度の食事 　　（4）温度は極度に熱いもの、冷たいものを避ける ・**開始食**：ゼラチン、プリン、卵豆腐など ・**嚥下食Ⅰ**：ゼラチン寄せ（丸飲みしても安全な食品） ・**嚥下食Ⅱ**：嚥下食Ⅰを増量し食品に変化をつけたもの ・**嚥下食Ⅲ**：ゼラチン寄せ、泥状物、舌でつぶし咀嚼可能なもの ・**移行食**：粥、やわらかい野菜、きざみ食	▶ 嚥下障害の種類・程度・部位などによって食事の粘度・形を決定する。嚥下障害の状態に合わせた食事基準に沿って段階的に進める。 ▶ 開始食のゼリーは、コラーゲンを加水分解してつくるゼラチンであり、ゼラチンは熱可逆性であるため、もし誤嚥しても体温で溶解する性質がある。また、食物とゼリーを交互に飲み込む交互嚥下は、どの段階の食事においても有効である。 ▶ 少しでも多く経口的に摂取できるよう援助し、その際はできる限り患者の嗜好を取り入れる。 ▶ 嚥下障害のある患者への食事の援助は、嚥下訓練の意味を併せもつことを考慮しながら行う。

看護療法（TP）	2）1回の食事量、食事の回数、時刻などの調整	▶一度に多くの量を摂取できないときは**分割食**にする。また患者が最も空腹を訴える時刻に食事摂取を合わせる。
	3）1回の嚥下量、食事の所要時間の調整	▶食事の介助が必要な場合は、患者の嚥下量を考慮し、1回に多くの量を口中に入れないように注意する。また、疲労がみえてきたら中止する。30分程度を目安とする。
	4）麻痺があるときの介助	▶舌の麻痺、顔面の麻痺などがある場合には、健側に食物を入れるように介助する。
	5）食事時の体位の工夫 　（1）セミファウラー位から起坐位	▶上半身を挙上して胃部の緊張を除くと同時に、重力の作用を利用して食物や水分の逆流・誤嚥を予防する。 ▶食物の取り込みや送り込みに障害のある患者は、ギャッチアップ15〜60°にすることで重力が利用でき、送り込みが容易になる。また、頸部が伸展していると、舌根が下がり、喉頭蓋が開きやすく気道へと誤嚥しやすいので、飲み込むときには、頭部を前方に下げ、頸部が前屈位になり、まっすぐ前を見られるようにする。食道期に問題があり、胃・食道逆流が疑われる場合は食事中から2時間は体幹を起こしておく。
	6）食器・食具の工夫	▶細く深いコップは下顎が挙上し誤嚥しやすいので、頸部前屈のまま飲めるコップ類にする。また、スプーンは小さめの薄く浅いものがよい。
	7）寝具・衣類の調整	▶食道や胃部の圧迫を避ける。
3. 水分の補給		▶経口的な食物摂取が低下すると、栄養低下のみならず脱水をも引き起こす。したがって水分出納の観察とともに十分な水分の補給を工夫する必要がある。また、サラサラした液体の水分は誤嚥しやすいため、補助食品や増粘剤を添加し、粘度を調整する。（基5の活用）
4. 吸引・口腔の清潔 　1）咳払い、吸引による**誤嚥防止**		▶経口摂取中、最も注意すべきことは誤嚥である。異常に備えて、パルスオキシメータをつけたり、むせや誤嚥がみられた場合は咳嗽を促したり、吸引して気道内に入った飲食物を排除し、誤嚥性肺炎や窒息を予防する。わずかな誤嚥時は、落ち着いて咳払いによる咳嗽反射を起こすことが最も手っ取り早く、かつ安全な解決策になることを説明・指導する。（基4、5の活用）
2）頻回な含嗽と定期的な**口腔ケア**		▶経口的に食事摂取をしている患者でも、食物残渣が口腔に残りやすいため、食後の口腔内の観察や口腔ケアが重要である。経口摂取ができない患者は、口腔内の分泌物による自浄作用が低

下するため、雑菌の繁殖をまねく。このことから、むせのない分泌物や唾液の誤嚥（**サイレント・アスピレーション：不顕性誤嚥**）、とくにこれらが雑菌を多く含む場合は肺炎を起こしやすくなるため、1日3回以上、時間を決めて口腔ケアを行う。この口腔ケアは、雑菌を事前に極力減少させ、誤嚥しても誤嚥性肺炎の発生の危険性を低下させるのに役立つ。同時に、誤嚥性肺炎の特徴である発熱、湿性ラ音、喀痰などを常に観察する必要がある。

5. 経管栄養法の管理
1）注入量、注入速度、注入液の温度の調整
- （1）温度は体温より少し高め（37～38℃）に保つ
- （2）1回に200～500mLを1日に5～6回に分けて注入する
- （3）注入速度は200mL/時程度とする

▶注入量が多い、注入速度が速い、注入液が冷たい、などの不適切な条件はすべて腹部膨満、下痢、悪心などの経管栄養による二次的な合併症を引き起こす。したがって、これらを予防する。（基7の活用）

2）チューブの管理
- （1）分泌物が多いときには吸引を行う
- （2）チューブの固定
- （3）定期的なチューブの交換

▶チューブの刺激による鼻閉塞、咽頭・喉頭粘膜の炎症などの合併症を予防する。

- （4）注入後、白湯などを流してチューブ内に注入物を残さない

▶チューブ内に残った注入物の腐敗やそれによる閉塞を予防する。

3）注入中の体位
- （1）セミファウラー位から起坐位
- （2）注入後も20～30分そのままの体位に保つ

▶腹壁の緊張を解き、注入液の逆流を防ぐための体位を工夫する。とくに意識レベルが低下している患者には注意する。

4）胃瘻・腸瘻から経管栄養を行う場合：瘻孔周囲の皮膚を保護する

▶胃・腸内容の漏出による瘻孔周囲の皮膚のびらんを予防する。

- （1）チューブ挿入部位の皮膚は1回/日（漏出状況によってはたびたび）消毒し、乾燥させる

6. 経静脈栄養法の管理
1）輸液速度の管理、カテーテルの管理

▶血糖値を適切に維持する。また、滴下が緩慢であったり、カテーテルが屈曲して滴下が停止した状態が続いた場合はカテーテル内で血栓が形成され心筋・脳梗塞などの危険な状態を引き起こすことがある。（基7の活用）

2）感染予防
- （1）輸液セット、フィルター、延長チューブなどの定期的な交換（2～3回/週）

▶患者が低栄養状態あるいは衰弱した状態、脱水状態にあるときは、免疫力・抵抗力が低下していることから、とくに感染に留意する。（基5の活用）

- （2）カテーテル刺入部および周囲の皮膚を清潔に保つ
- （3）輸液の調整および輸液ルート交換時は無菌操作で行う

看護療法（TP）

看護療法（TP）	7. 便通の調整	▶便秘・下痢は、ともに食欲を阻害する因子になる。
	8. 環境調整 　1）経口摂取時 　　（1）食前・食後にベッドおよび病室の環境整備 　　　を行う 　2）非経口摂取時 　　（1）周囲に食物を置かない 　　（2）家族や面会人に経口摂取の禁止について 　　　説明し、食物を持参しないよう依頼する 　　（3）同室者にも協力を求める 　　（4）患者が適応するまで飲食関係のテレビ番組 　　　やコマーシャル、同室患者の食事などに注 　　　意する	▶病室、とくにベッド上は、患者にとって 24 時 　間の生活の場であり、汚れやすい状況にある。 　したがって、環境整備によって食事をするのに 　ふさわしい場に整える。また誰にも遠慮せずに、 　咳払いなどができる環境を整える。 ▶「口から食べたい」という感覚をいたずらに刺激 　しないように、患者の周囲の環境を調整する。
	9. 気分転換の工夫	▶食物・食事などから、他の方向へ気分転換できる 　ような娯楽・作業などを患者とともに考え、一日 　一日を有意義に過ごせるよう工夫する。
	10. 精神的な支持・励まし	▶本来楽しみである「食べる」ことが苦痛にさえな 　って、食欲不振を増強させることがある。した 　がって常に「食べる」ことへの意欲と希望をもつ 　ことができるよう、家族ともども精神的な支持 　や励ましをする。とくに嚥下訓練中の患者には、 　精神的な支持と同時に回復状態を提示して、励 　みになるよう工夫する。（裏 5 の活用）
教育（EP）	1. 観察項目のうち、必要な項目を報告できるよう 　指導する 　1）嚥下障害の有無・種類・程度 　2）嚥下障害の部位 　3）食事の摂取量とその内容 　4）水分出納 　5）自覚的な随伴症状の有無・程度など	▶左記の情報は、症状の経過判定の重要な資料と 　なる。3）、4）は患者の状態によっては看護職者 　が行う。
	2. 必要に応じて以下の項目を患者・家族に説明・指 　導する 　1）嚥下訓練の方法とその必要性 　2）経口摂取の方法とその必要性 　3）経管栄養法・経静脈栄養法の目的とその必要 　　性	 ▶病態に応じた訓練法および嚥下しやすい食事の 　つくり方を指導する。 ▶とくに患者の嗜好を取り入れた食事を提供する 　場合、病院食には限界があるため家族の協力を 　得る必要もある。 ▶経口摂取が不能あるいは不十分な患者には、経 　管栄養法や経静脈栄養法が単独あるいは併用さ 　れるが、その必要性を納得できるよう十分説明 　する。加えて、できる限り早く自然で生理的な

栄養・エネルギー・水分・電解質などの供給方法である経口摂取法へ回復できる工夫をしたり励まず。同時にその目的達成のためにチームアプローチができるよう調整し、これらのことも患者と家族に説明して彼ら自身が経口摂取に向かって主体的に努力できるよう工夫する。

第3・4段階　看護計画の立案・実施時の留意点

1. 飲食がもつ多様なニードの充足

飲食には、生理的ニードのみならず、精神心理的・社会的ニードを充足するという意義がある。したがって、嚥下障害によって経口的摂取が円滑に行えない、あるいは非経口的摂取にならざるをえない患者に対しても、これらの多様なニードの充足を常に考慮する。

2. 食事介助時の注意

器質的障害の有無にかかわらず、食欲や嚥下障害は精神心理的影響を受けやすいことから、食事介助時は、椅子に腰かけ、ゆったりした態度で介助する。とくに、あせらずに食事ができるよう患者のペースに合わせた介助が重要である。また、介助する位置は患者と同じ目線にすると気道へ飲食物を流入・誤嚥させやすい体位である頸部後屈にならない。

3. 水分補給の工夫

水分補給にあたっては、水分の多い食品選択も1つの方法である。患者は「食べる」ことに精いっぱいなので、さらに水分摂取という精神的負担がかからないよう、食事に水分補給をうまく組み合わせるよう工夫する。

4. 吸引器の準備と指導

むせや誤嚥の危険性が考えられる場合は、常に吸引器の準備をしておく。また、緊急時に備え、点検・整備を心がける。退院時には家庭での誤嚥に対する対処法、たとえば意識があるときは強い咳をさせる、側臥位にして上体を前屈みにして背中を強く叩く（ハイムリッヒ法）、さらにできれば吸引器を用いるなどについて指導する。入院中の体験は、患者のみならず家族にとっても自信や介護意欲を高めることにつながる。

5. 経管栄養法時の下痢予防

経管栄養法を施行しているときは、適切なケアのもとでも、かなりの頻度で下痢が出現する。その場合には、医師と相談して整腸薬などの使用を考慮する。しかし、まずは注入量、注入速度、注入液の温度、体位などに留意して下痢を予防すべきである。患者の心身の反応とこれらに関する記録を分析し、それ以後の経管栄養法の改善に役立てる。

6. 経口与薬時の注意

個々の患者に応じて嚥下しやすいよう工夫する。また、与薬後は、口腔内に薬物が残っていないかどうかを確認する。とくに口腔内崩壊錠（OD錠：oral dispersing tablet）は、唾液または少量の水で崩壊して飲みやすくなる剤型にしているが、唾液分泌の少ない患者の歯茎や頬の内側には薬剤がくっついている場合があることから、とくに注意して確認する必要がある。

7. 嚥下しやすく誤嚥しにくい食品の条件

その条件は、①密度が均一である、②適当な粘度があってバラバラしない、③口腔や咽頭を通過するとき変形しやすい、④粘膜にべたつかないなどである。たとえば、ゼリーやババロア、プリンなどは好ましい。5分粥は、水分がむせる要因になるので好ましくなく、全粥のほうが適している。近年、嚥下障害患者に配慮した市販のやわらかい食品やとろみ調整食品があるため、患者・家族と相談のうえ適宜活用し、バラエティに富んだ食事になるよう工夫する。在宅療養患者の家族にとっては、介護負担を軽減できることもある。

8. 高齢者の誤嚥性肺炎

高齢者は、体温調節機能の低下によって発熱しにくい。加えて発熱は病原体と戦うことによって生じるが、高齢者は病原体と戦う免疫力・体力が低下しているために戦わないことから発熱しにくいという特徴がある。加えて高齢者は、発熱しても微熱にとどまり、数回の誤嚥性肺炎の既往があっても自覚せず、単なる風邪レベルと考える人が少なくない。したがって、2週間以上続く咳などがある場合は誤嚥性肺炎を疑い、肺音、喀痰をはじめ全身状態を観察すると同時に熱型にはとくに注意を払う必要がある。

第5段階　評価の視点

1. 目標に近づいたか否か

1) 嚥下障害の程度が改善したか。

2) 経口的な食事摂取量が増加したか。

3) 随伴症状の種類と程度が減少したか。

4)「成り行き」にあげた問題 [1) 窒息や嚥下性肺炎、胃食道逆流物が強酸性の場合は化学性肺炎、2) 二次感染、全身性疾患の続発、3) 栄養状態の悪化、体重減少、脱水、電解質・酸塩基平衡の異常、4) 日常生活動作行動の低下、5) 中途覚醒、6) 飲食物の摂取に対する苦痛、不安、恐怖の増大、7) ボディイメージの混乱、自尊感情の低下、8) 食事行動がもつ精神心理的・社会的ニードの未充足に伴う喪失感、悲嘆、抑うつなど] を起こさなかったか。

2. 看護過程、とくに看護計画の評価・修正

患者や家族の状態や行動が目標に近づいていない場合は、看護過程、とくに看護計画の立案段階のどこに問題があったのか、さらに診断段階に誤りがなかったかなどを追究する必要がある。

引用・参考文献

1) 井村裕夫ほか編：わかりやすい内科学. 第4版, 文光堂, 2014.

2) 矢崎義雄ほか編：内科学. 第11版, 朝倉書店, 2017.

3) 金澤一郎, 永井良三編：今日の診断指針. 第7版, 医学書院, 2015.

4) 才藤栄一, 植田耕一郎監：摂食・嚥下リハビリテーション. 第3版, 医歯薬出版, 2016.

5) 鎌倉やよい編著：嚥下障害ナーシング. 医学書院, 2000.

6) 向井美恵, 鎌倉やよい編：摂食・嚥下障害ベストナーシング. 学研メディカル秀潤社, 2010.

7) Logemann, J.A.（道建一, 道脇幸博監訳）：Logemann 摂食・嚥下障害. 医歯薬出版, 2002.

8) 藤島一郎, 清水一男：口から食べる. 嚥下障害Q&A, 第4版, 中央法規出版, 2011.

9) 白坂誉子, 市村久美子：特集 摂食・嚥下障害の"食べたい"を支える看護. リスク管理の視点と方法, 臨林看護, 35（4）：513～517, 2009.

10) 藤島一郎：よくわかる嚥下障害 改訂第3版. 永井書店, 2012.

11) 植松 宏監：セミナー わかる！摂食・嚥下リハビリテーションⅠ. 評価法と対処法, 医歯薬出版, 2005.

12) Yoneyama T, Yoshida M, Matsui T, et al：Oral care and pneumonia, The Lancet, 354：515, 1999.

13) 小川 聡, 伴信太郎, 山本和利編：内科学書. 改訂第8版, 中山書店, 2013.

14) 小川 郁, 工藤翔二, 林泰史企画・編集：高齢者と嚥下障害. 日本医師会雑誌, 138（9）：1725～1796, 2009.

15) 市村久美子編：リハビリナースの摂食・嚥下障害看護. メディカ出版, 2010.

16) 藤島一郎：脳卒中の摂食・嚥下障害. 第3版, 医歯薬出版, 2017.

17) 小野木啓子ほか：嚥下造影検査—最近の知見を含めて. 特集嚥下障害の診断 Update. 臨床リハ, 2002.

2 悪心・嘔吐

nausea and vomiting

●オリエンテーション・マップ

原因・誘因 (p.22)

1) 中枢性嘔吐
  (1) 精神心理的刺激
    (視覚・嗅覚性など)
  (2) 血液中の化学物質
    による刺激
  (3) 頭蓋内圧亢進によ
    る機械的刺激
  (4) 前庭迷路器官への
    刺激など

2) 反射性嘔吐
  (1) 舌咽神経刺激
  (2) 化学的刺激
  (3) 消化管疾患
  (4) 肝・胆道疾患
  (5) その他の腹部疾患
  (6) 心疾患など

3) その他の嘔吐
  (1) 妊娠中の嘔吐
  (2) 術後の嘔吐など

嘔吐中枢

求心性の神経　遠心性の神経

悪心・嘔吐

中枢性嘔吐
 ・嘔吐中枢が直接あ
  るいは CTZ(化学
  受容器引金帯)を
  介して刺激され起
  こる

反射性(末梢性)嘔吐
 ・末梢臓器の刺激に
  よって反射的に起
  こる

随伴症状 (p.24)

1) 腹痛
2) 頭痛
3) めまい
4) 下痢
5) 発熱
6) 血圧変動
7) 徐脈、頻脈
8) 顔面蒼白
9) 冷汗
10) 脱力感
11) 食欲不振
12) 呼吸促迫
13) 唾液分泌亢進
など

成り行き (二次的問題 p.25)

1) 呼吸・循環器系負荷
  の増大と全身状態
  の悪化
2) 窒息や誤嚥性肺炎
3) 脱水、低クロール
  血症、代謝性アル
  カローシス、ひい
  てはテタニーやショ
  ック、昏睡など
4) 栄養状態の悪化、や
  せ、易感染状態など
5) 診断・予後などに対
  する恐怖、不安、
  疑心暗鬼、これら
  による悪心・嘔吐の
  さらなる悪化
6) 家族の恐怖や不安
  の増大、さらにこ
  れらと患者の恐怖・
  不安との悪循環

観察 OP (p.29)

看護療法 TP (p.30) ・ 教育 EP (p.31)

1. 救命救急処置
  1) 吐物の吸引
  2) 体位の工夫と安静療法
  3) 気道確保と酸素療法
  4) 静脈路の確保と輸液の準備・管理
  5) 心電図モニター、パルスオキシメー
    ターの装着

2. 嘔吐時の介助

3. 食事の援助

4. 罨法の活用

5. 環境調整

6. 薬物療法時の管理

7. 輸液療法時の管理

8. 必要時胃洗浄・胃吸引の援助

9. 精神心理療法

■ 基礎的知識

1. 悪心・嘔吐の定義

悪心（嘔気）とは、咽頭、前胸部・胃部に感じる「吐きたい」という切迫した不快感である。その多くは嘔吐に先行して現れるが、頭蓋内圧亢進時の嘔吐のように悪心を伴わないこともある。また、嘔吐を伴わない悪心もある。悪心は、嘔吐中枢に軽度の刺激が加わることにより出現する。

嘔吐とは、延髄の嘔吐中枢に刺激が加わることによって幽門が閉鎖され、胃に逆蠕動が生じて噴門が開くとともに、横隔膜と腹筋などが強く収縮して胃部を圧迫し、胃内容物を急激に体外へ吐き出す現象をいう。嘔吐には、化学的刺激や機械的刺激が直接嘔吐中枢を刺激して起こる**中枢性嘔吐**と末梢臓器の刺激によって反射的に生じる**反射性（末梢性）嘔吐**がある。

2. 悪心・嘔吐のメカニズム

A. 嘔吐中枢への刺激となるもの（図1）

ⓐ精神心理的刺激、不快な感情
ⓑ血液中の催吐物質、代謝産物などの化学物質
ⓒ頭蓋内圧亢進などによる機械的刺激
ⓓ前庭迷路器官への刺激
ⓔ舌咽神経刺激
ⓕ咽頭、心・血管、胃、腹膜、腸間膜、胆嚢の刺激

B. 嘔吐中枢への求心性神経

迷走神経、三叉神経、舌咽神経、嗅神経、視神経、前庭神経、交感神経

C. 嘔吐中枢

嘔吐中枢は、延髄網様体に存在する。その近くにある第4脳室底の最後野にある**CTZ**（chemoreceptor trigger zone：**化学受容器引金帯**）は、外からの化学物質や体液の変化による刺激に対してレセプターとして反応し、その興奮が嘔吐中枢に伝達される。つまり、**図1**に示すように、嘔吐は嘔吐中枢が直接刺激されて起こる場合と、CTZを介して嘔吐中枢が刺激されて起こる場合がある。

D. 嘔吐中枢からの遠心性神経

横隔神経、脊髄神経、迷走神経、交感神経。嘔吐中枢が刺激されると、これらの遠心性神経を介して、胃、食道、横隔膜、腹筋、肋間筋、腸管、喉頭、咽頭へ伝達され、反射的な協働運動による嘔吐が生じる。

E. 嘔吐運動

下記の①～⑤の運動は、幽門部から口までの吐物の排出を効果的に行うよう協調して行われる。
　①十二指腸の逆蠕動、胃上部の緊張抑制

②食道の弛緩、噴門の弛緩

③強い蠕動波が出現し（胃体の中央部→幽門部）、幽門部の手前で強い収縮輪をつくる。

④反射的な深い吸息→声門の閉鎖→横隔膜・腹筋の収縮→腹腔内圧の上昇

⑤胃の逆蠕動による胃内容物の逆流

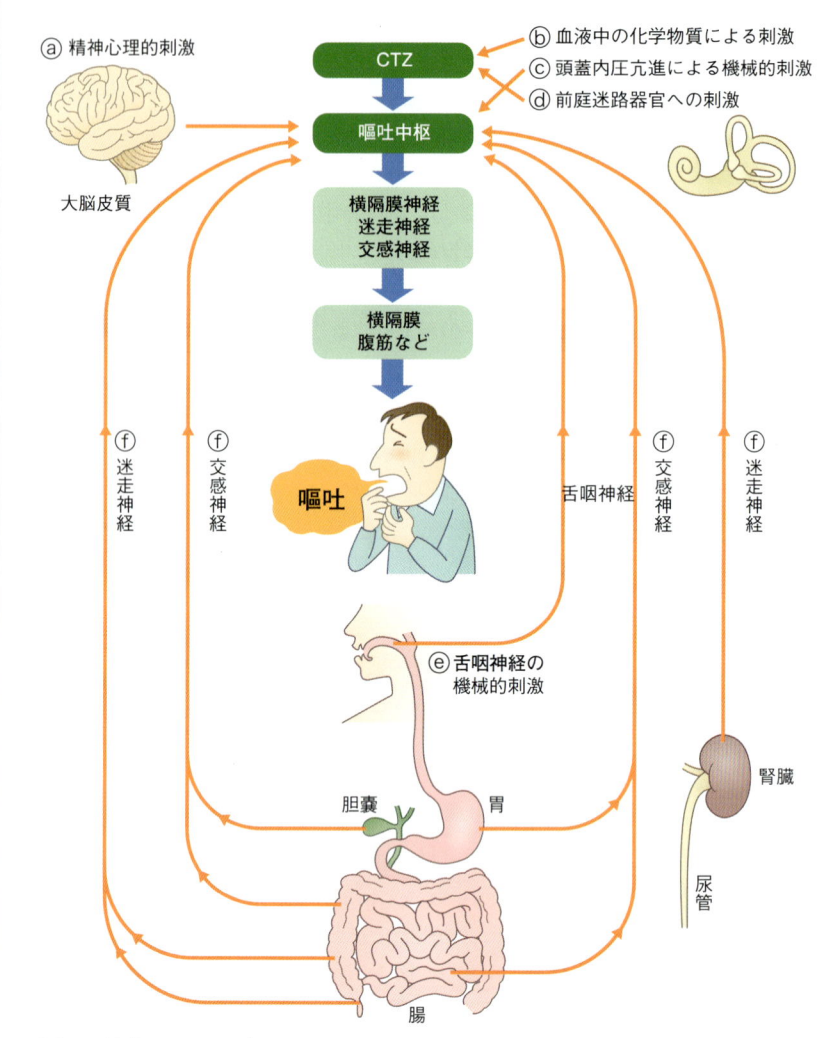

図1　嘔吐のメカニズム

3. 悪心・嘔吐の分類・原因・誘因ならびにメカニズムと特徴

分類	主な原因・誘因	メカニズムと特徴
	嘔吐中枢が直接あるいは CTZ を介して刺激されて起こる嘔吐	
1）中枢性嘔吐	（1）**精神心理的刺激**（図1 ⓐ） ①激しい感情の変化（怒り、悲嘆、拒絶、恐怖、不安など） ②激しい痛み ③不快な臭気、音、光景、味覚など	▶精神心理的刺激によって誘発される嘔吐で、大脳皮質を介して嘔吐中枢が直接刺激される。この嘔吐は、食事直後に出現することが多い。また、個人差が強く、かつ、条件反射化、習慣化されやすい。なお、これらの刺激は、以下のすべての嘔吐の増強因子になりやすい。

1）中枢性嘔吐

④神経症、神経性食欲不振症、転換性障害

（2）血液中の化学物質による刺激（図1 ⓑ）
①薬物性：ジギタリス、アミノフィリン、モルヒネ、ニコチン、レボドパ、抗がん薬、抗ウイルス薬など
②細菌毒素：食中毒、その他の急性感染症
③代謝性、体内で産生される毒素：妊娠高血圧症候群、尿毒症、肝性脳症、糖尿病性アシドーシス、子癇、熱中症、電解質異常、急性アルコール中毒
④酸素欠乏性：貧血、高山病など
⑤放射線宿酔など

▶ 血液中の薬物、細菌毒素、代謝産物、酸素不足、放射線宿酔などによって生じた化学物質がCTZを介して嘔吐中枢を刺激する。

（3）頭蓋内圧亢進による機械的刺激（図1 ⓒ）
①頭蓋内圧亢進：脳腫瘍、髄膜炎、脳炎
②脳の血行障害：脳出血、クモ膜下出血、脳梗塞など

▶ 嘔吐中枢を機械的に直接刺激する。この嘔吐の特徴は、悪心を伴わず急激に噴出性嘔吐をきたす。救命救急処置を必要とする場合が多い。

（4）前庭迷路器官への刺激（図1 ⓓ）
①動揺病：乗物酔い
②メニエール病、中耳炎など

▶ 前庭部への刺激が、前庭神経求心路を経て嘔吐中枢を刺激する。

2）反射性嘔吐

末梢臓器の刺激によって反射的に起こる嘔吐

（1）舌咽神経刺激（図1 ⓔ）
①舌根、咽頭への機械的刺激
②激しい咳嗽

▶ 求心性の舌咽神経を刺激し、嘔吐中枢に興奮が伝えられる。

（2）化学的刺激（図1 ⓕ）
①有毒物（銅、亜鉛など）、細菌、腐敗物、催吐薬など

▶ これらの物質は、胃粘膜の迷走神経や交感神経の終末を刺激する。

（3）消化管疾患（図1 ⓕ）
①食道疾患：食道炎、食道憩室、アカラシア、食道がん

▶ これらの疾患では、消化管の粘膜自体が刺激に対して敏感になっているために、少しの刺激でも迷走神経や交感神経の終末を刺激する。

②胃疾患：急性胃炎、胃・十二指腸潰瘍、胃がん、幽門狭

▶ 幽門狭窄や腸管狭窄の場合は、胃の内圧上昇・拡張ならびに噴門の弛緩が起こる。緊急の対応を必要とするこ

窄など
③腸疾患：急性・慢性腸炎、急性虫垂炎、急性腸閉塞、寄生虫など

とが多い。

▶これらの嘔吐の特徴は、食事時間と関連し、発生時間に法則性がある。また、吐物中に病的物質が混じることがあり、嘔吐により不快感が減少することが多い（**表1**）。

表1 嘔吐を引き起こす代表的な消化管疾患と吐物の特徴

食事時間との関係	吐物の特徴	代表的な疾患
食直後		機能的消化管疾患
食後数時間経過後	酸臭、胃液多量	胃・十二指腸潰瘍
	大量の食物残渣、食後8〜10時間後も食物粒子をみる	幽門狭窄
	胆汁を含む多量の食物残渣	総胆管開口部より下の閉塞
	糞臭	下位小腸・大腸のイレウス
	血液、コーヒー残渣様	出血性潰瘍、胃がん、食道静脈瘤破裂など
食事とは無関係	粘液の増量、壊死物の混入、不快な臭気	胃がん、その他の悪性腫瘍

(4) 肝・胆道疾患（図1 ⓕ）
①急性・慢性肝炎、肝硬変、胆石症など

▶代謝異常による有害物質が血液中に停滞し、結果的に嘔吐中枢を刺激する。また、疾患によって迷走神経や交感神経の終末が刺激されて嘔吐する。腹痛、発熱を伴うことが多い。

(5) その他の腹部疾患（図1 ⓕ）
①腹膜疾患：急性・慢性腹膜炎など
②膵疾患：急性・慢性膵炎、膵がんなど
③腎・尿路結石など
④生殖器疾患：子宮周囲炎、卵管炎、卵巣腫瘍など

▶これらの疾患は、いずれも腹膜を刺激し、迷走神経や交感神経を介して嘔吐中枢を刺激する。腹痛、発熱を伴うものが多い。消化管疾患以外の嘔吐の特徴は、食事時間とあまり関連せず、不定期であり、嘔吐しても不快感が減少しないことが多い。

(6) 心疾患（図1 ⓕ）
①うっ血性心不全
②狭心症、心筋梗塞

▶うっ血性心不全を起こすと消化管粘膜の浮腫や肝臓のうっ血が起こり、消化管や肝疾患と同じ機序で嘔吐中枢を刺激する。緊急対応を必要とすることが多い。

(1) 妊娠中の嘔吐（図1 ⓐ、ⓑ）

▶決定的な説はないが、種々の体内毒素によるものと考えられている。また精神心理的因子が大きく影響する。特徴としては、早朝空腹時に起こりやすい。

(2) 術後の嘔吐（図1 ⓐ、ⓑ、ⓔ、ⓕ）

▶麻酔の影響、手術時の機械的刺激、アシドーシス、精神心理的因子などが嘔吐を誘発する。

4. 悪心・嘔吐の随伴症状

嘔吐中枢の近くには呼吸中枢、唾液分泌中枢、血管運動中枢が存在することから、嘔吐中枢を刺激する興奮が、これらの中枢にも波及する。したがって**嘔吐時**は、血管運動神経および自律神経系の症状である血圧変動、徐脈、頻脈、顔面蒼白、冷汗、脱力感、食欲不振、呼吸促迫、唾液分泌亢進などが随伴して出現する。

悪心には、嘔吐の随伴症状と同じように唾液分泌亢進、腹部症状、冷汗、めまい、頭痛、顔面蒼白、頻脈などの血管運動神経ならびに自律神経系の症状を伴うことが多い。嘔吐がなく、悪心のみにとどまる場合も、これらの随伴症状の有無に留意す

る必要がある。

5. 嘔吐の「成り行き」
（悪化したときの二次的問題）

1）嘔吐中枢の近くに呼吸・血管運動中枢があるために、悪心・嘔吐の悪化に伴う呼吸・循環器系の随伴症状の持続・悪化による**呼吸・循環器系負荷の増大と全身状態の悪化**

2）吐物の誤嚥による**窒息や誤嚥性肺炎**
- 意識障害、球麻痺などの患者は、嘔吐時に声門を閉じられず、これらの問題を起こしやすい。なお吐物は消化液を含むことから誤嚥性肺炎は治りにくい。

3）悪心に伴う水分摂取困難、大量の胃液喪失に伴う水分と Cl^- の喪失による**脱水、低クロール血症、代謝性アルカローシス、ひいてはテタニーやショック、昏睡**など
- 激しい嘔吐が続くと、胃液中の Cl^- が多量に失われ、血漿中の Cl^- も減少し、その減少分を HCO_3^-（重炭酸水素イオン）で補うために代謝性アルカローシスを起こす。脱水がさらに悪化した場合は、テタニーやショック、昏睡なども起こす。なお、幽門部より下部の狭窄による嘔吐の場合は、喪失する電解質の種類によってアシドーシス、アルカローシスのいずれになるかが決まる。

4）持続・反復する嘔吐、食欲不振、食物摂取に伴う悪心・嘔吐の誘発経験に基づく嘔吐への予期的不安などに起因した食物摂取困難による**栄養状態の悪化、やせ、易感染状態**など

5）持続・反復する悪心・嘔吐と、それに伴う睡眠・摂食障害などの心身の苦痛による**診断・予後などに対する恐怖、不安、疑心暗鬼、これらによる悪心・嘔吐のさらなる悪化**

6）患者の持続・反復する嘔吐とそれによる心身の苦痛、やせなどの発現をみることによる**家族の恐怖や不安の増大、さらにこれらと患者の恐怖、不安との悪循環**など

6. 嘔吐に対する主な診察と検査

1）診察

　問診、視診、触診および発症状況や進行様式、随伴症状の内容によって診断を特定できることが多い。

　既往歴、妊娠の有無、薬物服用歴、悪心を伴うか否か。吐物の性状、随伴症状、精神症状などを確認する。

　悪心を伴わない噴出するような嘔吐は、頭蓋内圧亢進が考えられる。また、食物摂取直後の嘔吐は、急性胃炎や消化性潰瘍を疑う。数時間経っていれば幽門狭窄を疑う。吐物に胆汁を含む場合には、十二指腸乳頭部以下の閉塞、胃切除後が疑われる。

2）検査

　吐物の検査（潜血反応、細菌学的検査など）、血液・尿の生化学的検査（Na^+、Cl^-、K^+、HCO_3^-、pH など）、薬物の血中濃度、腹部超音波検査、腹部 X 線検査、消化管内視鏡検査、CT、MRI、眼底検査、カロリックテストなどを行う。

7. 嘔吐に対する主な治療

　嘔吐は、患者に苦痛をもたらすばかりでなく、水・電解質の喪失（脱水）、pH の異常を引き起こして身体の内部環境の生理的平衡を障害することが多いため、**原因に対する治療**に加えて、以下の対症療法が行われる。

1）薬物療法（制吐薬、表 2）

2）輸液療法（水・電解質の補正）

3）食事療法（禁食、節食、分割食など）

4）精神心理的療法

そのほかに嘔吐の原因により

5）胃吸引
6）胃洗浄
7）胃の冷罨法
8）イレウス管挿入（**経口的、経肛門的**など）が行われる。

なお、救命救急処置が必要な場合は、気道と静脈路の確保が最も重要である。

表2　嘔吐に用いられる主な制吐薬

分類		一般名（商品名）	効果発現メカニズム	主な副作用と注意事項
中枢性制吐薬	フェノチアジン系抗精神病薬	ペルフェナジンマレイン酸塩（ピーゼットシー）	中枢神経系におけるドパミン作動性、ノルアドレナリン作動性あるいはセロトニン作動性神経などに対する抑制作用によって精神神経の安定をはかり、鎮吐作用を起こす	**禁忌**：昏睡状態・循環虚脱状態にある患者、バルビツール酸誘導体・麻酔剤等の中枢神経抑制剤の強い影響下にある患者、アドレナリンを使用中の患者、フェノチアジン系化合物及びその類似化合物に対し過敏症の患者 **併禁**：アドレナリン（ボスミン） **注意**：🚗
		プロクロルペラジンマレイン酸塩（ノバミン）		**重大な副作用**：悪性症候群、突然死、遅発性ジスキネジア、麻痺性イレウス、無顆粒球症、白血球減少、眼障害、SLE様症状、肺塞栓症、深部静脈血栓症、プロクロルペラジンマレイン塩酸（ノバミン）では、上記のほか、再生不良性貧血、抗利尿ホルモン不適合分泌症候群
	抗ヒスタミン薬	ジメンヒドリナート（ドラマミン）	内耳迷路の刺激によって生じるめまい、頭痛、悪心・嘔吐などを鎮静させる興奮鎮静作用と同時に、延髄外側網様体の背外側部にある嘔吐中枢の興奮を抑制する興奮抑制作用によって悪心・嘔吐を抑制・軽減する	**禁忌**：モノアミン酸化酵素（MAO）阻害薬を使用中の患者、ジフェニルメタン系薬剤（ジメンヒドリナート、塩酸メクリジン等）に対し過敏症の患者 **併禁**：モノアミン酸化酵素（MAO）阻害剤 **注意**：🚗 **副作用**：眠気、頭痛、手足のしびれ、めまい、発疹、胃痛、口渇
		ジフェンヒドラミンサリチル酸塩／ジプロフィリン（トラベルミン）		**禁忌**：緑内障の患者、前立腺肥大等下部尿路に閉塞性疾患のある患者 **注意**：🚗 **副作用**：眠気、頭痛、めまい、発疹、口渇
反射性制吐薬		メトクロプラミド塩酸塩（プリンペラン）	胃の運動性と通過性を高めるにとどまらず、幽門部と十二指腸の運動性と通過性を促進する。また、中枢性嘔吐、末梢性嘔吐のいずれに対しても制吐作用がある。これらによって悪心・嘔吐を抑制・軽減する	**禁忌**：本剤成分過敏症の既往、褐色細胞腫の疑いのある患者、消化管に出血、穿孔または器質的閉塞のある患者 **注意**：🚗 **重大な副作用**：ショック、アナフィラキシー様症状、悪性症候群、意識障害、痙攣、遅発性ジスキネジア
		モサプリドクエン酸塩（ガスモチン）	消化管運動促進薬であり、十二指腸の運動促進作用と胃の排出促進作用ならびに下部消化管の運動促進作用に伴う腸内容物の排出促進などによって悪心・嘔吐を抑制・軽減・消失させる	**重大な副作用**：劇症肝炎、肝機能障害、黄疸
		ドンペリドン（ナウゼリン）	消化管運動改善薬であり、胃運動促進作用、胃・十二指腸の協調運動促進作用、胃排出能の正常化作用などによって悪心・嘔吐を抑制・軽減・消失させる	**禁忌**：本剤成分過敏症の既往、妊婦または妊娠の可能性、消化管出血、機械的イレウス、消化管穿孔患者、プロラクチン分泌性の下垂体腫瘍（プロラクチノーマ）患者 **注意**：内分泌機能調節異常、錐体外路症状等の副作用があらわれることがある、🚗 **重大な副作用**：ショック、アナフィラキシー、錐体外路症状、意識障害、痙攣、肝機能障害、黄疸

(つづき)

分類	一般名（商品名）	効果発現メカニズム	主な副作用と注意事項
5-HT₃受容体拮抗型制吐薬	グラニセトロン塩酸塩（カイトリル） オンダンセトロン塩酸塩水和物（ゾフラン） ラモセトロン塩酸塩（ナゼア）	求心性の腹部迷走神経末端に存在する5-HT₃受容体を遮断することにより、抗がん薬により誘発される悪心・嘔吐を抑制する	**禁忌**：本剤成分過敏症の既往 **注意**：強い悪心、嘔吐が生じる抗がん薬（シスプラチン等）の与薬に限り使用、消化管通過障害の症状のある患者は、本剤与薬後観察を十分に行う **重大な副作用**：ショック、アナフィラキシー（あるいはアナフィラキシー様症状、アナフィラキシーショック）。オンダントロン塩酸塩水和物（ゾフラン）は上記のほか、てんかん様発作
NK₁受容体拮抗薬	アプレピタント（イメンド）	選択的ニューロキニン1（NK₁）受容体拮抗型の制吐剤である。また、アポモルヒネやモルヒネ皮下投与誘発の中枢性嘔吐反応を抑制する作用がある	**禁忌**：本剤成分またはホスアプレピタントメグルミンに対し過敏症の既往、ピモジド使用中 **併禁**：ピモジド **注意**：強い悪心、嘔吐が生じる抗がん薬（シスプラチン等）の服薬に限り使用 **重大な副作用**：皮膚粘膜眼症候群、穿孔性十二指腸潰瘍、ショック、アナフィラキシー

● 看護のポイント

第 1・2 段階　アセスメント・診断

必要な情報	情報分析の視点
1. 吐物の量と性状（基1～3の活用、**表1**参照） 　量、色、臭気、消化程度、混入物の有無（胆汁、糞便、血液など） **2. 悪心・嘔吐の発現状態**（基1～3の活用、**表1**参照） 　悪心の有無、時間、回数、吐き方、食事との関係（食直後か食後数時間後か）、食事とは無関係かなど **3. 悪心・嘔吐の随伴症状の有無と程度**（基4の活用） 　1）腹痛、2）頭痛、3）めまい、4）下痢、5）発熱、6）血圧変動、7）徐脈、頻脈、8）顔面蒼白、9）冷汗、10）脱力感、11）食欲不振、12）呼吸促迫、13）唾液分泌亢進など **4. 中枢性嘔吐の主な原因・誘因と程度**（基2、3の活用） 　1）精神心理的刺激 　　（1）激しい感情の変化（怒り、悲嘆、拒絶、恐怖、不安など） 　　（2）激しい痛み 　　（3）不快な臭気、音、光景、味覚など 　　（4）神経症、神経性食欲不振症、転換性障害 　2）血液中の化学物質による刺激 　　（1）薬物性（ジギタリス、アミノフィリン、モルヒネ、抗がん薬、抗ウイルス薬など） 　　（2）細菌毒素（食中毒、その他の急性伝染病） 　　（3）代謝性、体内で産生される毒素（妊娠高血圧症候群、尿毒症、肝性脳症、糖尿病性アシドーシス、	1. 悪心・嘔吐の有無・種類・程度の明確化 2. 悪心・嘔吐と随伴症状の発生時期と現在までの経過の明確化 3. 悪心・嘔吐の原因・誘因とそのメカニズムの明確化 4. 悪心・嘔吐の「成り行き」の明確化 ▶ 最も重要なことは、**救命救急処置**をただちに要する嘔吐か否かの判定に役立つ情報収集である。すなわち、**ショック症状**（血圧下降、呼吸困難、頻脈、顔面蒼白、冷汗など）や**頭蓋内圧亢進症状**（激しい頭痛、血圧上昇、徐脈、意識障害、麻痺や瞳孔の異常など）を見逃さないことが大切である。 ▶ 悪心・嘔吐は原因のいかんを問わず、精神心理的要素に大きく影響される。したがって、情報の収集・分析にあたっては、とくにこのことを重視する。 ▶ 悪心の有無、吐物の特徴、食事と嘔吐との関係性、たとえば食直後、食後数時間後、食事と無関係などは、嘔吐の原因・誘因の判定に役立つ

子癇、熱射病、電解質異常、急性アルコール中毒）

(4) 酸素欠乏性（貧血、高山病など）

(5) 放射線宿酔、など

3) 頭蓋内圧亢進による機械的刺激

(1) 頭蓋内圧亢進（脳腫瘍、髄膜炎、脳炎）

(2) 脳の血行障害（脳出血、クモ膜下出血、脳梗塞
など）

4) 前庭迷路器官への刺激

(1) 動揺病（乗物酔い）

(2) メニエール病、中耳炎など

5. 反射性嘔吐の主な原因・誘因と程度（基2、3の活用）

1) 舌咽神経刺激

(1) 舌根、咽頭への機械的刺激

(2) 激しい咳嗽

2) 化学的刺激（銅・亜鉛などの有毒物、細菌、腐敗物、
催吐薬）

3) 消化管疾患

(1) 食道疾患（食道炎、食道憩室、食道がんなど）

(2) 胃疾患（急性胃炎、胃・十二指腸潰瘍、胃がん、
幽門狭窄など）

(3) 腸疾患（急性・慢性腸炎、急性虫垂炎、急性腸
閉塞、寄生虫など）

4) 肝・胆道疾患

(1) 急性・慢性肝炎、肝硬変、胆石症など

5) その他の腹部疾患

(1) 腹膜疾患（急性・慢性腹膜炎など）

(2) 膵疾患（急性・慢性膵炎、膵がんなど）

(3) 腎・尿路結石など

(4) 生殖器疾患（子宮周囲炎、卵管炎、卵巣腫瘍など）

6) 心疾患

(1) うっ血性心不全

(2) 狭心症、心筋梗塞など

6. その他の嘔吐の原因・誘因の有無と程度

（基2、3の活用）

1) 妊娠中の嘔吐

2) 術後の嘔吐

7. 嘔吐に対する診察と検査の結果（基6の活用）

1) 診察：問診、視診、触診など

2) 検査：吐物の検査（潜血反応、細菌学的検査など）、
血液・尿の生化学的検査（Na^+、Cl^-、K^+、HCO_3^-、
pH など）、薬物の血中濃度、腹部の X 線検査、
CT、MRI、眼底検査など

8. 嘔吐に対する治療内容と効果・副作用

ことから、注意して観察・記録する。

▶嘔吐中枢が刺激されると、その近くに存在する
呼吸中枢、血管運動中枢、唾液分泌中枢などが
同時に刺激されやすいので、これらの随伴症状
にも注目して観察する。

▶嘔吐は、体液量、電解質、pH の平衡を容易に
障害するので、随伴症状をはじめ全身の観察と
同時に検査結果の変化に注目し、収集・分析す
る必要がある。

▶「成り行き」として以下の問題を生じやすい。

1) 嘔吐中枢近くに呼吸・血管運動中枢があるた
めに、悪心・嘔吐の悪化に伴う呼吸・循環器系
の随伴症状の持続・悪化による**呼吸・循環器系
負荷の増大と全身状態の悪化**

2) 吐物の誤嚥による**窒息や誤嚥性肺炎**

3) 嘔気に伴う水分摂取困難、大量の胃液喪失に
伴う水分と Cl^- の喪失による**脱水、低クロー**

（基7の活用、**表2**参照）

1）原因に対する治療

2）薬物療法：制吐薬

3）輸液療法

4）食事療法

5）精神心理的療法

6）胃吸引

7）胃洗浄

8）胃の冷罨法

9）イレウス管挿入など

9. 嘔吐の「成り行き」と程度（基5の活用）

10. 悪心・嘔吐と検査・治療などに対する患者や家族の反応と期待

ル血症、代謝性アルカローシス、ひいてはテタニーやショック、昏睡など

4）持続・反復する嘔吐、食欲不振、食物摂取に伴う悪心・嘔吐の誘発経験に基づく嘔吐への予期的不安などに起因した食物摂取困難による**栄養状態の悪化、やせ、易感染状態**など

5）持続・反復する悪心・嘔吐と、それに伴う睡眠・摂食障害などの心身の苦痛による**診断・予後**などに対する恐怖、不安、疑心暗鬼、これらによる悪心・嘔吐のさらなる悪化

6）患者の持続・反復する嘔吐とそれによる心身の苦痛、やせなどの発現をみることによる家族の恐怖や不安の増大、さらにこれらと患者の恐怖、不安との悪循環など

第3段階	**看護計画の立案**

● **目標設定の視点**　1. 悪心・嘔吐の回数・吐物量が減少する。
　　2. 随伴症状の種類と程度が減少する。
　　3. 治療の減少、とくに薬物の使用回数・量が減少する。
　　4. 少なくとも「成り行き」にあげた問題を起こさない。

● **対策の立案**　　対象固有の悪心・嘔吐の原因・誘因ならびにそれによる発生・悪化のメカニズムをふまえたうえで、対策を選択・決定する。　　　　　　　　　　（基1～7の活用）

対策の種類	対策の根拠
観察（OP）　1. 嘔吐の回数、吐物の量と性状の変化 2. 悪心・嘔吐の発現状態（動機、回数、悪心との関連性など）の変化 3. 悪心・嘔吐の随伴症状の変化 4. 嘔吐の原因・誘因の増減 5. 嘔吐に対する診察と検査結果の変化 6. 嘔吐に対する治療内容と効果・副作用の増減 7. 嘔吐の「成り行き」の有無と程度 8. 嘔吐と検査・治療などに対する患者や家族の反応と期待 ※観察の細かい項目は、アセスメント・診断段階と同じであるため省略する	1～8の観察項目は、その患者が目標に近づいているか否かを最も端的に表す情報となる。 ▶嘔吐が持続する場合には、とくに「成り行き」にあげた諸問題の出現の有無に注目して皮膚の弾性や、口腔粘膜・舌の乾燥の有無、尿量をはじめとする水分出納、ならびに血液や尿の電解質、pHなどの検査値に注目して情報を収集・分析する必要がある。

1. 救命救急処置 　1）吐物の吸引 　2）側臥位など体位の工夫と安静療法 　3）気道確保と酸素療法 　4）静脈路の確保と輸液の準備・管理 　5）心電図モニター、パルスオキシメーターの装着	▶ショック症状や頭蓋内圧亢進症状がある場合は、ただちに左記の処置が行えるよう常時点検整備しておく必要がある。（基7の活用）
2. 嘔吐時の介助 　1）体位の工夫 　　（1）側臥位で膝を深く曲げる 　　（2）仰臥位では顔を横に向ける 　　（3）患者の希望を取り入れ、安楽な体位をとる 　2）意識的に深呼吸を促す 　3）含嗽、口腔清拭など	▶側臥位を原則とするが、仰臥位の場合は顔を横に向けることによって、吐物の誤嚥を防ぐことができる。（基5の活用） ▶膝を深く曲げることによって、腹部の緊張をとることができる。（基2の活用） ▶悪心があると声門が閉じ、胃内に空気が入りやすくなる。その空気が胃を刺激して嘔吐を誘発する。（基2の活用） ▶吐物の臭気や味が口腔内に残っていると不快であるばかりでなく、再嘔吐の誘発因子になることから、ただちに含嗽を促す。また、経口摂取困難による唾液量の低下は、口腔内の自浄力を低下させ、感染を引き起こしやすくするので、患者の好みを取り入れた口腔の清潔方法を一緒に工夫する。（基3の活用）
3. 食事の援助（禁食・節食・分割食など）	▶消化管粘膜が敏感になっている場合は、禁食し、補液が行われる。しかし、それほど強度でなければ、水分・栄養補給のために刺激の少ない、消化のよい食物を少量ずつ与える。（基5の活用）
4. 罨法の活用	▶胃部の冷罨法は、胃の蠕動運動を鎮静するといわれている。また、額や顔を冷やすことで心地よさを得る場合もある。（基2の活用）
5. 環境調整 　1）吐物のすみやかな除去 　2）汚染された寝衣、寝具類の交換 　3）室内を静かにしたり、好みの音楽をかける 　4）照明を暗くする 　5）食物をはじめ、悪心・嘔吐誘発因子を除去する	▶嘔吐は精神心理的刺激によって生じやすく、またその嘔吐は条件反射化されやすい。したがって、これらの精神心理的刺激を除去するために環境を整備する。（基2、3の活用） ▶強い刺激を避け、好みの気晴らし方法を用いて、快適な環境をつくり出す。
6. 薬物療法時の管理	▶医師の指示により、原因・誘因、種類、程度に応じた与薬をする。（基7の活用、とくに**表2**の活用）
7. 輸液療法時の管理	▶必要な栄養素、エネルギー、水・電解質を経口的に摂取不能、あるいは不十分な場合はそれを補

看護療法（TP）

看護療法（TP）		う。（基5の活用）
	8. 必要時胃洗浄・胃吸引の援助	▶ 胃粘膜を清浄にしたり、胃を空にする目的で行う。また、胃内の化学的刺激物を除去する。（基2の活用）
	9. 精神心理療法 　1）精神的原因・誘因の除去 　2）精神的保護・支持	▶ 上記5で述べたように、精神心理的刺激による嘔吐の増強を防ぐ。そのためにも、頻回に訪室して、ゆったりとした態度で訴えを聴いたり、励まし、さらに気分転換やリラクセーションをはかる。（基2、3の活用）
教育（EP）	1. 観察項目（OP）のうち、必要な項目を報告できるよう指導する 　1）発現状態 　2）自覚的な随伴症状の有無、程度など	▶ 1）、2）は嘔吐の経過を判断する重要な主観的情報となるため、説明指導して協力を得る。
	2. 以下の項目を必要時指導する 　1）体位のとり方 　2）深呼吸の方法 　3）含嗽の方法 　4）禁食・節食の必要性と食事の進め方 　5）精神心理的刺激となる会話の禁止と面会制限の必要性（家族、面会者へ）	▶ 嘔吐の予防や吐物の誤嚥などの危険防止、ならびに安楽性の確保などのために、患者や家族にこれらの項目を具体的に説明指導し、患者や家族が主体的にこれらの対策を実施できるよう導く。（基2、3、5、7の活用） ▶ 会話や面会などは、ときに精神心理的刺激になるため、必要時制限の協力を得る。（基2活用）

第3・4段階　看護計画の立案・実施時の留意点

1. 嘔吐を止めるか否かの判断

　嘔吐は、胃内に入った有害物を吐出するという防衛反応として起こる場合もある。したがって、必ずしも不都合な症状とはいえない。たとえば、有害な食物や毒物、薬物などが胃に入った場合は、それらが腸に達するのを防ぎ、有毒物の血中への吸収を防ぐことになる。また、幽門狭窄や腸狭窄などのときに胃腸の過度な伸展拡張を防ぐ働きをする。これらのことから、嘔吐を積極的に止めるか、また嘔吐させたほうがよいかを的確に判断する必要がある。

2. 制吐薬の内服方法の工夫

　制吐薬は、いずれも薬物の性質上、眠気を起こすことが多いので、通院患者では自動車の運転、危険な仕事に従事する場合などには注意する。また、二次的に嘔吐をまねかないよう内服方法を工夫する。

3. 嘔吐に対する予期的不安の軽減

　化学療法の副作用で悪心・嘔吐が強い患者や副作用に恐怖を感じている患者は、不安によって治療前から悪心を訴えることがある。このような場合は、まず与薬前に、その薬物の効果・副作用・効果的な与薬方法、ならびに必要時に行う制吐薬の併用与薬などについて十分説明する。加えてもしも、処方薬の服薬によっても我慢できないほどの悪心・嘔吐や副作用が出現した場合は、薬物や与薬方法の変更も可能であることから、いつでも相談するよう十分説明し、悪心・嘔吐に対する予期的不安の軽減に努める。

4. 吐物の扱い

　吐物は必要時検査に出したり、医師に見せなければならない場合があるため、安易に廃棄しない。とくに頻回な嘔吐後は、食道・胃接合部に裂創を生じて、そこから大量に出血する場合があるため、吐物の観察が重要になる。

5. 嘔吐を誘発しやすい看護処置に注意

巻綿子、ガーゼなどで口腔清拭をするときは嚥下反射を誘発する。したがって、舌根、咽頭、口蓋などを刺激しないよう注意する。

6. 水分摂取時の注意

含嗽後に氷片を含ませることは、患者の気分を爽快にさせる。また悪心・嘔吐のある人であっても少量ずつでも水分摂取を進めることができるという利点もある。

経口摂取が許可されている場合は、冷たいもの、薄めの紅茶、薄いレモン味のもの、スポーツドリンクなどで水分摂取を勧めるとよい。また、液体以外の氷片、ゼリー、寒天、アイスキャンディなどでもよい。ただし、コーヒー、濃い紅茶、グレープフルーツジュースなどは利尿作用があり、水分喪失の原因になること、また、オレンジジュースは腸蠕動を活発にし、悪心・嘔吐を誘発しやすいことを説明する。

7. 検査値に注意

頻回かつ大量の嘔吐があるときは、水分や Cl^- を失って脱水症状、低クロール血症を引き起こし、さらに、代謝性アルカローシスとなり、ついにはテタニー、ショック、昏睡などを起こすことがある。したがって、水分出納や血液・尿の電解質、pH などの検査値にとくに注意する必要がある。

8. 二次感染の予防

ウイルス性胃腸炎の原因になるノロウイルスやロタウイルスなどは、吐物を介して二次感染を起こす危険性が高い。したがって、吐物の処理には、ゴム手袋やマスクを着用し、また吐物が触れた部分は塩素系漂白剤で消毒する。加えて乾燥したウイルスによる空気感染の防止のためにもすみやかに取り除く必要がある。

第5段階　評価の視点

1. 目標に近づいたか否か

1）悪心・嘔吐の回数、吐物量が減少したか。

2）随伴症状の種類と程度が減少したか。

3）治療の減少、とくに薬物の使用回数・量が減少したか。

4）「成り行き」にあげた問題 [1) 呼吸・循環器系負荷の増大と全身状態の悪化、2) 窒息や誤嚥性肺炎、3) 脱水、低クロール血症、代謝性アルカローシス、ひいてはテタニーやショック、昏睡など、4) 栄養状態の悪化、やせ、易感染状態、5) 診断・予後などに対する恐怖、不安、疑心暗鬼とこれらによる悪心・嘔吐のさらなる悪化、6) 家族の恐怖や不安の増大と患者の恐怖、不安との悪循環など] を起こさなかったか。

2. 看護過程、とくに看護計画の評価・修正

患者や家族の状態や行動が目標に近づいていない場合は、看護過程、とくに看護計画の立案段階のどこに問題があったのか、さらに診断段階に誤りがなかったかなどを追究する必要がある。

引用・参考文献

1）安ヶ平伸枝：悪心・嘔吐のある対象への介護介入．月刊ナーシング，17（11）：38～45，1997．

2）矢﨑義雄ほか編：内科学．第11版，朝倉書店，2017．

3）金澤一郎，永井良三編：今日の診断指針．第7版，医学書院，2015．

4）井村裕夫ほか編 [岡崎和一]：吐き気・嘔吐．わかりやすい内科学．第4版，p.491～492，文光堂，2014．

5）跡見 裕ほか編 [井上聡子ほか]：嘔吐・下痢．実践救急医療．日本医師会雑誌，135（特別号1）：30，2006．

6）本田豊彦：悪心・嘔吐．臨牀看護，31（6）：930～931，2005．

7）花出正美：嘔気・嘔吐のある患者へのがん看護ケア．緩和ケア，17（6）：515～519，2007．

3 吐血・下血

hematemesis, melena

●オリエンテーション・マップ

原因・誘因 (p.35)

1) 口腔・鼻咽頭疾患
2) 食道疾患
3) 胃・十二指腸疾患
4) 肝・胆・膵疾患
5) 小腸疾患
6) 結腸疾患
7) 直腸疾患
8) 肛門疾患
9) その他の全身性疾患
10) 薬物
11) その他

前駆症状 (p.37)

(1) 吐血
　悪心、胃部不快感・違和感、腹痛など
(2) 下血
　腹痛、裏急後重、腹部膨満感、ガス貯留感、便意など

吐血・下血

随伴症状 (p.37)

(1) 循環症状：顔面蒼白とくに眼瞼結膜、立ちくらみやめまい、四肢冷感、冷汗、チアノーゼ、頻脈、血圧低下、尿量減少
(2) 疾患と血液の吸収熱：発熱、微熱
(3) 腹部症状：心窩部痛、嘔吐、腹部膨満感、腹痛
(4) 精神心理的徴候：不穏、不安、恐怖など

成り行き (二次的問題 p.38)

1) 水・電解質異常
　(1) 代謝性アルカローシス
　(2) 代謝性アシドーシス
　(3) 脱水
2) 貧血
　(1) 転倒・転落
　(2) 気道・肛門部・尿路感染ならびに褥瘡
　(3) 日常生活動作行動の低下
3) 栄養状態の低下
4) 吐血・下血の再発あるいは持続に対する恐怖、予期的不安
5) ショック、ひいては死など

観察 OP (p.43)

看護療法 TP・教育 EP (p.44) (p.46)

1. 救命救急処置
　1) 気道確保と酸素療法
　2) 循環血液量低下時は、下肢挙上などの体位の工夫
　3) 安静療法
　4) 静脈路の確保と輸液・輸血の準備と管理
　5) 止血処置
　6) モニター装着（心電図、血圧、経皮的酸素飽和度、中心静脈圧などの監視装置）
　7) 水分出納管理
　8) 緊急内視鏡検査の準備
　9) 精神的ケア

2. 体位の工夫

3. 心身の安静

4. 吐物・便のすみやかな処理

5. 口腔内・肛門部の清潔

6. 冷罨法

7. 環境調整

8. 便通の調整

9. 食事療法の援助

10. 輸液・輸血・検査時の援助

3 吐血・下血

33

1. 吐血・下血の定義

吐血とは、嘔吐運動によって血液または血液が混入した吐物を消化管から口腔を経て吐き出すことをいう。十二指腸空腸曲（トライツ靱帯：Treits）より口側の上部消化管（食道、胃、十二指腸）からの出血で、中等量〜大量出血のときに出現する（**図1**）。

下血とは、肛門から血液が排出されるか、便に変性した血液が混じった**黒色便**や、鮮紅色の血液が混じった**血便**を排泄することをいう。出血病変は、下部消化管（トライツ靱帯より肛門側の小腸、大腸）とは限らず、上部消化管も常に考えておかなければならない。なぜなら吐血があれば下血を伴うことが多いからである。従来はタール便と血便を含めて下血と称していたが、最近ではタール便と血便では出血部位が異なるため、下血はタール便の場合に用い、血便と下血を区別して用いるようになってきた。

なお、吐血・下血は肉眼的に明らかに血液が存在することがわかる**顕出血**をいうのであって、化学的・免疫学的血液検査によってはじめて証明できる**潜出血**は、吐血・下血とはいわない。

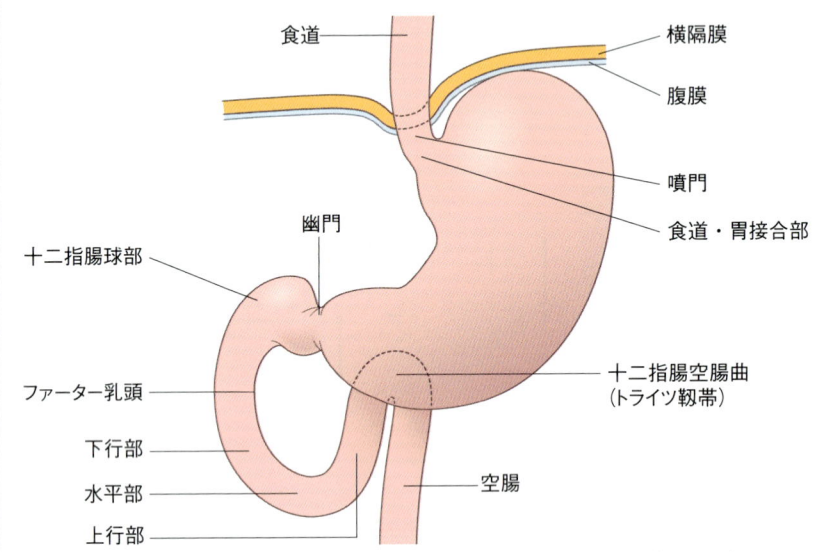

注1）十二指腸は、第2腰椎の左側で急に曲がって空腸へ移行（十二指腸空腸曲）する。全長25〜30cmの消化管
注2）幽門から約10cmの下行部のファーター乳頭に総胆管と主膵管が合流して開口

図1 上部消化管の解剖図

2. 吐血・下血の性状

1）吐血

一般に暗赤色ないし黒色・コーヒー残渣様を呈する。これは、血液中のHb（ヘモグロビン）と胃液中の塩酸が反応して塩酸ヘマチンを生成したためで、血液が胃内に一定時間とどまったことを示す。コーヒー残渣様の吐血は、胃がんに伴うことが多い。鮮血の吐血は食道出血を意味するが、胃や十二指腸からの出血でも、大量かつ急激に起こるときは鮮紅色の吐血がみられる。つまり**血液の色**は、出血部位、出血量、胃内停滞時間などによって変化する。血液を吐いている場合は、消化管出血による吐血か、気道や肺の出血により咳嗽とともに出血する**喀血**かをすみやかに鑑別する必要がある。喀血では、泡沫が混じった鮮血が特徴である（**表1**）。

表1　吐血と喀血の鑑別

	吐血	喀血
原因疾患	食道・胃・十二指腸疾患、肝硬変	心・肺疾患
発現状態	嘔吐時に排出 悪心、腹痛を伴いやすい	咳嗽時に排出 呼吸困難、胸内苦悶を伴いやすい
性状	凝固性、泡沫なし	流動性、泡沫状
色	暗赤色からコーヒー残渣様	鮮紅色
反応	酸性、大量のときはアルカリ性	アルカリ性
混入物	食物残渣	粘液・膿が混じることがある
糞便	黒色便、タール便	正常

喀血した血液を飲み込んだ後に吐血することもある

2）下血

　一般に消化管内で胃酸の影響を受けた場合は、**黒色便**、**タール便**を呈する。上部消化管、小腸、盲腸、上行結腸で一度に50〜100mL以上の出血があるときにみられることが多い。

　暗赤色便は下行結腸出血を疑う。鮮紅色を呈してる場合（**血便**）は、肛門、直腸、S状結腸、下行結腸など下部消化管からの出血が考えられる。排便後の**鮮血滴下**は、痔核、裂肛に多くみられる。

　便の色は、前述したように出血の部位・量・消化管通過時間に左右されることから、出血部位が上部消化管であっても大量出血とその血液の通過時間が早いときには鮮紅色の血便になることがあり、また下部消化管からの出血でも腸管内に長時間停滞すると、暗赤色のタール便になることがあるので注意する必要がある。

　便は、緑黄色野菜や血液を多く含む魚肉類、鉄剤（黒色）、クロロフィル製剤（緑色）、リファンピシン（赤色）などによっても着色する。したがって、その鑑別が重要である。また、性器出血や血尿と下血を間違えないようにする。

3. 吐血・下血の部位別の原因・誘因ならびにメカニズムと特徴

障害部位	主な原因・誘因	メカニズムと特徴
1）鼻咽喉・口腔	嚥下血液（鼻出血、口腔内出血、喀血など）	▶嚥下された血液が原因になって、吐血・下血が起こることがある。
2）食道	食道静脈瘤、食道炎、食道潰瘍、良性・悪性腫瘍、異物など	▶**食道静脈瘤**は、食道内圧の亢進、外性刺激などが原因になって破裂し、大出血する。食道の出血のなかで最も頻度が高く、重篤な状態に陥ることが多く、緊急対応を必要とする。
3）胃・十二指腸	胃潰瘍、胃炎、良性・悪性腫瘍、術後出血、マロリー-ワイス症候群、異物など	▶潰瘍、炎症、腫瘍、外傷、血管性病変などによって消化管粘膜に出血しやすい器質的な病的変化が起こって出血する。 ▶消化管出血の70〜80%は上部消化管出血であり、消化性潰瘍は、上部消化管出血の原因として最も頻度が高く、いわゆる急性胃粘膜病変（AGML：acute grastric mucosal lesion）を含めば潰瘍出血が過半数を占める。ストレス、**ヘリコバクター・ピロリ感染**、**非ステロイド性抗炎症薬（NSAIDs）**、抗凝固薬、抗血小

3)胃・十二指腸	十二指腸潰瘍、乳頭部がんなど	板薬などの薬物服用、アルコール過飲、喫煙、無謀な食事などの直後に出血することがある。 ▶**マロリー‐ワイス症候群**は、多量の飲酒や妊婦のつわりなどで激しい嘔吐運動が起こり、それに伴って腹圧が急上昇したときに食道・胃接合部の粘膜に裂傷が生じて出血し、吐血を起こす症候群をいう。この粘膜裂傷はX線検査では確定できず、緊急内視鏡の普及によって確定数が増え、それが増加傾向の大きな要因になっている。 ▶消化性潰瘍は、胃液にさらされている消化管粘膜が欠損している状態であり、悪化時は穿孔を起こす。胃・十二指腸潰瘍では無症状のこともあるが、吐血・下血、悪心・嘔吐、酸性おくび、胸やけなどが出現する。 ▶一般に胃潰瘍では吐血、十二指腸潰瘍では下血が出現しやすい。血液中のヘモグロビンと胃液中の塩酸が反応して生成される塩酸ヘマチンのために、吐血が少量のときはコーヒー残渣様、大量のときは暗赤色になる。しかし、大量出血後に、ただちに吐血したときは鮮紅色になる。 ▶下血では、同じ理由で黒色便になるが、50〜100mL以上の出血時はタール便になることが多い。
4)肝・胆・膵	胆道がん、胆管炎、肝炎、膵炎、胆石症など	▶二次的な潰瘍形成、血液の胆道内流入などによって起こる。
5)小腸	良性・悪性腫瘍、憩室、腸ベーチェット病など	▶炎症、潰瘍、腫瘍、外傷、血管性病変などによって、消化管粘膜に器質的な病的変化が起こって出血する。
6)結腸	良性・悪性腫瘍、潰瘍性大腸炎、感染性腸炎（細菌性赤痢、腸チフス、アメーバ性大腸炎）、薬剤性腸炎、クローン病、腸重積、腸軸捻転、大腸憩室炎、腸結核、虚血性大腸炎など	▶下部消化管出血のほとんどが、結腸、直腸、肛門出血であり、小腸出血はきわめてまれである。下部消化管出血は、一見大量にみえるが、上部消化管出血に比べ、ショック症状を呈するものは比較的少ない。 ▶潰瘍性大腸炎は、寛解と増悪を繰り返す自己免疫疾患の1つであり、腹痛と下痢、粘血便を特徴とし、若年層に多く発生している。
7)直腸	良性・悪性腫瘍、直腸炎、異物など	▶初期には血便を主症状とするが、進行すると便通異常（便秘、下痢）、**テネスムス**（**しぶり腹**、**裏急後重**）、便柱細小などが現れる。
8)肛門	良性・悪性腫瘍、痔疾患など	▶便に鮮血が付着するだけでなく、排便後に鮮血が滴下することが少なくない。
9)その他の全身性疾患	白血病、特発性血小板減少症、膠原病、敗血症、褐色細胞腫、尿毒症、悪性リンパ腫、ベーチェット	▶全身性疾患の一部現象として、消化管粘膜に器質的な病的変化が起こり、出血する。

10)薬物	病、血管奇形、多発性骨髄腫など	
	アスピリン・サリチル酸薬長期服用、抗凝固薬・抗血小板薬、副腎皮質ステロイド薬服用	▶これらの薬物が誘因となり、潰瘍形成、出血傾向などが出現し、出血する。
11)その他	大動脈瘤の消化管内破裂 ショック	▶ショックを伴うような大量出血の場合は、食道静脈瘤破裂、露出血管を有する胃・十二指腸潰瘍からの出血などを考える。
	精神的ストレス、嗜好品	▶喫煙や人間関係、仕事、学業などによる過労、不規則な生活、心身のストレスによって潰瘍が形成されやすい。

4. 吐血・下血の前駆症状と随伴症状、出血の量と症状

1) 前駆症状
(1) 吐血：悪心、胃部不快感・違和感、腹痛など
(2) 下血：腹痛、裏急後重、腹部膨満感、ガス貯留感、便意など

2) 随伴症状
(1) 循環症状：立ちくらみやめまい、四肢冷感、冷汗、チアノーゼ、頻脈、血圧低下、尿量減少。これらの症状は、出血による循環不全によって起こり、吐血・下血の原因となる疾患をある程度予測できる。
(2) 疾患と血液の吸収熱：発熱、微熱、吐血・下血時にみられる発熱は、37～38℃の微熱であり、白血球増加もしばしばみられる。これは、腸管に残る血液の吸収によると考えられている。
(3) 腹部症状：心窩部痛、嘔吐、腹部膨満感、腹痛など
(4) 精神心理的徴候：不穏、不安、恐怖など
吐血・下血は、出血量の多少にかかわらず、患者や家族を不安、恐怖に落とし入れる。
(5) 静脈瘤、マロリー-ワイス症候群、血管性病変では、随伴症状を伴わないことも多い。

3) 出血の量と症状
生体は、内外環境に変化があったときに、主に神経系、内分泌系の働きによって自己の形態的・機能的状態をある範囲の安定状態に保持しようと対処する**ホメオスタシス**（**恒常性維持機構**）を備えている。

この恒常性維持機構によって、成人の場合、通常15分以内に500mLを超えない出血では無症状のことが多い。すなわち1,000mL以内の出血では、末梢血管の収縮によって末梢血管の抵抗性を上げて、循環血液量の減少による出血低下を何とか防ぐよう対処する。しかし、それ以上の出血では、恒常性維持機構が破綻することによって、**表2**に示すレベルでショック症状が出現する。

ショックの判定には、臨床症状として**ショックの5P**（**表3**）に注意する。また、簡便な判定方法として**ショック指数**（**脈拍数/収縮期血圧**）がある（**表4**）。

表2 出血性ショックの重症度

ショックの重症度	出血量	血圧(mmHg)	脈拍	Ht値(%)	CVP	尿所見	症状
無症状(pre shock)	15%以下(750mL)	正常	正常ないしやや促進110以下	42	正常	正常またはやや減量	症状はないか、あっても精神的不安、立ちくらみ、めまい、皮膚冷感程度
軽症ショック(mild shock)	15〜25%(1,250mL)	90〜100/60〜70	多少促進100〜120の頻脈	38	低下	乏尿傾向	顔面蒼白とくに眼瞼結膜、四肢冷感、冷汗、倦怠感、生あくび、口渇、めまいから失神
中等度ショック(moderate shock)	25〜35%(1,750mL)	60〜90/40〜70脈圧減少	120以上の著明な頻脈、弱い	34	著明に低下	乏尿(5〜15mL/時)	不穏、蒼白、口唇、爪退色、毛細血管退色、再充血試験が明らかに陽性となる
重症ショック(severe shock)	35〜45%(2,300mL)	40〜60/20〜40	触れにくい、120以上	30以下	0に近い	無尿	意識混濁、極度の蒼白、チアノーゼ、末梢冷感、反射低下、虚脱状態、呼吸浅迫
危篤ショック(profound shock)	45%以上(2,300mL以上)	40〜0	触れない	20〜10	≒0	無尿	昏睡様、虚脱、斑点状チアノーゼ、下顎呼吸、不可逆性ショックへ移行する危篤状態

表3 ショックの5P

pallor	蒼白
prostration	虚脱(循環虚脱)
perspiration	冷汗
pulselessness	脈拍触知不可(脈拍微弱)
pulmonary insufficiency	呼吸不全(頻呼吸、浅呼吸、呼吸困難)

表4 ショック指数(成人)

ショック指数(P/BP)	循環血流量からの出血量(%、mL)	P:脈拍数(分)	BP:収縮期血圧(mmHg)
1.0(100/100)	23%(1,000mL)	100	100
1.5(120/80)	33%(1,500mL)	120	80
2.0(120/60)	43%(2,000mL)	120	60

5. 吐血・下血の「成り行き」
(悪化したときの二次的問題)

　急激な大量出血や持続する出血は、体液・循環血液量や電解質、pHの平衡を障害して、次の症状を引き起こす。

1) 嘔吐を伴う吐血や下痢を伴う下血などによる**水・電解質異常**
   (1) 頻回の嘔吐を伴った吐血に起因する血中の Na^+、K^+、Cl^- の減少と HCO_3^- の増加による**代謝性アルカローシス**
   (2) 頻回の下痢を伴った下血に起因する血中の Na^+ の減少に合わせた HCO_3^-、Cl^- の減少による**代謝性アシドーシス**
   (3) 頻回の嘔吐や下痢を伴った吐血・下血による**脱水**

2) 吐血・下血による**貧血**
   (1) 貧血に起因する組織細胞の酸素・栄養不足に伴う倦怠感、めまい、ふらつきなどによる**転倒・転落**
   (2) 貧血に起因する皮膚・粘膜・上気道・尿路の酸素・栄養不足に伴う抵抗力の低下、ならびに吐血・下血に伴う汚染などによる**気道・肛門部・尿路感染ならびに褥瘡**
   (3) 貧血に起因する全身の酸素・栄養不足に伴う動悸、息切れ、易疲労性、体力低下、作業能力や集中力の低下などによる**日常生活動作行動の低下**

3) 吐血・下血に伴う経口的食物摂取困難・制限の長期化による**栄養状態の低下**

4) **吐血・下血の再発あるいは持続に対する恐怖、予期的不安**

5) 吐血・下血に伴う循環血液量の絶対的不足による**ショック、ひいては死など**

6. 吐血・下血に対する主な診察と検査	**1）診察**［問診、視診、触診、聴診、打診、測定（体温、脈拍、呼吸、血圧など）］

6. 吐血・下血に対する主な診察と検査

1）診察［問診、視診、触診、聴診、打診、測定（体温、脈拍、呼吸、血圧など）］

（1）問診：消化性潰瘍の既往、大量の飲酒や肝疾患の有無、胃切除の既往などをチェックする。

非ステロイド性抗炎症薬、副腎皮質ステロイド薬、抗凝固薬、抗血小板薬、抗生物質の服用の有無も重要なポイントとなる。

（2）理学的所見：血圧、脈拍、呼吸などのバイタルサインをはじめ、意識状態、全身状態を的確に観察し、出血性ショックの危険性を把握する。出血部位、出血状態、出血量などから原因疾患を推定する。

2）検査

（1）血液一般検査：赤血球、白血球、Hb、Ht（ヘマトクリット）、血小板など

成人で Ht 値 1％の低下は約 100mL の出血を考える。

（2）血液生化学検査：BUN（血清尿素窒素）、クレアチニン、血清蛋白、肝機能、電解質など

BUN は、出血後数時間以内に上昇しはじめ、24 ～ 48 時間でピークに達し、3 ～ 4 日で下降しはじめ、6 日目には正常に戻る場合が多い。

大量出血が起こると、副腎機能への障害と高アドレナリン血症のために血糖の上昇をみることがある。

（3）凝固・線溶系検査：全身疾患による出血の鑑別に有用である。

（4）血液ガス

（5）心電図：大量出血の場合、心筋虚血による T 波の変化と ST の低下がみられる。

（6）**緊急上部消化管内視鏡検査**：出血部位、性状の診断に引き続いて、内視鏡的治療を行うための必要不可欠な検査である。

（7）**緊急大腸内視鏡検査**：出血部位、性状の診断、治療方針の決定などに必要である。

（8）**カプセル内視鏡、バルン小腸内視鏡**：とくに小腸病変の診断に有用である。

（9）肛門鏡、直腸鏡

（10）便潜血反応

（11）胸・腹部単純 X 線検査

（12）腹部超音波検査

（13）胸・腹部 CT：腹部 CT では、free air のチェック

（14）血管造影：血管外への造影剤の漏出が参考になる。

（15）出血シンチグラフィ

（16）メッケル憩室シンチグラフィなど

7. 吐血・下血に対する主な治療

吐血・下血の原因によって、以下の治療が行われる。吐血・下血治療の基本的流れを参考までに**図 2** に示しておく。

1）体位と安静療法：頭部、体幹を水平に保つ。下肢は挙上した臥位とし、嘔吐・吐血時は、誤嚥防止のために側臥位にし、仰臥位の場合は顔を横に向ける。

2）食事療法

3）輸液、輸血ならびにショックに対する対症療法：出血性ショックの場合は、対症療法としてまず第一に循環血漿量を維持するために、細胞外液（乳酸化リンゲルなど）（「40 **脱水**」p.636 **表 5** 参照）や輸血を急速に行う。

4）薬物療法：胃・十二指腸潰瘍に対しては、止血薬（「36 **出血傾向**」p.560 **表 5** 参照）、H_2 受容体拮抗薬、プロトンポンプ阻害薬など、食道静脈瘤からの出血に対してはバソプレシン（「20 **多尿**」p.307 **表 3** 参照）の点滴静注などを行う。

5) 経胃管的薬物療法：エピネフリン加生理食塩液による胃内洗浄、トロンビン、スクラルファート（アルサルミン）、アルギン酸ナトリウム（アルロイドG）、牛乳など

6) 内視鏡的止血法：

　局注法：高張Na-エピネフリン法、純エタノール法、エトキシスクレロール法
　熱凝固法：ヒータープローブ法、高周波法、アルゴンプラズマ凝固法
　機械法：クリップ法、結紮法（留置スネア、内視鏡的静脈瘤結紮術）
　薬物散布法：トロンビン、スクラルファート、アルギン酸ナトリウム

7) 圧迫止血法、選択的腹部血管造影法による止血：圧迫止血法は食道静脈瘤に対するS-Bチューブによる止血である。選択的腹部血管造影法による止血は、動脈カテーテルを介して塞栓物質を注入、ステントグラフ挿入、バソプレシン動注法などによる止血法である。

8) 経皮経肝静脈瘤塞栓術、バルン閉塞下逆行性経静脈的静脈瘤塞栓術、経頸静脈肝内門脈静脈短絡術など：門脈圧亢進に伴う消化管出血に対する止血方法である。

9) 手術療法による止血：200mL/時の出血、あるいは1日輸血量が1,000mL以上必要とするときは手術療法による止血が行われる。

10) 結紮、レーザー：痔核からの出血に対して行われる。

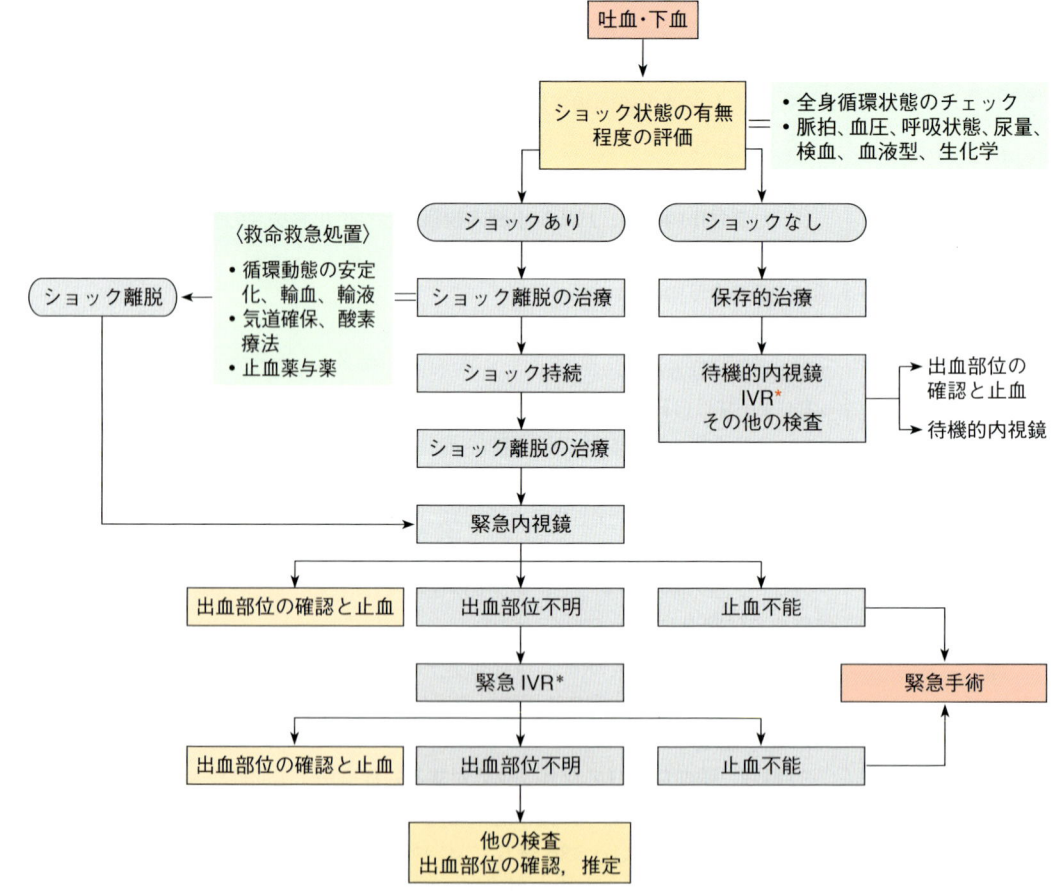

*IVR：interventional radiology（画像診断的介入治療：血管内治療，血管内手術，低侵襲治療もほぼ同義語として使われている）

（跡見裕ほか編［大橋学，畠山勝義］：吐血・下血．実践救急医療，日本医師会雑誌，135（特別号1）：157，2006.より改変）

図2　吐血・下血治療の基本的な流れ

表5　消化性潰瘍に用いられる主な H₂ 受容体拮抗薬、プロトンポンプ阻害薬（PPI）

分類	一般名（商品名）	効果発現メカニズム	主な副作用と注意事項
H₂受容体拮抗薬	ファモチジン（ガスター）	胃粘膜壁細胞の H₂ 受容体を遮断し、胃酸分泌を抑制する	禁忌：本剤成分過敏症の既往 注意：胃がんによる症状を隠蔽することがある（内服）。病状に応じ治療上必要最小限の使用（手術侵襲ストレスは3日間程度、その他は7日間程度）にとどめる（注射） 重大な副作用：ショック、アナフィラキシー、再生不良性貧血、汎血球減少、無顆粒球症、血小板減少、肝機能障害、皮膚粘膜眼症候群、中毒性表皮壊死症（Lyell 症候群）、意識障害、痙攣、溶血性貧血、黄疸、横紋筋融解症、QT延長、間質性腎炎、急性腎障害、間質性肺炎、心室頻拍（Torsades de Pointes を含む）、心室細動
	シメチジン（タガメット）		禁忌、注意：「ファモチジン」参照 重大な副作用：ショック、アナフィラキシー、再生不良性貧血、汎血球減少、無顆粒球症、血小板減少、肝機能障害、スティーブンス・ジョンソン症候群、中毒性表皮壊死症（Lyell 症候群）、意識障害、痙攣、間質性腎炎、急性腎障害、房室ブロック等の心ブロック
	ラニチジン塩酸塩（ザンタック）		禁忌、注意：「ファモチジン」参照 重大な副作用：ショック、アナフィラキシー、再生不良性貧血、汎血球減少、無顆粒球症、血小板減少、肝機能障害、皮膚粘膜眼症候群、中毒性表皮壊死症、意識障害、痙攣、黄疸、横紋筋融解症、ミオクローヌス、間質性腎炎、不全収縮
プロトンポンプ阻害薬（PPI）	ランソプラゾールナトリウム（タケプロン）	壁細胞内から H⁺ を放出し、代わりに K⁺ を取り込むプロトンポンプとよばれる酵素（H⁺, K⁺-ATPase）が働いているが、このポンプの働きを阻害することにより胃酸分泌を抑制する	禁忌：本剤成分過敏症の既往、アタザナビル硫酸塩・リルピビリン塩酸塩服用中患者 併禁：アタザナビル硫酸塩、リルピビリン塩酸塩 注意：3日間までの成績で高い止血効果が認められているので、内服可能となった後は経口与薬に切りかえ、漫然と与薬しないこと。 重大な副作用：アナフィラキシー、汎血球減少症、無顆粒球症、血小板減少、溶血性貧血、肝機能障害、劇症肝炎、黄疸、中毒性表皮壊死融解症、皮膚粘膜眼症候群、間質性肺炎、顆粒球減少、貧血
	ラベプラゾールナトリウム（パリエット）		禁忌、併禁：「ランソプラゾールナトリウム」参照 重大な副作用：ショック、アナフィラキシー、汎血球減少症、無顆粒球症、血小板減少、溶血性貧血、肝機能障害、劇症肝炎、黄疸、中毒性表皮壊死融解症、皮膚粘膜眼症候群、間質性肺炎、間質性腎炎、低ナトリウム血症、横紋筋融解症、多形紅斑、急性腎障害
	エソメプラゾールマグネシウム水和物（ネキシウム）		禁忌、併禁：「ランソプラゾールナトリウム」参照 重大な副作用：ショック、アナフィラキシー、汎血球減少症、無顆粒球症、血小板減少、肝機能障害、劇症肝炎、黄疸、中毒性表皮壊死融解症、皮膚粘膜眼症候群、間質性肺炎、間質性腎炎、低ナトリウム血症、横紋筋融解症、錯乱状態
その他	ボノプラザン（タケキャブ）	酸による活性化を必要とせず、H⁺, K⁺-ATPase を阻害する。塩基性が強く胃壁細胞の酸生成部位に長時間残存して胃酸生成を抑制する。広義の PPI である	禁忌、併禁：「ランソプラゾールナトリウム」参照

第 1・2 段階　**アセスメント・診断**

必要な情報	情報分析の視点
1. 吐血・下血の発現時期、回数・量・性状（基1～3の活用） 　1）発現様式（持続的・断続的、徐々・突然） 　2）色、混入物の有無（食物残渣、粘液、膿など） 　3）吐き方（突然、咳嗽刺激により、噴射状、ダラダラ） 　4）食事時間との関係（無関係、食直後、時間経過後） 　5）悪心の有無 　6）食事内容と摂取量、嗜好品（アルコール、カフェイン、喫煙など） **2. バイタルサインとショック症状の有無と程度** 　（基4の活用） **3. 吐血・下血の前駆症状の有無と程度**（基4の活用） 　1）吐血：悪心、胃部不快感・違和感、腹痛など 　2）下血：腹痛、裏急後重、腹部膨満感、ガス貯留感、便意など **4. 吐血・下血の随伴症状の有無と程度**（基4の活用） 　1）循環症状：立ちくらみやめまい、四肢冷感、冷汗、チアノーゼ、頻脈、血圧低下、尿量減少 　2）疾患と血液の吸収熱：発熱、微熱 　3）腹部症状：心窩部痛、嘔吐、腹部膨満感、腹痛 　4）精神心理的徴候：不穏、不安、恐怖など **5. 水分出納** **6. 吐血・下血の主な原因・誘因と程度**（基3の活用） 　1）嚥下血液 　2）食道疾患 　3）胃・十二指腸疾患 　4）肝・胆・膵疾患 　5）小腸疾患 　6）結腸疾患 　7）直腸疾患 　8）肛門疾患 　9）その他の全身性疾患 　10）薬物 　11）嗜好品 　12）精神的ストレス 　13）ショックなど **7. 下血と誤りやすい因子の有無**（最近の食生活・内服薬、性器出血の有無など） 　緑黄色野菜、血液を多く含む魚肉類、鉄剤・重炭末・	1. 吐血・下血の有無と程度の明確化 2. 吐血・下血と随伴症状の発生時期と現在までの経過の明確化 3. 吐血・下血の原因・誘因とそのメカニズムの明確化 4. 吐血・下血の「成り行き」の明確化 ▶吐血・下血は、生命危機に直結しやすいため、迅速な観察と分析を行う。とくにショックの有無と程度の判断が重要である。 　出血部位、出血量、消化管通過時間などが不明な場合でも、**表3**のショックの5Pや**表4**のショック指数は、出血によるショックの危険性の予知やショックの早期発見と対処にとって有効で、かつ簡便な判定方法の1つとして活用できる。 ▶吐血・下血が少量→多量、回数が1回→持続、血液の粘稠度が粘稠性→流動性、色が暗赤色→鮮紅色になる場合は、一般に悪化を示す。適切なケアの選択・決定には、加えて出血部位、原因の確認が重要である。 ▶吐血・下血患者は、既往歴として胃腸・肝疾患が多いことから、すばやく既往歴をとり、原因を探る一助にする。 ▶「成り行き」として以下の問題が生じやすい。 　1）嘔吐を伴う吐血や下痢を伴う下血などによる**水・電解質異常** 　①頻回の嘔吐を伴った吐血に起因する血中の Na^+、K^+、Cl^- の減少と HCO_3^- の増加に

クロロフィル製剤・タンナルビンなどの薬物、月経歴など（基2の活用）

8. 吐血・下血に対する診察と検査の結果（基3〜6の活用）

1）診察：問診、視診、触診、聴診、打診、測定（体温、脈拍、呼吸、血圧、意識レベルなど）

2）検査：血液一般検査、血液生化学検査、凝固・線溶系検査、血液ガス、心電図、緊急上部消化管内視鏡、緊急大腸内視鏡、カプセル内視鏡、バルン小腸内視鏡、肛門鏡、直腸鏡、便潜血反応、X線検査、腹部超音波検査、CT、シンチグラフィなど

9. 吐血・下血に対する治療内容と効果・副作用

（基7の活用）

1）体位と安静療法

2）食事療法

3）輸液、輸血ならびにショックに対する対症療法

4）薬物療法

5）経胃管的薬物療法

6）内視鏡的止血法

7）圧迫止血法

8）手術療法による止血

9）結紮術、レーザーなど

10. 吐血・下血の「成り行き」の有無と程度（基5の活用）

11. 吐血・下血と検査・治療などに対する患者や家族の反応と期待

よる代謝性アルカローシス

②頻回の下痢を伴った下血に起因する血中の Na^+ の減少に合わせた HCO_3^-、Cl^- の減少による代謝性アシドーシス

③頻回の嘔吐や下痢を伴った吐血・下血による脱水

2）吐血・下血による貧血

①貧血に起因する組織細胞の酸素・栄養不足に伴う倦怠感、めまい、ふらつきなどによる転倒・転落

②貧血に起因する皮膚・粘膜・上気道・尿路の酸素・栄養不足に伴う抵抗力の低下ならびに吐血・下血に伴う汚染などによる気道・肛門部・尿路感染ならびに褥瘡

③貧血に起因する全身の酸素・栄養不足に伴う動悸、息切れ、易疲労性、体力低下、作業能力や集中力の低下などによる日常生活動作行動の低下

3）吐血・下血に伴う経口的食物摂取困難・制限の長期化による栄養状態の低下

4）吐血・下血の再発あるいは持続に対する恐怖、予期的不安

5）吐血・下血に伴う循環血液量の絶対的不足によるショック、ひいては死など

第3段階	看護計画の立案

●目標設定の視点　1. 吐血・下血の回数および出血量が減少する。

2. 吐血・下血とその随伴症状が消失する。

3. 少なくとも「成り行き」にあげた問題を起こさない。

●対策の立案　対象固有の吐血・下血の原因・誘因ならびにそれによる発生・悪化のメカニズムをふまえたうえで、個別的な対策を選択・決定する。（基1〜7の活用）

	対策の種類	対策の根拠
観察（OP）	1. 吐血・下血の発現時期・発現様式・持続時間・回数・量・性状の変化	1〜8の観察項目は、吐血・下血の経過を含めて、その患者が目標に近づいているか否かを最も端的に表す情報となる。
	2. 吐血・下血の前駆症状の有無と程度	▶止血後も再出血の危険性があるので、血圧、脈拍、呼吸の変動ならびに前駆症状に注意する。
	3. 吐血・下血時の随伴症状の変化	
	4. 吐血・下血の原因・誘因の増減	

観察（OP）	5. 吐血・下血に対する診察と検査結果の変化 6. 吐血・下血に対する治療内容と効果・副作用 7. 吐血・下血の「成り行き」の有無と程度 8. 吐血・下血と検査・治療に対する患者や家族の反応と期待 ※観察の細かい項目は、アセスメント・診断段階と同じであるため省略する	▶食事療法としての絶食ならびに食事のレベルアップ状況、それらに対する患者の反応についてはとくに留意する。なかでも経口的・非経口的に摂取したエネルギーや栄養、水分出納と電解質、Ht値、血清総蛋白、血漿浸透圧などの検査データに注意する。
看護療法（TP）	1. 大量出血時の救命救急処置 　1）気道確保と酸素療法 　2）循環血液量低下時は、下肢挙上などの体位の工夫 　3）安静療法 　4）静脈路の確保と輸液・輸血の準備と管理 　5）止血処置 　6）モニタ装着（心電図、血圧、経皮的酸素飽和度、中心静脈圧などの監視装置） 　7）水分出納管理 　8）緊急内視鏡検査の準備 　9）精神的ケア	▶ショックを起こしていると判定された場合は、ただちに左記の処置・ケアの準備と介助、ならびに経時的観察・記録を行う。（基7の活用） ▶ショック体位としてのトレンデレンブルグ体位（骨盤高位）は、心拍出量の増加を期待する体位であるが、脳浮腫、横隔膜挙上による呼吸障害などのデメリットもある。したがって、患者個々のショック状態とその原因等によって、どのような体位をとるかを医師と検討し、根拠のある体位につなげることが重要である。（基7の活用） ▶輸液・輸血によって循環動態の安定をはかることは最も重要である。また、緊急時であっても精神的安定が得られるように援助する。保存的止血法の限界を超え、緊急手術となった場合は、その術前準備と関係部門・人への連絡調整をすみやかに行う。（基7の活用）
	2. 体位の工夫 　1）吐血時：原則として側臥位。仰臥位の場合は顔を横に向ける 　2）下血時：原則として臥位	▶気管への誤嚥や窒息ならびに再嘔吐を防ぐため、吐物を嚥下せず、すべてを吐き出すよう患者に説明すると同時に、吐き出しやすい助力を落ち着いた言動で行う。（基7の活用） ▶下血時は、出血部位への刺激を最小限にし、かつ患者の好む体位とする。
	3. 心身の安静 　1）身体の安静、睡眠の援助	▶体動は、消化管を機械的に刺激して蠕動運動を亢進させたり、血管を拡張させて出血を増強することから、身体的安静をはかる。衣類は、ゆったりしたものにして圧迫を避ける。吐血・下血ならびに腹部不快感、悪心、腹痛などの随伴症状、加えてこれらによる恐怖や不安などは、いずれも不眠の誘発・増強因子になる。不眠は、心身のすべての機能を低下させるばかりでなく、安静を阻害し、再出血の誘発因子になり、これらは悪循環する。したがって、出血、随伴症状、それらに対する精神心理的反応と不眠との悪循

看護療法（TP）		
		環を断ち切るためにも、あらゆる処置・ケアを試みる必要がある。なお、睡眠薬を与薬する場合は、血圧、呼吸、脈拍を始め軽症ショックレベルの症状項目（p.38 **表2**参照）の観察を行い、異常の早期発見に努める。加えて覚醒後に患者の与薬に対する主観的反応を収集し、今後の治療と看護に役立てる。（**基**7の活用）
	2）精神的保護・支持	▶消化管は、自律神経に支配されているため、緊張・不安・恐怖などは消化管に悪影響を及ぼす。とくに吐血・下血時には、患者や家族が不安・恐怖に陥っていることが多い。また、検査・治療などは、緊張した雰囲気をつくり出す。したがって、次々に行われる検査・処置などについて十分な説明を行い、同時に患者や家族を保護・支持し、常に冷静な態度で接することによって、精神的安静をはかることが重要である。（**基**4の活用）
	4. 吐物・便のすみやかな処理	▶血液を含んだ吐物や便は、患者に不安を抱かせ、精神的・身体的安静を阻害し、再出血の引き金となるので、患者の目にふれないようすみやかに測定・処理すると同時に換気を行う。（**基**4の活用）
	5. 口腔内・肛門部の清潔 1）吐血時：**含嗽、口腔清拭**など	▶口腔内の血液の臭気や味は、不快であるばかりでなく、嘔吐、吐血の誘発因子になることから、食塩水や冷水などで清潔にする。なお、絶食期間は、とくに口渇や口臭を起こしやすいので清潔に留意する。口腔の清潔は、気道などの感染防止にとっても重要である。
	2）下血時：肛門部清拭・洗浄や坐浴など	▶頻回の下痢や下血は、肛門部のびらん、さらにびらん部と尿路への感染を引き起こしやすい。
	6. 冷罨法	▶胃部の冷罨法は、胃部の血管収縮や蠕動運動低下によって止血に効果があるばかりでなく、気持ちよさを感じさせ、鎮静効果がある。
	7. 環境調整 1）汚れ、臭気、騒音、光刺激の除去	▶室内の汚れ、臭気、騒音、光刺激などは、いずれも精神的不安や緊張を高める。（**基**4の活用）
	2）保温	▶出血により末梢循環不全を起こしやすいので、身体とくに四肢の保温と室内の保温に留意する。（**基**4の活用）
	8. 便通の調整	▶排便時の努責により再吐血、再下血を起こすことがある。下血のときは肛門部の清潔・乾燥をはかり、皮膚・粘膜保護薬や潤滑油などを塗る。
	9. 食事療法の援助	▶出血をしているときや悪心・嘔吐が強いときに

看護療法（ＴＰ）	1）絶食から徐々に食事のレベルを上げていく	は、消化管の運動機能・分泌機能の亢進ならびに精神心理的動揺などを防ぐために一般に**絶食**となる。しかし、絶食は、必ずしも消化管の安静をはかるわけではなく、かえって運動を亢進させることもある。また、長期間絶食を続けると栄養・エネルギーや水分不足、電解質のアンバランスを引き起こし、潰瘍などでは治療を妨げるばかりでなく、全身状態を悪化させる。したがって、止血したり、持続性出血がないことが確認され、同時に悪心・嘔吐がなければ流動食などから食事が開始される。再出血の兆しがなく、全身状態の改善がみられれば、漸次、食事のレベルを上げていけるよう検討する。（**基**5,7の活用） 経口的な食物摂取は、胃酸を緩衝・中和ないし希釈する効果があり、胃粘膜の庇護にもなる。加えて、経腸的に飲食物を供給することから、消化管の消化吸収の低下を防ぐこともできる。 食事療法、次の輸液・輸血に際しては、水分・電解質の出納に常時留意する。
	10. 輸液・輸血・検査時の援助	▶輸血による副作用、輸液による水・電解質のアンバランス、ならびに検査を含めた心身の苦痛などを予防、早期発見し、対処する。（**基**7の活用）
教育（ＥＰ）	1. 上記 OT 、とくに以下の観察項目にかかわる主観的情報項目を報告できるよう指導する。 　1）発現の時期・回数・量・性状 　2）吐血・下血の前駆症状ならびに自覚的な随伴症状の有無と程度など	▶1 回の吐血・下血でも、大量出血の場合は重篤な状態になる。したがって左記の 1）、2）は、吐血・下血の早期発見とすみやかな処置にとって重要な情報となることから、これらの客観的情報とともに主観的情報を提供してくれるよう説明・指導する。
	2. 以下の項目について必要時指導する。 　1）体位のとり方 　2）安静の必要性と方法 　3）含嗽の方法 　4）面会制限の必要性（患者と家族） 　5）絶食の必要性と食事の進め方 　6）内服薬の自己管理	▶左記の項目は、再出血、窒息、誤嚥のみならず、患者の不快感を防止するためにも重要なことから、患者や家族に必要性を説明して協力を求める。 ▶面会は、患者の心身の安静を妨げることがあるため、必要時、制限の協力を求める。 ▶絶食ならびに絶食後の食事内容・量のレベルアップは、患者や家族の協力なしには効果を上げることができない。また、患者・家族の不安を解消するためにも重要である。 ▶内服による薬物療法は継続あるいは反復することが多いが、自覚症状が治まると自己中断し、再出血を起こしやすい。したがって、薬物療法をはじめとする全ての療法に対する希望や疑問

| 第3・4段階 | 看護計画の立案・実施時の留意点 |

1. ショック状態の早期判定と緊急処置の重要性

吐血・下血患者の看護に際して最も大切なことは、**表2、3、4**などを基盤にして現在ショック状態にあるか否かと同時に出血量や重症度を判定し、ただちに医師にそれらのデータを報告し、緊急処置の準備を行うことである。

2. 血液の観察時の注意

血液の色を観察する際には、膿盆、便器などの色、ならびに室内の明るさに注意し、正確に観察する。

3. 吐物・排泄物の取り扱い上の注意

吐血・下血は、胃液、食物残渣、便、粘液などの混入によって、実際の出血量より多く感じられることがある。そのため患者や家族は、いっそう不安や恐怖感を抱きやすい。したがって、吐物・排泄物が患者や家族の目にふれないようにする。もし目にふれてしまった場合は、多く見える理由を説明し、不安を軽減させる。また、不安は他の人へ伝わりやすいものである。したがって、看護職者が不安をもち、それが患者の不安を増強するようなことは絶対避けなければならない。そのためにも、止血に関する知識・技術を十分マスターしておく必要がある。加えて、感染性疾患患者の吐物・排泄物を取り扱うときは、常に自分自身を含めて感染の拡大防止に努める。

4. 絶対安静患者への配慮

吐血・下血が進行しているときは、絶対安静が必要である。そのため、突然の吐血・下血に対応できる用具類をそばに準備しておくと同時に、寝衣・寝具類の汚染部位は、シーツ、バスタオル類で覆うなどの工夫をして、目にふれないようにする。

5. 出血時の食品の選択

出血時の食品選択にあたっては、消化吸収率のよいもの、食物の胃内停滞時間の短いものを選択することが重要であり、医師、栄養士などと相談する。香辛料、アルコール、カフェイン、ニコチン、炭酸飲料、硬いもの、極端に熱いもの・冷たいものなどは制限する。

6. 再出血やショックなどの緊急時に備える

吐血・下血患者が入院している場合には、常に再出血やショックの危険性に備えて、薬品、物品などの準備をしておく。食道静脈瘤の患者がいる場合には、一時的な圧迫止血をはかるための**ゼングスターケン-ブレークモアチューブ（S-Bチューブ）**をいつでも使用できるよう準備しておく。輸液・輸血が予測されるときには、とりあえず生理食塩液などで血管確保を行い、クロスマッチをはじめとする輸血の準備を行う。

吐血・下血時は、生命危機に陥ったり、緊急手術を必要としたりする場合が比較的多い。したがって、その危険性のある患者が入院した場合には、家族への連絡を必要時すみやかに行えるよう十分に連絡・調整し、また連絡場所を記録しておく。

7. 伝染性疾患が疑われるときの対応

赤痢、腸チフスなどをはじめとする伝染性疾患が疑われる場合は、緊急の検査や隔離処置、消毒と同時に、必要に応じて関係機関・部署への届け出、連絡調整などに積極的に参加する。さらに、他患者への感染防止と同時に不安の防止や除去に努める。

第5段階　　評価の視点

1. 目標に近づいたか否か

1）吐血・下血の回数および出血量が減少したか。

2）吐血・下血とその随伴症状が消失したか。

3）「成り行き」にあげた問題［(1) 水・電解質異常（①代謝性アルカローシス、②代謝性アシドーシス、③脱水）、2）貧血（①転倒・転落、②気道・肛門部・尿路感染ならびに褥瘡、③日常生活動作行動の低下）、3）栄養状態の低下、4）吐血・下血に対する恐怖、予期的不安、5）ショック、死など］を起こさなかったか。

2. 看護過程、とくに看護計画の評価・修正

患者や家族の状態や行動が目標に近づいていない場合には、看護過程、とくに看護計画の立案段階のどこに問題があったのか、さらに診断段階に誤りがなかったかなどを追究する必要がある。

引用・参考文献

1）鎌田武信，房本英之：吐血・下血．綜合臨床，31（増刊号）：253，1982.

2）矢﨑義雄ほか編：内科学．第11版，朝倉書店，2017.

3）金澤一郎，永井良三編：今日の診断指針．第7版，医学書院，2015.

4）小川　聡ほか編［加藤元嗣］：内科学書．改訂8版，p.339，中山書店，2013.

5）跡見　裕ほか編：実践救急医療．日本医師会雑誌，135

（特別号1），157，2006.

6）井村裕夫ほか編：わかりやすい内科学．第4版，文光堂，2014.

7）孝田雅彦：吐血と下血．臨牀看護，31（6）：932～936，2005.

8）小林照宗，武内淑江：吐血・下血．エキスパートナース，24（5），2008.

4 黄　疸

jaundice

●オリエンテーション・マップ

原因・誘因 (p.53)

1) 肝細胞での処理能力を上回る赤血球の過剰破壊に伴うヘモグロビンの過剰産生による間接ビリルビンの増加
2) 肝実質細胞の傷害によるビリルビンの取り込みと肝細胞での処理困難による間接ビリルビン、さらに胆道閉塞時は直接ビリルビンも増加
3) 胆汁へのビリルビンの排出障害による直接ビリルビンの増加
4) 胆道閉塞によって胆汁中の直接ビリルビンが腸管へ排出しにくくなって血中へ逆流
5) 遺伝性・先天性ビリルビン代謝障害

黄　疸

1) 溶血性
2) 肝細胞性
3) 肝内胆汁うっ滞性
4) 閉塞性
5) 体質性

随伴症状 (p.55)

- 倦怠感
- 食欲不振
- 悪心・嘔吐
- 腹部膨満感
- 右季肋部痛
- 発熱
- 頻脈
- 瘙痒感などの皮膚症状
- 便秘、脂肪便
- ビリルビン尿など

成り行き（二次的問題 p.55）

1) 搔傷と皮膚感染、睡眠障害、イライラ、食欲低下
2) 褥瘡や感染、とくに気道感染
3) 皮膚、口・鼻腔、消化管などの出血
4) 便秘とそれによる黄疸の悪化
5) ボディイメージの混乱、自尊感情の低下
6) 肝性脳症など

4
黄疸

観察OP (p.59)

看護療法TP (p.59) **・教育EP** (p.62)

1. 精神的・身体的安静	5. 排便・排尿の調整
2. 食事と嗜好品に関わる援助	6. 十二指腸ゾンデ法施行時の援助
3. 皮膚・粘膜の清潔と保護	7. 院内感染の予防
4. 環境の調整	8. 経皮経肝胆道ドレナージ（PTCD）の管理

1. 肝臓と胆嚢の 構造と機能

　肝臓（図1）は、横隔膜直下、左右にわたる上腹部に存在する最大の臓器であり、その周囲には胆嚢、膵臓、十二指腸などの臓器が隣接する。肝臓の主な働きは、生体に必要な物質の合成と不要な物質の分解である（表1）。肝臓の組織は、中心静脈を中心にした肝実質細胞があり、そのまわりをグリソン鞘とよばれる結合組織が取り巻くように位置しており、これを肝の構造・機能上の最小単位として**肝小葉**とよぶ（図2）。肝臓は、この肝小葉が約50万個集まってできている。肝臓は通常の動脈と静脈以外に流入血管として腸管からの血液が流入する**門脈**を有している。

　胆嚢は、肝臓の下につく約70mLのナス状の嚢であり、ここから胆嚢管が出て肝臓からの肝管と合流し、**総胆管**となる。さらに膵管と合流し、**大十二指腸乳頭（ファーター乳頭）**に開口する。開口部にはオッディ括約筋がある（図3）。胆嚢の働きは、肝臓で生成された胆汁を貯留し、4～10倍に濃縮して分泌する。

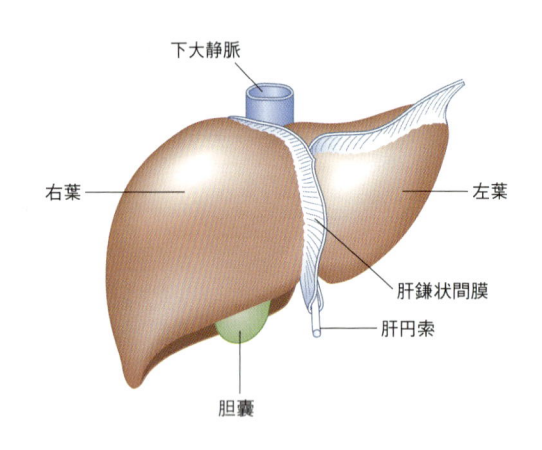

図1　肝臓の構造

下大静脈

右葉

左葉

肝鎌状間膜

肝円索

胆嚢

表1　肝臓の機能

1．肝臓は代謝の中心
　1）糖代謝：グリコーゲンの合成・分解、血糖の調節
　2）蛋白代謝：アミノ酸の処理、尿素の合成、蛋白質の合成・貯蔵・放出
　3）脂質代謝：コレステロールの合成・分解、脂肪酸の分解、ケトン体の生成
　4）ビタミン代謝：各種ビタミンの活性化、ビタミンの貯蔵
　5）ホルモン代謝：性ホルモン（とくに女性ホルモン）や抗利尿ホルモンの破壊、下垂体ホルモンの破壊
　6）ビリルビン代謝
2．胆汁の生成・分泌
3．薬物やアルコールなどの解毒
4．血液凝固因子・内因子（ビタミン B_{12}）の生成
5．血液の貯蔵
6．生体防御作用・細網内皮系の働き

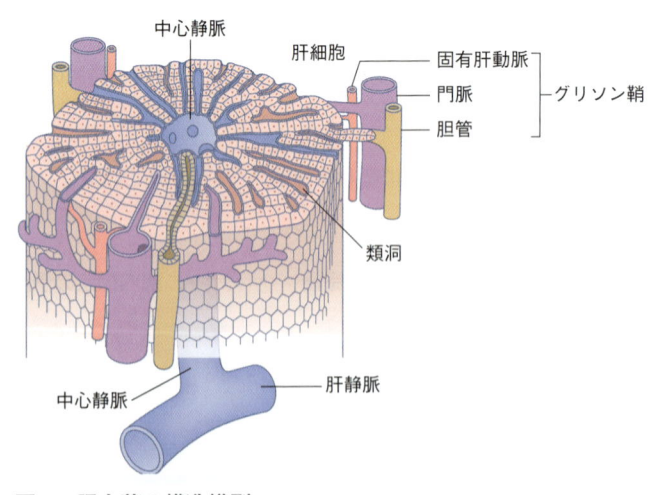

図2　肝小葉の構造模型

中心静脈

肝細胞

固有肝動脈

門脈

胆管

グリソン鞘

類洞

中心静脈

肝静脈

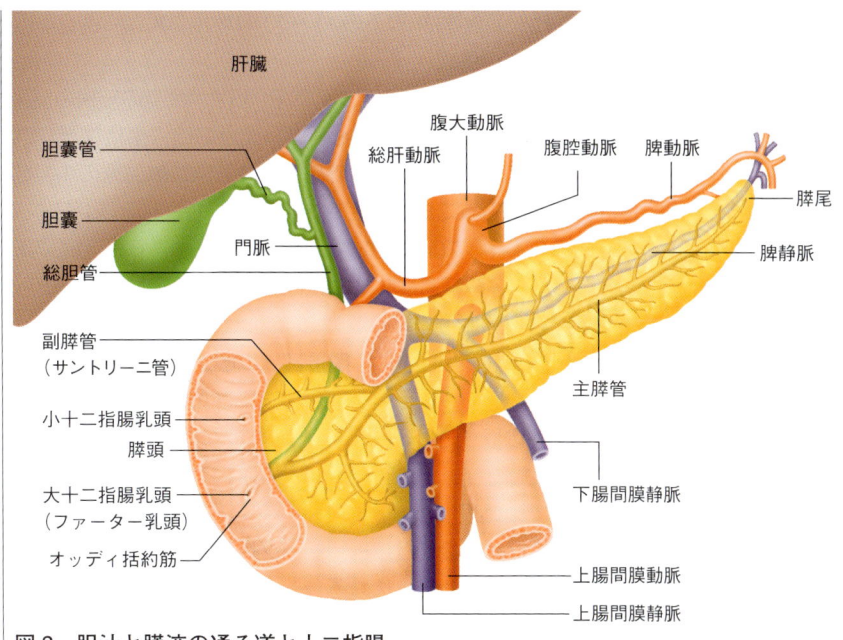

図3　胆汁と膵液の通る道と十二指腸

（図中ラベル）
肝臓
胆嚢管
胆嚢
総胆管
副膵管
（サントリーニ管）
小十二指腸乳頭
膵頭
大十二指腸乳頭
（ファーター乳頭）
オッディ括約筋
総肝動脈
門脈
腹大動脈
腹腔動脈
脾動脈
脾尾
脾静脈
主膵管
下腸間膜静脈
上腸間膜動脈
上腸間膜静脈

2. 胆汁の成分

　胆汁は、1日500〜800mL分泌され、その主な成分は胆汁酸、ビリルビン（胆汁色素）、脂質（コレステロール、脂肪酸など）および無機塩類や電解質などである。

1）胆汁酸

　胆汁酸は、肝細胞内で生成され、その働きは胆汁の生成・分泌の促進、脂肪の乳化・吸収の促進などである。

2）ビリルビン（胆汁色素）

　ヘモグロビンの代謝産物であるビリルビンは、黄褐色の色素で、成人の場合1日250〜300mg生成される。

3. 胆汁の主な働き

　食物が十二指腸に入ると、十二指腸の粘膜に消化管ホルモンであるコレシストキニン-パンクレオザイミン（CCK-PZ）が産生され、これがいったん血液中に吸収され、次いで胆嚢に達する。そのとき、胆嚢は強く収縮し、濃厚な胆汁を十二指腸に排出する。胆汁の主な作用を表2に示す。

表2　胆汁の主な作用

1．脂肪の消化促進	胆汁酸およびその塩類は、表面張力低下作用によって脂肪を乳化する。脂肪滴の表面積を大きくしてリパーゼが作用しやすいようにする
2．脂肪の吸収促進	a) 胆汁酸と脂肪酸が結合して水溶性の複合体をつくり、脂肪酸を吸収しやすくする b) 小腸絨毛の上を覆い、脂肪酸を引きつけて吸収する
3．ビタミンの吸収促進	A、D、EおよびKのような脂溶性ビタミン
4．鉄・カルシウムの吸収促進	
5．瀉下作用	軽度の下剤として作用する
6．胆汁生成を刺激	腸管から吸収されて肝臓へ還った後で、作用を発揮する
7．腸管内腐敗の防止	脂肪の消化を促進し、蛋白質・糖質の消化も円滑に行う
8．排泄作用	胆汁色素・ホルモン・コレステロール・薬物・毒物を排泄する

4. ビリルビン（胆汁色素）の代謝

ビリルビンの代謝は、以下の1）〜7）のメカニズムによって行われる［**図4-1）〜7）**]。

1）ビリルビンの生成

1日に生成されるビリルビンの約80%は、全身の細網内皮系細胞（肝臓では星細胞、脾臓、リンパ節、骨髄をはじめとする全身の結合組織など）に老廃赤血球（赤血球の寿命は約120日）が取り込まれて破壊される際に赤血球の中身の大部分を占めるヘモグロビンが鉄を失ってビリルビンになったものである。1日6〜8gのヘモグロビンが壊されて200〜270mgのビリルビンが生成されるが、残りの約20%のビリルビンは、ヘモグロビンの分解過程を経ないで直接、肝臓および骨髄で生成される。

2）血流による運搬

生成されたビリルビンは、**間接ビリルビン（非抱合型ビリルビン）**とよばれ、水に溶けない不溶性のビリルビンである。血中ではアルブミンと結合して運搬される。

3）肝細胞への取り込み

運搬された間接ビリルビンは、肝表面でアルブミンと分離し肝細胞に取り込まれる。

4）肝細胞での処理

取り込まれた間接ビリルビンは、**グルクロン酸抱合**を受けて水溶性の、**直接ビリルビン（抱合型ビリルビン）**になる。

5）肝細胞から胆汁中への排出

4）の直接ビリルビンは、胆汁に混ざって胆管を通り腸管に排出される。排出された直接ビリルビンは、腸管内に存在する細菌の作用によって還元され、**ウロビリノーゲン**になる。

6）腸管からの吸収（腸肝循環）

ウロビリノーゲンの一部は便中にそのままの形か、または便の色を形成するウロビリンに酸化されて排泄される。一部は腸管より再吸収されて血液中に入り、その一部は次の7）に進むが、大部分は門脈を経て肝臓に入って再びビリルビンになり胆汁に混ざって腸管に排出される。なお、このビリルビンとウロビノーゲンとの関係性を**腸肝循環**という。

7）腎からの排出

ごく少量（1日2〜4mg）はウロビリノーゲンとして尿中に排出される。

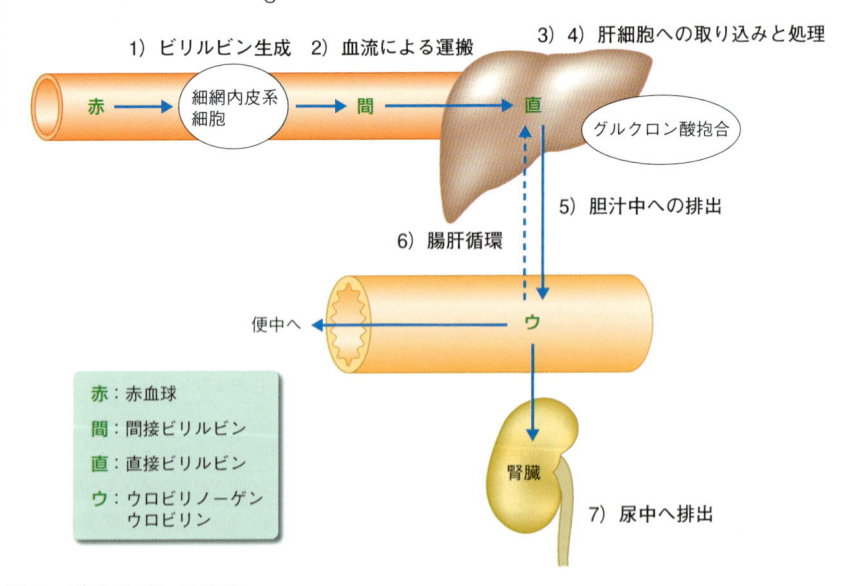

図4　ビリルビンの代謝

■ 基礎的知識 2：黄疸

1. 黄疸の定義

　黄疸とは、種々の原因により血清中にビリルビンが増加し、皮膚、粘膜、および眼球結膜が黄染した状態をいう。

　正常時の血液中のビリルビン濃度は 1mg/dL 以下である。1 ～ 2mg/dL の間では、皮膚や粘膜の黄染を認めず、これを**潜在性黄疸**という。2 ～ 3mg/dL を超えると、他覚的に眼球結膜、口腔粘膜、皮膚に顕在性の黄染が認められ、これを**顕在性黄疸**という。なお、黄疸は症状の 1 つであり、疾患ではない。

2. 黄疸の分類・原因・誘因ならびにメカニズムと特徴

　黄疸の分類には種々あるが、原因、病態、臨床症状や検査所見、治療方針などが比較的明確なものを以下に示す。

分類	主な原因・誘因	メカニズムと特徴
1)溶血性黄疸（図4-1)の障害）	(1) 先天性溶血性疾患 (2) 後天性溶血性疾患 　• 輸血、血液型不適合、敗血症、マラリア、膠原病、白血病、薬物など	▶赤血球自体の異常、または体内のほかの異常に伴い、赤血球が細網内皮系細胞などで過剰に破壊され、溶血亢進状態となる。このために増加した間接ビリルビンを肝細胞が直接ビリルビンに処理しきれないため、黄疸をきたす。尿検査でビリルビン（−）、ウロビリノーゲン（強陽性）が特徴的である。
	(3) 生理的（新生児）黄疸	▶生後 2、3 日からみられ、2 週間ほどで消失する。ピーク時でも総ビリルビン値は 15mg/dL 以内である。肝臓のビリルビン処理機能が未熟なために起こる。
2)肝細胞性黄疸（図4-3)、4)の障害）	(1) ウイルス性肝炎（急性肝炎、活動性慢性肝炎） (2) 薬物性肝障害 (3) 中毒性肝障害 (4) 劇症肝炎 (5) 肝硬変 (6) アルコール性肝障害 (7) 自己免疫性肝炎など	▶肝実質細胞の傷害（変性、壊死）により、肝細胞に到達したビリルビンが取り込まれにくくなる。また肝細胞中に取り込まれても、直接ビリルビンへと処理されにくくなる。このため間接ビリルビンが増加する。さらに肝・胆道系が破壊されると、胆道閉塞のために腸に胆汁が排出されにくくなり、血中に逆流して直接ビリルビンも増加する。直接ビリルビンは分子量が小さいために腎から尿中に排泄され、尿検査でビリルビンが陽性になる。また腸管から吸収されたウロビリノーゲンは、肝障害のために肝細胞でビリルビンにならず血中に入り、尿に大量排出され尿検査で強陽性になる。
	• 母乳性黄疸	▶生後 1 か月ころまで、母乳栄養による黄疸が続くことがある。母乳に含まれる物質（遊離脂肪酸）が、ビリルビン排泄を阻害することによって起こる。核黄疸を引き起こすことはなく、母乳中断によって消失する。
3)肝内胆汁うっ滞性黄疸（図4-4)の障害）	(1) 薬物障害 　• 経口避妊薬、一部の抗生物質、抗甲状腺薬、抗不整脈薬、H₂ ブロッカー、カルシウム	▶胆汁酸の排出障害で、肝細胞の傷害の程度とは相関しない。 ▶肝内の毛細胆管からグリソン鞘周辺部の小葉間胆管に至る障害によって、ビリルビンが胆汁中に排出されずに、直接ビリルビンが血中にあふれ、黄疸をきたす。

3) 肝内胆汁うっ滞性黄疸(図4−4)の障害	拮抗薬、解熱鎮痛薬など (2)胆汁うっ滞性ウイルス性肝炎 (3)原発性胆汁性肝硬変 (4)二次性胆汁性肝硬変(術後の胆汁通過障害) (5)良性反復性肝内胆汁うっ滞症 (6)妊娠性肝内胆汁うっ滞症 (7)肝外性胆汁うっ滞(悪性腫瘍、胆石症など)	▶原発性胆汁性肝硬変では、黄疸がみられると予後不良である。
(図4−4)、5)の障害 4)閉塞性黄疸	(1)肝管・胆嚢・総胆管の結石・炎症・腫瘍 (2)膵頭部がんのような総胆管周囲の病変 (3)先天性胆道閉鎖 (4)先天性胆道拡張症など	▶グリソン鞘の小胆管、肝外胆管、総胆管、ファーター乳頭部に至る間の比較的太い管の機械的圧迫・狭窄による。つまり、肝細胞より胆汁中に排出された直接ビリルビンが、胆道閉塞のために腸へ排出されず血中に逆流し、黄疸をきたす(図2、3参照)。胆道が完全に閉塞した場合は、腸管にウロビリノーゲンが排泄されないために灰白便になる。 ▶肝細胞傷害を認めない。 ▶手術の対象となることが多い。

体質性黄疸は、黄疸を唯一の症状とする遺伝性の疾患である。肝組織像に異常はなく、予後はきわめて良好である。

| **5)体質性黄疸(図4−5)の障害** | **間接型:グルクロン酸抱合障害**
(1)ジルベール病

(2)クリグラー-ナジャー症候群
Ⅰ型

(3)クリグラー-ナジャー症候群
Ⅱ型
直接型:ビリルビン排泄障害
(1)デュビン-ジョンソン症候群

(2)ローター症候群など | ▶血中ビリルビンが肝に取り込まれ、肝でグルクロン酸と抱合して胆汁中に排出されるまでの過程における障害で、ビリルビンの運搬障害であり、間接型高ビリルビン血症となる。常染色体優性/劣性遺伝、予後良好である。家族性に発症する。
▶間接ビリルビンがグルクロン酸抱合を受ける際に必要なグルクロン酸抱合酵素の欠如により、間接型高ビリルビン血症となる。新生児にみられ無治療の場合、多くは核黄疸となり死亡する。常染色体劣性遺伝である。
▶成人型。グルクロン酸抱合酵素の著しい活性低下により、血中に間接ビリルビンが増加する。

▶直接ビリルビンの胆汁中への排泄障害であり、直接型高ビリルビン血症となる。常染色体劣性遺伝で、予後は良好である。
▶常染色体劣性遺伝で、直接ビリルビンの胆汁中への排泄障害である。予後は良好であり、沖縄県に報告が多い。 |

なお黄疸は、増加するビリルビンの型によって、**高直接(抱合型)ビリルビン血症**と**高間接(非抱合型)ビリルビン血症**に分類することもできる(**表3**)。

表3 増加するビリルビンの型による黄疸の分類

ビリルビンの型	黄疸の種類
直接ビリルビン	肝細胞性黄疸、肝内胆汁うっ滞性黄疸、閉塞性黄疸、体質性黄疸
間接ビリルビン	溶血性黄疸、体質性黄疸

3. 黄疸が出現しやすい部位と前駆症状、随伴症状

1）部位：黄疸は、眼球結膜、口腔粘膜に比較的早く出現する。顔面、前胸部などの皮膚には、四肢の皮膚より早く出現する。

2）前駆症状：ウイルス性肝炎では、まず感冒症状や消化器症状が出現し、その後急激に黄疸が出現する。閉塞性黄疸では、皮膚瘙痒感が出現する。

3）随伴症状：倦怠感、食欲不振、悪心・嘔吐、便秘、腹部膨満感、右季肋部痛、発熱、頻脈、皮膚症状（瘙痒感、慢性肝疾患や肝硬変ではクモ状血管腫、手掌紅斑、腹壁静脈の怒張）、閉塞性黄疸のときは脂肪便（灰白色）、ビリルビン尿（茶褐色）など

4. 黄疸の「成り行き」
（悪化したときの二次的問題）

1）瘙痒感による**掻傷と皮膚感染、睡眠障害、イライラ、食欲低下**
2）肝機能低下に伴う栄養状態の悪化による**褥瘡や感染、とくに気道感染**
3）脂溶性ビタミンKの吸収障害やプロトロンビン生成障害による**皮膚、口・鼻腔、消化管などの出血**
4）胆汁排泄障害に伴う脂肪分解能の低下による**便秘**と、便秘に伴うビリルビン再吸収促進による**黄疸の悪化**
5）黄疸、腹部膨満など外観の変貌による**ボディイメージの混乱、自尊感情の低下**
6）広範な高度肝実質障害による**肝性脳症**など

肝性脳症とは

　高度の肝実質障害時、すなわち肝不全に伴ってみられる意識障害を中心とする精神神経障害である。肝性脳症の重症度分類と症状を**表4**に示す。意識障害が強くなると**肝性昏睡**に陥る。

＜肝性昏睡の助長因子＞

　①消化管出血（大部分は食道静脈瘤の破裂による）、②高蛋白摂取、③便秘、④利尿薬・腹水穿刺の副作用としての低カリウム性アルカローシス、⑤鎮痛薬、麻薬、⑥感染症など

＜肝性昏睡の前駆症状および検査所見＞

　①傾眠や睡眠パターンの変化（昼間は眠り、夜間に不眠を訴える）、②記銘力の障害（最近のことを忘れ、昔のことはよく覚えている）、③活動的あるいは非活動的な不安・興奮状態（錯覚や幻覚によると思われる異常行動など）、④**羽ばたき振戦**、⑤脳波の異常（三相波、徐波化）、⑥発熱、⑦白血球増加、⑧血中アンモニア値の増加など

表4　肝性脳症の重症度分類（昏睡度）と症状　　　　（第12回犬山シンポジウム 1982）

昏睡度	精神症状	神経学的所見	脳波所見
I	多幸的・抑うつ的・感情不安定 ぼんやりしている、イライラして怒りっぽい 落ち着かない 精神活動の鈍化 乱雑でだらしない	軽度の羽ばたき振戦がしばしばみられる 協調運動不能 構音障害	ときに徐波傾向
II	錯乱状態・傾眠・指南力低下 異常行動 せん妄状態	羽ばたき振戦 筋強直	全般的に徐波傾向
III	ほとんど眠っている、ときに覚める 錯乱状態著しい・反抗的・興奮状態	羽ばたき振戦 尿・便失禁あり	常に異常
IV	昏睡、ときに強い刺激に対してわずかに反応する	筋緊張消失 刺激に反応	常に異常
V	深昏睡、痛み刺激にも無反応	筋緊張消失	常に異常

（井戸昭雄編：肝性脳症. 今日の診断指針，第7版，p. 383，医学書院，2015.）

5. 黄疸に対する主な診察と検査	**1）診察** 問診、視診（眼瞼結膜・皮膚・粘膜の黄染の有無と程度）、触診・打診（肝臓の肥大や腹水の貯留の有無など） **2）検査（表5）** 　（1）血液所見（肝機能検査、総ビリルビン、直接・間接ビリルビン、肝炎ウイルスマーカー、抗核抗体、凝固機能、腫瘍マーカー、血液一般、網状赤血球、血清脂質など） 　（2）便・尿の一般検査（色、尿中ウロビリノーゲンなど） 　（3）十二指腸ゾンデ法 　（4）腹部超音波検査 　（5）腹部CT、MRI、DIC（点滴静注胆道造影）-CT、MRCP（MR膵胆管造影） 　（6）経皮経肝胆管造影（PTC：percutaneous transhepatic cholangiography） 　（7）内視鏡的逆行性膵胆管造影（ERCP：endoscopic retrograde cholangiopan-creatography） 　（8）腹腔鏡下肝生検 　（9）選択的腹腔動脈造影

表5　黄疸の検査方針

> **1．一般検査**
> 　①尿検査：尿ウロビリノーゲン、尿ビリルビン
> 　②末梢血検査：白血球数、白血球分画（好酸球を含む）、赤血球数、血小板数、網状赤血球数
> 　③生化学的検査：総・直接（または抱合型）ビリルビン、胆汁酸、AST（GOT）、ALT（GPT）、ALP、LAP、γGTP、LDH、TTT、ZTT、アルブミン、コリンエステラーゼ、BTR、蛋白分画、IgM、IgGなど
> 　④肝炎ウイルスマーカー：HCV抗体、HBs抗原、IgM-HA抗体など
> 　⑤免疫学的検査：抗核抗体、抗平滑筋抗体、抗LKM-1抗体、抗ミトコンドリア抗体など
> 　⑥凝固機能検査：プロトロンビン時間、ヘパプラスチンテスト
> 　⑦腫瘍マーカー：AFP、PIVKA Ⅱ、CA19-9、CA50、CEAなど
> **2．色素代謝試験**
> 　①ICG、②BSP
> **3．画像診断**
> 　①腹部超音波検査、②腹部CT、③腹部MRI、④胆管造影（ERC、PTC、MRC）、⑤腹部血管造影、⑥シンチグラフィー（肝胆道、アシアロ）
> **4．組織学的検査**
> 　肝生検（組織像、UDPグルクロン酸転移酵素1A1 [UGT1A1] 活性）
> **5．その他の検査**
> 　①溶血検査：血清ハプトグロビン、クームステスト、赤血球抵抗、赤血球寿命、骨髄像、②薬剤性リンパ球刺激試験（DLST）、③遺伝子診断（体質性黄疸、バイラー病など）

ERC：内視鏡的逆行性胆道造影、PTC：経皮経肝胆道造影、MRC：磁気共鳴胆道撮影法
注）鑑別のポイント
①急性肝内胆汁うっ滞をきたす薬物性肝炎、あるいはウイルス性肝炎では、中等度以上の総ビリルビン、ALP、γ-GTP、総コレステロールが上昇する。
②原発性胆汁性肝硬変では、抗ミトコンドリア抗体が陽性となることが多い。
③胆石、炎症、腫瘍などによる胆道系の閉塞は画像診断が有用である。

6. 黄疸に対する主な治療	**1）安静療法** **2）食事療法**：高蛋白・高エネルギー・高ビタミン食 **3）薬物療法（表6）**：肝機能改善薬（グリチルリチン、タウリン、チオプロニン、ジクロ酢酸ジインプロピルアミン、肝臓加水分解物集合薬など）、利胆薬（ウルソデオキシコール酸など）など

4）外科的療法：腫瘍・結石・先天性胆道閉鎖などの器質的原因の除去手術のほかに、対症療法として非開腹的胆汁外瘻である**経皮経肝胆道ドレナージ**（**PTCD**：percutaneous transhepatic cholangio drainage）、**内視鏡的経鼻胆道ドレナージ**（**ENBD**：endoscopic naso-biliary drainage）や内瘻である**内視鏡的逆行性胆道ドレナージ**（**ERBD**：endoscopic retrograde biliary drainage）の施行。

図5は、黄疸をきたす疾患の治療方針の例である。基本的には原因疾患ごとに異なる。

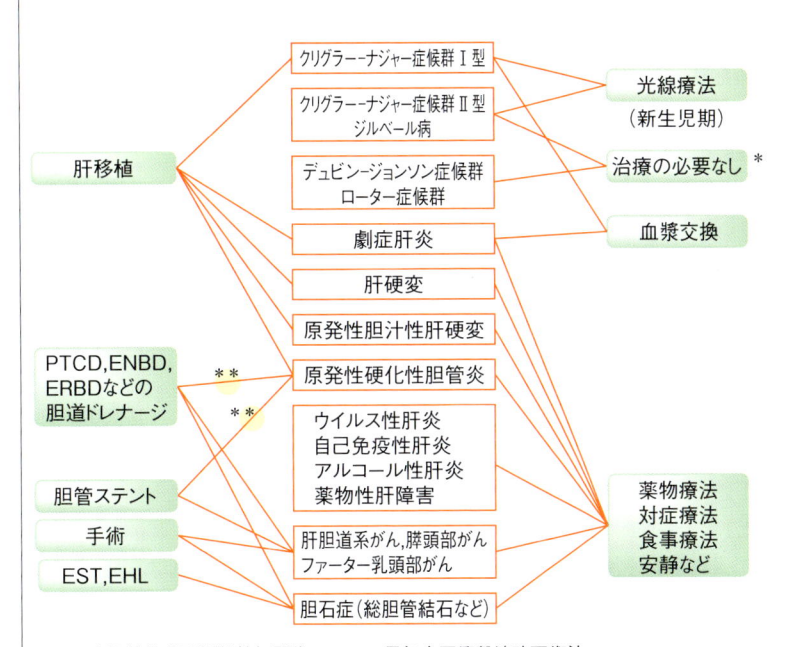

EST：内視鏡的乳頭括約筋切開術、EHL：電気水圧衝撃波砕石法
＊ビリルビンと代謝経路を共有する薬物の代謝が遅延する可能性があり注意を要する
＊＊限局性狭窄に対して施行する

図5　黄疸をきたす疾患の治療方針

表6　黄疸に用いられる主な薬

分類	一般名（商品名）	効果発現メカニズム	主な副作用と注意事項
肝機能改善薬	**グリチルリチン・グリシン・システイン配合剤** （強力ネオミノファーゲンシー）	抗アレルギー作用、ホスホリパーゼA2活性阻害作用等の抗炎症作用とともに、免疫調節作用、ウイルス増殖抑制・不活化作用等を有する	禁忌：アルドステロン症、ミオパシー、低カリウム血症、本剤成分過敏症の既往 注意：甘草を含有する製剤との併用は、偽アルドステロン症が現れやすくなる 重大な副作用：ショック、アナフィラキシーショック、アナフィラキシー様症状、偽アルドステロン症
	グリチルリチン・グリシン・DL-メチオニン配合剤 （グリチロン）		禁忌：アルドステロン症、ミオパシー、低カリウム血症、血清アンモニウム値の上昇傾向にある末期肝硬変症患者 注意：甘草を含有する製剤との併用は、偽アルドステロン症が現れやすくなる 重大な副作用：偽アルドステロン症
利胆薬	**ウルソデオキシコール酸** （ウルソ）	胆汁分泌を促進する作用（利胆作用）により胆汁うっ滞を改善する	禁忌：完全胆道閉塞患者、劇症肝炎 重大な副作用：間質性肺炎

第1・2段階　　アセスメント・診断

必要な情報	情報分析の視点

1. 黄疸の部位と程度（基1と基2-1の活用）

眼球結膜、口腔粘膜、顔面・前胸部から全身の皮膚

2. 黄疸の発生時期と経過

3. 黄疸の前駆症状、随伴症状の有無と程度

（基1と基2-3の活用）

ウイルス性肝炎では、まず感冒症状や消化器症状が出現し、その後急激に黄疸が出現する。

随伴症状として、倦怠感、食欲不振、悪心・嘔吐、便秘、腹部膨満感、右季肋部痛、発熱、頻脈、皮膚症状（瘙痒感、慢性肝疾患や肝硬変ではクモ状血管腫、手掌紅斑、腹壁静脈の怒張）、閉塞性黄疸のときは脂肪便（灰白色）、ビリルビン尿（茶褐色）など

4. 黄疸の主な原因・誘因と程度（基1と基2-2の活用）

1）①先天性溶血性疾患、②後天性溶血性疾患（輸血、血液型不適合、敗血症、マラリア、膠原病、白血病、薬物など）、③生理的（新生児）黄疸

2）①ウイルス性肝炎（急性肝炎、活動性慢性肝炎）、②薬物性肝障害、③中毒性肝障害、④劇症肝炎、⑤肝硬変、⑥アルコール性肝障害、⑦肝障害、自己免疫性肝炎・母乳性黄疸など

3）①薬物障害、②胆汁うっ滞性ウイルス肝炎、③原発性胆汁性肝硬変、④二次性胆汁性肝硬変（術後の胆汁通過障害）、⑤良性反復性肝内胆汁うっ滞症、⑥妊娠性肝内胆汁うっ滞症、⑦肝外性胆汁うっ滞（悪性腫瘍、胆石症など）

4）①肝管・胆嚢・総胆管の結石・炎症・腫瘍、②膵頭部がんのような総胆管周囲の病変、③先天性胆道閉鎖、④先天性胆道拡張症など

5）間接型：グルクロン酸抱合障害（①ジルベール病、②クリグラー-ナジャー症候群Ⅰ型・Ⅱ型）

直接型：ビリルビン排泄障害（①デュビン-ジョンソン症候群、②ローター症候群）など

5. 黄疸に対する診察と検査の結果（基1と基2-5の活用）

1）診察：問診、視診、触診

2）検査：血液所見（肝機能検査、血液一般、血清脂質など）、便・尿の一般検査、腹部超音波検査、腹部CT、MRI、DIC-CT、MRCP、経皮経肝胆管造影（PTC）、内視鏡的逆行性膵胆管造影

---

1. 黄疸の有無と種類・程度の明確化

2. 黄疸と随伴症状の発生時期と現在までの経過の明確化

3. 黄疸の原因・誘因とそのメカニズムの明確化

4. 黄疸の「成り行き」の明確化

▶黄疸の部位と色調の観察に際しては、正確を期すために、発現順番である眼球結膜、口腔粘膜、顔面、体幹、四肢をふまえ、かつ自然光の下で観察し、経時的な変化を把握しやすいよう記録する。

▶B型肝炎ウイルスのHB抗原陽性者を知るためには、患者のみならず、家族の健康歴の情報も収集する。

▶黄疸の程度は、必ずしも肝機能と一致しない。したがって、検査値と症状を対応させて分析する。

▶黄疸は、目に見えることから重症感を与えやすく、精神的問題が生じやすいことを念頭において情報の収集や分析を行う。

▶「成り行き」として以下の問題を生じやすい。

1）瘙痒感による**掻傷と皮膚感染、睡眠障害、イライラ、食欲低下**

2）肝機能低下に伴う栄養状態の悪化による**褥瘡や感染、とくに気道感染**

3）脂溶性ビタミンKの吸収障害やプロトロンビン生成障害による**皮膚、口・鼻腔、消化管などの出血**

4）胆汁排泄障害に伴う脂肪分解能力低下による**便秘**と、便秘に伴うビリルビン再吸収促進による**黄疸の悪化**

5）黄疸、腹部膨満など外観の変貌による**ボディイメージの混乱や自尊感情の低下**

6）広範な高度肝実質障害による**肝性脳症**など

（ERCP）、腹腔鏡下肝生検、選択的腹腔動脈造影

6. 黄疸に対する治療内容と効果・副作用

（基1と基2-6の活用）

1) 安静療法、2) 食事療法、3) 薬物療法、4) 外科的療法など

7. 黄疸の「成り行き」の有無と程度（基1と基2-4の活用）

8. 黄疸と検査・治療などに対する患者や家族の反応と期待

第3段階	看護計画の立案

●**目標設定の視点**　1. 黄疸ならびに随伴症状が軽減・消失する。
　　　　　　　　　　2. 肝機能の検査値、とくにビリルビン値などが基準値に近づく。
　　　　　　　　　　3. 患者・家族が、安静療法や食事療法などの治療を自ら行うことができる。
　　　　　　　　　　4. 少なくとも「成り行き」にあげた問題を起こさない。

●**対策の立案**　　　対象固有の黄疸の原因・誘因ならびにそれによる発生・悪化のメカニズムをふまえたうえで、個別的な対策を選択・決定する必要がある。

（基2 1〜6の活用）

	対策の種類	対策の根拠
観察（OP）	1. 黄疸の部位と程度（眼球結膜、口腔粘膜、皮膚、顔面、前胸部など） 2. 黄疸の前駆症状と随伴症状の変化 3. 黄疸の原因・誘因の増減 4. 黄疸に対する診察と検査結果の変化 5. 黄疸に対する治療内容と効果・副作用 6. 黄疸の「成り行き」の有無と程度 7. 黄疸と検査・治療などに対する患者や家族の反応と期待 ※観察の細かい項目は、アセスメント・診断段階と同じであるため省略する	1〜7の観察項目は、その患者が目標に近づいているか否かを最も端的に表す情報になる。 ▶出血や二次感染、肝性脳症を起こす危険性があることから、総合的に観察する。とくに黄疸の増強速度に注意し、これらの問題の早期発見に努める。 ▶黄疸の前駆症状、随伴症状である瘙痒感や悪心・嘔吐をはじめとする消化器症状などは、睡眠障害、食欲不振、ボディイメージの混乱などの心身の問題を発生させやすい。したがって患者自身がこれらの症状と問題をどのようにとらえているかを十分把握し、ケアに活かす必要がある。
看護療法（TP）	1. 身体的・精神的安静 　1）臥床安静 　　（1）腹部膨満がある場合は、体位の工夫と定期的な体位変換	▶肝血流量は、5分間の坐位で、臥床安静に比べ18〜44％減少する。また、四肢の運動が加わると50〜80％減少する。したがって、肝細胞の庇護ならびに修復促進には、安静と臥床が重要である。腹部膨満（腹水、鼓腸など）がある場合は、肝血流量を増すためにできる限り臥位にし、膝を曲げて膝の下に枕を入れたり、ファウ

	ラー位などによって腹部の緊張を和らげる安楽な体位を工夫する。（**基2** 2〜6の活用）
2）精神的支持・支援	▶ 長期にわたる治療や黄疸、腹部膨満などの症状による外観の変容は、患者の不安やボディイメージの低下を増強させ、精神心理的安静を阻害しやすい。したがって、訴えを十分に聴くと同時に、患者と一緒に気分転換や衣服などの美的工夫を行う。
3）痛みの緩和	▶ 胆石症、急性胆嚢炎などの場合の**仙痛発作**は、非常に患者を苦しめ、エネルギーの消耗をきたし、肝血流量を減少させる。したがって、痛みの部位・性質・程度などを正確に把握し、すみやかに医師と調整する。
2. 食事と嗜好品にかかわる援助 　1）**肝庇護食** 　　（1）高蛋白・高エネルギー・高ビタミン食。ただし、肝性脳症のおそれがある場合は蛋白質を制限する 　　（2）良質脂肪の選択および制限	▶ 糖質や蛋白質は、肝細胞の修復を促し、また脂肪の蓄積を防いだり、蓄積した脂質を除去するなどの働きがある。また、良質の脂肪は、エネルギー源として必要である。しかし、胆汁排出障害がある場合は、脂肪の分解に必要な胆汁が十二指腸に送られないので脂肪の消化を妨げる。また胆石症や胆嚢炎などの場合は、**胆嚢収縮**による痛みを引き起こすため、脂肪類や卵などの摂取を制限する。加えて食後1〜2時間は安静にすることも指導する。（**基2** 6の活用）
2）**分割食**	▶ 腹部膨満や悪心・嘔吐などは食欲不振を引き起こしやすいので、患者が食べたいと思ったときに、回数を分けて摂取できるようにする。栄養摂取量を正確に観察し、必要量に近づけるよう温度、色彩、香り、盛りつけなどを工夫する。悪心や食欲不振があっても、治療食として許される範囲内でその患者が食べられそうなものを患者と一緒に探し、さらに家族や栄養士の協力を得るための連絡調整役も担う必要がある。
3）水分・塩分制限	▶ 腹水などの浮腫を伴う場合は、水分・塩分が制限される場合がある。その場合は、水分出納の指導と管理、ならびに記録、報告に留意する。
4）禁酒	▶ 解毒機能が低下している肝臓にとっては、アルコール摂取が過剰な負担になり、肝臓の炎症を悪化させ、回復を妨げる。さらにアルコール摂取は、栄養の偏りをまねき、肝細胞の庇護・修復を阻害する。
5）禁煙	▶ ニコチンは肝臓で解毒・排泄されるため喫煙は肝臓に負担をかける。（**基1** 1〜3、**基2** 4、6の活用）
3. 皮膚・粘膜の清潔と保護	▶ 瘙痒感の軽減と出血・二次感染の予防

看護療法（TP）		
		（基2 3、4の活用）
	1）2％重曹水による清拭、メントールアルコール、グリセリンアルコール、カラミンローション、ヨモギローションなどの塗布	▶ **瘙痒感**は、血中の胆汁酸が皮膚の末梢神経を刺激することによって起こる。皮膚の乾燥は、瘙痒感の発生・悪化因子になるが、皮膚を掻く刺激が加わると、さらに瘙痒感を増強させることから早期に対処する。左記の薬物は、保湿と瘙痒感の軽減に効果があることから、かゆみを生じさせる汚れをまず除去し、その後に塗布する。ただし石けんは用いない。（基2 3、4の活用）
	2）清潔でやわらかい衣服、寝具の選択 　（1）木綿や吸湿性のあるガーゼなどのものを用い、化学繊維や麻は禁じる 　（2）衣服、寝具による圧迫を避ける	▶ 繊維・糊・メーカー表示のタグ・汗などの機械的・化学的刺激は、瘙痒感を増強させる。また、浮腫がある場合は、皮膚の損傷を起こしやすいので注意する。
	3）口腔・鼻腔・外陰部の粘膜や皮膚の清潔と保護 　①やわらかい歯ブラシの選択 　②刺激の少ない保清用具の選択と拭き方 　③爪を切り、必要に応じて皮膚を傷つけないように手袋を使用する	▶ 肝障害時は、栄養障害によって抵抗力の低下があり、感染しやすい。皮膚・粘膜の掻傷は、さらに二次感染を引き起こしやすくさせる。また出血傾向がある場合には、掻傷が出血の原因にもなる。（基2 3、4の活用）
	④皮膚を掻かずに、かゆい部分を叩くようにする	▶ 掻くと神経の末端を刺激し、瘙痒感が増強する。
	4. 環境の調整 　1）室温・湿度の調整	▶ 温度上昇による血管拡張や皮膚の乾燥あるいは発汗などは瘙痒感を増強するため、部屋の温度や湿度などの環境調整を行う。
	2）衣類・掛け物の調整	▶ 厚着、厚掛けによる体温上昇を避ける。また、刺激性の少ない吸湿性のある寝衣・寝具類にする。
	5. 排便・排尿の調整 　1）便意の抑制を避け、排便習慣の確立 　2）医師の指示により緩下薬などの使用 　3）便秘を予防する食品選択や腹部マッサージ、腰背部の温罨法など	▶ 便秘は、胆汁の排出障害や安静療法による腸蠕動の低下によって引き起こされる。便が長時間腸内に停滞すると、ビリルビンの再吸収を促進し、血清ビリルビン値を上昇させる。さらに黄疸が高度の場合は、肝性脳症の助長因子であるアンモニアなどの生成や吸収を促進するため、便秘を予防する。（基2 3、4の活用）
	4）排尿の促進	▶ 制限がない限り水分摂取を勧め、尿量増加に努めてビリルビンの排出を促進する。
	6. 十二指腸ゾンデ法施行時の援助 　1）安楽な体位の保持や気分転換	▶ **十二指腸ゾンデ法**は、検査・治療の目的で施行されるが、比較的長時間を要するため手順を説明し、協力を得るとともに左記のケアを行う。
	7. 院内感染の予防 　1）手指・器械・器具の消毒	▶ **ウイルス性肝炎**による黄疸時は、手指や寝衣・寝具・器械類を十分洗浄・消毒し、他患者や医療従事者への感染を防止する。（基2 2の活用）
	2）適切な方法による汚染物の処理・廃棄	▶ **A型肝炎**では、発症1週間前から発症時ころま

看護療法（ＴＰ）		で、糞便中にＡ型肝炎ウイルスが排出される。Ｂ型肝炎では発症約１か月前から発症後２か月ころまで、血液中にＢ型肝炎ウイルスがみられる。これらをふまえて院内感染防止に十分注意する。
	8. 経皮経肝胆道ドレナージ（**PTCD**）の管理	▶PTCD挿入部からの感染やチューブの抜去などが起こらぬよう、操作・固定に十分注意する。胆汁バッグは逆流を防止するため低い位置で固定する。また、胆汁の急激な減少、挿入部の発赤などの異常の早期発見に努める。
教育（ＥＰ）	1. 倦怠感、悪心・嘔吐、食欲不振、腹部膨満感、右季肋部痛、瘙痒感などの主観的情報の報告の必要性を説明し、協力を求める	
	2. 安静の必要性を説明・指導する	▶黄疸が高度に現れているときは、重症感があるため安静を守りやすい。しかし、黄疸が軽減したり、随伴症状が軽減・消失すると安静を守りにくくなる。したがって、肝庇護のための安静の必要性と程度について医療チームで統一して十分説明する必要がある。
	3. 食事療法、嗜好品の制限・禁止について説明・指導する	▶指示された食事療法を守り、不適切な間食・嗜好品の摂取などを防ぐ。
	4. 爪切り、歯ブラシの選択、衣服の選択などを患者・家族に説明・指導する	▶皮膚・粘膜の保護については、患者のみならず家族にも協力を求める。
	5. 便通調整の必要性と方法を説明・指導する（腹部マッサージや食品選択など）	▶患者自ら便通を調整できるよう具体的に説明・指導する。
	6. 必要時、十二指腸ゾンデの飲み方、体位について説明・指導する	▶短時間で苦痛なく、しかも確実に飲むためには、飲み方や体位について十分説明・指導する必要がある。（基2 2、5の活用）
	7. 自宅療養中の患者・家族には黄疸の経過、出血、感染、肝性脳症の症状を早期に発見・連絡できるよう指導する	▶予防と早期発見・治療が重要であることから、患者や家族が自らこれらを行えるよう具体的に説明・指導する。

第3・4段階　看護計画の立案・実施時の留意点

1. 観察上の留意点

　黄疸の観察にあたっては、色調を正確に観察するために自然光線の下で行うことが望ましい。

　ミカン、カボチャなどカロテンを多く含む食物を大量に摂取すると、手掌や足底が黄染することがある（柑皮症）。しかし、眼球結膜の黄染はみられず、血清総ビリルビン値も正常であり、黄疸との判別は可能である。

2. 苦痛を和らげる総合的な援助

　黄疸は、倦怠感、悪心・嘔吐、瘙痒感などの苦痛を伴い、それが食欲不振、不快感、イライラ、さらに睡眠障害などを引き起こす。したがって、これらの苦痛を軽減させる援助を総合的に行う必要がある。とくに

瘙痒感による不眠防止には、就寝前の保清、睡眠環境の調整などが有効である。

3. 外観の変化に対する配慮

黄疸・腹水などによる外観の変化は、患者に重症感やみじめさなどを感じさせやすい。したがって言動に十分注意して接し、同時に家族や面会人にも協力を求め、これらの感情を増強させないよう留意する。

4. 肝性脳症の早期発見

肝機能が悪化している場合は、とくに傾眠や睡眠パターンの変化、記銘力の障害、興奮状態、羽ばたき振戦などの症状、ならびに検査データに目を向け、肝性脳症の早期発見に努める。

5. 臥床安静時の食事の工夫

食欲不振、倦怠感などが強く、しかも臥床安静が強いられている場合は、高蛋白・高エネルギー食を摂取することが困難な場合が多い。したがって、できるだけ患者の好みを取り入れたり、分割食などで食事時間を調整する。ただし、肝性脳症の前兆がみられた場合には、蛋白質を制限する必要があるので、前駆症状や検査データに注目し、必要時、ただちに医師に報告する。

6. 精神面へのケアの重要性

ウイルス性肝炎などの感染性疾患の患者は、他者に感染させるという負い目をもちやすい。したがって、感染予防の具体的な方法を説明し、安心感をもつことができるよう配慮する。とくに、隔離や物品の区分けなどが行われる場合は、負い目や不安を抱きやすいため、その必要性や方法などについて十分説明し、安心感をもたせる必要がある。

7. 在宅療養者と家族への指導

肝臓の機能低下がある患者とその家族には、肝臓への負担を増強しないために、医師の指示以外の薬物を勝手に服用せず、相談するよう指導する。

第5段階　　評価の視点

1. 目標に近づいたか否か

1) 黄疸ならびに随伴症状が軽減・消失したか。
2) 肝機能の検査値、とくにビリルビン値などが基準値に近づいたか。
3) 患者・家族が、安静療法や食事療法などの治療を自ら行うことができるようになったか。
4)「成り行き」にあげた問題 [1) 掻傷と皮膚感染、睡眠障害、イライラ、食欲低下、2) 褥瘡や感染、とくに気道感染、3) 皮膚、口・鼻腔、消化管などの出血、4) 便秘、黄疸の悪化、5) ボディイメージの混乱、自尊感情の低下、6) 肝性脳症など] を起こさなかったか。

2. 看護過程、とくに看護計画の評価・修正

患者や家族の状態や行動が目標に近づいていない場合は、看護過程、とくに看護計画の立案段階のどこに問題があったのか、さらに診断段階に誤りがなかったかなどを追究する必要がある。

引用・参考文献

1) 矢﨑義雄ほか編：内科学. 第11版, 朝倉書店, 2017.
2) 藤本竜也ほか：黄疸. エキスパートナース, 24(6)：63〜71, 2008.
3) 金井弘一編：病態生理 I 症候編. へるす出版, 1996.
4) 正津 晃編：成人看護 3, 新図説臨床看護シリーズ 3, 学研メディカル秀潤社, 1997.
5) カルペニート, L. J.(新道幸恵監訳)：カルペニート看護診断マニュアル. 第4版, 医学書院, 2008.
6) 高久史麿, 尾形悦郎監：新臨床内科学. 第8版, 医学書院, 2002.
7) 飯野四郎ほか監：消化器疾患. ナーシング・セレクション 2, 学研メディカル秀潤社, 2002.
8) 井村裕夫ほか編：わかりやすい内科学. 第4版, 文光堂, 2014.
9) 金澤一郎, 永井良三編：今日の診断指針. 第7版, 医学書院, 2015.
10) 小林登ほか編：病態と症候. 講座・現代の医学 [3], 日本評論社, 1979.

5 肥 満

obesity

●オリエンテーション・マップ

成り行き（二次的問題 p.74）

1）肥満による健康障害
【心・血管系】狭心症、心筋梗塞、動脈硬化、脳梗塞、高血圧、静脈瘤、高中性脂肪血症、高インスリン血症、HDL の低下、身体損傷、感染、褥瘡
【肝臓・胆嚢系】動脈硬化、コレステロール結石
【呼吸器系】呼吸運動の抑制、睡眠時無呼吸症候群、ガス交換障害、循環障害、低酸素血症、高炭酸ガス血症
【内分泌系】高尿酸血症（痛風）、糖尿病、脂質異常症
【性・生殖系】月経異常、卵巣機能異常、妊娠・分娩時の合併症（妊娠高血圧症候群）、出産時の危険性、不妊、性欲減退、性器短小
【骨格系】変形性股関節症、変形性膝関節症や腰痛
【皮膚・粘膜】湿疹、皮膚炎、陰部瘙痒症
2）手術・麻酔の困難・危険性
3）日常生活動作行動の低下
4）ボディイメージの混乱、自尊感情の低下、抑うつ
5）就業の制約や社会活動の低下、人間関係の狭小化、引きこもりなど

原因・誘因（p.71）

1）遺伝的要因と親からの生活習慣・環境の伝播
2）食事性要因
3）社会的・環境的要因
4）精神心理的要因
5）相対的運動不足

単純性肥満

原因・誘因（p.71）

1）中枢性要因
2）内分泌異常
3）薬物
4）遺伝子変異

症候性肥満

随伴症状（p.73）

1）体動時の呼吸促迫、動悸
2）のぼせ感、暑さに対する耐性減弱、多汗、湿疹、皮膚炎、陰部瘙痒感
3）股・膝関節痛、腰痛、背部痛、頭痛
4）下肢浮腫、易疲労、運動量の減少
5）便秘、胸やけ
6）不眠など

観察OP（p.80）

看護療法TP（p.81）・教育EP（p.85）

1. 食事療法の管理
2. 運動療法時の援助
3. 行動（修正）療法
4. 薬物療法の管理
5. 清潔
6. 規則正しい生活の励行
7. 精神心理的支持

基礎的知識

1. 肥満と肥満症の定義

肥満とは、体内の貯蔵脂肪が基準値以上に増加している状態である。なお、わが国では、**BMI**（body mass index：体格指数）が 25 以上を肥満という。

肥満症とは、単純な肥満とは区別され、BMI が 25 以上と診断されたもののうち、①肥満に起因ないし関連し、減量を要する（減量により改善する、または進展が抑制される）健康障害を有するもの（**表1**）。または②健康障害を伴いやすい高リスク肥満として、ウエスト周囲長によるスクリーニングで内蔵脂肪蓄積を疑われ、腹部 CT 検査によって確定された**内蔵脂肪型肥満**、のいずれかの条件を満たす場合に診断される（肥満症ガイドライン 2016）。

表1　肥満症の診断基準に必須な健康障害

1）　耐糖能障害（2 型糖尿病・耐糖能異常など）
2）　脂質異常症
3）　高血圧
4）　高尿酸血症・痛風
5）　冠動脈障害：心筋梗塞・狭心症
6）　脳梗塞：脳血栓・一過性脳虚血発作（TIA）
7）　非アルコール性脂肪性肝疾患（NAFLD）
8）　月経異常・不妊
9）　閉塞性睡眠時無呼吸症候群（OSAS）・肥満低換気症候群
10）　運動器疾患：変形性関節症（膝、股関節）・変形性脊椎症、手指の変形性関節症
11）　肥満関連腎臓病

（日本肥満学会編：肥満症診療ガイドライン 2016．ライフサイエンス出版，2016.）

2. 肥満、やせの判定基準

肥満、やせの判定では、体脂肪量を正確に測定し、体重に対するその割合を求めることが理想的である。しかし、体脂肪量を正確に測定することは難しく、臨床では一般に身長に対する体重比や皮下脂肪厚などにより算出されている。

1）標準体重と比較する方法

体重による肥満の判定では、標準体重を基準として比較判定する。

$$肥満度\% = \frac{実測体重 kg － 標準体重 kg}{標準体重 kg} \times 100$$

＜主な標準体重簡易計算法＞

（1）日本肥満学会による計算方法（体格指数 BMI と標準体重の算出方法）

国際的には **BMI**〔体重 kg ÷（身長 m²）〕がよく用いられている。BMI は、身長の低い場合にも用いることができる。また、BMI は罹病率と関係があるとされており、日本肥満学会（2011 年）では、最も有病率の低い **BMI=22 を標準値**として採用した。したがって、日本人の**標準体重は身長 m² × 22** で求められる（例：身長 1.55m、体重 65kg の A 氏の標準体重は、2.4025 × 22 ＝約 53kg）。したがって、医学的条件などがない限り、A 氏は（現体重 65kg － 標準体重 53kg ＝ 12kg）になり、これは減量の必要性の 1 つの重要な根拠になると同時に、減量治療の長期的目標にも活用できる。

以上のように算出された標準体重は、厚生労働省が日本人の平均的な体格として示した標準体重の数値とほぼ合致している。

表2　肥満度分類

BMI (kg/m²)	判定	WHO 基準
＜18.5	低体重	Underweight
18.5 ≦～＜25	普通体重	Normal range
25 ≦～＜30	肥満（1度）	Pre-obese
30 ≦～＜35	肥満（2度）	Obese class Ⅰ
35 ≦～＜40	肥満（3度）	Obese class Ⅱ
40 ≦	肥満（4度）	Obese class Ⅲ

注1）ただし、肥満（BMI ≧ 25）は、医学的に減量を要する状態とは限らない。
　　　なお、標準体重（理想体重）はもっとも疾病の少ないBMI22を基準として、
　　　標準体重（kg）＝身長（m）² × 22 で計算された値とする。
注2）BMI ≧ 35 を高度肥満と定義する。
（日本肥満学会編：肥満症診療ガイドライン 2016．ライフサイエンス出版，2016．xii）

　2011 年の日本肥満学会で提唱されたわが国の BMI による**肥満の判定基準**は**BMI が 25 以上**（**表 2**）、**やせの判定基準**は BMI が 18.5 未満とされているが、**WHO の診断基準**は BMI が 30 以上を肥満としている。わが国では欧米にくらべると BMI が 35 以上の肥満は少ないが、近年肥満度の高い人が増加傾向にあることから、BMI が 35 以上を**高度肥満**と定義した。

　体格指数による**乳児の肥満の判定**には、**カウプ指数**（体重 g/ 身長 cm² × 10）が用いられ、20 以上が肥満とされている。また**児童の肥満の判定**には、**ローレル指数**（体重 kg × 10⁷/ 身長 cm³）が用いられ、160 以上を肥満としている。

（2）Broca 法

　身長 cm － 100 ＝体重 kg（日本人では、身長 165cm 未満は 105 を、165cm 以上では 110 を引くか、あるいは 100 を引いた値の 90%が妥当とされている）

（3）Broca 桂変法

　身長 cm の下 2 桁× 0.9 ＝標準体重 kg 。本法は、従来よく用いられてきたが、低身長では標準体重の値が小さくなりすぎる傾向にある。

2）皮下脂肪厚の測定（キャリバー法）

　皮脂厚計により、上腕背側中央部および肩甲骨内縁、腹壁などの皮下脂肪の厚さを計測し（**図 1**）、単独の値あるいは加算値を用いて肥満度の有無を判定する。**図 2** は長峰による皮下脂肪厚からみた肥満判定基準である。

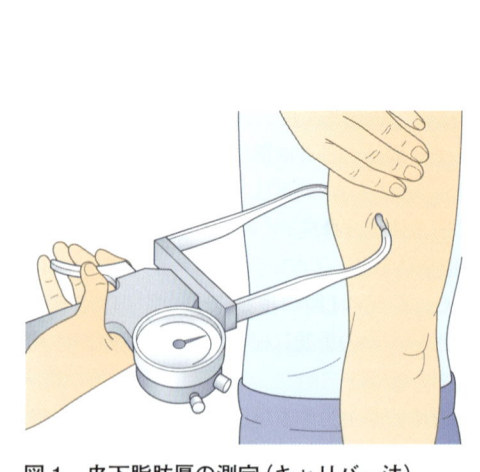

図1　皮下脂肪厚の測定（キャリバー法）

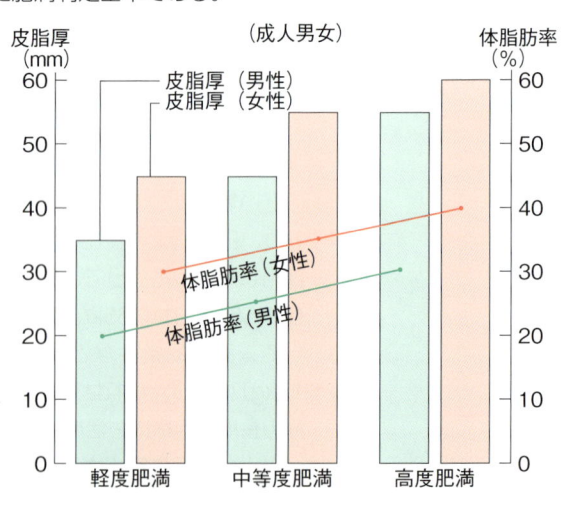

図2　皮下脂肪厚からみた肥満の判定（長峰，1972 年）

3) 体脂肪の測定

（1）生体インピーダンス法

身体全体を1つの抵抗体と考え、人体に微弱な電流を流して、その抵抗値を測定し、コンピュータに組み込まれた計算式にあてはめて**体脂肪率**を算出する。体内の水分は、電解質を多く含み電気を通しやすいが、脂肪組織は電解質をほとんど含んでおらず絶縁体であるため、電解質組織を円筒形と仮定し間接的に体脂肪量を求める方法で、市販されている体脂肪計のほとんどはこの方法である。しかし測定値は、以下の①～③のような問題点から、正確な値の算出は難しい。

①発汗による脱水や摂食・飲水による水分の増減の影響を受けやすい。

②入浴や運動による体温上昇で測定値は低下しやすい。

③測定機器によって測定値にばらつきがでることもある。

したがって、一定の条件下で測定することが大切である。

（2）CTスキャン

脂肪組織の体内分布状態の評価をCTスキャンによって行う方法で、これにより**皮下脂肪型肥満**と**内臓脂肪型肥満**の分類ができる。

4) 体脂肪の蓄積分布による判定

最近、肥満度だけでなく、体脂肪の分布の違いによって、肥満の合併症に差があることが判明した。肥満は、体脂肪の分布によって、まず**上半身肥満**と**下半身肥満**の2つに分類される。

上半身肥満は、主に腹部から上に脂肪が蓄積され、**リンゴ型・男性型肥満**ともよばれている。下半身肥満は、主に殿部から下に脂肪が蓄積され、**洋梨型・女性型肥満**ともよばれている（図3）。上半身肥満と下半身肥満の判定には以下の方法が用いられる。

（1）W/H比による判定（図3）

身体のどの部分に脂肪が蓄積しているかを簡単に表す方法として、ウエスト（W）とヒップ（H）を測定して、W/H比を算出する。日本人の場合、W/H比が男性で1.0以上、女性で0.9以上を**上半身肥満**と判定する。

（2）ウエスト周囲径

上半身肥満のほうが糖尿病、動脈硬化、高血圧や脂質異常症（高脂血症）、心筋梗塞などの生活習慣病を合併しやすいことから、最近では特定検診、特定保健指導の際に、ウエスト周囲を計測することが多くなっている。ウエスト周囲径が**男性85cm以上、女性90cm以上**を上半身肥満と判定する（図4）。

（3）V/S比による判定（図3）

上半身肥満については、さらに**内臓脂肪型肥満**と**皮下脂肪型肥満**に分類される。臍の位置で腹部CTスキャンを行い、腹腔内の内臓脂肪（V）と腹壁の皮下脂肪（S）の面積比（V/S）を求める。**V/S比**が0.4以上のものを**内臓脂肪型肥満**、0.4以下を**皮下脂肪型肥満**と判定する。

（4）臍レベルの内臓脂肪面積による判定

上半身肥満で、腹部CTによる自然呼気時の臍レベル断面像における内臓脂肪面積（そのほとんどが腸間膜と大網に蓄積された脂肪の断面積）が100cm^{2}以上を**内臓脂肪型肥満**と判定する。

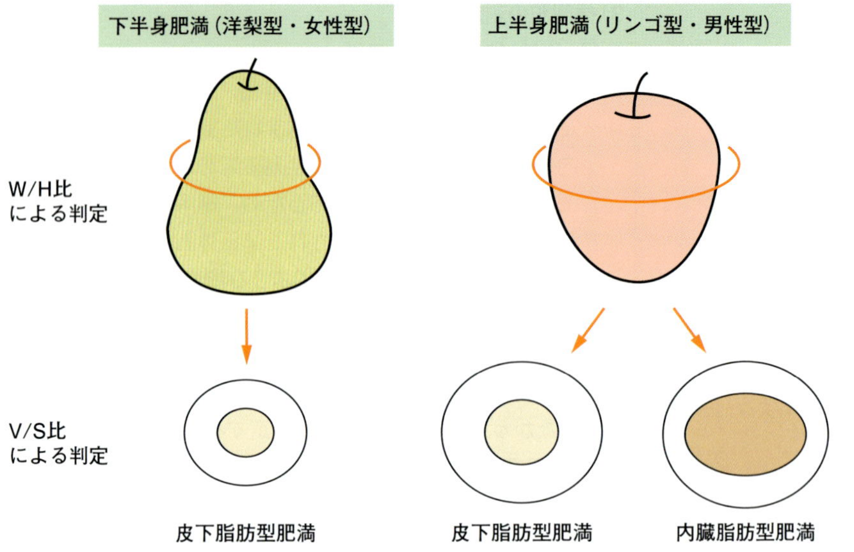

図3　脂肪分布からみた肥満の分類

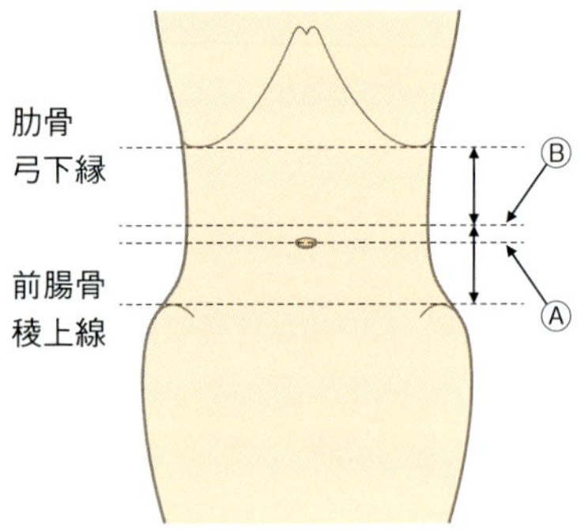

下半身肥満（洋梨型・女性型）

上半身肥満（リンゴ型・男性型）

W/H比
による判定

V/S比
による判定

皮下脂肪型肥満

皮下脂肪型肥満

内臓脂肪型肥満

肋骨
弓下縁

前腸骨
稜上線

【測定部位】
①臍位：Ⓐ
②過剰な脂肪蓄積で腹部が膨隆下垂し、臍が正常位にない症例では、肋骨弓下縁と前腸骨稜上線の中点：Ⓑ
【姿勢・呼吸】
①両足を揃えた立位で、緊張せずに腕を両側に下げる
②腹壁の緊張を取る
③軽い呼気の終期に計測
【計測時の注意点】
①非伸縮性のメジャーを使用
② 0.1cm 単位で計測
③ウエスト周囲の前後が水平位になるように計測
④メジャーが腹部にくい込まないように注意
⑤食事による測定誤差を避けるため、空腹時に計測

（日本肥満学会編：肥満症診療ガイドライン 2016. ライフサイエンス出版, 2016. xiii）

図4　標準的ウエスト周囲測定法と測定時の注意点

3. エネルギー代謝過程

　生命現象の維持には、外界から栄養素を取り入れ、これを分解してエネルギーを産生したり、体細胞を合成する必要がある（**図5**）。このエネルギー代謝過程は、「1）同化（合成）」と「2）異化（分解）」の2つに大別される。

1）同化（合成）

　生体に取り入れた物質を素材にして生体成分をつくり出し、身体を成長させたり、細胞を増殖させたりする反応をいう。（例：アミノ酸→体蛋白質をつくる）

2）異化（分解）

　同化によって得た物質の一部分を分解・消化する反応をいう。すなわち、細胞に取り入れた栄養素を燃焼して、熱を発生させたり、身体の貯蔵物質を分解して体外に排出する反応をいう。これらにより、活力が出たり、熱を発生させて体温を保てたり、各器官の機能を維持できる。〔例1：蛋白質→アミノ酸→ CO_2 ＋ H_2O ＋アンモニア（体外へ）〕

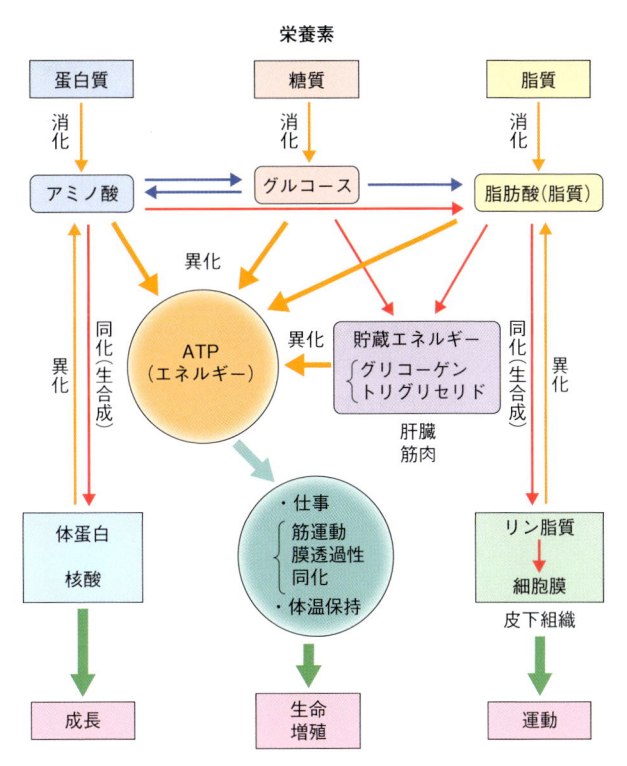

ATP（アデノシン３リン酸）：組織中に含まれ、生体内の各種の生合成・能動輸送・筋収縮・排出・吸収などの生命現象・活動の直接的なエネルギー源・原動力である。

図5　栄養・代謝と生命

〔例２：糖質→グルコース→ CO_2 ＋ H_2O（体外へ）〕

　同化が異化より盛んに行われると身体は成長し、ひいては**肥満**となる。逆の場合には成長は止まり、やがて**やせ**を生じる。

3）各栄養素の代謝過程

　（1）**糖代謝**：糖質は、炭素・酸素・水素からなる化合物で、３大栄養素のうち最も燃焼しやすい。糖質は、グリコーゲンとして肝臓や筋肉中に蓄えられる。肝臓のグリコーゲンは、必要に応じてブドウ糖に分解され、血液中に送り出される。

　（2）**脂質代謝**：脂質も糖質と同じく炭素・酸素・水素の化合物である。脂質は、脂肪酸（中性脂肪）と類脂肪（リン脂質）に分解される。脂肪酸は、主に皮下組織に貯蔵され、必要時、燃焼してエネルギー源となる。

　（3）**蛋白質代謝**：蛋白質は、炭素・酸素・水素のほかに窒素を含むアミノ酸分子の集合体である。アミノ酸のなかには、人体の細胞成分となり、成長に欠くことのできないものがあり、これを**必須アミノ酸**という。

　これらの栄養素は、身体の中で相互に関連し合いながら、同化・異化作用を行っている。とくに、飢餓状態におけるエネルギー代謝は、まずグリコーゲン・脂肪がエネルギー源として燃焼され、次いで体組織を構成している蛋白質の異化が始まる。

1）食欲制御中枢

食欲制御中枢は、間脳視床下部にあり、**空腹（摂食）中枢**と**満腹中枢**とに分かれ、この平衡によって食欲が調整される（**図6**）。

2）食欲中枢の調節因子

食欲中枢の興奮を促進・抑制する因子には、下記の2つの因子がある。

（1）神経回路からの刺激

減食や断食などの際には、前頭葉をはじめとする大脳皮質からの刺激が視床下部へ達し、食欲を調整する。また、食物の色や盛り付け、におい、味などが視覚・嗅覚・味覚などを刺激し、その刺激が視神経、嗅球、舌咽神経、口蓋神経を介し、大脳皮質より視床下部に伝えられ、食欲が亢進あるいは低下する。さらに、食物摂取で胃が拡張すると、この刺激は迷走神経を介して視床下部へ伝達され、摂食行動を中止させるという調整機構もある。

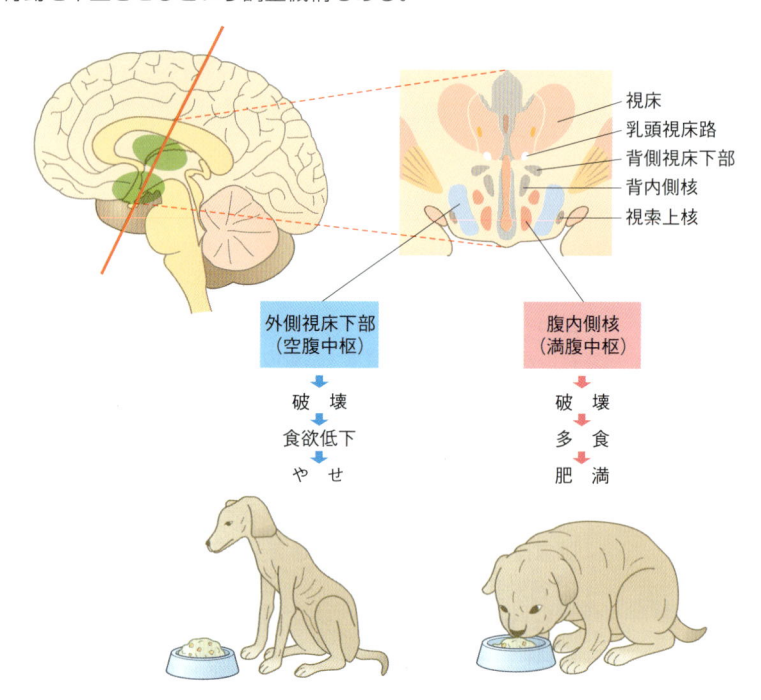

図6　視床下部の食欲制御中枢

（2）体液性因子

食欲を調節している主な体液性因子には、血糖、遊離脂肪酸（FFA）、インスリンがある。これらの調節を**表4**に示す。たとえば血糖が下がると、空腹中枢が刺激されて食欲が高まることを示している。

その他、消化管ホルモン（CCK-PZ など）は、食物摂取により分泌亢進をきたし、摂食行動を制御する。また、神経性伝達物質として、セロトニン、レプチンも食欲抑制因子として注目されている。

また、副腎髄質ホルモン（アドレナリン、ノルアドレナリン）、副腎皮質ホルモン（コルチゾル）、グルカゴン、成長ホルモン、甲状腺刺激ホルモンなどは、中性脂肪の分解を促進するなど、代謝に大きく関与している。

表4　体液性因子の調節

血糖	遊離脂肪酸（FFA）	インスリン	食欲制御中枢
↓	↑	↓	空腹（摂取）中枢の興奮
↑	↓	↑	満腹中枢の興奮

5. 肥満の分類・原因・誘因ならびにメカニズムと特徴

　　肥満の分類には、まず上記のように体脂肪の蓄積分布によって分類される**内臓脂肪型肥満**と**皮下脂肪型肥満**がある。

　　肥満のほかの分類は、肥満の原因（起こり方）による。肥満の原因による分類には、食物摂取によるエネルギーの総和である**摂取エネルギー**が、基礎代謝や日常生活活動、運動などによって消費される**消費エネルギー**を上回る過食、運動不足のほかに、とくに原因が見当たらない**単純性肥満**（原発性肥満、**図7**）と、なんらかの原因が特定できる**症候性肥満**（二次性肥満、**図8**参照）がある。

分類	主な原因・誘因	メカニズムと特徴

　　単純性肥満のメカニズムは、**図7**のように種々の要因が複雑に絡み合っている。脂肪の分布はびまん性で、合併症がなければ全身状態は良好である。

　　食生活が欧米化している現在、BMIが25以上というわが国独自の肥満判定基準を用いると、その発症頻度は30%にも達してきている。そのうち最も多いのが原因不明の単純性肥満で、80〜90%を占めている。

分類	主な原因・誘因	メカニズムと特徴
単純性肥満	**1）遺伝的要因と親からの生活習慣・環境の伝播**	▶両親のどちらかが肥満であると、その子どもにも肥満が出現しやすい。これは、遺伝的要因としての体質のみでなく、親の食生活パターンや運動量などに対する考え方や実践が、そのまま子どもに伝えられるなどの生活環境が関与していると考えられる。すなわち、食習慣、運動量、生活環境なども関与していると考えたほうがよい。
	2）食事性要因 （1）食習慣、嗜好	▶食物の質と量（脂質や糖質の多い食物）や摂取の仕方が影響する。その典型例として、今日では食物繊維、蛋白質、脂肪、糖質の順番の飲食が望ましいとされているが、肥満者の飲食の順番はこの逆が多く、かつ満腹中枢への刺激を非効果的にする粗噛みや早食い傾向が強い。また、就寝前の摂取、過食、頻回の間食なども要因になる。
	3）社会的・環境的要因	▶家庭や職場における食事や運動習慣、身体活動量などの後天的環境因子も肥満に関与する。またデスクワーク中心の職種や職位によっては消費エネルギーが極端に少なかったり、宴席への参加が多く摂取エネルギーが過剰になるなども肥満要因になる。
	4）精神心理的要因	▶精神的ショック、ストレス、心理的葛藤、欲求不満などが食欲に転換される（気晴らし食い・代償性摂食）ことによって肥満が起こる。若い女性に多い。
	5）相対的運動不足	▶運動は、糖代謝を活発にして糖質の利用を増大させ、同

時に筋肉組織のインスリン受容体の感受性を亢進させる。運動の継続は、筋肉や肝臓の糖質を消費する。運動不足では、消費エネルギーが減少し、それによって過剰になった糖質は脂質になって蓄積され肥満を起こす。

▶ 運動不足が、インスリン抵抗性を増大させたり、脂肪合成酵素活性化を亢進させるという考えもある。

単純性肥満

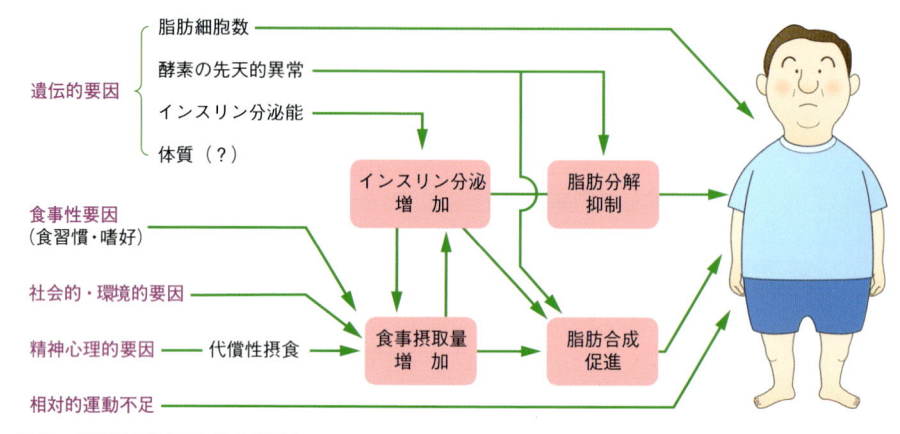

図7　単純性肥満の成立機序

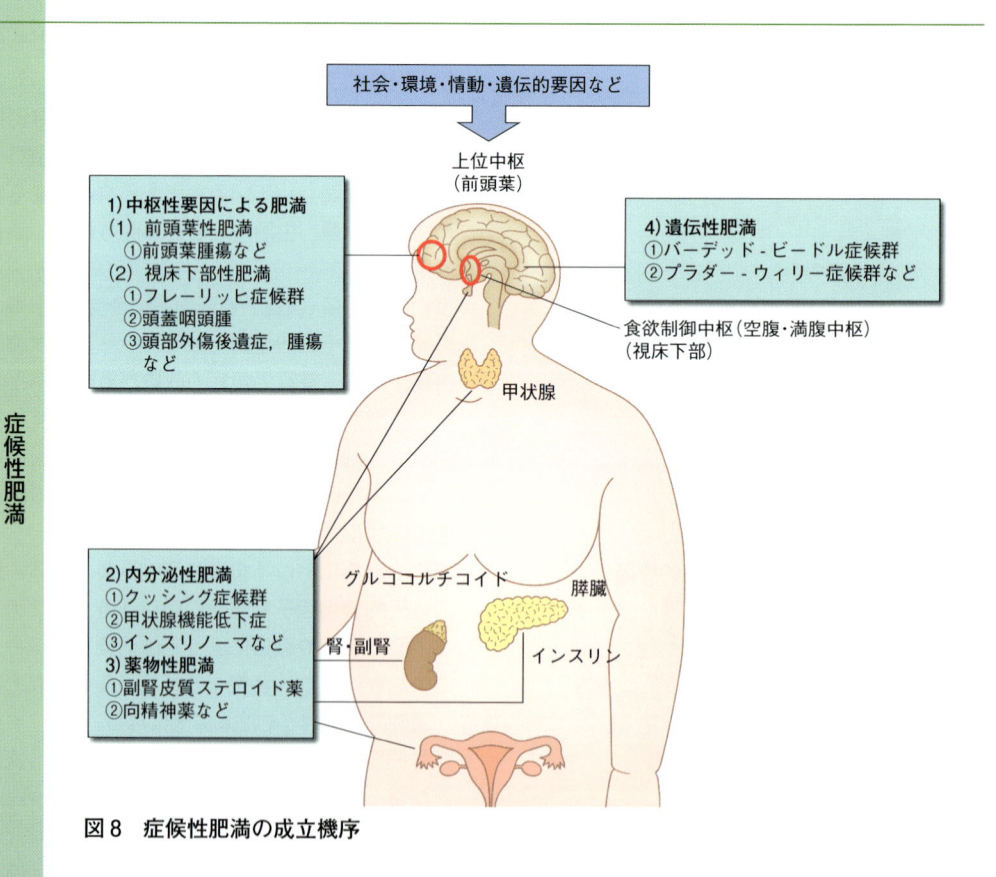

図8　症候性肥満の成立機序

社会・環境・情動・遺伝的要因など

上位中枢
（前頭葉）

1）中枢性要因による肥満
（1）前頭葉性肥満
　①前頭葉腫瘍など
（2）視床下部性肥満
　①フレーリッヒ症候群
　②頭蓋咽頭腫
　③頭部外傷後遺症，腫瘍
　　など

4）遺伝性肥満
　①バーデッド・ビードル症候群
　②プラダー・ウィリー症候群など

食欲制御中枢（空腹・満腹中枢）
（視床下部）

甲状腺

2）内分泌性肥満
　①クッシング症候群
　②甲状腺機能低下症
　③インスリノーマなど
3）薬物性肥満
　①副腎皮質ステロイド薬
　②向精神薬など

グルココルチコイド

膵臓

腎・副腎

インスリン

症候性肥満	**1) 中枢性要因による肥満**

1) 中枢性要因による肥満

 (1) 前頭葉性肥満
  ①前頭葉腫瘍など

 (2) 視床下部性肥満
  ①フレーリッヒ症候群
  ②頭蓋咽頭腫
  ③頭部外傷後遺症、腫瘍など

2) 内分泌性肥満

 (1) クッシング症候群

 (2) 甲状腺機能低下症

 (3) インスリノーマなど

3) 薬物性肥満
 (1) 副腎皮質ステロ・イド薬、向精神薬、インスリンなどの連用

4) 遺伝性肥満
 (1) バーデッド-ビードル症候群
 (2) プラダー-ウィリー症候群 など

▶中枢性要因による肥満の場合は、視床下部の腹内側核の**満腹中枢**におけるブドウ糖、遊離脂肪酸、インスリンに対する感受性が低下しているために過食になる（**図6、8**）。また、インスリンの過剰分泌があり、外側視床下部領域の空腹（摂食）中枢が刺激され、過食になる。

▶空腹中枢の高位中枢は、視床下部から視床を介し前頭葉にあるとされている。したがって、前頭葉が障害されると、摂食の調節機構が乱れて肥満となる。

▶ p.70 の 4-1)、-2) で既述したように、外側視床下部領域にある空腹中枢は、血糖値、インスリン、遊離脂肪酸、体脂肪などの変化によって食欲を調節している。したがって、視床下部に器質的・機能的な障害があると、摂食の調節に異常が起こり肥満となる。

▶**インスリン**、**副腎髄質ホルモン**（アドレナリン、ノルアドレナリン）などは、外側視床下部領域の空腹中枢に作用し食欲を調節している。したがって、これらの分泌が亢進すると肥満となる。

▶**コルチゾル**が増加すると組織蛋白の異化作用が起こるため、蛋白質が脂肪に置換される。さらに、**高インスリン血症**が加わると、脂肪の合成も亢進して体脂肪の蓄積が促進される。特徴は、体幹を中心とした**中心性肥満**で、四肢とくに下肢は細く、肩甲部、下部頸椎部に水牛様脂肪沈着（**バッファローのこぶ**）を示す。

▶**甲状腺ホルモン**の合成・分泌の減少による甲状腺機能の低下によって、基礎代謝率が低下し、粘液水腫を起こし、前腕や下腿が肥大し、顔面は眼瞼、鼻、口唇、頬などが浮腫状になり、水分貯留と脂肪沈着を起こし、その結果肥満となる。

▶ランゲルハンス島 β 細胞の腫瘍性増殖によって、**インスリン**の過剰分泌をきたし、低血糖を引き起こす。その結果、食事の過剰摂取が起こり、肥満となる。

▶各種疾患に対する**副腎皮質ステロイド薬**の長期・大量使用は、**医原性クッシング症候群**を引き起こし、肥満となる。

▶３歳を過ぎたころから食欲が抑制できず、過食から肥満になる。その他、低身長、知能障害、二次性徴発育不全、小さな手などを主要徴候とする。

6. 肥満の随伴症状

　肥満の初期には症状や苦痛を訴えることはないが、肥満が進行するにしたがって、さまざまな随伴症状が発生する。
　1) 体動時の呼吸促迫、動悸

7. 肥満の「成り行き」
（悪化したときの二次的問題）

　内臓脂肪型肥満にみられる腸間膜や大網の腹腔内内臓脂肪は、皮下脂肪細胞に比べてカテコールアミンなどの刺激によって分解されやすく、遊離脂肪酸を放出しやすい。代謝産物である遊離脂肪酸は、門脈循環を通じて肝臓に大量に流入し、中性脂肪、超低比重リポ蛋白（VLDL）などの脂肪合成を促進させるとともに、インスリン抵抗性を増大させる。これらが耐糖能異常、脂質異常症（高脂血症）、高血圧を発症させ、動脈硬化の進展とともに、狭心症や心筋梗塞などの冠動脈疾患を引き起こす。

1）肥満による健康障害

　（1）心臓：体重に比例する心送血量の増加に伴う心負担の増大による**狭心症、心筋梗塞**など

　（2）血管系：肥満に伴って増加する血中コレステロール、β‐リポ蛋白の血管壁への沈着による**動脈硬化、脳梗塞、高血圧、静脈瘤、高中性脂肪血症、高インスリン血症、高比重リポ蛋白（HDL）の低下**。加えて、過体重に伴う圧迫部位の栄養・酸素不足、摩擦、抵抗力の低下などによる**身体損傷、感染、褥瘡**など

　（3）肝臓・胆嚢系：肥満者に多い脂肪肝による**動脈硬化**。加えてコレステロール過飽和胆汁による**コレステロール結石**など

　（4）呼吸器系：縦隔内、腹壁、腹腔内への脂肪沈着による**呼吸運動の抑制**とそれによる**睡眠時無呼吸症候群**、加えて肺胞レベルの**ガス交換障害、循環障害**、ひいては低酸素血症、高炭酸ガス血症など

　（5）内分泌系：肥満に伴う体内ケトン体の産生亢進と、腎臓からの尿酸排出の抑制による**高尿酸血症（痛風）**。また、肥満に伴う耐糖能の低下による**糖尿病**や血中コレステロールの増加による**脂質異常症（高脂血症）**など

　（6）性・生殖器系：肥満による**月経異常（月経周期異常、無月経）、卵巣機能異常、妊娠・分娩時の合併症（妊娠高血圧症候群、妊娠糖尿病）、出産時のリスク（微弱陣痛、巨大児分娩による帝王切開）、不妊、性欲減退、性器短小**など

　（7）骨格系：肥満に伴う過体重による**変形性股関節症、変形性膝関節症**や**腰痛**など

　（8）皮膚・粘膜：肥満に伴う暑さに対する耐性減弱、多汗、抵抗力の低下などによる**湿疹、皮膚炎、陰部瘙痒症**など

2）肥満に伴う呼吸・循環器系をはじめとする重要臓器の負担増大による**手術・麻酔の困難・危険性**

3）過体重に伴う体動・運動能力の低下や下肢の関節痛ならびに呼吸・循環器系の負担増大などによる**日常生活動作行動の低下**

4）肥満とそれに伴うセルフケア不足、他者の反応、他者自己の想定などによる**ボディイメージの混乱、自尊感情の低下、抑うつ**などの精神心理的問題の増大

5）肥満と、それに伴うボディイメージの混乱、自尊感情の低下などによる**就業の制約や社会活動の低下、人間関係の狭小化、引きこもり**などの心理社会的問題など

8. 肥満に対する主な診察と検査

肥満の検査は、肥満によって生じる疾患・異常の有無や程度を知るための検査と、肥満の原因疾患の鑑別を目的とする検査に分けられる。

1）診察・測定

（1）視診、触診、聴診

（2）身長、体重、腹囲、胸囲、皮下脂肪厚、体脂肪率、BMI、標準体重、体温、脈拍、呼吸、血圧などの測定

2）検査

（1）血液一般検査

（2）血液生化学検査

①脂質代謝検査：総コレステロール、HDL コレステロール、中性脂肪、脂肪酸など

②糖代謝検査：空腹時血糖、糖負荷試験、インスリンなど

③肝機能検査：AST（GOT）、ALT（GPT）、コリンエステラーゼなど

（3）尿一般検査：尿糖

（4）心電図

（5）内分泌学的検査：下垂体、甲状腺、副腎、性腺

（6）脂肪分布検査：腹部 CT、MRI など

（7）X 線検査（胸腹部、関節）

（8）腹部超音波検査

9. 肥満に対する主な治療

肥満の多くは、過食と運動不足などによる単純性肥満であるが、いずれの肥満も、摂取エネルギー量を消費エネルギー量よりも少なくして、その状態を継続的に保ち、それによって過剰に蓄積された脂肪組織内の中性脂肪をエネルギー源に転換して利用することによって改善をはかる。減量の基本になるのは、**食事療法**と**運動療法**であるが、この両者をすすめる際には、**行動（修正）療法**を同時に組み合わせて行い、継続性のあるセルフケアを身につけられるよう導くことが有効な治療となる。「肥満症治療ガイドライン（2006）」における治療の流れの概要を**図 9** に示す。

1）食事療法

食事療法は、脂肪組織のみならず筋肉量を減少させる危険性があることから運動療法と併用することが望ましい。基本的には、摂取エネルギー量＜消費エネルギー量になるよう設定する。

（1）肥満症治療食（図 9）

肥満症治療食は、下記の 5 段階（200kcal 刻み）の**減食**、**超低エネルギー食**（**VLCD**：very low calorie diet）、**絶食療法**に分類される。

〈減食〉	〈超低エネルギー食（VLCD）〉
18（1,800kcal/ 日）、**16**（1,600kcal/ 日）、**14**（1,400kcal/ 日）、**12**（1,200kcal/ 日）、**10**（1,000kcal/ 日）	600kcal/ 日以下

（2）栄養素の設定

低エネルギーの肥満症治療食では、非脂肪組織（LBM：lean body mass）の崩壊を予防するために以下の①〜④の栄養素の摂取が必要となる。

①蛋白質：標準体重× 1.0 〜 1.2g/dL（必須アミノ酸確保が重要）

②脂質：20g/ 日以上

③糖質：100g/ 日

④ビタミン、ミネラルの確保

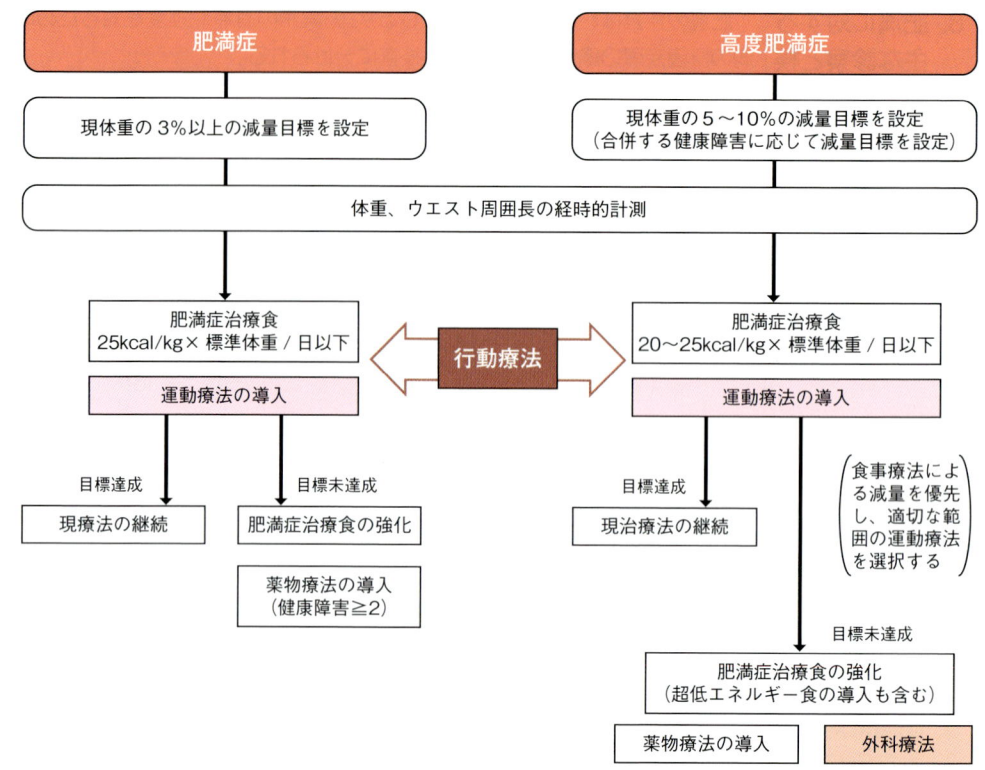

（日本肥満学会肥満症治療ガイドライン作成委員会：肥満症診療ガイドライン 2016.）

図9 「肥満症治療ガイドライン」における治療の流れの概要

VLCD の治療を行う際には、既往歴に注意するとともに、その副作用（**表5**）を早期に見出して、適切な食事療法を行う必要がある。

表5 超低エネルギー食療法（VLCD）の副作用

1．全身状態	易疲労、耐寒性低下、皮膚乾燥、脱毛、脱水
2．神経系	頭痛、集中力低下、うつ状態
3．循環器系	起立性低血圧、不整脈
4．消化器系	悪心・嘔吐、便秘、下痢、腹痛
5．泌尿器系	高尿酸血症、尿酸腎結石
6．生殖器系	月経不順、性欲減退
7．突然死	

2）運動療法

摂取エネルギー量よりも消費エネルギー量を高めて肥満の解決を期待する。運動療法で消費できるエネルギーは意外に少ないことから、一般に食事療法と併用する。運動の継続によってインスリン感受性が高まると、代謝状態が改善する。とくに内臓脂肪の減少には、運動療法が重要である（**表6-1）、-2）**）。

3）行動（修正）療法

肥満者は、以下の①〜④のような誤った摂食行動をとっている者が多い。

①食事摂取量が多い場合：1日摂取量・1回摂取量が多すぎると同時に、摂取状況において「粗噛み」「早食い」「ながら食い」が多くみられる。

②夜間の「まとめ食い」：エネルギー消費が最も減る時間帯の摂取は余剰エネルギーを増大させる。

表 6-1) 運動交換表

運動の強さ	運動の種類	1単位 80kcal の消費時間
非常に軽い	ゆっくり歩行（散歩：60m/分）、体操（ストレッチやラジオ体操など）	30分
軽い	ウォーキング（70m/分）、階段下り、自転車（平地）、ゴルフ、水中歩行	20分
中等度	軽いジョギング、階段のぼり、自転車（坂道を上がる）、スキー（歩く）、レジスタンストレーニング、スケート、テニス（練習）、バレーボール、登山	10分
強い	マラソン、縄跳び、バスケットボール、水泳（競泳平泳ぎ）、ラグビー、剣道	5分

表 6-2) 日常生活活動交換表

運動の強さ	運動種類	1単位 80kcal の消費時間
非常に軽い	乗り物での立位、炊事、家事（洗濯、掃除）、買い物、階段下り	30分
軽い	モップ、掃除機かけ、ぞうきんがけ、風呂掃除、草むしり、農作業（植栽、耕作など）、草刈り（草刈り機で歩行）	20分
中等度	雪かき、重い荷物を運ぶ、農作業（活発な活動）	10分

表 6-1)、-2) は、食品交換表と同じ 80kcal（1単位）で表している.

（日本体育協会スポーツ科学委員会：一部運動基準 2006 より）

③日常行動としての頻回な「間食」：食事と区別しない頻回な間食は、結果的にエネルギー量の過剰摂取になる。

④ストレス解消のための「**気晴らし食い**」「**イライラ食い**」、家族の食べ残しを食べる「**残飯食い**」、人の勧めを断れない「**つきあい食い**」、目の前の食物に手がでる「**衝動食い**」などの**代理摂食**：空腹感による食行動ではなく、ついつい食物を摂取してしまう状況が多いと結果的にエネルギー量を過剰摂取してしまう。

　上記のような自分の誤った行動・習慣を認識し、食事療法と運動療法を主体的・積極的に継続できるよう自分の問題行動を分析し、その修正行動を持続できるようにするには周囲の支援が必要である。「**行動修正のステップ**」の例を**表7**に示す。

表7　行動修正の実際

行動修正のステップ	修正法の内容
減量阻害要因の抽出	問診、面接 栄養相談、生活調査 食行動質問表 グラフ化体重日記
行動修正の実行と評価	摂取エネルギー計算（栄養指導） 食事日記、生活日記 万歩計、体重測定 定期的個人面接、定期的集団療法 グラフ化体重日記
報酬による強化	減量 血糖値、HbA1c など血液データの改善 身体変化の自覚（階段が昇りやすい、以前の服が着られる、ウエストがベルトの穴1つ分細くなる） 医師、栄養士からの賞賛、励まし 家族・知人からの指南 グラフ化体重日記による減量の視覚的情報
行動修正の拡大と適正行動の持続	定期的面接、定期的集団療法 新たな方法論の追加や導入 食事療法の強化・維持 運動療法の質・量の改善 グラフ化体重日記

（吉松博信：日常臨床に活かす診療ガイドライン. 内分泌代謝疾患, 肥満症治療ガイドライン 2006. 診断と治療, 96（9）：1682, 2008.）

4）薬物療法（表8）

補助的手段として用いる。

（1）中枢性食欲抑制薬（マジンドール）：摂食調節中枢へ直接作用して食欲を抑制する。

（2）脂質分解阻害薬（セチリスタット）：脂質の分解を阻害して、腸管からの脂質の吸収を抑制する。

（3）αグルコシダーゼ阻害薬（二糖類水解酵素阻害薬）：二糖類からの単糖類の産生を抑え、腸管からの単糖の吸収を阻止する。

（4）SGLT2阻害薬：腎臓の近位尿細管に発現するSGLT2を阻害し、血液中の過剰なグルコースを体外に排出する。

表8　肥満に用いられる主な薬

一般名（商品名）	効果発現メカニズム	主な副作用と注意事項
マジンドール（サノレックス）	摂食調節中枢への直接作用及び神経終末におけるモノアミン（ノルアドレナリン、ドパミン、セロトニン）の再吸収抑制によって、摂取エネルギーを抑制（摂食抑制、消化吸収抑制）し、また消費エネルギーを促進（グルコース利用、熱産生促進）する。さらに肥満時にみられる代謝変動を改善することなどによって肥満症を是正する	**警告**：本剤の主要な薬理学的特性はアンフェタミン類と類似しており、本剤を与薬する際は、依存性について留意すること。また、海外においては食欲抑制剤の多くで数週間以内に薬物耐性がみられるとの報告がある。本剤の適用にあたっては、使用上の注意に留意し、用法・用量、効能・効果を厳守すること **禁忌**：本剤成分過敏症の既往、緑内障、重症の心障害、重症の膵障害、重症の腎・肝障害、重症高血圧症、脳血管障害、不安・抑うつ・異常興奮状態及び統合失調症等の精神障害患者、薬物・アルコール乱用歴患者、MAO阻害剤使用中または使用中止後2週間以内の患者、妊婦または妊娠している可能性、小児 **併禁**：MAO阻害薬 **注意**：🚗、睡眠障害を引き起こすことがあるので夕刻の与薬は避ける **重大な副作用**：依存性、肺高血圧症

5）外科的療法

外科的療法の適応は、重症肥満症の患者であり標準体重を200％上回るあるいは45kg以上上回る患者である。日本肥満学会、日本消化器内視鏡学会、日本内視鏡外科学会の適応指針は、肥満度3度以上の肥満症（**表2**）で、肥満関連健康障害（**表1**）を有する内科的療法抵抗性の症例に限定している。

外科的療法には、胃の口側に小さな胃をつくり、そこからの食物の排出時間を遅延させる胃緊縛（バンディング）術、胃バイパス術、胃形成術などの方法と、摂取した食物の消化・吸収を抑える胆膵バイパス術などがある。

● 看護のポイント

第1・2段階　　アセスメント・診断

必要な情報	情報分析の視点
1. 肥満の有無と程度ならびにその発生時期と経過 （**基**2の活用） 1）体重、BMI、標準体重、2）皮下脂肪厚、3）体脂肪率、4）身長、腹囲、胸囲、体温、脈拍、呼吸、血圧の測定、5）肥満が始まった時期・動機と進行速度	1. 肥満の有無・種類・程度の明確化 2. 肥満と随伴症状の発生時期と現在までの経過の明確化 3. 肥満の原因・誘因とそのメカニズムの明確化 4. 肥満の「成り行き」の明確化

2. 肥満の随伴症状の有無と程度（基6の活用）

  1）体動時の呼吸促迫、動悸

  2）のぼせ感、暑さに対する耐性減弱、多汗、湿疹、皮膚炎、陰部瘙痒感

  3）股・膝関節痛、腰痛、背部痛、頭痛

  4）下肢浮腫、易疲労、運動量の減少

  5）便秘、胸やけ

  6）不眠など

3. 単純性肥満の主な原因・誘因と程度（基5の活用）

  1）遺伝的要因と親からの生活習慣・環境の伝播：両親・同胞の肥満の有無、成長状況、親の食生活パターンや運動量など

  2）食事性要因（食習慣、嗜好）：食事回数、食事量、食事時刻、食事摂取所要時間、食事環境、外食・間食の状況、好み（偏食）の有無と内容など

  3）社会的・環境的要因：家庭や職場環境、労働・宴席状況など

  4）精神心理的要因：精神的ショック、ストレス、葛藤の有無、欲求不満など

  5）相対的運動不足：活動・運動状況

4. 症候性肥満の主な原因・誘因と程度（基5の活用）

  1）中枢性要因

    （1）前頭葉性、（2）視床下部性

  2）内分泌異常

    （1）クッシング症候群、（2）甲状腺機能低下症、（3）インスリノーマ

  3）薬物性

  4）遺伝子変異

5. 肥満に対する診察と検査の結果（基8の活用）

  1）診察・測定

    （1）視診、触診、聴診、（2）身長、体重、腹囲、胸囲、皮下脂肪厚、体脂肪率、BMI、標準体重、体温、脈拍、呼吸、血圧など

  2）検査

    （1）血液一般検査、（2）血液生化学検査、（3）尿一般検査、（4）心電図、（5）内分泌学的検査、（6）脂肪分布検査、（7）X線検査、（8）腹部超音波検査

6. 肥満に対する治療内容と効果・副作用（基9の活用）

  1）食事療法

  2）運動療法

  3）行動（修正）療法

  4）薬物療法

  5）外科的療法

▶症候性肥満（二次性肥満）であっても、単純性肥満の原因・誘因の有無をみることが大切である。

▶肥満のアセスメント・診断に際しては、肥満の日常・社会生活への影響、随伴症状、「成り行き」にあげた身体的・精神心理的・社会的問題の出現の有無を重視する必要がある。

▶「成り行き」として以下の問題を生じやすい。

  1）肥満による健康障害

    （1）**心臓**：体重に比例する心送血量の増加に伴う心負担の増大による**狭心症、心筋梗塞**など

    （2）**血管系**：肥満に伴って増加する血中コレステロール、β-リポ蛋白の血管壁への沈着による**動脈硬化、脳梗塞、高血圧、静脈瘤、高中性脂肪血症、高インスリン血症、HDL（高比重リポ蛋白）の低下**。加えて過体重による圧迫部位の栄養・酸素不足、摩擦、抵抗力の低下などによる**身体損傷、感染、褥瘡**など

    （3）**肝臓・胆嚢系**：肥満者に多い脂肪肝による**動脈硬化**。加えてコレステロール過飽和胆汁による**コレステロール結石**など

    （4）**呼吸器系**：縦隔内、腹壁、腹腔内への脂肪沈着による**呼吸運動の抑制**とそれによる**睡眠時無呼吸症候群**、加えて肺胞レベルの**ガス交換障害、循環障害**、ひいては**低酸素血症、高炭酸ガス血症**など

    （5）**内分泌系**：肥満に伴う体内ケトン体の産生亢進と、腎臓からの尿酸排出の抑制による**高尿酸血症（痛風）**。また、肥満に伴う耐糖能の低下による**糖尿病**や血中コレステロールの増加による**脂質異常症（高脂血症）**など

    （6）**性・生殖器系**：肥満による**月経異常（月経周期異常、無月経）、卵巣機能異常、妊娠・分娩時の合併症（妊娠高血圧症候群、妊娠糖尿病）、出産時のリスク（微弱陣痛、巨大児による帝王切開）、不妊、性欲減退、性器短小**など

    （7）**骨格系**：肥満に伴う過体重による**変形性股関節症、変形性膝関節症や腰痛**など

    （8）**皮膚・粘膜**：肥満に伴う暑さに対する耐性減弱、多汗、抵抗力の低下などによる**湿疹、**

7. 肥満の「成り行き」の有無と程度（基7の活用）
8. 肥満と検査・治療などに対する患者や家族の反応と期待

皮膚炎、陰部瘙痒症や腰痛など

2）肥満に伴う呼吸・循環器系をはじめとする重要臓器の負担増大による**手術・麻酔の困難・危険性**

3）過体重に伴う体動・運動能力の低下や下肢の関節痛ならびに呼吸・循環器系の負担増大などによる**日常生活動作行動の低下**

4）肥満とそれに伴うセルフケア不足、他者の反応、他者自己の想定などによる**ボディイメージの混乱、自尊感情の低下、抑うつなどの精神心理的問題の増大**

5）肥満と、それに伴うボディイメージの混乱、自尊感情の低下などによる**就業の制約や社会活動の低下、人間関係の狭小化、引きこもりなどの心理社会的問題**など

第3段階　看護計画の立案

● **目標設定の視点**
1. 誤ったボディイメージをいだいている場合は修正できる。
2. 治療法、とくに食事・運動療法と薬物療法、行動（修正）療法などを家族の協力を得て主体的に実践し、自己管理できる。
3. 肥満の随伴症状が減少する。
4. 体重が減少し、標準体重に近づけることができる。
5. 少なくとも「成り行き」にあげた問題を起こさない。

● **対策の立案**　　対象固有の肥満の原因・誘因ならびに、それによる発生・悪化のメカニズムをふまえたうえで対策を選択・決定する必要がある。　　　　　　　　　　　（基1～9の活用）

対策の種類	対策の根拠
観察（OP） 1. 肥満の程度（体重、身長、胸囲、腹囲、皮下脂肪厚、体脂肪率、体温、脈拍、呼吸、血圧、BMIなど）の変化 2. 肥満の随伴症状の変化 3. 肥満の原因・誘因の増減 4. 肥満に対する診察と検査結果の変化 5. 肥満に対する治療内容と効果・副作用の増減 6. 肥満の「成り行き」の有無と程度 7. 肥満と検査・治療（とくに食事・運動療法、行動療法の実施状況）などに対する患者や家族の反応と期待	1～7の観察項目は、その患者が目標に近づいているか否かを端的に表す情報となる。 　とくに、食事・運動療法、行動（修正）療法を自ら積極的に行っているか否かを注意深く観察する必要がある。 ▶ 肥満の程度の変化については、体重、BMI、皮下脂肪厚、ウエスト周囲径、CT検査値などを活用して、これらの増減と飲食の内容・量・回数・摂食方法、運動などの増減因子との関係を自ら認識できるよう表、グラフなどの記録（**ダイエットダイアリー、図10**）を勧める。これらの記録は、自分の過食助長因子を自分自身で見出すのみで

観察（OP）

※観察の細かい項目は、アセスメント・診断段階と
　同じであるため省略する

なく、少しの努力の積み重ねが肥満解消につな
がっていくことを認識させ、主体的・積極的な食
事療法、運動療法、薬物療法、行動療法などの
実践を促進する源になる。

▶ 症候性肥満の場合は、原疾患の病状の変化も同
　時に肥満の経過を併せて観察・分析する必要があ
　る。

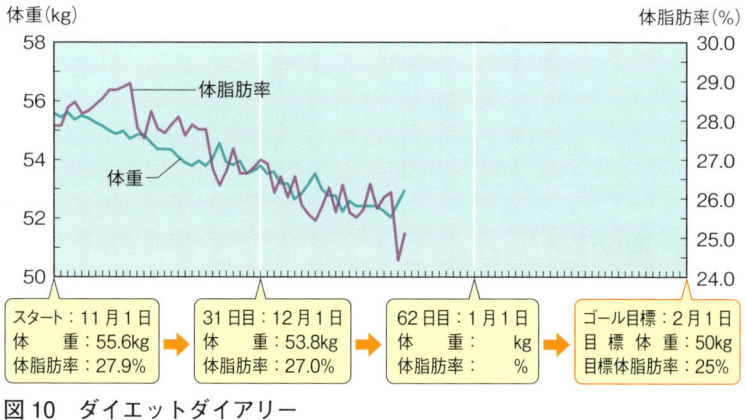

図10　ダイエットダイアリー

看護療法（TP）

1. 食事療法の管理

1）摂取エネルギーの設定

▶ 生命維持や生活活動に使う消費エネルギーより
摂取エネルギーを少なくする。それによって、
蓄積している体脂肪を消費エネルギーとして使
って減量をはかる。体脂肪1kgは7,000kcalの
エネルギーをもっていることから、一定期間に
体重1kgを減量するには、その期間内に摂取量
を合計7,000kcal減らさなければならない。摂
取エネルギーの算出にあたっては、性、年齢、
運動量（表6-1）、6-2）、表9）などを基盤に検
討して決定する。（基2、3、5、9の活用）

表9　生活活動強度と1日の体重当たり所要エネルギー量

生活活動強度	職種など	体重当たり必要エネルギー量（kcal/kg）
Ⅰ．軽い	一般事務、管理職、技術者、幼児のいない専業主婦	25 ～ 30
Ⅱ．中等度	製造・加工業、サービス業、販売員、幼児のいる主婦	30 ～ 35
Ⅲ．やや重い	農業、漁業、建設作業員	35 ～ 40
Ⅳ．重い	農繁期の農作業、林業、プロスポーツ選手	40 ～

表 10　同種食品の 1 単位（80kcal）当たり重量表

カロリーの高い食品	目安量	重量（g）	カロリーの低い食品	目安量	重量（g）
牛サーロイン肉脂身あり		35	牛もも肉脂身なし		70
豚ロース肉脂身あり		25	豚もも肉脂身なし		65
鶏胸肉皮つき		40	鶏胸肉皮なし		70
豚挽肉		30	豚もも挽肉		65
ロースハム	2.5 枚	40	ボンレスハム	4 枚	65
まぐろトロ	1〜2 切れ	25	まぐろ赤身	4〜5 切れ	65
いわし	1/2 尾	40	たら	大 1 切れ	115
ツナ缶油漬け		30	ツナ缶水煮		80
チーズ	厚さ 8mm1 枚	24	カッテージチーズ		80
濃厚牛乳		120	低脂肪牛乳		160
ヨーグルト	1/2 カップ	110	無糖ヨーグルト	2/3 カップ	135
生クリーム	大さじ 1.3	19	エバミルク	大さじ 4	60
マーガリン	大さじ 1 弱	11	低熱量マーガリン	大さじ 1.5	20
ドレッシング	大さじ 1.5	21	自家製ドレッシング 油：酢＝ 1：2	大さじ 2 弱	29
マヨネーズ	大さじ 1 弱	12	低熱量マヨネーズ	大さじ 1.5	23
ジャム	大さじ 1.3	30	低熱量ジャム	4/5 カップ	210

<摂取エネルギー算出方法>

- 標準体重を求める：身長 m² × 22
- 生活活動強度に応じた必要エネルギーを選ぶ。
- 指示エネルギー量 kcal ＝
  標準体重 kg ×必要エネルギー量 kcal

例：身長 156cm 、生活活動強度 I の人の
　　指示エネルギー量 kcal
　　　（1.56）² × 22 × 25 ＝ 1,338kcal

▶牛・豚肉など同じ食品でもその部位によりエネルギーの低いものがあるので、それらを使用するよう勧める（**表10**）。（基 2、3、5、9 の活用）

（1）低カロリーで満腹感を得る食べ方の工夫

▶最初に野菜・汁物を摂取すると、早目に満腹感を得られることから、その後の食物摂取量を減少させ、結果的に総摂取エネルギーを抑制できる。

▶同じ素材を使った料理でも「炒める」「揚げる」よりも、「ゆでる」「焼く」ほうがカロリーが低い。

（2）アルコールの制限

▶アルコールは高カロリーであると同時に、食欲増進作用がある。さらにアルコールは、脂肪に転換しやすく、脂肪肝や体脂肪増加につながりやすい。

（3）砂糖の制限

▶コーヒー・紅茶の摂取は自由であるが、カロリーの高い甘味料の使用は、カロリー制限にとって不適切である。清涼飲料水やスポーツドリンクなど、糖質を多く含む飲物の摂取には注意が必要である。

2）栄養素のバランス

▶エネルギー摂取は、三大栄養素の各働きに応じて、適切に配分する必要がある。現在、わが国の成人の平均的な**栄養配分**は、蛋白質 15%、脂質 25%、糖質 60%といわれているが、食事療法では総摂取エネルギーを制限するために蛋白

質の割合をやや多くして25%、脂質15%、糖質60%が妥当とされている。(**基**3の活用)

<table>
<tr><td rowspan="30">看護療法（TP）</td></tr>
</table>

看護療法（TP）

(1) 糖質

▶**糖質**は、脳・神経系のエネルギー源として重要であるが、体脂肪に転換されやすいので減らす必要がある。しかし、糖質の極端な制限は、体内の血糖の円滑な調整を妨げて、低血糖を起こすことがある。また糖質の欠乏は、体内の蛋白質や脂質を急激に分解させる。とくに脂肪組織から脂肪酸が多量に動員されて β 酸化が亢進すると、ケトン体が過剰に生じて**ケトーシス（ケトン血症）** を引き起こすので危険である。

(2) 脂質の制限

▶**脂質**は、カロリーが高いため制限する。しかし、脂溶性ビタミンA・D・E・Kは、脂質と一緒に吸収されるので、脂質の極端な制限はこれらの吸収を妨げる。したがって、植物性油脂を適度に摂取する。

(3) 蛋白質の確保

▶内臓器官や筋肉を構成している**蛋白質**は、毎日代謝されるため、それが補給されないと組織の消耗や萎縮が生じ、倦怠感や脱力感をまねき、日常生活に支障をきたす。最低量の確保には、1日当たり [蛋白質必要量 g ＝標準体重 kg × 0.7 ～ 1.0] を必要とする。

(4) 不足しがちなビタミンとミネラルの補給

▶**減食療法**中には、栄養素の偏りのために、左記の①～④の栄養素が不足する危険性がある。したがって、これらの栄養素を多く含む食品と調理方法などについて患者の嗜好も含めて患者、家族、栄養士などと一緒に検討できるよう連絡・調整することが望ましい。下記は、各栄養素を多く含む食品の例である。

①脂溶性ビタミン A・D

▶肝油、肝臓、ウナギ、卵黄、焼のり、ニンジン、緑黄色野菜など

②水溶性ビタミン B₁

▶米ぬか、豚肉、大豆、卵黄、肝臓、ウナギ、玄米、小麦など

B₂

▶肝臓、納豆、卵、牛乳、ホウレン草、小松菜など

ナイアシン（ニコチン酸）

▶米ぬか、肝臓、イワシ、マグロ、カツオ、玄米、肉など

C

▶緑茶、レモン、イチゴ、ミカン、ピーマン、緑黄色野菜など

③体重の2%を占め、その99%が骨と歯の主成分になり、また血液凝固や血液のpH調節、筋肉の収縮や神経の刺激伝達などに関与する Ca

▶牛乳、チーズ、大豆、卵黄、小魚、キャベツなど

④ヘモグロビン鉄として血中酸素の運搬、

▶Fe の吸収促進のために肉や魚とビタミン C を

ミオグロビン鉄として筋肉の酸素利用などに関与する Fe	多く含む果物や緑黄色野菜の同時摂取を奨励。（食品は「**37** 貧血」p.580 を参照）
（5）食物繊維食品	▶肥満者には便秘症が多いので、食物繊維によって便通を整えることも減量の効果を高めるのに役立つ。
3）食習慣の改善	▶摂取カロリーを抑えても、体脂肪が蓄積されやすい誤った食習慣のままだと食事療法の効果を期待できない。したがって、食事療法は、行動（修正）療法と併用することが重要である。
2. 運動療法時の援助	▶身体的トレーニングとしての運動は、消費エネルギーの増大と体脂肪消費による減量、基礎代謝の亢進、脂肪合成の抑制、インスリン感受性の向上、ストレス解消による過食の防止などにつながり、減量に有効である。しかし、運動による消費エネルギー自体は、必ずしも大きいものではなく、適度な運動は、食欲を増進し、かえって体重増加をまねくこともある。したがって、運動療法は、食事療法の補助手段として併用する。運動療法は、食事療法による体力低下や筋肉量減少などを予防する効果もある。（**基** 3、5、9の活用）
3. 行動（修正）療法：適切な食習慣の認識と確立 　1）**過食助長因子除去のポイント** 　　（1）定刻どおりの食事摂取 　　（2）間食・夜食の禁止 　　（3）食物をそばに置かない 　　（4）ながら食いの禁止（食事や物を食べる場所の限定） 　　（5）咀嚼法（咀嚼回数を決める） 　　（6）咀嚼法による食事時間の延長 　　（7）箸置き（一口飲み込んだ後にいったん箸を食卓に置く） 　　（8）食事の間に数回休みを入れる（食事のペースを遅くする） 　　（9）一口残す習慣をつける 　2）**調理や食事環境・食べ方の工夫** 　　（1）計量する習慣をつける 　　（2）食前のコップ1杯の飲水や生野菜の摂取、また小さめの食器類の使用などを勧める 　　（3）時間をかけて十分に咀嚼し、素材を味わって食べる 　　（4）味付けは薄味にし、ご飯を食べすぎないようにする	▶**行動（修正）療法**は、日常生活におけるどのような行動が肥満と結びついているかを明らかにし、そこに働きかけて減量を長期間継続することを目的としている。不適切な食習慣を自ら改善するには、食事内容・体重を記録・検討していくことがとくに重要である。また、食事回数の過不足、どこでも食べるなどの問題行動についても注意をはらう。（**基** 5、9の活用） ▶肥満者の食行動の特徴は、1日の摂取量のみならず、1回の摂取量が多い、ながら食い、粗噛み、早食い、まとめ食い、夜食症候群、頻回の間食、甘味への執着、気晴らし食い、イライラ食い、残飯食い、つきあい食い、衝動食いなど不適切であることが多い。したがって、その患者の**過食助長因子**を明確にして、それらを除去することが重要である。また、それぞれの患者が左記の1)-(1)〜(9)や2)-(1)〜(7)のどの行動に問題をもっているかを明らかにできるよう患者・家族と一緒に検討する。なお行動修正のステップとその内容については**表7**を参照されたい。（**基** 5、9の活用）

看護療法（TP）	（5）食べる分量を把握するために、盛り付けは1人分ずつにする （6）食卓の外観を工夫して食事の満足感を得られるよう演出する （7）ゆっくりとした気分で食べられるよう、会話を楽しみながら食事をする	
	4. 薬物療法の管理	▶肥満に対する薬物療法には、確実に奏効するものが少ないため、行動療法と指導管理のもとでの服用をすすめる。また、「やせ薬」への依存傾向や副作用の発現に十分注意する。（基9の活用）
	5. 清潔 　1）皮膚の保清 　2）下着の素材選択 　3）入浴の励行	▶肥満者は、発汗しやすく、皮膚どうしの接触面積も広いことなどから汗疹が生じやすいため、下着には吸湿性・通気性のあるやわらかい綿素材のものを使用し、頻回に取り替える。（基6の活用） ▶入浴は、エネルギーを消費し、発汗を促し、皮下脂肪を少なくするなどの効果がある。（基3の活用）
	6. 規則正しい生活の励行	▶肥満者は、一般に動作が緩慢で疲れやすいために運動量が低下する傾向があり、肥満をますます増強しやすい。したがって、起床から就寝に至る生活スケジュールを定め、そのなかに運動を取り入れ、規則正しい生活習慣を日頃から身につける必要がある。（基3、5の活用）
	7. 精神心理的支持	▶肥満者は、一般に**ボディイメージの障害**、**自尊感情の低下**などから社会生活をせばめたり、内向的になったりする。その結果、欲求不満や精神不安定を引き起こし、そのはけ口として過食になり、さらに肥満を増強するというように悪循環を引き起こしやすい。したがって、これらの精神心理的問題への理解と同時に、外観・容姿への配慮を一緒に検討し工夫する。（基3、5、9の活用）
教育（EP）	1. 前記の観察項目（OP）2、7の主観的データを報告できるように指導する	▶治療の効果、治療法の妥当性を評価するには、患者、家族の主観的情報の提供が重要になる。
	2. 前記の看護療法（TP）項目1～6の必要性を説明し、患者ならびに家族が積極的に参加し、さらに自己管理できるよう指導する	▶肥満の治療は、長期間を要し、かつ患者・家族が忍耐強く管理しなければ好転しにくい。したがって、彼らが自ら治療に参加できるような指導、とくに行動（修正）療法が重要である。（基9の活用） 不適切な食習慣を自ら改善するには、食事内容・体重を記録・検討していくことがとくに重要である。**食行動質問表**（**表11**）を用いると食行動の

「ずれ」や「くせ」が、食事場面以外にもあることに気づくことができ、有用とされている。また、体重や食事内容を日々記録することも、食行動の問題点の抽出に重要である。さらに、食事回数の過不足や、どこでも食べるなどの問題行動の防止対策についても具体的に助言・指導する。

表11　食行動質問表

| 氏名（　　　　　　　　　　）年齢（　　　）性別（男・女） |
| 身長（　　　cm）体重（　　　kg） |

次に示す番号で以下の問いにお答えください。

1．そんなことはない　2．ときどきそういうことがある　3．そういう傾向がある．　4．全くその通り

1．早食いである …………………………………（　　）
2．太るのは甘い物が好きだからだと思う…………（　　）
3．コンビニをよく利用する…………………………（　　）
4．夜食をとることが多い …………………………（　　）
5．冷蔵庫に食べ物が少ないと落ち着かない…………（　　）
6．食べてすぐ横になるのが太る原因だと思う………（　　）
7．宴会・飲み会が多い………………………………（　　）
8．人から「よく食べるね」と言われる ……………（　　）
9．空腹になるとイライラする………………………（　　）
10．かぜをひいてもよく食べる………………………（　　）
11．スナック菓子をよく食べる………………………（　　）
12．料理があまるともったいないので食べてしまう …（　　）
13．食後でも好きなものなら入る ……………………（　　）
14．濃い味が好みである ………………………………（　　）
15．お腹一杯食べないと満腹感を感じない……………（　　）
16．イライラしたり心配事があるとつい食べてしまう（　　）
17．夕食の品数が少ないと不満である…………………（　　）
18．朝が弱い夜型人間である…………………………（　　）
19．麺類が好きである …………………………………（　　）
20．連休や盆、正月はいつも太ってしまう……………（　　）
21．間食が多い …………………………………………（　　）
22．水を飲んでも太るほうだ …………………………（　　）
23．身のまわりにいつも食べ物を置いている…………（　　）
24．他人が食べているとつられて食べてしまう………（　　）
25．よく噛まない ………………………………………（　　）
26．外食や出前が多い…………………………………（　　）
27．食事の時間が不規則である………………………（　　）
28．外食や出前をとるときは多めに注文してしまう …（　　）
29．食事のメニューは和食よりも洋食が多い…………（　　）
30．ハンバーガーなどのファストフードをよく利用する
　　………………………………………………………（　　）

31．何もしていないとついものを食べてしまう ………（　　）
32．たくさん食べてしまった後で後悔する……………（　　）
33．食料品を買うときには、必要量よりも多めに買っておかないと気がすまない ………………………………（　　）
34．果物やお菓子が目の前にあるとつい手が出てしまう
　　………………………………………………………（　　）
35．1日の食事中、夕食が豪華で量も多い……………（　　）
36．太るのは運動不足のせいだ ………………………（　　）
37．夕食をとるのが遅い………………………………（　　）
38．料理をつくるときには、多めにつくらないと気がすまない
　　………………………………………………………（　　）
39．空腹を感じると眠れない …………………………（　　）
40．菓子パンをよく食べる ……………………………（　　）
41．口一杯詰め込むように食べる……………………（　　）
42．他人よりも太りやすい体質だと思う………………（　　）
43．油っこいものが好きである ………………………（　　）
44．スーパーなどでおいしそうなものがあると予定外でもつい買ってしまう ……………………………………（　　）
45．食後すぐでも次の食事のことが気になる…………（　　）
46．ビールをよく飲む…………………………………（　　）
47．ゆっくり食事をとる暇がない………………………（　　）
48．朝食をとらない……………………………………（　　）
49．空腹や満足感がわからない………………………（　　）
50．お付き合いで食べることが多い……………………（　　）
51．それほど食べてもいないのにやせない……………（　　）
52．甘いものには目がない……………………………（　　）
53．食前にはお腹が空いてないことが多い……………（　　）
54．肉食が多い …………………………………………（　　）
55．食事のときは食べ物を次から次へと口に入れて食べてしまう ………………………………………………（　　）

（大隈和喜：行動修正療法．日本臨牀，61巻（増刊号6），p.631～639，2003）

第3・4段階　　看護計画の立案・実施時の留意点

1. 体重減少のための動機づけ

　体重減少の目標値は、達成感が得られるよう到達可能な数値を段階的に設定する。すなわち、最初の目標体重は少し低めに設定し、その達成によって患者が「自分にはできる」という**自己効力感**をもち、次の段階の目標に向かって動機づけられるよう一緒に段階的に設定することが大切である。加えて目標体重の達成時は、一緒に喜び、称賛することを忘れてはならない。

2. ボディイメージの修正

　肥満の治療開始に際しては、ボディイメージに関する自己評価をアセスメントする必要がある。肥満者自身に「自分は太っていない」といった病態失認がある場合は、ボディイメージの修正が治療の動機づけや継続にとって重要である。加えて、この現実自己としてのボディイメージと、理想自己として期待するボディイメージとの間に大きなずれがある場合は、そのずれを少なくするための創意工夫について患者と一緒に検討し、自ら積極的に努力できるよう仕向ける。

3. 実践可能な計画表の活用

　運動・食事療法、規則正しい生活リズムの確立・推進には、具体的に実践可能な計画表などを、その人の生活条件をふまえて患者・家族と一緒に立案する。運動・食事療法においては、患者・家族が実践に際して目安・目標となるものを具体的に示すことが重要である。心臓病など、その他の症状を伴う肥満者には、医師と相談し、状態に応じた運動計画を立案する。(基9)

4. 肥満の原因に対する理解

　数年来のダイエットブームによりさまざまな減量方法があるが、これらの多くは「何かによって、楽に、手っとり早くやせる」といったものが多い。減量方法は、自己の肥満の原因についてきちんと理解・認識し、自己の生活を律するというスタンドポイントが基本であることを理解できるよう説明・指導することが大切である。

5. 体重測定の重要性

　体重測定は、肥満のアセスメント・評価をするうえで重要な情報となる。したがって、原則を守り正確に測定することが大切である。しかし、肥満者は、一般に測定をいやがる傾向があるため、必要性や測定法を説明し、必要時付き添って測定する。

6. 運動療法の管理

　運動療法の対象は、単純性肥満である。症候性肥満では、メディカルチェックを受ける必要があり、安易に食事・運動療法を開始することがないよう患者・家族に説明する。

7. 継続的な食事療法

　食事・運動療法の開始当初は、まず身体の水分が抜けることにより体重が目に見えて減少する。しかし、この体重減少は必ずしも体脂肪の減少によるものではないため、しばらくすると減量が停滞してしまう。したがって、このときにこそ継続して減量に取り組み、体脂肪を減少させる継続的な食事療法が必須であることを事前に説明・指導することが重要である。

8. 食習慣の改善

　食生活を確立するには、肥満者の食事に際して摂取エネルギーを抑えるために、p.84 の 3-1)、-2)で述べた「過食助長因子除去の9つのポイント」「調理や食事環境・食べ方の7つの工夫」に加えて、次の改善を必要とする。

　①3食を定時に食べる、②間食の防止。どうしても間食をとらなければならない際は、よく噛まなければ飲み込めない低カロリーの食物（リンゴ、生野菜など）を勧める、③できれば30回を目途にゆっくり噛んで食べ、噛んでいる間は箸を置く、④食事以外の手段でストレスの解消をはかる、⑤どこででも食べるのではなく食事場所を限定する、⑥適量の食品の購入を心がける、などの指導と同時に、⑦家族など周囲の人々からも食習慣の改善についての協力を得るなどが大切である。

9. 水分制限について

　一般に肥満者に対しては、水分制限はとくに必要としない。しかし、水分の過剰摂取は循環器系に負担をもたらすため、制限することもある。

第5段階　評価の視点

1. 目標に近づいたか否か

1) 誤ったボディイメージを修正できたか。

2) 食事・運動療法と薬物療法、行動（修正）療法などを家族の協力を得て主体的に実践し、自己管理できたか。

3) 肥満の随伴症状が減少したか。

4) 体重が減少し、標準体重に近づけたか。

5) 「成り行き」にあげた問題 [1) 肥満による健康障害（心臓血管系、肝臓・胆嚢系、呼吸器系、内分泌系、性・生殖器系、骨格系、皮膚・粘膜）、2) 手術・麻酔の困難・危険性、3) 日常生活動作行動の低下、4) ボディイメージの混乱、自尊感情の低下、抑うつなどの精神心理的問題の増大、5) 就業の制約や社会活動の低下、人間関係の狭小化、ひきこもりなどの心理社会的問題] を起こさなかったか。

2. 看護過程、とくに看護計画の評価・修正

患者や家族の状態や行動が目標に近づいていない場合は、看護過程、とくに看護計画の立案段階のどこに問題があったのか、さらに診断段階に誤りがなかったかなどを追究する必要がある。

引用・参考文献

1) 金澤一郎，永井良三編：今日の診断指針．第7版，医学書院，2015.
2) 中野昭一編：図説・病気の成立ちとからだ［Ⅰ］．普及版，医歯薬出版，2001.
3) 中野昭一編：図説：からだの事典．朝倉書店，2010.
4) 益﨑裕章ほか：肥満とメタボリックシンドローム．臨牀と研究，93(1)，2016.
5) 日本肥満学会編集委員会編：肥満・肥満症の指導マニュアル．第2版，医歯薬出版，2001.
6) 井上修二ほか：肥満症テキスト　正しい知識とダイエットクリニック．南江堂，2004.
7) 大野　誠：肥満症の生活指導行動変容のための実践ガイド．医歯薬出版，2011.
8) 香川靖雄ほか：肥満症－生理活性物質と肥満の臨床．日本臨牀，61(増刊号)，2003.
9) 蒲原聖可ほか編：肥満症診療ハンドブック．医学出版社，2001.
10) メンタルヘルス研究会編［中野弘一］：肥満・やせ・食事．日本図書センター，2002.
11) 井村裕夫ほか編：わかりやすい内科学．第4版，文光堂，2014.
12) 吉松博信：日常臨床に活かす診療ガイドライン　内分泌代謝疾患　肥満症治療ガイドライン2006．診断と治療，96(9)：1674〜1685，2008.
13) 田邉真紀人，岡崎泰一郎：肥満・肥満症の診断と治療．IRYO，63(7)：421〜426，2009.
14) 日本肥満学会肥満症診療ガイドライン作成委員会：日本肥満学会肥満症診療ガイドライン2016．ライフサイエンス出版，2016.
15) 日本肥満学会編：生活習慣病改善指導士ハンドブック．日本肥満学会，2013.
16) 小川　聡ほか編：内科学書．改訂第7版．中山書店，2009.

6 やせ

emaciation

●オリエンテーション・マップ

原因・誘因 (p.90)
1) 体質的要因・遺伝的要因
2) 食事性要因
3) 社会的・経済的・環境的要因
4) 精神心理的要因
5) 相対的運動過剰

→ **単純性やせ**

原因・誘因 (p.90)
1) 食欲低下・食事摂取量の減少
 (1) 視床下部性やせ
 (2) 精神・神経疾患によるやせ
 (3) 食物の摂取障害
 (4) 全身性疾患や妊娠に伴う食欲不振
2) 栄養素の吸収・利用障害
 (1) 栄養素の吸収障害
 (2) 栄養素の利用障害

Ⅰ エネルギー供給不足

1) 代謝・異化の亢進
 (1) 甲状腺機能亢進症
 (2) 褐色細胞腫
 (3) 発熱
 (4) 悪性腫瘍
2) 栄養素の喪失
 (1) 外傷・手術による出血
 (2) 熱傷による体液喪失

Ⅱ エネルギー消費増加

→ **症候性やせ**

随伴症状 (p.93)
1) 食欲低下、食べることへの嫌悪感、味覚の変化、下痢、便秘、腹痛、悪心・嘔吐など
2) 筋萎縮による筋力低下、骨の突出
3) 皮膚の乾燥、粘膜の炎症
4) 易疲労、脱力感、倦怠感、不眠
5) 体温低下、頭重感、めまい、ふらつき
6) 月経異常
7) 爪甲の変化
8) 注意力・集中力・思考力の低下など

成り行き（二次的問題 p.94）
1) やせによって発症しやすい合併症
 (1) 小球性・大球性貧血、(2) 浮腫、(3) 低張性・等張性脱水、(4) 上気道・尿路感染、(5) 転倒・転落、寝たきり状態、褥瘡、(6) 夜盲症、角膜軟化、脚気様症状、口角炎、舌炎、出血傾向、骨軟化症
2) 消化器系の器質的・機能的減弱、加えて咽頭・食道粘膜損傷、肺炎、腹部症状、感染、血栓症、敗血症など
3) 日常生活動作行動や社会活動の低下
4) ボディイメージの混乱、自尊感情の低下、対人関係の狭小化抑うつなど

観察 OP (p.97)

看護療法 TP (p.97)・教育 EP (p.99)

1. 食事療法の管理
2. 安静療法の援助
3. 口腔内の清潔
4. 保温
5. 褥瘡の予防
6. 転倒・転落などの事故防止
7. 精神心理的支持
8. 薬物療法の管理
9. 特殊栄養補給法の管理

1. やせの定義 やせとは、体組織（脂肪・筋肉）が異常に減少している状態である。やせの判定は
BMI（body mass index：体格指数）が 18.5 未満であるが、一般的に治療の対象とし
て考えられるのは標準体重 20%以上の減少がある場合とされている。

2. やせの判定基準 「**5** 肥満」p.65 参照

3. エネルギー代謝過程 「**5** 肥満」p.68 参照

4. 食物摂取の調節機構 「**5** 肥満」p.70 参照

5. やせの分類・原因・誘因ならびにメカニズムと特徴

やせは、身体機能には異常がない体質的なやせ、つまり**単純性やせ**と、原因疾患が
明らかな**症候性やせ**に大きく分けられる。したがって、体重がいつごろから、どれく
らいの期間に、どれくらい減少したかを知ることが重要である。単純性やせのなかで
最も頻度が高いのは**体質性やせ**であり、症候性やせのなかでは**消化器系疾患によるや
せ**が最も多い（**図1**）。

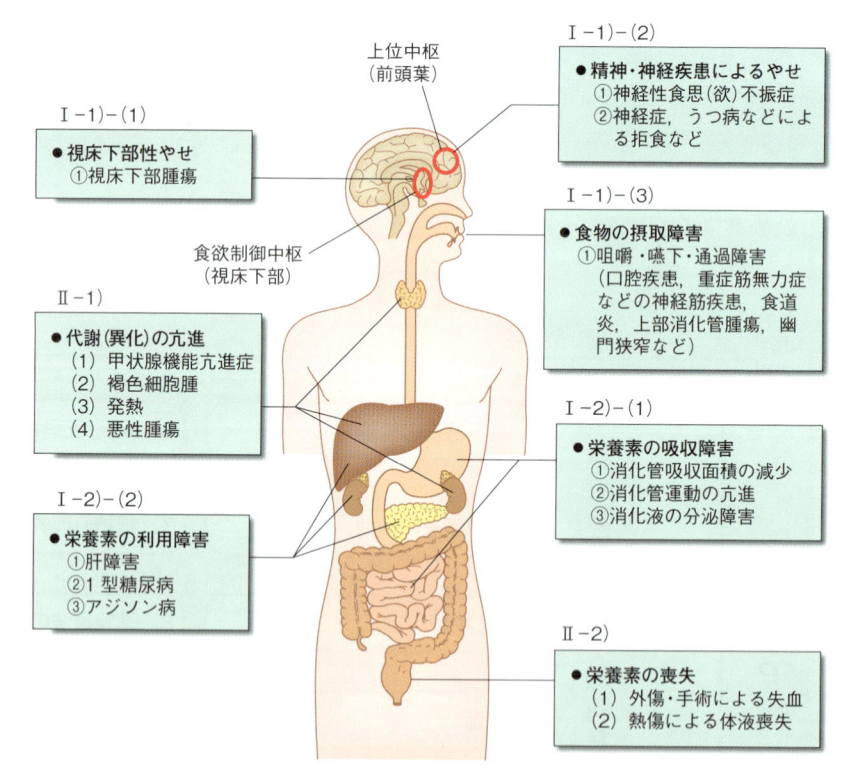

注1）Ⅰ：エネルギー供給不足　Ⅱ：エネルギー消費増加
注2）「Ⅰ-1)-(4)全身性疾患や妊娠に伴う食欲不振」は全身性であるために図示していない。
　　しかし、全身状態の悪化によってやせの大きな成立要因になることから留意する必要がある。

図1　症候性やせの成立機序

体重減少、やせは、（エネルギー供給）＜（エネルギー消費）の状態が持続したときに生じる。すなわち、エネルギー消費がエネルギー供給を上回る状態が続くと、全身へのブドウ糖の供給のために肝臓は貯蔵しているグリコーゲンを分解する。そしてその分解が限界に達すると、体内の脂肪、蛋白質の分解が始まり、これらによってやがて体重減少、さらにやせが生じてくる。

エネルギー供給の減少は、何らかの要因によって生じた「食欲不振」による飲食物の摂取量の低下によって生じる。加えて摂食行動に必要な一連の身体構造・機能である摂食動作、姿勢保持、口腔機能ならびに嚥下・消化・吸収・同化・排泄機能などの1つ以上の障害が、エネルギー供給減少の大きな原因・誘因になる。

一方、エネルギー消費の増加は、後述する種々の疾患、とくにホルモン疾患、発熱性疾患、悪性腫瘍などによる基礎代謝の亢進によって生じる。また、基礎代謝の亢進以外の運動、労働、日常生活活動などに対するエネルギー消費亢進もエネルギー消費全体の増加要因になる。

分類	主な原因・誘因	メカニズムと特徴
単純性やせ	1) **体質的要因（体質性やせ）・遺伝的要因**：両親・同胞のやせの有無、成長状況など 2) **食事性要因（減食、嗜好）**：食事回数、食事量、食事時刻、食事摂取所要時間、食事環境、外食・間食、偏食などにおける問題 3) **社会的・経済的・環境的要因**：家庭・経済状況、労働・休息状況などにおける問題 4) **精神心理的要因**：精神的ショック、ストレス、葛藤、欲求不満など 5) **相対的運動過剰**：過少な食事摂取量に加えて異常なほどの運動へのこだわり	▶単純性とはいうものの、その実態はさまざまな因子が複雑に関与している。意識的に食事摂取量を制限して減量を行うことにより「やせ」になった人もいる（ボクシングの選手など）。このように「やせ」そのものが健康を障害するとは限らず、やせていても健康感にあふれ、日常生活に支障をきたさない人も多い。しかし、反対に不定愁訴を多くもち、低血圧、内臓下垂などを伴う人もいる。また、やせの原因として各種内分泌系機能の関与も考えられている。
I. 症候性やせ　エネルギー供給不足	**I-1) 食欲低下・食事摂取量の減少（図1）** (1) 視床下部性やせ 　①視床下部腫瘍 (2) 精神・神経疾患によるやせ 　①神経性食欲不振症 　②神経症、うつ病などによる拒食など	▶外側視床下部の空腹（摂食）中枢がおかされたために摂取しなくなる。尿崩症や下垂体機能低下症を合併することが多い（「**5** 肥満」の項、p.70 **図6** 参照）。 ▶神経性食欲不振症は、一般に若い女性に多い。病態は明らかではないが、視床下部によって調節されている内分泌系と空腹中枢の異常と考えられている。その特徴は、無食欲、やせ願望による摂食拒否、多食、隠れ食いなどの食行動の異常、異常なまでに運動にこだわ

って体重を気にする、さらに体重や体型についてゆがんだイメージをもち、体重増加に嫌悪を示すことが多い。女性の場合は、無月経を伴いやすい。

▶ 精神的疲労、精神緊張、興奮、精神神経症などは、交感神経系を亢進させるために胃腸の機能を低下させ、食欲不振をまねく。

(3) 食物の摂取障害
　①咀嚼・嚥下・通過障害（口腔疾患、重症筋無力症などの神経筋疾患、食道炎、上部消化管腫瘍、幽門狭窄など）

▶ 食欲はあるが、食物摂取に関与する咀嚼や嚥下機能の障害あるいは消化管の狭窄などにより、食物の摂取障害をきたしているために、食事摂取量が減少してしまう。

(4) 全身性疾患や妊娠に伴う食欲不振
　①悪性腫瘍
　②重症感染症
　③中毒
　④尿毒症
　⑤妊娠悪阻など

▶ 悪心・嘔吐、下痢などが繰り返されることによって全身状態が悪化し、食欲不振が引き起こされる。

Ⅰ-2) 栄養素の吸収・利用障害

(1) 栄養素の吸収障害
　①消化管吸収面積の減少（種々の小腸疾患、消化管切除など）

▶ 栄養素を十分摂取しても、腸管からの吸収が障害されると、エネルギーの供給不足を引き起こす。

▶ 小腸疾患は、腸管からの吸収不良をきたす。また、腸管の切除術後などは、吸収面積の減少により吸収量が低下する。

　②消化管運動の亢進（カルチノイド、赤痢など）

▶ カルチノイドなどは、腸管の蠕動運動を亢進させ、栄養の吸収に必要な腸内停滞時間を短縮するために吸収が不良となる。

　③消化液の分泌障害

▶ 慢性膵炎、膵がん、胃切除、無酸症などでは、消化液分泌の減少、ないし消失のために栄養素の吸収障害が起こる。

(2) 栄養素の利用障害

▶ 腸管からの吸収が正常であっても、吸収された栄養素を同化（合成）し、生体内で利用ないし貯蔵する機能が低下しているため、結果的にエネルギー供給不足となり、生命維持や健康に問題が生じる。たとえばアミノ酸から体蛋白の合成ができず、成長が阻害されるなどの問題が生じ、結果的にやせる。

　①肝障害

▶ 肝臓に血液が供給されても、血清アルブミンを合成する能力が低下して栄養素とならない。また、肝細胞の傷害により、ブドウ糖からグリコーゲンへの転化が阻害されるために、グリコーゲンの貯蔵が行われない。

　②1型糖尿病

▶ インスリン欠乏は、糖利用を低下させるため、血液中にブドウ糖が蓄積して高血糖となる。その結果、浸透

Ⅰ. エネルギー供給不足

Ⅰ. 症候性やせ

		圧利尿をきたし、水分および尿糖の排泄が亢進し、結果的にエネルギーの供給不足となる。エネルギー供給不足が続くと、蛋白質・脂肪の異化（分解）が促進されて体重減少をきたす。その特徴は、多飲、多尿、多食とともに急激な体重減少がみられることである。

I. エネルギー供給不足

③アジソン病
▶ 副腎皮質機能が低下することによって、代謝が低下して消費エネルギーが減少する。その結果、食欲が低下し、体重減少をきたす。

症候性やせ II. エネルギー消費増加

Ⅱ-1）代謝（異化）の亢進
▶ 代謝亢進によりエネルギーの消費が増大し、エネルギーの供給が間に合わなくなる。そのため蓄積エネルギーの異化（分解）が促進されて体重減少をきたす。

（1）甲状腺機能亢進症
▶ 甲状腺機能の亢進によって食欲は増進するが、基礎代謝が著しく亢進することによってエネルギー供給が間に合わず、体重減少をきたす。

（2）褐色細胞腫
▶ 副腎皮質や傍神経節にできた腫瘍によってカテコールアミン（アドレナリン、ノルアドレナリン）が過剰に分泌され、代謝や脂肪分解が亢進するために体重減少をきたす。また高血圧をきたすことが多い。

（3）発熱
▶ 基礎代謝は、体温が上昇すると亢進する（1℃上昇で約7〜13%）。したがって、発熱は代謝亢進をまねき、体重減少をもたらす。

（4）悪性腫瘍
▶ 腫瘍の増大による消費エネルギーの増加、代謝異常などが原因である。さらに腫瘍によって消化管が通過障害を起こしたり、心理的ストレスが加わったりすると、体重減少の増強をきたす。

Ⅱ-2）栄養素の喪失
（1）外傷・手術による失血
（2）熱傷による体液喪失
▶ 慢性出血による失血、熱傷による体液の喪失などにより、栄養素が過度に喪失することによって消費エネルギーが増加し、体重減少をきたす。

6. やせの随伴症状

　進行したやせでは、以下の随伴症状を認めることが少なくない。

1）食欲低下、食べることへの嫌悪感、味覚の変化、下痢、便秘、腹痛、悪心・嘔吐など
2）筋萎縮による筋力低下、骨の突出
3）皮膚の乾燥、粘膜の炎症
4）易疲労、脱力感、倦怠感、不眠
5）体温低下、頭重感、めまい、ふらつき
6）月経異常（初経発来遅延、月経周期異常、無月経）
7）爪甲の変化として、横走するくぼみ（ボー線）
8）注意力・集中力・思考力の低下など

6

やせ

7. やせの「成り行き」	1）発症しやすい合併症
（悪化したときの二次的問題）	（1）鉄・蛋白質・ビタミン・葉酸などの不足による**小球性ないし大球性貧血**

1）発症しやすい合併症
（1）鉄・蛋白質・ビタミン・葉酸などの不足による**小球性ないし大球性貧血**
（2）栄養不足、とくに低アルブミン血症による**浮腫**
（3）飲食物摂取障害に伴う NaCl の摂取不足、栄養素の利用障害に伴う尿中への Na^+ の過剰喪失、種々の消化器疾患に起因する嘔吐・下痢に伴う Na^+ の喪失などによる**低張性（ナトリウム欠乏性）脱水**ないし**等張性（混合性）脱水**
（4）低栄養状態、とくに血漿蛋白の減少に伴う生体防御機構の障害による**上気道や尿路などの感染**
（5）倦怠感、めまい、ふらつき、筋力低下などによる**転倒・転落**ならびに**寝たきり状態**、さらに骨の突出、下痢、皮膚の脆弱などが加わることによる**褥瘡**
（6）各種ビタミン欠乏による症候の発症：ビタミン A 欠乏による**夜盲症、角膜軟化**、ビタミン B_1 欠乏による**脚気様症状**、ビタミン B_2 欠乏による**口角炎、舌炎**、ビタミン C 欠乏による**出血傾向**、ビタミン D 欠乏による**骨軟化症**など
2）長期の非経口的栄養法による**消化器系の器質的・機能的減弱**。加えて経管栄養法による**咽頭・食道粘膜損傷、肺炎、腹部症状**などの合併症、またやせに伴う免疫力・体力の低下、高カロリー輸液による**感染、血栓症、敗血症**などの合併症
3）やせと低栄養状態に伴う体力低下、倦怠感、めまい、ふらつき、筋力低下、労作時の不快感や呼吸困難などによる**日常生活動作行動や社会活動の低下**
4）やせと日常生活動作・行動や社会活動の低下などによる**ボディイメージの混乱、自尊感情の低下、対人関係の狭小化、抑うつ**など

8. やせに対する主な診察と検査

やせの検査は、やせがもたらす疾患・異常の有無や程度を知るための検査と、やせの原因疾患の鑑別を目的とする検査に分けられる。

1）診察・測定
（1）視診、触診、聴診
（2）体重、身長、BMI、標準体重、腹囲、皮下脂肪厚、体脂肪率、体温、脈拍、呼吸、血圧などの測定

2）検査
（1）血液一般検査
（2）血液生化学検査：血清総蛋白、血清アルブミン、カリウム、総コレステロール、腫瘍マーカー、HbA1c 、AST 、ALT など
（3）尿一般検査：糖、蛋白質、ケトン体、比重など
（4）尿生化学検査：尿中ウロビリノーゲン
（5）糞便検査：便潜血、脂肪便、便培養、寄生虫卵など
（6）内分泌機能検査：甲状腺機能検査、下垂体-副腎系機能検査など
（7）消化管機能検査：消化吸収試験など
（8）画像診断：CT 、MRI 、超音波検査、X 線検査
（9）内視鏡検査
（10）心理検査など

9. やせに対する主な治療

日常生活に支障のない単純性やせの場合は、とくに治療を必要としない。しかし、機能異常を伴う単純性やせおよび症候性やせでは、その原因・誘因が明らかな場合は、

まずそれらを除去することが大切である。一般には、以下の治療が行われる。

1）食事療法

高蛋白・高エネルギー・高ビタミン食を摂取しやすい献立にする。

食物摂取不能の場合は、高カロリー輸液あるいはチューブを経鼻的に留置するか、経皮内視鏡的胃瘻造設術（PEG：percutaneous endoscopic gastrostomy）などを行う。

2）安静療法

消費エネルギー量を摂取エネルギー量より少なくする。

3）薬物療法

高カロリー輸液、経腸成分栄養剤、食欲亢進薬（胃液分泌の促進、胃運動の亢進）、消化酵素薬など

4）精神心理療法

ストレスの解消、精神的支援、食事環境の調整

● 看護のポイント

第1・2段階　　アセスメント・診断

必要な情報	情報分析の視点
1. やせの有無と程度ならびにその発生時期と経過 （基2の活用） 　1）体重、身長、BMI、腹囲、胸囲、皮下脂肪厚、体脂肪率、体温、脈拍、呼吸、血圧の測定、標準体重 　2）やせのはじまった時期と進行速度 **2. やせの随伴症状の有無と程度**（基6の活用） 　1）食欲低下、食べることへの嫌悪感、味覚の変化、下痢、便秘、腹痛、悪心・嘔吐など 　2）筋萎縮による筋力低下、骨の突出 　3）皮膚の乾燥、粘膜の炎症 　4）易疲労、脱力感、倦怠感、不眠 　5）体温低下、頭重感、めまい、ふらつき 　6）月経異常（初経発来遅延、月経周期異常、無月経） 　7）爪甲の変化として、横走するくぼみ（ボー線） 　8）注意力・集中力・思考力の低下など **3. 単純性やせの主な原因・誘因と程度**（基5の活用） 　1）体質的遺伝的要因：両親・同胞のやせの有無、成長状況など 　2）食事性要因（減食、嗜好）：食事回数、食事量、食事時刻、食事摂取所要時間、食事環境、外食・間食の状況、偏食の有無と内容など 　3）社会的・経済的・環境的要因：家庭・経済状況、労働・休息状況など 　4）精神心理的要因：精神的ショック、ストレス、葛	1. やせの有無・種類・程度の明確化。やせの程度の判定には、体重の変化、BMIなどを用いる。 2. やせと随伴症状の発生時期と現在までの経過の明確化 3. やせの原因・誘因とそのメカニズムの明確化 4. やせの「成り行き」の明確化 ▶症候性やせであっても、単純性やせの原因・誘因の有無をみる。また、原疾患の病状把握も重要である。 ▶やせのアセスメント・診断に際しては、やせによる精神心理的問題ならびに日常・社会生活活動の障害の有無と程度にも注目する必要がある。 ▶「成り行き」として以下の問題を生じやすい。

藤の有無、欲求不満など

5）相対的運動過剰：過小な食事摂取量に加えて異常なほどの運動へのこだわり

4. 症候性やせの主な原因・誘因と程度（基5の活用）

A Ⅰ エネルギー供給不足要因

Ⅰ-1）食欲低下・食事摂取量の減少

（1）視床下部性やせ

（2）精神・神経疾患によるやせ

（3）食物の摂取障害

（4）全身性疾患や妊娠に伴う食欲不振

Ⅰ-2）栄養素の吸収・利用障害

（1）栄養素の吸収障害

（2）栄養素の利用障害

B Ⅱ エネルギー消費増加要因

Ⅱ-1）代謝（異化）の亢進

（1）甲状腺機能亢進症

（2）褐色細胞腫

（3）発熱

（4）悪性腫瘍

Ⅱ-2）栄養素の喪失

（1）外傷・手術による失血

（2）熱傷による体液喪失

5. やせに対する診察と検査の結果（基8の活用）

1）診察・測定

2）検査：（1）血液一般、（2）血液生化学、（3）尿一般、（4）尿生化学、（5）糞便、（6）内分泌機能、（7）消化管機能、（8）画像診断、（9）内視鏡検査、（10）心理検査など

6. やせに対する治療内容（原因療法を含む）と効果・副作用（基9の活用）

1）食事療法

2）安静療法

3）薬物療法

4）精神心理療法など

7. やせの「成り行き」の有無と程度（基7の活用）

8. やせと検査・治療などに対する患者や家族の反応と期待

1）発症しやすい合併症

（1）鉄・蛋白質・ビタミン・葉酸などの不足による小球性ないし大球性貧血

（2）栄養不足、とくに低アルブミン血症による浮腫

（3）飲食物摂取障害に伴う NaCl の摂取不足、栄養素の利用障害に伴う尿中への Na^+ の過剰喪失、種々の消化器疾患に起因する嘔吐・下痢に伴う Na^+ の喪失などによる低張性（ナトリウム欠乏性）脱水ないし等張性（混合性）脱水

（4）低栄養状態、とくに血漿蛋白の減少に伴う生体防御機構の障害による上気道や尿路などの感染

（5）倦怠感、めまい、ふらつき、筋力低下などによる転倒・転落ならびに寝たきり状態、さらに骨の突出、下痢、皮膚の脆弱などが加わることによる褥瘡

（6）各種ビタミン欠乏による症候の発症：ビタミン A 欠乏による夜盲症、角膜軟化、ビタミン B_1 欠乏による脚気様症状、ビタミン B_2 欠乏による口角炎、舌炎、ビタミン C 欠乏による出血傾向、ビタミン D 欠乏による骨軟化症など

2）長期の非経口的栄養法による消化器系の器質的・機能的減弱・加えて経管栄養法による咽頭・食道粘膜損傷、肺炎、腹部症状などの合併症、またやせに伴う免疫力・体力の低下、高カロリー輸液による感染、血栓症、敗血症などの合併症

3）やせと低栄養状態に伴う体力低下、倦怠感、めまい、ふらつき、筋力低下、労作時の不快感や呼吸困難などによる日常生活動作行動や社会活動の低下

4）やせと日常生活動作・行動や社会活動の低下などによるボディイメージの混乱、自尊感情の低下、対人関係の狭小化、抑うつなど

第3段階	看護計画の立案

● **目標設定の視点**　1. 誤ったボディイメージを抱いている場合は、修正できる。
　　　　　　　　　　2. 食事療法を適切に実践し、自己管理できる。
　　　　　　　　　　3. 体重が増加し、標準体重に近づく。
　　　　　　　　　　4. 少なくとも「成り行き」にあげた問題を起こさない。

● **対策の立案**　　　対象固有のやせの原因・誘因ならびにそれによる発生・悪化のメカニズムをふまえたうえで対策を選択・決定する必要がある。　　　　　　　　　　　（基 1～9の活用）

	対策の種類	対策の根拠
観察（OP）	1. やせの程度（体重、身長、BMI、腹囲、胸囲、皮下脂肪厚、体脂肪率、体温、脈拍、呼吸、血圧、など）と変化 2. やせの随伴症状の変化 　1) 食欲低下、食べることへの嫌悪感、味覚の変化、下痢、便秘、腹痛、悪心・嘔吐など 　2) 筋萎縮による筋力低下、骨の突出 　3) 皮膚の乾燥、粘膜の炎症 　4) 易疲労、脱力感、倦怠感、不眠 　5) 体温低下、頭重感、めまい、ふらつき 　6) 月経異常（初経発来遅延、月経周期異常、無月経） 　7) 爪甲の変化として横走するくぼみ（ボー線） 　8) 注意力・集中力・思考力の低下など 3. やせの原因・誘因の増減 4. やせに対する診察と検査結果の変化 5. やせに対する治療内容と効果・副作用 6. やせの「成り行き」の有無と程度 7. やせと治療（とくに食事療法の実施状況）などに対する患者や家族の反応と期待 ※観察の細かい項目は、アセスメント・診断段階と同じであるため省略する	左記の1～7の観察項目は、その患者が目標に近づいているか否かを端的に表す情報となる。 ▶ やせの程度の変化については、体重、BMI、皮下脂肪厚などの増減とその増減因子、とくに食欲ならびに飲食の内容・量・回数・摂り方などとの関連性を自ら認識し、その改善に努力したり、治療上の資料提供ができるよう記録を勧める。ただし、この記録が食欲低下につながらないよう注意する。 ▶ 症候性やせの場合は、原疾患の病状と治療効果・副作用などの変化を合わせて観察する必要がある。 ▶ やせや食事療法に対する患者・家族の気持ちを十分聴き、それらを次の療法や教育指導に活かすことが重要である。
看護療法（TP）	1. **食事療法の管理** 　1) 高蛋白、高エネルギー、高ビタミン	▶ 貯蔵脂肪をつくり出すために、消費エネルギーよりも摂取エネルギーを多くする。食事は栄養価が高く、吸収されやすいものを摂取することが望ましい。したがって、一般に糖質と蛋白質を十分にとり、脂肪は消化吸収障害を起こしやすいので、総エネルギーに対して30%前後の比率にとどめておくことが望ましい。また、蛋白

質は、体重 1kg 当たり 1.2 ～ 1.5g が適当であるといわれている。（**基** 3、5、8、9 の活用）

2）消化吸収のよい食品の選択

▶やせている患者の多くは、**摂取障害**か**吸収障害**のいずれか、あるいは両方の障害をきたしている。したがって、とくに食欲不振によって摂取障害がある患者には、視覚、嗅覚、味覚、聴覚、温度覚などの感覚がとらえる食物が大脳を介して空腹中枢を刺激できるよう配膳全体について工夫し、少量でも経口的に摂取を促すことが大切である。また、家族などの協力も得て、患者の食物の好みを明らかにし、好きなものから摂取を勧めるのも一方法である。（**基** 3、5、9 の活用）

3）水分の多い食品を避ける、また摂取の順序を考慮する

▶水分の多い食品は、量の割に栄養価に乏しいものが多い。また、容易に満腹感をもたらすため栄養素やエネルギーの摂取量が不足してしまうことから、摂取の順番を後にまわすなど工夫する。（**基** 3、5、9 の活用）

4）食事時間・回数の調整

▶不規則な食事は、胃粘膜を弱くして消化吸収に悪影響を及ぼすため、規則正しくする。また、食欲不振の患者は、少量で満腹感を感じることが多いため、食事回数を多くして摂取総量を増やすことも有効な一方法である。
（**基** 3、5、9 の活用）

5）調理方法と盛り付けの工夫

▶調理・盛り付けの工夫は、食欲を増進させ、食事摂取量を増やす。胃液分泌が不足状態のときは、調味料として酢を用いる。また患者の好みをふまえて、ゆず、しそ、レモン、さんしょう、生姜などの香りのある食品を調理や盛り付けに用いることでも、食欲を増進させることがある。
（**基** 3、5、9 の活用）

6）食事環境の調整

▶食欲をそそる色彩、食形態、味付けなどと同時に口腔と歯牙の状態を考慮し、加えて食事環境を工夫する。またいつでも食物を気軽に口にすることができるよう工夫して食事摂取量を増やす。

2．安静療法の援助
1）活動の制限
2）食後の安静確保
3）精神心理的・身体的苦痛の除去

▶精神活動および身体活動におけるエネルギー消費を最小限にとどめる。とくに、食後の安静は、消化管への血液循環を促進させ、消化吸収を効率的にする。（**基** 3、9 の活用）

3．口腔内の清潔

▶食欲低下患者は、唾液分泌が減少していることが多く、口腔内が不潔・不快になりやすい。口腔は、食物を摂取する入り口であることから、口腔の不快は食欲の減退につながる。そのため、

看護療法（TP）		常に口腔内を清潔に維持しておく必要がある。また、**保清**は抵抗力が低下している患者の感染防止にとって必須である。
	4. 保温	▶貧血、低蛋白血症がある場合には、一般に抵抗力が低下するため、感冒などに罹患しないよう保温に注意する。また、体表からの体温喪失を最小限にするためにも患者の好みを加味した保温が必要である。（基 3、6、7 の活用）
	5. 褥瘡の予防 　1）体位変換 　2）保清 　3）マッサージなど	▶やせている患者は、自力による体位変換ができなかったり、骨の突出部が多いことなどから**褥瘡**が発生しやすい。（基 6、7 の活用） ▶局所のみならず背部全体のマッサージは、身体全体の血液循環の促進に役立ち、さらに気分を落ち着かせたり、入眠に効果がある。
	6. 転倒・転落などの事故防止	▶やせている患者は、筋力が低下し歩行が不安定になったり、衰弱によって歩行困難になったりすることが多いことから、環境調整に気を配り、各患者の個別性をふまえて安全性を確保する。（基 6 の活用）
	7. 精神心理的支持	▶やせている患者は、些細なことに思い悩んだり、やせそのものを生命力の衰えと思い込み、不眠さらに闘病意欲を減退させてしまうことが多い。したがって、少しの好転や患者の努力などを自ら認識できるよう工夫したり、肯定的評価を行う。とくにいつでも患者の話を十分聴き、精神的に保護・支持する必要がある。（基 6、7 の活用）
	8. 薬物療法の管理	▶精神・神経疾患によるやせの患者には、睡眠薬や抗精神薬を用いることがあるが、必要以上の常用は避けるとともに、その副作用にも注意する。（基 9 の活用）
	9. 特殊栄養補給法の管理	▶経管栄養法は、その注入物の内容・速度・温度などによって腹部症状を起こすことがある。また高カロリー輸液では、感染症、代謝異常などを生じやすい。したがって、慎重に取り行うと同時に、異常の早期発見のために十分な観察を行い、併せて患者に自覚症状の早期報告を依頼する。（基 8 の活用）
教育（EP）	1. 前記の観察項目 2 の主観的データを報告できるように指導する	▶治療の効果、治療法の妥当性を評価するには、患者の主観的情報の提供が重要になる。
	2. 前記の看護療法項目 1〜6、8、9 の必要性とその方法を患者と家族に説明・指導する	▶やせの治療は長期間を要することから、患者・家族が忍耐強く自己管理しなければ好転しにくい。

したがって、患者・家族が自ら治療に参加できるよう彼らの諸条件をふまえて一緒に検討し、具体的に指導する。（基 5、6、9 の活用）

第3・4段階　看護計画の立案・実施時の留意点

1. 体重測定時の注意

やせのアセスメントや評価にとって、体重や身長は重要な情報となるが、極度にやせていたり衰弱している患者の測定時は、苦痛を少なくし、安全を守るために適切な体重測定の器具を選択し、必要時付き添う。

2. 食欲の回復を第一に

食欲不振のある患者は、食事制限がない限り、栄養価よりもまず食べたいものを勧めて食欲の回復を待つと同時に少しの好転も見逃さず、肯定的な評価が重要である。加えて長期間臥床患者には他動・自動的な関節可動域運動やマッサージなど、また歩行可能な患者には、息苦しさ、動悸などに注意しながら、呼吸数、脈拍数、血圧値などが3分以内に開始前の値まで戻る程度の散歩や軽い運動などを勧める。これらは、骨・関節の動き・筋肉などの衰え防止のみでなくエネルギー消費量の増加や気分転換にもなり食欲増進、さらに闘病意欲、回復への希望と自信などにつながり、結果としてやせからの脱却に役立つ可能性が大きい。

3. 食事のタイミング

食欲不振の患者は、「食べたくない」と思っていることが多いことから食べることの強要は逆効果となり、悪心や煩わしさをつのらせ、食欲不振をさらに悪化させやすい。したがって、患者を十分に観察し、「食べてみよう」と思ったときに食事ができる工夫とそのタイミングを見計らうことが大切である。

4. 食事の内容・量への配慮、咀嚼の指導

消化吸収機能が低下しているときに急に食事摂取量を増やしても消化管への負担となり、下痢などを発生させてしまう危険性があることから、食事の内容と量については、患者、医師、栄養士などと相談しながら段階的に増やす。

5. 食べ方の順序の工夫と観察

食事療法では、少量で高カロリーのものを摂取できるよう、食べ方の順序を工夫する。たとえば、水分の多い食品や量的にかさむ食品を最初に摂取すると、それだけで満腹感を感じてしまうことから望ましくない。また、砂糖を多く用いた糖質源のものは吸収が早く、血糖値の急速な上昇によって、満腹感を早期に生じさせて食欲を減退させることから、最後の摂取が望ましい。なお、やせている患者は、一般に脱水を起こしやすいことから水分出納に加えて血清 Na^+、血清総蛋白、血漿浸透圧、Ht 値などの検査値や血圧低下、頻脈、倦怠感、頭痛、めまい、口渇などの随伴症状に留意する。

6. 高カロリー輸液・経管栄養法の管理の注意点

経静脈的栄養法で高カロリー輸液を実施している場合は、血栓症、敗血症などの合併症に注意する。また、経管栄養法を施行時は、輸液の量・内容・温度・注入速度などに注意すると同時に咽頭・食道粘膜出血、肺炎、嘔気、嘔吐、下痢、便秘をはじめとする腹部症状などの合併症の予防・早期発見のために観察を密に行う。

7. 苦痛を伴わない排泄の工夫

やせている患者の仙骨部は非常に突出していることから、排泄時に便器が身体に当たって苦痛を伴うことが多い。したがって、スポンジを当てたり、ゴム便器を使用するなどの工夫を行う。

8. 患者の不安や怒りを受容・共感する

やせ患者のなかには、やせ願望、肥満恐怖などを引き起こすゆがんだボディイメージをもつ人もいる。こうした患者は治療の初期段階で抵抗を示すこともあるので、当惑・混乱している患者に対しては、まず不安や怒りを受容・共感するような人間関係を基盤にしたケアを行うことが重要である。加えて、患者が**現実自己**としてのボディイメージなどのようにとらえ、**理想自己**としては、どのようにありたいと期待しているか、

加えて過去における減量体験の有無と内容などについてもチャンスをとらえて聴き出す。そして、現実自己と理想自己のずれをできる限り少なくするための減量以外の創意工夫について一緒に検討する。

9. 家族を含むアセスメントと指導の重要性

やせ患者の治療と看護に際しては、本人のみならず、**重要他者**やその他の家族メンバーが、やせと治療をどのように受け止めているか、またこれまでどのような対応や支援を行ってきたか、現在抱えている問題などを把握する必要がある。とくに神経性食欲不振症患者の場合は、家族メンバーの人間関係における**円環パターン**に焦点を合わせた発症要因の探索も重要であることから、家族全体をアセスメントし、患者と家族自らが円環的思考を基盤にして問題に気づき、根本的な問題解決に全員が取り組めるよう介入することが重要になる。

10. 最小限のエネルギー消費と生理的な経口摂取の回復によるエネルギー供給の最大化

やせている患者の生活管理においては、とくにエネルギー消費を最小にとどめることに視点をおくことが重要である。たとえば、入浴、排泄、歩行ならびに環境（温度・湿度）などの調整である。このエネルギー消費の最小化と同時に看護として大切なことは、経管栄養法や輸液療法中の患者の経口摂取への回復支援である。経口摂取が不十分・不能な患者に用いるこれらの療法は大きな効果の半面、副作用出現の危険性もある。したがって、できる限り短期間にとどめて経口摂取の併用、さらに単独採用に進められるよう患者個々の阻害要因とその解決方法を患者・家族、関係者と一緒に見出し、副作用がなく、最も自然で生理的な経口摂取によるエネルギー・栄養・水・電解質の供給の最大化を達成できるよう努める必要がある。

第5段階	評価の視点

1. 目標に近づいたか否か

1）誤ったボディイメージを修正できたか。
2）食事療法を適切に自己管理できたか。
3）体重が増加し、標準体重に近づいたか。
4）「成り行き」にあげた問題 [1) 小球性・大球性貧血、浮腫、脱水、感染、転倒・転落、寝たきり状態、褥瘡、夜盲症、角膜軟化、脚気様症状、口角炎、舌炎、出血傾向、骨軟化症、2) 消化器系の器質的・機能的減弱、咽頭・食道粘膜損傷、肺炎、腹部症状、血栓症、敗血症、3) 日常生活動作行動・社会活動の低下、4) ボディイメージの混乱、自尊感情の低下、抑うつなど] を起こさなかったか。

2. 看護過程、とくに看護計画の評価・修正

患者や家族の状態や行動が目標に近づいていない場合は、看護過程、とくに看護計画の立案段階のどこに問題があったのか、さらに診断段階に誤りがなかったかなどを追究する必要がある。

引用・参考文献

1）名尾良憲原著：主要症候からみた鑑別診断学．金芳堂，2012．
2）金澤一郎，永井良三編：今日の診断基準．第7版，医学書院，2015．
3）中野昭一編：図説・病気の成立ちとからだ[Ⅰ]．普及版，医歯薬出版，2001．
4）中野昭一編：図説：からだの事典．医歯薬出版，2010．
5）高倉 修ほか：るいそう，体重減少．治療増刊号86，南山堂，2004．
6）摂食障害治療ガイドライン作成委員会編：摂食障害治療ガイドライン，医学書院，2012．
7）井村裕夫編：症候群ハンドブック．中山書店，2011．
8）井村裕夫ほか編：わかりやすい内科学．第4版，文光堂，2014．
9）富野康日己：NURSING PRACTICE 症状・疾患別食事指導の看護へのいかしかた，第2版．医歯薬出版，2005．

6

やせ

7 食欲不振

Anorexia

●オリエンテーション・マップ

原因・誘因 (p.104)

1) 中枢性要因
(1) 脳の器質的疾患
(2) 大脳辺縁系から食欲中枢への刺激
(3) 口腔疾患による味覚障害
(4) 空腹中枢の抑制

2) 中毒性要因
(1) 発熱性疾患
(2) 薬物・毒物などによる中毒

3) 内臓性要因
(1) 消化器疾患
(2) 心・肺疾患
(3) 肝・胆・膵臓疾患
(4) 代謝・内分泌疾患

4) 欠乏性要因
(1) ビタミンや亜鉛などの欠乏

5) その他の要因
(1) 薬物の副作用
(2) 放射線療法による副作用
(3) 妊娠
(4) 精神疾患
(5) 口腔内疾患

食欲不振

中枢性食欲不振

中毒性食欲不振

内臓性食欲不振

欠乏性食欲不振

その他の食欲不振

随伴症状 (p.108)

1) 体重減少、やせ、体力低下
2) 嚥下困難、口渇、悪心・嘔吐、下痢、便秘、粘血便、腹痛、腹部膨満感・不快感など
3) 浮腫、脱水、皮膚乾燥、倦怠感、発熱、黄疸など
4) 頭痛、めまい、ふらつき、頭重感など
5) 不眠、脱力感、注意力・集中力・思考力の低下、気力減退、情緒不安定など

成り行き (二次的問題 p.108)

1) 栄養状態の悪化、著しい体重減少、やせ
2) 低ナトリウム血症や低カリウム血症などの電解質異常、脱水
3) 全身の浮腫、腹水、胸水、ひいては呼吸困難
4) 口腔や気道などの感染
5) 日常生活動作行動の低下、ひいては自信の喪失、自尊感情の低下、社会活動の低下
6) 患者と家族の死への恐怖、不安、抑うつなど
7) 食事がもつ精神心理的・社会的意義の喪失

観察OP (p.112)

看護療法TP (p.113)・教育EP (p.116)

1. 食事前の身体的準備と環境調整
2. 食事の内容・量・摂食時間の調整
3. 食事動作行動の援助
4. 経管栄養時のケア
5. 適度な安静と運動・活動の援助
6. 薬物療法時の管理
7. 輸液療法時の管理
8. 行動療法
9. 精神心理的支持

■ 基礎的知識

1. 食欲不振の定義

食欲不振とは、食物を摂取したいという欲求が低下ないし消失し、健康時の飲食物の量・内容を摂取できない状態、あるいは摂取はできているものの、本人が摂取できていないと感じている状態をいう。この状態を表す用語としては、「食欲不振」のみならず、「**食欲低下**」「**食欲減退**」「**食思不振**」などが多く用いられている。

食欲不振患者は、「食が細くなった、いつもより食べられない、食べたいと思わない」などさまざまな訴え方をする。また食物を長い間摂取していなくても、**空腹感**や食欲を感じにくいという特徴がある。

2. 食欲の調節メカニズム

食欲を調節する**食欲（制御）中枢**は、視床下部にある（**図1**）。

この食欲中枢は、視床下部の腹内側核にある**満腹中枢**と、外側視床下部にある**空腹（摂食）中枢**の2つの中枢から成り立ち、食欲はこのバランスによって調節されている。したがって、視床下部の腹内側核が破壊されると、満腹感を得られず、その結果多食になって肥満を起こし、逆に満腹中枢が刺激されると食欲が低下する。また、外側視床下部が破壊されると空腹感、食欲が減退して食物を摂取しなくなり、逆にここが刺激されると空腹感、食欲が亢進して多食になる。

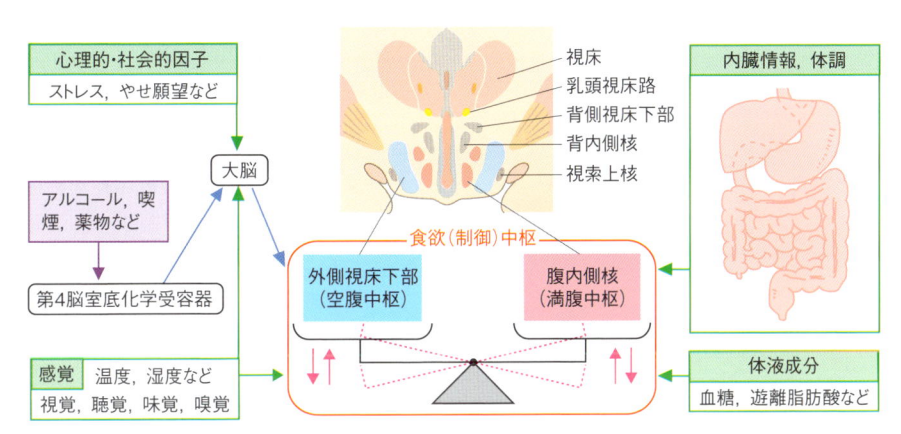

図1　食欲の調節メカニズム

食欲中枢刺激因子としては、内臓情報、体調、体液成分、心理的・社会的因子、アルコール、喫煙、薬物ならびに温度覚、味覚、視覚、聴覚、嗅覚などの感覚がある。したがって、これらの因子の1つでも増減すると、食欲の亢進あるいは不振（減退・低下）を起こすことになる。これらの例をあげる。

①内臓情報の1つになる胃部膨満は、迷走神経を介して満腹中枢を刺激し、食欲を低下させる。

②体液成分の代表として血糖があるが、食欲中枢に対する有効な刺激は、血糖値ではなく、**血糖利用率**（動脈と静脈の血糖値の差）である。すなわち、この利用率が15mg/dL以上に上昇すると満腹中枢が刺激されて食欲を低下させる。逆に血糖値の差が0mg/dLに近づくと空腹中枢が刺激され、空腹感をおぼえ食欲を亢進させる。血糖値が高いにもかかわらず常に空腹感に悩まされる糖尿病患者は、この血糖利用率が低下しているためである。

体液成分としての遊離脂肪酸の血中濃度が下降すると、空腹中枢の働きが抑制されて空腹感、食欲が出にくくなり、同時に満腹中枢が刺激されることによって摂食が困難になる。

　その他、インスリン、アドレナリン、成長ホルモン、副腎皮質刺激ホルモン（ACTH：adrenocorticotropic hormon）、コルチゾールなどの血中濃度の下降も空腹中枢の働きを抑制して空腹感、食欲を低下させ、摂食しにくくさせる。

③心理的・社会的因子として、ストレス状態による不安、恐怖、悩み、不快感、怒り、悲しみ、喜びなどは、大脳の新皮質と古皮質を介して食欲中枢を刺激し、食欲の減退、ときに亢進を引き起こす。

④視覚、味覚、温度覚、嗅覚、聴覚などの種々の感覚によってとらえられる飲食物、ならびに摂食環境も大脳の古皮質、新皮質を介して食欲中枢を刺激し、食欲の減退、逆に亢進を引き起こす。

⑤過去の飲食物の摂取に伴う満足・不満足体験は、高次の精神活動を営む大脳新皮質の連合野が担う記憶、連想、思考などを介して食欲中枢を刺激し、食欲を亢進あるいは減退させる。

3. 食欲不振の分類・原因・誘因ならびにメカニズムと特徴

　食欲不振の原因・誘因は、以下の5つに大別される。しかし、単一の要因によるものは少なく、複数の要因が関連し合っていることが多い。

　食欲不振をきたす疾患は多種多様であるが、消化器疾患が圧倒的に多い。そこで、下記の分類・主な原因・誘因と重複する疾患もあるが、消化器疾患が全体の約半数を占める食欲不振をきたす主要疾患を**表1**に追加する。

1）食欲不振の分類ごとの主な原因疾患ならびに発症のメカニズムと特徴

分類	主な原因・誘因	メカニズムと特徴
1）中枢性食欲不振	(1) 脳の器質的疾患 　①脳腫瘍 　②脳の炎症	▶頭蓋内圧亢進が、食欲中枢を機械的に刺激して食欲不振が生じる。食欲不振は、悪心・嘔吐の前駆症状になることが多い。視床下部腫瘍などによって空腹中枢が直接破壊された場合は、高度の食欲低下が生じるが、多くは渇中枢や体温中枢の破壊を伴うことから、尿崩症を引き起こしやすい。
	(2) 大脳辺縁系から食欲中枢への刺激	▶心理的ストレスによる不安・緊張・恐怖・不快感などの情動変化や精神機能の不安定状態は、アドレナリンによる交感神経緊張状態などを起こし、大脳辺縁系を経て食欲中枢を刺激して食欲を減退させる。怒り、強い悲しみ、精神不安定状態、転換性障害、神経症、精神疾患、神経性食欲不振症などが誘因になる。
	(3) 口腔疾患による味覚障害 　①口内炎、舌炎、歯痛、歯周病など	▶口腔疾患では、味覚障害や口腔内の不快・苦痛が生じることから食欲が低下する。
	(4) 空腹中枢の抑制	▶環境温度が急上昇すると、体温調節中枢が刺激され体温の上昇を防ごうとする。その際に、その刺激が満腹中枢の働きを促進し、空腹中枢の働きを抑制することによって空腹感、食欲が減退する。

2）中毒性食欲不振	（1）発熱性疾患 　①急性・慢性感染症など （2）薬物・毒物などによる中毒 　①アルコール、薬物など	▶発熱性疾患では、細菌毒素や発熱自体が食欲中枢に影響を及ぼし、食欲不振を引き起こす。 ▶急性の場合は、薬物・毒物などが視床下部を直接刺激すると同時に、胃粘膜へ直接作用して食欲を減退させる。また解毒されるはずのものが多量のために肝臓の働きを低下させて食欲不振が増強する。
3）内臓性食欲不振	（1）消化器疾患 　①疼痛 　②機能障害 　③粘膜障害 　④胃液の酸度低下 　⑤血流障害（うっ血） （2）心・肺疾患 （3）肝・胆・膵臓疾患 （4）代謝・内分泌疾患 　①**甲状腺機能低下症** 　②**アジソン病**	▶消化管の状態は、迷走神経を介して常時空腹中枢へ伝えられていることから、消化器系疾患による消化管の疼痛、消化管壁の緊張低下・粘膜の浮腫やうっ血、胃液の酸度低下などは食欲を減退させる原因として最も頻度が高い（**表1**）。消化器のいずれの部位のがんでも体重減少が著明になりやすい。また急性肝炎では倦怠感が著明に現れ、胃疾患では上腹部不快感・膨満感、心窩部痛など、腸疾患では腹部疼痛・不快感、下痢、便秘などが現れやすい。これらの疾患とその症状はいずれも食欲不振、摂食不良を引き起こし、悪循環する。 ▶心疾患が、内臓諸器官のうっ血や浮腫を発生させることによって、食欲を減退させる。また肺炎、肺気腫、重症喘息などによる発熱、呼吸困難なども食欲低下のみでなく、摂食困難を引き起こす。 ▶肝臓の代謝機能・解毒機能の低下によって、体内に解毒されない物質を増加させて食欲減退を起こす（**表1**）。 ▶甲状腺ホルモンは、全身の代謝を維持するホルモンであるが、このホルモンが低下すると消化管の運動を低下させ、結果的に食欲を低下させる。 ▶副腎皮質ホルモン分泌低下によって、コルチゾールおよびアルドステロンの欠乏が生じるために倦怠感や食欲不振が起こる。
4）欠乏性食欲不振	（1）栄養素の欠乏 　①**ビタミン欠乏症** 　②亜鉛欠乏	▶ビタミン類欠乏は、栄養摂取障害をまねいたり、代謝障害や内分泌機能不全を起こすことから、食欲不振になる（「**6** やせ」p.94 参照）。 ▶亜鉛欠乏は、亜鉛の吸収障害や腎疾患による排泄増加などによって生じる。この亜鉛欠乏は、味覚細胞の新生・交代時間を遅らせ、細胞を変性させることによって味覚障害を引き起こし、食欲不振を生じさせる。
5）その他	（1）薬物の副作用 　①非ステロイド系消炎鎮痛薬 　②ジギタリス 　③気管支拡張薬 　④化学療法薬	▶非ステロイド系消炎鎮痛薬には、消化管粘膜のびらんや潰瘍ならびに消化管運動の低下などの副作用がある。また気管支拡張薬のキサンチン系薬物、ジギタリス、化学療法薬、とくに**モルヒネ**は、薬物が延髄の化学受

	⑤抗うつ薬	容器引金帯（CTZ：chemoreceptor trigger zone）に作用し、中枢性の催吐作用を引き起こすことから、食欲不振になる。
	(2) 放射線療法による副作用	▶放射線療法では、早期に**放射線宿酔症状**の1つとして食欲不振が生じる。
	(3) 妊娠 ①つわり症状 ②妊娠悪阻	▶妊娠初期のつわり症状は、悪化すると空腹時のみでなく1日をとおして続き、食欲を減退させる。また、初期から後期まで食欲不振が持続する人もいる。
5)その他	(4) 精神疾患 ①うつ病、とくに仮面うつ病	▶うつ病では全体的にみて食欲不振が出現しやすいが、とくに**仮面うつ病**では落ち込みが前面に出現せず、食欲不振のみを訴えることが少なくない。
	②**神経性食思不振症**	▶若い女性に多く、空腹感はあるが、やせ願望から摂食を拒否する。病初期には**やせ願望**は表立たず、食欲不振のみを訴えることが少なくない。また異常なまでに運動にこだわり、摂食拒否と相まって体重減少、やせを引き起こしやすい。他に食行動の異常（不良、大食、隠れ食いなどを伴い、やせをきたしやすい）。
	(5) 口腔内疾患 • 歯肉炎、口内炎、舌苔、舌がんなど	▶口腔内の疼痛は、口腔内への食物の摂取・咀嚼・嚥下を困難にし、身体的苦痛のみならず心理的苦痛も増強して食欲不振を引き起こす。

表1　食欲不振をきたす主な疾患

消化器疾患	• 口腔：口内炎、舌炎、歯周病など • 食道：食道炎、食道アカラシア、腫瘍など • 胃腸：胃炎、胃・十二指腸潰瘍、幽門狭窄、腸炎、腸閉塞、慢性便秘、腫瘍など • 肝・胆道：肝炎、肝硬変、胆石、胆道炎、腫瘍など • 膵臓：膵炎、腫瘍など • 腹膜：腹膜炎、腹水など
消化器以外の疾患	• 中枢神経：脳炎、髄膜炎、脳出血、水頭症、腫瘍など • 代謝・内分泌：甲状腺機能低下症、副甲状腺機能低下症、アジソン病、高カルシウム血症、ビタミン欠乏症など • 循環器：うっ血性心不全、高血圧など • 呼吸器：肺炎、肺結核、肺気腫、重症喘息、腫瘍など • 血液：貧血、白血病、悪性リンパ腫など • 腎臓：腎不全、尿毒症、ネフローゼ症候群など • 感染症：急性・慢性感染症など
精神疾患	• 統合失調症、うつ病、ノイローゼ、神経性食欲不振症など • 自律神経失調症
中毒	• アルコール中毒、薬物中毒、ニコチン中毒、カフェイン中毒など
その他	• 放射線療法の早期障害 • 妊娠悪阻

2）食欲不振の主な誘因

（1）既往歴および服薬中の薬物

　　食物の摂取・消化・吸収・排泄のプロセスに影響する**表1**の疾患や薬物がある。薬物のなかには、とくに肝・腎機能障害、高カルシウム血症をまねき、それによって二次的な食欲不振を起こす可能性の高い薬物がある。また ACE 阻害薬による味覚障害、抗コリン作用のある薬物や抗ヒスタミン薬などによる唾液分泌抑制に伴う味覚障害などを起こす薬物は、いずれも食欲低下を起こしやすい。また、抗がん薬やドパミン系薬物が嘔吐中枢を刺激し、悪心によって食欲不振を生じさせるなど、多くの薬物の副作用として食欲不振が起こる。

（2）疼痛や不快感

　　対象固有の飲食物摂取に関連する疼痛や不快感。たとえばタマネギ摂取後の灼熱感や胸やけなどの体験が、食欲不振を引き起こす。

（3）摂食行動に必要な一連の身体的構造・機能の障害

　　①摂食動作：食物の見分け（視覚・嗅覚・認知機能など）と口腔内への運び（目・手・口の協調運動）の障害

　　②姿勢保持：頭と体幹の支持・調整の障害

　　③口腔機能：咀嚼、食塊形成、味覚、温度覚、嗅覚などの障害ならびに舌による咽頭への送り込みの障害

　　④嚥下機能：嚥下と呼吸の協調運動ならびに気道の防御の障害

　　⑤消化・吸収・排泄機能：これらの機能の低下は、いずれも食欲を低下させる。

（4）食事療法、薬物療法、放射線療法、手術療法の有無

　　これらの療法は、摂食・咀嚼・嚥下・消化・吸収・排泄などに悪影響しやすく、二次的に食欲を低下させる。また、直接食欲を低下させるものもある。

（5）市販薬の常用

　　ダイエット目的の市販薬、ビタミン薬やミネラル補給剤の副作用も食欲低下を引き起こすことがある。

（6）生活歴・職業歴・生活環境・職場環境

　　単なる心身の疲労でも食欲は低下するが、以下の①〜⑥はいずれの要因でもストレス反応を引き起こし、大脳の新皮質と古皮質を介して食欲中枢を刺激して食欲不振を生じさせる。

　　①過労、睡眠不足、心理的ストレス、不規則な生活習慣

　　②不適切な食事前の身体的準備

　　③不適切な食事環境（悪臭、騒音、高温・高湿度、清潔度の低下など）

　　④不適切な食事の内容・量・摂取時間ならびに食事介助

　　⑤過度な安静、運動不足

　　⑥職種、労働条件・環境、人間関係など

（7）嗜好品や間食の過剰摂取

　　嗜好品（タバコ、アルコール、カフェイン）や間食の過剰摂取は、中枢神経や自律神経系に影響し、視床下部の食欲中枢や胃腸粘膜を刺激することによって食欲低下を引き起こす。

（8）月経歴・妊娠

　　月経周期に伴うホルモンの変化、程度の差はあるもののつわりなどは、食欲不振を発症させやすい。

（9）年齢・性別

若年女性では神経性食思不振症、高齢者では悪性腫瘍、うつ病、認知症などが食欲不振の要因になることもある。

4. 食欲不振の発生・程度・経過

1）食欲不振の発症と経過

（1）食欲不振を自覚した時期

（2）経過（始まりが徐々か突然か、進行性か否か、症状が一定か変動的か、自分が感じ考える原因、誘因があったか否かと「あり」の場合の具体的内容）

（3）日内変動の有無、活動スケジュールとの関係性の有無など

2）食欲不振の前駆症状の有無

3）空腹感の有無

食欲不振患者は、長い間摂食していなくても空腹感のない人が多い。

4）食欲不振の程度とその状況

（1）食欲不振の有無と程度やその内容

①食欲がない、全く食べられない、少しは口にできる、何を食べてもおいしくないなど

②食べるのが苦痛

③食物はなんであっても食べられない、特定の食物が食べられないなど

④やわらかい固形物、流動食、液体などのいずれが食べにくいのか

（2）食事摂取量や食事摂取の所要時間

①食べる量が少ない、食べ残しが多いなど

②食べるのに時間がかかる、食べ方が遅いなど

③すぐに食べたがらない、食べ物を見るとため息が出るなど

5. 食欲不振の随伴症状

原因疾患がある場合はその疾患に伴う症状が認められるが、原因が不明の場合は以下に示す症状が随伴して発生することが多い

1）体重減少、やせに伴う症状（「**6** やせ」p.93 参照）、体力低下

2）消化器症状：嚥下困難、口渇、悪心・嘔吐、下痢、便秘、粘血便、腹痛、腹部膨満感・不快感など

3）全身症状：浮腫、脱水、皮膚乾燥、倦怠感、発熱、黄疸など

4）循環器系・神経症状：頭痛、血圧低下、めまい、ふらつき、頭重感など

5）精神心理症状：不眠、脱力感、注意力・集中力・思考力の低下、気力減退、情緒不安定、幻聴など

6. 食欲不振の「成り行き」

（悪化したときの二次的問題）

1）食欲不振に伴う飲食物の経口的摂取不足による**栄養状態の悪化、著しい体重減少、やせ**

2）飲食物の摂取困難に伴う Na^+ や K^+ の不足、随伴症状としての嘔吐、下痢に伴う Na^+ や K^+ の喪失による**低ナトリウム血症や低カリウム血症などの電解質異常、脱水**

3）食物摂取困難に起因する血漿蛋白質、とくにアルブミン濃度の低下に伴う膠質浸透圧の低下による**全身の浮腫、腹水、胸水、ひいては呼吸困難**

4）舌・歯肉・粘膜・口腔筋群の強化と口腔の保清・保湿に有効な経口的飲食物の摂取困難と、それに続く全身の栄養状態の悪化に伴う体力・抵抗力の低下などによる**口腔や気道などの感染**

5）食欲不振、飲食物摂取困難に起因する栄養状態の悪化、体力低下、倦怠感、めまい、ふらつき、筋力低下、労作時の息切れ、呼吸困難などによる**日常生活動作行動の低下、ひいては自信の喪失、自尊感情の低下、社会活動の低下**

6）生命維持にとって必須の飲食物摂取困難に加え、大きな苦痛を伴う悪心・嘔吐、下痢、腹痛などの随伴症状、体重減少、やせ、全身の浮腫、とくに腹水に伴う腹部膨満感、胸水に伴う呼吸困難などによる**患者と家族の死への恐怖、不安、抑うつなど**

7）食欲不振によって食事と食事環境がもたらす“しつけ”や円滑な人間関係の育成機会が剥奪されることによる**食事がもつ精神心理的・社会的意義の喪失など**

7. 食欲不振に対する主な診察と検査

　食慾不振を起こす疾患は、口腔から肛門までの消化器系疾患ばかりでなく、全身疾患、精神疾患あるいは心理・社会的要因などと多種多様であるが、単独の症状として認められることは少ない。一般に原因疾患の軽快・回復とともに食欲不振も改善することが多いことから、食欲不振の程度の変化は、原因疾患の治療効果判定の目安としても有用である。食欲不振に対する診察と検査の流れを**図2**に示す。

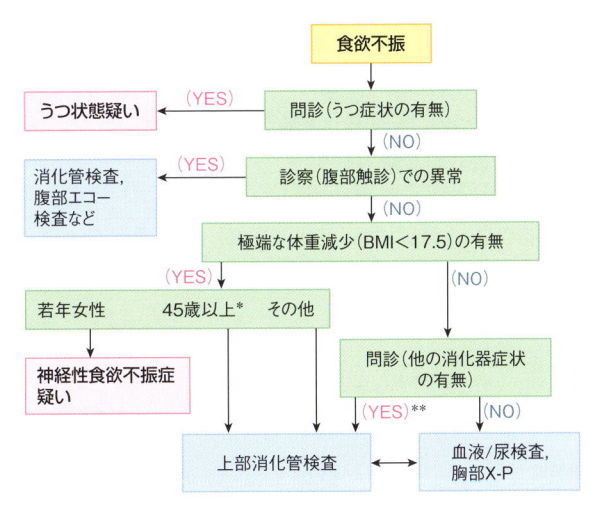

＊悪性疾患を念頭において検査する
＊＊潰瘍性疾患を念頭において検査する
　（45歳以上では悪性疾患も念頭におく）

（前田賢司：食欲不振．治療．86増刊号，p.114，南山堂，2004.）

図2　食欲不振に対する診察と検査の流れ

1）問診

　食欲不振は主観的な症状であることから、その診断にあたっては問診がきわめて重要である。したがって、上記の原因疾患の追究に加え「3-2）食欲不振の主な誘因」「4．食欲不振の発生・程度・経過」「5．食欲不振の随伴症状」などの問診を行う。

2）視診、触診、聴診、測定

（1）腹部触診、甲状腺肥大、眼球突出の有無と程度

（2）黄疸・貧血、皮膚・粘膜の乾燥の有無と程度

（3）視覚、嗅覚、味覚の異常の有無と程度

（4）口腔内炎症（口内炎・舌炎）の有無と程度や義歯の不具合の有無と程度

（5）体温、脈拍、呼吸、血圧、体重、腹囲などの測定

（6）摂食行動に関する運動機能障害：麻痺や筋力の低下、関節可動域制限などの有無と程度・範囲

3）検査

(1) 血液一般検査、(2) 血液生化学検査（電解質、炎症反応、肝・胆・膵機能、腎機能、血清総蛋白・アルブミン、A/G 比、血糖、尿素窒素、クレアチニン、ビタミン類など）、(3) 尿一般検査、(4) 検便（便潜血、便培養）。さらに追加項目として (5) 胸腹部 X 線、(6) 心電図、(7) 腹部超音波検査、(8) 内視鏡検査、(9) 内分泌検査：甲状腺機能検査、下垂体 - 副腎系機能検査、(10) 腫瘍マーカー（AFP、CEA、CA19-9）、(11) 妊娠反応、(12) 心理検査をスクリーニングとして行うこともある。

8. 食欲不振に対する主な治療

原因疾患が明確な場合には、その治療を優先する。しかし、長期におよぶ消耗性疾患、高齢者、悪性腫瘍末期などの患者では、治療効果の期待が望みづらいことから、以下の対症療法を行う。

1）安静療法：食欲不振に伴う摂取エネルギーの不足に対応するために、安静を保持し消費エネルギーを最小にとどめる。

2）食事療法：治療食内容の変更、経管栄養法、経皮的内視鏡的胃瘻造設術などによる栄養補給

3）補液療法：経静脈栄養（末梢静脈輸液、中心静脈栄養）

4）薬物療法：消化管の運動改善薬、食欲増進薬（**表 2**）。なお、原疾患に対する薬物療法は、同時並行で行われる。

5）行動療法：多量の飲酒、ヘビースモーカーなど生活習慣に問題がある場合は、それらの行動を修正するための行動療法を行う。

表 2　食欲不振に用いられる主な薬

一般名（商品名）	効果発現メカニズム	主な副作用と注意事項
アクラトニウムナパジシル酸塩 （アボビス）	平滑筋アセチルコリン受容体に直接作用して、消化管運動を亢進する	**禁忌**：気管支喘息、甲状腺機能亢進症、消化性潰瘍（活動期）、てんかん、パーキンソン病、徐脈等の著明な迷走神経亢進状態にある患者、妊婦または妊娠の可能性 **注意**：副交感神経刺激作用がある **副作用**：発疹、瘙痒感、手指振戦、動悸、発汗
イトプリド塩酸塩 （ガナトン）	胃運動を促進させて、胃内容を十二指腸へ排出させるなどの消化管運動賦活作用によって悪心・嘔吐を抑制・軽減・消失させる	**禁忌**：本剤成分過敏症の既往 **重大な副作用**：ショック、アナフィラキシー、肝機能障害、黄疸
メトクロプラミド塩酸塩 （プリンペラン）	胃の運動性と通過性を高めるにとどまらず、幽門部と十二指腸の運動性と通過性を促進する．また、中枢性嘔吐、末梢性嘔吐のいずれに対しても制吐作用がある。これらによって悪心・嘔吐を抑制・軽減する	**禁忌**：本剤成分過敏症の既往、褐色細胞腫の疑いのある患者、消化管に出血、穿孔または器質的閉塞のある患者 **注意**：🚗 **重大な副作用**：ショック、アナフィラキシー様症状、悪性症候群、意識障害、痙攣、遅発性ジスキネジア
ドンペリドン （ナウゼリン）	消化管運動改善薬であり、胃運動促進作用、胃・十二指腸の協調運動促進作用、胃排出能の正常化作用などによって悪心・嘔吐を抑制・軽減・消失させる	**禁忌**：本剤成分過敏症の既往、妊婦または妊娠の可能性、消化管出血、機械的イレウス、消化管穿孔患者、プロラクチン分泌性の下垂体腫瘍（プロラクチノーマ）患者 **注意**：内分泌機能調節異常、錐体外路症状等の副作用があらわれることがある、🚗 **重大な副作用**：ショック、アナフィラキシー、錐体外路症状、意識障害、痙攣、肝機能障害、黄疸
クロチアゼパム （リーゼ）	視床下部及び大脳辺縁系、とくに扁桃核のベンゾジアゼピン受容体に作用し不安・緊張などの情動状態を改善する	**禁忌**：急性狭隅角緑内障、重症筋無力症 **注意**：🚗 **重大な副作用**：依存性、肝機能障害、黄疸
健胃消化薬 つくし A・M 配合散、FK 配合散、KM 散、TM 配合散、S・M 配合散、M・M 配合散		
漢方製剤 六君子湯、半夏瀉心湯、補中益気湯、十全大補湯、人参養栄湯、平胃散、大柴胡湯、安中散、柴苓湯、黄連湯、小柴胡湯		

● 看護のポイント

第1・2段階	アセスメント・診断

必要な情報	情報分析の視点

必要な情報

1. 食欲不振の発生時期と経過（基4の活用）
 1）食欲不振の発生と経過
　（1）食欲不振を自覚した時期
　（2）経過（始まりが徐々か突然か、進行性か否か、症状が一定か変動的か、誘因があったか否か）
　（3）日内変動の有無、活動スケジュールとの関係の有無など
 2）食欲不振の前駆症状の有無
 3）空腹感の有無
 4）食欲不振の程度とその状況
　（1）食欲不振の有無と程度やその内容状況
　（2）食事摂取量や食事摂取の所要時間

2. 食欲不振の随伴症状の有無と程度（基5の活用）
 1）体重減少、やせとそれに伴う症状、体力低下
 2）消化器症状：嚥下困難、口渇、悪心・嘔吐、下痢、便秘、粘血便、腹痛、腹部膨満感・不快感など
 3）全身症状：浮腫、脱水、皮膚乾燥、倦怠感、発熱、黄疸など
 4）循環器系・神経症状：頭痛、血圧低下、めまい、ふらつき、頭重感など
 5）精神心理症状：不眠、脱力感、注意力・思考力・集中力低下、気力減退、情緒不安定、幻聴など

3. 食欲不振の分類ごとの原因疾患（基3の活用）
 1）中枢性・中毒性・内臓性・欠乏性食欲不振症などの原因疾患（基3-1）の活用）
 2）食欲不振の主な誘因（基3-2）の活用）
　（1）既往歴および服薬中の薬物
　（2）疼痛や不快感
　（3）摂食行動に必要な一連の身体構造・機能の障害と程度（摂食動作、姿勢保持、口腔機能、嚥下機能、消化・吸収・排泄機能）
　（4）食事療法、薬物療法、放射線療法、手術療法
　（5）市販薬の常用
　（6）生活歴・職業歴・生活環境（過労・睡眠不足・ストレス・不規則な生活習慣・不適切な食事内容と食環境、過度の安静や運動不足職種、労働条件・環境、人間関係など）
　（7）嗜好品や間食の過剰摂取

情報分析の視点

1. 食欲不振の有無・種類・程度の明確化
2. 食欲不振と随伴症状の発生時期と現在までの経過の明確化
3. 食欲不振の原因・誘因とそのメカニズムの明確化
4. 食欲不振の「成り行き」の明確化

▶食欲不振が日常・社会生活にどのように影響しているか、逆に日常・社会生活が食欲不振にどのように影響しているか、さらに随伴症状や「成り行き」としての二次的問題の出現に注意する。

▶神経性食欲不振症の患者では、るいそうや食行動の異常に対する自己認識が欠如していることがある。したがって、客観的情報を慎重に収集すると同時に、患者の思いや感情、考えをただちに否定したり、批判・修正せずに注意して収集する。

▶生殖可能な年齢の女性では、プライバシーに配慮しながら妊娠の可能性について情報を収集する。状況によっては、妊娠反応を検査することによって、放射線被曝のリスクを回避する。

▶「成り行き」として、以下の問題を生じやすい。
 1）食欲不振に伴う飲食物の経口的摂取不足による**栄養状態の悪化、著しい体重減少、やせ**
 2）飲食物の摂取困難に伴う Na^+ や K^+ の不足、随伴症状としての嘔吐、下痢に伴う Na^+ や K^+ の喪失による**低ナトリウム血症や低カリウム血症などの電解質異常、脱水**
 3）食物摂取困難に起因する血漿蛋白質、とくにアルブミン濃度の低下に伴う膠質浸透圧の低下による**全身の浮腫、腹水、胸水、ひいては呼吸困難**
 4）舌・歯肉・粘膜・口腔筋群の強化と口腔の保清・保湿に有効な経口的飲食物の摂取困難とそれに続く全身の栄養状態の悪化に伴う体力・抵

（8）月経歴・妊娠など

（9）年齢、性別など

4. 食欲不振に対する診察と検査の結果（基7の活用）

1）診察：問診、触診、視診、聴診、計測など

2）検査：血液一般検査、血液生化学検査、尿一般検査、便検査、胸腹部X線、心電図、腹部超音波検査、内視鏡検査、内分泌検査、腫瘍マーカー、妊娠反応、心理検査など

5. 食欲不振に対する治療内容と効果・副作用（原因療法を含む）（基8の活用）

1）安静療法、2）食事療法、3）補液療法、4）薬物療法、5）行動療法

6. 食欲不振の「成り行き」の有無と程度（基6の活用）

7. 食欲不振と検査・治療などに対する患者や家族の反応と期待（基7、8の活用）

抗力の低下などによる**口腔や気道などの感染**

5）食欲不振、飲食物摂取困難に起因する栄養状態の悪化、体力の低下、倦怠感、めまい、ふらつき、筋力低下、労作時の息切れ、呼吸困難などによる**日常生活活動作行動の低下**、ひいては**自信の喪失、自尊感情の低下、社会活動の低下**

6）生命維持にとって必須の飲食物摂取困難に加え、大きな苦痛を伴う悪心・嘔吐、下痢、腹痛などの随伴症状、体重減少、やせ、全身の浮腫、とくに腹水に伴う腹部膨満感、胸水に伴う呼吸困難などによる**患者と家族の死への恐怖、不安、抑うつ**など

7）食欲不振によって食事と食事環境がもたらす"しつけ"や円滑な人間関係の育成機会が剥奪されることによる**食事がもつ精神心理的・社会的意義の喪失**など

第3段階　　看護計画の立案

● **目標設定の視点**　1. 患者・家族が治療法、とくに食事療法を適切に自己管理できる。

2. 食欲不振の随伴症状が軽減・消失する。

3. 食欲不振が現在よりも悪化せず、軽減・消失する。

4. 食事摂取量が増加し、標準体重に近づき、安定する。

5. 少なくとも「成り行き」にあげた問題を起こさない。

● **対策の立案**　　対象固有の食欲不振の原因・関連要因ならびにそれらによる発生・悪化のメカニズムをふまえたうえで対策を選択・決定する必要がある。

（基2〜8の活用）

対策の種類		対策の根拠
観察（OP）	1. 食欲不振の程度の変化	1〜7の観察項目は、その患者が目標に近づいているか否かを端的に表す情報となる。とくに、食事・薬物療法を自ら積極的に行っているか否かを経時的に継続して観察する。
	2. 随伴症状（消化器・全身・神経・精神心理症状）の変化	
	3. 食欲不振の原因・誘因の増減	▶食欲不振の増減は、原因疾患の探索にとって重要であると同時に、治療効果の指標になることから、情報を経時的に収集・記録する必要がある。
	4. 食欲不振に対する診察と検査の結果の変化	
	5. 食欲不振に対する治療内容と効果および副作用の増減	
	6. 食欲不振の「成り行き」の有無と程度	
	7. 食欲不振の検査・治療（とくに食事療法、薬物療	

観察（OP）	法）に対する患者や家族の反応と期待 ※観察の細かい項目は、アセスメント・診断段階と同じであるため省略する	
看護療法（TP）	**1. 食事前の身体的準備と環境調整** 　1）食事前の身体的準備 　　（1）手洗い・含嗽	▶ 食欲不振が長期化している患者は、体力・免疫力が低下していることが多いことから、感染予防のために手洗いや含嗽の援助が大切である。また、食事介助者の手洗いや介助動作行動についても清潔を心がけることが感染予防や食欲亢進の視点から重要である。 ▶ 患者の手洗いや含嗽は、摂食行動に向かっての心身の準備態勢を整える意義があると同時に食事時間の認識を促したり、生活習慣の規則性を確立するうえでも効果がある。
	（2）口腔ケア（歯ブラシ、口腔内粘膜清掃歯ブラシ、舌ブラシ、義歯洗浄ブラシ、歯間ブラシなど）	▶ 食事前に**口腔ケア**を行うと、爽快感が得られると同時に嗅覚・味覚の回復に役立ったり、唾液や胃液の分泌も促進されることから、食欲亢進を期待できる。（基2、3の活用）
	2）環境整備と食卓の準備 　　（1）病室の環境調整（温度、湿度、騒音、臭気、明るさ、清潔、整理整頓など）	▶ 室内の温度・湿度の快適さは、大脳を介して外側視床下部の空腹（摂食）中枢に対してプラス刺激を与えて食欲を亢進させる。室内の薬物や排泄物の臭いは、逆に空腹中枢に対してマイナス刺激を与えて食欲を低下させることから窓の開閉、空調に配慮する。（基2、3の活用）
	（2）落ち着いた食卓の準備	▶ 落ち着いた気分で食事ができるように、食卓になるオーバーテーブルあるいは床頭台を整える。（基2、3の活用）
	（3）食事摂取時の体位の調整と衣服の調整	▶ 摂食に適した頭部と体幹などの姿勢・体位を安定かつ安楽に保持するには、ギャッチアップや安楽姿勢の補助用具・物品などを活用する。 ▶ 寝衣の腹部がきつかったり、食事動作が寝衣により制限されることがないよう衣類を調整する。さらに、食事で寝衣が汚れることを気にする患者には、必要時エプロンなどの着用を勧める。その際、患者の好みを重視する。（基2、3の活用）
	（4）食事時間の談話調整	▶ 親しい人（家族・友人）や食事介助者、同室患者などと一緒に談話しながら楽しく食事をとることで、食欲が増すこともある。したがって、食事場所や食事介助者を関係者と相談し、調整する。
	（5）食器などの工夫	▶ 入院施設の食器は衛生管理上から無味乾燥なものが多い。視覚的に食欲を亢進させるには、患者の好みの食器などを家族に持参してもらったり、盛り付けを患者の好みに合わせて変えるなどの工夫を行う。また、食事動作に支障があっ

	▶ ても患者が自力で摂食を希望する場合は、食事補助具などを患者の条件や希望に合わせて工夫し活用を勧める。（**基**2、3の活用）
2. 食事の内容・量・摂取時間の調整 　1）食物の選択 　　（1）見た目に食欲をそそる食事	▶ 食欲は、視覚によって大いに左右されることから、食事を見たときに、「食べたい」と思えることが望ましい。したがって、患者の嗜好を取り入れた食品の選択、味付け、調理に加え、彩りを工夫した盛り付けが望ましい。また、飲食物の温度も重要で、本来温かいものが冷たくなっていたり、冷たいものが温くなってしまうと、食欲は減退してしまう。（**基**2、3の活用）
（2）口当たりのよい食物	▶ 食欲不振の患者は、食物を口に運ぶことや咀嚼することが億劫になっていることが多い。したがって、口当たりのよいゼリー、シャーベット、アイスクリーム、麺類などが食べやすいことから、患者の好みも取り入れて、これらから開始するのも一工夫である。（**基**2、3の活用）
（3）香辛料などの適度な使用	▶ 香辛料の適度な使用は、食欲増進につながる。しかし、患者の好き嫌いや疾患によっては刺激性の高い香辛料を避ける必要もあるので注意する。一般に、酢、レモン、ハーブ、しそ、ごま、カレー風味、梅干しなどは、味覚、嗅覚などを刺激して食欲を亢進させやすい。（**基**2、3の活用）
2）食事時間・食事量の調整 　　（1）食事時間の調整	▶ 食欲不振が続いている患者では、決められた食事時間に摂取することが困難なことがある。食事時間を規則的にすることは大切であるが、食べるきっかけをつくる場合には、食べたいときに食べたい食物をとれるようタイミングよく配膳できる工夫が必要である。（**基**2、3の活用）
（2）配膳される適量の飲食物	▶ 食欲不振の患者は、必要エネルギーのすべてを一度に経口摂取することが困難な場合が多く、配膳された食事量の多さに苦痛や拒絶感を抱きかねない。したがって、少量でも摂取できたという満足感を得て、次につなげることができるよう、1回の食事量を少なめに盛り付けるなどの工夫を行う。（**基**2、3の活用）
3. 食事動作行動の援助 　1）全面・部分介助 　2）補助具の工夫（スプーン・フォーク・ストローの使用、滑らない・動きにくい食器の活用）	▶ 上肢の運動機能障害がある患者や、筋力低下で摂食行動を円滑にとれないなどによって食欲不振をきたしている患者も少なくない。したがって、必要時食事介助を行ったり食事の補助具を工夫する。（**基**2、3の活用）
4. 経管栄養時のケア	▶ 栄養状態の著しい悪化状態・食欲不振・悪心・嘔

看護療法（ＴＰ）		

1）注入物の調整 2）チューブの管理 3）注入中の体位 4）注入時間の管理 5）終了時の管理と観察・記録など	吐ならびに嚥下障害などがある患者には応急処置的に経管栄養法によって栄養・エネルギー・水・電解質を補給することがある。詳細は「**1** 嚥下障害」の「経管栄養法の管理」（p.16）を参照のこと。
5. 適度な安静と運動・活動の援助 1）安静の保持	▶ 睡眠不足・不眠は、食欲不振を増強することから、十分な睡眠が確保できるように援助する。具体的援助については、「**47** 不眠」p.791 を参照。（**基** 2、3 の活用）
2）適度な運動・活動の奨励と援助	▶ 適度な運動・活動は、気分転換になるばかりでなく、消化器系をはじめ全身の機能を活性化し、エネルギー消費にもつながり、結果的に食欲を亢進させることから治療上可能な範囲で奨励する。（**基** 2、3 の活用）
6. 薬物療法時の管理	▶ 食欲不振の薬物療法は一般に安全であるが、確実に奏効するものが少ないことから、患者が内服を中断・増量するなどの自己調整を行うことがある。また、**神経性食思不振症**では、病識が乏しく内服を拒否することもある。（**基** 8 の活用）
7. 輸液療法時の管理	▶ 経口摂取で十分に栄養が摂取できず、低栄養状態、体液量・電解質・pH の平衡が保てない、あるいはそのリスクが予測される場合は、経静脈栄養（末梢静脈輸液、中心静脈栄養）が適用となる。したがって、その準備、実施、ならびに水分出納・血圧・中心静脈圧・バイタルサインの測定、主観的情報の収集などの観察・記録を含む管理が重要である。（**基** 7、8 の活用）
8. 行動療法 1）嗜好品の検討	▶ 多量の飲酒は、胃粘膜の炎症を起こしやすい。また、喫煙はニコチンの作用により食欲を抑制する。したがって、嗜好品の質と量や食事時間の悪習慣などを患者・家族と一緒に検討し、不適切な生活行動・習慣に自ら気づいて修正し、望ましい行動を長期に維持できるよう行動療法を専門家と一緒に行う。
2）ライフスタイルの修正、とくに食事時間の調整	▶ 不規則な食事時間や深夜の食事が多いなどの生活スタイルでは、胃粘膜に負担をかけるので修正する必要がある。（**基** 8 の活用）
9. 精神心理的支持 1）共感的理解	▶ 食べられないこと自体が苦痛であると同時に、食欲不振は、回復遅延や病状悪化につながり、さらに患者・家族の不安も駆り立てる。患者や家族の気持ちを共感的に受けとめ、支持的に接することが重要である。すなわち彼らが抱いてい

看護療法（TP）		る現在の症状、治療、予後などに対する気持ちや考え、さらにいま一番困っていること、苦痛、不安なことなどを、そのまま受け止めることが援助の第一歩になる。その際、途中で批判したり、遮るなどは厳に謹み、全部受け止めたあとにポイントを整理し、それに対する専門的な助言を行いながら彼らと一緒に検討していく姿勢が大切である。
	2）支持的援助	▶ 食欲不振の場合には、少量の摂取であっても一緒に喜び褒めるなどの支持的援助を行うことが、患者の摂食意欲を高めることにつながる。また、全く摂取できなかった場合にも、過度に激励せずに見守るとともに、食べられる物、摂取時間などを一緒に検討するなどの支持的援助を行うようにする。（基2、3の活用）
教育（EP）	1. 前記の観察項目1、2、3の主観的データを報告できるように指導する	▶ 原疾患と食欲不振に対する治療の効果、治療法の妥当性を評価するには、患者の主観的情報の提供が重要になる。
	2. 前記の看護療法項目1〜8の必要性を説明し、患者ならびに家族が積極的に参加し、さらに自己管理できるよう指導する	▶ 食欲不振の治療は、原因疾患によっては長期間を要することが多い。したがって自ら治療に参加し、自己管理できるよう指導する必要がある。とくに食事療法の継続は、患者、家族が自己管理できるようになることが必須である。 ▶ 食事に関しては、看護職者のみで対応するのは困難であることも少なくないことから、医師、栄養士や患者・家族と情報を交換しながら連携してチームで対応することが大切である。 ▶ 生活行動・習慣を自ら改善するための行動療法では、患者のみでなく、家族や関係者の理解と協力が重要であることから、彼らに対する助言・指導も同時に行う必要がある。

第3・4段階　看護計画の立案・実施時の留意点

1. 食事時間に行う処置などの配慮

　食事時間に、同室の患者の治療・処置などが行われると、視覚・聴覚・嗅覚をとおして食欲に影響するのみならず、食事に集中できなくなることから、食事時間の処置・治療などは避ける必要がある。

2. 食事介助者のあり方

　自分で摂食することは、自信や意欲につながることから、過剰な介助にならないよう介助の程度をアセスメントする。また、食事の介助にあたっては、ゆったりと落ち着いた雰囲気で介助することで、患者自身もゆっくりと食事を摂取できる。

3. 水分摂取時間の調整

　食欲不振患者の中には、脱水により口渇を訴える者も多いが、食事時間直前の多量の飲水は、食欲を低下

させるおそれがあることから、飲水時間の調整を行う。なお、水分出納と脱水には常に留意し、脱水の悪化を示す血液、尿などの検査値と随伴症状にはとくに継続して注目する必要がある。

4. 義歯の調整と洗浄

高齢者では、義歯の不具合が食欲不振の原因となっていることも少なくないことから、義歯の不具合の有無を確認し、素早い対応に努める。また義歯の洗浄・消毒状況などにも注意する。

5. 経管栄養から経口摂取への効果的な移行

経管栄養は、栄養障害がかなり重症化した場合の応急処置として行われる。したがって、患者の食欲不振、随伴症状をはじめ全身状態の改善をみはからって、食事の感覚を失わないよう経口摂取と経管栄養法の併用、さらに経口摂取単独に移行できる計画と家族が重要になる。看護職者は常に患者の側にいることから、これら必要な情報を常に関係者に伝達してチーム医療の効果を上げる能力が必要になる。

| 第5段階 | 評価の視点 |

1. 目標に近づいたか否か

①患者・家族が治療法、とくに食事療法を適切に自己管理できるようになったか。

②食欲不振の随伴症状が、軽減・消失したか。

③食欲不振が現在よりも悪化せず、軽減・消失したか。

④食事摂取量が増加し、体重が標準体重に近づき、安定したか。

⑤少なくとも「成り行き」にあげた問題 [1) 栄養状態の悪化、著しい体重減少、やせ、2) 低ナトリウム血症や低カリウム血症などの電解質異常、脱水、3) 全身の浮腫、腹水、胸水、ひいては呼吸困難、4) 口腔や気道などの感染、5) 日常生活動作行動の低下、ひいては自信の喪失、自尊感情の低下、社会活動の低下、6) 患者と家族の死への恐怖、不安、抑うつなど、7) 食事がもつ精神心理的・社会的意義の喪失] を起こさなかったか。

2. 看護過程、とくに看護計画の評価・修正

患者や家族の状態や行動が目標に近づいていない場合は、看護過程、とくに看護計画の立案段階のどこに問題があったか、さらに診断段階に誤りがなかったかなどを追究する必要がある。

引用・参考文献

1) 前田賢司：患者が訴えてくる症状．食欲不振，治療，86（増刊号）：112～115，2004.
2) 井村裕夫ほか編：わかりやすい内科学．第4版，文光堂，2014.
3) 飯野四郎，陣田泰子監：消化器症状．食欲不振，消化器疾患，Nursing Selection2，p.51～56，学研メディカル秀潤社，2002.
4) 三木裕子：食欲不振の患者に対する食事摂取のコツ．治療，85（11）：102～106，2003.
5) 相馬朝江編［川守田千明］：食欲不振．目でみる症状のメカニズムと看護，Nursing Mook29，p.84～89，

学研メディカル秀潤社，2005.
6) 小板橋喜久代，阿部俊子編：食欲不振．エビデンスに基づく症状別看護ケア関連図，p.36～41，中央法規出版，2009.
7) 大路貴子：食欲不振・味覚障害．月刊ナーシング，26（2）；44～48，2006.
8) 田村佳奈美：疾患別フィジカルアセスメントのポイント，るいそう（食欲不振）．Nutrition Care，1（1）：2008.
9) 金澤一郎，永井良三編：今日の診断指針 第7版，p.350～352，医学書院，2015.

8 倦怠感

fatigue

●オリエンテーション・マップ

原因・誘因 (p.121)

[器質的疾患]
1) 組織での低酸素状態
　①貧血、②呼吸循環不全
2) 代謝異常や栄養障害
　①内分泌代謝性疾患、②代謝産物
　処理障害、③栄養補給異常
3) 神経・筋障害
　①神経疾患、筋疾患
4) 消耗性疾患
　①急性・慢性炎症、②感染症、③
　自己免疫不全・悪性腫瘍
5) 中毒
　①アルコール中毒、②鉛中毒
6) 薬物性、放射線
　①薬物・放射線の副作用

[心因・精神疾患]
1) 精神心理的要因
　①抑うつ、②不安、③睡眠障害、
　④ストレス

[その他]
1) 社会的要因、原因不明
　①役割の変化、経済的負荷、②慢
　性疲労症候群

倦怠感

随伴症状 (p.124)

1) 微熱、発汗
2) 悪心・嘔吐、食欲不振、
　口渇、下痢、黄疸
3) 頭痛、筋肉痛、関節痛、
　筋力低下
4) 肩こり、全身のこり
5) 睡眠障害
6) 貧血、血圧低下、体重
　減少、浮腫、脱水、電
　解質異常
7) 疲労感、脱力感、めま
　い、立ちくらみ
8) 無気力や注意力・集中
　力・思考力・記憶力低下
9) 嗜眠など

成り行き (二次的問題 p.124)

1) 日常生活動作行動の低
　下、ひいては臥床傾向
　の増強
2) 睡眠、食事などをはじ
　めとする生活パターン
　の乱れの増強、呼吸・
　循環器系をはじめ全身
　の器質的・機能的衰え、
　ひいては障害の追加発
　症
3) 治療の中断や拒絶
4) 重篤な疾患に対する疑
　心、恐怖、不安
5) ボディイメージの混
　乱、自尊感情の低下、
　ひいては抑うつ
6) 人間関係や役割分担に
　おける混乱や役割遂行
　の低下、など

観察OP (p.129)

看護療法TP (p.130)・教育EP (p.131)

1. 安静と運動・活動のバランスの確保
2. 食事の援助と栄養管理
3. 心地よい睡眠と休息の援助
4. 清潔と整容の援助
5. 排泄の援助
6. 精神心理的援助
7. 薬物療法の管理

■ 基礎的知識

1. 倦怠感の定義

倦怠感とは、自分でその原因を推測し、十分な睡眠や休息、リラックスした入浴、ちょっとぜいたくな食事、野山の散策などをはじめとするその人独自の対処法によって早々の回復が可能である疲労感を超えて「だるい、しんどい、身体が重い、身の置きどころがない」などで表現される不快な自覚症状である。倦怠感は、局所に起こる筋肉疲労とは異なり、全身的なものとして知覚されることが多いことから**全身倦怠感**とも表現される。

倦怠感は、種々の身体・精神疾患の初発症状や随伴症状として、また、化学療法、放射線療法などの治療の副作用として現れることが多く、心身ともに著しく不快な状態になり、休息しても回復が困難で持続することが多い。加えて倦怠感は、その原因を自分で推測したり、対処することが困難なために、受診行動を余儀なくさせることが多いという特徴がある。

2. 倦怠感の発生メカニズム

倦怠感の発生メカニズムについては、十分なエビデンスが揃っているとはいえない状況であるが、身体的・心理的・社会的な要因が複雑に絡み合い、とくに原因疾患や治療が大きく関与している場合が多いことは確かなようである。そこで、現在までに明らかにされている主な考え方や仮説について以下に述べたい。

1）筋肉の局所的疲労は乳酸の蓄積によるという仮説

局所の筋肉疲労は、ブドウ糖またはグリコーゲンの利用時に酸素の供給が不足すると、酸化を伴わない分解が起こって筋肉中に乳酸が産生・蓄積することによって発生すると最近まで考えられていた。

しかし現在では、科学的根拠に基づいて、この「乳酸仮説」は否定されている。すなわち、激しい肉体労働やアメフト、サッカー、格闘技などの激しい運動などによる筋肉中の乳酸の蓄積やそれに伴うアシドーシス（酸性化）傾向は、むしろ筋肉の活動促進や保護作用を有し、筋肉疲労を抑える働きをもっていることが実証されてきた。加えて、脳の神経細胞が急な活動を行うときに必要とするエネルギーを肝臓からのブドウ糖のみでは不足する場合に、神経細胞がその周辺のグリア細胞から供給されていた乳酸をエネルギー源として活用することも明らかにされた。つまり、以上の末梢と中枢における乳酸の働きに関する実証結果は、いずれも乳酸が疲労・倦怠感の原因物質であるという仮説を覆す根拠になったのである。

2）倦怠感にかかわる現在の代表的な考え方や仮説

現在は上記の乳酸仮説が否定され、倦怠感と関係がある、あるいは関係があると想定されている主な説を以下に述べる。

（1）アミノ酸

激しい運動後にアミノ酸組成に変化が起こり、必須アミノ酸であるトリプトファンの相対的な増加が認められた。このアミノ酸組成の変化は、脳内の神経細胞・化学伝達物質であるセロトニンの生合成を増やし、アミノ酸の1つであり神経刺激物質でもあるグルタミン酸などにもなんらかの影響を与え、それらによって疲労感や倦怠感が脳で感知されやすくなっているのではないかという仮説である。なお、この仮説については異なる研究結果も公表されており、今後とも検討が続けられるであろう。

（2）活性酸素

人が活動するときには、脳や筋肉をはじめ人体のあらゆる細胞において大量の酸素を消費して**ATP**（**アデノシン三リン酸**：adenosine triphosphate）が産生される。ATP は、生命活動の直接的なエネルギー源であり、その分解によってエネルギーを放出して各種の生合成、筋肉の収縮、排泄、吸収などの原動力になっている。しかし、この生命活動の原動力になる ATP が産出されるときには、大量の**活性酸素**も産出される。活性酸素は、生体内で殺菌作用を営むというプラス面をもっているが、同時に細胞を傷つけて、その機能を低下させてしまうというマイナス面ももっている。このような性質をもつ活性酸素が産出される際には、その活性酸素を消去する働きをもつ**抗酸化物質**も産出される。その代表は、**イミダペプチド、クエン酸、ビタミンC・E**などであるが、これらの抗酸化物質の効果を上回る活性酸素の増産が生じたときには、ATP の生産能が低下し、あらゆる細胞へのエネルギーの放出による供給が阻害され、その結果、各細胞組織や臓器は固有の機能を発揮することができなくなり、それによって最終的には視床下部の自律神経中枢系に「疲れた」というシグナルを送ることになるという説である。

（3）サイトカイン

　サイトカインは、T リンパ球、リンパ球以外の造血系細胞、線維芽細胞など数多くの異なる細胞から産生され、数多くの異なる細胞の増殖や機能などに働きかける蛋白物質であり、**情報伝達物質**である。

　代表的なサイトカインには、免疫や炎症反応に作用する**インターロイキン**（**IL**）、ウイルス感染の拡大防止に関与する**インターフェロン**（**INF**）、**腫瘍壊死因子**（**TNF**）などがある。腫瘍壊死因子やインターロイキン -1 が倦怠感の原因になり、インターフェロン治療の副作用としても激しい倦怠感が生じるなどの報告やウイルス感染後の発熱、倦怠感、筋肉痛や関節痛は、IL 、INF 、TNF などのサイトカイン類が引き起こすという報告などから、疲労感や倦怠感とサイトカインの関係が注目されている。

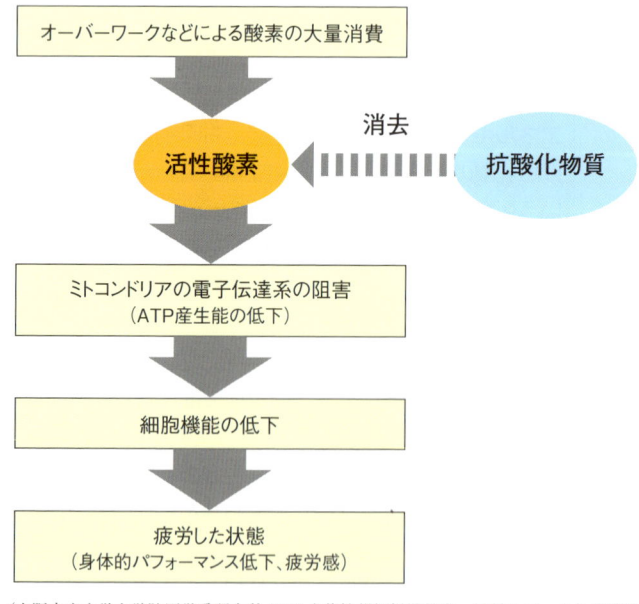

（大阪市立大学大学院医学系研究科 COE 生体情報解析学教室　最新トピックス疲労活性酸素 . http://www.med.osaka-cu.ac.jp/fatigue/ より転載）

図1　疲労と活性酸素の関係

運動や負荷により筋肉内で活性酸素がつくりだされると、筋肉組織が傷つけられ、その回復のために筋肉で**サイトカイン**がつくられ、それが脳に運ばれて、自律神経系・内分泌代謝系・免疫系などの異常をまねいて体内環境の恒常性の保持を困難にして倦怠感を引き起こす。精神的な倦怠感も同様のしくみで、神経組織をつなぐシナプスが損傷を受けると、その回復をはかるためにサイトカインがつくりだされる。つまり、いずれかの細胞の増殖や機能に影響する損傷などの問題が生じたときにサイトカインが増産され、それが疲労感や倦怠感と関係しているのではと想定されている説である。

3) 脳が疲労感や倦怠感を感知するメカニズム

多数の神経細胞が複雑なネットワークを築いている脳は、さまざまな生理的機能を営んでいる。この神経細胞間の情報伝達を担う伝達物質が**セロトニン**、**ドパミン**、**アドレナリン**、**グルタミン酸**などである。

このなかで脳の疲労の感知に関与している代表が、神経刺激・化学伝達物質である**セロトニン**という説がある。セロトニンは、脳の諸機能、とくにうつ病の発症や運動後の疲労にも関与している。すなわち、運動後に脳内への必須アミノ酸である**トリプトファン**の供給が増加し、アミノ酸組成の変化が脳内セロトニン濃度を上昇させることによって**中枢性疲労**が発生するという説である。逆に細胞内のセロトニンは減少しているとの報告もあり、これらに関しても、今後さらに検討されていくであろう。

3. 倦怠感の分類・原因・誘因ならびにメカニズムと特徴

分類		主な原因・誘因	メカニズムと特徴
器質的疾患	1) 組織での低酸素状態	(1) 貧血	▶血液はあらゆる組織細胞にガス・栄養・ホルモンを運搬したり、老廃物や余分な水分を排泄するなどの多くの生理的機能を担っている。貧血は、これら全機能を低下させるが、とくに各細胞の活動に必要なエネルギーの供給を担う ATP の産出と分解を低下させたり、活性酸素を産出するなどの結果として、倦怠感を発生・悪化させる。皮膚や眼瞼結膜の蒼白が特徴。
		(2) 呼吸循環不全	▶さまざまな原因疾患や睡眠時無呼吸症候群などによる呼吸機能の低下に伴う血中酸素量の著しい減少は臓器や末梢組織への酸素供給を低下させて、上記と同じメカニズムで倦怠感を発生・悪化させる。
	2) 代謝異常や栄養障害	(1) 内分泌代謝性疾患 ①甲状腺機能亢進症（バセドウ病）	▶甲状腺ホルモンが多量に分泌されると、全身の代謝が亢進し、末梢組織での酸素需要が増大することから、これらの絶対量の不足が生じ、それによって倦怠感が出現する。
		②糖尿病	▶インスリンは、血糖調節に中心的に関与して血糖を低下させる働きがある。すなわち、インスリンは、血液中のブドウ糖を全身の組織細胞に取り込んで活動エネルギーに換え、また、肝・筋におけるグリコーゲンの生成と貯蔵、脂肪組織でのブドウ糖から脂肪への転化などにかかわる。したがって、インスリンが不足すると、

	2) 代謝異常や栄養障害	(2) 代謝産物処理障害 　①腎不全、肝疾患	これらすべてが障害され、血糖が上昇し、糖が尿と一緒に排泄され、全身への運搬が低下して組織細胞のエネルギー不足が生じることによって、倦怠感が出現する。口渇、多飲、多尿が特徴。 ▶腎臓・肝臓では代謝産物の処理が行われるが、これらに機能障害が生じると、その処理能力が低下し、老廃物が排出されず蓄積されることによって倦怠感が出現する。浮腫、黄疸が特徴。
		(3) 栄養補給異常 　①絶食・飢餓など	▶栄養が不足するとエネルギーの絶対量が不足するために、倦怠感を引き起こす。
	3) 神経・筋障害	(1) 神経疾患、筋疾患	▶脳内の代謝・神経伝達物質が低下することにより、中枢から伝達される命令（刺激）が筋肉にスムーズに届かない、あるいは筋肉がそれに反応しないなどによって筋肉に脱力感が生じる。
器質的疾患	**4) 消耗性疾患**	(1) 急性・慢性炎症	▶炎症の病態形成に関与しているサイトカインを**炎症性サイトカイン**とよんでいる。感染などで炎症が起こったときには、この炎症性サイトカイン（IL-6やTNF-αなど）が代謝に影響を与え、結果的に倦怠感を発症させると考えられている。上記 2-2) - (3) サイトカイン参照。
		(2) 感染症	▶肺炎・尿路感染、膿瘍、結核などでは免疫力の低下により、倦怠感が生じる。上記 2-2) - (3) 参照。
		(3) 自己免疫不全・悪性腫瘍	▶悪性腫瘍の場合は、腫瘍の増殖や腫瘍部位の組織破壊により、**腫瘍壊死因子（TNF）**が他のサイトカインの産生や抑制に影響を及ぼし、免疫をコントロールすることによって倦怠感が出現する。また、腫瘍の増殖は、諸臓器の機能に影響を及ぼしたり、栄養摂取困難などをきたすことからエネルギーの不足により倦怠感が発症・増悪する。やせ、栄養状態不良が特徴。
	5) 中毒	(1) アルコール中毒	▶長期にわたるアルコール摂取は、依存症状を引き起こす。その際に、脳内の側坐核から神経伝達物質の**ドパミン**が放出されることから倦怠感が起こると考えられている。また、飲酒の二次性疾患には、膵炎、肝炎、肝硬変などがあり、これら諸臓器の機能障害によっても倦怠感が生じる。
		(2) 鉛中毒	▶鉛中毒は、酵素の働きを阻害する。とくに造血組織におけるアミノレブリン酸脱水酵素の阻害を起こすことから貧血となる。また、全身の臓器障害を引き起こすことから末梢組織の酸素・栄養供給が不足などが生じて、倦怠感を出現させる。

器質的疾患	6) 薬物性、放射線	(1) 薬物・放射線の副作用	▶薬物・放射線療法では、その副作用によって悪心・嘔吐が生じることからエネルギー消費が高くなり、倦怠感が生じやすい。とくに化学療法薬では、薬物の使用開始時期に倦怠感が生じやすいが、薬の種類や量、与薬日程などによって倦怠感の程度は異なる。
心因、精神疾患	7) 精神心理的要因	(1) 抑うつ (2) 不安 (3) 睡眠障害 (4) ストレス	▶うつ病では、気力・好奇心の低下をはじめ多彩な不定愁訴がみられるとともに倦怠感を訴える。 ▶ストレスによって、神経組織をつなぐシナプスが損傷するが、その回復をはかるためにサイトカインが増産されることによって倦怠感が生じると考えられている。
その他	8) 社会的要因、原因不明	(1) 役割の変化、経済的負荷 (2) **慢性疲労症候群**（**CFS**：chronic fatigue syndrome）	▶精神心理的要因と同様のメカニズムと考えられている。 ▶ CFS とは、突然発症し、6 か月以上継続的・断続的に日常生活に支障をきたすレベルの激しい全身倦怠感を訴える症候群であり、現在も多角的視点から研究が進められている。

4. 倦怠感と原因疾患との関連

　倦怠感は、疾患特異性のない自覚症状であるが、多くの疾患に随伴することから、その他の症状や既往歴など詳細に把握することが大切である。そして、原因疾患をイメージしながら、スクリーニング検査を行い、早期に原因疾患を発見することが重要である。たとえば急速に発生する倦怠感は、急性心疾患や水・電解質異常などに、また6 か月以上の慢性的な倦怠感は、糖尿病、膠原病、慢性肝疾患、悪性腫瘍、心疾患などに出現することが多い。また倦怠感は、身体的原因・誘因のほかに精神心理的影響も大きく関与しているので、患者の訴えに十分に耳を傾けることが診断にあたっては重要である。倦怠感からイメージすべき疾患を**表1** に示す。

表1　倦怠感からイメージすべき疾患

比較的頻度の高い疾患	1. 感染症：細菌、ウイルス、リケッチア、マイコプラズマ、真菌、寄生虫 2. 心疾患：虚血性心疾患（心筋梗塞、狭心症など）、心不全、不整脈 3. 呼吸器疾患：肺炎、肺結核、間質性肺炎、肺気腫、慢性気管支炎 4. 消化管疾患：胃・十二指腸潰瘍、潰瘍性大腸炎、クローン病、吸収不良症候群 5. 肝・膵の疾患：慢性肝炎、肝硬変、脂肪肝、脂肪肝炎、慢性膵炎 6. 腎疾患：慢性糸球体腎炎、慢性腎不全、ネフローゼ症候群 7. 血液疾患：貧血、伝染性単核球症、血栓性血小板減少性紫斑病 8. 内分泌疾患：糖尿病、バセドウ病、橋本病、クッシング症候群、アジソン病 9. 代謝・栄養の異常：肥満、るいそう、神経性食思不振症、痛風 10. 自己免疫疾患、膠原病：関節リウマチ、SLE、ベーチェット病 11. 脳血管障害：脳梗塞、脳出血、脳腫瘍、頭部外傷 12. 悪性腫瘍：がん、悪性リンパ腫、白血病、骨髄腫 13. 精神・神経疾患：うつ病、神経症、ストレス関連疾患、統合失調症、転換性障害 14. 薬物アレルギー 15. 慢性疲労症候群
まれな疾患	1. 慢性炎症性疾患：サルコイドーシス、Wegener 肉芽腫 2. 神経筋疾患：多発性硬化症、重症筋無力症、多発性筋炎、筋ジストロフィ 3. 中毒：有機溶剤、殺虫剤、重金属 4. 薬物嗜癖：アルコール、睡眠薬、麻薬 5. 化学物質過敏症

（久保木真、山本晋一郎：全身倦怠感. 女性内科シリーズ, 産科と婦人科, 7 (77)：931 〜 935, 2003.）

5. 倦怠感の随伴症状	原因疾患がある場合は、その疾患の随伴症状の1つとして認められる。しかし、原因不明の倦怠感が現れたときには、以下の随伴症状を伴うことが多い。 1) 微熱、発汗 2) 悪心・嘔吐、食欲不振、口渇、下痢、黄疸 3) 頭痛、筋肉痛、関節痛、筋力低下 4) 肩こり、全身のこり 5) 睡眠障害 6) 貧血、血圧低下、体重減少、浮腫、脱水、電解質異常 7) 疲労感、脱力感、めまい、立ちくらみ 8) 無気力や注意力・集中力・思考力・記憶力低下 9) 嗜眠など
6. 倦怠感の「成り行き」 （悪化したときの二次的問題）	1) 倦怠感と種々の疼痛や体力・気力・集中力低下などの随伴症状による**日常生活動作行動の低下、ひいては臥床傾向の増強** 2) 日常生活動作行動の低下と臥床傾向の増強による**睡眠、食事などをはじめとする生活パターンの乱れの増強、呼吸・循環器系をはじめ全身の器質的・機能的衰え、**ひいては**障害の追加発症** 3) 化学療法や放射線療法などに伴う強度の倦怠感と、悪心・嘔吐などの随伴症状による**治療の中断や拒絶** 4) 倦怠感の持続による**重篤な疾患に対する疑心、恐怖、不安** 5) 倦怠感に伴う身体的・精神的・社会的活動の低下の持続による**ボディイメージの混乱、自尊感情の低下、**ひいては**抑うつ** 6) 倦怠感の持続と、倦怠感に対する周囲の理解不足・困難による夫婦関係をはじめとする人間関係や役割分担における混乱や役割遂行の低下など
7. 倦怠感に対する主な診察と検査	1) 問診 　(1) 倦怠感の発症様式と程度ならびに経過 　　①いつから始まったか、発症が急激か、徐々か 　　②持続期間：長期・短期 　　③全身的か局所的か 　　④朝からか、午後からか、1日中か 　　⑤日内変動あるいは周期性の有無 　　⑥臥床や睡眠などの休息で消失するか否か 　　⑦倦怠感の程度、とくに日常生活への支障の有無と程度 　(2) 倦怠感以外の随伴症状の有無、とくに発症が急激な場合の随伴症状に注意 　　①微熱、多汗 　　②悪心・嘔吐、食欲不振、口渇、下痢、黄疸 　　③頭痛、筋肉痛、関節痛、筋力低下 　　④肩こり、全身のこり 　　⑤睡眠障害 　　⑥貧血、血圧低下、体重減少、浮腫、脱水、電解質異常 　　⑦疲労感、脱力感、めまい、立ちくらみ 　　⑧無気力や注意力・集中力・思考力・記憶力低下

　　⑨嗜眠など
（3）基本的生活状況（**倦怠感の誘発・増強因子**と**倦怠感への影響**の探索）
　　①食事摂取の状況（食欲の有無、食事回数と食事時間、食事摂取量、食行動の自立
　　　程度など）
　　②睡眠の状況、とくに睡眠不足の有無（睡眠時間、熟睡感の有無、日中の覚醒時の
　　　状況、昼寝の有無など）
　　③休憩・休息状況（休憩・休息の有無と程度）
　　④運動・労働状況、とくに過労の有無（運動の量・時間とその内容、労働時間とその
　　　内容、運動・労働環境など）
　　⑤排泄の状況（下痢・便秘の有無と程度）
　　⑥清潔（発汗の有無と程度、入浴や皮膚保清の頻度や方法など）
　　⑦精神活動の状況、とくにストレスの有無（人間関係、活動性の有無と程度、不安・
　　　イライラ・恐怖心の有無と程度など、患者のおかれている心理的・社会的環境は
　　　重要である）
（4）既往歴（とくに感染性疾患、うつ病や神経症などの精神神経疾患や更年期障害など）
（5）飲酒歴（飲酒量とその頻度、飲酒と倦怠感の関連）と喫煙歴（過去の喫煙の有無）
（6）輸血歴（ウイルス性肝炎）
（7）職業歴（鉛、有機溶媒など）
（8）薬物歴（常用薬の種類・量・回数など）
（9）妊娠・月経（妊娠初期に微熱や倦怠感が出現しやすい。過多月経による貧血）

2）倦怠感と倦怠の程度の判定

　各個人の倦怠感は、あくまでその人の主観であることから、客観的な倦怠の程度と一致するとは限らない。たとえば、何かを達成したり、成功している人は、それらによって無意識的に疲労感や倦怠感が覆い隠されていて、これらを感じないまま時間が経過してしまう危険性がある。

　他方、意識的に倦怠感を偽って訴える人もいる。たとえば、即刻の治療中止や退院を希望する患者は、倦怠感を実際の倦怠の程度よりも弱く表現することが少なくない。逆に医療従事者や家族に構ってほしい患者では、倦怠の程度よりもオーバーに訴えることも少なくない。つまり、意識的であるか否かを別にして、人は何らかの理由によって主観的な倦怠感と客観的な倦怠程度の間にずれを生じさせてしまうことがある。このことから、個々の患者に効果的なキュア・ケアを提供するには、まず患者の倦怠感の訴えを大切に扱うと同時に、**表2**の**厚生労働省慢性疲労症候群**（**CFS**）**研究班**が提案した「**PS**（performance status）**による疲労・倦怠の程度**」などの活用ならびに、これらの2つのデータを総合的に検討することが重要になると言えよう。

3）視診、触診、聴診、測定（体温、脈拍、呼吸、血圧など）

4）検査
（1）尿検査：尿蛋白、尿糖、ウロビリノーゲン、尿沈渣
（2）便検査：便潜血
（3）血液検査：血算、血沈、CRP、血糖、コレステロール、中性脂肪、尿酸、腎機
　　能（BUN、クレアチニン）、電解質（Na^+、K^+、Cl^-）、肝機能（AST［GOT］、
　　ALT［GPT］、LDH、ALP、γ-GTP、ZTT、総ビリルビン）、アミラーゼ、筋
　　酵素（CPK、アルドラーゼ）、甲状腺ホルモン（TSH、$FreeT_3$、$FreeT_4$）、抗核
　　抗体
（4）胸部X線検査

表2　PS（performance status）による疲労・倦怠の程度

> 0：倦怠感がなく平常の生活ができ、制限を受けることなく行動できる
> 1：通常の社会生活ができ、労働も可能であるが、疲労感を感ずるときがしばしばある
> 2：通常の社会生活ができ、労働も可能であるが、倦怠感のため、しばしば休息が必要である
> 3：倦怠感のため、月に数日は社会生活や労働ができず、自宅にて休息が必要である
> 4：倦怠感のため、週に数日は社会生活や労働ができず、自宅にて休息が必要である
> 5：通常の社会生活や労働は困難である。軽作業は可能であるが、週のうち数日は自宅にて休息が必要である
> 6：調子のよい日には軽作業は可能であるが、週のうち50%以上は自宅にて休息している
> 7：身のまわりのことはでき、介助も不要であるが、通常の社会生活や軽作業は不可能である
> 8：身のまわりのある程度のことはできるが、しばしば介助がいり、日中の50%以上は就床している
> 9：身のまわりのこともできず、常に介助がいり、終日就床を必要としている

　（5）心電図検査

　なお確定診断には、画像診断として超音波検査、CT、MRI、核医学検査、細菌培養、ウイルス学的検査、細胞診、組織診などが用いられる。器質的疾患が積極的に疑われない場合は、精神疾患などの可能性も考慮する。

8. 倦怠感に対する主な治療

　倦怠感をきたす原因は多種多様であるが、原因疾患が明らかな場合は、その疾患の治療を優先して行うことによって、倦怠感の改善あるいは消失をはかる。しかし、原因が明らかでない場合は以下の治療を行う。また、倦怠感に対する治療の流れを**図2**に示す。

1）安静・休息療法

2）補液療法：高カロリー源の補給

3）薬物療法（表3）：中枢興奮・鎮痛薬、自律神経調整薬など

4）心理療法：音楽療法、カウンセリング、リラクセーション（アロマセラピー、リフレフソロジー）

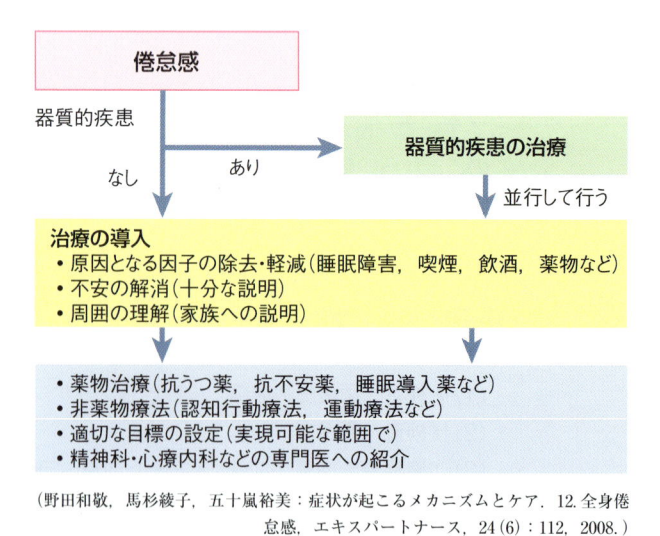

（野田和敬，馬杉綾子，五十嵐裕美：症状が起こるメカニズムとケア．12. 全身倦怠感，エキスパートナース，24（6）：112，2008.）

図2　倦怠感の治療の流れ

表3　倦怠感に効能がある主な薬

分類	一般名（商品名）	効果発現メカニズム	主な副作用と注意事項
中枢興奮・鎮痛薬	カフェイン水和物（カフェイン）	大脳皮質を中心とした中枢神経系を興奮させ、脳幹網様体の賦活系を刺激することにより知覚を鋭敏にし、精神機能を亢進させる	副作用：大量投与で振戦、不整脈、虚脱、めまい、不眠、不安、瞳孔散大
自律神経調整薬	トフィソパム（グランダキシン）	交感神経過反応型及び低反応型のいずれも正常化し、血管運動神経緊張亢進状態を改善する	禁忌：ロミタピドメシル酸塩服用中 併禁：ロミタピドメシル酸塩 注意：🚗 副作用：発疹、瘙痒感、眠気、めまい、ふらつき、発熱、動悸、血圧上昇

● 看護のポイント

第1・2段階　　アセスメント・診断

必要な情報	情報分析の視点
1. 倦怠感の発生と程度ならびに経過 　1）倦怠感の発生様式と経過 　2）基本的生活状況（倦怠感の誘発・増強因子と倦怠感の影響の探索） 　3）既往歴 　4）飲酒歴と喫煙歴 　5）輸血歴 　6）職業歴 　7）薬物歴 　8）妊娠・月経 **2. 随伴症状の有無と程度**（基 5、7 の活用） 　1）微熱、発汗 　2）悪心・嘔吐、食欲不振、口渇、下痢、黄疸 　3）頭痛、筋肉痛、関節痛、筋力低下 　4）肩こり、全身のこり 　5）睡眠障害 　6）貧血、血圧低下、体重減少、浮腫、脱水、電解質異常 　7）疲労感、脱力感、めまい、立ちくらみ 　8）無気力ならびに注意力・集中力・思考力・記憶力低下 　9）嗜眠など **2. 随伴症状の有無と程度** **3. 倦怠感と倦怠の程度の判定** **4. 倦怠感の主な原因・誘因と程度**（基 3・4 の活用） ［器質的疾患］ 　1）組織での低酸素状態 　　（1）貧血、（2）呼吸循環不全 　2）代謝異常や栄養障害	1. 倦怠感の有無・種類と程度の明確化 2. 倦怠感と随伴症状の発生時期と現在までの経過の明確化 3. 倦怠感の原因・誘因とそのメカニズムの明確化 4. 倦怠感の「成り行き」の明確化 ▶情報収集・分析に際しては、倦怠感と同時に倦怠感がその人の日常生活ならびに身体的・精神心理的・社会的側面にどのような影響を及ぼしているかを見極めることが大切である。

(1) 内分泌代謝性疾患、(2) 代謝産物処理障害、(3) 栄養補給異常
3) 神経・筋障害
　(1) 神経疾患、筋疾患
4) 消耗性疾患
　(1) 急性・慢性炎症、(2) 感染症、(3) 自己免疫不全・悪性腫瘍
5) 中毒
　(1) アルコール中毒、(2) 鉛中毒
6) 薬物性、放射線
　(1) 薬物・放射線の副作用

[心因・精神疾患]
1) 心理的・精神的要因
　(1) 抑うつ、(2) 不安、(3) 睡眠障害、(4) ストレス

[その他]
1) 社会的要因、原因不明
　(1) 役割の変化、経済的負荷、(2) 慢性疲労症候群

5. 倦怠感に対する診察と検査の結果（基7の活用）
1) 診察：問診、視診、触診、聴診、測定（体温、脈拍、呼吸、血圧など）
2) 検査：尿検査、便検査、血液検査、胸部Ｘ線、心電図など

6. 倦怠感に対する治療内容と効果・副作用（基8の活用）
1) 安静・休息療法
2) 補液療法：高カロリー源の補給
3) 薬物療法：副腎皮質ステロイド、黄体ホルモン製剤、造血薬、カフェイン
4) 心理療法：音楽療法、カウンセリング、リラクセーション

7. 倦怠感の「成り行き」の有無と程度（基6の活用）

8. 倦怠感と検査・治療などに対する患者や家族の反応と期待（基8の活用）

▶ 「成り行き」として以下の問題を生じやすい。
1) 倦怠感と種々の疼痛や体力・気力・集中力低下などの随伴症状による**日常生活動作行動の低下、ひいては臥床傾向の増強**
2) 日常生活動作行動の低下と臥床傾向の増強による**睡眠、食事**などをはじめとする生活パターンの乱れの増強、呼吸・循環器系をはじめ全身の器質的・機能的衰え、ひいては**障害の追加発症**
3) 化学療法や放射線療法などに伴う強度の倦怠感と、悪心・嘔吐などの随伴症状による**治療の中断や拒絶**
4) 倦怠感の持続による**重篤な疾患に対する疑心、恐怖、不安**
5) 倦怠感に伴う身体的・精神的・社会的活動の低下の持続による**ボディイメージの混乱、自尊感情の低下、ひいては抑うつ**
6) 倦怠感の持続と、倦怠感に対する周囲の理解不足・困難による夫婦関係をはじめとする**人間関係や役割分担における混乱や役割遂行の低下**など

第3段階　看護計画の立案

●**目標設定の視点**
1. 倦怠感の原因疾患に対する治療を守ることができる。
2. 患者・家族が、栄養・エネルギーと酸素の供給・消費のバランス状態をふまえた生活スケジュールを立案・実施できる。
3. 倦怠感と随伴症状が軽減、消失する。
4. 少なくとも「成り行き」にあげた問題を起こさない。

●対策の立案

対象固有の倦怠感の原因・誘因ならびにそれによる発生・悪化のメカニズムをふまえたうえで、対策を選択・決定する。

（基2〜8の活用）

対策の種類	対策の根拠
観察（OP） 1. 倦怠感と随伴症状の変化 2. 倦怠・倦怠感による日常生活の変化 3. 倦怠感の原因・誘因の変化 4. 倦怠感に対する診察と検査結果の変化 5. 倦怠感に対する治療内容と効果・副作用の変化 6. 倦怠感の「成り行き」の有無と程度 7. 倦怠感と検査・治療などに対する患者や家族の反応と期待 ※観察の細かい項目は、アセスメント・診断段階と同じであるため省略する	1〜7の観察項目は、その患者が目標に近づいているか否かを最も端的に表す情報となる。 ▶ 主観的な症状である倦怠感の変化とその客観性を増すためには、疲労倦怠の程度の判定のために作成された**表2のPS**などのスケールの活用が望ましい。 ▶ 倦怠感の原疾患が Ca^{2+}、K^+、Na^+ などの電解質の異常、脱水や浮腫などの体液量の異常、アシドーシスやアルカローシスなどの血液のpHの異常を、または心不全、肝不全、腎不全、呼吸不全、感染などを発症させている場合は、原疾患自体によって生命危機をまねくことから、これらの初期徴候を倦怠感と同時に早期に発見することが重要である。 ▶ 倦怠と倦怠感の経過は、原因疾患と治療とのかかわりが深い。また検査結果には、治療効果や副作用が反映される。したがって、これらを総合的に関連づけて観察する必要がある。 ▶ 倦怠と倦怠感は、身体的要因と精神心理的要因、さらには社会的要因が複雑にからみあっている場合が多く、また、患者がどの程度の倦怠感を感じているかを客観的に評価するのはきわめて難しい。また、倦怠感は、「だるさ」「疲れやすい」などの言葉に代替されやすいことから、第三者は比較的過小に評価しやすい傾向がある。したがって、患者が倦怠感をどのような言葉で表現しているか、どのような苦痛があるのか、倦怠と倦怠感に影響される患者の表情や姿勢、態度、日常生活動作行動、運動・活動量ならびに、倦怠の程度を表す検査結果や**表2のPS**による疲労・倦怠の程度の判定結果、運動量、活力などをあわせて経時的に収集し、倦怠・倦怠感の変化を総合的に見きわめ、記録に残して検討資料にする必要がある。

原因疾患の治療が優先されるが、原因不明や治療困難な場合も含めた主な看護を以下に示す。

看護療法（TP）

1. 安静と運動・活動のバランスの確保
1）呼吸・循環の管理
2）制限に応じた安静と日常生活の援助
3）体位の工夫
4）安静と運動・活動の1日のスケジュールの立案と実施・評価

▶ 貧血や呼吸循環器系の障害時には、組織細胞や臓器に十分な酸素とエネルギーを供給できず、加えて老廃物や余分な水分の排泄にも障害が起きるために倦怠感が生じる。したがって、これらを踏まえて安静臥床とし、活動や労作による筋肉・諸臓器の酸素とエネルギーの消費量を少なくする。

▶ 坐位時には、姿勢を安楽に保持できるようクッションなどを用いて、余分な筋肉疲労を軽減する。この体位と安楽の工夫は、呼吸運動を助けると同時に気分転換や食事摂取などにも役立つ。

▶ 治療上許される範囲の運動・活動については、患者と一緒に検討して1日のスケジュールを立案する。運動・活動に際しては、事前の休息に加えて、息切れや疲労防止のためにゆっくり行う、1回量を多くせず回数を増やすなどの工夫を行う。

▶ どのような方法が効果的であるかを患者と一緒に評価し、患者が自ら問題点に気づき創意工夫できる援助が最も大切である。（墓3の活用）

2. 食事の援助と栄養管理
1）栄養とエネルギーの確保
2）食事介助

▶ 倦怠感のある患者は、食欲減退に加え、**食事摂取動作行動**に疲労感を感じることが多く、栄養とエネルギーの確保に支障をきたすおそれがある。栄養とエネルギーの不足は、倦怠感を増強し、それが食欲や食事摂取動作行動の低下を引き起こすという悪循環を生むことから、必要に応じた食事の介助、ならびに栄養の管理を行う。（墓3、8の活用）

3. 心地よい睡眠と休息の援助

▶ 臥床が多くなることから生活のリズムが崩れ、ますます倦怠感が持続したり、増強する。快適な睡眠は、酸素とエネルギーの消費を抑えるばかりでなく心身の爽快感を高め、倦怠感の軽減に最も有効である。しかし、全身の倦怠感は、入眠や熟睡を阻害しやすいことから、不眠に対するアセスメントとケアも重要である（「47 不眠」、p.789～参照）。（墓3、8の活用）

4. 清潔と整容の援助
1）入浴・シャワー浴の介助
2）清拭・足浴の介助
3）口腔ケアなどの支援
4）更衣
5）整髪など

▶ 倦怠感が強いと、清潔動作とすることさえ億劫になる。また、保清に対する関心も減退しやすいなどから入浴や清拭、洗髪、整髪、口腔ケア（歯磨き）などがおろそかになる傾向がある。しかし、清潔ケアは、全身の細胞組織のエネルギーと酸素の不足による感染の防止に役立つばかりでな

看護療法（TP）		く爽快感や気分転換にも役立つ。したがって、清潔や整容の援助レベルを患者と一緒に検討し、その検討結果に基づいて援助する。（基3、8の活用）
	5. 排泄の援助	▶ 老廃物や余分な水分の蓄積も、倦怠感の悪化要因になることから、とくに排尿・排便がスムーズに行えるよう援助する。体動が億劫になると、排泄回数を少なくするようがまんしたり、飲水・食物の摂取を控える患者もいる。したがって、倦怠感・飲食物摂取・排泄を関連づけて排泄の重要性の理解を促し、同時に快適な排泄方法を患者と一緒に工夫する。（基3の活用）
	6. 精神心理的援助 　1）訴えの傾聴と共感 　2）気分転換：散歩などの適度な運動、マッサージ、音楽療法、アロマセラピー、リラクセーション	▶ 倦怠感の苦痛は、患者本人しかわからないことから、患者の訴えに耳を傾け、共感的に対応することが大切である。また、倦怠感が強かったり、持続すると精神心理的活動、とくに自ら思考することを放棄し、その結果、単調な生活に陥り、気力・集中力・注意力・思考力低下などの随伴症状の発症を早めたり、悪化させやすい。さらに、倦怠感が慢性的に持続すると抑うつ、不穏・不眠などを起こすことから、患者の好みを配慮した気分転換を勧めたり、緊張緩和のために**リラクセーション**などの精神心理的援助を行う必要がある。（基3、8の活用）
	7. 薬物療法の管理	▶ 原因疾患に対する薬物の効果と同時に副作用として倦怠感があるか否かを確認する必要がある。また、その副作用としての倦怠感が認められた場合は、早急に医師に報告し、薬物療法についての調整を行う必要がある。（基3、8の活用）
教育（EP）	1. **随伴症状としての自覚的症状**（微熱、発汗、悪心・嘔吐、食欲不振、口渇、下痢、頭痛、筋肉痛、関節痛、筋力低下、睡眠障害、体重減少、浮腫、疲労感、脱力感、めまい、立ちくらみ、無気力ならびに注意力・集中力・思考力・記憶力低下など）**を報告できるよう指導する**	▶ これらの主観的情報は、倦怠感の程度の変化を判定する重要な資料になるばかりではなく、今後の治療方針・方法の重大な決定資料の1つとなる。（基7の活用）
	2. **倦怠感改善のための前記の看護療法項目1〜7を患者と家族が実践・管理できるよう指導する**	▶ 原因不明の倦怠感の発症と経過は、日常生活に大きく影響されていることが多いことから、患者・家族と一緒に影響因子を見出し、それらに対する具体的な対処方法を検討し、彼らが自ら生活の中で対処できるよう支援する。 つまり、倦怠感の発生予防、改善、再発防止などには、まず生活条件・習慣を整えるための本人の認識と具体的な対処のための助言や指導なら
	3. **倦怠感に影響する生活条件・習慣を自ら見出し、改善するよう患者や家族に説明・指導する**	

びに評価・修正の繰り返しを彼らと一緒に行うことが最も重要である。（基 3、4、7 の活用）

第 3・4 段階　看護計画の立案・実施時の留意点

1. 食事の援助と栄養管理

　倦怠感のある患者は、気力の喪失によって、日常生活動作行動すべてに消極的になっていることが多い。とくに食べることさえ億劫になっていることから、食事の楽しみを見出せるよう患者の好みを尊重し、色彩、香り、味付け、食形態、温度や盛り付けなどに留意する。併せて食事の介助や食事時間に話し相手をするなどの援助も患者の望みに応じて行う。また、栄養とエネルギー確保については、摂取量を観察・記録して問題点を明らかにし、必要に応じて栄養士、医師とも相談する。

2. 日常生活リズムの確保

　活動や労作による筋肉・諸臓器のエネルギーと酸素の消費量を少なくし、末梢への血液循環を促進すると同時に老廃物と余分な水分の排泄を促すには、安静が必要になる。しかし、臥床時間・期間が長くなると、生活リズムの崩れによって不眠や食欲不振、便秘、ひいては筋力や体力の低下、関節拘縮などを誘発しかねない。したがって、必要な安静を保持しながらも生活リズムを崩さないよう 1 日のスケジュールを立案することが大切である。

　そして、それを基盤に会話や散歩、レクリエーションなどによる気晴らし、変化のある生活の確保、対人関係の拡大などを図ることは、筋力や体力の低下防止と増強に役立つばかりでなく、気分転換や恐怖・不安の解消、さらに自分が大切に扱われているという感情によって自尊感情を高める。これらは、いずれも上記の諸問題の発生・悪化防止に役立つばかりでなく闘病意欲の亢進にもつながる。とくに運動不足が倦怠感を増強し、それによって運動不足がさらに増強するという悪循環に患者と家族が気づいているか否かを判定し、運動前後の呼吸、脈拍、血圧ならびに疲労感、倦怠感などの変化に注意しながら運動にチャレンジするよう助言したり、必要時計測方法についても指導する。

3. 日常生活動作行動の支援

　倦怠感のある患者は、排泄、清潔などの日常生活動作行動が億劫になり、清拭・洗髪、整髪などをしたがらなくなってしまうことがある。しかし、これらの保清や整容は、身体的・心理的爽快感に大きく関与していることから、部分的な実施から開始し、段階を追って拡大できるよう工夫する。その際には、実施前・中・後の倦怠感の増減について確認し、状態に応じて臨機応変に対応すると同時に、そのときの観察事項を次回のケアに役立てることが大切である。

4. 患者・家族への健康教育

　倦怠感や疲労感は、他者にはわかりにくいことから過小評価を受けやすい。そのため患者は、罪悪感や挫折感をもちやすく、それが大きなストレス因子になることが少なくない。したがって、疲労感や倦怠感は、個人差はあるものの、誰でもが経験する症状であること、また原因疾患や感染症などによるホメオスタシスの乱れを警告するプラスの意味をもつシグナルにもなることから、健康管理にとって重要な自覚症状であることなどを患者・家族が理解できるよう説明する。また、これらのことを患者の了解を得たうえで職場の関係者に説明し、一緒に検討することによって患者の働きづらさや欠勤、離職などの防止に役立てる。加えて、これらの対策は遅刻、早退、欠席、引きこもり、休学、退学などの問題発生にかかわる学校関係者、家族に対しても同じように必要であろう。

| 第5段階 | 評価の視点 |

1. 目標に近づいたか否か

1) 倦怠感の原因疾患に対する治療を守ることができたか。

2) 患者・家族が、栄養・エネルギーと酸素の供給・消費のバランス状態をふまえた生活スケジュールを立案・実施できるようになったか。

3) 倦怠感と随伴症状が軽減、消失したか。

4) 少なくとも「成り行き」にあげた問題 [1) 日常生活動作行動の低下、ひいては臥床傾向の増強、2) 睡眠、食事などをはじめとする生活パターンの乱れの増強、呼吸・循環器系をはじめとする全身の器質的・機能的衰え、ひいては障害の追加発症、3) 治療の中断や拒絶、4) 重篤な疾患に対する疑心、恐怖、不安、5) ボディイメージの混乱、自尊感情の低下、ひいては抑うつ、6) 人間関係や役割分担における混乱や役割遂行の低下など] を起こさなかったか。

2. 看護過程、とくに看護計画の評価・修正

患者や家族の状態や行動が目標に近づいていない場合は、看護過程、とくに看護計画の立案段階のどこに問題があったのか、さらに診断段階に誤りがなかったかなどを追究する必要がある。

引用・参考文献

1) 野田和敬, 馬杉綾子, 五十嵐裕美：症状が起こるメカニズムとケア. 12. 全身倦怠感, エキスパートナース, 24 (6)：105 〜 113, 2008.

2) 谷田憲俊：がん治療における支持療法の重要性. 倦怠感, 不安, 抑うつとその対策, 癌と化学療法, 33 (1)：34 〜 37, 2006.

3) 野口 海, 松島英介：がん患者の症状緩和. 第1回緩和医療学, 8 (1)：83 〜 86, 2006.

4) 尾立和美：症状マネージメントの実際 VI. 倦怠感, 月刊ナーシング, 25 (4)：62 〜 66, 2005.

5) 白浜雅司：倦怠感 (脱力). 治療, 86 (増刊号)：39 〜 43v, 2004.

6) 桜井利江：看護における検査値の読み方. 第14回だるい 全身倦怠感, ナーシングトゥデイ, 19 (9)：46 〜 48, 2004.

7) 伊藤英夫：特集だるい. 治療, 86 (3)：160 〜 162, 2004.

8) 久保木真, 山本晋一郎：女性内科シリーズ. 全身倦怠感, 産科と婦人科, 7 (77)：931 〜 935, 2003.

9) 田村恵子編：がんの症状緩和ベストナーシング. 痛みの以外の症状マネージメント, p.90 〜 94, 学研メディカル秀潤社, 2010.

10) 相馬朝江編 [山口由子]：目でみる症状のメカニズムと看護. 全身倦怠感, Nursing Mook29, p.122 〜 127, 学研メディカル秀潤社, 2005.

11) 室田知香：プロフェッショナルがんナーシング, 15 (6), 2015.

12) 小川 聡編 [伴信太郎]：全身倦怠感. 内科学書, 改訂第7版, p.285 〜 286, 中山書店, 2009.

13) 渡辺恭良：疲労とは？ 疲労のメカニズム. 疲労の科学とメカニズム, 医学のあゆみ, 228 (6)：593 〜 604, 2009.

14) 大阪市立大学大学院医学系研究科疲労医学講座. http://www.med.osaka-cu.ac.jp

●オリエンテーション・マップ

原因・誘因 (p.135)

1）腹膜の腫瘍・炎症 → Ⓐ-1 滲出性腹水

1）肝臓内外の血液・リンパ系の流れの異常
2）全身の循環障害、腎機能の低下
3）低蛋白血症による血漿膠質浸透圧の低下
→ Ⓐ-2 漏出性腹水

1）腸内ガス供給の増加
2）腸内ガス通過障害
3）腸蠕動低下
4）腸内ガス吸収障害
5）腸内ガス発生亢進
6）呼吸・循環器系障害
→ Ⓑ-1 腸性鼓腸（腸内ガス貯留）

1）消化管穿孔
2）腹腔内ガス発生
3）腹腔鏡検査、開腹手術など
→ Ⓑ-2 腹膜性鼓腸（気腹）

1）上・下腹部の臓器腫大と腫瘤 → Ⓒ
2）その他の原因（肥満、妊娠、便秘、薬物の副作用など） → Ⓓ

腹部膨満

随伴症状 (p.139)

1）腹部膨満感、心窩部不快感、食欲不振、食事摂取量の低下、嚥気、悪心・嘔吐、胸やけ、腹痛、放屁、便通異常など
2）呼吸困難、動悸、不整脈など
3）倦怠感、体動困難、緩慢な動作、作業能率の低下など
4）腹水による腹部膨満時は全身性の浮腫など

成り行き（二次的問題 p.139）

1）呼吸困難、著しい倦怠感、体動困難の増強と、これらによる日常生活行動の低下、睡眠・休息障害
2）腹部膨満に伴う胃部圧迫、食事摂取量の低下
3）腹水の場合は、陰部のただれ、褥瘡、乏尿、呼吸器・尿路系感染など
4）転倒・転落
5）ボディイメージの混乱、自尊感情の低下、抑うつと、これらによる他者との不十分な相互作用など

観察ＯＰ (p.143)

看護療法ＴＰ (p.143) **・教育ＥＰ** (p.146)

1．心身の安静保持と支援
2．体位の工夫と体位変換
3．食事の援助
4．皮膚・粘膜の清潔と保護
5．衣類・寝具類の調整
6．薬物療法の管理
7．腹水穿刺時の援助
8．転倒・転落などの事故防止
9．ガスの排出促進、便通の調整

■ 基礎的知識

1. 腹部膨満の定義

腹部膨満とは、腹腔内の内容物が貯留・増大し、外観的に腹部が大きくなった状態をいう。その主な原因としては、Ⓐ**腹水**、Ⓑ**鼓腸**、Ⓒ**腹部腫瘤**、Ⓓ**その他の原因**（**肥満・妊娠・便秘など**）がある。なお、**腹部膨満感**とは、腹部がふくらみ、張った感じを本人が自覚する主観的症状である。

心身症など精神的要因で、他覚的に腹部膨隆がなくても、腹部膨満感を訴えることがあるが、ここでは他覚的に腹部膨隆を認めるものに限定して腹部膨満と腹部膨満感について述べる。

2. 腹部膨満の分類・原因・誘因ならびにメカニズムと特徴

分類	主な原因・誘因	メカニズムと特徴

Ⓐ 腹水の分類・鑑別と腹水による腹部膨満の特徴

腹腔内には生理的に 20 〜 50mL の液体が貯留しているが、血漿膠質浸透圧と静脈圧のバランスの崩れなどにより、これ以上の液体が貯留したものを**腹水**という。腹水は、かなり多くなるまで自覚できないことが多く、通常 500 〜 600mL 以上の貯留は診察により、1,000 〜 1,500mL 以上の貯留は、外観的に腹部膨隆を認める。

腹水は、その性状の違いから**滲出性腹水**と**漏出性腹水**に分けられ、**表1** に示す異なる特徴がある。

表1 漏出性腹水と滲出性腹水の鑑別

	漏出性腹水	滲出性腹水
外観	水様、淡黄色透明	淡黄色混濁、血性、膿性、粘液性
比重	1.015 以下	1.018 以上
蛋白濃度	2.5g/dL 以下	4.0g/dL 以上
線維束析出	微量	多量
細胞	少数：ときに内皮細胞	多数：白血球、リンパ球など
細菌	陰性	陽性のこともある
リバルタ反応	陰性	陽性

腹水による腹部膨満の場合、仰臥位では腹水が側腹部にたまり蛙状腹に、立位では下腹部にたまり膨隆する。腹水がたまり空気が少なくなった部位では、**濁音**を認める。仰臥位と腹臥位の打診によって、濁音界の変位が認められる。側臥位では、腹水がたまる下側で濁音、上側で**鼓音**（太鼓を叩くような高い音）を認める。

Ⓐ-1 滲出性腹水による腹部膨満

1）腹膜の腫瘍・炎症

▶ 腫瘍・炎症により局所が充血し、血管の透過性が亢進したり、血流停滞をきたして毛細血管内圧が上昇するために、血管から血漿と赤血球・白血球・血小板などの有形成分が腹腔内へ滲出する。

表2 滲出性腹水をきたす主な疾患と腹水の特徴

主な疾患	腹水の特徴
腹腔内出血：がん性腹膜炎、子宮外妊娠、大動脈瘤破裂、腹部外傷など	血性の腹水
化膿性炎症：急性化膿性腹膜炎、腹部外傷など	膿汁が混入した腹水
胆道穿孔：急性胆嚢炎、胆道がんなど	胆汁が混入した腹水
胸管・リンパ管閉塞：がん性腹膜炎、フィラリア症など	乳び液が混入した腹水
腹膜腫瘍：腹膜仮性粘液腫など	粘液性・粘稠度の高い腹水

下記の1）～3）の因子が複雑に関連しあって漏出性腹水をきたすが、主なメカニズムは**図1**に示すように以下の3点にまとめられる。

1）肝臓内外の血液・リンパ系の流れの異常
- 門脈圧亢進（肝硬変、バンチ症候群、肝がんなど）
- 肝リンパ液の漏出（肝硬変、バッド-キアリ症候群など）

2）全身の循環障害、腎機能の低下
- 循環系うっ滞（心不全、緊縮性心外膜炎など）
- 腎機能の低下（ネフローゼ、腎腫瘍など）
- 抗利尿物質の増加（アルドステロン、抗利尿ホルモンなど）

3）低蛋白血症による血漿膠質浸透圧の低下（ネフローゼ、蛋白漏出性胃腸症、肝硬変、低栄養など）

1）肝静脈圧や門脈圧の亢進により門脈圧が250～300mmH$_2$O（通常は100mmH$_2$O）まで上昇すると、それによって血漿中の水分が腹腔内に漏出したり、リンパ系の流れが障害されて、リンパ液が腹腔内に漏出する。多くは腹壁静脈の怒張が認められる。

2）心障害に伴う有効循環血液量の低下により、腎への血流量が減少すると、レニン-アンジオテンシン-アルドステロン系の作用により、尿細管からのナトリウムの再吸収が亢進する。ナトリウムは水の再吸収を亢進させるために、結果として腹水を生じさせる。

3）低蛋白血症により血漿膠質浸透圧が低下すると、浸透圧の高い組織間隙に水が移動することによって腹水をきたす。一般に血漿総蛋白量が4g/dL、アルブミン量が2.7g/dL以下になると腹水が貯留する。

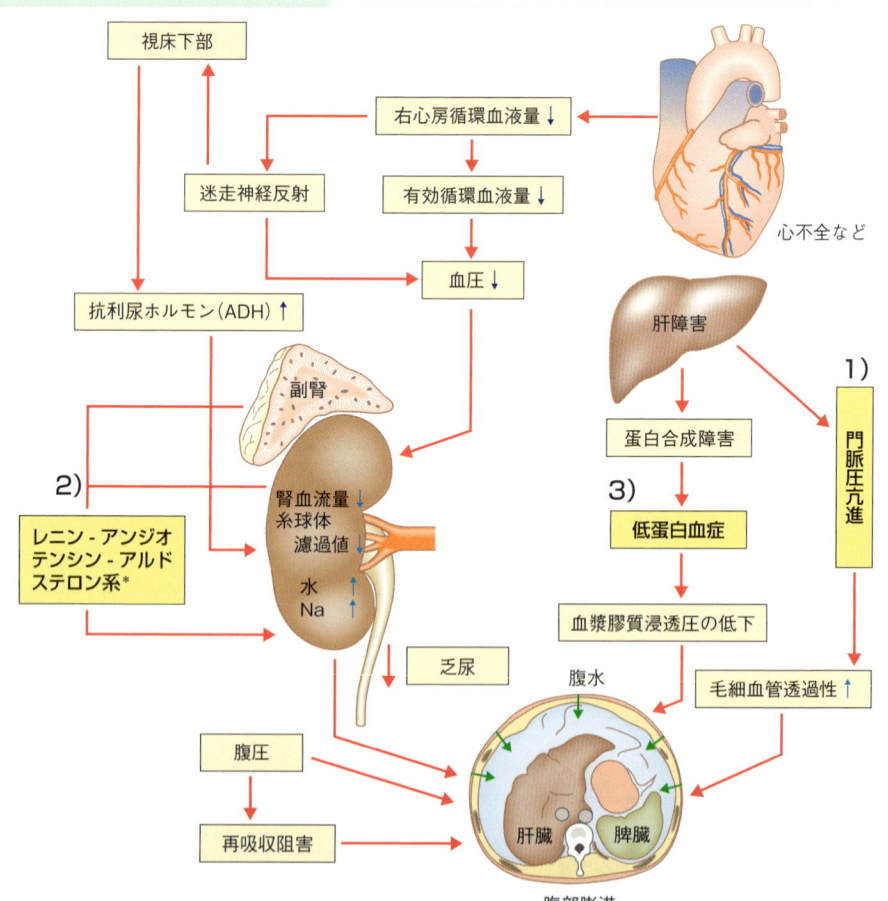

＊ レニン-アンジオテンシン-アルドステロン系については、「17 高血圧 p.255」参照

図1　漏出性腹水の生成メカニズム

表3　種々の疾患における腹水の性状

疾患	外観	蛋白質、g/dL	血清-腹水アルブミン濃度勾配、g/dL	細胞数		
				赤血球、>1万/μL	白血球、/μL	その他の検査
肝硬変	淡黄色または胆汁色	< 2.5（95%）	> 1.1	1%	<250（90%）*、中皮細胞優位	
新生物	淡黄色、血性、粘液性、または乳び性	> 2.5（75%）	< 1.1	20%	> 1,000（50%）、種々の細胞	細胞診、細胞、腹膜生検
結核性腹膜炎	透明、混濁性、血性、乳び性	> 2.5（50%）	< 1.1	7%	> 1,000（70%）、通常はリンパ球> 70%	腹膜生検、抗酸菌染色、培養
化膿性腹膜炎	混濁性または膿性	膿性なら> 2.5	< 1.1	まれ	多核球優位	グラム染色陽性、培養
うっ血性心不全	淡黄色	種々、1.5～5.3	> 1.1	10%	< 1,000（90%）、通常は中皮細胞、単核球	
ネフローゼ	淡黄色または乳び性	< 2.5（100%）	< 1.1	まれ	< 250、中皮細胞、単核球	乳び性ならエーテル抽出、ズダン染色
膵性腹水（膵炎、偽嚢胞）	混濁性、血性、または乳び性	種々、しばしば> 2.5	< 1.1	種々、血性のこともある	種々	腹水・血清中のアミラーゼ上昇

＊ 腹水の検査、患者の選択がそれぞれの群で同一ではないため、パーセンテージ（かっこ内）は異常所見の正確な頻度というより、むしろ範囲を示す指標と考えるべきである

（福井次矢ほか，日本語版監：ハリソン内科学．第3版，p.275，メディカル・サイエンス・インターナショナル，2009.）

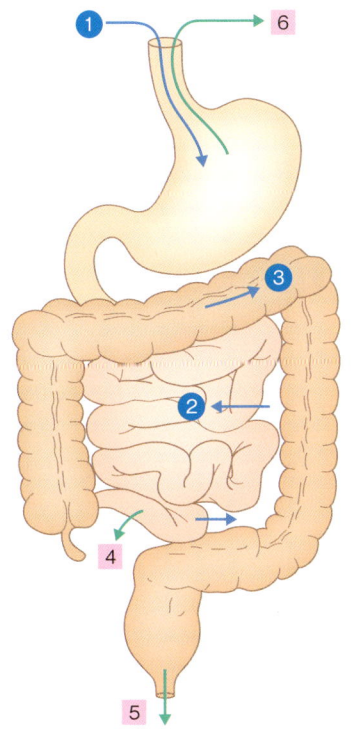
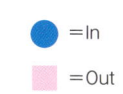

● ＝In

□ ＝Out

❶ 飲み込んだ空気（70%）
❷ 血液から消化管への拡散（20%）　　発生
❸ 腸内細菌の作用による食物の腐敗・発酵など（10%）

❹ 腸内ガスの酸素・二酸化炭素・メタンなどは腸壁から血液中に吸収→肺→体外へ（90%）　　吸収・排泄
❺ 腸壁から吸収されない窒素などは放屁
❻ 噯気（げっぷ）

図2　腸内ガスの発生・吸収・排泄

Ⓐ-2 漏出性腹水による腹部膨満

Ⓑ 鼓腸による腹部膨満

Ⓑ 鼓腸による腹部膨満	消化管ガスの発生・吸収・排泄は**図2**に示す過程をたどる。通常、消化管ガスは、小腸にはほとんど存在せず、胃と大腸が主になるが、消化管全体で約150mL存在する。 腸内ガスの生成処理過程（発生・吸収・排泄）に異常が生じ、ガス生成が亢進したり、腸壁からの吸収ならびに放屁や噯気（げっぷ）による排泄などが障害された場合は、消化管内にガスが大量に貯留する。これが**腸性鼓腸（腸内ガス貯留）**であるが、一般に**鼓腸（meteorism）**とよぶことが多い。また通常、腹腔内にはガスは存在しないが、消化管穿孔や検査・手術の影響によりガスが貯留することがあり、これを**腹膜性鼓腸（気腹）**という。	
Ⓑ-1 腸性鼓腸（腸内ガス貯留）による腹部膨満	**1）腸内ガス供給の増加**（呑気症：転換性障害、神経症など）	▶神経質な人は、唾液および空気を意識的、あるいは無意識的に嚥下することがある。そのため、普通より多くの空気が消化管に入って貯留する。
	2）腸内ガス通過障害（腸狭窄、腸閉塞、腸捻転、結腸過長症、便秘など）	▶これらの腸の器質的・機能障害により、腸管内で便の通過障害を起こしたり、ガスが排泄されず鼓腸をきたす。
	3）腸蠕動低下（脊髄炎、急性膵炎、麻痺性イレウス、低カリウム血症、モルヒネなどの薬物など）	
	4）腸内ガス吸収障害（うっ血性心不全、低血圧、門脈圧亢進症、肝硬変、腸炎など）	▶これらは、胃腸への血液循環を障害し、消化・吸収機能を低下させて、ガスを発生させやすくするばかりでなく、腸壁からのガスの吸収をも障害して鼓腸を起こす。
	5）腸内ガス発生亢進（発酵性食品の多食、胆汁流出障害、吸収不良など）	▶ガスは、腸内での食物の消化・吸収過程で発生しやすい。したがって、消化酵素の欠乏などでこの過程が障害された場合や、発酵しやすい食品を摂取した場合は、通常より多くガスが発生する。
	6）呼吸・循環器系障害（肺炎、肺結核、肺線維症、肺腫瘍、心不全など）	▶腸で吸収されたガスは、門脈から肺に至り、肺胞から体外に排泄される。したがって、血液循環・呼吸障害がある場合は鼓腸が起こりやすい。
Ⓑ-2 腹膜性鼓腸（気腹）による腹部膨満	**1）消化管穿孔**（胃・十二指腸潰瘍、小腸潰瘍、胃がん、クローン病、憩室炎など）	▶胃腸管の潰瘍性病変が進行すると穿孔を起こし、胃腸内のガスが腹腔内に流入して貯留する。**緊急処置**を必要とする。
	2）腹腔内ガス発生（腸嚢胞状気腫、気腫性腹膜炎、ガス性腹膜炎など）	▶腸嚢胞状気腫が破れた場合や、ガス産生菌による腹膜炎の場合に起こる。
	3）腹腔鏡検査、開腹手術など	▶検査や手術によって、人工的にガスが腹腔内に入った場合に起こる。また、内視鏡治療時に消化管穿孔を引き起こす危険性もある。消化管穿孔に伴う腹腔内ガスの貯留は、穿孔数時間後から始まり、腹痛を伴う。緊急処置を必要とする。
Ⓒ 上・下腹部の臓器腫大と腫瘤による腹部膨満	**1）上腹部腫瘤**：肝臓（肝硬変、肝腫瘍、肝嚢胞）、胃（胃がん、胃良性腫瘍）、脾腫など	▶腹腔内臓器が種々の原因で異常に増大して、腹部膨満をきたす。腹水と異なり、体位・体動による腫瘤の移動はなく、局所性に膨隆している場合がある。
	2）下腹部腫瘤：膀胱（充満）、子宮（子宮筋腫、子宮がん）、卵巣（卵巣嚢腫、卵巣がん）、大腸（大腸がん）	▶腫瘤のみでなく、消化器疾患によって発生する胃内容物の停滞によっても腹部膨満、とくに腹部膨満感を訴える。

Ⓓその他の原因（肥満、妊娠、便秘、薬物の副作用など）による腹部膨満	1) 肥満	▶腹腔内の臓器や腹壁の脂肪量を増加させて、腹部膨満をきたす。
	2) 妊娠	▶妊娠によって子宮が膨大して腹部膨満をきたす。本人が妊娠を自覚していないこともあることからX線検査前に必ず確認をする必要がある。
	3) 便秘	▶一般に3～4日以上排便がない状態を便秘としている。加齢とともに全身、とくに消化器系の機能低下に加え、運動量・食事摂取量の低下などによって大腸内容物の通過時間が遅延し便秘になりやすい。排便回数の減少、便の性状変化、排便困難、残便感、肛門痛などに加えて腹部膨満感が持続し、排便後の爽快感を得られない人が増加傾向にある。
	4) 薬物の副作用	▶降圧薬、抗不整脈薬、抗うつ薬、抗酸薬などをはじめ多くの薬物の副作用として腹部膨満感が出現することが少なくない。

3. 腹部膨満の随伴症状

1) 膨隆に伴う圧迫による腹部膨満感、心窩部不快感、食欲不振、食事摂取量の低下、曖気、悪心・嘔吐、胸やけ、腹痛、放屁、便通異常など
2) 横隔膜を押し上げることによる呼吸困難・心臓圧迫による動悸や不整脈
3) 倦怠感、体動困難、緩慢な動作、作業能率の低下など
4) 腹水による腹部膨満時は全身性の浮腫など

4. 腹部膨満の「成り行き」
（悪化したときの二次的問題）

1) 腹部膨満による**呼吸困難、著しい倦怠感、体動困難の増強**と、これらによる**日常生活行動の低下**ならびに**睡眠・休息障害**
2) 腹部膨満に伴う胃部圧迫、消化器系随伴症状の悪化などによる**食事摂取量の低下**
3) 門脈圧亢進、全身血流障害と腎機能低下、血漿膠質浸透圧低下、リンパ管系の流れの低下などによって発生・悪化した腹水の場合は、**陰部のただれ、褥瘡、乏尿、呼吸器・尿路系感染**など
4) 腹部膨隆に伴う見えにくさ、倦怠感、体動困難などによる**転倒・転落**
5) 腹部膨満、身体衰弱などによる**ボディイメージの混乱、自尊感情の低下、抑うつ**と、これらによる**他者との不十分な相互作用**など

5. 腹部膨満に対する主な診察と検査

　まず、腹部膨満が、腹水、鼓腸、腹部腫瘤などのいずれによるかを鑑別することが重要である。また、ショックを伴うような場合は、イレウス、潰瘍穿孔などが考えられるので**緊急手術**の適応となる（急性腹症）。また、基礎疾患や手術の既往がある場合、発症が急性で進行性の場合には、器質的病変の存在を疑う。

　腹部超音波検査がベッドサイドで容易にできるようになったため少量の腹水でも診断が可能であり、腫瘤の性状もある程度知ることができる。腸管ガスの状態は、腹部単純X線検査で把握できる。

1）診察

（1）問診

（2）視診：腹部の形・左右対称性・局所的変化、波動の有無、腹壁の浮腫・発赤・静脈怒張の有無、臍の状態、全身の浮腫の有無など

(3) 聴診：腸管蠕動音の有無・高低・部位など（イレウスの診断に重要）

(4) 触診：抵抗感や圧痛の有無、腫瘤の触知（大きさ・形・表面の性状）など

(5) 打診：体位変換による濁音部の移動の有無、波動の有無など、鼓腸か腹水かの鑑別診断を行う。腹水が多量の場合は、波動が認められる。

(6) 測定：体温、脈拍、呼吸、血圧、腹囲、体重など

2）検査

(1) 血液一般検査、血液生化学検査

(2) 検尿、検便

(3) X線検査（胸部、腹部）

(4) 腹部超音波検査

(5) その他：内視鏡検査、腹水試験穿刺（腹水の性状を詳しく検査）。CT、MRIなども行う。

6. 腹部膨満に対する主な治療

　まず第1に前述したイレウス、潰瘍穿孔などが診断されたときには、緊急手術のための連絡調整を迅速に行う。次に腹部膨満を引き起こしている原因疾患が明らかな場合は原因療法を、そして原因が不明な場合も、患者の苦痛を除去し、病状の進行を防ぐために下記の療法が行われる。

1）腹水がみられる場合の治療

(1) 安静療法：安静臥床は、肝および腎血流量を増加させて腹水を軽減することから、治療の基本になる。

(2) 食事療法：塩分・水分制限、低蛋白血症が原因のときは、高エネルギー・高ビタミン・高蛋白食とする。ただし、腎疾患の種類・程度により蛋白が制限される。

(3) 薬物療法：消化管運動機能改善薬（**表4**）、利尿薬（抗アルドステロン薬、ループ系利尿薬など）、アルブミン製剤や凍結血漿などの補充

(4) 腹腔穿刺：上記(1)〜(3)の療法でも利尿が得られず、呼吸困難、食欲不振、腎血流量減少などを引き起こしている場合は、腹腔穿刺により腹水を排出させることも多い。ただし、急激に大量の腹水を吸引すると、循環不全、腎不全、脳症などを引き起こす危険性があるので1回2Lを超えてはならない。

(5) **腹腔-静脈シャント、経頸静脈的肝内門脈-肝静脈シャント**（**TIPS**：transjugular intrahepatic portosystemic shunt）など

2）鼓腸がみられる場合の治療

(1) 食事療法：腐敗・発酵性食品を控える。

(2) 薬物療法：腸蠕動亢進薬、吸着薬など

(3) 駆風浣腸、催下浣腸など

(4) ガスブジー、胃チューブの挿入など

表4　腹部膨満に用いられる主な消化管運動機能改善薬

一般名（商品名）	効果発現メカニズム	主な副作用と注意事項
トリメブチンマレイン酸塩 （セレキノン）	消化管平滑筋への直接作用により、消化管運動を正常化し、消化器症状および便通異常を改善する	**重大な副作用**：肝機能障害、黄疸
アクラトニウムナパジシル酸塩 （アボビス）	平滑筋アセチルコリン受容体に直接作用して、消化管運動を亢進する	**禁忌**：気管支喘息、甲状腺機能亢進症、消化性潰瘍（活動期）、てんかん、パーキンソン病、徐脈等の著明な迷走神経亢進状態にある患者、妊婦または妊娠の可能性 **注意**：副交感神経刺激作用がある **副作用**：発疹、瘙痒感、手指振戦、動悸、発汗
イトプリド塩酸塩 （ガナトン）	胃運動を促進させて、胃内容を十二指腸へ排出させるなどの消化管運動賦活作用によって悪心・嘔吐を抑制・軽減・消失させる	**禁忌**：本剤成分過敏症の既往 **重大な副作用**：ショック、アナフィラキシー、肝機能障害、黄疸
メトクロプラミド塩酸塩 （プリンペラン）	胃の運動性と通過性を高めるにとどまらず、幽門部と十二指腸の運動性と通過性を促進する。また、中枢性嘔吐、末梢性嘔吐のいずれに対しても制吐作用がある。これらによって悪心・嘔吐を抑制・軽減する	**禁忌**：本剤成分過敏症の既往、褐色細胞腫の疑いのある患者、消化管に出血、穿孔または器質的閉塞のある患者 **注意**：🚗 **重大な副作用**：ショック、アナフィラキシー様症状、悪性症候群（Syndrome malin）、意識障害、痙攣、遅発性ジスキネジア
ドンペリドン （ナウゼリン）	胃運動促進作用、胃・十二指腸の協調運動促進作用、胃排出能の正常化作用などによって悪心・嘔吐を抑制・軽減・消失させる	**禁忌**：本剤成分過敏症の既往、妊婦または妊娠の可能性、消化管出血、機械的イレウス、消化管穿孔患者、プロラクチン分泌性の下垂体腫瘍（プロラクチノーマ）患者 **注意**：内分泌機能調節異常、錐体外路症状等の副作用が現れることがある、🚗 **重大な副作用**：ショック、アナフィラキシー、錐体外路症状、意識障害、痙攣、肝機能障害、黄疸

● 看護のポイント

第1・2段階　アセスメント・診断

必要な情報	情報分析の視点
1. 腹部膨満の程度（基2〜5の活用） 　1）腹囲、体重、水分出納バランス 　2）腹部の状態（形、左右対称性、腹壁の弾力性・緊満・静脈怒張、触診による波動触知、濁音界、鼓音界、腹鳴、腫瘤など） 　3）便通異常・放屁・噯気の有無と程度 　4）腹痛、意識状態、体温、脈拍、呼吸、血圧 　5）食事の種類・内容・量 **2. 腹部膨満の発生時期と経過**（基3、4の活用） **3. 腹部膨満の随伴症状の有無と程度**（基3の活用） 　1）腹部膨満感、心窩部不快感、食欲不振、噯気、悪心・嘔吐、胸やけ、腹痛、便通異常など 　2）呼吸促迫、浅呼吸、呼吸困難、動悸、不整脈 　3）全身倦怠感、体動困難、作業能率の低下、緩慢な動作など 　4）腹水による腹部膨満時は全身性の浮腫など **4. 腹部膨満の主な原因・誘因と程度**（基2の活用）	1. 腹部膨満の有無・程度の明確化 2. 腹部膨満と随伴症状の発生時期と現存までの経過の明確化 3. 腹部膨満の種類、原因・誘因とメカニズムの明確化 4. 腹部膨満の「成り行き」の明確化 ▶腹部膨満が急激に発症したか否か、また前駆症状の有無を調べ、さらに腹部膨満と随伴症状の変化を経時的に観察・記録する。 ▶腹部膨満感は、あくまでも主観的情報であることから、患者の訴えを大切に取り扱い、その経時的変化を観察する。 ▶腹水による腹部膨満があるときは、全身に浮腫が出現していることが多いことから、局所のみならず、全身の浮腫の状態と、それによって生じる褥瘡、皮膚・粘膜損傷、乏尿、気道・尿路感

1）腹水：腹膜の腫瘍・炎症、門脈圧亢進、肝リンパ液の漏出、循環系うっ滞、腎機能の低下、抗利尿物質の増加、低蛋白血症による血漿膠質浸透圧の低下など

2）鼓腸：腸内ガス供給の増加、腸内ガス通過障害、腸蠕動低下、腸内ガス吸収障害、腸内ガス発生亢進、呼吸・循環器系障害、消化管穿孔、腹腔内ガス発生、腹腔鏡検査、開腹手術など

3）腹部腫瘤：上腹部腫瘤、下腹部腫瘤

4）その他の原因（肥満・妊娠・便秘など）

5. 腹部膨満に対する診察と検査の結果（基5の活用）

1）診察：問診、視診、聴診、触診、打診、測定（体温、脈拍、呼吸、血圧）など

2）検査：血液一般検査、血液生化学検査、検尿、検便、X線検査（胸部、腹部）、腹部超音波検査、その他（内視鏡検査、腹水試験穿刺、CT、MRIなど）

6. 腹部膨満に対する治療内容と効果・副作用
（基6の活用および原因疾患に対する治療を含む）

1）腹水：安静療法、食事療法、薬物療法、腹腔穿刺、腹腔-静脈シャント、経頸静脈的肝内門脈-体循環シャント（TIPS）など

2）鼓腸：食事療法、薬物療法、駆風浣腸、催下浣腸、ガスブジー、胃チューブなど

7. 腹部膨満の「成り行き」の有無と程度（基4の活用）

8. 腹部膨満と検査・治療などに対する患者や家族の反応と期待（4、6、7に関する細かい情報項目は、基1～6の活用）

染などの二次的問題の有無を見きわめる。

▶急激な腹痛を伴う場合は、消化管穿孔の可能性があり、緊急な対応が必要である。

▶「成り行き」として以下の問題を生じやすい。

1）腹部膨満による**呼吸困難、著しい倦怠感、体動困難の増強**と、これらによる**日常生活行動の低下**ならびに**睡眠・休息障害**

2）腹部膨満に伴う胃部圧迫、消化器系随伴症状の悪化などによる**食事摂取量の低下**

3）門脈圧亢進、全身血流障害と腎機能低下、血漿膠質浸透圧低下、リンパ管系流れの低下などによって発生・悪化した腹水の場合は、**陰部のただれ、褥瘡、乏尿、呼吸器・尿路系感染**

4）腹部膨隆に伴う見えにくさ、倦怠感、体動困難などによる**転倒・転落**

5）腹部膨満、身体衰弱などによる**ボディイメージの混乱、自尊感情の低下、抑うつ**と、これらによる**他者との不十分な相互作用**など

第3段階　看護計画の立案

●**目標設定の視点**　1. 腹部膨満感、呼吸困難、体動困難などの苦痛が軽減・消失する。
2. 患者、家族が腹部膨満の緩和対策や増強因子除去を理解し、実践できる。
3. 腹部膨満が軽減・消失する（腹囲、体重などの期待値で表すとよい）。
4. 少なくとも「成り行き」にあげた問題を起こさない。

●**対策の立案**　　対象固有の腹部膨満の原因・誘因ならびにそれによる発生・悪化のメカニズム、および心身の苦痛を考慮した対策を選択・決定する必要がある。　（基1～6の活用）

対策の種類	対策の根拠
観察（OP） 1. 腹部膨満の程度の変化 　1）腹囲、体重、水分出納 　2）腹部の状態（形、波動、緊満、濁音界、鼓音界、腹鳴、腫瘤、皮膚・静脈の状態など） 　3）排便回数・便の性状、噯気、放屁 　4）腹部膨満感、意識状態、腹痛、倦怠感、体温、脈拍、呼吸、血圧、全身の浮腫の有無など 　5）食事の種類・内容・量 2. 腹部膨満の随伴症状の変化 3. 腹部膨満の原因・誘因の増減 4. 腹部膨満に対する診察と検査結果の変化 5. 腹部膨満に対する治療内容と効果・副作用 6. 腹部膨満の「成り行き」の有無と程度 7. 腹部膨満と検査・治療に対する患者や家族の反応と期待 ※観察の細かい項目は、アセスメント・診断段階と同じであるため省略する	1〜7の観察項目は、その患者が目標に近づいているか否かを最も端的に表す情報となる。 ▶腹囲測定は、毎日同一部位で行い、経過を観察・記録する。 ▶とくにバイタルサインは、患者の訴えや意識状態とともに、緊急を要する状態か否かを判断する根拠になる。 ▶腹水による腹部膨満時は、全身の浮腫の有無・部位・程度と、成り行きとして現れる危険性が高い褥瘡、乏尿、気道・尿路感染などの発症の予防と早期発見のために観察・記録を継続する必要がある。 ▶腹部膨満は、身体的苦痛のみならず、日常生活動作行動を低下させたり、外観の変貌による精神心理的苦痛をもたらす。したがって、患者の心身の反応を総合的に観察し、それらの変化を把握できる記録が重要である。 ▶患者と家族が、治療の目的・方法を理解し、自ら正しく実践できているか否か、加えて質問事項や、不安、不満、困惑などをもっているか否かなどを常に観察・記録・報告する必要がある。
看護療法（TP） **Ⓐ 腹水による腹部膨満のケア** 1. 心身の安静保持と支援 　1）身体的安静 　2）精神心理的支援 　　（1）苦痛、不安、不満などの訴えを十分聴く 　　（2）外観・容貌の変化に対する配慮と工夫 2. 体位の工夫と体位変換	▶身体的安静は、肝・腎などの血流量を増加させて利尿を促し、腹水を軽減させる。（**基**2、3の活用） ▶腹部膨満は、苦痛、不快感のみならず、外観の変化により審美的欲求が阻害され、不安、イライラ、ボディイメージの障害、自尊感情の低下などをもたらしやすい。したがって、左記のような精神心理的支援や配慮が重要である。（**基**2、3の活用） ▶腹壁の緊張は、腹部膨満感を増強させる。したがって、安楽な呼吸のためにも**図3**の横隔膜の動きを促す**ファウラー位**（**半坐位**）が望ましい。しかし、肝血流量を増やす必要のある患者ではファウラー位よりも**臥位**が望ましいことから、側臥位で膝を曲げるなどして腹壁の緊張を和らげる工夫をする。患者の好みを優先する。 ▶全身の血液循環を促し、とくに褥瘡を予防するために、同一部位の皮膚への持続的な圧迫を避

けるよう定期的に体位変換を行う。（基2、3の活用）

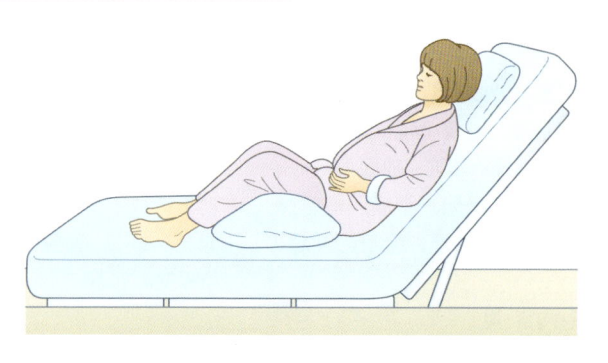

図3　腹部膨満時の安楽な体位：ファウラー位（半坐位）

3. 食事の援助 （1）制限内で、好みの食品を取り入れる （2）食事時間の工夫（分割食） （3）食事前後1時間および食事中の水分摂取はできるだけ控える	▶腹水のある患者は、食欲不振、悪心・嘔吐などの消化器症状や、低ナトリウム食による食欲不振が加わって食事摂取量が低下しやすい。したがって、患者の好みを取り入れた食品選択、献立、調理、盛り付けなどの工夫を行い、食欲の増進をはかる。食事の援助に際しては、赤血球、血小板、ヘモグロビンなどの血液像や血清総蛋白（TP）値、血清アルブミン、ならびに Na^+ や K^+ などの電解質値と水分出納に常に注意し、援助内容を考慮する。（基2〜4、6の活用）
4. 皮膚・粘膜の保清と保護 （1）強くこすらない （2）刺激の少ない石けんを選択し、完全にすすぎ落とす （3）口腔や陰部の清潔	▶腹部膨満により腹壁は伸展し、傷つきやすく、さらに腹水貯留時は血清総蛋白の低下や貧血などがみられ、呼吸器系・尿路系などの二次感染を引き起こしやすい。したがって、皮膚や口腔、陰部などの粘膜の保清・保護に努める。（基2、4の活用）
5. 衣類・寝具類の調整 1）緊縛・圧迫の除去	▶身体を緊縛・圧迫する衣類や寝具類は、腹部膨満感の増強のみならず、循環障害、呼吸困難、褥瘡などの原因にもなる。（基2、4の活用）
6. 薬物療法の管理	▶利尿薬使用時は、薬物の効果を最大にし、低ナトリウム血症、低カリウム血症などの電解質のアンバランスや脱水などの副作用を予防・早期発見するために、正確な与薬と同時に、水分出納や異常に伴う症状の観察が重要である。（基6の活用）
7. 腹腔穿刺時の援助 1）ショック予防 2）感染予防 3）恐怖や不安の軽減	▶腹腔穿刺は、苦痛、不安のみならず、急激な排液によるショックや、不潔操作による感染を引き起こす危険性がある。したがって、事前の説明、体位の工夫、検査中の落ちついた声かけ、無菌操作、ショック予防対策、穿刺終了後の患者の

Ⓐ 腹水による腹部膨満のケア		精神心理状態に加え、血圧、呼吸、脈拍、体温、穿刺部位の出血や腹水の流出の有無、排尿状態などの観察が重要である。
	8. 転倒・転落などの事故防止 　1）周囲の環境整備 　2）すべりにくい履物の使用 　3）移動時の介助など	▶ 腹部が膨隆していると体動困難になるばかりでなく、足もとが見えにくく、バランスを崩しやすいため、転倒・転落などの事故を起こしやすい。（基4の活用）
看護療法（TP） Ⓑ 鼓腸による腹部膨満のケア	1. 精神的支援	▶ Ⓐ-1-2）に同じ
	2. 体位の工夫	▶ Ⓐ-2に同じ
	3. 食事の援助 　1）腸内で発酵・腐敗しやすい食品の制限 　2）必要時、分割食、食事摂取量の制限、絶食	▶ 豆、さつまいも、牛乳などの発酵しやすい食品や炭酸飲料は、ガスの発生を増強するため避ける。動物性蛋白質腐敗による腸内ガス発生の場合は、蛋白質の摂取を制限する。また、腸蠕動の低下が著しく、腹部膨満による消化器症状が強いときには、食事を制限する必要性もある。（基2、6の活用）
	4. ガスの排出促進 　1）温罨法、マッサージ、メントール湿布 　2）肛門ブジー、浣腸などによる排ガス	▶ 腰背部温罨法やマッサージなどは、消化管や消化腺の働きを促進する副交感神経を刺激する。メントール湿布は、腸壁の終末神経を麻痺させ、苦痛を和らげる。また鼓腸で自然に放屁できず、苦痛が大きい場合は、患者が安心できるよう方法について十分説明し、了解を得た後に肛門からカテーテルを挿入し、排ガスを促す。（基2、6の活用）
	3）制限範囲内で体動を促す	▶ 鼓腸による腹部膨満時には、腸蠕動を促すために治療上許される範囲で、積極的に運動を促す。
	5. 便通の調整 　1）浣腸、摘便など	▶ 便秘や腸内ガス貯留は腸蠕動運動をますます低下させることから、まず患者と一緒に排便方法を工夫する。また便の貯留は、ガス発生を増強させ、腹部膨満を悪化させるため、便秘を予防することが最も重要である。しかし、実際に腹部膨満によって苦しんでいるときには、その緩和のために十分説明したうえで機械的に排ガス、浣腸を試みる必要もある。（基2、6の活用）
	6. 衣類・寝具類の調整 　1）緊縛・圧迫の除去	▶ Ⓐ-5に同じ

| 教育（EP） | 1. 観察項目のうち放屁、噯気（げっぷ）、随伴症状、薬物の副作用などの主観的な情報を報告できるように指導する | ▶ 左記の情報は、症状の経過判定の重要な資料になるばかりでなく、今後の治療・看護にとっても有効な資料になる。 |
| | 2. 前記の腹水・鼓腸による腹部膨満の看護療法項目のうち、患者・家族にとって理解、習得が必要な項目と内容については、その必要性と方法を具体的に説明し、指導する | ▶ 患者や家族が主体的にケアに参加、協力するためには、これらの説明・指導が必要である。 |

第3・4段階　看護計画の立案・実施時の留意点

1. 腹囲測定の要点

腹囲測定は、経時的な変化を正確に把握するために、時刻・体位・部位・寝衣などの条件を同一にする。

2. 薬物療法・処置時の注意

1) 消化管運動機能改善薬と浣腸、ガス抜きなどを併用する場合は、おのおのの効果発現時間を考慮して施行する必要がある。

2) 利尿薬を使用している場合は、薬物の作用発現時間を考慮し、睡眠障害をきたさないよう注意する。また、体動困難のある場合は、近くに便・尿器を準備したり、トイレ近くの病室にするなどの配慮を行う。

3) 腹部膨満に伴う横隔膜の挙上によって、呼吸数の増加、浅呼吸、呼吸困難があるときは、まずファウラー位などの体位の工夫が重要である。また酸素療法が行われるときには、その準備、管理を行う。

3. 輸液療法時の刺入・固定

輸液療法の際の不適切な部位への刺入・固定は、腹部膨満による苦痛と相まって患者の苦痛を増大させる。したがって、四肢の運動を妨げないよう、関節部位の血管への刺入を避け、固定を十分に行う。

4. 腹腔穿刺時のショック予防

腹腔穿刺によるショック（排液に伴う腹腔内圧の急激な低下によるショック）を予防するには、腹帯を使用して腹部を徐々に圧迫するとよい。同時に患者の気分、脈拍、呼吸、血圧、顔色、冷汗などを観察する。また穿刺後は、一般状態と同時に刺入部位から腹水が流れ出ることもあるため、注意して観察・処置する。

5. 緊急手術への対応

腸重積、腸閉塞、腹腔内出血などの場合は、緊急手術に移行する場合が多い。したがって、腹部のみならず、血圧、脈拍、呼吸、SpO_2、意識障害の有無と程度、尿量、チアノーゼの有無などの全身所見の観察と同時に手術にすみやかに対応できるよう準備する。

6. 在宅療養者への援助

在宅療養者には、日常生活動作行動の自立度を評価し、必要な介助については家族の協力を求める。さらに患者・家族には、腹部膨満を増強させる因子（便秘、アルコール摂取、発酵性食品や塩分の過剰摂取など）について説明し、それらを避ける具体的な方法について指導する。

第5段階	評価の視点

1. 目標に近づいたか否か

1) 腹部膨満感、呼吸困難、体動困難などの苦痛が軽減・消失したか。

2) 患者、家族が腹部膨満の緩和対策や増強因子除去を理解し、実践できたか。

3) 腹部膨満が軽減・消失したか。

4) 「成り行き」にあげた問題 [1) 呼吸困難、著しい倦怠感、体動困難の増強とこれらによる日常生活行動の低下、睡眠・休息障害、2) 食事摂取量の低下、3) 腹水の場合は陰部のただれ、褥瘡、乏尿、呼吸器・尿路系感染、4) 転倒・転落、5) ボディイメージの混乱、自尊感情の低下、抑うつとこれらによる他者との不十分な相互作用など] を起こさなかったか。

2. 看護過程、とくに看護計画の評価・修正

患者や家族の状態や行動が目標に近づいていない場合は、看護過程、とくに看護計画の立案段階のどこに問題があったのか、さらに診断段階に誤りがなかったかなどを追究する必要がある。

引用・参考文献

1) 亀山正邦ほか編：今日の診断指針. 第7版, 医学書院, 2015.
2) 跡見裕ほか監：腹部膨隆, 日本医師会雑誌, 140 (2)：125〜128, 2011.
3) 箭野育子：腹部膨満のある対象への看護介入. 月刊ナーシング, 18 (2)：38〜42, 1998.
4) 山本智文, 青柳邦彦：腹部膨満. 臨牀看護, 31 (6)：937〜940, 2005.
5) 井村裕夫ほか編：腹部膨満. わかりやすい内科学. 第4版, 文光堂, 2014.
6) 福井次矢ほか日本語版監：ハリソン内科学. 第3版, p.275, メディカル・サイエンス・インターナショナル, 2009.
7) 落合慈之監：消化器疾患ビジュアルブック. 学研メディカル秀潤社, 2009.

10 便　秘
constipation

●オリエンテーション・マップ

原因・誘因 (p.152)

[腸管の異常]
(1) 腫瘍・瘢痕・癒着などによる腸管の狭窄・捻転・重積・閉塞
(2) 痔核、肛門裂傷、肛門周囲膿瘍
(3) ヒルシュプリング病
(4) 大腸憩室症

[腸管以外の疾患]
(1) 全身性硬化症(強皮症)
(2) 神経系障害
(3) 内分泌障害
(4) 代謝性・中毒性

---

(1) 食事量・繊維性食品の摂取不足
(2) 高齢者・経産婦
(3) 運動不足
(4) 排便の意識的抑制
(5) 食事・排泄習慣や環境の変化など

(1) 過敏性腸症候群
(2) 精神心理的ストレス、うつ病、認知症、慢性精神疾患など

(1) 下剤・浣腸の乱用、排便抑制、腹圧減弱

(1) 薬物
(2) 床上排泄
(3) 手術侵襲
(4) 食事制限など

(1) 妊娠中
(2) 分娩後

器質性便秘

機能性便秘
- 弛緩性便秘
- 痙攣性便秘
- 直腸性便秘
- 医原性便秘
- 産科的便秘

随伴症状 (p.155)

1) 消化器症状
- 腹部膨満感、食欲不振、下腹部不快感、放屁、鼓腸、腹痛、悪心・嘔吐、舌苔、口臭など

2) 全身症状
- 不安、不眠、イライラ、集中力や意欲の低下、頭重感、頭痛など

成り行き (二次的問題 p.155)

1) 栄養摂取量の低下、睡眠障害、作業効率の低下、ひいては日常生活動作行動や社会活動の低下
2) 血圧上昇、肛門部亀裂、脱肛、痔核、ヘルニア、静脈瘤の悪化
3) 二次性下痢
4) 尿閉
5) 腸閉塞、結腸・直腸壁の潰瘍・壊死・穿孔、ならびに二次感染
6) 下剤、浣腸、坐薬などへの依存・習慣化と、それによる便秘悪化の悪循環
7) 注意力・集中力・意欲・持続力の低下と、それらによる仕事や学習の能率低下など

観察 OP (p.159)

看護療法 TP・教育 EP (p.160) (p.162)

1. 排便習慣の確立
2. 食事療法時の援助
3. 運動療法時の援助
4. 腰背部温罨法
5. ①不安・恐怖などの精神心理的要因の軽減 ②リラックスできる時間確保や環境調整
6. 薬物療法の管理
7. 浣腸・坐薬挿入・摘便の援助

■ 基礎的知識1：排便

**1. 小腸・大腸の
　生理的機能**

　小腸は、**分節・振子・蠕動運動**によって胃から送られた内容物を機械的に消化・移送する。また、腸液・膵液・胆汁の働きによって食物を化学的に消化し、小腸粘膜の吸収細胞から栄養素を吸収する。小腸には食物（約2L）、唾液（約1L）、胃液（約2L）、膵液・胆汁・腸液（約4L）などの消化液を含む水分が1日約9L流入する。

　大腸は、小腸で消化・吸収されなかった繊維成分などの不消化物から水分を吸収して糞便を形成する（**図1**）。このプロセスをもう少し細かくみると、小腸に流入した約9Lの水分は、小腸の空腸で約4～5L、回腸で約3～4Lが吸収される。そして大腸には約1Lの水分が流入されるが、結腸、とくに**上行結腸**を通過する間に大部分が吸収され、糞便中の水分は約100mL（便の量の60～75%）になる。便の形は、横行結腸から直腸に行くまでの間に形成される。

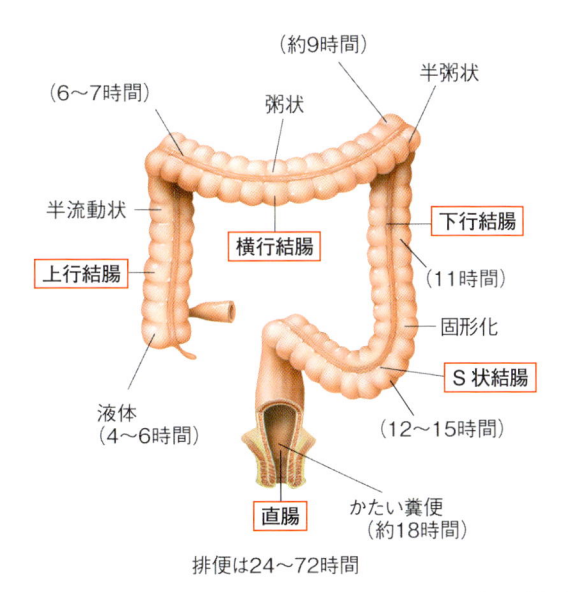

排便は24～72時間

図1　大腸内における腸内容物通過時間およびその性状

　大腸からは、粘膜を傷つけずに糞便を円滑に移送するために粘液が分泌される。

　小腸や大腸の働きは**自律神経系**に支配され、**交感神経系**は消化管の運動を抑制して括約筋を緊張させ、**副交感神経系**は消化管の平滑筋の運動を活発にして括約筋を弛緩させ、加えて消化液の分泌を亢進させる。

　また、消化管には、**筋層間神経叢（アウエルバッハ神経叢）**と**粘膜下神経叢（マイスネル神経叢）**という自律神経系の一部である壁在自律神経細胞群があり、自律したネットワークをもっている。

　消化管の食物の通過時間は、胃は3～5時間、小腸は4～6時間とほぼ一定しているが、大腸は12～48時間と幅があり、個人差が大きい。

2. 排便のメカニズム

大腸で形成された糞便は、次のメカニズムによって体外に排泄される。

1）便の直腸への輸送

大腸の運動はふだんは弱いが、胃に食物が入ると盲腸から強い大蠕動が起こり、腸内容物を一挙にS状結腸・直腸まで送り出す。これを**胃-結腸反射**（gastrocolic reflex）という。

腸内容物は、ふだんは下行結腸からS状結腸にとどまっており、直腸内は空の状態であるが、この大蠕動や便自体の重さにより直腸へ押しやられる。

2）排便反射と排便動作（図2 ⓐ～ⓗ、図3）

直腸内圧上昇（30～50mmHg）による刺激は、**直腸内反射**（局所反射）を起こす。すなわち、直腸内圧上昇の刺激により、**マイスネル神経叢**は刺激部位より上部の運動や緊張を高め、反対に**アウエルバッハ神経叢**は刺激部位より下部の運動や緊張を和らげ、便を輸送する。

この局所反射と同時に、**図2**に示すように、ⓐ直腸内圧上昇による刺激は、直腸壁に分布している骨盤神経を介して、ⓑ仙髄の**下位排便中枢**（S_2～S_4）に伝えられ、ⓒその情報は、さらに延髄・視床下部の**上位排便中枢**を経て、ⓓ大脳皮質の感覚野に伝えられ、**便意**を感じさせる。

肛門管には、自律神経支配の不随意筋であり、便意によって弛緩する**内肛門括約筋**（**平滑筋**）と、随意筋で、排便時に意識的に弛緩させて排便をしやすくさせる**外肛門括約筋**（**横紋筋**）がある。

ⓔ大脳皮質感覚野で感じた便意によって、反射的に自律神経系である交感神経の緊張がとれ、逆に副交感神経を興奮させて、ⓕ直腸筋の蠕動運動を亢進させると同時に、ⓖ不随意筋の内肛門括約筋を弛緩させて排便をしやすくさせる。

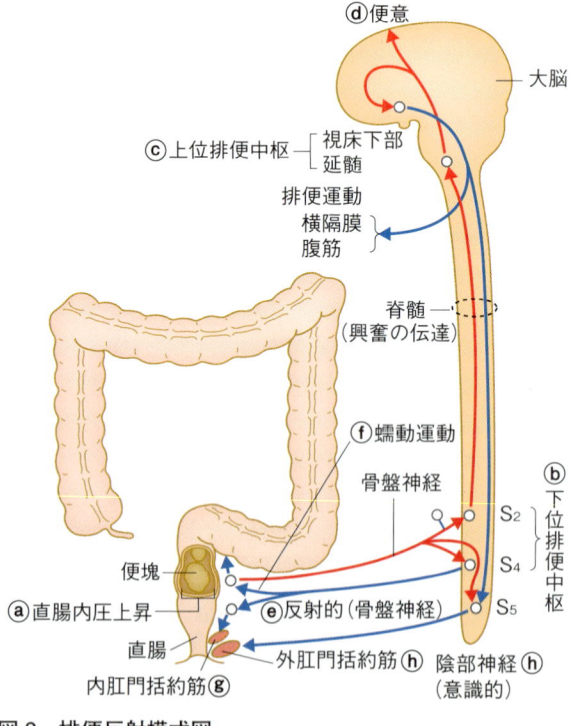

図2　排便反射模式図

一方、便意に応じて**排便動作**に入ると、ⓗ大脳皮質から陰部神経を介して外肛門括約筋を意識的に弛緩させることができる。

これらの排便反射と、腹壁の筋肉と横隔膜を収縮させて腹圧を高める意識的な**いきみ**が同時に起こることによって、糞便を体外に排泄させることができるのである。

なお、上述したように、外肛門括約筋は、排便を意識的に調節できることから、直腸内圧が排便反射を起こすまで上昇していなくとも、いきみによって排便したり、逆に便意を感じても排便を抑制することもできる。この便意を無視した排便抑制が便秘の発生・悪化の大きな要因になる。

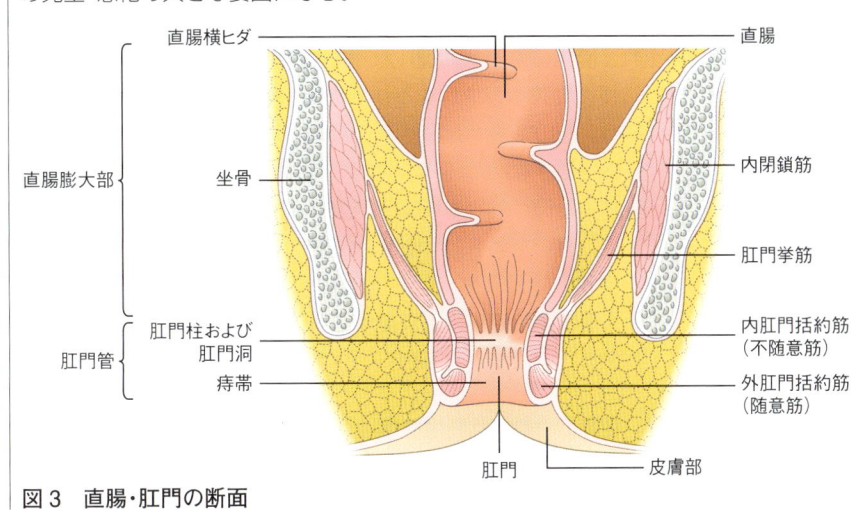

図3　直腸・肛門の断面

3. 排便への影響因子

排便の回数や量は、以下の影響因子によって個人差が大きい。
①食事内容・摂取量と水分摂取量
②運動量
③生活リズム
④心理的ストレス
⑤性格
⑥排泄環境とトイレ様式
⑦年齢
⑧性と性周期
⑨薬物の副作用
⑩その他の生活様式など

4. 排便の状態と便の性状・量

正常・平均・標準の値や像を以下に示すが、個人差が大きい。
①**回数・時間**：1日1〜2回、胃-結腸反射の起こりやすい朝食後に排泄する人が多い。
②**便の色**：ウロビリノーゲン（胆汁色素が腸内細菌により還元されて生じたもの）により黄褐色を呈する。
③**臭い**：正常便のもつ特有な臭気は、インドール、スカトール、酪酸などによるが、食事内容や疾患によっても異なる。
④**硬さと太さ・成分**：やわらかく形のある塊で水分（60〜75%）、不消化物、食物残渣、腸管分泌液および細菌などからなる。正常時には、粘液、血液、膿などの付着や混入はない。
⑤**量**：1日約135〜150g

⑥**残便感**：排便後に残便感や次の排便に対する予期的不安がない。

⑦**排便動作・努責の有無・所要時間**：しゃがむ、あるいは座る姿勢で息をつめ、いきむ動作をとる。この体位は消費エネルギーが最も少なく、安楽に排便できる。通常の排便は、便意を感じ、排便動作をとってから5〜10分以内に行われる。

■ 基礎的知識2：便秘

1. 便秘の定義

便秘とは、大腸内の糞便の通過が通常より遅れ、腸内に長時間停滞し、排便に困難を伴い、排便後にスッキリせず不快感を自覚する状態をいう。その特徴は、排便回数の減少（3〜4日間以上排便がない）、便量の減少、硬く乾燥した糞便、排便時の強度な努責と苦痛、腹痛や腹部圧迫感、直腸充満感、排便後の残便感などである。

便秘の評価尺度としては、1995年に発表された**日本語版便秘評価尺度**がある（**表1**）。各項目を、「大いに問題あり（2点）」「やや問題あり（1点）」「問題なし（0点）」で評価し、5点以上を「便秘傾向あり」とする。

表1　日本語版便秘評価尺度

1. お腹が張った感じ、ふくれた感じ
2. 排ガス量の減少
3. 排便回数
4. 直腸に内容が充満している感じ
5. 排便時の肛門の痛み
6. 便の量
7. 便の排泄状態
8. 下痢様または水様便

2. 便秘の分類・原因・誘因ならびにメカニズムと特徴

便秘の一般的な発生機序は、①腸管の通過障害、②胃-結腸反射の減弱、③排便反射の減弱、④排便動作がとれない、⑤意志による排便抑制、などである。

便秘は、発症と経過によって**急性・慢性便秘**、原因によって**器質性・機能性便秘**などに分類される。急性便秘で腸管の狭窄・捻転・重積・閉塞などを起こす器質的な原因を認める**器質性便秘**では、緊急処置を必要とする場合が少なくない。**機能的便秘**は、さらに腸管全体が弛緩して腸の蠕動運動が低下することによって起こる**弛緩性便秘**、腸の蠕動運動を促進する副交感神経が過緊張状態になって腸管運動異常が生じ、兎糞状の硬便を特徴とする**痙攣性便秘**、直腸・肛門疾患や便意を抑制する習慣などによって直腸が緊張し、便が到達してもたまって、排便が困難になる**直腸性便秘**に分類される。一般に原因疾患がなく、慢性に経過する機能性便秘を**常習性便秘**という。

大分類	小分類	主な原因・誘因	メカニズムと特徴
器質性便秘	腸管の異常	（1）腫瘍、瘢痕、癒着などによる腸管の狭窄・捻転・重積・閉塞	▶大腸の機械的通過障害によって急性便秘を起こしやすい。大腸がんでは血便、貧血がみられる。腸閉塞では、悪心・嘔吐、腸蠕動の亢進がみられ、急な発症と症状が進行性で、血便をはじめとする全身症状を伴うことが多く、緊急処置を要する場合が少なくない。
		（2）痔核、肛門裂傷、肛門周囲膿瘍	▶排便時の疼痛を恐れ、排便を抑制する。その結果、便意を感じる閾値が上昇し、ますます排便が困難となり便秘が発生・悪化する。
		（3）ヒルシュスプルング病（先天性巨大結腸症）	▶先天性のマイスネル神経叢、アウエルバッハ神経叢の欠損によって直腸内反射が欠如し、輸送障害をきたす。
		（4）大腸憩室症	▶大腸憩室内に食物残渣、糞便が入り込み、硬い塊を形成し便秘をきたす。

器質性便秘	腸管以外の疾患	(1) 全身性硬化症（強皮症）	▶ 腸管粘膜下層の線維性肥厚による腸管の弛緩、平滑筋の萎縮が起こり、輸送障害をきたす。
		(2) 神経系障害 ①脳血管障害 ②多発性硬化症 ③パーキンソン病 ④脊髄損傷、脊髄腫瘍 ⑤馬尾神経障害（骨盤術後） 　など	▶ 大脳や脊髄などの障害によって、排便反射が障害されたり、便意が知覚できなかったり、便の輸送障害を起こす。
		(3) 内分泌障害 ①甲状腺機能低下症	▶ 甲状腺機能の低下は、腸粘膜の萎縮、筋緊張低下、腸管運動の低下などを起こして便の輸送障害をきたす。
		②糖尿病	▶ 糖尿病による神経障害が進むと、便秘と下痢を交互に繰り返すことがある。
		③高カルシウム血症	▶ 血中カルシウム濃度の上昇により、筋緊張低下が起こり、その結果、便の輸送障害をきたす。
		(4) 代謝性・中毒性障害 ①脱水、全身衰弱	▶ 脱水や全身衰弱は、腸管の血流不足、腸蠕動低下、排便力低下などを起こし、便の輸送障害をきたす。
		②ポルフィリン症、鉛中毒 　など	▶ これらは、神経障害や腸動脈の痙攣による血行障害をきたし、腸蠕動低下や便の輸送障害を起こす。
機能性便秘	弛緩性便秘	大腸の緊張・蠕動低下に基づく弛緩性便秘は、**常習性便秘**の大部分を占める。便は硬く太く、便意や腹痛は少ない。また、下剤は効きにくい。	
		(1) 食事量・繊維性食品の摂取不足	▶ 腸内容物の不足は、胃-結腸反射の減弱や直腸内圧不足による排便反射の減弱を起こす。
		(2) 高齢者、経産婦	▶ 腹筋力の低下によるいきみの不足、直腸蠕動の低下によって慢性的な便秘になりやすい。
		(3) 運動不足	▶ 腸管への血液循環の減少や腸蠕動の低下をきたす。
		(4) 排便の意識的抑制 ①肛門周囲の痛みや背部・腹部痛など ②排便に不都合な仕事 ③トイレ環境の不備	▶ 意識的な排便抑制に加え、痛み、不安・恐怖などによる自律神経の失調が便を停滞させ、便意を感じる閾値を上昇させて、生理的刺激だけでは排便反射が起こらなくなる。
		(5) 旅行や入院による食事・排泄習慣や環境の変化など	▶ 興奮・不安・感動などの精神心理的反応や習慣・環境の変化などは一過性の排便リズム異常を起こしやすい。
	痙攣性便秘	(1) 過敏性腸症候群	▶ 器質的疾患や潰瘍を認めない大腸を中心とした消化管の機能異常であり、20 ～ 40 歳代の有病率が最も高く、50 歳以後の発症はまれである。腸管運動異常に、内臓知覚過敏、痛み認識異常、腸内細菌叢、自律神経系、消化管ホルモン、幼少時の体験や環境などが関与して発生する。慢性的な便通異常（便秘、下痢、両方の繰り返し）は、排便に伴う腹痛、腹部不快感とともに典型的

痙攣性便秘	(2) 精神心理的ストレス、うつ病、認知症、慢性の精神疾患など	な症状の1つである。 ▶大腸、とくに下行結腸の痙攣性収縮のために直腸への便の輸送が障害されて出現する便秘である。すなわち、腸壁の神経機能障害による大腸の緊張・蠕動の亢進に起因し若年者に多い。自律神経失調は、神経性反応としての便秘をきたす。この便秘は、下痢と交互に繰り返し起こりやすい。便は兎糞状で量が少なく、粘液が混じり、便意とともに激しい腹痛を伴いやすい。なお、月経と関係が深い。**過敏性腸症候群**(**IBS**：irritable bowel syndrome)に類似した病態と考えられる。
直腸性便秘	(1) 下剤・浣腸の乱用、排便の意識的抑制、腹圧の減弱など	▶便意を感じる閾値が上昇しているために、直腸内の便による生理的刺激では排便反射が起こらない。 ▶坐業者や職業運転手にみられやすい。
機能性便秘　医原性便秘	(1) 薬物 　①抗コリン作用をもつ抗コリン薬、抗うつ薬、抗痙攣薬、向精神薬、鎮咳薬、抗パーキンソン病薬など 　②オピオイド鎮痛薬(オキシコドン塩酸塩)やモルヒネ麻酔薬、麻酔補助薬など 　③鉄剤、アルミニウム、造影剤(バリウム)など 　④降圧薬(カルシウム拮抗薬)など (2) 床上排泄 (3) 手術侵襲、脱水など (4) 食事制限	▶腸管運動を抑制する。 ▶小腸の運動や腸液の分泌を抑制したり、排便反射を抑制する。 ▶筋弛緩作用により、腸管運動を麻痺させる。 ▶臥床での排便では、しゃがむ動作の3～6倍のいきみを必要とし、排便困難をきたす。また、慣れない排泄環境や用具も便意を抑制する。 ▶手術や脱水などによる水・電解質の失調、とくにK^+、Cl^-の低下は、腸管運動を低下させる。 ▶経口的な食事量の制限や水分制限、繊維性食品、とくに大腸でも分解されない不溶性繊維食品の摂取制限などは、便のかさ(量)の不足をまねき、それによって排便反射や腸管運動を低下させる。
産科的便秘	(1) 妊娠中 (2) 分娩後	▶プロゲステロンの増加が平滑筋の緊張を低下させ、腸蠕動を抑制する。また、膨大した子宮は、腸管や骨盤神経叢を圧迫し、腸蠕動を低下させる。さらに、懸垂腹、羊水過多症、多胎などは排便時の腹圧を減少させる。 ▶分娩時の軟産道の裂傷、会陰切開は、疼痛や縫合の哆開へのおそれから排便を抑制してしまう。また、産褥中の安静臥床による運動不足は、腸管の血液循環の減少や腸蠕動の低下をきたす。

3. 便秘の随伴症状	**1）消化器症状** 腹部膨満感、食欲不振、下腹部不快感、放屁、鼓腸、腹痛、悪心・嘔吐、舌苔、口臭など **2）全身症状** 不安、不眠、イライラ、集中力や意欲の低下、頭重感、頭痛、努責による血圧上昇、肛門部の亀裂など。これらの原因説には次の2つがある。 （1）自家中毒説：長時間の便の停滞による有毒アミンなどの有害物質の産生・吸収による。 （2）反射説：腸内容の増量による大腸の伸展が機能的刺激となって反射性にこれらの症状が起こる。

4. 便秘の「成り行き」 （悪化したときの二次的問題）	1）随伴症状（消化器、全身症状）の悪化による**栄養摂取量の低下、睡眠障害、作業効率の低下**、ひいては**日常生活動作行動や社会活動の低下** 2）強い努責と硬便の排泄による**血圧上昇、肛門部亀裂、脱肛、痔核、ヘルニア、静脈瘤の悪化** 3）糞塊停滞に伴う細菌作用による**二次性下痢** 4）尿管や膀胱への糞塊の圧迫による**尿閉** 5）糞塊停滞による**腸閉塞、結腸・直腸壁の潰瘍・壊死・穿孔**、ならびに**二次感染** 6）**下剤、浣腸、坐薬などへの依存・習慣化**と、それによる**便秘悪化の悪循環** 7）便秘と随伴症状としての消化器・全身症状による**注意力・集中力・意欲・持続力などの低下**と、それらによる**仕事や学習の能率低下**など

5. 便秘に対する主な診察と検査	**1）診察** （1）問診：客観的にみて便秘かどうかの判断も大切である。便通や排便状況、便の性状と色調の変化などについて聴取する。下血、直腸圧迫感、腹部膨満感、腹痛、体重減少などの有無、薬物の服用歴、生活習慣、食生活なども併せて聴取する。 （2）腹部の触診：左下腹部の硬便の有無 （3）聴診：蠕動の亢進があれば腸閉塞初期の疑い、5分以上腸音が聴取されない場合は腸管麻痺の疑い。 （4）肛門視診（肛門鏡検査）：痔核・瘻孔などの肛門疾患 （5）直腸診（直腸鏡検査）：内痔核の有無や腫瘤の触知 いままで規則的にあった便通が便秘になったときは、器質的便秘を疑い、とくに消化器系疾患の診断が必要になる。 **2）検査** （1）一般血液検査 （2）糞便検査（便潜血反応） （3）腹部単純X線検査 （4）内視鏡検査（EGD、CS） （5）消化管造影（上部・下部） （6）腹部超音波検査 （7）腹部画像診断（CT、MRI）など 緊急対応を要する状態か否かの判断が重要である（**図4**）。

10
便秘

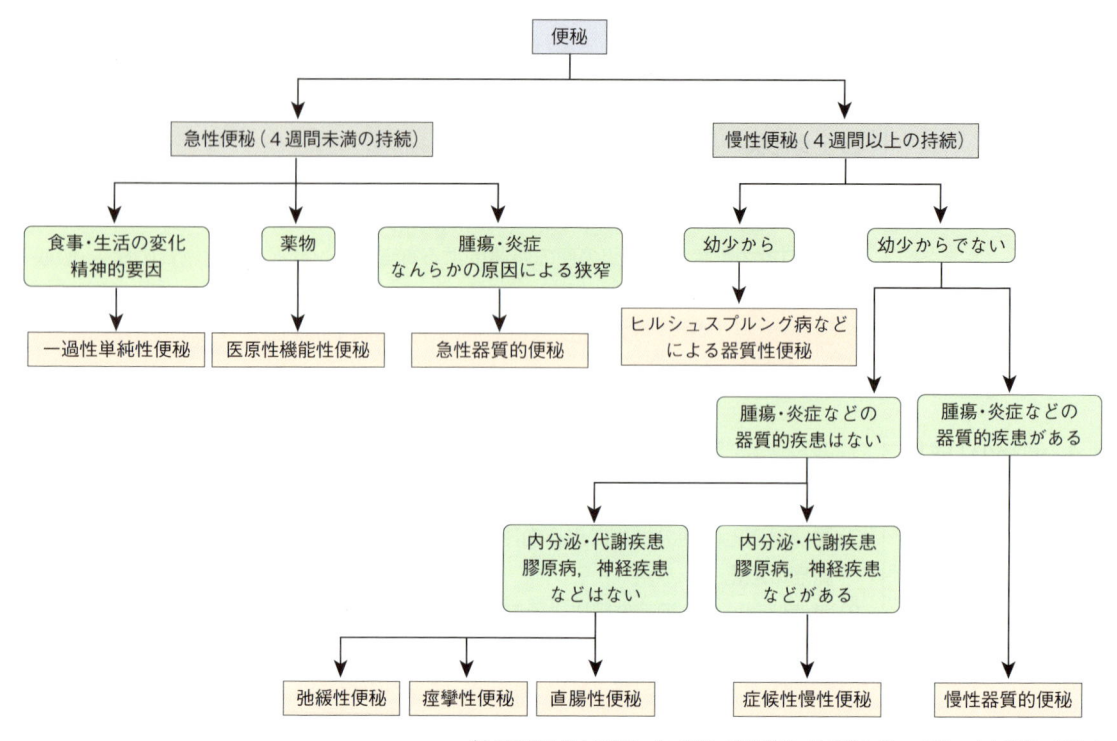

（小川聡ほか編［木下浩一］：便秘．内科学書，改訂第 7 版，p.350．中山書店．2009．）

図 4　便秘の鑑別診断

6. 便秘に対する主な治療

　まず第 1 に、急性便秘で腹痛、嘔気・嘔吐などの出現時は、**腸管の狭窄・捻転・重積・閉塞**などを疑い、早期診断と腸管内減圧処置をはじめとする保存療法、さらに外科療法などの緊急処置がとられる。

　次に、便秘の原因が明らかな場合は、原因療法が行われ、さらに原因が不明な場合も含めて、種々の随伴症状による苦痛の緩和、病状進行を抑えるために、以下の治療が行われる。

1）規則正しい排便習慣の指導：便意を催したときは、必ず排便するようにして排便反射の機能を高める。適当な水分摂取（起床時が有効）も必要である。

2）食事療法：原則として十分な食物繊維と水分摂取

3）運動療法：腸管運動を促進させ、便秘を改善

4）理学療法

5）心理療法

6）薬物療法：下剤（**表 2**）

7）排便浣腸、摘便

8）器質性便秘の場合：その原因・誘因となる疾患によっては**外科的治療**が行われる。

表2 便秘に用いられる主な薬

原疾患による二次性便秘を除き、原疾患がない便秘の大部分を占める機能性便秘には、一般に寒天や食物繊維サプリメントを含む**膨張性下剤→浸透圧性下剤→（大腸）刺激性下剤**の順に追加される。なお、直腸まで便が下降しているが排便できない人には**坐薬**や浣腸が用いられる。

分類	一般名（商品名）	効果発現メカニズム	主な副作用と注意事項
植物性製剤	センノシド（プルゼニド）	大腸における腸内細菌の作用によって、アウエルバッハ神経叢を刺激するレインアンスロンを生成し、それにより大腸の蠕動運動を活発化させて排便を促す**（大腸）刺激性下剤**である	**禁忌**：本剤成分またはセンノシド製剤過敏症の既往、急性腹症が疑われる患者、痙攣性便秘、重症の硬結便患者、電解質失調（とくに低カリウム血症）のある患者、妊娠または妊娠の可能性 **注意**：連用による耐性の増強等のため効果が減弱し、薬剤に頼りがちになることがあるので長期連用を避ける **副作用**：発疹、腹痛、腹鳴、ALT（GPT）・AST（GOT）・γ-GTP上昇、血中ビリルビン上昇、低カリウム血症、血圧低下、脱水、腎障害
無機塩製剤	酸化マグネシウム（酸化マグネシウム、重質酸化マグネシウム）	マグネシウムは、腸から吸収されず、腸内溶液の浸透圧を上昇させる。このため腸壁からの水分吸収を抑制するのみならず、周辺組織から水分を腸管内へ引き込み、その結果、腸内容物を軟化・水様化して腸内容積を増大させることによって腸の蠕動運動を刺激し、排便を促す**浸透圧性下剤**である	**注意**：高マグネシウム血症が現れることがあるので必要最小限の使用にとどめること テトラサイクリン系抗生物質、ニューキノロン系抗菌薬との併用で難溶性のキレートを形成し、薬剤の吸収が阻害され抗菌効果が減弱するおそれがある **重大な副作用**：高マグネシウム血症
その他	ピコスルファートナトリウム（ラキソベロン）	大腸細菌叢由来の酵素によって加水分解を受け、活性化されることによって腸の蠕動運動を亢進させる。加えて、水分の吸収を阻害することによって便を軟らかくして排便を促す（大腸）刺激性下剤である	**禁忌**：本剤成分過敏症の既往、急性腹症が疑われる患者 **副作用**：発疹、蕁麻疹、腹痛、腹鳴、ALT（GPT）・AST（GOT）上昇
	ビサコジル（テレミンソフト）	腸粘膜に直接作用することで排便反射を刺激する。また、結腸・直腸粘膜の副交感神経末端に作用して蠕動運動を亢進したり、結腸内での水分・電解質の吸収を抑制することで便を軟化させ排便を起こす	**禁忌**：急性腹症が疑われる患者、痙攣性便秘、重症の硬結便患者、肛門裂創・潰瘍性痔核患者 **副作用**：過敏症状、腹痛、肛門部痛、一過性の血圧低下、チアノーゼ、発汗
	グリセリン（グリセリン）	高浸透圧性のグリセリンの注入によって周辺組織からの水分を腸管内へ引き込み、腸内容積を増大させて腸の蠕動運動を亢進させて排便を促す。グリセリン浣腸後に、排便までに時間をおくよう患者に我慢させる根拠は上記にある。	**禁忌**：腸管内出血、腹腔内炎症、腸管に穿孔またはそのおそれのある患者、全身衰弱の強い患者、下部消化管術直後吐気、嘔吐または激しい腹痛等、急性腹症が疑われる患者 **注意**：連用による耐性の増大等のため効果が減弱し、薬剤に頼りがちになることがあるので長期連用を避けること **副作用**：発疹、腹痛、腹鳴、腹部膨満感、直腸不快感、血圧変動
	ルビプロストン（アミティーザ）	小腸上皮に存在するClC-2クロライドチャネルを活性化し、小腸からの水分分泌を促進することにより、便の水分含有量が低下している便秘症を改善する	**禁忌**：本剤成分に対し過敏症の既往、腫瘍・ヘルニア等による腸閉塞が確認されているまたは疑われる患者、妊婦または妊娠の可能性 **注意**：薬剤性及び症候性の便秘に対する使用経験はなく、有効性および安全性は確立されていない **副作用**：発疹、湿疹、腹痛、胸部不快感、頭痛、動悸、呼吸困難、血圧低下

● 看護のポイント

必要な情報	情報分析の視点
1. 健康時の排便習慣と現在の排便の状態ならびに便の性状・量（**基1** 1～4の活用） 　排便回数・間隔・時刻、便の量・色・臭い・硬さと太さ、混入物、残便感、爽快感、排便動作、努責、所要時間、最終排便など 2. 排便への影響因子（**基1** 3の活用） 　①食物内容・摂取量と水分摂取量、②運動量、③生活リズム、④心理的ストレス、⑤性格、⑥排泄環境とトイレ様式、⑦年齢、⑧性と性周期、⑨薬物の副作用、⑩その他の生活様式など 3. 器質性便秘の原因・誘因の有無と程度（**基2** 2の活用） [腸管の異常] （1）腫瘍、瘢痕、癒着などによる腸管の狭窄・捻転・重積・閉塞、（2）痔核、肛門裂傷、肛門周囲膿瘍、（3）ヒルシュスプルング病（先天性巨大結腸症）、（4）大腸憩室症 [腸管以外の疾患] （1）全身性硬化症（強皮症）、（2）神経系障害、（3）内分泌障害、（4）代謝性・中毒性障害 4. 機能性便秘の主な原因・誘因の有無と程度 　（**基1** 3、**基2** 2の活用） [弛緩性便秘] （1）食事量・繊維性食品の摂取不足、（2）高齢者、経産婦、（3）運動不足、（4）排便の意識的抑制、（5）旅行や入院による食事・排泄習慣や環境の変化など [痙攣性便秘] （1）過敏性腸症候群、（2）精神心理的ストレス、うつ病、認知症、慢性の精神疾患など [直腸性便秘] （1）下剤・浣腸の乱用、排便の意識的抑制、腹圧の減弱など [医原性便秘] （1）薬物、（2）安静指示・体動不能による便器使用、（3）手術侵襲、脱水、（4）食事制限など [産科的便秘] （1）妊娠中、（2）分娩後 5. 便秘の随伴症状の有無と程度（**基2** 3の活用） 　1）消化器症状：食欲不振、下腹部不快感、腹部膨満	1. 便秘の種類と程度の明確化 2. 便秘と随伴症状の発生時期と現在までの経過の明確化 3. 便秘の原因・誘因とそのメカニズムの明確化 4. 便秘の「成り行き」の明確化 ▶表1（p.152）に示す便秘評価尺度を用いた便秘の程度の明確化は、アセスメント・診断段階のみならず、それ以後の経過を追うためにも客観的であり、有効である。

感、放屁、鼓腸、悪心・嘔吐、舌苔、口臭など

2）全身症状：不安、不眠、イライラ、集中力や意欲の低下、頭痛、努責による血圧上昇、肛門部亀裂など

6. 便秘に対する診察と検査の結果（基2 5の活用）

診察：問診、腹部の触診、聴診、肛門視診、直腸診など

検査：一般血液検査、糞便検査、腹部単純X線検査、内視鏡検査、消化管造影（上部・下部）、腹部超音波検査、腹部画像診断（CT、MRI）など

7. 便秘に対する治療内容と効果・副作用（基2 6の活用）

1）規則正しい排便習慣の指導

2）食事療法

3）運動療法

4）理学療法

5）心理療法

6）薬物療法：下剤（**表2**参照）

7）排便浣腸、摘便

8）外科的治療など

8. 便秘の「成り行き」の有無と程度（基2 4の活用）

9. 便秘と検査・治療などに対する患者や家族の反応と期待

▶「成り行き」として以下の問題を生じやすい。

1）随伴症状（消化器・全身症状）の悪化による**栄養摂取量の低下、睡眠障害、作業効率の低下**、ひいては**日常生活動作行動や社会活動の低下**

2）強い努責と硬便の排泄による**血圧上昇、肛門部亀裂、脱肛、痔核、ヘルニア、静脈瘤の悪化**

3）糞塊停滞に伴う細菌作用による**二次性下痢**

4）尿管や膀胱への糞塊の圧迫による**尿閉**

5）糞塊停滞による**腸閉塞、結腸・直腸壁の潰瘍・壊死・穿孔**、ならびに**二次感染**

6）下剤、浣腸、坐薬などへの依存・習慣化と、それによる**便秘悪化の悪循環**

7）便秘と随伴症状としての消化器・全身症状による**注意力・集中力・意欲・持続力などの低下**と、それらによる**仕事や学習の能率低下**など

第3段階	看護計画の立案

● **目標設定の視点**　1. その人の日常・健康時の排便の回数、便の性状・量に問題がない限り、その状態に近づく。

2. 便秘評価尺度（**表1**）の点数が好転（5点以下）する。

3. 患者・家族が食事療法や運動療法などの便秘予防・改善対策を習得できる。

4. 治療の減少、とくに薬物の使用回数・量が減少する。

5. 少なくとも「成り行き」にあげた問題を起こさない。

● **対策の立案**　対象固有の便秘の原因・誘因ならびにそれによる発生・悪化のメカニズムをふまえたうえで、個別的な対策を選択・決定する必要がある。　（基1 1～3、基2 1～6の活用）

対策の種類	対策の根拠
観察（OP）| 1. 排便の状態と便の性状・量の変化	1～7の観察項目は、その患者が目標に近づいているか否かを最も端的に表す情報になる。
	2. 便秘の随伴症状の変化	
	3. 便秘の原因・誘因の増減	▶便秘の経過は、便秘に対する治療とのかかわりが深いため、それと関連づけて観察する。
	4. 便秘に対する診察と検査結果の変化	

観察（OP）	5. 便秘に対する治療内容と効果・副作用 6. 便秘の「成り行き」の有無と程度 7. 便秘と検査・治療などに対する患者や家族の反応と期待 ※観察の細かい項目は、アセスメント・診断段階と同じであるため省略する	
看護療法（TP）	1. 排便習慣の確立 　1) 生活環境を調整する 　2) 坐位かしゃがむなど、通常の排便動作にできるだけ近づけた排便を試みる	▶不慣れな排泄環境・用具、プライバシーの欠如などによる緊張、不安、不快感は、交感神経を刺激し、腸蠕動を促進する副交感神経の働きを抑制することから、よりいっそう排便を困難にする。（**基1** 3、**基2** 2 の活用）
	3) 毎日一定の時間に排便を試みる	▶胃-結腸反射の起こりやすい朝食後に排便を試みることは、条件反射による排便習慣を確立しやすくする。（**基1** 2 の活用）
	4) 排便を抑制させない	▶排便の抑制を続けると便意を感じる閾値が上昇し、生理的刺激に反応しにくくなる。それによって便の腸内停滞時間が延長し、水分が過剰に吸収され便が硬くなり、ますます排泄しにくくなる。（**基1** 1～3、**基2** 2 の活用）
	2. 食事療法時の援助 　1) 水分の十分な摂取：制限がなければ、1日 2L の水分摂取を勧める。また起床直後にコップ 1 杯の冷たい水や牛乳を飲む	▶水分不足は、便を硬くし排泄を困難にする。水や牛乳は、胃-結腸反射に有効であるうえに、日本人には乳糖に耐性のない人が多いため、便が軟らかくなる。（**基1** 3、**基2** 2 の活用）
	2) 食物繊維に富む野菜、皮つきの果物、いも、海藻類、プルーン、コンニャク、ファイバー飲料水、五穀米、ふすまなどの摂取	▶食物繊維を多く含む食品を摂取すると、食物繊維が腸管粘膜を機械的に刺激し、壁内神経を興奮させ、腸蠕動を亢進させる。1 日 25g 以上の摂取による便量の増加が望ましい。また、大腸に至っても分解されない**不溶性繊維食品**の摂取を心がける必要がある。（**基1** 3、**基2** 2、6 の活用）
	3) ビフィズス菌入り食品の摂取	▶**ビフィズス菌**が産生する**短鎖脂肪酸**は、腸蠕動を促進する働きがある。また**オリゴ糖**も同じ働きがあるとして注目されている。
	4) 痙攣性便秘、癒着や狭窄などによる器質性便秘の場合は、食物残渣の少ない消化のよい食品の摂取	▶食物残渣を少なくすることにより、腸壁の機械的刺激や腸内圧の亢進を避け、大腸の痙攣性収縮を抑えて、直腸への便の輸送を助ける。また、食物残渣による通過障害を防ぐ。（**基2** 2、6 の活用）
	5) 脂肪食品の摂取（肝臓・胆嚢・膵臓疾患がない場合）	▶脂肪食品は潤滑剤的に作用するとともに、瀉下作用のある胆汁の分泌を促すことから、温和な腸刺激薬と同じ作用がある。（**基2** 2、6 の活用）
	3. 運動療法時の援助 　1) 腹部マッサージ	▶上行→横行→下行結腸へと "の" の字を描く**腹部マッサージ（図 5）**は、腸管を刺激したり、血液

<table>
<tr><td rowspan="7" style="writing-mode: vertical-rl;">看護療法（ＴＰ）</td><td>

（1）1回5分、1日2〜3回行う。朝食後の**胃
-結腸反射**に合わせて行う
（2）腹壁が3cm程度凹むくらいの圧で、ゆっ
くり両手指で行う

2）自動的・他動的な全身の運動

</td><td>

循環を良好にし、腸蠕動を亢進させる。
（**基2**2、6の活用）

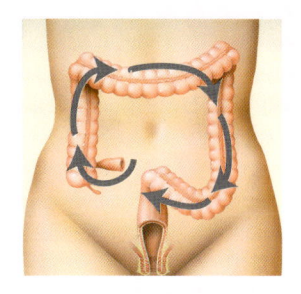

図5　"の"の字型腹部マッサージ

▶ウォーキングなどの全身運動は、腹部マッサージと同じ効果をもたらす。ウォーキングができない場合は、座った状態で膝を片方ずつ胸部まで曲げる運動を行う。また、排便動作に必要な筋肉を強化することは、便秘の改善にもつながる。（**基2**2、6の活用）

</td></tr>
<tr><td>

4. 罨法
　腰背部の温罨法、メントール湿布（腹部の急性
　炎症がない場合に限る）

</td><td>

▶腰背部への温罨法は、腸管の蠕動運動を亢進し、マッサージと同じ効果をもたらす。

</td></tr>
<tr><td>

**5. 不安・恐怖などの精神心理的要因の軽減、リ
ラックスできる時間確保や環境調整**

</td><td>

▶精神的な動揺や緊張は、自律神経の失調をきたし、便通異常を生じさせる。排便反射の起こりやすい食後には、リラックスできる時間をつくる。なお、食物の摂取・消化・吸収・排泄の一連の流れを円滑にするには、食後のみならず、食前から心身をリラックスさせて自律神経のアンバランス、とくに交感神経の緊張を防ぐ工夫が大切である。（**基1**3、**基2**2、6の活用）

</td></tr>
<tr><td>

6. 薬物療法（内服）の管理

</td><td>

▶便秘の患者は、下剤に依存し、服用量が増したり、習慣化しやすいので十分に管理する。とくに高齢者の便秘の大きな理由に下剤の乱用がある。
▶疾患に対する治療薬の副作用として**医原性便秘**を引き起こすことがあるので、服用薬を全部調べ、医師とも相談し、その薬剤の量を減らしたり、他剤に変更するなどの工夫を行い、その効果の有無を観察・管理する。　（**基2**2の活用）

</td></tr>
<tr><td>

7. 排便浣腸、坐薬挿入、摘便*など
　＊摘便とは、ワセリンやオリーブ油などを塗った指囊・手
　袋を用いて、直腸内の便を摘出することをいう

</td><td>

▶一定期間以上排便がなく、便が下行結腸以下に停滞している場合は、浣腸・坐薬挿入を行う。直腸診で肛門近くに**宿便**がある場合には、**摘便**が効果的である。排便時痛がある場合は、坐浴後、肛門に潤滑油を塗ることで軽減できる。

</td></tr>
</table>

教育（EP）	1. 排便について正しく理解できるよう説明・指導する	▶「健康な人は毎日排便がある」というとらえ方は誤りである。毎日排便がなくても不快な症状や排便困難がなければ便秘ではないことを伝え、不安感やあせりなどを軽減する。
	2. 観察項目のうち、主観的情報項目を報告できるよう指導する	▶便秘は再発や慢性化・習慣化しやすいため、現在の便秘の改善のみだけでなく、患者自らが排便を自己管理して根気よく便秘を予防できるよう、指導に力点をおく必要がある。
	3. 便秘改善のために、看護療法項目 1〜7 のうち、その患者にとって必要な項目について指導する	▶食事療法については、患者のみならず食事の管理をしている家族にも説明・指導し、協力を得る。

第3・4段階　　看護計画の立案・実施時の留意点

1. 排便異常時の検査にかかわる注意事項

排便異常時に実施される可能性のある下記の検査に際しては、次の事項に留意する。

1）下部消化管造影検査

　（1）前処置：**ブラウン変法**（残渣の少ない無脂肪・無繊維食・水分摂取・下剤の組み合わせ）が用いられることが多い。

　（2）撮影直前：腸管蠕動抑制薬の与薬

　（3）終了後：バリウムと大腸を膨らませるために注入したガスの早急な排泄促進。

　上記（1）〜（3）に関する事前の患者への説明・指導と実施状況の確認、ならびに観察・記録・報告が重要である。

2）下部消化管内視鏡検査

　（1）前処置：前日は残渣の少ない検査食、経口便秘薬の与薬

　（2）重度の便秘や腸管の狭窄部を流れ出る頻回の少量下痢便などの問題があるときは、医師に報告する。実施の指示があれば、腸管を安全にきれいにするために検査当日早朝から経口腸管洗浄薬（例：ニフレック 2L）を飲んでもらう。

　飲んでいる途中や終了後に悪心・嘔吐、腹痛などが出現したときは、腸閉塞、腸穿孔などの問題発生の有無の確認のために、至急医師に報告する。

2. 下剤・浣腸・坐薬などの習慣化の防止

　下剤の服用、浣腸、坐薬、摘便などは、その他の対策の効果がない場合に実施すべきである。とくに下剤、浣腸、坐薬などは習慣化しないように注意する。

　なお、グリセリン浣腸を行う際は、グリセリンの**高浸透圧効果**（周囲から腸管内への水を引き込んで便を軟らかくしたり、腸内容量を増量するなど）が出現するまで、排便を我慢する必要があることを患者・家族に説明し、協力を求める。その際、排便失敗が生じないよう、いつでも排便できるよう準備した状態で待つなどの配慮を行う。

3. 排泄介助の留意点

　排泄の介助を行うときは、とくに以下の点に留意する。

　（1）環境の調整（プライバシーの尊重、排泄音や臭気の防止、保温など）

　（2）身体、寝衣、ベッドなどの汚染防止と清潔保持

　（3）温かく、清潔で皮膚損傷や疼痛などを発生させない安全な便器の準備

　（4）体位の工夫など

4. 個別的な排便習慣の確立

　神経質な患者には、器質的疾患が否定されたらそれを伝え、さらに毎日の排便が必ずしも必要ではないことも話す。排便の誤ったとらえ方は便秘の自己診断と、毎日の排便確保のための下剤・浣腸・坐薬などの乱用に走らせる。したがって、患者個々が排便について正しく認識し、自らの排便習慣を確立できる具体策を一緒に考え、創意工夫する。

5. 高齢者への援助の視点

　高齢者の便秘の原因には、加齢に伴う大腸粘液の分泌低下、直腸壁の弾性の低下という生理的因子に加え、運動不足、水分と食物繊維の摂取不足、薬物の副作用、下剤の乱用など、さまざまな因子が考えられるため、個々の生活習慣を患者・家族と一緒に詳しくアセスメントする必要がある。一緒にアセスメントすることは、それ自体が患者や家族に便秘の原因・誘因と予防・悪化防止対策を認識させることにもつながる。

第5段階　　評価の視点

1. 目標に近づいたか否か

　1）その人の日常・健康時の排便の回数、便の性状・量に問題がない限り、それらに近づいたか。

　2）便秘評価尺度（**表1**）の点数が好転したか（5点以下）。

　3）患者・家族が食事療法や運動療法などの便秘の予防・改善対策を習得できたか。

　4）治療の減少、とくに薬物の使用回数・量が減少したか。

　5）「成り行き」にあげた問題 [1）栄養摂取量の低下、睡眠障害、作業効率の低下、ひいては日常生活動作行動や社会活動の低下、2）血圧上昇、肛門部亀裂、脱肛、痔核、ヘルニア、静脈瘤の悪化、3）二次性下痢、4）尿閉、5）腸閉塞、結腸・直腸壁の潰瘍・壊死・穿孔ならびに二次感染、6）下剤、浣腸、坐薬などへの依存・習慣化と、それによる便秘悪化の悪循環、7）注意力・集中力・意欲・持続力などの低下と、それらによる仕事や学習の能率低下など] を起こさなかったか。

2. 看護過程、とくに看護計画の評価・修正

　患者や家族の状態や行動が目標に近づいていない場合は、看護過程、とくに看護計画の立案段階のどこに問題があったか、さらに診断段階に誤りがなかったかなどを追究する必要がある。

引用・参考文献

1）深井喜代子ほか：ケア技術のエビデンス. p.268～279, へるす出版, 2009.

2）金澤一郎, 永井良三編：今日の診断指針. 第7版, 医学書院, 2015.

3）馬場英司, 大場毅：下痢. 臨牀看護, 31（6）：948～950, 2005.

4）小川 聡ほか編［木下芳一］：便秘. 内科学書, 改訂第7版, p.350, 中山書店, 2009.

5）跡見 裕ほか監：便秘. 症状からアプローチするプライマリーケア, 日本医師会雑誌, 140（2）：S106～110, 2011.

11 下　痢

diarrhea

●オリエンテーション・マップ

原因・誘因 (p.165)

1) 腸粘膜の障害による水分の吸収障害
2) 腸蠕動亢進による腸内容物の迅速な通過
3) 腸粘膜からの腸液分泌作用の亢進

〈排便への影響因子〉
1) 摂取食物の内容・量と水分摂取量
2) 運動量
3) 生活リズム
4) 心理的ストレス
5) 性格
6) 排泄環境とトイレ様式
7) 年齢
8) 性と性周期
9) 服薬中の薬物
10) 海外渡航歴
11) 集団発生の有無
12) その他の生活様式など

下　痢

経過別分類
- 急性下痢
- 慢性下痢

病態生理学的分類
- 浸透圧性下痢
- 分泌性下痢
- 粘膜障害性下痢
- 腸管運動異常による下痢

感染性の有無による分類
- 感染性下痢
- 非感染性下痢

随伴症状 (p.169)

1) 消化器症状
- 悪心・嘔吐、腹痛、腹部膨満感、食欲不振、口渇、腹鳴、テネスムス（しぶり腹・裏急後重）、肛門部の疼痛やびらんなど

2) 全身症状
- 発熱、倦怠感、脱力感、意欲の低下、不眠、頭重感、めまい、体重減少など

成り行き (二次的問題 p.169)

1) 肛門周囲びらんによる二次感染、出血、褥瘡
2) 心身の苦痛、睡眠障害、イライラ、不安
3) 消耗性疲労とこれらによる日常・社会生活の障害
4) 水・電解質・酸塩基平衡の異常
   (1) 低カリウム血症、低ナトリウム血症
   (2) 等張性ないし低張性脱水
   (3) 代謝性アシドーシス
   (4) ショック
5) ボディイメージの混乱、自尊感情の低下、対人関係や社会活動の狭小化など

観察OP (p.173)

看護療法TP (p.173)・教育EP (p.175)

1. 心身の安静と保温
2. 食事療法・水分補給時の援助
3. 薬物療法の管理
4. 輸液療法の管理
5. 清潔保持

■ 基礎的知識

1. 小腸・大腸の生理的機能 （「**10** 便秘」p.149 参照）

2. 排便のメカニズム （「**10** 便秘」p.150 参照）

3. 排便への影響因子 （「**10** 便秘」p.151 参照）

4. 排便の状態と便の性状・量 （「**10** 便秘」p.151 参照）

5. 下痢の定義　　下痢とは、糞便中の水分が増加し、**泥状便**（水分 80〜90%）あるいは**水様便**（水分90%以上）を排泄する状態をいう。すなわち、便の内容が問題であり、排便回数は問わないが、一般に増加傾向になる。下痢のときは、腹痛や**便意急迫**を伴うことが多い。なお、排便回数が増えても、固形便である場合は**頻便**とよび、下痢と区別する必要がある。

6. 下痢の分類・原因・誘因ならびにメカニズムと特徴　　下痢の一般的な発生機序は、1) 腸粘膜の障害による水分の吸収障害、2) 腸の蠕動亢進による腸内容物の迅速な通過、3) 腸粘膜からの腸液分泌作用の亢進などである。下痢の分類方法としては、一般に 1) 経過的分類、2) 病態生理学的分類、3) 感染性の有無による分類などが活用されている。

1) 下痢の経過別分類

　下痢の持続時間が 1〜2 週間以内の**急性下痢**と、2〜4 週間以上続く**慢性下痢**に分けられている。**急性下痢**は、ノロウイルス、ロタウイルス、サイトメガロウイルスなどの**ウイルス**と黄色ブドウ球菌、大腸菌 O-157（腸管出血性大腸菌）、コレラ菌、食中毒原因菌（赤痢、腸炎ビブリオ、カンピロバクター、サルモネラなど）、病原性大腸菌などの**細菌**による**感染性下痢**が 9 割以上を占めている。この他、急性下痢は暴飲暴食、アレルギー、毒物、薬物、神経性などによっても発症する。**慢性下痢**は、潰瘍性大腸炎、クローン病などの炎症性腸疾患、大腸や膵臓などの悪性腫瘍、糖尿病などの代謝性疾患、甲状腺機能亢進症やアジソン病などの内分泌疾患、乳糖不耐症や薬剤起因性などによる浸透圧下痢、過敏性腸症候群などにみられ、原因の多くは非感染であることから非感染性下痢が多くを占める。

2) 下痢の病態生理学的分類

　(1) **浸透圧性下痢**、(2) **分泌性下痢**、(3) **粘膜障害性（滲出性）下痢**、(4) **腸管運動の異常（亢進・低下）**による下痢の 4 種類に分けられている。

3) 感染性の有無による分類

　(1) **感染性下痢**と (2) **非感染性下痢**に分けられる。以下は、2)、3) の分類に含まれる各下痢の原因・誘因ならびにメカニズムと特徴について述べる。

大分類	小分類	主な原因・誘因	メカニズムと特徴
1) 病態生理学的分類	(1) 浸透圧性下痢	①乳糖不耐症、薬剤起因性（マグネシウム製剤、ラクツロース、ソルビトールなど）、アルコール多飲など	▶左記のような高浸透圧物質が腸壁から吸収されずに腸管内に存在すると、大量の水が消化管内に移動して下痢を起こす。

1)病態生理学的分類	(2)分泌性下痢	①毒素産生型病原性大腸菌、コレラ菌などの細菌毒素やウイルス、ホルモン産生腫瘍、回腸切除後の胆汁吸収障害、胆嚢切除後など	▶毒素やホルモンなどの刺激によって腸管、とくに小腸壁から電解質（Na^+、Cl^-）が分泌され、それによって体液も異常に分泌・増量することになり、下痢を起こす。
	(3)粘膜障害性（滲出性）下痢	①潰瘍性大腸炎、大腸菌 O-157、クローン病、赤痢、サルモネラ菌による食中毒、ウイルス性腸炎など	▶腸管粘膜の炎症や潰瘍形成による水分の吸収障害のみでなく、病変部位から粘液や水分の分泌が亢進して腸管内の水分が異常に増量し、下痢を起こす。
	(4)腸管運動異常（亢進・低下）による下痢	①過敏性腸症候群、甲状腺機能亢進症、強皮症、糖尿病など	▶過敏性腸症候群や甲状腺機能亢進症にみられる腸運動の亢進は、空腸・回腸・大腸における腸管内容物の流れを速めて水分吸収を阻害し、腸管内の水分を増加させて下痢を起こす。一方、糖尿病や強皮症にみられる腸運動の低下は、腸内細菌を異常に増殖させ、それによって下痢を起こす。
2)感染性の有無による分類	(1)感染性下痢	①細菌	▶下痢は、腸管の感染や全身性感染症の細菌代謝物による腸粘膜への刺激によって起こる。いずれも細菌が小腸粘膜細胞内に侵入し、粘膜を障害して、びらん、潰瘍などをつくり、吸収障害・分泌亢進をきたす。
		・サルモネラ、腸炎ビブリオ、カンピロバクター	▶増殖した左記の前3つの細菌は、食物と一緒に取り込まれ、腸管内で毒素を産生したり、上皮細胞を障害して下痢を起こす。
		・ブドウ球菌	▶ブドウ球菌は、ヒトの常在菌で、その毒素は胃液や消化酵素で不活性化されにくく、毒素によって激しい嘔吐や下痢などを起こしやすい。
		・コレラ菌、非侵入大腸菌、クロストリジウム属などの細菌	▶これらの細菌は、小腸粘膜を障害するのではなく、その毒素により下痢を起こす。
		・チフス菌やエルシニア属の細菌	▶これらの細菌は、腸上皮内またはリンパ組織内で増殖し、粘膜病変を形成する。 以上の種々の細菌の侵入に対して生体は、腸内細菌叢による病原菌の発育阻害、胃酸による殺菌作用などの防御機構を有している。なお下痢の特徴はその原因によって異なる。
		②ウイルス	▶急性感染性下痢を発症させる代表的なウイルスは、ノロウイルスとロタウイルスである。両方とも強力な感染力を有していることから、保育施設、学校、病院、高齢者施設などで集団感染を起こしやすい。
		・ノロウイルス	▶**ノロウイルス感染症**は全年齢層に発症するが、1〜2日の潜伏期間後に胃腸炎に伴う悪心・嘔吐、下痢、発熱を主症状とし、通常3日間程度で軽快することが多い。このウイルスは海水中に常在することから、生鮮魚貝類、とくに生ガキの摂食が増える冬季に罹患・流行しやすい。

2)感染性の有無による分類	**(1)感染性下痢**	・ロタウイルス

▶ **ロタウイルス感染症**は、全年齢層に発症するが、とくに乳幼児に多く、乳幼児の急性感染性下痢の最多の原因になっている。発症は1〜4日の潜伏期間後に激しい嘔吐と、米のとぎ汁様の白色下痢便で始まり、3〜9日間程度続くことから**脱水**を起こしやすいのが特徴である。とくに重症な下痢と脱水は、初感染が多い3〜35か月の罹患児に多い。

両方とも感染源は、大量のウイルスが存在する吐物や糞便であり、汚染された手指や身体による**直接接触感染**と、汚染された媒介無生物である便座・リネン類・器具類・床・カーテンなどを介して起こる**間接接触感染**の2つの経路によって経口感染する。

③原虫・寄生虫
・赤痢アメーバ

▶ 代表的な原虫である**赤痢アメーバ**は、大腸に寄生してアメーバ赤痢を発症させる。急性期患者の**粘血下痢便**にとどまらず、回復期患者や無症状感染者の有形便に汚染された手指や器具類、飲食物などを介して経口感染する伝染性感染性疾患であり、慢性化、再発もしやすい。重症患者では、1日10回以上のイチゴゼリー状の粘血下痢便を**テネスムス**（しぶり腹・裏急後重）と回盲部圧痛を伴って排泄するという特徴がある。

④免疫力の低下に細菌・ウイルス感染が加わったとき

▶ 抗がん薬治療後の白血球減少が、重篤な細菌感染性腸炎やサイトメガロウイルス腸炎を発症させて下痢が発現することがある。

(2)非感染性下痢

①食事の不摂生（不消化物や冷たい飲料水の大量摂取、暴飲暴食）

▶ 不消化物や冷たい飲料水などの大量摂取は機械的刺激になる。また腸内容物の腐敗・発酵による化学的刺激は、腸管の蠕動や粘液分泌を亢進させて下痢を起こす。すなわち、小腸に大量の未消化の澱粉が大腸に入ると発酵し、泡沫と酸性臭気を特徴とする**発酵性下痢便**となる。また、大腸での細菌による蛋白質の異常分解は、アルカリ性で悪臭を特徴とする**腐敗性下痢便**となる。

②不適切な経管栄養

▶ 高浸透圧溶液の経管栄養を急速に注入する場合は、腸管からの水分吸収よりも、逆に腸管腔内へ水分を引き込む量が上まわり、下痢をきたす。

③精神心理的な緊張や動揺など

▶ 不安、恐怖、感動などは、自律神経を失調させ、副交感神経の異常亢進が腸管の蠕動や粘液分泌を亢進し、**ストレス性の下痢**を引き起こす。逆に交感神経が興奮して便秘になることもあり、また便秘と下痢が交互に現れることもある。

④寝冷えや腹部への放射線照射など

▶ 腸管の蠕動の亢進や粘膜の吸収障害を引き起こして、下痢を発症させる。

⑤薬物
・副交感神経刺激薬や交感神経抑制薬

▶ 自律神経に作用するこれらの薬物は、腸管の蠕動や粘液分泌を亢進させて下痢を起こす。

	・抗がん薬	▶抗がん薬は、胃腸の粘膜にびらんや潰瘍を形成し、吸収障害や分泌亢進を発症させて下痢を起こす。
	・抗生物質など ・消化管運動機能改善薬	▶菌交代現象の結果、抗生物質耐性ブドウ球菌が大腸内で増殖し、急性腸炎（偽膜性腸炎、出血性大腸炎、MRSA腸炎など）を発症させて下痢を起こす。
	⑥食物アレルギー ・豚肉、カニ、エビ、牛乳、鶏卵など	▶これらの食品は抗原になりやすい。抗原抗体反応の際に産出されるアセチルコリンは、副交感神経を刺激し、腸管の蠕動を亢進させて下痢を起こす。
	⑦乳糖不耐症	▶小腸に存在する乳糖分解酵素ラクターゼの活性が低い人は、乳糖が分解されないまま大腸まで運ばれ、浸透圧と亢進させることによって水分が腸管内へ引き込まれ、水分量が多くなることに加えて大量のガス発生によって下痢を起こす。
	⑧中毒 ・工業毒（鉛、水銀、ヒ素、バリウムなど）	▶鉛中毒は、腸管の異常運動や痙攣性収縮を起こして下痢を起こす。
	・有毒キノコ、有毒魚類（ヒメフエダイ、オニカマスなど）	▶有毒キノコの成分（ムスカリン、ピルツコリン、ファリン）や有毒魚類の成分（シガテラや大量のロウ）などは下痢、嘔吐、腹痛、痙攣などを起こす。
	⑨血管性疾患 ・虚血性大腸炎、腸間膜循環不全、ショックなど	▶虚血性大腸炎は、腸間膜動脈の分枝が閉塞や虚血をきたし、腸粘膜の虚血性壊死を引き起こす炎症性病変であり、下痢を起こす。
	⑩内分泌疾患 ・甲状腺機能亢進症など	▶甲状腺機能の亢進は、副交感神経の興奮による腸管の蠕動亢進と腸液の分泌過多を引き起こし下痢になりやすいが、下痢と便秘が交互に起こることもある。
	・アジソン病	▶副交感神経と拮抗する交感神経の機能低下によって腸管の蠕動や粘液分泌を亢進させて下痢を起こす。
	⑪代謝性疾患 ・糖尿病など	▶糖尿病による腸内細菌叢の変化や自律神経障害によって、腸管の蠕動や腸壁からの粘液分泌を亢進させて下痢になりやすい傾向があるが、下痢と便秘を交互に繰り返すこともある。
	⑫浮腫をきたす疾患 ・うっ血性心不全、肝硬変、ネフローゼ症候群など	▶腸管の浮腫や腸管への血流不足は、腸管の蠕動の低下や大腸における水分の吸収障害をきたし、その結果、下痢になりやすい。
	⑬胃の摘出	▶これらの疾患に伴う胃内での食物の機械的・化学的消化や殺菌が困難になり、吸収障害や空腸内での細菌増殖などをきたして下痢を起こす。
	⑭膵臓疾患 ・炎症、腫瘍	▶消化酵素やホルモンの分泌低下によって脂肪や蛋白質の不消化を起こしたり、水分過剰になって吸収障害を起こし、下痢になる。
	⑮胆嚢・胆道疾患	▶十二指腸への胆汁の分泌が障害され、非水溶性脂肪の

2）感染性の有無による分類

（2）非感染性下痢

2)感染性の有無による分類	(2)非感染性下痢	・胆汁酸塩欠乏 ⑯腸管の器質的疾患 　・クローン病 　・潰瘍性大腸炎など ⑰骨盤内疾患 　・膀胱・尿管・内性器の炎症など

消化が不十分になり、下痢を起こしやすい。

▶ 腫瘍、炎症、潰瘍などによる腸管粘膜障害は、腸液の分泌亢進、蛋白質や血液の漏出、水や電解質の吸収障害をきたして下痢を起こす。

▶ 骨盤内臓器の炎症の刺激は、腸管における水分の吸収障害や分泌亢進をきたし、下痢を起こしやすくする。

7. 下痢の随伴症状

1）消化器症状

悪心・嘔吐、食欲不振、口渇、腹痛、腹部膨満感、腹鳴、**テネスムス**（しぶり腹・裏急後重）、肛門部の疼痛やびらんなど

2）全身症状

発熱、倦怠感、脱力感、意欲・注意力・集中力の低下、不眠、頭重感、めまい、体重減少、皮膚の**ツルゴール**（張り・緊張）低下など

8. 下痢の「成り行き」
（悪化したときの二次的問題）

1）下痢に伴う肛門周囲びらんによる**二次感染、出血、褥瘡**

2）頻回な排便による**心身の苦痛、睡眠障害、イライラ、不安**

3）2）に加え、栄養状態の悪化・貧血に伴う**消耗性疲労**と、これらによる**日常・社会生活の障害**

4）水・電解質・酸塩基平衡の異常

　下記の低カリウム血症や低ナトリウム血症ならびに脱水などで嘔吐が同時に出現しているときは、一層発症・悪化して生命危機に陥ることも少なくないので注意する。

　（1）下痢に伴う K^+ や Na^+ の喪失による**低カリウム血症、低ナトリウム血症**

　（2）下痢に伴う水分と Na^+ の喪失による**等張性ないし低張性脱水**

　（3）大量の腸液の下痢に伴う Na^+ 減少に合わせた HCO_3^- や Cl^- の減少による**代謝性アシドーシス**

　（4）脱水と電解質異常による**ショック**

5）慢性下痢に伴うやせや外観・容姿の変貌による**ボディイメージの混乱、自尊感情の低下対人関係や社会活動の狭小化**など

9. 下痢に対する主な診察と検査

　問診で**急性下痢**か**慢性下痢**かを鑑別する。慢性下痢は 2 ～ 4 週間以上続き、寛解と再燃を繰り返す場合がある。急性下痢では感染性下痢が多い。とくに**食中毒**では、一緒に食べた人の下痢や嘔吐の有無が原因の特定に大いに役立つ。加えて、特定の食品を食べて下痢をした既往はないか、慢性下痢では開腹術の既往がないかなどを尋ねる。若年者では潰瘍性大腸炎、クローン病、過敏性腸症候群を、高齢者では悪性腫瘍を考える。

1）診察

　（1）問診：

　　①下痢の発症が、突然・急激か緩徐かどうかをはじめ、発症までの経過（食べ物や海外渡航歴、集団発生の有無、既往歴や手術・放射線療法・薬物療法の有無など）、ならびに発病の日時と場所。加えて鳥肉や魚貝類を扱う調理師や家族などに下痢が生じている場合は、サルモネラ、腸炎ビブリオなどの細菌性食中毒やウイルス性食中毒を疑い、関係した人々の下痢の有無と随伴症状などについても調べる。

②便の性状（軟便、泥状便、水様便などに加えて、粘液・膿・血液などの混入の有無）、臭気、下痢の持続期間、排便回数など。

③上記「7.下痢の随伴症状」の消化器と全身の随伴症状の有無と程度、発症時期・期間など。なお上腹部から臍部の圧痛と悪心・嘔吐、大量の下痢便は**胃腸炎型下痢**に、下腹部の圧痛とテネスムス（しぶり腹、裏急後重）、粘血便は**大腸炎型下痢**に多くみられる。

（2）腹部の触診・聴診：腸雑音の亢進、腰痛とくに圧痛を認めることが多い。

（3）視診：肛門周囲、皮膚・粘膜の乾燥状態など

（4）直腸診

2）検査

（1）便の検査：潜血反応、細菌培養、新鮮排泄便検鏡など

（2）血液一般・生化学検査、血清学的検査など

（3）尿検査：尿比重

（4）大腸内視鏡、注腸造影

（5）腹部超音波検査・CT 検査

（6）消化吸収機能検査

（7）心理テストなど

10. 下痢に対する主な治療

急性下痢に対する治療の中心は、水分と電解質の異常の予防と回復を目指す輸液療法である。とくに脱水、38.5℃以上の発熱、血性下痢便、小児や高齢者、免疫不全患者などの場合は「成り行き」にあげたように生命危機にかかわる問題を生じやすいので、水分と電解質の補液の管理が大切である。

補液は、可能な限り経口的に、そして経口摂取が不十分あるいは不可能な場合は経管的補給法や経静脈的な輸液療法を行う。これらと並行して、原因菌の精査と抗菌薬の与薬が行われる。なお、慢性下痢の治療は、原因の確定診断に応じた原因療法が行われる。

1）安静療法と保温

2）食事療法（腸管を安静に保つ）：原則として脂肪、繊維の多い食物、刺激物やアルコールは禁止する。

3）輸液療法（水・電解質の補正や栄養・エネルギーの補給）

4）薬物療法（止瀉薬［表2］、整腸薬［表3］）：感染性下痢では、止瀉薬の使用でむやみに下痢を抑えると病原菌や毒素の排出を遅らせるので好ましくない。

5）外科的療法：器質的病変は、十分に検討したのちに外科的治療を行うことがある。

表2　下痢に用いられる主な止瀉薬

分類	一般名（商品名）	効果発現メカニズム	主な副作用と注意事項
腸運動抑制薬・アヘンアルカロイド系製剤	アヘン（アヘン、アヘンチンキ）	消化管の平滑筋を収縮させ、胃と腸管の運動を抑制する。また、胃液・胆汁・膵液の分泌を減少させ、肛門括約筋の緊張を高める。これらの総合的な作用によって下痢を止める	**禁忌**：重篤な呼吸抑制、気管支喘息発作中、重篤な肝障害、慢性肺疾患に続発する心不全、痙攣状態、急性アルコール中毒、アヘンアルカロイド過敏症の既往、出血性大腸炎、ジスルフィラム、シアナミド、カルモフール、プロカルバジン塩酸塩を服薬中 **併禁**：ジスルフィラム、シアナミド、カルモフール、プロカルバジン塩酸塩（エタノール含有のため） **注意**：🚗、連用により薬物依存を生じることがある **重大な副作用**：依存性（薬物依存）、呼吸抑制、錯乱、無気肺、気管支痙攣、喉頭浮腫、麻痺性イレウス、中毒性巨大結腸、譫妄

（つづき）

分類	一般名（商品名）	効果発現メカニズム	主な副作用と注意事項
腸運動抑制薬・アヘンアルカロイド系製剤	モルヒネ塩酸塩水和物 （モルヒネ塩酸塩）		禁忌：重篤な呼吸抑制、気管支喘息発作中、重篤な肝障害、慢性肺疾患に続発する心不全、痙攣状態、急性アルコール中毒、アヘンアルカロイド過敏症の既往、出血性大腸炎 原禁、注意、重大な副作用：「アヘン」参照
	コデインリン酸塩水和物 （コデインリン酸塩） ジヒドロコデインリン酸塩 （ジヒドロコデインリン酸塩）		禁忌：「モルヒネ塩酸塩水和物」参照 注意：🚗、連用により薬物依存を生じることがある 重大な副作用：依存性（薬物依存）、呼吸抑制、錯乱、無気肺、気管支痙攣、喉頭浮腫、麻痺性イレウス、中毒性巨大結腸
腸運動抑制薬	ロペラミド塩酸塩 （ロペミン）	小腸の輸送能を抑制することによって、腸内容物の小腸通過時間を延長させ、加えて、小腸・回腸の蠕動運動を抑制することなどによって下痢を止める	禁忌：出血性大腸炎、抗生物質の使用に伴う偽膜性大腸炎、低出生体重児、新生児及び6か月未満の乳児、本剤成分過敏症の既往 注意：🚗 重大な副作用：イレウス、巨大結腸、ショック、アナフィラキシー、中毒性表皮壊死融解症、皮膚粘膜眼症候群
その他	ラモセトロン塩酸塩 （イリボー）	選択的セロトニン5-HT3受容体拮抗薬でストレスによって誘発される排便亢進、大腸輸送能亢進あるいは痛覚閾値低下などを抑制し、下痢型過敏性腸症候群患者の各症状（下痢、腹痛・腹部不快感など）を改善する	禁忌：本剤成分過敏症の既往 注意：十分な問診により、下痢状態が繰り返していることおよび便秘状態が発現していないことを確認のうえ使用 重大な副作用：ショック、アナフィラキシー、虚血性大腸炎、重篤な便秘

表3　下痢に用いられる主な整腸薬

分類	一般名（商品名）	効果発現メカニズム	主な副作用と注意事項
活性生菌薬	ビフィズス菌 （ラックビー）	腸内で増殖し乳酸や抗菌作用のある酢酸を含む揮発酸を産生することによって、病原菌の発育を阻止し、腸内細菌叢を正常化する。それにより腸内細菌叢の異常による便秘や下痢を改善する	副作用：発疹、腹部膨満感
	酪酸菌（宮入菌） （ミヤBM）		特記なし
	ラクトミン・糖化菌 （ビオフェルミン）		特記なし
	耐性乳酸菌 （エンテロノン-R、ラックビーR）	抗菌薬与薬時でも腸内細菌叢の乱れを防ぎ、菌交代現象および下痢・鼓脹などの胃腸症状を改善する。病原菌の経口感染に対して拮抗的に作用し、腸管内の有害菌の増殖を抑制する	禁忌：本剤過敏症の既往、牛乳アレルギー患者 重大な副作用：アナフィラキシー
	（ビオフェルミンR）		特記なし

🟡 看護のポイント

第1・2段階　　アセスメント・診断

必要な情報	情報分析の視点
1. 健康時の排便習慣と現在の排便の状態ならびに便の**性状・量**（便秘の**基1** 4の活用） 排便回数・間隔・時刻、所要時間、便の色・におい・硬さ・量、血液や膿・粘液・泡沫などの混入物、残便感など	1. 下痢の種類と程度の明確化 2. 下痢と随伴症状の発生時期と現在までの経過の明確化 3. 下痢の原因・誘因とそのメカニズムの明確化

2. 下痢の随伴症状の有無と程度（基7 の活用）

1) 消化器症状：悪心・嘔吐、食欲不振、口渇、腹痛、腹部膨満感、腹鳴、テネスムス（しぶり腹・裏急後重）、肛門部の疼痛やびらんなど

2) 全身症状：発熱、倦怠感、意欲・集中力の低下、不眠、めまい、体重減少、皮膚のツルゴール低下など

3. 排便への影響因子（便秘の基1 3の活用）

1) 摂取食物の内容・量と水分摂取量（水分出納の把握）、2) 運動量、3) 生活リズム、4) 心理的ストレス、5) 性格、6) 排泄環境とトイレ様式、7) 年齢、8) 性と性周期、9) 服薬中の薬物、10) 海外渡航歴、11) 集団発生の有無、12) その他の生活様式など

4. 感染性下痢の主な原因・誘因と程度（基6 の活用）

①細菌、②ウイルス、③原虫、寄生虫、④免疫力の低下に細菌・ウイルス感染が加わったとき

5. 非感染性下痢の主な原因・誘因と程度（基6 の活用）

①食事の不摂生、②不適切な経管栄養、③精神心理的な緊張や動揺、④寝冷えや腹部への放射線照射、⑤薬物、⑥食物アレルギー、⑦乳糖不耐症、⑧中毒、⑨血管性疾患、⑩内分泌疾患、⑪代謝性疾患、⑫浮腫をきたす疾患、⑬胃の摘出、⑭膵臓疾患、⑮胆嚢・胆道疾患、⑯腸管の器質的疾患、⑰骨盤内疾患など

6. 下痢に対する診察と検査の結果（基9 の活用）

1) 診察：問診、視診、腹部の触診・聴診、肛門視診、直腸診などの結果

2) 検査：便の検査（潜血反応、細菌培養）、血液一般・生化学検査、血清学的検査、尿検査、大腸内視鏡、注腸造影、腹部超音波検査・CT 検査、消化吸収機能検査、心理テストなどの結果

7. 下痢に対する治療内容と効果・副作用（基10 の活用）

1) 安静療法と保温

2) 食事療法

3) 輸液療法（水・電解質の補正や栄養の補給）

4) 止瀉薬・整腸薬（表2、3参照）

5) 外科的療法など

8. 下痢の「成り行き」の有無と程度（基8 の活用）

9. 下痢と検査・治療などに対する患者や家族の反応と期待

4. 下痢の「成り行き」の明確化

▶患者は、下痢と随伴症状である悪心・嘔吐・腹痛をはじめとする自覚症状によって著しい苦痛・恐怖・不安に陥っていることが多い。さらに血液・膿・粘液・泡沫などを含む下痢便や、頻回に便意があっても排便量がごく少量、あるいはないなどを観察することによっても恐怖や不安を高める。加えて便・尿などについては、隠して他者に語らないという文化の中で過ごしてきている。したがって、情報収集に際しては、これらを踏まえ、とくにプライバシーの確保に努めて患者のマイナス感情を最小限に止める対応が重要である。これらへの看護職者の配慮は、正確な情報収集のみならず、両者の信頼関係の築き上げにとっても大切である。

▶「成り行き」として以下の問題を生じやすい。

1) 下痢に伴う肛門周囲びらんによる**二次感染、出血、褥瘡**

2) 頻回な排便による**心身の苦痛、睡眠障害、イライラ、不安**

3) 2) に加え栄養状態の悪化・貧血に伴う**消耗性疲労と、これらによる日常・社会生活の障害**

4) 水・電解質・酸塩基平衡の異常

　(1) 下痢に伴う K^+ や Na^+ の喪失による**低カリウム血症、低ナトリウム血症**

　(2) 下痢に伴う水分と Na^+ の喪失による**等張性ないし低張性脱水**

　(3) 大量の腸液の下痢に伴う Na^+ 減少に合わせた HCO_3^- や Cl^- の減少による**代謝性アシドーシス**

　(4) 脱水と電解質異常による**ショック**

5) 慢性下痢に伴うやせや外観・容姿の変貌による**ボディイメージの混乱、自尊感情の低下、対人関係や社会活動の狭小化**など

| 第3段階 | 看護計画の立案 |

● **目標設定の視点**　1. その人の日常健康時の排便の状態、便の性状・量に問題がない限り、それらに近づく。

2. 随伴症状が軽減・消失する。
3. 患者・家族が下痢に対する個別的な予防・改善対策を習得できる。
4. 治療の減少、とくに薬物の使用回数・量が減少する。
5. 少なくとも「成り行き」にあげた問題を起こさない。

● **対策の立案**　　対象固有の下痢の原因・誘因ならびにそれによる発生・悪化のメカニズムをふまえたうえで、個別的な対策を選択・決定する必要がある。

（便秘の 基1 1、2、基 5〜10 の活用）

対策の種類	対策の根拠
観察（OP） 1. 排便の状態と便の性状・量 2. 下痢の随伴症状の変化 3. 下痢の原因・誘因の増減 4. 下痢に対する診察と検査結果の変化 5. 下痢に対する治療内容と効果・副作用 6. 下痢の「成り行き」の有無と程度 7. 下痢と検査・治療に対する患者や家族の反応と期待 ※観察の細かい項目は、アセスメント・診断段階と同じであるため省略する	1〜7の観察項目は、その患者が目標に近づいているか否かを最も端的に表す情報である。 ▶感染性下痢の場合は、とくに細菌やウイルス、原虫や寄生虫などの検査結果に注目する。 ▶小児は、成人に比べ体重当たりの体液量の割合ならびに細胞内液に対する細胞外液の割合が高い。加えて代謝が盛んで、多くの消費エネルギーを要するために体重当たりの水分量も多く必要とする。つまり、小児は成人に比べ、水分代謝率が高く、細胞外液の多くの水分が毎日交換されている。したがって、水分摂取量減少時や下痢、嘔吐、発熱などによって体液の過剰喪失時には、容易に、**脱水**とくに細胞外液の減少を起こす。 ▶高齢者は、成人が60％であることに比べて体液量が体重の約50％に減少していることから、水分摂取量の減少や下痢などの体液喪失によって容易に**脱水**、**循環不全**、さらに**生命危機**を引き起こす。したがって、水分出納を正確に把握し、とくに1〜6を留意する。
看護療法（TP） 1. 心身の安静と保温 　1）全身の安静 　2）腹圧、腹部の圧迫、マッサージを避ける 　3）不安、恐怖、感動などの精神的緊張を避ける	▶全身および局所の安静は、機械的刺激を除去し、腸管の蠕動を鎮静化する。 （便秘の 基1 2、基 6、10 の活用） ▶精神的緊張は、自律神経のバランスを崩し、副交感神経の異常な興奮による腸管の運動や粘液・

	水分分泌を亢進させて腸管内の水分を異常に増やし、それによって下痢を引き起こす。 （便秘の[基1]2、[基]6、10の活用）
4）寒冷刺激を避け、保温に努める 　（1）湯たんぽ、電気毛布、あんかなどで寝床内を保温 　（2）腹巻きや掛けものなどによる腹部の保温	▶寒冷刺激は、腸管の蠕動を刺激するため避ける。保温は、腹部内臓器への循環血液量を増加させ消化・吸収を助ける。また、温かさは、鎮痛や精神的なリラックスにも役立つ。 （便秘の[基1]2、[基]6、10の活用）
2. 食事療法・水分補給時の援助 　1）庇護的で栄養豊富な食品の摂取（絶食→流動食→半流動食→粥食→軟食）	▶便の性状をみながら段階的に庇護的な食事をすすめる方法は、腸管の負担を軽減して下痢、食欲不振、飲食の摂取量不足などの問題の発生防止に役立つ。（便秘の[基1]2、[基]6、10の活用）
2）食物繊維の少ない食品の摂取	▶食物繊維などの食物残渣は、機械的刺激となって腸管の蠕動を亢進させる。
3）消化のよい食品の摂取	▶バター以外の脂肪や多量の糖質は、消化・吸収障害をきたす。（便秘の[基1]1、[基]6、10の活用）
4）水分補給	▶長期に下痢が続いているときには、水分出納の定期的なチェック下で少量ずつ頻回に水分（澄んだ水分：スポーツドリンク、すまし汁、スープなど）を与える。その際、患者の好みの水分類の味・香り・温度などに留意し、できる限り経口摂取できるよう患者と一緒に工夫する。なお、水分補給に際しては、Na^+やK^+などの電解質の検査データ、随伴症状、便、尿、吐物、発汗などによる水分喪失量などを総合的に把握して、水分出納と電解質のアンバランスを早期に発見し、緊急対応に役立てる必要がある。 （便秘の[基1]1、[基]6、10の活用）
5）以下の食品を避ける 　（1）ナス、キノコ類、ホウレンソウ、ソバなど	▶これらの食品は、副交感神経を刺激するコリン、ヒスタミンを比較的多量に含み、腸管の蠕動を亢進させる。
（2）酸味・水分の多い食品、炭酸飲料、乳製品など	▶これらは、腸壁からの水分の吸収障害や腸管の蠕動を亢進させる。
（3）カニ、エビ、イカなどの生の魚介類	▶これらには、アレルギーを起こしたり、サルモネラ属、レンサ球菌、エンテロコッカス属などの細菌が繁殖していることがある。
（4）脂肪に富んだ食品	▶瀉下作用のある胆汁の分泌を亢進させて下痢を悪化させる。
（5）ダイエットに使用する砂糖の代替品（ソルビトール、ヘキシトール）を含んだ栄養食品	▶これらは非吸収性であるため、腸壁からの吸収作用を阻害し、また急激な腸管の蠕動を引き起こすことによって下痢の原因になりやすい。

看護療法（TP）	6) 経管栄養の場合は、注入物の温度、注入速度や注入内容の変更を必要時、とくに患者の心身の反応によって医師と相談する	
	3. 薬物療法の管理 　1) 止瀉・整腸薬の管理	▶止瀉薬の与薬時は、過剰与薬による便秘をきたさないよう排便状態や腹部症状などを観察しながら患者とも検討して十分管理する（**表2**、**3**参照）。（**基**10の活用）
	4. 水・電解質、栄養補給のための輸液療法の管理	▶水・電解質、栄養エネルギーを経口的に十分摂取できないときは、経管的補液法あるいは輸液療法が行われる。とくに輸液療法時は、水・電解質のアンバランスを引き起こしやすいことから、血液・尿検査、随伴症状などの観察と報告が大切になる。乳幼児、高齢者は早期にはとくに注意する。（**基**6～8、10の活用）
	5. 身体、寝衣、ベッドなどの清潔保持 　1) 肛門部の清拭・洗浄・坐浴・乾燥など	▶下痢便の多くはアルカリ性で、消化酵素を含んでいるため、頻回の排便は刺激となり、肛門周囲にびらん、擦過傷を生じさせ、感染や褥瘡などを起こしやすくする。拭くときは、こすらず、押さえるように拭き、必要時皮膚保護薬や潤滑油などを塗る。
教育（EP）	1. 前記の観察項目のうち、主観的情報項目を報告できるよう指導する	▶下痢の状態の観察は、患者自身の報告による場合も多い。したがって、これらに必要な知識と報告の必要性を十分指導する。
	2. 下痢改善のために前記の看護療法項目1～3、5などについて指導する	▶看護療法項目の4.以外は、いずれも患者や家族の主体的な参加、協力を得なければ十分な効果をあげられない。したがって、参加、協力を得るための説明・指導は、彼らが納得できるまで行い、実際の場面の評価によって必要時患者の心身の状態を確認しながら再指導を根気強く行う。

第3・4段階　看護計画の立案・実施時の留意点

1. 情報の収集・分析と情報提供の重要性

　下痢とその二次的問題である水・電解質の異常などを早期に把握できるのは、24時間患者と接している看護職者である。水分出納、電解質のデータをはじめとする患者の主観的・客観的データを総合的に収集・分析し、その変化の意味を読み、医師への適切な情報提供が病状悪化や生命危機の防止にとって最も重要である。

2. 二次感染の防御

　感染症患者からの二次感染の予防策を施設内において事前に立案・決定し、職員・患者・訪問者などの関係者全員が、その予防策を遵守することが最も大切である。以下は、看護の視点から必須と考える予防策の概略である。

　1) 可能な限り、患者を接触予防策を講じた個室に入室させる。不可能な場合は、同じ感染症患者の同室

入室や施設内に治療・接触区域を設定する。

2) 職員・患者・訪問者の石けんと流水による**衛生的手洗い**（ウイルス・菌などの物理的除去）やアルコールなどによる手指消毒を徹底する。

3) 床上排泄や嘔吐している感染症患者の援助に際しては、ガウン、手袋、マスクをはじめとする**個人防護具（PPE）**を着用し、自分のみでなく**院内感染**をはじめ、多くの人々への感染源とならないよう注意する。

4) 紙おむつ、吐物、糞便の処理方法（例：焼却、消毒後に水洗トイレに流すなど）を統一化し、関係者、家族などに周知徹底を図る。

5) 使用後の食器類（例：洗剤と熱水、蒸気、煮沸など）、オーバーテーブルや洗面台（例：消毒用アルコールなど）、便座（例：アルコールや次亜塩素酸ナトリウムで拭くなど）、便器（例：蒸気・熱水消毒、次亜塩素酸ナトリウム液に浸すなど）、ならびにリネン類や寝衣（例：熱水による洗濯、次亜塩素酸ナトリウム液に浸すなど）、この他カーテン、ベッド、床、ドアノブなどの清掃・消毒方法などについても統一する。なお、消毒・滅菌に関しては、各施設の施設設備や各患者の諸条件によって異なる場合があるが、事前に検討して調整しておくことが重要である。

6) 入浴は、シャワー浴やかけ湯に限定し、また浴槽使用時は、洗剤と熱湯による洗浄が望ましい。

7) 細菌は食物中で増殖するために、夏季に**細菌性食中毒**とその集団発生を起こしやすい。したがって予防のためには、まず食物の適切な保存方法・期間ならびに消費期限、毎食食べ切ることのできる適量の準備、食べ残した食物の取り扱い方法などについて関係者に教育・指導することが重要である。

8) 梅雨や夏に多い細菌性食中毒と異なり、ウイルスは、冬季に**感染性胃腸炎**を発症させやすい。たとえば、冬季にノロウイルスに汚染された生ガキを食べて胃腸炎を発症した人の吐物や糞便を介した集団感染は珍しくない。したがって予防策としては、まず 70 ～ 80℃以上の加熱によってウイルスの汚染を防止することが最も大切であるが、同時に、二次感染の防止にも力を注ぐ必要がある。

3. 排泄介助の留意点

上記の二次感染の予防に加えて、排泄介助に際しては、次の点に留意する。①頻回な排便にすぐ応じられるよう便器を準備する。②水様便は、その 90%以上が水分である。たとえば 1 日 800g の水様便があった場合は、720mL 以上の水分を喪失していることになることから、便の重量は正確に測る必要がある。

4. テネスムス（しぶり腹・裏急後重）の援助

テネスムス（しぶり腹・裏急後重）があると頻回に便意があり、直腸・肛門部に痙攣性の疼痛を伴い、何回も排便したくなる。そのため休息できなかったり、睡眠障害になったり不安状態になりやすいので、すぐ排便できるように便器を準備しておいたり、トイレに近い所のベッド使用などに加え、排便行動を取りやすい環境調整や精神心理的支援を行う。併せて睡眠を円滑にする睡眠の援助も同時に行う。

5. 脱水の予防・改善

乳幼児や高齢者ならびに胃・小腸・大腸切除患者などのように吸収障害のある患者などは、嘔吐や下痢によって水分・電解質の喪失をきたしやすく、経口的にこれらを補給しても、すぐまた嘔吐や下痢になってしまいやすい。そこで経口補液の工夫や輸液療法の準備を心がけると同時に、実施中の正確な輸液管理、水分出納の経時的な観察・記録・報告がとくに重要である。

6. 精神心理的問題に対する援助

大腸は、胃・十二指腸と同じように精神的影響を受けやすい。とくに下痢が慢性化し、それによって体力消耗、やせをきたしている患者は、日常生活における支障のみでなく、外観や容姿の変化によってボディイメージの障害、自尊感情の低下などの精神心理的問題も起こしやすい。したがって、いずれの原因による下痢患者であっても、身体的ケアと同時に精神心理的ケアを重視する必要がある。その他の留意点は「**10** 便秘」p.162 に準じる。

| 第5段階 | 評価の視点 |

1. 目標に近づいたか否か

1) その人の日常健康時の排便の状態、便の性状・量に問題がない限り、それらに近づいたか。

2) 随伴症状が軽減・消失したか。

3) 患者・家族が下痢に対する個別的な予防・改善対策を習得できたか。

4) 治療の減少、とくに薬物の使用回数・量が減少したか。

5)「成り行き」にあげた問題 [1) 二次感染、出血、褥瘡、2) 心身の苦痛、睡眠障害、イライラ、不安、3) 消耗性疲労とこれらによる日常・社会生活の障害、4) 水・電解質・酸塩基平衡の異常：低カリウム血症、低ナトリウム血症、等張性ないし低張性脱水、代謝性アシドーシス、5) ショック、6) ボディイメージの混乱、自尊感情の低下、対人関係や社会活動の狭小化など] を起こさなかったか。

2. 看護過程、とくに看護計画の評価・修正

患者や家族の状態や行動が目標に近づいていない場合は、看護過程、とくに看護計画の立案段階のどこに問題があったのか、さらに診断段階に誤りがなかったかなどを追究する必要がある。

引用・参考文献

1) 深井喜代子ほか：ケア技術のエビデンス．p.268〜279，へるす出版，2009.

2) 亀山正邦ほか編：今日の診断指針．第5版，医学書院，2003.

3) 馬場英司，大場 毅：下痢．臨牀看護，31(6)：948〜950，2005.

4) 川島みどり，菱沼典子編：看護技術の科学と検証．日常ケアの根拠を明らかにする，日本看護協会出版会，1996.

5) 中野昭一編：図説・病気の成り立ちとからだ[1]．医歯薬出版，1999.

6) 高久史麿ほか監：新臨床内科学．第8版，医学書院，2002.

7) 井村裕夫ほか編[河南智晴]：便秘．わかりやすい内科学，第3版，p.1241，文光堂，2009.

8) 小川聡ほか編[木下芳一]：便秘．内科学書，改訂第7版，p.349，中山書店，2009.

9) 井村裕夫ほか編[大宮美香]：下痢．わかりやすい内科学，第3版，p.1239，文光堂，2009.

10) 松永藤雄編：大腸疾患．その診かたと対策，p.54，南江堂，1977.

11) 吉田正樹：話題の感染症への対処法－ノロウィルス感染症．日内会誌，102(11)：2801〜2807，2013.

12) 河島尚志ほか：ロタウイルスの最近の話題．モダンメディア，52(12)：371〜376，2006.

11

下痢

12 嗄 声

hoarseness

●オリエンテーション・マップ

原因・誘因 (p.182)

1) 声門の機械的閉鎖不全

(1) 声帯の炎症・肥厚：①急性・慢性咽頭炎、喉頭結核、声帯浮腫など

(2) 声帯の腫瘤状病変：①声帯結節、②学童嗄声、③声帯ポリープ、④喉頭がんなど

(3) 声帯の萎縮：①声帯萎縮、声帯瘢痕、声帯溝

2) 声門の機能的閉鎖不全

(1) 声帯の麻痺：①反回神経麻痺、②咽頭神経麻痺、混合性咽頭麻痺、③中枢神経疾患、④咽頭筋麻痺、⑤輪状披裂軟骨関節固定

(2) 咽頭形成不全：①先天性咽頭横隔膜症、猫鳴き症候群

(3) 失語症：①心因性失声症

3) その他

(1) 甲状腺機能低下症

(2) 吸入ステロイド薬、男性ホルモン作用のある薬物

(3) シェーグレン症候群など

嗄 声

- 粗糙性（ガラガラ声、しわがれ声）
- 気息性（息漏れした声）
- 無力性（弱々しい声）
- 努力性（努力して無理に出す声）

随伴症状 (p.184)

1) 喘鳴、呼吸困難
2) 喉頭の異物感・違和感・痛み
3) コミュニケーション障害
4) 原因疾患によっては嚥下困難、むせ、食欲不振、咳嗽、痰、咽頭痛など

成り行き（二次的問題 p.184）

1) 救急処置を要する呼吸困難
2) コミュニケーション障害の悪化、それによるイライラ、悲嘆、うつ状態
3) 無口傾向、対人関係の障害
4) 職業や役割などの喪失、自尊感情の低下など

観察OP (p.187)

看護療法TP (p.187)・教育EP (p.188)

1. 呼吸困難に対する救急処置	6. 環境調整
2. 沈黙療法時のコミュニケーション手段の開発・創意工夫	7. 音声リハビリテーションの援助
3. 排痰処置と含嗽	8. 正しい呼吸法
4. 薬物療法の管理	9. 生活習慣の改善
5. 蒸気吸入、ネブライザ使用時の援助	10. 心身のリラックス法とサポート

■ 基礎的知識

1. 嗄声の定義

音声障害とは、声帯およびその付近の異常による音声の諸要素である**音質**、**高低**、**強弱**、**持続**などの異常や声の出にくさをいう。

嗄声は、音声障害のなかの音質の病的変化をさす。嗄声は、雑音成分が多く、よい声の部分が減少した状態であり、俗に「しわがれ声」「かすれ声」などといわれるように、粗雑な声に対する総称である。喉頭疾患に最も多くみられる。

2. 喉頭の解剖・生理

喉頭は下気道の上端部をなし、咽頭喉頭部と気管の間に位置して気道の一部となり（**図 1**）、同時に発声器として機能する。

喉頭は喉頭蓋軟骨、披裂軟骨、甲状軟骨、輪状軟骨という 4 つの軟骨を基盤とし、これに靱帯や筋肉が組み合わさってできた管状の器官であり、中咽頭で一緒になった食物道と**気道**を、再び分離して気道を独立させている（**図 1**、**3**、**4**）。

喉頭内には 2 対のひだ状隆起があり、上方を**前庭ひだ**、下方を**声帯ひだ**という。左右の声帯間を**声門**という（**図 2**）。

声帯ひだは左右一対あり、その長さは男性が約 20mm、女性が約 15mm である。そして、呼吸時や発声時に開いたり閉じたりするが、その運動に主として関係するのは、反回神経と上喉頭神経外枝によって支配される下記の**内喉頭筋群**である。

声門閉鎖筋群：甲状披裂筋、披裂筋、外側輪状披裂筋（**図 4-**①②③）
声門開大筋：後輪状披裂筋（**図 4-**④）

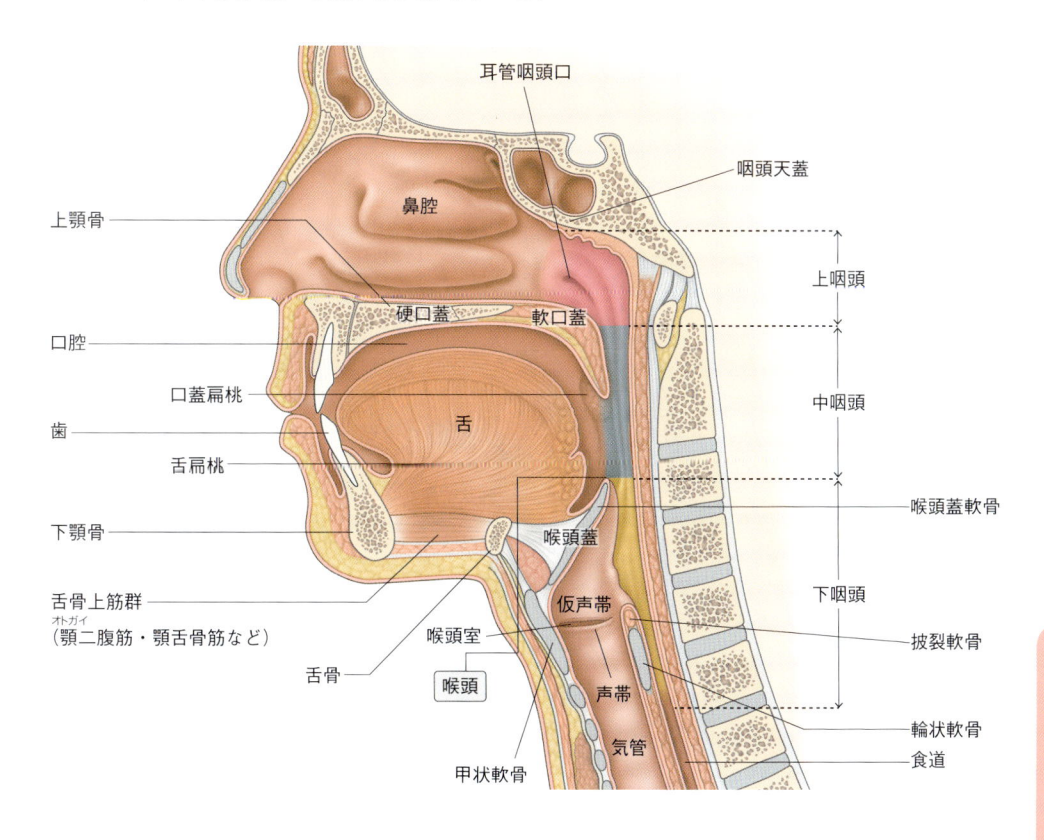

図 1　咽・喉頭の解剖

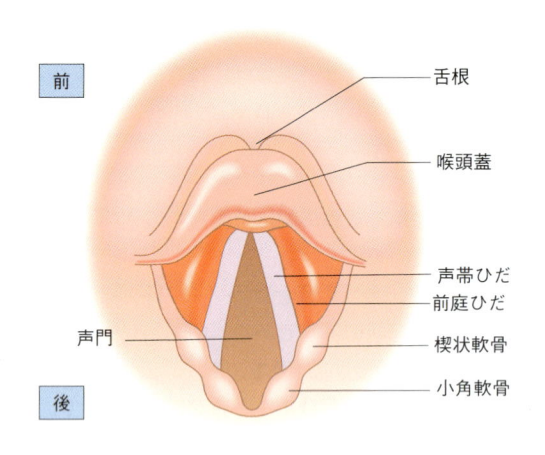

図2 喉頭の内視鏡所見

前

後

舌根
喉頭蓋
声帯ひだ
前庭ひだ
声門
楔状軟骨
小角軟骨

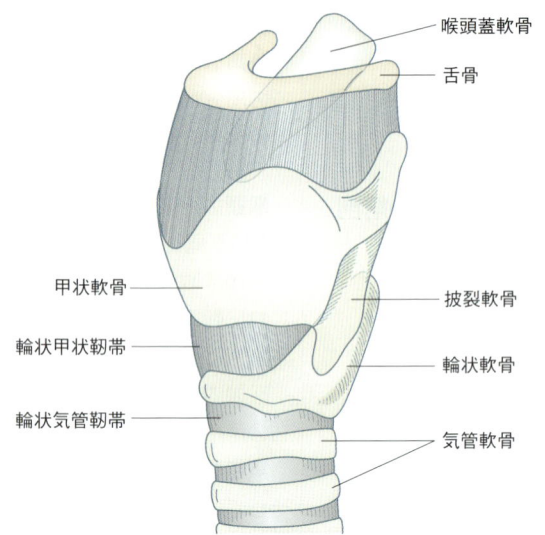

図3 喉頭の外郭

喉頭蓋軟骨
舌骨
甲状軟骨
輪状甲状靭帯
輪状気管靭帯
披裂軟骨
輪状軟骨
気管軟骨

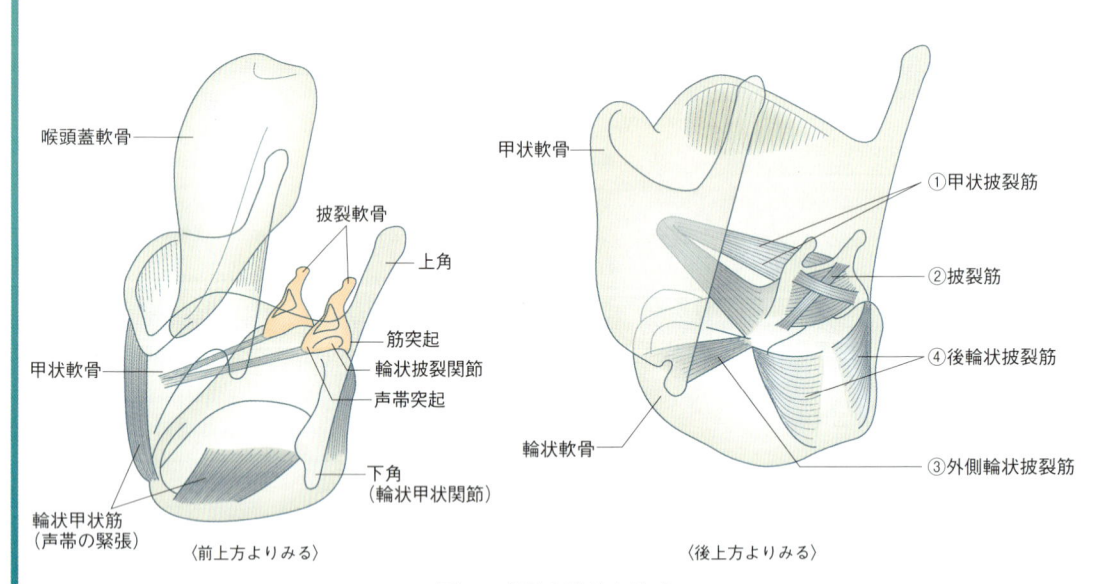

喉頭蓋軟骨
披裂軟骨
上角
甲状軟骨
筋突起
輪状披裂関節
声帯突起
下角
（輪状甲状関節）
輪状甲状筋
（声帯の緊張）
〈前上方よりみる〉

甲状軟骨
①甲状披裂筋
②披裂筋
④後輪状披裂筋
輪状軟骨
③外側輪状披裂筋
〈後上方よりみる〉

図4 喉頭の軟骨と筋肉

喉頭を支配する神経は、**図5**に示すように迷走神経より分かれた上喉頭神経と反回神経（下喉頭神経）の両者である。上喉頭神経は、舌骨の高さで迷走神経から分かれ、内枝は知覚枝となって喉頭全体の知覚をつかさどり、外枝は運動枝で輪状甲状筋と輪状咽頭筋の運動をつかさどる。

反回神経は、迷走神経から分枝したあと、左右の走行が異なる。左は胸腔内で大動脈弓の高さ、右は鎖骨下動脈の高さまで下降して反回し、次いで左では食道の前面を、右では食道と気管との間を上昇し、輪状甲状筋を除く同側のすべての喉頭内筋に分布する。

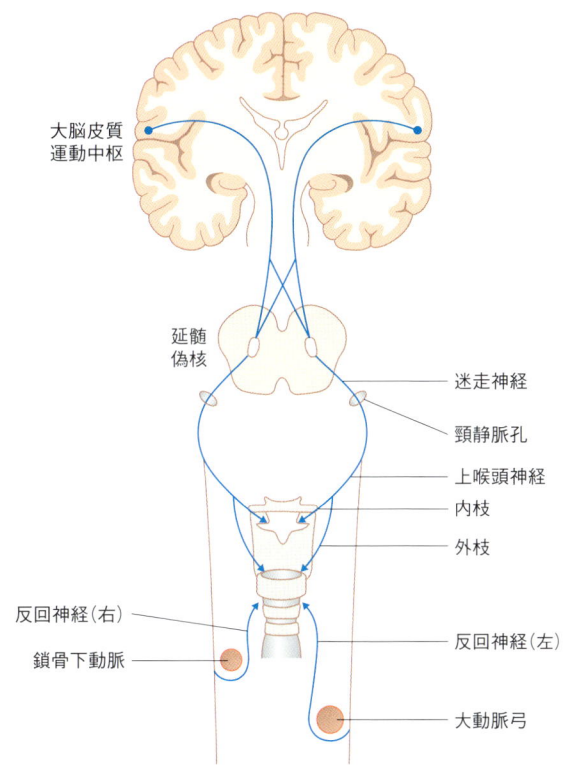

図5　喉頭の神経支配

3. 発声のメカニズム（図4、6、7）

声は、**図6**に示すように、呼吸器系（声の動力源）、喉頭（声の音源）、共鳴腔（声道）の3要素で形成されている。すなわち、肺や気管内の空気が勢いよく声門を通り抜けるときの**呼気流**が、声帯を振動させて声を発する。これは喉頭でつくられる声の材料ともいうべきもので**喉頭原音**という。発声時に呼気流が低下していると声帯は十分振動できず発声障害が起こる。

喉頭原音の形成には、発声時に左右の声帯がぴったり合わさり、かつ声帯の適度な緊張が必要になる。**図4**の**輪状甲状筋**は、この声帯の緊張を担っている。発声時に声門が完全に閉鎖するには、声帯の運動性の良さのみでなく、声帯の形状、声帯の物性、とくに粘膜が軟らかく移動性が良いことも条件になる（**図7**）。女子や小児の声帯は細くて短いために振動数が多く（約200～300回/秒）、それによって高い音を出す。成人男子では声帯が太いため振動数は少なく（約100～200回/秒）、低い音を出す。喉頭原音は、声門より上の声道である**共鳴腔**（咽頭、口腔、鼻腔）へ広がっていき、大きな**音声**になる。なお、音声に異常がなくても、共鳴腔に異常がある場合は、共鳴・構音が不十分になり、**発語障害**（鼻声、含み声、舌運動障害による構音異常など）になる。

181

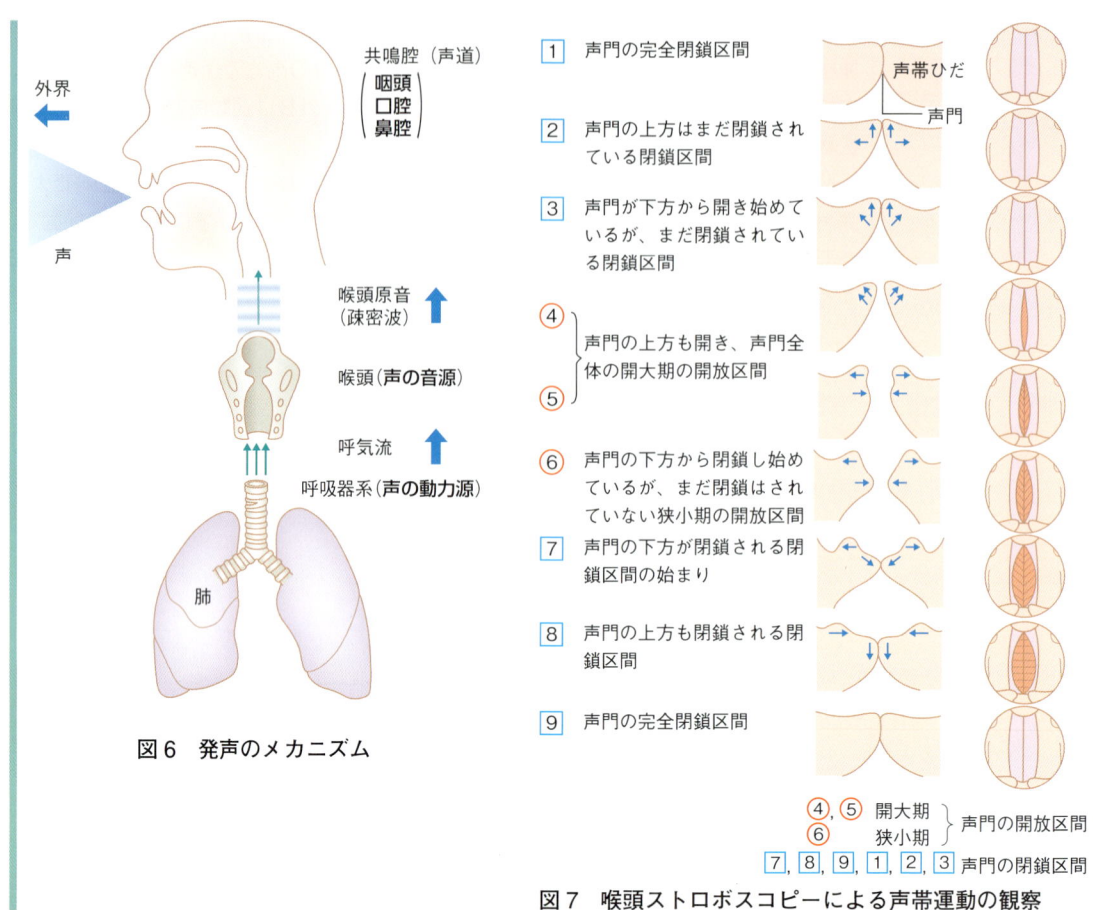

図6　発声のメカニズム

1	声門の完全閉鎖区間
2	声門の上方はまだ閉鎖されている閉鎖区間
3	声門が下方から開き始めているが、まだ閉鎖されている閉鎖区間
④⑤	声門の上方も開き、声門全体の開大期の開放区間
⑥	声門の下方から閉鎖し始めているが、まだ閉鎖はされていない狭小期の開放区間
7	声門の下方が閉鎖される閉鎖区間の始まり
8	声門の上方も閉鎖される閉鎖区間
9	声門の完全閉鎖区間

④,⑤　開大期 ⎫ 声門の開放区間
⑥　狭小期 ⎭

7, 8, 9, 1, 2, 3 声門の閉鎖区間

図7　喉頭ストロボスコピーによる声帯運動の観察

4. 嗄声の分類・原因・誘因ならびにメカニズムと特徴

　嗄声は、Ⓐ図6の声の動力源になる肺や気管からの呼気流の低下、Ⓑ喉頭原音をつくる声帯の機能的異常、Ⓒ声帯の形態的変化、Ⓓ声帯の腫瘍性病変などによって発症する音声障害であるが、その主因は、ⒷⒸⒹによる発声時の**声門閉鎖不全**である。すなわち、なんらかの理由で声門に間隙が生じると、そこから絶えず呼気流が高速で流出し、乱流となるために声帯の振動は不規則となり、声帯振動の振幅も減少し、その結果、嗄声が生じる。

分類	声帯の変化	主な原因・誘因	メカニズムと特徴
1）声門の機械的閉鎖不全	(1)声帯の炎症・肥厚	①急性・慢性喉頭炎、喉頭結核、声帯浮腫など	▶声帯が炎症または浮腫で腫れると嗄声が生じる。咳嗽によって高速の呼気流が生じると声帯は互いに衝突し合い、その機械的刺激により浮腫が発生する。その結果、声門閉鎖不全が生じ嗄声が起こる。喉頭異物感、咳嗽、嚥下痛などを伴うことが多い。
	(2)声帯の腫瘍状病変	声帯にできた結節、ポリープ腫瘍などによって声門の閉鎖不全が生じる。	
		①声帯（謡人）結節	▶無理な高い声を出していると、同じ部分が衝突し合うため生じる。歌手、小・中学校教師、電話オペレーター、エアロビクスのインストラクターなどのように声をよく使う人に多くみられ、嗄声は比較的軽い場合が多い

（**図8**）。また、喫煙、飲酒、カラオケなども誘因となる。小児ではとくに男児に多く、成人では女性に多い。

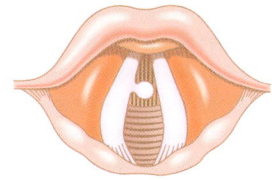

図8　声帯結節

1）声門の機械的閉鎖不全	(2)声帯の腫瘤状病変	②学童嗄声	▶大声をはりあげるため声帯の負担が大きくなり、浮腫を伴った結節をつくる。多くは10歳以降の変声期を境に自然治癒する。
		③声帯ポリープ	▶声をよく使う人、とくに成人男性に多い。一般にポリープは結節よりやわらかく大きい。大きなポリープでは「**粗糙性の嗄声（ガラガラ声）**」となる（**図9**）。
		④喉頭がん、喉頭肉腫、喉頭乳頭腫	▶ヘビースモーカーの50歳以上の男性に多い。「**粗糙性・気息性**（息もれのする声：カサカサ、シャーシャー）**・努力性の嗄声**」が生じる（**図10**）。

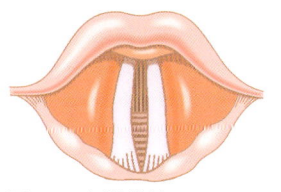

図9　声帯ポリープ　　　　図10　喉頭がん

| | (3)声帯の萎縮 | ①声帯萎縮、声帯瘢痕、声帯溝 | ▶声帯麻痺や声帯が異常に硬くなったために声門閉鎖不全が生じる（**図11**）。
▶加齢による変化や、しっかり声を出さない期間が長いことで生じることがある。 |

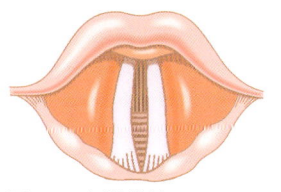

図11　声帯萎縮

| 2）声門の機能的閉鎖不全 | (1)声帯の麻痺 | ①反回神経麻痺：反回神経は、縦隔内で迷走神経（第Ⅹ脳神経）より分岐する枝である。反回神経の走行は長く、甲状腺、食道、肺などと接しているため、以下のような病態で障害を受けやすい。食道・喉頭・肺がん、甲状腺・ | ▶機能的閉鎖不全による嗄声は、声門を閉鎖する神経、筋、骨が障害されて起こり、最も多いのは反回神経麻痺である（**図12**）。この場合、声が漏れ「**気息性・無力性の嗄声**」が生じる。
▶気管内挿管や手術で反回神経自体を損傷したときは、受傷側の声帯の運動性がなくなり、声門閉鎖不全になるが、両側の声帯に麻痺が生じ呼吸時に声門が開かないと、重篤な**呼吸困難**が生じる。 |

2)声門の機能的閉鎖不全	(1)声帯の麻痺	縦隔洞腫瘍による圧迫・浸潤、大動脈瘤による圧迫、長時間気管内挿管・麻酔による圧迫、脳出血など ②喉頭神経麻痺、混合性喉頭麻痺 ③中枢神経疾患 ④喉頭筋麻痺 ⑤輪状披裂軟骨関節固定	図12　反回神経麻痺
	(2)喉頭形成不全	①先天性喉頭横隔膜症、猫鳴き症候群	▶喉頭の先天的な形態異常により、発声障害をきたす。
	(3)失声症	嗄声が強くなり、全く声が出なくなることを**失声症**という。	
		①心因性失声症	▶精神的ショックや転換性障害などによって、**心因性失声症**を起こすことがある。これは、声門閉鎖筋の緊張により声帯が異常にかたくなり、発声時に完全に閉鎖しないために生じる。つまり、声は情動と関係が深いといえる。
	3)その他	①甲状腺機能低下症	▶甲状腺機能低下症では、粘液水腫様物質が声帯に沈着したり、浮腫が生じることにより嗄声となる。
		②吸入ステロイド薬や男性ホルモン作用のある薬物	▶副腎皮質ステロイドホルモンの継続的吸入により、喉頭筋の筋力低下が起こり声が枯れることがある。また、女性患者への男性ホルモン薬の与薬などでも、男性化徴候の一部として声変わりを起こしやすい。
		③シェーグレン症候群	▶腺細胞からの分泌物が低下することにより、喉頭の乾燥が起こり、声がかすれる。

5. 嗄声の随伴症状

1) 声門閉鎖不全と同時に声門開大不全がある場合は喘鳴、呼吸困難が現れる。
2) 喉頭の異物感・違和感・痛み
3) コミュニケーション障害
4) 原因疾患によっては嚥下困難、むせ、食欲不振、咳嗽、痰、咽頭痛などの症状を伴う。

6. 嗄声の「成り行き」
（悪化したときの二次的問題）

1) 反回神経麻痺に伴う声門開大不全による救急処置を要する呼吸困難
2) 嗄声、失声症による**コミュニケーション障害の悪化**と、それによる**イライラ、悲嘆、うつ状態**
3) 嗄声による無口傾向、対人関係の障害
4) 上記2)、3)による**職業や役割などの喪失、自尊感情の低下**など

7. 嗄声に対する 主な診察と検査

1)**診察**：問診、視診、触診など

嗄声の原因としては、急性喉頭炎など炎症性疾患が最も頻度が高い。

- 咽喉頭痛、咽喉頭違和感、嚥下障害などの自覚症状の有無と程度
- 喫煙・飲酒歴、声の酷使の有無と程度・期間

2)**検査**

(1)一般的な検査

　①間接喉頭鏡

　②喉頭ファイバースコピー

　③喉頭ビデオスコープ

　④X線検査：断層、CT、MRIなど

(2)特殊な検査

　①音質の聴覚的判定（GRBAS評価）

　　G（grade）：嗄声度

　　R（rough）：粗糙性…ガラガラ声、しわがれ声

　　B（breathy）：気息性…息漏れした声

　　A（asthenic）：無力性…弱々しい声

　　S（strained）：努力性…努力して無理に出す声

　②喉頭ストロボスコピー

　③最長発声持続時間測定

　④気流気圧測定法

　⑤音響分析

　⑥拡大内視鏡

　⑦病理検査、細菌検査など

8. 嗄声に対する 主な治療

　声門閉鎖不全を起こしている原因疾患に応じた治療が行われると同時に、一般には以下の治療が行われる。

1)**沈黙療法**

2)**薬物療法**：鎮咳薬、抗不安薬、神経賦活薬、抗がん薬、副腎皮質ステロイド薬（声帯の発赤、腫脹が強いとき）など

3)**蒸気吸入、ネブライザー**（副腎皮質ステロイド薬、抗生物質、生理食塩液を混合など）

4)**外科的療法**：主に喉頭マイクロサージャリー（ポリープ、結節など）

5)**レーザー療法、放射線療法**（がん）

6)**音声リハビリテーション**：発声訓練、声の衛生指導、発声および発声障害の理解促進

7)**心理療法、カウンセリング**など

8)**その他**：特殊なものとして、反回神経麻痺に対する**声帯内アテロコラーゲン注入術**、充填材料としてほかに自家脂肪、自家筋膜が用いられる。また、過緊張性発声障害に対するボツリヌス毒素（botulinum toxin：ボトックス）の声帯筋肉注射も一部で試みられている。

12

嗄声

185

● 看護のポイント

第1・2段階　アセスメント・診断

必要な情報	情報分析の視点

必要な情報

1. 嗄声の有無・種類・程度（基4・7の活用）

粗糙性、気息性、無力性、努力性などの嗄声

2. 嗄声の発生時期と経過

3. 嗄声の随伴症状の有無と程度（基5の活用）

1）喘鳴、呼吸困難

2）喉頭の異物感・違和感・痛み

3）コミュニケーション障害

4）原因疾患により嚥下困難、むせ、食欲不振、咳嗽、痰、咽頭痛など

4. 嗄声をきたす主な原因・誘因と程度（基2〜4の活用）

1）声門の機械的閉鎖不全：（1）声帯の炎症・肥厚、（2）声帯の腫瘤状病変、（3）声帯の萎縮など

2）声門の機能的閉鎖不全：（1）声帯の麻痺、（2）喉頭形成不全、心因性失声症など

3）その他：（1）甲状腺機能低下症、（2）吸入ステロイド薬や男性ホルモン作用のある薬剤、（3）シェーグレン症候群など

5. 嗄声に対する診察と検査の結果（基7の活用）

1）診察：問診、視診、触診など

2）検査：（1）一般的な検査結果、（2）特殊な検査結果

6. 嗄声に対する治療内容と効果・副作用（基8の活用）

1）沈黙療法

2）薬物療法

3）蒸気吸入、ネブライザー

4）外科的療法

5）レーザー療法、放射線療法

6）音声リハビリテーション

7）心理療法、カウンセリング

8）特殊なものとして反回神経麻痺に対する声帯内アテロコラーゲン注入術、その他の充填材料として自家脂肪、自家筋膜など

7. 嗄声の「成り行き」の有無と程度（基6の活用）

8. 嗄声と検査・治療などに対する患者や家族の反応と期待（とくにコミュニケーションに対する反応）

情報分析の視点

1. 嗄声の有無・種類・程度の明確化

2. 嗄声と随伴症状の発生時期と現在までの経過の明確化

3. 嗄声の原因・誘因とその発生メカニズムならびに随伴症状の明確化

4. 嗄声の「成り行き」の明確化

▶声門閉鎖不全は、時に**声門開大不全**を伴うことがある。声門開大不全は呼吸困難を引き起こしやすく緊急対応を必要とする。

▶嚥下障害やむせが生じているときには、咳嗽、呼吸困難をはじめとする情報収集を詳細に行い、誤嚥性肺炎の予防と早期発見に努める。

▶心因性失語症による嗄声患者の情報収集・分析にあたっては、嗄声は一症状にすぎないことから、精神心理的な側面を含めた全体像に注目し、必要時専門家を含めたチームアプローチを採用する。

▶看護の視点から最も問題になるのは、コミュニケーション障害とそれによるマイナス影響である。したがって、この点について詳しく情報を収集し、分析する。

▶「成り行き」として、以下の問題を生じやすい。

1）反回神経麻痺に伴う声門開大不全による**救急処置を要する呼吸困難**

2）嗄声、失声症による**コミュニケーション障害**の悪化と、それによる**イライラ、悲嘆、うつ状態**

3）嗄声による**無口傾向、対人関係の障害**

4）上記2）、3）による**職業や役割などの喪失、自尊感情の低下**など

第3段階　　看護計画の立案

● **目標設定の視点**　　1. なんらかの手段・方法によってコミュニケーションがとれる。
　　　　　　　　　　　2. 嗄声の程度が減少する。
　　　　　　　　　　　3. 随伴症状の種類と程度が減少する。
　　　　　　　　　　　4. 嗄声の悪化要因を見出し、これを避ける生活ができる。
　　　　　　　　　　　5. 回復可能な場合は、嗄声が消失する。
　　　　　　　　　　　6. 少なくとも「成り行き」にあげた問題を起こさない。

● **対策の立案**　　　　対象固有の嗄声の原因・誘因と、それによる発生・悪化のメカニズム、およびコミュニケーションの維持を考慮したうえで対策を創意工夫・選択・決定する。

（基 1〜8の活用）

対策の種類	対策の根拠
観察（OP） 1. 嗄声の程度 2. 嗄声の随伴症状の変化 3. 嗄声の原因・誘因の増減 4. 嗄声に対する診察と検査結果の変化 5. 嗄声に対する治療内容と効果・副作用 6. 嗄声の「成り行き」の有無と程度 7. 嗄声と検査・治療などに対する患者や家族の反応と期待 ※観察の細かい項目は、アセスメント・診断段階と同じであるため省略する	1〜7の観察項目は、その患者が目標に近づいているか否かを最も端的に表す情報となる。 ▶ 嗄声、失声症の観察以上に、それらが及ぼすコミュニケーション障害、さらに精神心理的・社会的側面への悪影響について詳細に観察することが重要である。 ▶ 嗄声、失声症は、本人が明確に自覚できる状態であることから、共感的態度、落ち着いた態度で接することが重要である。
看護療法（TP） 1. 呼吸困難に対する救急処置	▶ 反回神経麻痺をはじめ、喉頭の浮腫や異物などによる嗄声の場合は呼吸困難を伴いやすいので、救急処置の準備を行う。（基 4の活用）
2. 沈黙療法時のコミュニケーション手段の開発・創意工夫 　1) 筆談、パソコンの活用 　2) 文字盤、単語カード 　3) ジェスチャーなど	▶ 無理な発声や過度の会話は、声帯への機械的負担を増し悪影響を及ぼす。しかし沈黙を強いられることは、最も有効なコミュニケーション手段を失うことであり、そこから派生する問題ははかりしれない。したがって、少なくとも日常生活に支障をきたさないよう患者、家族と一緒に、代替コミュニケーション手段を創意工夫したり、専門家を含めて最良の手段・方法を開発する。（基 4の活用）
3. 排痰処置 　1) 効果的な咳嗽支援 　2) 含嗽 　3) スクイージングなど	▶ 気道分泌物の貯留がある場合は、呼吸障害を引き起こすために排痰を促す。含嗽は、咽頭に適度な湿度を与えるとともに、声帯粘膜の可動性をよくする。

看護療法（TP）	4. 薬物療法、吸入療法時の援助	▶咽頭に適度な湿度を与えたり、消炎、鎮咳などを目的として行われる。与薬されている薬物の適応、効果、副作用などを理解し、十分注意して援助する。とくに抗生物質によるアナフィラキシーショックには注意する。（**基**8の活用）
	5. 誤嚥の予防 　1）とろみをつけるなど、喉越しのよい飲食物の 　　工夫 　2）食事中・食後の体位 　3）頻回な口腔ケア	▶誤嚥予防のため、坐位で顎を引いた姿勢でゆっくりと食事をとり、食後は消化液の逆流防止のためにセミファウラー位にする。
	6. 環境調整 　1）室温・湿度の調整 　2）清潔の保持 　3）人的環境調整	▶室温・湿度・清潔度などの調整は、嗄声の悪化要因である風邪の防止や睡眠などをはじめ心身全体に好影響を及ぼす。また大部屋の場合は、人間関係上の問題が発生しないよう、事前に他患者に協力を要請し、嗄声の患者の心理・社会的苦痛の増大を防止する。
教育（EP）	1. 沈黙療法の必要性とコミュニケーションの方法	▶嗄声を改善するには、患者自らが左記の療法を正しく習得すると同時に家族などの関係者の協力を必要とする。（**基**8の活用）
	2. 音声リハビリテーションの援助	▶声帯結節、声帯ポリープ、学童嗄声など誤った発声法が原因・誘因になっている場合は、正しい発声法を説明・指導する。 ▶反回神経麻痺の場合は、健側の代償性を強化する目的で、できる限り早い時期から発声訓練を行う。 ▶声の濫用を避ける、すなわち大声を出さない、長話をしない、力んで声を出さないなどの指導を行う。
	3. 正しい呼吸法	▶口呼吸で睡眠することによって朝に生じる嗄声に対しては、まず口を閉じて眠るための工夫を行う。枕の位置の工夫、睡眠前の血管収縮薬の点鼻などがある。また、日常における呼吸を意識的に鼻呼吸にするように指導することも大切である。
	4. 咳嗽や含嗽の方法	▶効果的な咳嗽方法や含嗽は、嗄声の改善のみならず、気道の感染防止にとっても重要であることを説明し、自ら行えるよう指導する。
	5. ネブライザーの方法	
	6. 生活習慣の改善（悪化要因を避ける）	▶騒音環境や空気の汚れた所での会話を避ける。 ▶のどの冷えや乾燥を防ぐ。 ▶睡眠と休息を十分とる。
	7. 心身のリラックス法とサポート	▶心因性失声症の場合は、専門家による心理療法、カウンセリングなどを必要とする場合が少なくない。これらの療法と同時に心身ともにリラックスできる環境を調整し、家族と一緒にサポートする。

第3・4段階　看護計画の立案・実施時の留意点

　話し言葉によるコミュニケーション手段を失うことは、イライラ、不安や恐怖、自尊感情の低下などの精神心理的問題にとどまらず、役割や職業の喪失、他者との人間関係の崩壊、孤独、さらに発達・成熟の阻害などの心理・社会的問題を生じさせる危険性が高い。したがって、嗄声患者の看護に際しては、これらを視野に入れて総合的にアセスメントし、援助することが重要である。

1. 沈黙療法時の注意

1) 沈黙療法の必要な患者には、事前にその必要性を説明すると同時に、ほかのコミュニケーション手段について患者や家族と一緒に検討し、代替手段の選択・決定後は、それを活用できるよう段階的に練習を進める。
2) 話し言葉以外のコミュニケーション手段を用いている場合には、十分なコミュニケーションを保てるように、ゆったりとした雰囲気をつくる必要がある。
3) 沈黙療法を行っている患者が大部屋にいる場合は、周囲の患者にも沈黙療法が行われていることを説明し、協力を求める。また看護職者は、患者が思わず返答してしまうような声かけをしないように注意する。

2. 再発予防法の指導

　声帯結節、声帯ポリープなどのように職業、生活習慣などによって再発の危険性が高い場合には、その予防法を具体的に指導する。たとえば、マイクの使用の奨励、長時間の発声を避ける、飲酒・喫煙の制限など。

3. 検査時の援助

　喉頭ストロボスコピーやファイバースコピー、喉頭造影などの検査時は、患者の苦痛を防止するため十分なオリエンテーションを行い、患者の協力が得られるようにする。

4. 喉頭がんの初期症状の早期発見

　嗄声は、喉頭がんの初期症状でもあるので軽視せず、全身状態にも注目して情報を収集・分析していく必要がある。

5. 心身のリラックス法の指導

　心因性失声症の場合は、緊張・不安・驚き・苦悩などが関係していることから、全身の筋緊張をほぐしたり、深い呼吸をするなどの心身のリラックス法について指導する。また十分な睡眠がとれるよう援助する。心理療法や発声訓練を必要とする場合は、その援助を行う。

6. 嚥下リハビリテーション

　術後反回神経麻痺がある場合は、声門閉鎖訓練（プッシングエクササイズ）、息こらえ嚥下訓練などを行い、誤嚥の予防・改善に努める必要がある。

※喉頭がんなどで永久的に発声機能を障害された患者のリハビリテーションについては、本書では取り上げていないので専門書を参照されたい。

第5段階　評価の視点

1. 目標に近づいたか否か

1) なんらかの手段・方法でコミュニケーションがとれたか。
2) 嗄声の程度が減少したか。
3) 随伴症状の種類と程度が減少したか。
4) 嗄声の悪化要因を見出し、それを避ける生活ができたか。
5) 回復可能な場合は、嗄声が消失したか。
6)「成り行き」にあげた問題 [1) 呼吸困難、2) コミュニケーション障害の悪化と、それによるイライラ、悲嘆、う

つ状態、3）無口傾向、対人関係の障害、4）職業や役割などの喪失、自尊感情の低下など] を起こさなかったか。

2. 看護過程、とくに看護計画の評価・修正

　患者や家族の状態や行動が目標に近づいていない場合は、看護過程、とくに看護計画の立案段階のどこに問題があったのか、さらに診断段階に誤りがなかったかなどを追究する必要がある。

引用・参考文献

1）切替一郎：新耳鼻咽喉科学. 第10版, 南山堂, 2004.
2）神崎仁ほか：耳鼻咽喉疾患患者の看護. 成人看護学 13, 新版看護学全書28, メヂカルフレンド社, 2001.
3）山口徹ほか編：今日の治療指針. 2004年版, 医学書院, 2004.

4）石田孝：嗄声. 臨牀看護, 31（6）：835〜839, 2005.
5）喜多村健ほか：耳鼻咽喉科学. 臨床医学の展望2008, 日本医事新報, 4371：26〜30, 2008.
6）小川聡ほか編 [久育男]：嗄声. 内科学書, 改訂第7版, 中山書店, 2009.

13 呼吸困難

dyspnea

●オリエンテーション・マップ

原因・誘因 (p.197)

(1) 換気不良の室内、高山病、航空病など
(2) 扁桃炎、咽頭炎・気管支疾患、外部からの圧迫による気道狭窄、気管支喘息など
(3) 細気管支炎、気管支肺炎など
(4) 肺炎、肺水腫、肺腫瘍など
(5) 肺気腫、肺水腫、肺線維症、気胸など
(6) 肺炎、粟粒結核、肺腫瘍、気胸など
(7) 球麻痺、脊髄損傷、肋骨骨折など
(8) 腹水、鼓腸、過食、便秘などによる横隔膜の挙上

- 心筋障害、心臓弁膜症、冠動脈疾患などによる心不全

- 運動量増加

- 糖尿病昏睡、腎不全、尿毒症など

- 脳血管障害、脳腫瘍、高血圧など

- 重症貧血、大出血など

- 転換性障害、激痛、過換気症候群など

呼吸困難

肺性呼吸困難

心臓性呼吸困難

運動性呼吸困難

アシドーシス性呼吸困難

脳性呼吸困難

貧血性呼吸困難

心因性呼吸困難

随伴症状 (p.199)

1) チアノーゼ、冷汗
2) 脈拍・血圧・体温の変化
3) 喘鳴
4) 嗄声、笛声音
5) 胸部圧迫感、胸内苦悶、胸痛
6) 頸部の表在性静脈の怒張
7) 不安、恐怖
8) 疲労感、不眠
9) 傾眠、意識障害
10) バチ状指

成り行き(二次的問題 p.200)

1) 日常生活動作行動の制限、言語的コミュニケーション障害
2) 肺炎などの二次感染
3) 気道閉塞
4) 対人関係の狭小化、就学・就業の制約、役割遂行障害など
5) 酸素療法や人工呼吸療法への過度な依存(離脱困難)
6) 患者・家族の死への不安
7) 肺性脳症の続発による頭痛、落ち着き・注意力・集中力の欠如、記憶・見当識障害、意識障害など

観察OP (p.206)

看護療法TP (p.207) **・教育EP** (p.209)

1. 気道分泌物の除去
2. 酸素療法の管理
3. 人工呼吸の管理
4. 心身の適度な安静
5. 体位の工夫
6. 環境および寝衣・寝具の調整
7. 食事と水分摂取の援助
8. 便秘の予防
9. 感染予防
10. 薬物療法の管理
11. 呼吸リハビリテーションの援助
12. 禁煙の指導

■ **基礎的知識**

1. 呼吸と呼吸困難の定義

呼吸とは、生命維持に必要な酸素（O_2）を取り入れ、さらに物質代謝の結果生じた二酸化炭素（CO_2）を排出する働きをいう。呼吸には、肺胞の空気と血液との間でガス交換を行う外呼吸（肺呼吸）、ならびに血液と組織細胞との間でガス交換を行う内呼吸（組織呼吸）がある。ここでは外呼吸について述べる。

呼吸困難とは、呼吸に際して不快・苦痛を自覚し、呼吸することに大きな努力を必要とする状態をいう。訴えとしては、「息苦しい」「息が切れる」「息・空気が吸えない」「息がつまる」「ぜいぜいする」「喉がつかえる」などの表現がある。呼吸困難は主観的な症状であることから個人差が大きい。

2. 呼吸運動の調節のしくみ

呼吸運動は、**図1**のしくみで調節されている。

1）呼吸中枢

呼吸中枢は、橋・延髄にあり、働きによって**吸気中枢**、**呼気中枢**と**呼吸調節中枢**の3つに分けられる。すなわち、延髄には呼息と吸息の調節中枢があり、橋には吸息を長くする中枢と短くする中枢があり、延髄の呼吸中枢を調節している。これらは、化学性（体液性）調節機構と反射性（神経性）調節機構の作用を受けながら、呼吸を統御している（**図1-A**）。

2）化学性（体液性）調節機構

（1）**中枢性化学受容器（延髄）**：この受容器は、水素イオン（H^+）で刺激される。すなわち、血液中の二酸化炭素分圧（$PaCO_2$）が上昇すると、脳血管から脳脊髄液中にCO_2が拡散し、$CO_2 + H_2O → H_2CO_3$（炭酸）$= H^+ + HCO_3^-$（炭酸水素イオン）となり、このH^+が遊離して延髄の化学受容器を刺激し、呼吸を促進させる（**図1-B**）。

（2）**末梢性化学受容器（頸動脈体、大動脈体）**：これらの化学受容器は、頸動脈体と大動脈体の中にあり、動脈血酸素分圧（PaO_2）の低下やpHの低下と$PaCO_2$の上昇によって即刻反応する。とくにPaO_2が低下するとこれらの受容器が刺激され、呼吸中枢に伝えられて呼吸運動が強くなり、換気量を増やすが、PCO_2の上昇が加わると、これらの反応はいっそう増強される。また、動脈血のpHの低下は、とくに頸動脈体の化学受容器を刺激して換気量を増やす（**図1-C**）。

（3）**血液の温度**：体温の上昇は、1℃上昇するごとに新陳代謝を13%亢進させ、心拍数・脈拍数も1分間に1〜10増加させ、血流速度も速めるなどによって酸素消費量を増加させる。とくに中等熱（38〜38.9℃）以上の稽留熱や弛張熱などの熱型の発熱が長期に持続する場合は、PaO_2の低下、pHの低下、$PaCO_2$の上昇などが生じやすく、それらが呼吸中枢を刺激することによって呼吸を促進させる。（**図1-D**）。

3）反射性（神経性）調節機構

（1）**ヘーリング-ブロイア反射**：この反射は、肺の圧受容器からの迷走神経を通って伝わる反射機構であり、呼吸運動を調節する。つまり、肺が伸展（膨張）すると、反射的に呼吸中枢の吸気機構が抑制され、呼気機構を興奮させて吸気運動を止め、呼気運動を起こさせる。逆に呼気運動の結果、肺が縮小すると反射的に中枢の呼気機構を抑制し、吸気機構を興奮させて呼気運動を止め、吸気運動を起こさせる（**図1-E**）。

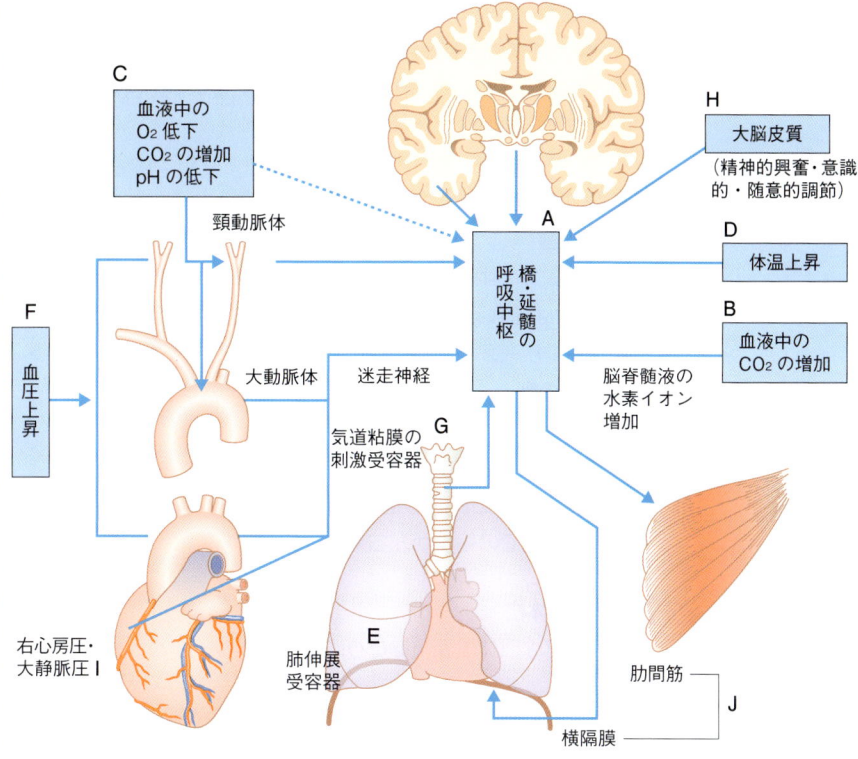

図1　呼吸の化学性調節と反射性調節

（2）**頸動脈洞反射、大動脈反射**：迷走神経知覚路の末端であり、血圧が上昇すると呼吸中枢に抑制的に働く（**図1-F**）。逆に、血圧が低下すると促進的に作用し、浅速呼吸を起こす。

（3）**気道粘膜からの反射**：気道粘膜からの刺激により呼吸運動は次のように変化する。

　①くしゃみ：鼻粘膜への機械的・化学的刺激が三叉神経を介して脳幹のくしゃみ中枢に達し、反射的にくしゃみが起こる。くしゃみは、はじめは深い吸気、次いで爆発的な呼息運動が起こり、口と鼻から空気を急激に呼出する（**図1-G**）。

　②咳：喉頭部が刺激されると、その刺激は上喉頭神経・迷走神経を介して延髄の咳中枢に達し、咳が起こる。はじめに深い吸息が起こり、喉頭蓋と声門が閉じ、空気が肺内に閉じ込められる。次いで内肋間筋、腹筋などが強く収縮し、その結果、気管内圧が上昇して、喉頭蓋と声門が急に開き、急激に空気が呼出されて咳となる（**図1-G**）。

（4）**大脳皮質の随意支配**：精神的興奮は呼吸を促進する。また呼吸は、意識的に変えることができる（**図1-H**）。

（5）**ベインブリッジ反射（心房反射）**：心筋からの刺激が、迷走神経を介して呼吸中枢に働く。右心房圧、大静脈圧が高くなると呼吸中枢を刺激し、呼吸を促進させる。心疾患時の呼吸促迫はこのようにして起こる（**図1-I**）。

4）呼吸筋

　呼吸中枢からの刺激は呼吸筋の収縮の程度を変え、換気量を調節する。呼吸運動には、主に内・外肋間筋と横隔膜が使われる。補助呼吸筋として、肋骨挙筋、僧帽筋、大胸筋、斜角筋群、胸鎖乳突筋、腹壁筋などがある（**図1-J**）。

3. 正常な呼吸の状態	**1）呼吸数** 　成人：15 〜 20 回 / 分、学童：20 〜 25 回 / 分、幼児：25 〜 30 回 / 分、新生児：30 〜 45 回 / 分。なお、成人の一回換気量は約 500mL である。 **2）リズムと深さ** 　安静時呼吸の吸息と呼息の割合 [吸息：呼息：休息期＝ 1：1.5：1（秒）] 　規則正しいリズムで目立たない。 **3）呼吸音** 　肺や気道の中を空気が移動することによって生じる音で、聴取部位によって音の長さ・強さは異なる。個人差も大きい。音の性状に変化があったり、雑音が聴取されるときは異常が考えられる。 **4）呼吸の型** 　胸式・腹式・混合型がある。 **5）胸郭の形態と動き** 　一般には、変形や異常突出・陥凹がなく、楕円形でほぼ左右対称性である。吸気での拡大と呼気での縮小が左右対称性に行われる。
4. 生理的な変動要因	**1）年齢・体格** 　小児では、体表面積あたりの代謝率が成人より大きいため呼吸数が多い。 **2）運動** 　換気は、運動の激しさに比例して呼吸数が増し、深さも増大する。これは O_2 消費量の増大、CO_2 産生量の増加、体温上昇、血圧上昇などによる。 **3）入浴** 　代謝亢進によって呼吸数は増加し、深さも増大する。 **4）環境の変化** 　外気温が高くなると、末梢血管の拡張、組織の代謝亢進によって呼吸数が増加する。外気温が低くなると、この逆の作用で呼吸数が減少する。ただし、寒冷刺激を受けると、体温保持のために O_2 を多く必要とするので呼吸が促進する。また、高山などの O_2 含有量の少ない空気中におかれた場合、生体は呼吸数を増し、必要な O_2 量を得ようと努める。 **5）精神的興奮** 　精神的興奮は、大脳皮質の不随意支配により呼吸中枢を興奮させ、呼吸を促進する。 **6）睡眠時** 　レム睡眠時には、交感神経と副交感神経の緊張のアンバランスにより呼吸リズムが乱れる（レム睡眠については「**47** 不眠」p.773 参照）。 **7）痛み** 　強い痛みは、交感神経を刺激し、筋肉の緊張や代謝を亢進させるために呼吸数が増す。
5. 異常呼吸	**1）数の異常** （1）**頻呼吸（速呼吸）**：深さは変わらず、呼吸数が成人で 1 分間に 25 回以上に増加した呼吸をいう。換気量が増大する。代表例は、発熱、呼吸不全、過換気のために CO_2 が過剰に除去されることによって炭酸（H_2CO_3）が欠乏して起こる**呼吸性アルカローシス**、心因性の呼吸促迫などである。 （2）**徐呼吸（遅呼吸）**：深さは変わらず、呼吸数が 1 分間に 9 回以下の呼吸をいう。換気量が減少する。休息期が延長するのみで、吸息期および呼息期は延長しない。

代表例は、睡眠薬、鎮痛薬や麻酔により呼吸中枢の興奮性が低下したときの頭蓋内圧亢進時などにみられる。

2) 深さの異常

(1) **過呼吸**：呼吸の深さは増大するが、呼吸数はほとんど変わらない呼吸をいう。一回換気量が増加し、換気効率も上昇する。代表例は、過換気症候群、運動後の回復期などにみられる。

(2) **減呼吸**（**浅呼吸**）：呼吸数は変わらず、深さが浅い呼吸をいう。一回換気量が減少する。代表例は、呼吸筋麻痺、肺気腫などにみられる。

3) 数と深さの異常

(1) **多呼吸**：呼吸数が著しく多く、しかも深さが深い呼吸をいう。吸息・呼息および休息期の3期がともに短縮する。とくに、休息期が短縮、ときには消失し、吸息期がただちに呼息期に続くような場合や、呼息と吸息とが互いに追い立てられるように続いてくる状態を**呼吸促迫**とよぶ。代表例は、熱放散を行うために呼吸数が増える熱性呼吸困難や過換気症候群、肺塞栓などにみられる。

(2) **少呼吸**：呼吸数が少なく、しかも浅い呼吸をいう。休息期の延長がとくに著しい。代表例は、麻痺や死亡直前などにみられる。

(3) **無呼吸**：安静呼気位で呼吸が止まっている。真性無呼吸、迷走神経刺激による無呼吸、頸動脈洞反射による無呼吸がある。代表例は、肺気腫、呼吸筋麻痺などにみられる。

4) 換気量の異常

(1) **過換気**：呼吸の深さ、数のいずれか、または両方が増して換気量が増加する。長時間持続した場合には呼吸性アルカローシスを引き起こす。呼吸中枢の異常による過換気の代表例としては、過換気症候群、転換性障害、脳腫瘍などにみられる。また呼吸器疾患による代表例としては、気管支喘息、間質性肺炎などにみられる。

(2) **低換気**：呼吸中枢の異常による代表例としては、薬物中毒、睡眠時無呼吸症候群などにみられる。呼吸器疾患による代表例としては、肺結核後遺症、肺気腫などの進行例などにみられる。

5) 非周期性呼吸（呼吸の変化に周期性なし）

(1) **麻痺型呼吸**：呼吸の数や深さ、換気量が減少する。代表例は、脳脊髄疾患時やシアン中毒時などにみられ、呼吸筋の麻痺による。

(2) **無酸素型呼吸**：呼吸の数や深さは増すが、換気量が減少する。代表例は、気道閉塞、酸素不足の環境などによって起こる。この場合は呼吸中枢は興奮しているが、酸素が不足している。

6) 周期性呼吸（呼吸の変化に周期性あり）

(1) **クスマウル大呼吸**：図2に示すように、持続的に異常に深く、かつ遅い大きな呼吸をいう。代表例は、糖尿病による**ケトーシス**や尿毒症による**代謝性アシドーシス**のときにみられる。

(2) **チェーン-ストークス呼吸**：呼吸中枢の機能が鈍ったときに起こり、図2に示すように、ごく小さい呼吸からしだいに振幅を増して、最大に達したあと、再び徐々に振幅が減少して15～40秒間の無呼吸に移行するというサイクルを繰り返す呼吸である。代表例は、高齢者の睡眠時や臨終の患者にみられる。また脳出血、頭蓋内圧亢進時、重症心不全、アルコール中毒、深い麻酔時などに引き起こされる低酸素血症、高二酸化炭素血症に対する呼吸中枢の感受性が低下したときに起こる。

(3) **ビオー呼吸**（**失調性呼吸**）：図2に示すように、一定の数と深さで続く呼吸期と

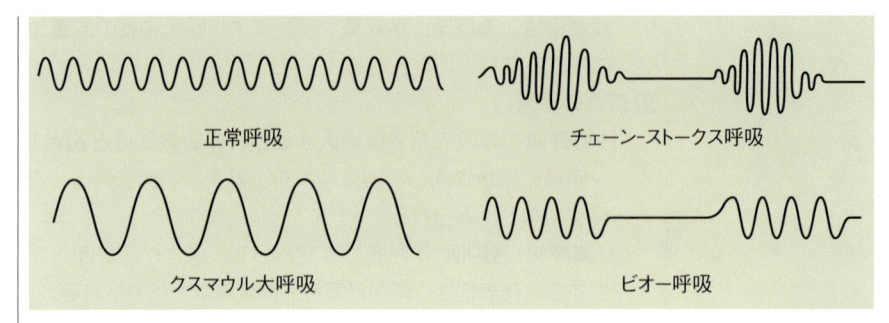

正常呼吸 チェーン-ストークス呼吸

クスマウル大呼吸 ビオー呼吸

図2　各種の異常呼吸

　無呼吸期（約10〜30秒）が交互に現れる呼吸型である。急速に4〜5回呼吸し、急速に無呼吸となる。この無呼吸は髄膜炎、脳炎、脳腫瘍、脳出血などによって頭蓋内圧が亢進し、脳の血流が障害されて、呼吸中枢の酸素や栄養が不足するためである。呼吸期は、脳の血流不足が反射的に血圧を上昇させ、再び血行が開始されるために起こる。

7）その他

（1）**奇異呼吸**：正常の呼吸運動とは逆に、吸気時に肺が収縮し、呼気時に膨張する呼吸である。代表例は、外方開放性気胸や一側の多数の肋骨骨折を伴う胸壁損傷時に起こる。

（2）**シーソー呼吸**：吸息時に胸部が陥没して腹部が突出し、呼息時には胸部が突出して腹部が陥没する。重症喘息や気道閉塞時にみられる。

（3）**起坐呼吸**：臥位では呼吸困難が増すために坐位による呼吸を余儀なくされる状態をいう。代表例は、気管支喘息、びまん性汎細気管支炎、肺気腫の急性増悪期、うっ血性心不全などのときにみられる。

（4）**努力呼吸**：補助呼吸筋の動員のみでなく、呼吸時の肋間筋収縮や病的な型の呼吸反射を伴う呼吸である。

　①**鼻翼呼吸**：呼吸困難時に鼻翼が律動的に動く呼吸をいう。代表例は、肺炎、細気管支炎、心臓弁膜症の代償不全、気胸などによって呼吸面積が小さくなった場合にみられる。なお、乳幼児が興奮したときにみられる鼻翼呼吸は、呼吸困難の確徴ではない。

　②**下顎呼吸**：下顎を動かして吸気を行う呼吸をいう。代表例は、臨終の際や悪液質などによる意識障害時にみられる。

　③**陥没呼吸**：吸息時に鎖骨上窩が著しく陥没する場合は、補助頸筋を使って上部の肋骨を挙上させようとする。

6. 呼吸困難の分類・原因・誘因ならびにメカニズムと特徴

分類	主な原因・誘因	メカニズムと特徴	
1)肺性呼吸困難	(1) 換気不良の室内、高山病、航空病など	▶外気の O_2 不足	肺における換気の障害
	(2) 扁桃炎、咽喉頭・気管疾患、外部からの圧迫による気道狭窄、気管支喘息など	▶気道の狭窄	
	(3) 細気管支炎、気管支肺炎など	▶細小気管支の狭窄	
	(4) 肺炎、肺水腫、肺腫瘍など	▶ガス交換を担う肺胞面積の減少	
	(5) 肺気腫、肺水腫、肺線維症、気胸など	▶肺の伸展性の低下	
	(6) 肺炎、粟粒結核、肺腫瘍、気胸など	▶ヘーリング-ブロイア反射の亢進	
	(7) 球麻痺、脊髄損傷、肋骨骨折など	▶胸郭運動の低下	
	(8) 腹水、鼓腸、過食、便秘などによる横隔膜の挙上	▶呼吸運動の抑制	
2)心臓性呼吸困難	・心筋障害、心臓弁膜症、冠動脈疾患などによる心不全	▶心臓障害による肺うっ血→呼吸面積の減少、肺の弾力性減退、ヘーリング-ブロイア反射の亢進 ▶呼吸中枢の血流量減少→ CO_2 増加による呼吸中枢の興奮性の増大 ▶動脈血中の O_2 減少→ O_2 不足による呼吸中枢の興奮性の増大（頸動脈洞反射）	
3)運動性呼吸困難	・運動量増加	▶筋運動による代謝亢進→血中 CO_2・乳酸の増加および pH 低下→呼吸中枢の興奮性の増大。運動の習慣の有無、訓練の有無などによる個人差が大きい。	
4)アシドーシス性呼吸困難	・糖尿病昏睡、腎不全、尿毒症など	▶代謝性アシドーシスに伴って血中 H^+ 増加、HCO_3^- の減少、pH 低下→呼吸中枢の興奮性の増大。クスマウル大呼吸が出現する。	
5)脳性呼吸困難	・脳血管障害、脳腫瘍、高血圧など	▶呼吸中枢の血流障害、頭蓋内圧亢進→呼吸中枢の興奮性の増大	
6)貧血性呼吸困難	・重症貧血、大出血など	▶血色素の低下（30%以下）、O_2 運搬能の低下→血中の O_2 不足・CO_2 増加→呼吸中枢の興奮性の増大	
7)心因性呼吸困難	・転換性障害、激痛、過換気症候群など	▶大脳視床下部よりの刺激→呼吸中枢の興奮性の増大 ▶過換気症候群は、心因性要素が強いが、中枢性の過剰な換気により急性の呼吸性アルカローシスを引き起こし、それによって口周囲や手指のしびれやテタニーが出現することが多い。	

1) 呼吸困難のその他の分類

(1) 起こり方による分類

①突発性呼吸困難：呼吸困難が突発的に起こる。代表例は、自然気胸、胸膜炎、急性心不全、大葉性肺炎、肺塞栓症、過換気症候群、異物吸引などのとき。

②発作性呼吸困難：呼吸困難が発作的に起こり、発作のないときは全く正常である。代表例は、気管支喘息のとき。

③持続性（慢性）呼吸困難：呼吸困難がいつからともなく徐々に発生し、持続している。代表例は、慢性気管支炎、慢性肺疾患、慢性心不全などのとき。

(2) 呼吸相による分類

①吸気性呼吸困難：吸気の際に鋭い呼吸音（喘鳴）を発するものをいう。代表例は、気道とくに上気道の狭窄のとき。

②呼気性呼吸困難：呼気に長い時間を要し、喘鳴を発するものをいう。代表例は、気管支喘息、肺気腫などのとき。

③混合性呼吸困難：肺炎、肺結核、肺水腫、気胸、胸膜炎などのとき。

(3) 程度による分類

呼吸困難の程度は、言われれば気づく程度から、とても耐えられない程度までさまざまであり、また個人差が大きい。

呼吸困難の分類・スケールとしては、ヒュー-ジョーンズ（Hugh-Jones）分類（**表1**）やNYHA（New York Heart Association）分類（**表2**）、ならびにMRC（British Medical Research Council）（**表3**）やVAS（Visual Analog Scale）（**図3**）の呼吸困難のスケールなどがある。

表1　ヒュー-ジョーンズの呼吸困難の分類

Ⅰ度：同年齢の健常者とほとんど同様に仕事ができ、歩行、階段の昇降も健常者とほとんど同様にできる。（正常）
Ⅱ度：平地では同年齢の健常者と同様に歩行できるが、坂や階段では息切れを感じる。（軽度）
Ⅲ度：平地でも健常者並みには歩けないが、自分のペースでなら1.6km以上歩ける。（中等度）
Ⅳ度：休み休みでなければ50m以上歩けない。（高度）
Ⅴ度：話をしたり、着物を脱いだり、身のまわりのことをするのも息切れがする。このため外出できない。（きわめて高度）

表2　NYHAの呼吸困難の分類

Ⅰ度：日常の活動になんら制限を受けない
Ⅱ度：日常生活に多少の制限を受け、過度の運動に際して呼吸困難、動悸などが出現する
Ⅲ度：日常生活にかなりの制限を受け、軽度の体動でも症状が出現する
Ⅳ度：安静時にも症状を有し、わずかの体動でも症状が増強するため病床を離れることができない

表3 MRC の呼吸困難のスケール

Grade 0	息切れを感じない
Grade 1	強い労作で息切れを感じる
Grade 2	平地を急ぎ足で移動する。または緩やかな坂を歩いて登るときに息切れを感じる
Grade 3	平地歩行で同年齢の人より歩くのが遅い、または自分のペースで平地歩行していても息継ぎのために休む
Grade 4	約100ヤード（91.4m）歩行したあと息継ぎのために休む。または数分感、平地歩行したあと息継ぎのために休む
Grade 5	息切れがひどくて外出ができない。または衣服の着脱でも息切れがする

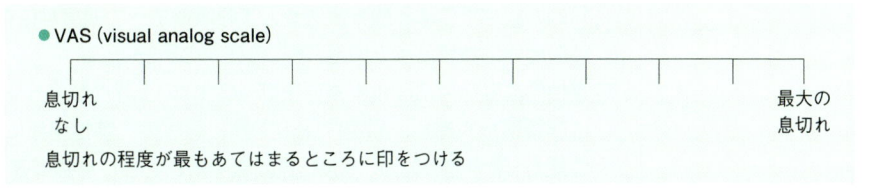

● VAS（visual analog scale）

息切れ
なし

最大の
息切れ

息切れの程度が最もあてはまるところに印をつける

図3 VAS の呼吸困難のスケール

7. 呼吸困難の随伴症状

1) チアノーゼ*（動脈血酸素飽和度の低下）、冷汗

2) 脈拍・血圧・体温の変化、とくに発熱

3) 喘鳴

4) 嗄声、笛声音

5) 胸部圧迫感、胸内苦悶、胸痛

6) 頸部の表在性静脈の怒張

7) 不安、恐怖

8) 疲労感、不眠

9) 傾眠、意識障害（不穏、失見当識）

10) バチ状指

11) その他、原因疾患によっては咳、痰（血痰）、胸痛、浮腫などが同時にみられる。

*チアノーゼ

　チアノーゼは、皮膚血管の還元ヘモグロビン（Hh）が 5g/dL 以上で認められ、①動脈血酸素飽和度の低下による中枢性チアノーゼ、②動脈血中酸素飽和度は正常で末梢の循環障害や酸素消費量亢進による末梢性チアノーゼに分類される（表4）。呼吸困難時のチアノーゼは、肺の機能障害に伴う低酸素血症による中枢性チアノーゼが多い。したがって肺性チアノーゼは、酸素吸入で改善しやすい。なお、貧血があり、Hb 濃度がもとから低い場合は、重度の低酸素血症があってもチアノーゼが出現しにくい。

表4 チアノーゼの原因による分類

中枢性チアノーゼ	末梢性チアノーゼ
①肺機能障害 　肺胞低換気 　換気・血流比の不均等 　拡散障害 ②シャント 　先天性心疾患 　肺動静脈瘻 　肺内シャントの形成 ③ヘモグロビンの異常 　メトヘモグロビン血症 　スルフヘモグロビン血症 　ヘモグロビンM症	①寒冷曝露 ②心拍出量の低下 ③血管障害 　動脈閉塞 　静脈閉塞 　静脈圧の亢進

（永井厚志ほか編：症候からみた診断へのアプローチ. p.203, メジカルビュー社, 2001.）

8. 呼吸困難の「成り行き」 （悪化したときの二次的問題）	1）呼吸困難による**日常生活動作行動の制限、言語的コミュニケーション障害** 2）呼吸困難に起因する心身の疲労・不眠・食欲不振などに伴う体力や抵抗力の低下による**肺炎などの二次感染** 3）気道内分泌物の貯留・増強による**気道閉塞** 4）慢性の呼吸困難、継続的な酸素療法とそれらに伴う会話障害などによる**対人関係の狭小化、就学・就業の制約、役割遂行障害**など 5）不安、無力感、知識不足などの精神心理的問題、呼吸リハビリテーションの失敗や過去の酸素療法や人工呼吸器からの離脱失敗、さらに栄養・睡眠不良などの身体的問題などによる**酸素療法や人工呼吸療法への過度な依存（離脱困難）** 6）呼吸困難の持続による**患者・家族の死への不安・恐怖** 7）慢性的な動脈血二酸化炭素分圧（$PaCO_2$）の上昇と酸素分圧（PaO_2）の低下のために脳循環が亢進し、頭蓋内圧の上昇状態が続く**肺性脳症**による**頭痛、落ち着き・注意力・集中力の欠如、記憶・見当識障害、さらに意識障害、後遺症としての知能低下などの精神・神経症状**など
9. 呼吸困難に対する主な診察と検査	1）**診察**：問診、打診、聴診、視診、触診など （1）発症が突発か、数時間ないし数日の急性な進行か、緩徐な進行かなど （2）呼吸困難が労作時のみか、安静時にも発症するか （3）胸痛、発熱などの随伴症状の有無 （4）意識レベル、呼吸・脈拍・血圧などバイタルサイン （5）患者が好む体位、とくに起坐位。起坐呼吸時は、気管支喘息、うっ血性心不全などを考慮 （6）一側の肺で呼吸音が減弱・消失している場合は、無気肺、気胸、胸水などを考慮 （7）既往歴、職業歴、居住歴、喫煙歴、アレルギーの有無、服用薬物などについても収集する。 2）**検査** （1）経皮的動脈血酸素飽和度：SpO_2 （2）動脈血ガス分析：PaO_2（動脈血酸素分圧）、$PaCO_2$（動脈血二酸化炭素分圧）、pH、SaO_2（動脈血酸素飽和度）など（**表5**、**図4**） （3）血液検査：RBC、WBC、Ht、血小板、生化学検査など （4）胸部X線検査 （5）心電図 （6）肺機能検査：肺気量分画（一回換気量、肺活量、残気量など）、一秒率、一秒量など（**図5**）。 （7）心臓超音波検査 （8）換気-血流シンチ検査 （9）胸部CT、MRI （10）気管支鏡、胸腔鏡検査 （11）血管造影検査

表5　血液ガス基準値

血液ガス（動脈血）	
pH	$7.35 \sim 7.45$
PaO_2	$80 \sim 100$mmHg（Torr）
$PaCO_2$	$35 \sim 45$mmHg（Torr）
HCO_3^-	$23 \sim 27$mEq/L
Base excess	$-2 \sim +2$

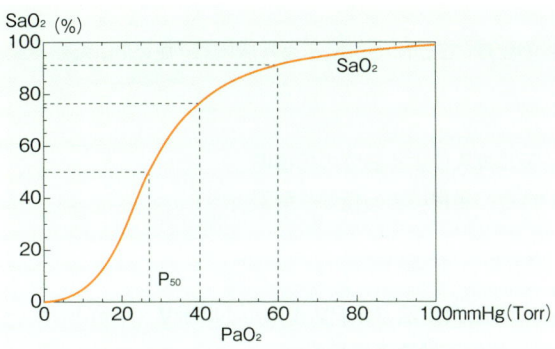

PaO₂：動脈血酸素分圧、SaO₂：動脈血酸素飽和度、
P₅₀：酸素飽和度が 50％の PaO₂

図4　PaO₂ と SaO₂ との関係

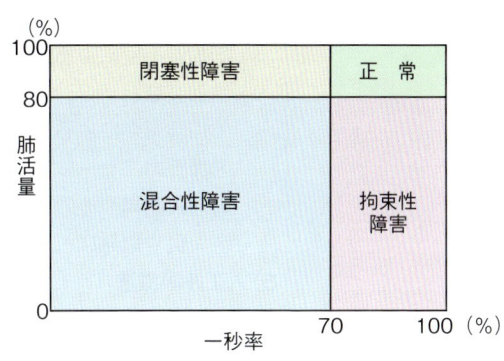

図5　換気障害の区分

10. 呼吸困難に対する主な治療

1）安静療法

2）薬物療法：気管支拡張薬（**表9** 参照）、呼吸促進薬、去痰薬

3）吸引・吸入法：吸入薬（**表10** 参照）

4）酸素療法

　（1）**目的**：酸素療法は、呼吸不全*による低酸素血症の改善、および O_2 消費と CO_2 産生を抑制する目的で行われる。一般的には急性呼吸不全では PaO₂ が 70mmHg（Torr）以下、慢性呼吸不全では PaO₂ が 55mmHg（Torr）以下が酸素療法の目安とされている。在宅患者には**在宅酸素療法**（**HOT**：Home Oxygen Therapy）が適応される（**表6**）。

＊呼吸不全
室内気吸入下（安静・覚醒時）で PaO₂ が 60mmHg（Torr）以下の状態をいう（厚生労働省特定疾患呼吸不全調査研究班による基準）。PaCO₂ が 45mmHg（Torr）を超えない I 型呼吸不全（低酸素血症呼吸不全）と、45mmHg を超える II 型呼吸不全（低換気性呼吸不全）に分類される。なお、低酸素血症とは、動脈血中の酸素が欠乏し、PaO₂ が 60mmHg（Torr）以下、SpO₂ が 90％の状態をいう。
また、呼吸不全の状態が 1 か月以上続く場合を**慢性呼吸不全**、そうでない場合を**急性呼吸不全**に分けている。

表6　在宅酸素療法の適応

●**健康保険における HOT 適応患者**
1）対象疾患
①高度慢性呼吸不全例、②肺高血圧症、③慢性心不全、④チアノーゼ型先天性心疾患
2）高度慢性呼吸不全例の対象患者の範囲
①動脈血酸素分圧 55mmHg 以下の者、および 60mmHg 以下で睡眠時、または運動負荷時に著しい低酸素血症をきたす者であって、医師が在宅酸素療法を必要であると認めた者
②慢性心不全患者のうち、医師の診断により NYHA III度以上であると認められ，睡眠時無呼吸を伴う者
（厚生労働省　2004 年）

　（2）**投与法**：鼻腔カニューレ、フェイスマスク、ベンチュリーマスク、リザーバー付きマスク、酸素濃度調節装置付きネブライザなどがある。吸入装置は酸素濃度とその安定性、患者の活動性や快適性、加湿の効率を考慮し選択する。

　（3）**酸素療法に伴う問題点**

　　①高濃度酸素の長時間吸入による O_2 中毒

　　②換気不十分な状態に対する酸素吸入によって引き起こされる CO_2 ナルコーシ

ス、無呼吸

③加湿不良による気道粘膜の乾燥、さらにそれによる呼吸困難、無気肺、気管支炎、肺炎など

④加湿過剰による肺水腫

⑤鼻腔カニューレやカテーテル挿入による鼻腔内の損傷

⑥吸入器具やその取り扱いなどの不良による無効な酸素投与

⑦火災や爆発など

5）人工呼吸療法

人工呼吸療法には、**非侵襲的陽圧換気法（NPPV または NIPPV：Non-Invasive Positive Pressure Ventilation）と侵襲的換気法**がある。

（1）**人工呼吸療法の適応の目安**（成人の場合）

① PaO_2：50mmHg（Torr）以下（酸素投与下）

② $PaCO_2$：60mmHg（Torr）以上、または平常値＋20mmHg 以上

③ pH ＜ 7.30（呼吸性アシドーシス）

④呼吸数：35 回／分以上または 5 回／分以下

（2）**非侵襲的陽圧換気法（NPPV）**：気管挿管や気管切開を行わずに陽圧換気を行う方法である。NPPV に習熟した医療従事者がいること、ならびに無効なときにすみやかに侵襲的換気法に移行できるようにしておく必要がある。従来の侵襲的換気法との比較（**表 7**）と適応となる患者の条件（**表 8**）を示す。

表 7　NPPV と侵襲的換気法の比較

	NPPV	侵襲的換気法
装着	簡便	気管挿管が必要
酸素濃度	やや不正確	正確
会話、食事	可能	不可能
鎮静	不要	必要
人工呼吸器誘発性肺炎	少ない	ありえる
離脱	容易	慎重

表 8　NPPV 施行の適応となる患者の条件

1．緊急気管挿管の必要性がない
2．装着マスクの説明に納得し、受け入れられる
3．意識が清明で治療に協力でき、耐えられる
4．痰の排出が自分ででき、あまり多くない
5．誤嚥・嘔吐の危険がない
6．消化管出血、イレウスがない
7．循環動態が安定している
8．頭部・顔面に外傷や異常がなく、マスクを装着できる

（3）**侵襲的換気法**：気管内挿管や気管切開を行って人工呼吸治療を実施する方法であるが、以下の①〜③の問題が発生しやすい。

①気管内挿管や気管切開の刺激による痰の増量と喀出力低下。また、乾燥した酸素の吸入による気道の乾燥。これらと気道の直接開放による肺内感染

②高濃度の酸素吸入による O_2 中毒、無気肺、肺浮腫、肺出血など

③静脈還流減少による心拍出量の低下など

6）呼吸リハビリテーション

肺理学療法と運動療法に大別される。**肺理学療法**には呼吸筋のリラクセーション、呼吸訓練、胸部可動域訓練、体位排痰法（体位ドレナージ）などがある。**運動療法**には上・下肢運動、体幹の筋力や呼吸筋のトレーニングなどがあり、全身持久力の向上と ADL 拡大を主目的に行われる。

7）心理療法

8）その他（気管切開などの救急気道確保など）

表9 呼吸困難に用いられる主な気管支拡張薬

分類		一般名（商品名）	効果発現メカニズム	主な副作用と注意事項
末梢性鎮咳薬	キサンチン誘導体	テオフィリン （テオドール、テオロング、ユニフィルLA）	気管支拡張、肺血管拡張、呼吸中枢刺激、気道の粘液線毛輸送能の促進、横隔膜の収縮力増強、肥満細胞からの化学伝達物質（気管支収縮因子）の遊離を抑制する	禁忌：本剤または他のキサンチン系薬剤に対し重篤な副作用の既往 注意：副作用の発現は、テオフィリン血中濃度の上昇に起因する場合が多いことから、血中濃度のモニタリングを適切に行い、患者個々人に適した投与計画を設定することが望ましい 重大な副作用：ショック、アナフィラキシーショック、痙攣、意識障害、急性脳症、横紋筋融解症、消化管出血、赤芽球癆、肝機能障害、黄疸、頻呼吸、高血糖症
		アミノフィリン水和物 （ネオフィリン）	気管支筋の弛緩作用により気管支を拡張する。アミノフィリン水和物は、テオフィリン2分子とエチレンジアミン1分子の塩であり、体内ではテオフィリンとして存在する	
	交感神経刺激薬（β刺激薬）	サルブタモール硫酸塩 （ベネトリン）	β_2受容体に結合し、気管支平滑筋の弛緩を引き起こす。β刺激薬は心臓に存在するβ_1受容体に作用して心悸亢進や血圧上昇などの作用が現れるため、選択的β_2受容体刺激薬の使用が主流を占める	禁忌：本剤成分過敏症の既往 注意：過度の使用を続けた場合、不整脈、心停止を起こすおそれがある 重大な副作用：重篤な血清カリウム値低下
		ツロブテロール塩酸塩 （ベラチン、ホクナリン）		
		プロカテロール塩酸塩水和物 （メプチン）		禁忌：本剤成分過敏症の既往、下部尿路の閉塞患者 注意：過度の使用を続けた場合、不整脈、心停止を起こすおそれがある 重大な副作用：重篤な血清カリウム値低下、ショック、アナフィラキシー

表10 呼吸困難に用いられる主な外用鎮咳薬

分類	一般名（商品名）	効果発現メカニズム	主な副作用と注意事項
β刺激薬	サルブタモール硫酸塩 （アイロミール、サルタノール、ベネトリン）	交感神経β受容体の刺激に基づく気管支平滑筋の弛緩作用を示す	禁忌：本剤成分過敏症の既往 注意：過度の使用を続けた場合、不整脈、心停止を起こすおそれがある 重大な副作用：重篤な血清カリウム値低下 ※本剤は喘息発作に対する対症療法剤であるので、本剤の使用は発作発現時に限ること
	プロカテロール塩酸塩水和物 （メプチン）		禁忌：本剤成分過敏症の既往、下部尿路の閉塞患者 注意：「サルブタモール硫酸塩」参照 重大な副作用：重篤な血清カリウム値低下、ショック、アナフィラキシー
	サルメテロールキシナホ酸塩 （セレベント）		禁忌、注意：「サルブタモール硫酸塩」参照 重大な副作用：重篤な血清カリウム値低下、ショック ※本剤は気管支喘息の急性症状を軽減させる薬剤ではない
	ツロブテロール塩酸塩 （ホクナリン）		禁忌、注意：「サルブタモール硫酸塩」参照 重大な副作用：重篤な血清カリウム値低下、アナフィラキシー
抗コリン薬	イプラトロピウム臭化物水和物 （アトロベント）	副交感神経遮断性の気管収縮予防薬で、迷走神経支配の神経−筋接合部を遮断することにより、気管支平滑筋の収縮を抑制する	禁忌：本剤成分過敏症の既往、（閉塞隅角）緑内障、前立腺肥大（等による排尿障害）、アトロピン系薬剤過敏症の既往 重大な副作用：アナフィラキシー様症状、上室性頻脈、心房細動
	チオトロピウム臭化物水和物 （スピリーバ）		禁忌：本剤成分過敏症の既往、（閉塞隅角）緑内障、前立腺肥大（等による排尿障害）、アトロピン及びその類縁物質過敏症の既往 重大な副作用：心不全、心房細動、期外収縮、イレウス、閉塞隅角緑内障、アナフィラキシー

（つづき）

分類	一般名（商品名）	効果発現メカニズム	主な副作用と注意事項
副腎皮質ホルモン薬	フルチカゾンプロピオン酸エステル（フルタイド）	炎症性メディエーターの産生および遊離を抑制し、局所抗炎症作用を示す	**禁忌**：有効な抗菌薬の存在しない感染症、深在性真菌症の患者、本剤成分過敏症の既往 **注意**：急性の発作に対しては、本剤を使用しない。突然中止すると喘息の急激な悪化を起こすことがある。本剤吸入後にうがいを実施する（口腔内カンジダ症または嗄声の予防のため） **重大な副作用**：アナフィラキシー
	ブデソニド（パルミコート）		**禁忌、注意**：「フルチカゾンプロピオン酸エステル」参照 **副作用**：発疹、蕁麻疹、血管浮腫、嗄声、気管支攣縮
	ベクロメタゾンプロピオン酸エステル（キュバール）		**禁忌、注意**：「フルチカゾンプロピオン酸エステル」参照 **副作用**：発疹、蕁麻疹、嗄声、咽頭刺激感
副腎皮質ホルモン・β刺激配合薬	サルメテロールキシナホ酸塩・フルチカゾンプロピオン酸エステル（アドエア）	「副腎皮質ホルモン薬」「β刺激薬」参照	**禁忌**：有効な抗菌剤の存在しない感染症、深在性真菌症の患者、本剤成分過敏症の既往 **注意**：急性の発作に対しては、本剤を使用しない、突然中止すると喘息の急激な悪化を起こすことがある。本剤吸入後にうがいを実施する（口腔内カンジダ症または嗄声の予防のため）。過度の使用を続けた場合、不整脈、心停止を起こすおそれがある **重大な副作用**：ショック、アナフィラキシー、重篤な血清カリウム値の低下、肺炎
	ブデソニド・ホルモテロールフマル酸塩水和物（シムビコート）		**禁忌、注意**：「サルメテロールシナホ酸塩・フルチカゾンプロピオン酸エステル」参照 **重大な副作用**：アナフィラキシー、重篤な血清カリウム値の低下

● 看護のポイント

第1・2段階　アセスメント・診断

必要な情報	情報分析の視点
1. 健康時と現在の呼吸状態（基3〜5の活用） 　呼吸数、吸息と呼息の割合、呼吸のリズム・深さ・型、発症のしかたと進行状況、呼吸音、経皮的動脈血酸素飽和度（SpO₂）、補助呼吸筋の活用状態、胸郭の形態と動き、異常呼吸の有無、患者の好む体位（坐位・半坐位）など 　＜呼吸困難の測定・評価＞ 　①ヒュー-ジョーンズの分類、②NYHAの分類（心疾患による呼吸困難の場合）、③MRCスケール、④VASのスケールなど **2. 呼吸困難の随伴症状の有無と程度**（基7の活用） 　1）チアノーゼ（経皮的酸素飽和度の低下）、冷汗 　2）脈拍・血圧・体温の変化、とくに発熱 　3）喘鳴 　4）嗄声、笛声音 　5）胸部圧迫感、胸内苦悶、胸痛	1. 呼吸困難の種類・程度の明確化 2. 呼吸困難と随伴症状の発生時期と現在までの経過の明確化 3. 呼吸困難の原因・誘因とそのメカニズムの明確化 4. 呼吸困難の「成り行き」の明確化 ▶呼吸困難の程度の測定と評価には、左記のスケールや指標などを用いて、できる限り客観的に呼吸困難の経過を観察し、治療や看護ケアに活用する。（p.198〜199参照）

6) 頸部の表在性静脈の怒張

7) 不安、恐怖

8) 疲労感、不眠

9) 傾眠、意識障害 (不穏、失見当識)

10) バチ状指

11) そのほか原因疾患によっては、咳、痰 (血痰)、胸痛、浮腫などが同時にみられる

3. 呼吸困難の主な原因・誘因と程度 (基6の活用)

1) 肺性・心臓性・運動性・アシドーシス性・脳性・貧血性・心因性呼吸困難

2) 1) 以外の分類

(1) 突発性・発作性・持続性 (慢性) 呼吸困難

(2) 吸気性・呼気性・混合性呼吸困難

4. 呼吸の生理的変動要因 (基4の活用)

年齢、体格、運動、入浴、環境の変化、精神的興奮、睡眠、痛みなどと呼吸の関連性

5. 呼吸困難に対する診察と検査の結果 (基9の活用)

(1) 診察：問診、打診、聴診、視診、触診

(2) 検査：経皮的動脈血酸素飽和度、動脈血ガス分析、血液検査、胸部X線検査、心電図、肺機能検査、心臓超音波検査、換気-血流シンチ検査、胸部のCT、MRI、気管支鏡検査、胸腔鏡検査、血管造影検査

6. 呼吸困難に対する治療内容と効果・副作用 (基10の活用)

1) 安静療法

2) 薬物療法

3) 吸引・吸入療法

4) 酸素療法

5) 人工呼吸療法

6) 呼吸リハビリテーション

7) 心理療法

8) その他、気管切開などの気道確保など

7. 呼吸困難の「成り行き」の有無と程度 (基8の活用)

8. 呼吸困難と検査・治療などに対する患者や家族の反応と期待

▶「成り行き」として以下の問題を生じやすい。

1) 呼吸困難による**日常生活動作行動の制限、言語的コミュニケーション障害**

2) 呼吸困難に起因する心身の疲労・不眠・食欲不振などに伴う体力や抵抗力の低下による**肺炎などの二次感染**

3) 気道内分泌物の貯留・増強による**気道閉塞**

4) 慢性の呼吸困難、継続的な酸素療法とそれらに伴う会話障害などによる**対人関係の狭小化、就学・就業の制約、役割遂行障害**など

5) 不安、無力感、知識不足などの精神心理的問題、呼吸リハビリテーションの失敗や過去の酸素療法や人工呼吸器からの離脱失敗、さらに栄養・睡眠不良などの身体的問題などによる**酸素療法や人工呼吸療法への過度な依存 (離脱困難)**

6) 呼吸困難の持続による患者・家族の**死への不安・恐怖**

7) 慢性的な動脈血の炭酸ガス分圧の上昇と酸素分圧の低下のために脳循環が亢進し、頭蓋内圧の上昇状態が続く肺性脳症による**頭痛、落ち着き・注意力・集中力の欠如、記憶・見当識障害、さらに意識障害、後遺症としての知能低下などの精神・神経症状**など

●目標設定の視点

1. 呼吸に伴う苦痛が軽減・消失する。
2. 呼吸困難の程度に応じて日常生活動作行動・活動量を調整できる。
3. 慢性呼吸不全患者では、呼吸機能維持のための行動（呼吸リハビリテーション、吸入療法、酸素療法など）や生活調整を家族と一緒に自ら継続管理できるようになる。
4. 少なくとも「成り行き」にあげた問題を起こさない。

●対策の立案

対象固有の呼吸困難の原因・誘因と、発生・悪化のメカニズムを踏まえて対策を選択・決定する。

呼吸困難は、それ自体が非常に苦痛であるばかりでなく、死の恐怖感を与え、その心理的負担がさらに呼吸困難を増強させるという悪循環をとる。したがって、まずは自覚症状を取り除くことが重要である。

（基 1〜10 の活用）

対策の種類	対策の根拠
観察（OP） 1. 呼吸の状態（数・リズムと深さ・音・SpO₂・型・補助呼吸筋の活用状況・胸部の形態と動き・体位など）、とくに呼吸困難の種類と程度の変化 2. 呼吸困難の随伴症状の変化 3. 呼吸困難の原因・誘因の増減 4. 呼吸困難に対する診察と検査結果の変化 5. 呼吸困難に対する治療内容と効果・副作用 6. 呼吸困難の「成り行き」の有無と程度 7. 呼吸困難と検査・治療などに対する患者や家族の反応と期待 ※観察の細かい項目は、アセスメント・診断段階と同じであるため省略する	1〜7 の観察項目は、その患者が目標に近づいているか否かを最も端的に表す情報となる。 ▶ 呼吸困難は主観的な症状であり、個人差が大きい。したがって、観察にあたっては SpO₂ 値、換気の低下・欠損部位、副雑音、補助呼吸筋の活用状況などの客観的な情報のみならず、患者固有の表現（息苦しい、息が切れる、空気が吸えないなど）による主観的情報も十分に把握し、総合的に判断する。また、治療と関係づけて呼吸困難の程度の変化を継続的に観察するためには、アセスメント段階と同じスケールや指標などを用いて判定することが重要である。 ▶ 呼吸困難の観察に際しては、その出現が突然性か否か、誘発因子は何か、進行が急速か緩徐か、慢性的か、反復的か、出現時間、苦しいのは吸気時か呼気時かなどと、原因疾患による多様な随伴症状を調べることが大切である。 ▶ 呼吸困難のある患者の観察に際しては、全身の組織細胞への酸素供給不足が引き起こす身体的な諸症状のみならず、生命危機の自覚から生じる興奮、恐怖、不安などの精神心理的反応を総合的に把握する。なお、呼吸困難と精神心理的な反応は悪循環することから注意して観察する。

観察（OP）

また患者と家族の間における精神心理的反応の伝播とその悪循環の有無も観察し、それらを踏まえて家族に面接の件も含め助言する必要がある。

看護療法（TP）

1. 気道の確保：気道分泌物の除去
1) ネブライザー
2) スクイージング、ハッフィングほか
3) 体位排痰法（体位ドレナージ）
4) 吸引など

▲呼吸困難時は、気道の確保が最も大切である。したがって、痰の貯留が認められる場合は、左記の方法を用いて痰をやわらかくし、効果的に排痰を行い、気道の清浄化をはかる。なお、吸入器や吸引器の使用にあたっては器械が正確に作動することを確認する（詳細は 14 咳嗽・痰, p.225〜228 参照）。

2. 呼吸困難緩和のための体位の工夫 (p.224)
1) 枕、座布団、バックレスト、ギャッチベッド、オーバーテーブルなどを使用し、ファウラー位、起坐位などの安楽な体位をとりやすくする

▲ベッドの頭側の挙上やもたれかかれるオーバーテーブルの活用などは、呼吸運動を楽にする方法の1つである。すなわち横隔膜を下げ、呼吸面積を広げることにより、呼吸をしやすくする。患者は自然に呼吸に最も楽に呼吸できる姿勢・体位をとることが多いことから、患者の安楽や好みを確かめ、問題がない限り患者の希望に沿って援助する。（ 巻 2〜5 の活用）

2) 気道閉塞の危険性のある患者には枕をはずしたり、肩枕を入れるなど頸部を伸展させた体位をとる

▲これらは気道の閉塞を防ぐ。

3. 酸素療法の管理 (p.201)
1) 酸素療法 (p.201)
2) 人工呼吸法による治療

▲患者の病状・緊急度に応じて種々の酸素療法や人工呼吸療法の選択・決定が行われるので、その準備・介助を行う。また、酸素療法の効果を高め、かつ酸素療法に伴う問題 (p.201) を予防するために酸素療法上のトラブルは患者の生命維持に重大な問題をまねく。したがって、管理上の問題の評価と原理・原則に基づいた管理を行う。（ 巻 10 の活用）

4. 人工呼吸療法の管理（非侵襲的陽圧換気法）
1) 人工呼吸療法の管理（非侵襲的陽圧換気法）

▲近年では、非侵襲的陽圧換気法 (NPPV) の適用が増えていることから接点、利点や欠点を理解し管理する。なお、気管内挿管や気管切開などの侵襲的換気法を行っている患者は重症であることが多く、管理上のトラブルは患者の生命維持に重大な問題をまねく。したがって、酸素療法の効果と同様に同 10-5 (p.201〜202 参照) にあげた人工呼吸療法に伴う問題を発生させないよう人工呼吸器が正確に作動しているか否かを常時点検・管理する。

5. 環境および寝衣・寝具類の調整
1) 適切な温度と湿度、清浄な空気の調整
2) 面会人の調整

▲不適当な温度や湿度、塵埃などは面会による過度の会話や興奮などは、呼吸困難を増強させ

	る。したがって気管支・肺への刺激の少ない、静かで穏やかな環境に調整する。（基2、4、6の活用）
3）身体をしめつけるようなものは避け、ゆったりした寝衣を着用する。軽い掛け物や離被架を利用する	▶呼吸困難を誘発・増強する胸部の圧迫を除き、呼吸運動を楽にする。（基2の活用）
6. 心身の適度な安静 1）日常生活動作行動をはじめとする運動・活動量の調整	▶酸素消費量を最小限にする。ただし、慢性呼吸困難患者の過度の安静は、心肺機能や筋力を低下させ、よりいっそうの活動耐性の低下をまねく。したがって、安静の程度と期間に留意し、呼吸リハビリテーションを考慮して調整する。（基4、6の活用）
2）睡眠の援助	▶不眠は、原疾患の回復阻害、呼吸困難の誘発・増強因子になる。不眠は、呼吸困難のみならず、種々の治療処置、睡眠環境の変化、精神心理的負担などが複合して生じる。したがって、その患者固有の原因をつきとめて総合的に対応する必要がある。
3）不安の軽減と精神的支持（十分な説明、頻回な訪室、付き添いなど）	▶精神的緊張・不安は、呼吸中枢を興奮させ、呼吸困難を増悪させる。（基2、4、6の活用）
4）コミュニケーションの工夫	▶会話は酸素消費量を増し、呼吸困難を増悪させる。また、呼吸困難による会話障害は、精神的ストレスを引き起こす。したがって、その人に応じたコミュニケーション手段を工夫する。（基2、4、6の活用）
5）リラクセーション：呼吸法、筋弛緩法、マッサージ、ストレッチなど	▶呼吸困難は、首や肩の補助呼吸筋をはじめ、全身の筋肉を緊張状態にさせやすい。また、神経・筋疾患では、呼吸筋の筋力が低下したり、胸郭が硬くなったりする。筋肉の緊張・疲労は、酸素消費量を増大させ、同時に呼吸運動を妨げて呼吸困難を増悪させる。（基2、4、6の活用）
7. 食事と水分摂取の援助 1）栄養状態の維持・改善	▶呼吸困難は**食欲不振**をまねき食事摂取量を不足させ、その結果、**低栄養状態**を引き起こす。低栄養状態は、呼吸筋力の低下、換気能力や喀痰排出力の低下、さらに免疫能の低下につながり、感染の危険性を高めることから管理が重要である。 腸内ガスなどによる**腹部膨満**は、横隔膜を押し上げ、呼吸運動を抑制するので、栄養バランスのとれた消化のよい発酵しにくい食品の適量摂取を勧める。
2）適切な水分摂取	▶**水分摂取**は、体液のバランス維持や痰の喀出、および便秘の予防にとって重要である。心機能

看護療法（TP）

3) 肥満の是正

に問題のある患者では許可量内での摂取を厳守する。

▶肥満は代謝を亢進させ、酸素消費量を増して呼吸困難を増悪する。（基4の活用）

8. 便秘の予防

▶便秘は、横隔膜を押し上げ呼吸運動を抑制する。また排便時の努責は、酸素消費量を増す。呼吸困難を増悪する。食事・水分の摂取の援助に加え、必要時、緩下薬を使用する。

9. 感染予防
1) 口腔・皮膚・粘膜の清潔

▶気道感染は、呼吸困難を急激に悪化させる。とくに慢性呼吸不全患者では、呼吸器感染が急性増悪の原因になりやすいので、その予防のためにも口腔ケアを徹底する。（基2、6の活用）

10. 薬物療法の管理

▶気道の開通性とガス交換能を促進するための気管支拡張薬、副腎皮質ステロイド薬などは、高い効果と同時に危険な副作用もあるため、十分に注意して管理する。とくに慢性呼吸器疾患患者では、症状が思うように好転しないことから、服薬の自己調整を行う危険性が高いことにも留意する。（基10の活用、表8、9参照）

11. 呼吸リハビリテーションの援助
1) 呼吸訓練などの肺理学療法
2) 運動療法など

▶呼吸訓練、体位排痰法（体位ドレナージ）、身体弛緩法などを含む肺理学療法をはじめとするリハビリテーションは、残存する呼吸機能を維持し、換気状態を改善し、日常生活動作を高める。とくに慢性呼吸不全による呼吸困難患者では、予後とQOLに影響を及ぼす重要な療法であることから、指示された運動、とくに呼吸筋強化トレーニングや持久性トレーニングなど、さらに全身に影響を及ぼす歩行などを継続できるよう指導し、少しの進歩でも本人が確認できるよう伝えることが重要である。（基10の活用）

教育（EP）

1. 前記の観察項目のうち、呼吸苦、胸部圧迫感、胸内苦悶、不安感、疲労感、不眠、胸痛などの主観的苦痛を報告できるよう指導する

▶これらの主観的情報は、呼吸困難の程度を判断し、ケアするための重要な資料の一部になる。

2. 禁煙の指導

▶喫煙は気道粘膜を刺激し、分泌物を増加させ、換気を障害する。（基2の活用）

3. 前記の看護療法項目の必要性と方法、留意点について患者・家族に説明する。とくに慢性疾患で在宅での継続療養が予測される場合は、患者や家族が確実に実践できるよう個別性を重視して具体的に訓練を行う

▶呼吸困難の発生・悪化の予防や改善には、患者や家族がその原因・誘因を理解し、日常生活習慣や環境を自ら管理できるよう援助していくことが大切である。さらに在宅酸素療法（HOT）や非侵襲的陽圧換気療法（NPPV）を行う患者と家族には、治療効果をあげると同時に問題の発生防止

		を目指した器械管理を含む説明・指導を行う。
教育（EP）	4. 在宅療養の患者・家族には健康状態を判断するための指標や変化時の対処・受診についても説明する	▶呼吸困難は、気道感染などにより、急性増悪をきたす。したがって、患者や家族の感染の予防対策や初期徴候の早期発見と対応に対する理解を促す説明・指導が重要になる。
	5. 社会資源、とくに患者会や在宅サービスなどについて紹介し、利用できるよう説明する	▶慢性呼吸不全患者では、経過が長期に及び、しだいに進行していくことが多い。療養行動を継続して体調を維持しつつ、QOL に配慮した生活を送るには、さまざまな支援システムを有効活用することが大切である。また、家族の負担軽減についても考慮する。

第3・4 段階　　看護計画の立案・実施時の留意点

1. 救急処置の要否の判定

　呼吸困難のある患者の看護にあたっては、まず救急処置が必要か否かをアセスメントし、必要に応じて医師に敏速に報告できなければならない。なお、呼吸困難が強い患者からは、主観的な情報をとることが非常に困難である。したがって、観察力を十分に身につけ、検査データにも注目することが重要である。なお、慢性的に $PaCO_2$ が増加している患者は、呼吸困難をそれほど訴えない場合があることにも注意する。

2. 救急処置の準備

　呼吸困難のある患者の看護にあたっては、常に救急時のケアを行えるように物品を準備しておき、さらに実際にケアができなければならない。

3. 心身の安静保持

　心身の安静を保持するには、まず不安や身体的苦痛を軽減させ、周囲の環境調整と呼吸困難のために自力で行えない日常生活動作行動を十分に援助する必要がある。

4. 呼吸リハビリテーション

　慢性呼吸不全によって呼吸困難がある患者では、呼吸法の習得と運動療法により残存する呼吸機能を有効に活用し、筋力を強化し活動耐性を高めることが重要である。とくに上・下肢の運動療法は活動耐性の改善に効果的である。腹式・口すぼめ呼吸法による深くゆっくりした呼吸法を身につけ、呼吸のリズムと協調した生活動作・運動を行えるように指導・訓練を進める。

　なお、呼吸リハビリテーションは、医師や理学療法士などと協力して作成したプログラムに基づいて行う。

5. 慢性呼吸器疾患患者の生活管理と QOL への支援

　慢性呼吸器疾患患者においては、生活環境の調整ならびに患者の養生法継続に対する意欲と実行力が不可欠である。早期から疾患の理解と受容を促し、正しい呼吸法や排痰法、運動療法などの呼吸リハビリテーション、禁煙や感染予防などを日常生活のなかで確実に実践できるように指導し、支援していくことが重要である。一方、慎重な生活になりすぎて種々の活動や社会参加の機会を狭めたり、自尊感情を低下させることがないように必要な助言や支援を行う。

　急性増悪を繰り返す患者には、生活の振り返りを一緒に行い、誘発・増悪因子に気づき、改善・予防への努力が必要であることを自ら認識できるように指導する。

6. 人工呼吸器からの適切な離脱

　人工呼吸器や酸素を使用していて、それらから離脱の可能性がある患者と家族に対しては、適切な時期に離脱できるよう彼らの不安や恐怖感をふまえて援助・指導し、段階的に進めることが大切である。

7. 呼吸困難援助技術習得の重要性

　ここでは、吸引・吸入療法、呼吸リハビリテーション、酸素療法、人工呼吸による治療に関する詳細を省略するが、具体的援助が安全に行えるよう、知識・技術を十分に習得しておく必要がある。

8. 過換気症候群への対応

　過換気症候群の患者は、PaO_2 不足や $PaCO_2$ の増加がないにもかかわらず、緊張、不安、恐怖、悲嘆などを引き起こす。心因性要因によって呼吸困難を感じやすく、無意識に呼吸の数や深さを増やし、その結果、$PaCO_2$ 値が異常に低くなり、いわゆる呼吸性アルカローシスの状態に陥る。このような状態では、息苦しさ、空気飢餓感、手足のしびれ感、胸痛、テタニー型の硬直性痙攣、失神などが出現しやすく、転換性障害や狭心症などと間違えられやすい。緊急処置としては、意識的に呼吸を遅くする、あるいは呼吸を止めるなどによって症状が改善するため、まずは傍に付き添い患者を落ち着かせ、安心させたうえで、ゆっくり呼吸するように指示を行う。

第5段階　　評価の視点

1. 目標に近づいたか否か

　①呼吸に伴う苦痛が軽減・消失したか。

　②呼吸困難の程度に応じて日常生活動作行動・活動量を調整できたか。

　③慢性呼吸不全患者では、呼吸機能維持のための行動（呼吸リハビリテーション、吸入療法、酸素療法など）や生活調整を家族と一緒に自ら継続管理できるようになったか。

　④「成り行き」にあげた問題 [1) 日常生活動作行動の制限、言語的コミュニケーション障害、2) 肺炎などの二次感染、3) 気道閉塞、4) 対人関係の狭小化、就学・就業の制約、役割遂行障害など、5) 酸素療法や人工呼吸療法への過度な依存（離脱困難）、6) 患者・家族の死への不安、7) 肺性脳症による頭痛、落ち着き・注意力・集中力の欠如、記憶・見当識障害、意識障害など] を起こさなかったか。

2. 看護過程、とくに看護計画の評価・修正

　患者や家族の状態や行動が目標に近づいていない場合は、看護過程、とくに看護計画の立案段階のどこに問題があったのか、さらに診断段階に誤りがなかったかなどを追究する必要がある。

引用・参考文献

1) 矢﨑義雄ほか編：内科学. 第11版, 朝倉書店, 2017.
2) 高久史麿, 尾形悦郎監：新臨床内科学. 第7版, 医学書院, 1997.
3) 井村裕夫ほか編：呼吸困難. わかりやすい内科学. 第4版, 文光堂, 2014.
4) 村田 朗ほか：実践救急医療. 呼吸困難, 日本医師会雑誌, 135特別号 (1)：5136〜5140, 2006.
5) 青島正大：息切れ・呼吸困難・呼吸促迫. 内科学書, 第7版, p.325, 中山書店, 2009.
6) 永井厚志ほか編：症候からみた診断へのアプローチ. メジカルビュー社, 2001.
7) 岡元和文編：エキスパートの呼吸管理. 中外医学社, 2008,

14 咳嗽・痰

cough, sputum

●オリエンテーション・マップ

原因・誘因 (p.215)

1) **機械的刺激**
   - (1) 塵埃、煙、異物・食物などの吸入または誤飲など
   - (2) 気道における粘液の過剰分泌、滲出液、痰
   - (3) 外・内部からの気道の圧迫や牽引
   - (4) 誤嚥
2) **化学的刺激**
   - (1) 化学物質を含んだガスなどの吸入
   - (2) 喫煙
3) **温度刺激**
   - (1) 非常に高温または冷たい空気の吸入
4) **炎症性刺激**
   - (1) 気道粘膜の炎症による充血、浮腫、びらんなどによる粘膜の過敏性亢進
5) **循環障害による刺激**
   - (1) 肺水腫、肺梗塞などによる循環動態の変化に伴う気道・胸膜の咳受容体への刺激
6) **気道以外の器官からの刺激**
   - (1) 耳、食道・腹部臓器疾患などによる迷走神経分枝への刺激
7) **その他の刺激**
   - (1) 百日咳、気管支喘息、喉頭炎、ジフテリア
8) **大脳皮質からの刺激**
   - (1) 精神的緊張・興奮、意識的調節

乾性咳嗽・湿性咳嗽 その他の特徴的な咳嗽

随伴症状 (p.218)

1) 発熱、喘鳴、鼻汁・鼻閉
2) 疲労、睡眠障害
3) 血圧上昇、眼瞼浮腫、呼吸困難、低酸素血症、チアノーゼ、嗄声
4) 食欲不振、悪心・嘔吐
5) 胸・腹部筋肉痛、頭痛
6) コミュニケーション障害、恐怖、不安など

成り行き (二次的問題 p.218)

1) 日常生活動作行動の低下、睡眠障害
2) 気道閉塞、肺の低換気や誤嚥性肺炎などの感染
3) 栄養状態の悪化、体力の消耗
4) 脳血流量低下による咳失神
5) 気道虚脱、続発性気胸、皮下気腫
6) 心・脳疾患患者では、急性心不全、脳・大動脈瘤の破裂
7) 尿失禁、流産、創の哆開、脱肛、ヘルニア、鼻出血、喀血、眼底出血、肋骨疲労骨折など
8) 恐怖、不安の増大、抑うつ、ボディイメージの混乱など

観察OP (p.223)

看護療法TP・教育EP (p.224) (p.229)

〈咳嗽時の援助〉
1. 苦痛の緩和
   1) 体位の工夫
   2) 胸部、腹部に創がある場合の咳嗽方法
   3) 上気道刺激の緩和
2. 環境の調整
3. 鎮咳薬の管理

〈痰喀出時の援助〉
4. 痰喀出の促進
   1) 水分の補給
   2) 効果的な咳嗽法（深呼吸・ハッフィング）
   3) 体位排痰法
   4) スクイージング
   5) 吸入療法の管理
   6) 体位変換、運動療法
   7) 機械的な排除
5. 去痰薬の管理
6. 排痰時のマナーと喀痰の処理、蓄痰の管理

〈咳嗽・痰に共通する援助〉
7. 食事の援助
8. 口腔、鼻腔の清潔と感染予防
9. 睡眠の援助
10. 精神心理的支援

■ 基礎的知識

1. 痰の定義

　痰とは、気道からの分泌物·滲出液·漏出液、あるいは肺の空洞や膿瘍などの内容物に、外界の有毒ガス·塵埃·異物や、口腔·鼻腔·咽頭などの粘膜から出た分泌物が混入したものである。

2. 痰の生成と喀出

　正常気管支では、粘液腺から1日約10〜100mLの**気道粘液**が分泌され、粘液の絨毯をつくって気管支内壁を覆い、これを保護する。粘液は、異物や細菌などを洗い流し、気管支線毛運動によって1分間に約2cm程度のスピードで喉頭に向かって声門まで運び上げられ、口腔内に送り出されたり、気づかないうちに食道内に嚥下される。健康な人は、この粘液の排除機構によって痰の存在を自覚することは少ない。しかし、気道に炎症や感染が加わると痰が増加し、咳嗽などによって喀出されるときには痰を自覚する。

3. 痰の増加要因

　痰の増加要因は、気道とくに気管支の粘液腺を刺激する因子であり、1) 加齢、2) 季節要因（冬）、3) 喫煙、4) 大気汚染、5) 塵埃、6) 化学物質、7) 細菌やウイルスの感染、8) 肺うっ血、9) 気道の乾燥、10) アレルギーなどである。

　喀痰を増加させる原因疾患としては、1) 上気道炎、気管支炎、肺炎などの急性感染性疾患、2) 気管支喘息、3) 気管支拡張症、4) 慢性気管支炎、5) 肺がん、6) 肺結核などがある。

4. 痰の成分·性状·量

　痰の高分子成分は、複合した粘稠組織をなし、約50%が糖質からなる。また、その不溶成分は、滲出したアルブミンと多糖類から形成され、そのほか電解質および炎症性細胞の崩壊物などからなっている。

　痰は、その内容や成分により**泡沫性**、**漿液性**、**粘液性**、**粘液膿性**、**膿性**、**血性**などに区別される。

　血性痰は、ほとんど血液からなっている場合を**血痰**といい、血液が線状または点状に混入している場合は**血線·血点**という。血液のみの喀出を**喀血**とよぶ。

　膿性痰は、放置すると2層を形成し、上層に泡沫性、下層に膿性が分離する。なお肺化膿症·気管支拡張症などの患者が喀出する大量の悪臭のする膿性の痰を容器に集めて放置しておくと**図1**に示す3層を形成し、**漿液性粘液膿性痰**になる。

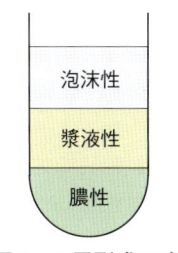

図1　3層形成の痰

　痰の色調は、その成分と関連し、無色、灰白色、黄白色、黄色、黄緑色、さび色、黒色などがある。一般に、非化膿性のときは無色、化膿性のときは黄緑色のことが多い。

　痰の量は、原因·誘因の種類や程度によって左右される。

5. 咳嗽の定義

　咳嗽（せき）とは、気道内の異物や粘液・分泌物などを除去するために起こる**生理的防御反射**の1つであり、気道内の空気が爆発的に駆出される。また咳嗽は、呼吸器系の異常を示す重要な症候の1つでもある。

　日本呼吸器学会の「咳嗽に関するガイドライン第2版（2012）」では、咳嗽の持続期間により、発症後3週間以内の**急性咳嗽**、3～8週間の**遷延性咳嗽**、8週間以上の**慢性咳嗽**に分類している。

6. 咳嗽のメカニズム

　咳嗽は、末梢刺激を出発点として、以下に示す**A～F**を連結した反射弓を形成している。さらにこれらの一次的反射弓に加えて、肺の**ヘーリング−ブロイアー反射**に関係する伸展受容器からの求心性刺激、脳からの刺激などが咳嗽のメカニズムに関与しているといわれる。

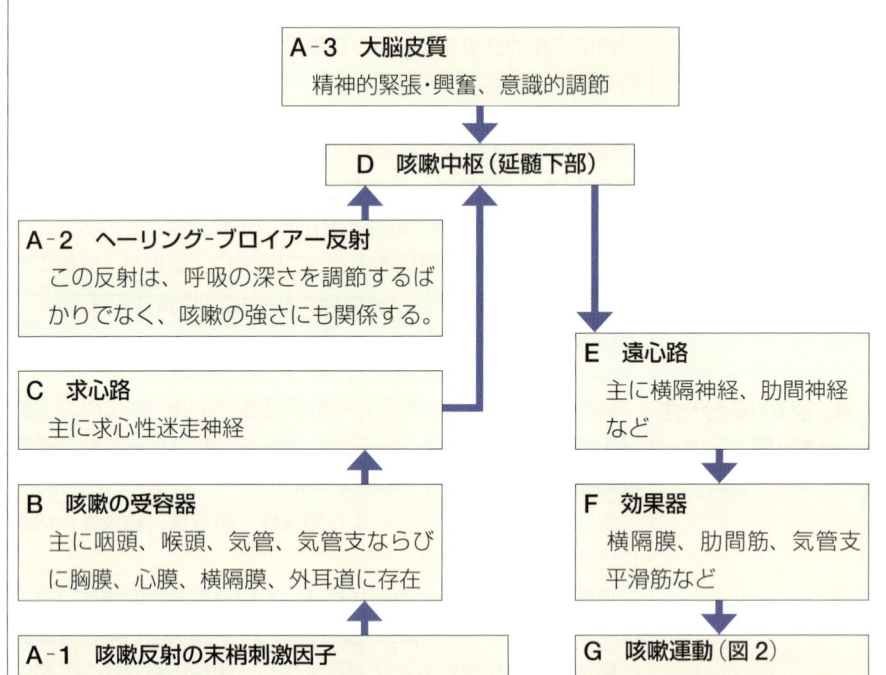

A-3　大脳皮質
精神的緊張・興奮、意識的調節

D　咳嗽中枢（延髄下部）

A-2　ヘーリング-ブロイアー反射
この反射は、呼吸の深さを調節するばかりでなく、咳嗽の強さにも関係する。

E　遠心路
主に横隔神経、肋間神経など

C　求心路
主に求心性迷走神経

B　咳嗽の受容器
主に咽頭、喉頭、気管、気管支ならびに胸膜、心膜、横隔膜、外耳道に存在

F　効果器
横隔膜、肋間筋、気管支平滑筋など

A-1　咳嗽反射の末梢刺激因子
1）機械的刺激（咽頭以下、気管支までの太い気道で反応する）
　（1）塵埃、煙、小さな異物などの吸入・誤飲
　（2）気道における粘液の過剰分泌、滲出液、痰
　（3）腫瘍などによる外部または内部からの気道の圧迫または牽引
　（4）誤嚥
2）化学的刺激（細気管支で反応する）
　（1）化学物質を含んだ刺激性ガスなどの吸入
　（2）喫煙
3）温度刺激
　（1）非常に高温または冷たい空気の吸入
4）炎症性刺激
　（1）気道粘膜の炎症に伴う充血、浮腫、びらんなどによる粘膜の過敏性亢進

G　咳嗽運動（図2）
（1）速く深い吸気ののち、胸壁筋が急速に収縮し、横隔膜が挙上、同時に声門が閉鎖する。
（2）胸腔内圧の上昇により気管、気管支は押しつぶされ、さらに中枢からの刺激で気管支や細気管支の蠕動が発生する。
（3）胸腔内圧が100mmHgを超えると急速に声門が開放される。
（4）気管内の圧縮された空気は、高速（声門を通過する空気の速度は50～

5）循環障害による刺激

　(1) 肺水腫、肺梗塞、左心不全などによる循環動態の変化に伴って気道、胸膜などに存在する咳受容体が刺激される。

6）気道以外の器官からの刺激

　(1) 耳疾患、食道疾患、腹部臓器疾患などによる迷走神経分枝への刺激

7）その他の刺激

　(1) ACE阻害薬の服用により、ブラジキニンの作用が増強し咳が出る。ほかの原因疾患が除外される場合は心因性の場合もある。

120m/秒）で気道を通って外界に駆出する。この際に気道に沈着した異物や貯留した粘液などを清掃する。1回の咳嗽につき約2kcalのエネルギーを消費する。

　(5) 咳が起こると気管支が収縮し、その内腔が狭くなる。

　以上が咳嗽のメカニズムであるが、このほかに最近の学説では、気道への刺激が直接、咳嗽受容器を興奮させるのではなく、まず気管支の痙攣を引き起こし、それが咳嗽受容器を刺激し、中枢性の興奮を起こすという説もある。乾性咳嗽に気管支の痙攣を除去する気管支拡張薬が効くのは、この説で証明できる。

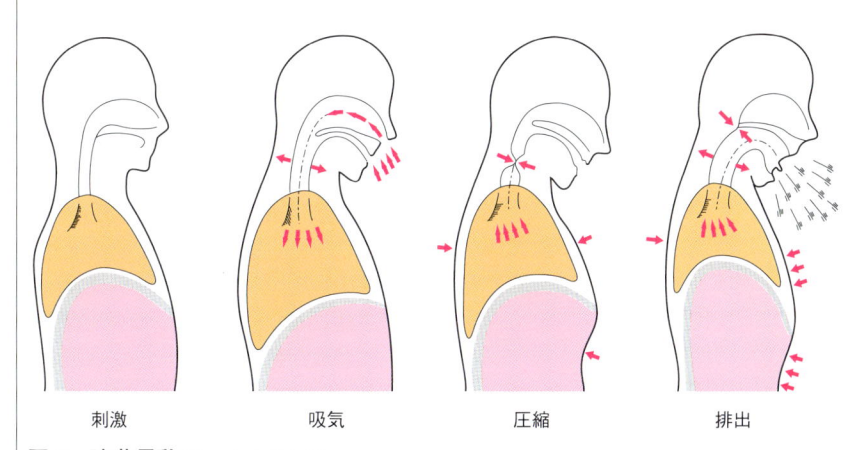

|刺激|吸気|圧縮|排出|

図2　咳嗽運動（Chcrniack による）

7. 咳嗽の分類・原因・誘因ならびにメカニズムと特徴

　咳嗽の分類には、定義で述べた「持続期間による分類」があるが、ここでは、**湿性咳嗽**（痰を伴う咳嗽）と、**乾性咳嗽**（痰を伴わない**から咳**）に分類し、加えて**その他の特徴的な咳嗽**について述べる。

分類	主な原因・誘因	メカニズムと特徴
乾性咳嗽	(1) 塵埃や小さな異物の吸入・誤飲、食物の誤嚥など	▶上気道の機械的刺激によって生じる。むせるような強い咳嗽
	(2) 亜硫酸ガス、塩素ガス、アンモニアガス、フォスゲンガス、スモッグなどの吸入	▶刺激性ガスによる化学的刺激によって生じる。むせるような強い咳嗽
	(3) 喫煙	▶煙による機械的刺激とタバコの煙の中に含まれている化学物質による化学的刺激が重なって起こる。 ・この咳嗽の特徴は、きわめて強く刺激性で、出はじめるとなかなか止まらなくなる。まれに、失神発作

		▶を起こす。
乾性咳嗽	(4) 非常に高温あるいは冷たい空気の吸入	▶温度刺激によって生じる。 ・健常者では少ないが、気管支喘息など気道に過敏性のある患者では容易に起こる。
	(5) 意識的な咳ばらい、転換性障害、習慣性咳嗽、極度の精神的緊張など	▶大脳皮質の随意支配により、意識的に咳嗽を起こすことができる。また、緊張などの精神的興奮は、無意識的な咳嗽を起こす刺激となる (p.214 の A-3 参照)。
	(6) かぜ症候群 (上気道炎)	▶気道粘膜の充血、浮腫が咳嗽刺激となる。 ・滲出液をみるようになれば、痰を伴うようになる。
	(7) **重症急性呼吸器症候群** （**SARS**：severe acute respiratory syndrome）	▶SARS コロナウイルスの感染により炎症が起こり、急激な発熱、咳嗽、倦怠感、筋肉痛などのインフルエンザ様の前駆症状で発症する。2 日から数日で悪化し、呼吸困難や低酸素血症などを呈する。重症例では呼吸窮迫症候群を起こし、死に至る危険性が高い。2003 年から一類感染症に指定されている。
	(8) 肺結核	▶炎症性刺激により咳嗽が生じる。 ・病巣が軟化崩壊せず、または浸潤性変化のない場合には、咳嗽が唯一の症状であることがある。
	(9) 肺門部腫瘍、縦隔腫瘍	▶原発性肺がんでは、異型細胞の集積が機械的刺激となり咳嗽が発生する。また悪性細胞の浸潤が主気管支や分岐部に及ぶときも激しい咳嗽をみる。 ・腫瘍が増大して気管支粘膜に炎症や潰瘍が生じると、痰や血痰を伴うようになる。このほかリンパ節転移や縦隔腫瘍の圧迫によっても咳嗽が出現する。
	(10) 大動脈瘤	▶反回神経の圧迫により咳嗽が発生する。吠えるような咳嗽が特徴である。
	(11) 肺塞栓、肺梗塞	▶循環動態の変化に伴って咳嗽反射が生じる。
	(12) 左心不全	▶喘鳴や浮腫を伴う。また、痰を伴うこともある。
	(13) びまん性間質性肺炎、肺線維症、無気肺、胸水貯留	▶肺門に生じた瘢痕組織の収縮などにより気管、気管支が牽引されたり、ねじれたりして咳嗽が発生する。この咳嗽は、体位変換や体動のときに生じやすい。
	(14) 胸膜炎、横隔膜腫瘍	▶炎症や腫瘍による刺激が原因になって咳嗽反射を起こす。
	(15) アンジオテンシン変換酵素 (ACE) 阻害薬の服用	▶降圧薬のアンジオテンシン変換酵素 (ACE) 阻害薬の副作用として、咳嗽が注目されている。
湿性咳嗽	湿性咳嗽は、気道の分泌物、滲出液、漏出液、肺組織の病的破壊産物などの刺激によって生じる。この咳嗽は、気道の分泌物を排出するための生理的反射である。なお、以下に代表的な呼吸器疾患の特徴的な痰の種類と、その性状について述べるが、それらの発生のメカニズムについては**表2**を参照されたい。	
	(1) 咽頭炎、喉頭炎、気管支炎の初期、肺結核、気管支喘息など	▶**粘液性痰**：灰白色、粘稠性
	(2) 慢性気管支炎、肺結核、気管	▶**粘液膿性痰**：粘液中に膿がある状態。慢性気管支炎で

支拡張症など

(3) 肺化膿症、気管支拡張症など

(4) 肺水腫、肺結核など

(5) 大葉性肺炎

(6) 気管支拡張症、肺結核、肺がん、肺炎、肺うっ血など

(7) 肺カンジダ症

(8) 後鼻漏、逆流性食道炎

は、朝に痰が多い。肺結核では、量は少ないが血痰、喀血を伴うことがある。

▶ **膿性痰**：濃厚で黄緑色を呈し、しばしば凝塊状

▶ **漿液性粘液膿性痰**：3層形成の喀痰（**図1**参照）；上は泡沫性、中は漿液性、下は膿性で悪臭、大量。気管支拡張症では、朝に痰が多く、大量のことがある。

▶ **漿液性痰**：希薄、さらさらとした流動性、淡紅色（バラ色）泡沫状

▶ **粘液性線維膿性痰**：硝子様透明、粘稠性、さび色痰。量は少ない。

▶ **血線、血点、血痰**

▶ **ゼラチン様の痰**

▶ **慢性湿性咳**

湿性咳嗽

表2　痰の種類による疾患、発生メカニズム、性状

種類	疾患	発生メカニズム	性状
泡沫性痰	肺水腫	肺循環のうっ血による漏出液	泡沫状
漿液性痰	肺水腫、細気管支肺胞上皮がん	肺・気管支毛細管の透過性亢進	さらさらした透明な水様性
粘液性痰	かぜ症候群、急性上気道炎、急性気管支炎、慢性気管支炎、びまん性汎細気管支炎、肺気腫症、気管支喘息、じん肺症、肺がん	気管支分腺から杯細胞からの粘液分泌亢進	半透明で白色粘稠性を呈する
粘液膿性痰	同上各疾患 肺結核、気管支拡張症、細菌性肺炎、マイコプラズマ肺炎、クラミジア肺炎	粘液分泌亢進に感染が加わる	粘液性の部分と膿性の部分が混ざっている
膿性痰	びまん性汎細気管支炎、細菌性肺炎、肺腫瘍、肺炎、真菌症、気管支拡張症、慢性気管支炎	細菌、真菌感染による（細胞成分、細菌、気道分泌物の集まり）	膿性
大量の膿性痰	肺腫瘍、広範な気管支拡張症、進展したびまん性汎細気管支炎、気管支瘻を伴った膿胸	同上（しばしば嫌気性菌が加わる）	膿性（ときに3層形成）
血痰	気管支拡張症、びまん性汎細気管支炎、肺結核、肺炎、肺腫瘍、肺がん、肺塞栓症、肺水腫	気道および肺からの出血	血性

(1) 百日咳、気管支喘息

(2) 喉頭炎、ジフテリア

▶ 痙攣発作性でチアノーゼや呼吸困難を伴い、著しい苦悶状態を呈する。

▶ **犬吠性咳嗽**：犬の遠吠えに似た咳嗽

その他の特徴的な咳嗽

＜発生時期・時刻が特徴的な咳嗽＞

(1) **冬期に増悪する咳嗽**：慢性気管支炎、肺気腫、肺線維症、気管支拡張症

(2) **起床時にみられる咳嗽**：慢性気管支炎、気管支拡張症

(3) **就眠時に起こる咳嗽**：肺水腫、肺気腫

(4) **夜間または明け方の咳嗽**：気管支拡張症、肺化膿症、胸水、気胸、肺門部がん、気管支喘息

8. 咳嗽の随伴症状

咳嗽は、生体に次のような影響を及ぼす。

1) エネルギー（体力）の消耗

通常、咳嗽によって呼吸筋が消費するエネルギーは1回につき約2kcalといわれており、もし1分間に1回の割合で強い咳嗽が続けば10時間では1,200kcal以上に達する。これは基礎代謝量に近い値となり、体力消耗の主因となる。さらに、湿性咳嗽の場合は、痰に含まれるアルブミンなどの蛋白質、電解質や糖質も失うため体力消耗はさらに増大する。

2) 気道の変化（呼気閉塞現象の出現、図3）

咳嗽発作時には、気道を取り囲む肺胞または胸腔内圧が増大し、気道は外側から圧迫されて呼気時に細くなる。そして、吸入された空気が呼出期に一部しか呼出されないため肺胞内に空気が蓄積し、肺胞内圧ならびに胸腔内圧はさらに増大する。この現象は喘息時に著明に現れる。

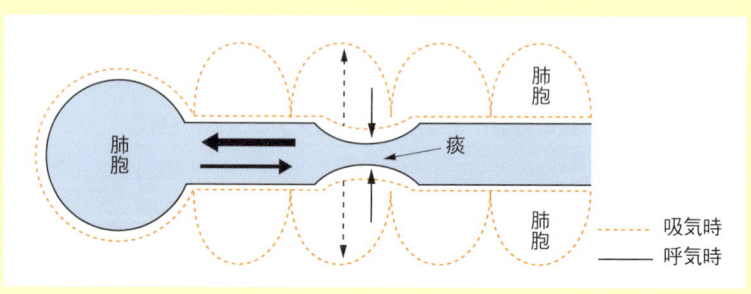

図3　呼気閉塞現象

3) 循環系の変化

咳嗽による肺胞内圧ならびに胸腔内圧の上昇は、肺循環のみならず、体循環にも変化をもたらす。とくに呼気閉塞時は、肺動脈圧が著しく増大し、冠血流量の減少と右室心筋の虚血を起こし、急性心不全の主因となる。また胸腔内圧の著明な上昇は、静脈還流量を減少させ脳血流量の減少をもたらす。

上記 1)、2)、3)の結果、以下の随伴症状を引き起こしやすい。

(1) 発熱、喘鳴、鼻汁・鼻閉
(2) 疲労、睡眠障害
(3) 血圧上昇、眼瞼浮腫、呼吸困難、低酸素血症、チアノーゼ、嗄声
(4) 食欲不振、悪心・嘔吐
(5) 胸・腹部筋肉痛、頭痛
(6) コミュニケーション障害、恐怖、不安など

9. 咳嗽の「成り行き」
（悪化したときの二次的問題）

1) 咳嗽と、それに伴う胸腹部の筋肉痛、息切れと疲労などによる**日常生活動作行動の低下、睡眠障害**
2) 非効果的な咳嗽・痰喀出方法、痰粘稠度上昇などに伴う気管内分泌物貯留増強による**気道閉塞、肺の低換気や誤嚥性肺炎などの感染**
3) 湿性咳嗽持続に伴うエネルギー消耗と蛋白質・糖質・電解質の喪失による**栄養状態の悪化、体力の消耗**
4) 咳嗽に伴う胸腔内圧の著しい上昇が心臓への静脈血還流量を減少させ、その結果

生じる脳血流量低下による咳失神
5) 努力性の強い咳嗽持続に伴う**気道虚脱**や肺胞壁破裂による**続発性気胸、皮下気腫**
6) 心・脳疾患患者では、激しい咳嗽に伴う筋緊張の増大、血圧・胸腔内圧・頭蓋内圧上昇による**急性心不全や脳・大動脈瘤の破裂**
7) 激しい咳嗽による**尿失禁、流産、創の哆開（しかい）、脱肛、ヘルニア、鼻出血、喀血、眼底出血、肋骨疲労骨折**など
8) 持続する咳嗽や痰喀出と呼吸困難、睡眠障害などの随伴症状による**恐怖、不安の増大、抑うつ、ボディイメージの混乱**など

10. 有効な咳嗽の欠落要因とメカニズム

激しい咳嗽の持続と同様、有効な咳嗽（異物や過剰な気道粘液を排除できる咳嗽）が欠落する場合も大きな問題である。

分類	主な原因・誘因	メカニズムと特徴
1) 咳嗽反射が抑制された場合	(1) 全身麻痺、アルコールの過飲、中枢神経障害、精神安定薬の過剰服用など	▶ 全反射神経の抑制により、咳嗽反射も減弱、消失する
	(2) 筋無力症、筋萎縮症など	▶ 遠心路の抑制により、呼吸筋力が低下する
	(3) 加齢	▶ 神経伝達物質サブスタンス P が減少する
2) 咳嗽反射はあるが、有効な咳嗽ができない場合	(1) 外傷、手術後（とくに胸部、腹部の手術）	▶ 疼痛のため、有効な咳嗽ができない
	(2) 喘息、肺気腫など	▶ 呼気閉塞現象により有効な咳嗽ができない

11. 有効な咳嗽ができないときの悪影響

1) **気道の閉塞**：有効な咳嗽が起こらないと、吸入された異物や気道分泌物が気道に貯留して気道を閉塞させる。
2) **呼吸器感染**：貯留した粘液が培地になり、細菌が増殖し、気道感染を引き起こす。感染による炎症は、粘液を過剰に分泌させ、線毛上皮も障害するので、さらに分泌物が貯留する。
3) **肺機能の低下**：異物、粘液貯留、粘膜腫脹は気道抵抗を増大させ、気道の完全閉塞が起こることもある。このため換気量も減少し、肺機能の低下状態を引き起こす。
4) **エネルギーの消耗と体力の低下**：このような肺機能低下の状態では、それを補うために換気に努力を要し、必要とする消費エネルギーも増すことから体力の消耗も甚大になる。
5) **誤嚥性肺炎**：咳嗽反射は、生理的な誤嚥防止として重要であることから、それが低下した場合は誤嚥性肺炎の重大な発症要因になる。また、脳血管障害がある場合は、咳嗽反射、嚥下反射が低下することから、同じように気道感染、呼吸困難、窒息などのさらに大きな諸問題を引き起こす。

したがって、就寝前の食物摂取を控え、睡眠中は患者の好みを加味した安楽なファウラー位にするなどの対策を講じる。また、咳嗽反射を中枢性に抑制する睡眠薬や精神安定薬の与薬にも細心の注意が必要である。

12. 咳嗽・痰に対する主な診察と検査

1）診察：問診、聴診、打診など

持続性ないしは慢性の咳嗽を訴える場合は、病歴が重要である。感冒様症状が先行したか否か、発熱あるいは痰を伴うか。痰を伴う場合はその性状と量、季節に関連した咳か、喘鳴や呼吸困難を伴うか、ACE 阻害薬の服用歴などを質問する。

2）検査

（1）胸部 X 線検査、心臓超音波検査、胸部の CT、MRI

（2）喀痰の検査：細菌検査、細胞診、細胞分画など

（3）血液検査：WBC、血液像、CRP、赤沈など

（4）気管支鏡検査

（5）呼吸機能検査、気道過敏性検査、アレルゲンテスト、呼気中一酸化窒素（NO）濃度 *

図 4 に咳の鑑別診断を示した。

＊呼気中一酸化窒素（NO）濃度：呼気に含まれる一酸化窒素の濃度を測定し、喘息の有無の診断などに用いる。

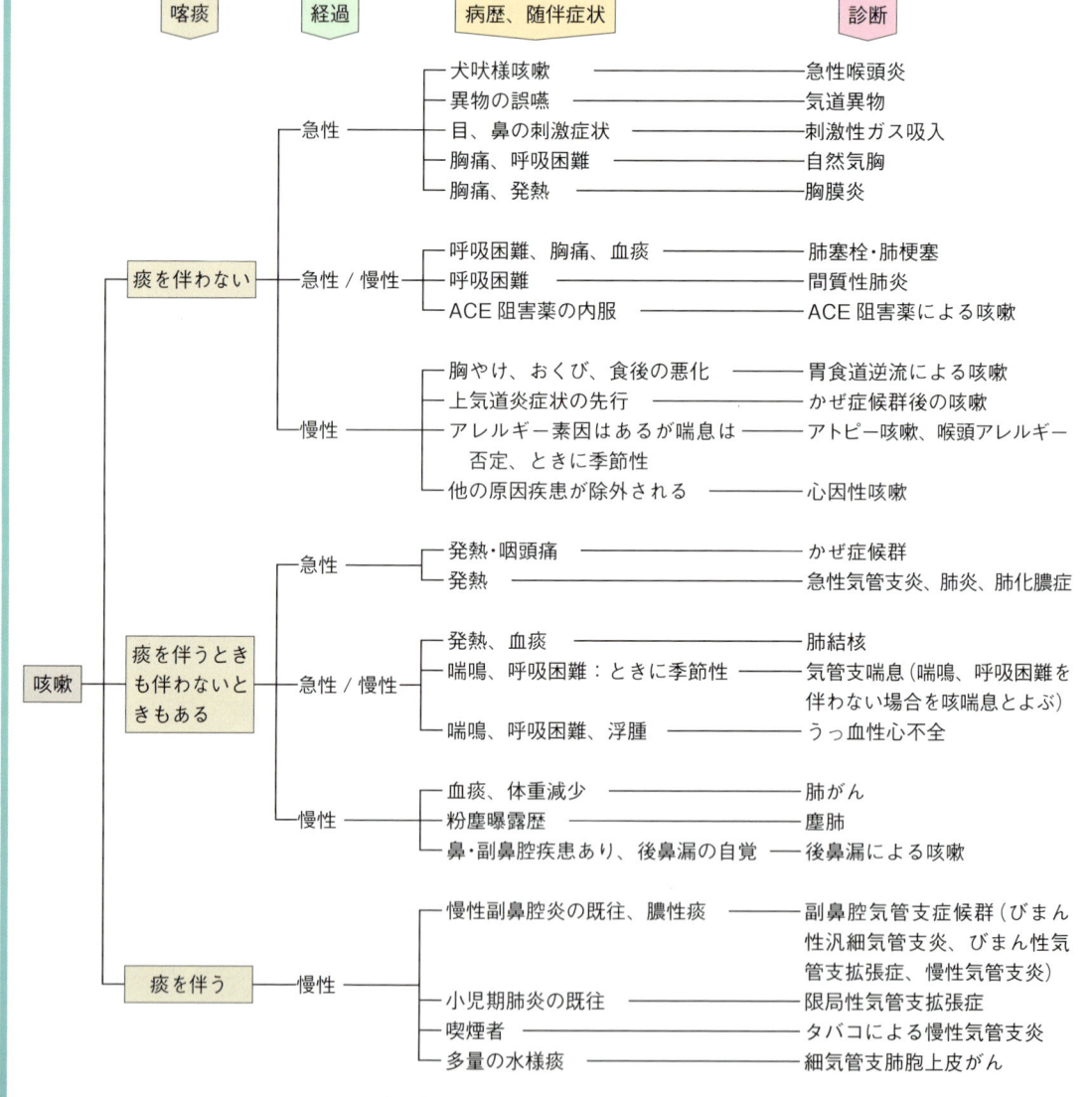

（井村裕夫ほか編［新実彰男］：咳・痰. わかりやすい内科学. 第 3 版，p.1117，文光堂，2008.）

図 4　咳の鑑別診断

13. 咳嗽・痰に対する主な治療

咳嗽には、痰の除去という生理的防御機構としてのプラスの面がある一方、咳嗽そのものが生体に障害作用をもつというマイナス面もある。したがって咳嗽の治療は、このプラス、マイナス両面を考慮しながら行われる。

1) 鎮咳薬：乾性咳嗽は一般に無益の咳嗽であり、鎮咳薬などでとめる（**表3**）。

2) 去痰療法：湿性咳嗽は、本来的に必要な咳嗽であり、痰が喀出されれば咳嗽も消失することが多い。

① 水分の補給

② 呼吸理学療法（体位排痰法、スクイージング、ハッフィングなど）

③ 去痰薬（**表3**、**4**）

④ 吸入療法（p.228、**図8**参照）

⑤ 吸引療法など

表3 咳嗽・痰に用いられる主な鎮咳薬・去痰薬

分類		一般名（商品名）	効果発現メカニズム	主な副作用と注意事項
中枢性鎮咳薬	麻薬性	アヘン（アヘン、アヘンチンキ） モルヒネ塩酸塩水和物（モルヒネ塩酸塩）	消化管の平滑筋を収縮させ、胃と腸管の運動を抑制する。また、胃液・胆汁・膵液の分泌を減少させ、肛門括約筋の緊張を高める。これらの総合的な作用によって下痢を止める	**禁忌**：重篤な呼吸抑制、気管支喘息発作中、重篤な肝障害、慢性肺疾患に続発する心不全、痙攣状態、急性アルコール中毒、アヘンアルカロイド過敏症の既往、出血性大腸炎 **原禁**：細菌性下痢 **注意**：🚗、連用により薬物依存を生じることがある **重大な副作用**：依存性（薬物依存）、呼吸抑制、錯乱、無気肺、気管支痙攣、喉頭浮腫、麻痺性イレウス、中毒性巨大結腸、せん妄
		コデインリン酸塩水和物（コデインリン酸塩） ジヒドロコデインリン酸塩（ジヒドロコデインリン酸塩）		**禁忌、原禁、注意**：「アヘン」参照。 **重大な副作用**：「アヘン」参照（せん妄を除く）
	非麻薬性	デキストロメトルファン臭化水素酸塩水和物（メジコン）	非麻薬性の中枢性鎮咳薬であり、延髄の咳中枢に直接作用して鎮咳作用を示す	**禁忌**：本剤成分過敏症の既往、MAO阻害薬使用中 **注意**：🚗 **併禁**：MAO阻害薬 **重大な副作用**：呼吸抑制、ショック、アナフィラキシー
		クロペラスチン塩酸塩（フスタゾール）		**副作用**：眠気、口渇
		ジメモルファンリン酸塩（アストミン）		**副作用**：眠気、口渇、動悸
鎮咳・去痰薬		チペピジンヒベンズ酸塩（アスベリン）	去痰作用をもつ非麻薬性の中枢性鎮咳薬であり、延髄の咳中枢を抑制することによって鎮咳効果をあげる。同時に気管支腺分泌を亢進させて痰をやわらかくするとともに気道粘膜線毛上皮運動を亢進させて痰の喀出をしやすくする	**禁忌**：本剤成分過敏症の既往 **注章**：赤みがかった着色尿 **重大な副作用**：咳嗽、腹痛、嘔吐、発疹、呼吸困難等を伴うアナフィラキシー様症状

表4　痰に用いられる主な去痰薬

分類	一般名（商品名）	効果発現メカニズム	主な副作用と注意事項
気道粘液溶解剤	ブロムヘキシン塩酸塩（ビソルボン）	粘着性の痰と反応して痰の溶解性を高めて喀出しやすくする去痰作用がある	**禁忌**：本剤成分過敏症の既往 **重大な副作用**：ショック、アナフィラキシー様症状
気道粘液粘膜正常化調整・剤	L-カルボシステイン（ムコダイン）	気道粘液の調整作用と気道粘液の正常化作用によって痰の喀出を容易にする	**禁忌**：本剤成分過敏症の既往 **重大な副作用**：皮膚粘膜眼症候群、中毒性表皮壊死症、肝機能障害、黄疸、ショック、アナフィラキシー様症状
気道潤滑去痰剤	アンブロキソール塩酸塩（ムコソルバン、ムコルバンL）	肺胞表面を覆っている脂質-蛋白質重合体である肺サーファクタントの分泌作用、気道粘液分泌促進作用、気道粘膜線毛上皮運動亢進作用によって痰の喀出を促す	**禁忌**：本剤成分過敏症の既往 **重大な副作用**：ショック、アナフィラキシー様症状、皮膚粘膜眼症候群

● 看護のポイント

第1・2段階　アセスメント・診断

必要な情報	情報分析の視点
1. 咳嗽の発生状態（基6、7の活用） 　回数、持続的か否か、音・深さ・強さ、発生時刻・時期 **2. 喀痰の有無と量・性状**（基4、7、12の活用） 　発生時期、量、色、臭気、混入物の有無、層形成の有無、粘稠度 **3. 咳嗽・痰の随伴症状の有無と程度**（基8の活用） 　1）発熱、喘鳴、鼻汁・鼻閉、2）疲労、睡眠障害、3）血圧上昇、眼瞼浮腫、呼吸困難、低酸素血症、チアノーゼ、嗄声、4）食欲不振、悪心・嘔吐、5）胸・腹部筋肉痛、頭痛、6）コミュニケーション障害、恐怖、不安など **4. 咳嗽の主な原因・誘因と程度**（基7の活用） 　1）乾性咳嗽：（1）～（15）の原因・誘因（p.215～216） 　2）湿性咳嗽：（1）～（7）の原因・誘因（p.216～217） 　3）その他の特徴的な咳嗽がある場合（1）、（2）とその他の原因・誘因（p.217） **5. 痰の増加要因の有無と程度**（基3の活用） 　加齢、喫煙、大気汚染、細菌やウイルスの感染、肺うっ血、アレルギーなど **6. 有効な咳嗽の欠落要因とメカニズム**（基10の活用） 　1）咳嗽反射が抑制された場合 　　（1）全身麻痺、アルコールの過飲、中枢神経障害、精神安定薬の過剰な服用など、（2）筋無力症、筋萎縮など、（3）加齢 　2）咳嗽反射は存在するが、有効な咳嗽ができない場合 　　（1）外傷、手術後（とくに胸部、腹部の手術）、（2）	1. 咳嗽・痰の有無・種類と程度の明確化 2. 咳嗽・痰と随伴症状の発生時期と現在までの経過の明確化 3. 咳嗽・痰の原因・誘因とそのメカニズムの明確化 4. 咳嗽・痰の「成り行き」の明確化 ▶咳嗽や痰の発生要因については、疾患のみでなく、職場、生活環境、喫煙、ペット飼育、薬物の使用歴、さらにアレルギー体質、精神的ストレスなどについても詳細に情報を収集し、総合的に分析する必要がある。 ▶咳嗽のアセスメントでは、鎮咳させるべきか否か、患者の咳嗽方法が有効か否かの判定が重要である。 ▶「成り行き」として以下の問題を生じやすい。 　1）咳嗽と、それに伴う胸腹部の筋肉痛、息切れと疲労などによる**日常生活動作行動の低下、睡眠障害** 　2）非効果的な咳嗽・痰喀出方法、痰粘稠度上昇などに伴う気管内分泌物貯留増強による**気道閉塞、肺の低換気や誤嚥性肺炎などの感染**

喘息、肺気腫など

7. 咳嗽と痰に対する診察と検査の結果（基12の活用）

1) 診察：問診、聴診、打診など
2) 検査
 (1) 胸部X線検査、心臓超音波検査、胸部のCT、MRI
 (2) 喀痰の検査：細菌検査、細胞診、細胞分画など
 (3) 血液検査：WBC、血液像、CRP、赤沈など
 (4) 気管支鏡検査
 (5) 呼吸機能検査、気道過敏性検査、アレルゲンテスト、呼気中一酸化窒素（NO）濃度

8. 咳嗽と痰に対する治療内容と効果・副作用

（基13の活用）

1) 原因に対する治療
2) 鎮咳薬
3) 去痰療法：水分の補給、呼吸理学療法、去痰薬、吸入療法、吸引療法など

9. 咳嗽の「成り行き」の有無と程度（基9の活用）

10. 咳嗽・喀痰と検査・治療などに対する患者や家族の反応と期待

3) 湿性咳嗽持続に伴うエネルギー消耗と蛋白質・糖質・電解質の喪失による**栄養状態の悪化、体力の消耗**

4) 咳嗽に伴う胸腔内圧の著しい上昇が心臓への静脈血還流量を減少させ、その結果生じる**脳血流量低下による咳失神**

5) 努力性の強い咳嗽持続に伴う気道虚脱や肺胞壁破裂による**続発性気胸、皮下気腫**

6) 心・脳疾患患者では、激しい咳嗽に伴う筋緊張の増大、血圧・胸腔内圧・頭蓋内圧上昇による**急性心不全や脳・大動脈瘤の破裂**

7) 激しい咳嗽による**尿失禁、流産、創の哆開（しかい）、脱肛、ヘルニア、鼻出血、喀血、眼底出血、肋骨疲労骨折**など

8) 持続する咳嗽や痰喀出と呼吸困難、睡眠障害などの随伴症状による**恐怖、不安の増大、抑うつ、ボディイメージの混乱**など

第3段階	看護計画の立案

● **目標設定の視点**
1. 咳嗽の強さ・回数が減少する。
2. 喀痰の量が減少し、正常な肺音に戻る。
3. 随伴症状の種類と程度が減少する。
4. 効果的な咳嗽・排痰方法や呼吸法をマスターできる。
5. 少なくとも「成り行き」にあげた問題を起こさない。

● **対策の立案**　対象固有の咳嗽や痰の原因・誘因ならびにそれによる発生・悪化のメカニズムをふまえたうえで、対策を選択・決定する必要がある。　（基1〜12の活用）

対策の種類	対策の根拠
観察（OP） 1. 咳嗽の発生時刻・回数・特徴 2. 痰の量・性状・喀出回数・時刻の変化 3. 咳嗽と痰の随伴症状の変化 4. 咳嗽と痰の原因・誘因の好転・悪化 5. 痰の増加要因の増減 6. 有効な咳嗽の欠落要因の増減 7. 咳嗽と痰に対する診察と検査結果の変化	1〜10の観察項目は、その患者が目標に近づいているか否かを最も端的に表す情報となる。 ▶咳嗽・痰喀出状況のみでなく、それらが睡眠、食事などの日常生活ならびに精神心理的・社会的側面にどのような影響を及ぼしているか総合的に観察する。とくに頻回な咳嗽や痰喀出による対人関係の変化に注目する必要がある。

観察（OP）	8. 咳嗽と痰に対する治療内容と効果・副作用 9. 咳嗽と痰の「成り行き」の有無と程度 10. 咳嗽・痰と検査・治療に対する患者や家族の反応と期待 ※観察の細かい項目は、アセスメント・診断段階と同じであるため省略する	▶対象固有の痰の増加要因と有効な咳嗽の欠落要因の変化に注目して観察する。 ▶喀出前に痰の位置を聴診し、痰喀出後は、肺野の湿性ラ音などが消失しているか否かを確認する。とくに高齢者は痰を喀出しにくく、気管支の中に残ることが多いので、聴診によって確実に有無を確認する。

<table>
<tr>
<td rowspan="5">看護療法（TP）</td>
<td>
＜咳嗽時の援助＞
1. 苦痛の緩和
　1）体位の工夫
　　（1）患者自身が安楽に感じる体位を優先し、さらに原理にかなった体位になるよう援助する
　　（2）一般には側臥位で膝を曲げた体位をとる
　　（3）さらに激しい咳嗽時は、患者は自然に起坐位をとる。したがって、体動が困難な患者には安全・安楽な起坐位（図5）がとれるように援助する
</td>
<td>
▶咳嗽時の苦痛を少しでも和らげるために、またエネルギーの消耗や疲労を少なくするために、安楽な体位への援助をする。横隔膜の運動を助け、腹筋の収縮や腹圧を加えやすくする。（基6、8の活用）
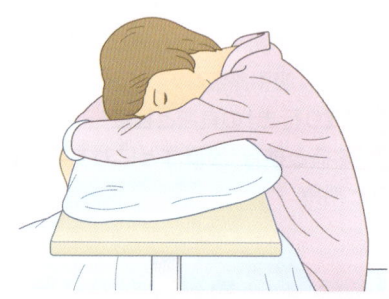
図5　安全・安楽な起坐位
</td>
</tr>
<tr>
<td>
　2）胸部、腹部に創傷がある場合の咳嗽方法
　　（1）創傷部の保護とハッフィング
</td>
<td>
▶創傷があると、痛みを避けるために咳嗽を抑制しがちになり、気道内分泌物が貯留する危険性が高い。坐位の場合には、創傷部の振動を防止するために一方の手で創傷部を押さえ、他方の手で口を覆って咳をする。仰臥位の場合は、腹部に枕をのせ、強く押さえて咳をする。ハッフィングを併用すると効果的である。
</td>
</tr>
<tr>
<td>
　3）上気道刺激の緩和
　　（1）アメ、甘味飲料、温かい飲み物などを与える
</td>
<td>
▶咳嗽が頻発するときや、咽・喉頭痛、俗にいう"いがらっぽさ"がある場合には、左記の方法で気道を湿潤させ苦痛を緩和する。
</td>
</tr>
<tr>
<td>
2. 環境調整
　1）室内の空気を清浄に保つ：禁煙、面会人の制限、定期的な換気、揮発性物質や粉末物、香りの強い花などの除去
　2）室内の温度、湿度を適正に保つ
</td>
<td>
▶気道の刺激因子を除去すると同時に、吸気に湿気を与え、粘膜の刺激や炎症を軽減させるにとどまらず、痰の喀出を促す。また、他人に気がねしないような療養環境が大切である。（基3、6、7の活用）
</td>
</tr>
<tr>
<td>
　3）外出時の注意
</td>
<td>
▶スモッグ、寒冷などは外的刺激になることから、このような外部環境へ外出する際には、マスク、着衣などで防御する。（基3、6、7）
</td>
</tr>
</table>

看護療法（TP）	3. 鎮咳薬の管理	▶医師の指示に従い、また咳嗽の種類・程度によって鎮咳薬の適応を考慮して与薬する。とくに、麻薬性鎮咳薬は副作用が強いため、十分な観察が必要である。（基13、**表3**の活用）

＜痰喀出時の援助＞

4. 痰喀出の促進

痰貯留時は、以下の1）から7）の療法を組み合わせて援助する

1）水分の補給

　（1）患者個々の状態・条件を踏まえて医師と一緒に水分の目標量（一般には1,500mL以上／日）を定め、痰の粘稠度と照合できるよう記録し、評価・修正する

　（2）炭酸飲料のように腹部を膨満させ横隔膜運動を妨げるものは避ける

▶水分が不足すると、痰の粘稠度が高まって喀出困難をまねく。痰の量が多い場合や、発熱・咳嗽などによって不感蒸泄が亢進している場合には、とくに水分摂取量に注意する。心機能、腎機能に障害がある場合は、医師と相談のうえで実施する。（基13の活用）

2）効果的な咳嗽法

　（1）深呼吸、呼吸介助

　（2）咳嗽、咳嗽介助

▶換気や重力を利用して痰を移動させ、咳嗽力で喀出する。

　（3）**ハッフィング**（強制呼出法）：末梢気道から痰を移動させるには中程度の吸気後に、軽く口を開いて声門を開け、「ハーッ」とゆっくり長く、胸筋と腹筋を使い空気を絞り出すように行う。痰が中枢気道に移動したら、「ハッ、ハッ」と可能な限り速く短く、1～2回行い、喀出する

▶肺の過膨張を誘発せずに分泌物を排出させる。無効な咳嗽は、エネルギーの消耗を増大させるのみでなく、胸腔内圧を高め呼気閉塞現象を助長する。（基6、7、8、11の活用）

　（4）**自動周期呼吸法**：深呼吸運動、安静呼吸（呼吸コントロール）、ハッフィングの3つを組み合わせて繰り返す

3）**体位排痰法（体位ドレナージ）（図6）**

　（1）痰のある部位を確認し、その肺区域が上になるように体位をとる。少なくとも5～15分程度は体位を保持する。スクイージングなどを併用する

▶分泌物が貯留している末梢肺領域を高い位置に、中枢気道を低い位置になるように体位を維持し、重力の働きを利用して分泌物を移動させ、痰の喀出を容易にする。痰の多い場合に有効である。（基2、12の活用）

4）**スクイージング**（体位排痰法に併用することが多い）

　（1）スクイージング（**図7**参照）

▶呼気に合わせて胸郭を圧迫することにより、痰の移動を促す。

5）**吸入療法**の管理

　（1）超音波ネブライザー（**図8**参照）

　（2）コンプレッサー式ネブライザー

　（3）間欠的陽圧呼吸（IPPB）式ネブライザーなど

　（4）定量吸入器（MDI）

▶ネブライザーを用いて薬物を吸入させる。また、水分を吸入させて気道内の加湿をはかる。（基13、**表4**の活用）

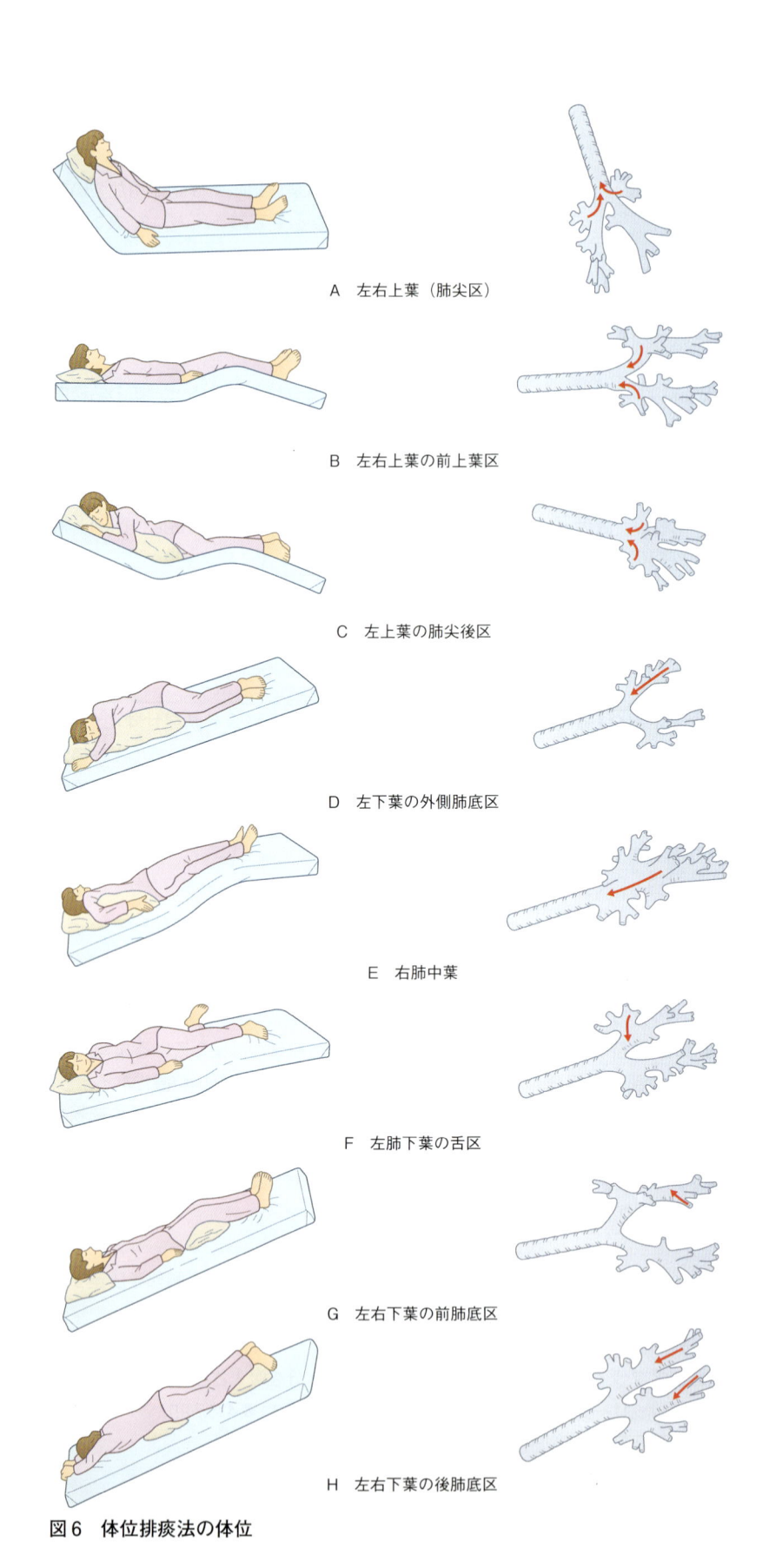

A 左右上葉（肺尖区）

B 左右上葉の前上葉区

C 左上葉の肺尖後区

D 左下葉の外側肺底区

E 右肺中葉

F 左肺下葉の舌区

G 左右下葉の前肺底区

H 左右下葉の後肺底区

図6 体位排痰法の体位

看護療法（TP）

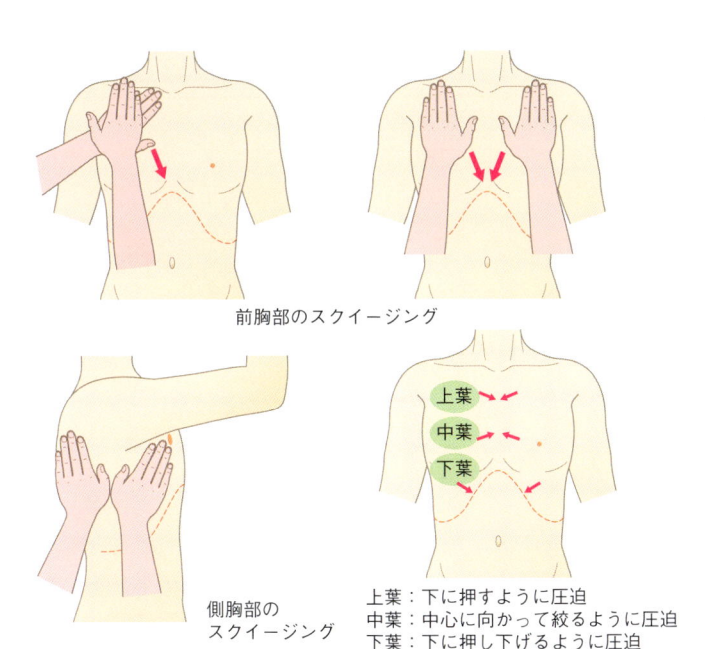

前胸部のスクイージング

側胸部の
スクイージング

上葉：下に押すように圧迫
中葉：中心に向かって絞るように圧迫
下葉：下に押し下げるように圧迫

図7　スクイージング

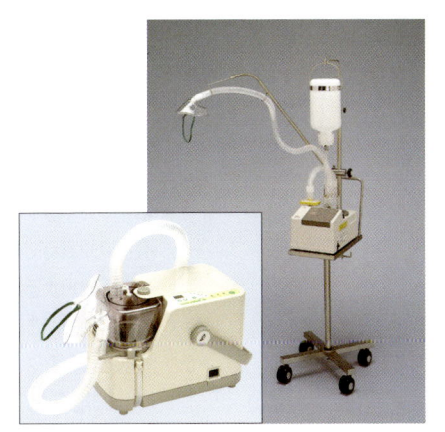

図8　超音波ネブライザー

看護療法（TP）

（5）ドライパウダー吸人器（DPI）	
6）運動療法、体位変換	▶長時間の同一体位によって生じる痰の貯留を防ぐと同時に喀出を促す。 ▶運動は、痰の移動を促し、喀出を助け、また筋力を強化して咳嗽を効果的にするのに役立つ。歩行時は息を深く吸い込み、ゆっくり吐くよう促す。（基13の活用）
7）機械的な排除 　（1）咽頭巻綿子で拭きとる 　（2）吸引療法	▶痰が粘稠で喀出できない場合や体力の消耗によって排痰ができない場合、痰による気道閉塞のおそれがある場合などに行う。（基13の活用）
5. 去痰薬の管理	▶痰の粘稠度を低下させることにより、喀痰の喀

	出を容易にする。（基13、表3、4の活用）
6. 排痰時のマナーと喀痰の処理、蓄痰の管理 　1）咳嗽時は、ハンカチやペーパーで鼻・口を覆 　　う。または、マスクを着用し飛沫が周囲に飛 　　び散らないようにする。また、喀痰はペーパ 　　ーにとるか、決められたコップに喀出させる。 　　使用後のペーパーは所定の方法で廃棄し、す 　　ぐに手洗いか手指消毒をする（**CDC勧告：呼** 　　**吸器衛生/咳エチケット**参照） 　2）**蓄痰**を行う場合は、唾液、鼻汁、食物残渣な 　　どが混入しないようにする	▶咳嗽による飛沫は、かなり遠くまで飛ぶ。なか に病原菌が存在した場合には、それをまき散ら すことになる。また、蓄痰時、唾液などの混入 を防ぐことは、正確な量・性状の測定のために重 要である。（基6の活用）
＜咳嗽・痰に共通する援助＞ **7. 食事の援助** 　1）少量で高エネルギー、高蛋白の食品で好みを取 　　り入れ、おいしく食べられるように考慮する。 　　腸内にガスが貯留する発酵しやすい澱粉質、脂 　　肪性食品は必要時制限する食品は必要時制限す 　　る 　2）少量ずつ数回に分けて与える	▶咳嗽によるエネルギーの消耗は激しく、さらに 喀痰に含まれる蛋白質・電解質の喪失、随伴症状 としての食欲不振などが消耗を増大させるため、 十分な栄養を供給し、体力の保持に努める。 （基4、6の活用） ▶過食やガスの貯留を促すような食品の摂取は、 横隔膜を刺激して咳嗽の原因になるので避ける。 ▶高齢者の場合は、声門反射が衰えているために 誤嚥しやすいので、起坐位、半坐位が望ましい。 また、お茶や水などをまずひと口飲ませ、誤嚥 がないことを確認してから、むせないようゆっ くり援助する。
8. 口腔、鼻腔の清潔ならびに感染予防	▶多量の喀痰や臭気のある喀痰は、不快感や食欲 不振の原因になるため、うがいなどで口腔の清 潔を心がける。排痰時のみならず、感染防止の ためにも常に口腔や鼻腔を清潔にする。 ▶呼吸器感染は、咳や痰を増長させるばかりでな く肺機能の低下をまねく。 ▶咳嗽や痰を喀出している患者は、すでに感染を 引き起こしていることが多い。したがって感染 症、もしくはその疑いのある患者がいる場合は、 他患者、面会人、医療従事者を含めて院内感染 の防止対策をとり、感染の拡大を防ぐ。
9. 睡眠の援助	▶就寝前に排痰を十分に行ったり、鎮咳薬や去痰 薬の与薬時刻の調整などによって十分な睡眠が とれるようにする。
10. 精神心理的支持	▶長期にわたり咳嗽や痰が持続すると、不安やう つ傾向を生じることもある。患者の不安や苦痛 に配慮した支援が大切である。発作性の場合は、 そばにいて不安を緩和することも必要である。

看護療法（TP）

教育（EP）	1. 前記の観察項目のうち必要な項目を報告できるように指導する。 　1）咳嗽の発生状態、喀痰の量・性状 　2）自覚的な随伴症状の有無 　3）咳嗽や喀痰によって困っていることなどの悪影響の内容と程度	▶これらの主観的な情報は、咳嗽・喀痰の程度の判定と同時に今後の治療・看護にとって重要な資料になる。
	2. 以下の項目を必要時指導する。 　1）禁煙 　2）効果的な咳嗽と痰喀出ならびに呼吸法 　3）体位のとり方 　4）水分補給・食事摂取の必要性と方法 　5）ネブライザーの使用法 　6）体位排痰、ハッフィングなどの各種排痰方法 　7）体位変換、運動の必要性と方法 　8）排痰時のマナーと喀痰処理の留意点 　9）感染予防の方法	▶咳嗽、喀痰の改善は、患者自らが左記の療法を習得することによって達成できる可能性が高い。とくに慢性疾患患者では病状の安定化をはかり、進行・悪化を防ぐために、これらの療法を習得し、セルフケア能力を高めることが重要である。

第3・4段階　看護計画の立案・実施時の留意点

1. 目標設定の視点

目標設定の視点は、乾性咳嗽、湿性咳嗽、有効な咳嗽の欠落した場合などでそれぞれ異なる。したがって、咳嗽を止めなければならないのか、あるいは逆に痰の喀出を促すために有効な咳嗽を勧めなければならないのかなどを判断して設定する。

2. 湿性咳嗽に対する注意

湿性咳嗽の場合は、むやみに咳嗽を止めるのではなく、去痰療法を行うことによって咳嗽の軽減をはかる必要がある。その場合、痰の喀出に役立たない弱い咳嗽の頻発や激しい咳嗽は、患者を苦しめ、エネルギーや体力を消耗させて二次性障害を引き起こす。したがって、このような患者には、鎮咳薬で軽く抑制して、痰が貯留し刺激が増強されたときのみに効果的な咳嗽が行えるように医師と相談し、同時に患者に有効な咳嗽と痰喀出の方法を手本を示しながら具体的に指導する。

3. 効果的な排痰方法

排痰方法は、患者個々の病状、効果とリスクをアセスメントしたうえで決定する。効果的な排痰方法として、一般に体位排痰法とハッフィング、スクイージングなどの手技を組み合わせた方法が用いられる。近年は、エビデンスに基づき、呼吸理学療法に若干の修正がみられているので、最新の情報を得るよう努める。

4. 排痰法の施行時の注意

体位排痰法施行時は、肺各部の解剖学的な位置関係を理解し、さらにその患者の胸部X線検査や聴診などで痰の貯留部位、病巣を確認し、痰が太い気管支に流れやすい体位をとる。また、高齢者や高血圧患者、呼吸不全や心疾患のある患者では、低酸素血症、低血圧、不整脈、気管支攣縮などを引き起こすことがあるので、個々に適した無理のない方法や時間を配慮し、実施中はこれらの主観的・客観的な初期データを注意して観察する必要がある。

5. 吸入療法時の注意

効果的な吸入療法を行うためには、深くゆっくりした腹式呼吸を行わせる。また、間欠的陽圧呼吸式ネブライザの施行時は、患者の緊張や不安が強いとうまくいかなかったり、施行中に動悸やめまいを訴えることがある。したがって、はじめて行う患者には、必ずそばについていて、その状態を確認し、精神的負担を取

り除き、再度要領を得られるよう個々の患者に応じて配慮する。

6. 体力の保持・増進の援助

　咳嗽が持続すると、体力の消耗、疲労を生じさせ、効果的な咳嗽や痰喀出が困難になる。これらは悪循環する。したがって、効果的な呼吸法、咳嗽と痰喀出方法の指導と同時に食事や睡眠を十分確保できるよう援助する。

7. 咳嗽によって重大な問題が生じる患者への注意

　慢性閉塞性肺疾患などで気管支に強い狭窄や閉塞がある患者では、咳によって肺胞内圧と頭蓋内圧が著しく上昇して、肺と脳の血流が著しく低下し、**咳失神**を起こすことがある。また、全身衰弱や肺疾患が重篤な患者が努力性の咳嗽を行う場合は、気道の虚脱や肺胞壁の破裂によって**気胸**を生じやすい。さらに、心疾患や頭蓋内圧亢進患者では、咳によって筋緊張が増大し、血圧や頭蓋内圧が急上昇することによって、突発的に**心不全や動脈瘤破裂**を起こすことがある。したがって、これらの患者の咳嗽については常時注意して観察する必要がある。

8. 感染防止

　咳嗽や喀痰による**感染防止対策**は、標準予防策（スタンダードプリコーション）に従って行う。感染性の病原体が確認、あるいは疑われる場合は、各病原体に対応した適切な滅菌や消毒を行う。

9. 生活習慣の確立への援助

　咳嗽、痰の発生しやすい患者の外出時は、マスク・防寒具の着用を勧め、帰宅時は含嗽・手洗いを行うなどの生活習慣の確立について説明・指導する。

第5段階　　評価の視点

1. 目標に近づいたか否か

　1）咳嗽の強さが弱まり、回数が減少したか。

　2）喀痰の量が減少し、肺音が正常に戻ったか。

　3）随伴症状の種類と程度が減少したか。

　4）効果的な咳嗽・排痰方法や呼吸法をマスターできたか。

　5）「成り行き」にあげた問題 [1）日常活動動作行動の低下、睡眠障害、2）気道閉塞・肺の低換気や誤嚥性肺炎などの感染、3）栄養状態の悪化、体力の消耗、4）脳血流量低下による咳失神、5）気道虚脱、続発性気胸、皮下気腫、6）心・脳疾患患者では、急性心不全や脳・大動脈瘤の破裂、7）尿失禁、流産、創の哆開、脱肛、ヘルニア、鼻出血、喀血、眼底出血、肋骨疲労骨折など、8）恐怖、不安の増大、抑うつ、ボディイメージの混乱など] を起こさなかったか。

2. 看護過程、とくに看護計画の評価・修正

　患者や家族の状態や行動が目標に近づいていない場合は、看護過程、とくに看護計画の立案段階のどこに問題があったのか、さらに診断段階に誤りがなかったかなどを追究する必要がある。

引用・参考文献

1）相馬朝江編：目でみる症状のメカニズムと看護. Nursing Mook 29，学研メディカル秀潤社，2005.
2）川島みどり，宮崎康編著：内科系実践的看護マニュアル. 看護の科学社，1995.
3）矢﨑義雄ほか集：内科学. 第11版，朝倉書店，2017.
4）Burton, G.G. et al.：Respiratory Care. Lippincott, 1977.
5）木村謙太郎ほか監：呼吸器疾患. Nursing Selection 1，学研メディカル秀潤社，2003.
6）磨田裕編著：基礎から学ぶ呼吸療法. N-books 12，メヂカルフレンド社，2001.
7）井村裕夫ほか編：わかりやすい内科学. 第4版，文光堂，2014.
8）小川聡ほか編［青島正大］：呼吸器・循環器. 内科学書. 改訂第7版，p.321 ～ 323，中山書店，2009.

15 喀　血

hemoptysis

●オリエンテーション・マップ

喀血

原因・誘因 (p.232)

A. 血管壁の障害：①僧帽弁狭窄、高血圧による左心不全、②肺塞栓、肺梗塞、③大動脈瘤破裂、④急性肺水腫、⑤肺動静脈瘻など

B. 炎症：①肺結核、②気管支拡張症、慢性気管支炎、③肺炎、肺化膿症、④肺真菌症など

C. 腫瘍：①肺がんなど

D. 出血性素因：①白血病、血友病、紫斑病、DICなど

E. 外傷：①肋骨骨折、②胸部外傷など

F. 異物：①弾丸の破片、②気管支結石など

G. その他：①肺吸虫症、②抗がん薬、③抗凝固薬過剰与薬、④放射線療法、⑤TBLB、⑥代償性喀血、⑦突発性喀血など

※上記のA～Gの病変が肺内の血管へ波及し、血管が破れて、血液が気道内へ流入する

前駆症状 (p.235)

- 咳嗽、喀痰、胸痛
- 胸部に温かい液体がこみあげてくる感じ、胸部重圧感
- 不快感、咽頭部の異常感
- 異臭など
- 多くは前駆症状はなく、突然に起こる

喀血

- 大喀血（100mL以上または600mL/日以上）
- 中喀血（20～100mL）
- 小喀血（10～20mL）

随伴症状 (p.235)

1）咳嗽、喀痰、呼吸困難、胸内苦悶、胸痛、喉頭不快感、発熱、喘鳴、チアノーゼ
2）不安、恐怖など

成り行き（二次的問題 p.235）

1）非効果的な気道クリアランス
2）日常生活動作行動の低下
3）窒息
4）無気肺・感染、とくに肺炎
5）全身の低酸素状態（全身の生理的機能低下、精神的不安定など）
6）貧血、出血性ショック
7）再喀血に対する予期的不安、死への恐怖・不安の増大など

観察OP (p.237)

看護療法TP・教育EP (p.238) (p.240)

1. 大喀血時の救命救急処置 1）患側肺を下にした側臥位 2）気道の確保 3）酸素吸入の管理 4）静脈路の確保と輸液・輸血の管理	6. 冷罨法
	7. 会話・面会人の調整
2. 精神心理的な保護・支持	8. 口腔の保清
3. 身体的安静の保持・体位の工夫	9. 食事の調整
4. 薬物療法の管理	10. 便通の調整
5. 呼吸運動の調整	11. 環境調整
	12. 喀出した血液のすみやかな処理

1. 喀血の定義

喀血とは、気道または肺から血液を喀出することをいう。すなわち、喉頭・気管・気管支・肺実質からの出血をいい、咽頭・鼻腔・口腔などからの出血は喀血とはよばない。量的には 2～5mL 以上喀出した場合をいい、それ以下の少量で、喀痰に血液が混じっているものを**血痰**という。

2. 喀血の性状

喀血は、鮮紅色で泡沫を含み、凝固性が低く、アルカリ性である。ただし喀血の性状は、喀血の量および状況により変化することがある。

1）喀血の量および状況による性状の変化

喀血の量および状況	喀血の性状
• 小喀血（10～20mL、盃に 1～2 杯程度）	▶喀痰と混和しているか純血液
• 中喀血（20～100mL、コップあるいは茶碗に 1 杯程度）	▶泡沫を含んだ血液
• 大喀血（100mL 以上あるいは 24 時間以内に 600mL 以上の喀血）	▶鮮紅色、咳嗽、泡沫を含まないこともある
• 出血直後に喀出された血液	▶鮮紅色
• 気管支内に停滞してやや古くなった血液	▶暗色、凝固血
• 喀血液が一度胃内へ嚥下されてから吐出されたもの	▶胃液の作用を受けて暗褐色

2）喀血と吐血および上気道出血との鑑別

多量の血液を吐いている患者に遭遇した場合は、喀血か**吐血**かの鑑別をすみやかに行う必要がある（**表1**）。また、吐血以外に鼻腔、咽頭、口腔粘膜、歯根部などからの出血と鑑別する必要もある。

表1　喀血と吐血の鑑別

	喀血	吐血
原因疾患	呼吸器・血液・心疾患など	食道・胃・十二指腸疾患
前駆症状	咳嗽・喀痰、胸痛、胸部圧迫感、温かい液体がこみあげてくる感じ	悪心、胃部不快感、ときにめまい
発現状態	咳嗽時に排出 呼吸困難、胸内苦悶を伴いやすい	嘔吐時に排出 悪心、腹痛を伴いやすい
性　状	流動性、泡沫あり	凝固性、泡沫なし
色	鮮紅色、時間経過によって暗色	暗赤色～コーヒー残渣様
反　応	アルカリ性	酸性、大量のときはアルカリ性
食物残渣	なし	あり
糞　便	正常	黒色、タール便

3. 喀血の分類・原因・誘因ならびに発症のメカニズムと特徴

喀血は、**図1**の A～G の原因・誘因による病変が肺内の血管へ波及して血管が破れ、血液が気道に入った場合にみられる。

喀血の誘因としては、心身が受ける種々の刺激による@悪心、ⓑくしゃみ、ⓒ咳嗽、ⓓ喀痰、ⓔむせ、ⓕあくび、ⓖ会話、ⓗ努責、ⓘ血圧上昇などである。

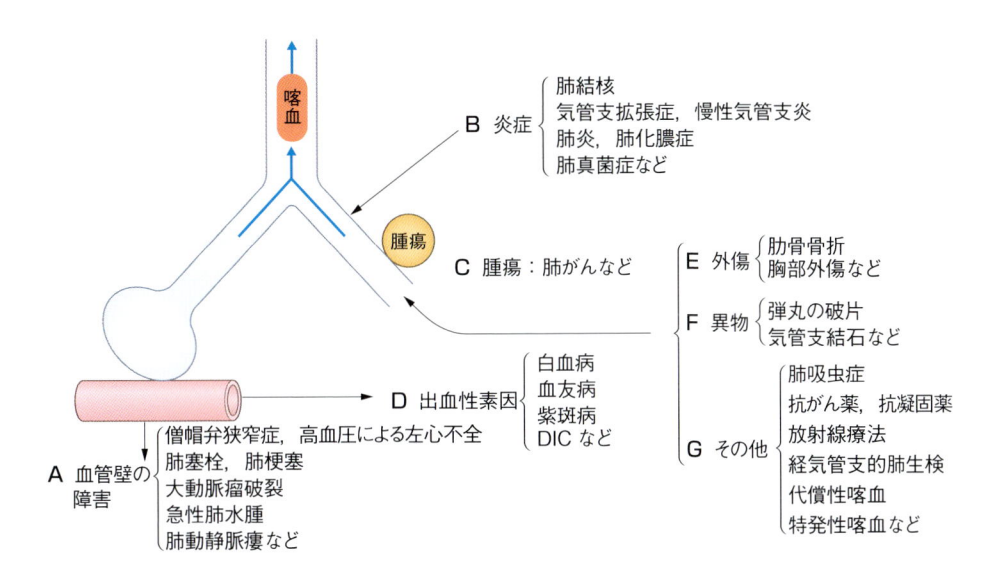

図1 喀血のメカニズム

　なお、下記の喀血の原因・誘因になる**太文字**の疾患は、大喀血を引き起こしやすく、緊急対応を要することが少なくない。

分類	主な原因・誘因	メカニズムと特徴
A. 血管壁の障害	①僧帽弁狭窄症、高血圧による左心不全	▶肺うっ血による漏出性の出血により血痰を生じる。また、左房圧が上昇すると、肺静脈を経て左房に至る血液還流が妨げられ、それによって気管支静脈は著しく怒張し、出血しやすくなる。泡沫状の血痰が特徴である。
	②肺塞栓、肺梗塞	▶気管支動脈血流の流入、肺動脈血流の逆流、あるいは組織の壊死による説などがあり一定していない。イチゴゼリー様の血痰が特徴である。
	③**大動脈瘤破裂**	▶大動脈瘤が気管内で破裂して生じる。 　• 即死をまねく大喀血を起こしやすい。血痰が持続することもある。
	④**急性肺水腫**	▶左心不全、血管の透過性亢進によって生じ、泡沫性の桃色喀痰の大量喀出、顔や下腿の浮腫、体重増加をみる。とくに夜間は心肺への負担増大によって呼吸困難、それによる**起坐呼吸**などが出現しやすい。
	⑤**肺動静脈瘻**など	▶血流量の増加に伴う肺うっ血により、あるいは動静脈瘻の血管壁が奇形（脆弱で薄い）のために、気管支内に破裂して喀血を生じる。
B. 炎症	①**肺結核（結核後遺症**を含む）	▶石灰化した肺門リンパ節が気管支腔内へ穿孔したり、空洞内の露出した血管の破綻などによって生じる。結核の治療、とくに INH（イソニアジド）服用時の毛細血

B. 炎症		管の透過性亢進に伴う炎症性反応により、喀血することもある。 ・程度は、血痰から大喀血までさまざまである。
	②**気管支拡張症、慢性気管支炎**	▶気管支動脈の血管増生・拡張・屈曲が著しく、肺動脈枝との間に吻合を生じて形成された動脈瘤の破裂により生じる。 ・多量の喀痰に少量の血液が混じった血痰を特徴とするが、しばしば大喀血もみられる。喀血の原因として頻度が高い。
	③肺炎、肺化膿症	▶組織の破壊、気管支動脈の拡張・屈曲などが原因となり血管壁の破綻をきたす。 ・多量の喀痰にさまざまな程度の血液が混じる。さび色や淡紅色の血痰がみられる。
	④肺真菌症など	▶菌球型アスペルギルス症では高頻度に血痰をみる。
C. 腫瘍	①**肺がん**など	▶気管支腔内に腫瘍が露出し、血管壁の破綻をきたす。一般にがん病巣周囲には、気管支動脈の毛細血管が豊富に分布し、これが病巣内に浸透し広がっていくうえに組織が壊死性変化を起こしやすいために、しばしば出血する。少量の血液が混じった喀痰が持続することが多いが、気管支動脈に浸潤がある場合は大喀血を起こすことがある。腫瘍の部位や進展様式により喀血の出現頻度は異なる。
D. 出血性素因	①**白血病、血友病、紫斑病、播種性血管内凝固症候群**（**DIC**：disseminated intravascular coagulation）など	▶血液の凝固機構の障害により、粘膜出血が起こりやすい。さまざまな程度の血痰、喀血がみられる。
E. 外傷	①肋骨骨折 ②胸部外傷など	▶外傷による肺損傷により生じる。骨折した肋骨の断片が肺実質に刺さった場合が多い。
F. 異物	①弾丸の破片 ②気管支結石など	▶異物が刺さったとき、また以前に入った異物が移動したときにも、その機械的損傷によって出血する。
G. その他	①**肺吸虫症**	▶幼虫は、腸管から腹腔組織内に侵入し、横隔膜を経て肺内に入り、肺組織を侵蝕しながら移動して空洞をつくる。破壊された組織は出血を伴って喀出される。 ・喀痰とよく混和したイチゴゼリー様の血痰がみられるが、大喀血を起こすこともある。
	②肺がん患者への抗がん薬与薬	▶がん組織の破壊、脱落によって生じる。
	③抗凝固薬（ワルファリン）の過剰与薬	▶血液凝固機能の障害によって生じる。 ・抗凝固薬は、肺塞栓症、心筋梗塞などの治療に用いる。
	④肺がん患者への放射線療法	▶がん細胞に侵された血管が脆弱になって、気管・気管支内で破壊して喀血を生じる。
	⑤経気管支的肺生検（TBLB）	▶人為的な血管壁の破壊によって生じる。

G. その他	⑥代償性喀血	• 肺がんや慢性肺疾患の確定診断として行われる。
		▶ 月経時に代償性の喀血を生じる。
	⑦**特発性喀血**など	▶ 背景となる基礎疾患がなく、喀血を生じる。

4. 喀血の前駆症状

咳嗽、喀痰、胸痛、胸部に温かい液体がこみあげてくる感じ、胸部重圧感（圧迫感）・不快感、咽頭部の異常感、異臭を感じるなどの前駆症状に続発することもあるが、多くは前駆症状はなく、突然に起こる。

5. 喀血の随伴症状

1）咳嗽、喀痰、呼吸困難、胸内苦悶、胸痛、喉頭不快感、発熱、喘鳴、チアノーゼなど

2）不安、恐怖など

　喀血は、その量の多少にかかわらず、患者に対して不安や恐怖など大きな精神心理的動揺を与える。出血は、実際の量より多く感じさせることが多く、そのために死に対する恐怖を抱いたり、過呼吸になり、止血をますます困難にすることがある。

6. 喀血の「成り行き」
（悪化したときの二次的問題）

1）気道内の血液、分泌物増加ならびに体力消耗、疲労に伴う喀出力低下などによる**非効果的な気道クリアランス**

2）喀血、再喀血予防のための体動・運動・体位制限と再喀血に対する過度な恐怖・不安などによる**日常生活動作行動の低下**

3）気道内血液の喀出困難による**窒息**

4）気道内凝血塊による**無気肺・感染**、とくに肺炎

5）無気肺、肺循環障害に伴うガス交換障害による**全身の低酸素状態（全身の生理的機能低下、精神的不安定**など）

6）大量出血による**貧血**、さらに**出血性ショック**

7）**再喀血に対する予期的不安、死への恐怖・不安の増大**など

7. 喀血に対する主な診察と検査

　患者の全身状態、チアノーゼ、呼吸の様式、貧血の有無、喘鳴の有無などから呼吸器疾患によるものか、それ以外の疾患によるものかの判断のために、一般に以下の診察・検査が行われる。また、大量喀血時には**窒息**および**出血性ショック**の有無の判定が重要である。

1）**診察**：測定（体温、脈拍、呼吸、血圧、SpO_2、意識状態など）、問診、視診、触診、打診、聴診など

2）**検査**
　（1）血液検査：赤沈、WBC、血液像、CRP、LDH、出血傾向の検査など
　（2）動脈血ガス分析
　（3）胸部X線検査、胸部CT・MRI
　（4）心電図
　（5）気管支鏡検査：出血部位の確認に有用
　（6）血管造影検査
　（7）胸腔鏡下肺生検、開胸肺生検
　（8）肺血流シンチグラム
　（9）喀痰検査：抗酸菌、腫瘍細胞、虫卵など

8. 喀血に対する主な治療	**1)救命救急処置**：以下の処置を同時に行う。 　（1）気道の確保（吸引、体位の保持、気管挿管など） 　（2）換気の維持（酸素吸入、人工呼吸など） 　（3）血液循環の維持（静脈血管確保、輸液・輸血、止血薬与薬など） **2)安静療法** **3)薬物療法**：鎮静薬、鎮咳薬、止血薬など **4)輸血・輸液療法** **5)気管支鏡によるバルンカテーテルでの出血側気管支閉塞、トロンビンなどの薬剤散布、レーザー治療、気管支動脈塞栓術** **6)肺塞栓時、血管造影検査と同時に血栓溶解療法または血栓粉砕術、血栓摘出術** **7)肺摘出術**など

● 看護のポイント

必要な情報	情報分析の視点
1. 喀血の量と性状（基2の活用） 　量（1回量と総量）、色、泡沫の有無、混入物の有無 **2. 喀血の発現時期・回数、持続的か否か** **3. 喀血の前駆症状の有無と程度**（基4の活用） 　咳嗽、喀痰、呼吸困難、胸内苦悶、胸痛、胸部に温かい液体がこみあげてくる感じ、不快感、胸部圧迫感、咽頭部の異常感、異臭を感じるなど **4. 喀血の随伴症状の有無と程度**（基5の活用） 　1)咳嗽、喀痰、呼吸困難、胸内苦悶、胸痛、喉頭不快感、発熱、喘鳴、チアノーゼなど 　2)不安、恐怖など **5. 喀血の主な原因・誘因と程度**（基3の活用） 　A. 血管壁の障害 　B. 炎症 　C. 腫瘍 　D. 出血性素因 　E. 外傷 　F. 異物 　G. その他（肺吸虫症、抗がん薬、抗凝固薬、放射線療法など） **6. 喀血に対する診察と検査の結果**（基7の活用） 　1)診察：測定、問診、視診、触診、打診、聴診など 　2)検査：①血液検査、②動脈血ガス分析、③胸部X線検査、胸部CT・MRI、④心電図、⑤気管支鏡検査、⑥血管造影検査、⑦胸腔鏡下肺生検、開胸肺生検、⑧肺血流シンチグラム、⑨喀痰検査など	1. 喀血の有無と程度の明確化 2. 喀血と随伴症状の発生時期と現在までの経過の明確化 3. 喀血の原因・誘因と発症のメカニズムの明確化 4. 喀血の「成り行き」の明確化 ▶アセスメントにあたっては、まず喀血と吐血および上気道出血との鑑別を行う。さらに、出血量、呼吸、脈拍、SpO_2、血圧、意識状態、随伴症状などから、窒息、ショックに対する救命救急処置が必要であるか否かをすみやかに判断することが重要である。 ▶「成り行き」として以下の問題を生じやすい。 　1)気道内の血液、分泌物増加ならびに体力消耗、疲労に伴う喀出力低下などによる**非効果的な**

7. **喀血に対する治療内容と効果・副作用**（基8の活用）

1) 救命救急処置
2) 安静療法
3) 薬物療法：鎮静薬、鎮咳薬、止血薬など
4) 輸血・輸液療法
5) 気管支鏡によるバルンカテーテルでの出血側気管支閉塞、トロンビンなどの薬剤散布、レーザー治療、気管支動脈塞栓術
6) 肺塞栓時、血管造影検査と同時に血栓溶解療法または血栓粉砕術、血栓摘出術
7) 肺摘出術など

8. **喀血の「成り行き」の有無と程度**（基6の活用）
9. **喀血と検査・治療などに対する患者や家族の反応と期待**

気道クリアランス

2) 喀血、再喀血予防のための体動・運動・体位制限と再喀血に対する過度な恐怖・不安などによる**日常生活動作行動の低下**
3) 気道内血液の喀出困難による**窒息**
4) 気道内凝血塊による**無気肺・感染、とくに肺炎**
5) 無気肺、肺循環障害に伴うガス交換障害による**全身の低酸素状態（全身の生理的機能低下、精神的不安定**など）
6) 大量出血による**貧血**、さらに**出血性ショック**
7) 再喀血に対する予期的不安、死への恐怖・不安の増大など

第3段階　看護計画の立案

● **目標設定の視点**

1. **窒息**を起こさない。
2. 患者と家族の喀血に対する不安・恐怖が軽減する。
3. バイタルサインが安定する。
4. 止血し、**再喀血**を起こさない。
5. 少なくとも「成り行き」にあげた問題を起こさない。

● **対策の立案**　　対象固有の喀血の原因・誘因ならびにそれによる発生・悪化のメカニズムをふまえたうえで、対策を選択・決定する。小喀血または中喀血であれば、患者の喀血に対する不安や恐怖を取り除き、心身の安静をはかり、再喀血を予防することがなによりも重要である。大喀血の場合には、血液の喀出困難による**窒息**ならびに**出血性ショック**の予防と**救命救急処置**を最優先する。　　　　　　　　　　　　　　　　（基1〜7の活用）

対策の種類	対策の根拠
観察（OP） 1. 喀血の量と性状の変化 2. 喀血の発現時期・回数の変化 3. 喀血の前駆症状の有無と程度 4. 喀血の随伴症状の変化 5. 喀血の原因・誘因の増減 6. 喀血に対する診察と検査結果の変化 7. 喀血に対する治療内容と効果・副作用 8. 喀血の「成り行き」の有無と程度 9. 喀血と検査・治療などに対する患者や家族の反応と期待	1〜9の観察項目は、その患者が目標に近づいているか否かを最も端的に表す情報となる。 ▶喀血のみでなく、喀血によって引き起こされる呼吸の異常をはじめ窒息、呼吸困難などの全身状態の変化、ならびに精神心理的反応に焦点をあてて観察する必要がある。 ▶出血の量や性状の測定・観察は、その後の治療を決定づける資料になることから正確に行う必要がある。

観察（OP）	※観察の細かい項目は、アセスメント・診断段階と同じであるため省略する	

看護療法（TP）	**1. 大喀血時の救命救急処置**	
	1）体位	
	（1）原則として、患側肺を下にした側臥位をとらせる。出血側が不明なときは、血液を喀出しやすい体位を工夫する	▶血液の喀出困難による窒息を予防する。 ▶反対側の健側肺への血液流入を防止する。
	2）気道の確保 （1）誤嚥を防ぐために顔を横に向ける （2）手指・綿棒・吸引器による凝血の除去	▶喀血による窒息・無気肺・肺炎を防止するには、気道の確保と清浄化が大切である。とくに凝血による窒息の危険性がある場合はすみやかに除去する。このときに出血を誘発する咳嗽やくしゃみを防止する細心の注意と工夫を行う。
	（3）必要時、気管支鏡、気管内挿管、気管切開の準備・介助	▶気管支鏡は、血液の吸引・出血部位の確認と止血にとって有効である。喀血の量が多く、持続する場合は、気管内挿管、気管切開を行うことが多い。いずれの場合も、気道の確保および血液の排除に努める。（**基**4〜8の活用）
	3）酸素療法の管理	▶呼吸困難、チアノーゼやSpO_2モニターで**低酸素血症**を認めた場合は、酸素吸入を行うので十分管理する。
	4）静脈路の確保と輸血・輸液の管理	▶**出血性ショック**を回避するよう対処する。血圧上昇によって喀血が増強されたり、再喀血を起こすことがあるため、注入速度・量の管理を慎重に行い急激な血圧上昇を防止する。
	2. 精神心理的な保護・支持	▶喀血により患者や家族は不安、恐怖に陥っていることが多い。したがって看護職者は、「血液を飲み込まない」「ゆっくり息を吸う」「話さない」などの必要最小限の指示をしながら、緊張した雰囲気を和らげ、患者や家族を保護・支持し、常に冷静な態度で接することが重要である。 できる限り誰かが患者に常時付き添っていられるように配慮する。（**基**3、6、8の活用）
	3. 身体的安静の保持	▶肺の安静をはかり再喀血を予防する。出血が減少して血痰程度になるまで絶対安静を守ってもらう。（**基**3、6、8の活用）
	1）体位の工夫による病巣部の安静 病巣部が肺上葉にある場合は、患側を下にした側臥位にする。病巣部が肺下葉にある場合や胸膜に癒着のある場合は、患側を上にした側臥位にする	▶胸郭運動の抑制をはかり、肺の安静を保つ。側臥位では、下部になったほうの肋骨は圧迫されて運動の制約を受けるが、横隔膜の運動は代償的に増大する。つまり、下側になった肺の上部の動きが制約され、逆に肺の下部の動きは増大すると考えられる。これに対し、上側になったほうの肋骨運動はなんら制約を受けない。この

238

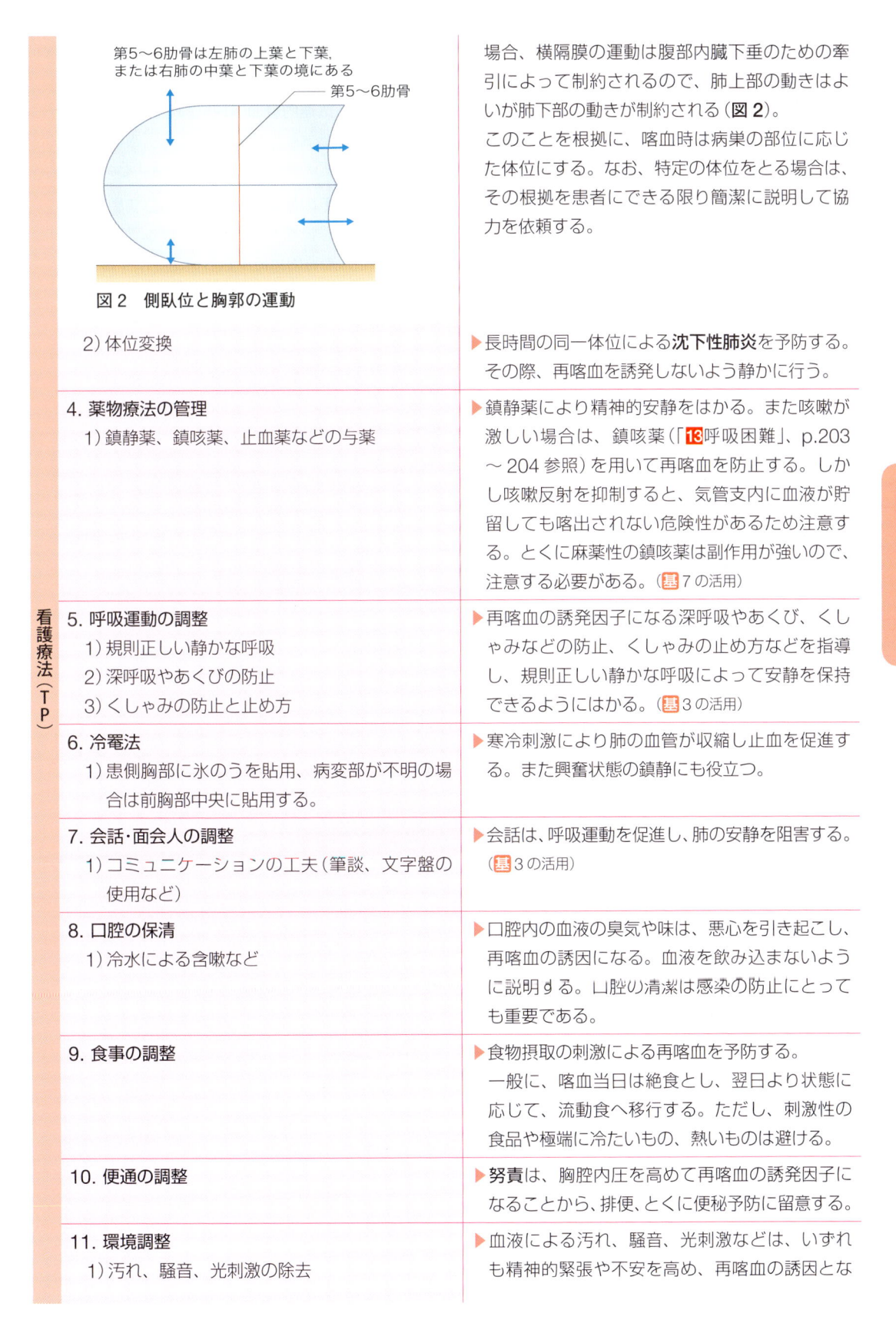

第5〜6肋骨は左肺の上葉と下葉,
または右肺の中葉と下葉の境にある

第5〜6肋骨

図2　側臥位と胸郭の運動

場合、横隔膜の運動は腹部内臓下垂のための牽引によって制約されるので、肺上部の動きはよいが肺下部の動きが制約される（**図2**）。

このことを根拠に、喀血時は病巣の部位に応じた体位にする。なお、特定の体位をとる場合は、その根拠を患者にできる限り簡潔に説明して協力を依頼する。

看護療法（TP）		
2）体位変換	▶	長時間の同一体位による**沈下性肺炎**を予防する。その際、再喀血を誘発しないよう静かに行う。
4. 薬物療法の管理 　1）鎮静薬、鎮咳薬、止血薬などの与薬	▶	鎮静薬により精神的安静をはかる。また咳嗽が激しい場合は、鎮咳薬（「**13**呼吸困難」、p.203〜204 参照）を用いて再喀血を防止する。しかし咳嗽反射を抑制すると、気管支内に血液が貯留しても喀出されない危険性があるため注意する。とくに麻薬性の鎮咳薬は副作用が強いので、注意する必要がある。（**基**7の活用）
5. 呼吸運動の調整 　1）規則正しい静かな呼吸 　2）深呼吸やあくびの防止 　3）くしゃみの防止と止め方	▶	再喀血の誘発因子になる深呼吸やあくび、くしゃみなどの防止、くしゃみの止め方などを指導し、規則正しい静かな呼吸によって安静を保持できるようにはかる。（**基**3の活用）
6. 冷罨法 　1）患側胸部に氷のうを貼用、病変部が不明の場合は前胸部中央に貼用する。	▶	寒冷刺激により肺の血管が収縮し止血を促進する。また興奮状態の鎮静にも役立つ。
7. 会話・面会人の調整 　1）コミュニケーションの工夫（筆談、文字盤の使用など）	▶	会話は、呼吸運動を促進し、肺の安静を阻害する。（**基**3の活用）
8. 口腔の保清 　1）冷水による含嗽など	▶	口腔内の血液の臭気や味は、悪心を引き起こし、再喀血の誘因になる。血液を飲み込まないように説明する。口腔の清潔は感染の防止にとっても重要である。
9. 食事の調整	▶	食物摂取の刺激による再喀血を予防する。 　一般に、喀血当日は絶食とし、翌日より状態に応じて、流動食へ移行する。ただし、刺激性の食品や極端に冷たいもの、熱いものは避ける。
10. 便通の調整	▶	**努責**は、胸腔内圧を高めて再喀血の誘発因子になることから、排便、とくに便秘予防に留意する。
11. 環境調整 　1）汚れ、騒音、光刺激の除去	▶	血液による汚れ、騒音、光刺激などは、いずれも精神的緊張や不安を高め、再喀血の誘因とな

看護療法（TP）	2）室温の調整 3）汚れた寝衣・寝具の交換	る。止血のための局所的冷罨法による不快感や悪寒を引き起こさないよう室温を調整する。喀血による**気道内凝血**は無気肺を引き起こしやすく、その無気肺はさらに肺炎を引き起こしやすいので、室温や着衣の調整に留意する。
	12. 喀出した血液のすみやかな処理	▶喀血液はその量の多少にかかわらず患者に大きな不安や恐怖を与える。したがってすみやかに処理し、患者の目にふれないようにする。
教育（EP）	1. 前記の観察項目のうち必要な項目を報告できるよう指導する 　1）発現の時期 　2）喀血の前駆症状ならびに自覚的な随伴症状の有無	▶1）、2）は喀血の早期発見と再喀血時のすみやかな処置のための重要な情報になる。
	2. 以下の項目を必要時指導する。 　1）安静臥床の必要性 　2）喀血時の体位のとり方 　3）呼吸運動の調整法 　　（1）規則正しい静かな呼吸の必要性と方法 　　（2）深呼吸やあくび、くしゃみの防止の必要性とくしゃみの止め方 　4）会話制限の必要性と筆談などのコミュニケーション方法 　5）面会制限の必要性 　6）絶食の必要性と食事の進め方 　7）必要時、便秘の予防対策	▶患者自身が再喀血を防止できるよう、これらの項目を指導する必要がある。また患者は、再喀血に対する不安や恐怖を抱いていることが多いことから、家族にもこれらの項目を指導し、協力を得る。（🟥基3の活用）

第3・4段階　　看護計画の立案・実施時の留意点

1. 救命救急処置の準備と実践

　喀血は突然に起こることが多い。そのうえ、**窒息死**は、出血後 10 分以内に起こるので、すばやい判断と、短時間で手際のよい救急処置ができるよう日ごろから訓練しておく。喀出力の低下した患者や高齢者では、とくに窒息の危険が高いので注意する。また、止血処置のために気管支鏡や気管支動脈塞栓術、ときに開胸術が緊急に行われることがあるため、すみやかに対応できるよう準備しておく必要がある。

2. 精神的動揺の防止

　精神的動揺は、喀血の悪化、再喀血の大きな要因になるので、喀血している患者を 1 人にすることは極力避ける。

3. 安静の保持と日常生活動作行動の援助

　患者がよけいなストレスを感じることなく、安静を保持するには、個別のニーズにそった適切な生活動作行動の援助が不可欠である。

4. 冷罨法時の注意

　冷罨法時、氷のうを直接胸部に貼用すると重圧感を感じるので、氷のうの大きさを調整する。また離被架などを利用すると同時に、貼用中は患者の反応を収集して調整・工夫する。

5. 口腔保清時、与薬時の注意

口腔の保清時や与薬時は、むせたり、咳嗽を起こして再喀血の誘因とならないように注意する。

6. 気道浄化、感染予防

「成り行き」としての無気肺や肺炎を予防するために気道浄化、感染予防にとくに留意する。同時に、医療スタッフも接触（血液）感染の予防対策を行う。

7. 大喀血に備えた家族への協力要請

大喀血が起こる危険性が考えられる病状（たとえば、肺がんの大動脈浸潤、気管支拡張症など）の患者の家族には、あらかじめその危険性と、誘発因子の除去、前駆症状と早期報告の必要性などについて説明、指導する。ただし、家族の不安レベルに注意して説明・指導することが重要である。

第5段階　評価の視点

1. 目標に近づいたか否か

①窒息を起こさなかったか。

②患者と家族の喀血に対するの不安・恐怖感が軽減したか。

③バイタルサインが安定したか。

④止血し、再喀血を起こさなかったか。

⑤「成り行き」にあげた問題 [1) 非効果的な気道クリアランス、2) 日常生活動作行動の低下、3) 窒息、4) 無気肺・感染、とくに肺炎、5) 全身の低酸素状態 [全身の生理的機能低下、精神的不安定など]、6) 貧血、出血性ショック、7) 再喀血に対する予期的不安、死への恐怖・不安の増大など] を起こさなかったか。

2. 看護過程、とくに看護計画の評価・修正

患者や家族の状態や行動が目標に近づいていない場合は、看護過程、とくに看護計画の立案段階のどこに問題があったのか、さらに診断段階に誤りがなかったかなどを追究する必要がある。

引用・参考文献

1）川島みどり，宮崎康編著：内科系実践的看護マニュアル．看護の科学社，1995.

2）永井良三，大田健編：疾患・症状別今日の治療と看護．改訂第3版．南江堂，2013.

3）欠﨑義雄ほか編：内科学．第11版，朝倉書店，2017.

4）高久史麿ほか監：新臨床内科学．第8版，医学書院，2002.

5）井村裕夫ほか編：わかりやすい内科学．第4版，文光堂，2014.

16 胸 水

pleural effusion

●オリエンテーション・マップ

原因・誘因（p.244）

1）非炎症性
- (1) うっ血性心不全
- (2) 肺梗塞
- (3) 肝硬変症
- (4) ネフローゼ症候群など

2）炎症性
- (1) 結核性胸膜炎
- (2) がん性胸膜炎
- (3) 胸部外傷による炎症
- (4) 化膿性胸膜炎
- (5) 膠原病胸膜炎
- (6) 胸管圧迫損傷
- (7) フィラリアなど

胸水

漏出性胸水

滲出性胸水

随伴症状（p.245）

1) 発熱、胸痛、咳など
2) 胸水が多量の場合は、肺全体や縦隔洞の圧迫による胸部重圧感、呼吸困難、動悸など
3) 食欲不振や心身の苦痛による不眠、不安、恐怖など

成り行き（二次的問題 p.245）

1) 体動・日常生活動作行動の低下
2) 言語的コミュニケーション障害
3) 二次感染、電解質や蛋白質の喪失、ひいてはショック
4) 恐怖、不安の増大
5) 呼吸不全、心不全など

観察OP
（p.248）

看護療法TP・教育EP
（p.248）
（p.250）

1. 心身の安静保持、睡眠の援助	6. 胸腔穿刺の援助
2. 体位の工夫	7. 胸腔ドレナージの管理
3. 食事の援助	8. 衣服・寝具類の調整
4. 便通の調整	9. 身体の清潔保持
5. 胸部の温湿布	10. 酸素吸入

■ 基礎的知識

1. 胸水の定義

　胸水とは、胸壁の内面を覆う**壁側胸膜**と肺の表面を覆う**肺胸膜**（**臓側胸膜**）との間の**胸腔**（**胸膜腔**）に存在する液体をいう。この液体は、正常でも体重1kg当たり0.1～0.2mLの漿液であり、**生理的胸水**とよばれている（**図1**）。

　胸水の貯留とは、なんらかの病的要因によって生理的胸水量を超えて貯留した量の滲出液や漏出液などを指し、一般に300mL以下を少量の胸水貯留、1,000mL以上を大量の胸水貯留としている。

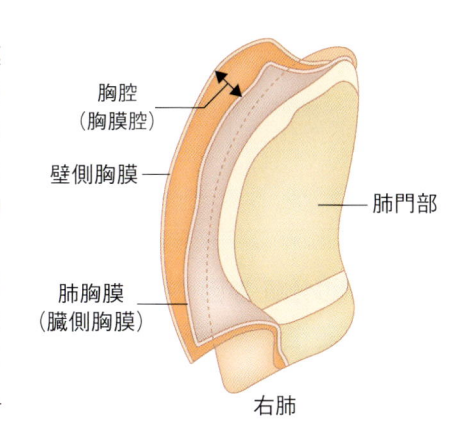

図1　右肺の断面図

2. 胸水のメカニズム

　胸腔内の**漿液**（**生理的胸水**）は、運動による肺胸膜と壁側胸膜との摩擦や癒着を防ぐ潤滑油的な重要な役割をもっている。

　この漿液は、胸膜の毛細血管網から分泌され、縦隔および壁側胸膜のリンパ管から吸収されながら常に一定量（10～15mL）に保たれている。

　胸水の貯留は、この毛細血管からの分泌と、リンパ管からの吸収のバランスが崩れたときに出現するが、その主な因子は、以下の①～④である。

　　①血漿膠質浸透圧の低下
　　②胸膜毛細血管の透過性の亢進
　　③胸膜毛細血管内圧の上昇
　　④リンパ液の産生過剰

3. 胸水の性状と種類

1）胸水の性状

胸水は、その性状により以下のように区別される。

（1）**漿液性胸水**：黄色調でほとんど透明な液体。細胞成分や線維素はきわめて少なく、白血球数1万/μL以下のものをいう。

（2）**血性胸水**：血液が混入し肉眼的に赤色あるいは赤褐色の液体である。

（3）**膿性胸水**：膿性の液体。白血球などの炎症性細胞を多く（1万/μL以上）含む。

（4）**乳び性胸水**：胸管リンパ液が混入し、脂肪分やリンパ球などを含み、白濁した液体である。

2）胸水の種類

　胸水は上記の区分のほかにその成分により、**表1**に示すように**漏出性**（**非炎症性**）**胸水**と**滲出性**（**炎症性**）**胸水**に大別される。

表1　漏出性（非炎症性）胸水と滲出性（炎症性）胸水の鑑別

鑑別項目	漏出性（非炎症性）胸水	滲出性（炎症性）胸水
外観	黄色・透明	混濁・血性・膿性
比重	1.015 以下	1.018 以上
蛋白質	2.5g/dL 以下	3.0g/dL 以上
リバルタ反応	陰性	陽性
凝固性	弱い	強い
細胞成分	少ない（中皮細胞、組織球）	多い（多核白血球、リンパ球）
細菌	無菌	細菌性のときは陽性のこともある

4. 胸水の分類・原因・誘因ならびにメカニズムと特徴

分類	主な原因・誘因	メカニズムと特徴
1) 漏出性（非炎症性）胸水	血漿膠質浸透圧の低下や毛細血管内圧の上昇などにより生じる**漏出性（非炎症性）**の胸水であり、**浮腫**や**腹水**などを伴うことが多い。	
	（1）うっ血性心不全	▶心拍出量の低下により静脈系うっ血、とくに肺循環系にうっ血が生じ、肺毛細血管内圧の上昇をきたすために生じる。両側あるいは一側に貯留をみるが、一側の場合は右室衰弱により、右側に貯留する。また、全身浮腫、肝腫大を伴うことが多い。
	（2）肺梗塞	▶肺動脈の閉塞による肺循環障害によって、毛細血管壁から盛んな漏出性出血を起こし、胸水を生じさせる。なお、胸水は一般に、血性で一側性に貯留する。
	（3）低蛋白血症　　①肝硬変症	▶肝機能の低下は、血清アルブミン濃度を減少させて血漿膠質浸透圧の低下を引き起こし、結果的に胸水を生じさせる。なお、貯留は右側に多く、腹水や全身性の浮腫を伴っている。
	②ネフローゼ症候群	▶大量の蛋白が尿中に排泄され、肝臓での蛋白生成が間に合わず、血清蛋白質、とくにアルブミンの減少をきたす。そのために、血漿膠質浸透圧の低下が生じ、胸水を生じさせる。なお、腹水や全身性浮腫を伴いやすい。
1) 滲出性（炎症性）胸水	胸膜の炎症により、胸膜毛細血管の透過性亢進やリンパ液の産生過剰などによって生じる**滲出性（炎症性）**の胸水である。胸膜に原発する病因としては、線維腫（良性腫瘍）、肉腫（悪性腫瘍）などがあるが、臨床上は少ない。**胸膜炎の主因**は、隣接臓器からの波及によるものが大部分である。	
	（1）結核性胸膜炎	▶結核菌による胸膜への直接的侵襲により、胸膜に炎症が起こる。胸水は、一般に黄緑色透明の漿液性であるが、血性になることもあり、一側性に貯留する。結核性では、胸水中の ADA（アデノシン脱アミノ酵素*）が陽性になることが多い。 ＊アデノシンをヒポキサンチンとアンモニアに分解する酵素
	（2）がん性胸膜炎　①原発性胸膜腫瘍：胸膜中皮腫	▶原発性あるいは転移性に生じた腫瘍により、胸膜毛細血管の透過性亢進とリンパ液産生過剰が起こり、胸水

2)滲出性（炎症性）胸水	②転移性胸膜腫瘍：肺がん、乳がんなど	を生じる。胸痛とともに漿液性、漿液血性の胸水が一側性に貯留し、排液後もすぐに再貯留する。がん性胸水の細胞学的検査ではがん細胞が染色され、悪性中皮腫では、ヒアルロニダーゼ染色陽性の中皮細胞が検出される。胸水中の腫瘍マーカーは高値になる。
	(3)胸部外傷による炎症	▶胸膜毛細血管の透過性亢進やリンパ液の産生過剰・吸収障害によって起こる。この場合の胸水は、一般に血性であり、胸痛を伴うことが多い。リンパ管の損傷時は、乳び性胸水になることもある。
	(4)化膿性胸膜炎	▶胸膜の細菌感染（肺炎双球菌が多い）により、リンパ液の産生が過剰になり、胸水を生じさせる。初期の胸水は、細胞成分が少なく、粘稠性が低いが、しだいに胸膜表面にフィブリンが析出し、**膿性胸水**となる。胸水中のLDH の上昇と糖濃度の低下が認められる。
	(5)膠原病胸膜炎 　①間質性肺炎	▶膠原病によって胸膜に炎症をきたしたもの。漿液性胸水で、細胞成分はリンパ球である。
	(6)胸管圧迫損傷 　①悪性腫瘍 　②リンパ節腫	▶リンパ管の圧迫損傷・増殖性変化が、リンパ液の吸収障害を引き起こすために胸水を生じる。この場合の胸水は、乳び性である。
	(7)フィラリア症（糸状虫症）など	▶わが国では、リンパ系寄生種による糸状虫症が最も多い。この糸状虫症は、その感染型幼虫が蚊の媒介で皮膚から浸入・感染し、リンパ系に寄生して約 5 年間生きている。急性期には、リンパ管炎を伴う発熱発作を年に数回繰り返し、リンパ液の流れを障害する。それによって胸水の発生・増量を引き起こし、さらに上下肢浮腫、象皮病などへ進行する。

5. 胸水の随伴症状

1）発熱、胸痛、咳など
2）胸水が多量の場合は、肺全体や縦隔洞の圧迫による胸部重圧感、呼吸困難、動悸など
3）食欲不振や心身の苦痛による不眠、不安、恐怖など

6. 胸水の「成り行き」
（悪化したときの二次的問題）

1）胸水の増悪に伴う呼吸困難、全身性浮腫、腹水などによる**体動・日常生活動作行動の低下**
2）胸水、腹水、呼吸運動障害、呼吸困難、胸部重圧感、咳嗽などによる**言語的コミュニケーション障害**
3）胸腔穿刺の反復、胸腔ドレーン留置、大量の胸水排除などに伴う**二次感染、電解質や蛋白質の喪失**、ひいては**ショック**
4）生命危機を覚えさせる胸部・全身の諸症状の悪化、苦痛を伴う検査や治療などによる患者や家族の**恐怖、不安の増大**
5）**呼吸不全、心不全**など

7. 胸水に対する主な診察と検査

1）診察

(1) 視診：胸部の動き

(2) 触診：胸郭の動き（**図3**）、胸壁の音声伝導（**図4**）

(3) 打診：胸水貯留部位は濁音、その上部は鼓音となる。

(4) 聴診：胸水貯留部位では、呼吸音の減弱を認める。

(5) 測定：体温、脈拍、呼吸、血圧、体重、水分出納など

2）検査

(1) 呼吸機能検査：肺活量、機能的残気量、全肺気量、SpO_2（経皮的酸素飽和度）、血液ガス

(2) 胸部X線、胸部CT（少量の胸水でも検出可能）、超音波検査、シンチグラフィ、MRI

(3) 血液検査：赤沈、CRP など

(4) 胸腔穿刺：胸水の量・色調・比重・生化学・リバルタ反応・細胞診など。なお、胸腔穿刺は、超音波検査で胸水の存在部位を確認し、坐位で行う。肋骨の下縁には血管と神経が走行しているため肋骨上縁から行う。

(5) 胸腔鏡による胸膜生検、細胞診

(6) 血管造影検査など

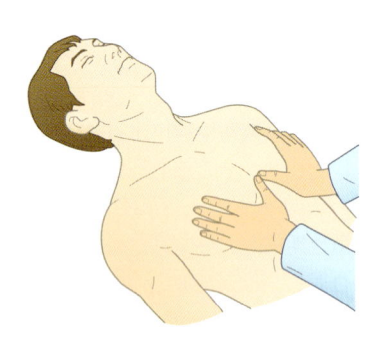

両手を左右対称の位置におき、呼吸運動につれて、両側の母指が同じように左右方向へ移動するか否かを観察する。背面も同様に行う

図3　胸郭の動きのみかた

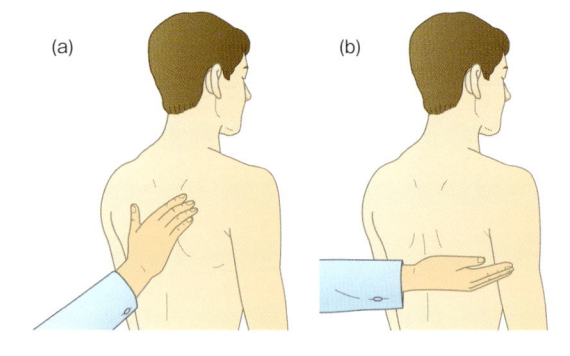

患者に"ひとーつ"と低音での発声を反復して行わせる。手のひら（a）、または尺骨面（b）を胸壁上に当てて発声させ、振動の動きを測り、次いで他側の対称部の振動の強さを測定する。胸水の場合、音声伝導は減弱する

図4　音声伝導のみかた

8. 胸水に対する主な治療

以下に示す原因疾患の治療が基本である。

1）安静療法

2）薬物療法：蛋白製剤（アルブミンや凍結血漿など）、抗生物質、抗結核薬、副腎皮質ステロイド薬、抗がん薬、強心薬、利尿薬、分解酵素阻害薬など

3）外科的療法：胸腔穿刺、胸腔ドレナージ（**図5**）、胸腔内薬物（抗がん薬、抗生物質、自家血など）注入法あるいは胸膜癒着術。滲出液の場合は、胸水を早めに排液する。

4）食事療法：塩分制限、高エネルギー・高蛋白食

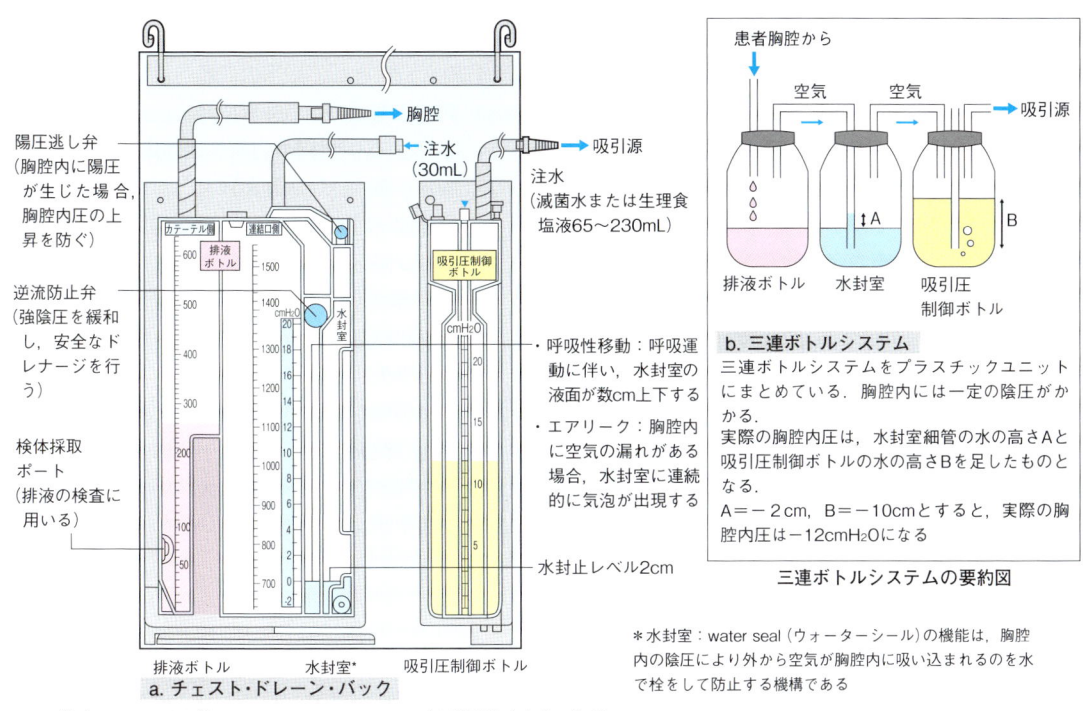

・ 呼吸性移動：呼吸運動に伴い，水封室の液面が数cm上下する
・ エアリーク：胸腔内に空気の漏れがある場合，水封室に連続的に気泡が出現する

水封止レベル2cm

陽圧逃し弁（胸腔内に陽圧が生じた場合，胸腔内圧の上昇を防ぐ）

逆流防止弁（強陰圧を緩和し，安全なドレナージを行う）

検体採取ポート（排液の検査に用いる）

排液ボトル　水封室*　吸引圧制御ボトル
a. チェスト・ドレーン・バック

（住友ベークライト社：チェスト・ドレーンバック取扱説明書を参考に作成）

b. 三連ボトルシステム

三連ボトルシステムをプラスチックユニットにまとめている．胸腔内には一定の陰圧がかかる．

実際の胸腔内圧は，水封室細管の水の高さAと吸引圧制御ボトルの水の高さBを足したものとなる．

A＝ー2cm，B＝ー10cmとすると，実際の胸腔内圧は－12cmH₂Oになる

三連ボトルシステムの要約図

＊水封室：water seal（ウォーターシール）の機能は，胸腔内の陰圧により外から空気が胸腔内に吸い込まれるのを水で栓をして防止する機構である

図5　チェスト・ドレーン・バックと三連ボトルシステムの関係

● 看護のポイント

第1・2段階　　アセスメント・診断

必要な情報	情報分析の視点
1. 胸水の程度・性状・量（基1〜4の活用） 　胸郭の動き、呼吸状態（呼吸数・リズム・型など）、呼吸音、体温、脈拍、呼吸、血圧、体重、水分出納バランス、吸引しているときは胸水の量と性状など **2. 胸水の随伴症状の有無と程度**（基5の活用） 　1）発熱、胸痛、咳 　2）胸部重圧感、呼吸困難、動悸 　3）食欲不振、心身の苦痛による不眠、不安、恐怖など **3. 胸水の発生時期と経過** **4. 胸水の主な原因・誘因と程度**（基4の活用） 　1）漏出性（非炎症性）胸水：うっ血性心不全、肺梗塞、低蛋白血症（肝硬変症、ネフローゼ症候群など） 　2）滲出性（炎症性）胸水：結核性胸膜炎、がん性胸膜炎、胸部外傷による炎症、化膿性胸膜炎、膠原病胸膜炎、胸管圧迫損傷、フィラリア症など	1. 胸水の有無・程度・性状の明確化 2. 胸水と随伴症状の発生時期と現在までの経過の明確化 3. 胸水の原因・誘因とそのメカニズムの明確化 4. 胸水の「成り行き」の明確化

5. 胸水に対する診察と検査の結果（基7の活用）

1) 診察：視診、触診、打診、聴診、測定（体温、脈拍、呼吸、血圧、体重、水分出納）など
2) 検査：呼吸機能検査、胸部X線、胸部CT、超音波検査、血液検査、胸腔穿刺、胸膜生検、細胞診など

6. 胸水に対する治療内容と効果・副作用（基8の活用）

1) 安静療法
2) 薬物療法
3) 外科的療法
4) 食事療法など

7. 胸水の「成り行き」の有無と程度（基6の活用）

8. 胸水と検査・治療などに対する患者や家族の反応と期待

▶「成り行き」として以下の問題を生じやすい。

1) 胸水の増悪に伴う呼吸困難、全身性浮腫、腹水などによる**体動・日常生活動作行動の低下**
2) 胸水、腹水、呼吸運動障害、呼吸困難、胸部重圧感、咳嗽などによる**言語的コミュニケーション障害**
3) 胸腔穿刺の反復、胸腔ドレーン留置、大量の胸水排除などに伴う**二次感染、電解質や蛋白質の喪失、ひいてはショック**
4) 生命危機を覚えさせる胸部・全身の諸症状の悪化、苦痛を伴う検査や治療などによる患者や家族の恐怖、不安の増大
5) **呼吸不全、心不全**など

| 第3段階 | 看護計画の立案 |

● **目標設定の視点**　1. 胸水による随伴症状が軽減・消失する。
　　　　　　　　　　　2. 生理的胸水に戻る。
　　　　　　　　　　　3. 少なくとも「成り行き」にあげた問題を起こさない。

● **対策の立案**　　対象固有の胸水の原因・誘因と、それによる発生・悪化のメカニズムをふまえたうえで、対策を選択・決定する。

（基1～8の活用）

	対策の種類	対策の根拠
観察（OP）	1. 胸水の程度、性状・量の変化 2. 胸水の随伴症状の変化 3. 胸水の原因・誘因の増減 4. 胸水に対する診察と検査結果の変化 5. 胸水に対する治療内容と効果・副作用の増減 6. 胸水の「成り行き」の有無と程度 7. 胸水と検査・治療などに対する患者や家族の反応と期待 ※観察の細かい項目は、アセスメント・診断段階と同じであるため省略する	1～7の観察項目は、その患者が目標に近づいているか否かを最も端的に表す情報となる。 ▶胸水に関する客観的情報と同時に、胸水によって生じる主観的な情報を重視する。また、これらの情報の変化を検査値や治療と関連づけて経時的・継続的に観察・記録する。
看護療法（TP）	1. 心身の安静保持、睡眠の援助 　1）精神心理的安静	▶胸部重圧感および呼吸困難などの症状は、緊張や不安、恐怖などをもたらし、症状悪化の一要因になる。睡眠障害の状況に応じて、医師と相談のうえ、必要時、睡眠薬を使用する。

	(基5の活用)
2）身体的安静	▶労作は、呼吸器系や循環器系の負担を増し、咳嗽や疼痛、呼吸障害を増強させる。(基8の活用)
2. 体位の工夫 1）ファウラー位・坐位 2）側臥位のときは患側を下にする。	▶咳嗽を誘発しやすい仰臥位を避け、安楽な呼吸、疼痛軽減、肺のうっ血予防のために**ファウラー位**あるいは**坐位**にする。側臥位の場合は、患側を下にすると患部の動きを抑えることによって、疼痛を軽減できることがある。
3. 食事の援助 1）水分や塩分の制限	▶塩分や水分の過剰摂取は、胸水増加の一因となるため、制限する場合が多い。(基8の活用)
2）高蛋白・高カロリー食	▶**低蛋白血症**は、胸水の要因になる。また、胸水中には、蛋白質や脂肪などが滲出しているため、蛋白質やカロリーの補給をするなど、輸液や食事などによって栄養状態の管理を行う。胸腔穿刺を繰り返したり、1回に多量の胸水を排除したり、胸腔ドレナージを実施しているときは、電解質や蛋白質の喪失が大きいので検査結果やバイタルサインにとくに注意する。(基8の活用)
3）ガス発生の少ない食品	▶ガス発生は、腹部膨満を引き起こす。その結果、横隔膜を押し上げ、胸水による呼吸運動の阻害をさらに増強する。
4. 便通の調整	▶便秘による腹部膨満もガス発生と同じように横隔膜を押し上げ、呼吸運動をいっそう妨げる。
5. 胸部の温湿布	▶胸部に温熱刺激を与えると血液循環が促進され、胸水の吸収が促される。ただし、状態により禁忌の場合もあるため、医師と十分相談する。
6. 胸腔穿刺の援助	▶胸腔穿刺時は、肋間を広げる体位をとり、呼吸の調整をするなど、患者の協力が必要となるため、検査の目的をきちんと説明し、緊張を和らげる環境づくりや声かけなどが重要である。また、穿刺後は気胸や出血などの出現の有無、バイタルサインや呼吸困難などの状態を観察する。 ▶胸水による呼吸困難が強くなった場合には、胸水を機械的に排除する。実施中は、苦痛・不安や急激な排液によるショック、不潔操作による感染などの防止対策をとり、実施後はこれらの異常の早期発見と対処に努める。
7. 胸腔ドレナージの管理（図5参照）	▶胸腔ドレナージは、胸腔内圧を陰圧に保つためにチューブの折れ曲がりや圧迫による閉塞を予防し、さらに吸引圧（一般には−10〜−

看護療法（TP）

16 胸水

看護療法（TP）		15cmH$_2$O）にも注意して、胸水の流出状態を密に観察する。さらにドレーン挿入部の不快感や、体動時の痛みを少なくするためにドレーンの固定や長さを工夫する。加えて体動制限による苦痛、バイタルサインなどにも十分留意する。なお、ドレーンが閉塞しているときは、患者側からドレーンをしごいて（**ミルキング**という）閉塞物を除去する。（**基**7、8、**図5**の活用）
	8. 衣服・寝具類の調整	▶衣服や寝具による身体の緊縛や圧迫は、循環障害や呼吸困難などをもたらすため、ゆとりのある衣服を着用し、掛け物は軽くする。（**基**5の活用）
	9. 身体の清潔保持	▶発熱などによる発汗に応じた清拭と更衣が必要となる。また、手浴や足浴で末梢循環を促す。
	10. 酸素吸入	▶組織への酸素供給が不十分なときは、医師の指示により**酸素吸入**を行う。その際、定期的にSpO$_2$の測定や呼吸状態の観察を行う。
教育（EP）	1. 前記の観察項目のうち主観的情報を報告できるように指導する	▶患者や家族が、主体的・積極的にケアに参加・協力するためには、これらの説明・指導を必要とする。とくに胸腔穿刺時は、患者の苦痛や不安、恐怖、ショック、感染などを防止できるよう十分説明し、協力を求める。（**基**1〜8の活用）
	2. 前記の看護療法項目1〜10の必要性とその方法を具体的に説明・指導する	

第3・4段階　看護計画の立案・実施時の留意点

1. 胸部聴診時の注意点

　胸部の聴診時は、部屋を暖かくし、筋肉の緊張を和らげる。摩擦音を避けるために、発汗があるときはよく拭いたり、胸毛の多い人は微温湯で濡らすか石けんをつけるとよい。

2. 胸部温湿布時の注意点

　胸部に温湿布を施す場合は、持続して温湿布を当てておくと、逆に肺のうっ血が生じるために、間隔をおいて行ったほうが有効に作用する。

3. 胸腔穿刺時の注意点

　胸腔穿刺時は、まず咳嗽の有無と程度を確認しておく。

1) 体位は**図6**に示すようにファウラー位の場合は、穿刺側の上肢を頭上に上げる。

2) 穿刺部位を**図7**に示す。

3) 操作はすべて無菌的に行う。

4) 医師が針を刺入するときは、咳嗽や深呼吸を禁じることを事前に患者に説明する。

5) 穿刺中は、急激な排液によるショックや呼吸困難などを生じやすいため、顔色、脈拍、呼吸などに注意する。

6) 穿刺後はしばらく安静臥床させ、バイタルサインのチェック、穿刺部の状態（胸水の漏れの有無、出血、皮膚の発赤など）、発熱・胸痛・呼吸困難の有無を観察する。

7) 胸水の量・性状・臭いなどを観察・記録する。

8) 排液が血性の場合には、動揺を与えないよう患者の目にふれないようにする。

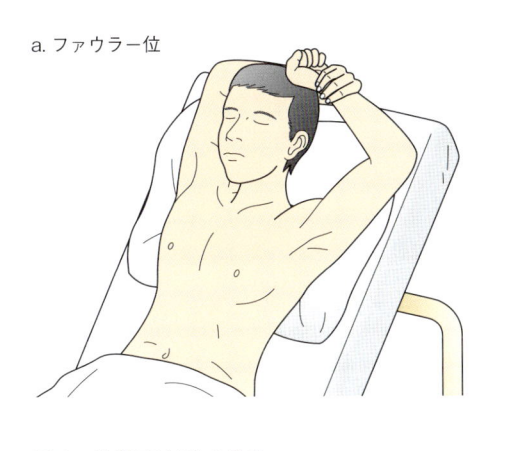

a. ファウラー位

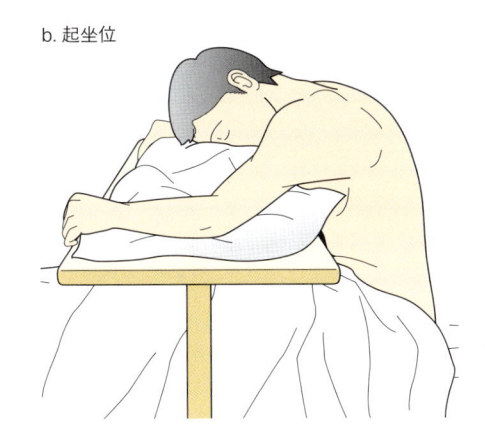

b. 起坐位

図6　胸腔穿刺時の体位

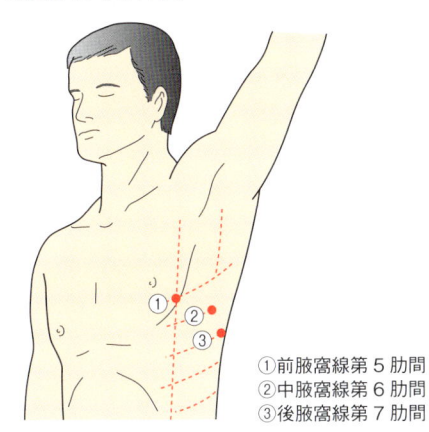

①前腋窩線第5肋間
②中腋窩線第6肋間
③後腋窩線第7肋間

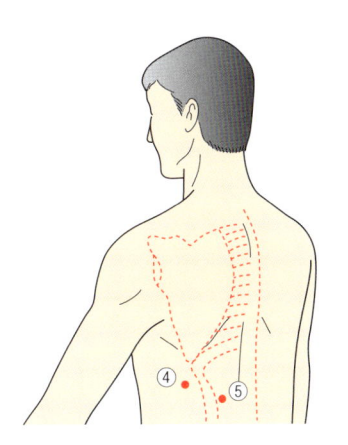

④後腋窩線と肩甲線
　との中間第8肋間
⑤肩甲線第9肋間

図7　胸腔穿刺の部位

4. ドレナージ中の注意点

　持続胸腔ドレナージ中は、ドレーンの固定状況と同時に水圧部が常に発泡していることを観察し、エアリークの有無に注意する。また、排液びんの貯留物が逆流しないよう排液びんを刺入部位より高く持ち上げないようにする。なお、排液びんの水は、胸腔内圧の変動によって胸腔内に逆流する危険性があるので、滅菌生理食塩液を使用する（図5の活用）。

　また、呼吸状態、顔色、気分不快の有無を観察するとともに、血圧低下、徐脈、顔面蒼白、悪心などの血管迷走神経性失神を疑う症状に注意し、出現したらドレナージを中止し、医師に報告する。

第5段階　　評価の視点

1. 目標に近づいたか否か

1）胸水による随伴症状が軽減・消失したか。

2）生理的胸水に戻ったか。

3）「成り行き」にあげた問題 [1) 体動・日常生活動作行動の低下、2) 言語的コミュニケーション障害、3) 二次感染、電解質や蛋白質の喪失、ショック、4) 恐怖、不安の増大、5) 呼吸不全、心不全など] を起こさなかったか。

2. 看護過程、とくに看護計画の評価・修正

　患者や家族の状態や行動が目標に近づいていない場合は、看護過程、とくに看護計画の立案段階のどこに問題があったのか、さらに診断段階に誤りがなかったかなどを追究する必要がある。

引用・参考文献

1) ガイトン, A.C.（内薗耕二，入来正躬監訳）：人体生理学. 正常機能と疾患のメカニズム, 第2版, 廣川書店, 1982.
2) 矢﨑義雄ほか編：内科学. 第11版, 朝倉書店, 2017.
3) 斎藤龍生：胸水に対応するには. ターミナルケア, 7（6月号別冊）：236〜239, 1997.
4) 大城 譲ほか：鉤をガイドに用いた胸腔ドレーン挿入法と彎曲したトロッカーによるドレーン誘導留置. 救急医学, 21（1）：117〜120, 1997.
5) 中嶋俊彰, 阪本善邦：胸水の発生するメカニズム. 月刊ナーシング, 18（13）：16〜19, 1998.
6) 住友ベークライト社：チェスト・ドレーン・バック取扱説明書.
7) 井村裕夫ほか編［三嶋理晃］：胸膜疾患. わかりやすい内科学. 第4版, p.76〜80. 文光堂, 2014.
8) 野口美和子, 中村美鈴編：新体系看護学21 成人看護学②. 呼吸機能障害をもつ成人の看護, 循環機能障害をもつ成人の看護. 第2版, メヂカルフレンド社, 2010.

17 高血圧

hypertension

●オリエンテーション・マップ

主な原因 (p.259)

1) 本態性
  (1) 不明 (遺伝的素因)

2) 二次性
  (1) 腎実質性
    ① 腎実質の病変：糸球体腎炎、腎盂腎炎など
  (2) 腎血管性
    ① 腎動脈の狭窄・閉塞：動脈硬化症、動脈炎など
  (3) 内分泌性
    ① 内分泌性疾患：褐色細胞腫、クッシング症候群など
  (4) 妊娠高血圧症候群
  (5) 心血管性
    ① 動脈炎による狭窄性変化：大動脈炎症候群など
  (6) 中枢神経性
    ① 頭蓋内圧亢進など
  (7) 薬物性など

主な影響因子 (p.256)

1) 生理的・生活因子
  (1) 年齢
  (2) 性
  (3) 外気温などの環境因子
  (4) 心身のストレス
  (5) 新陳代謝 (食事、運動、入浴など)
  (6) 体温
  (7) 呼吸
  (8) 喫煙、飲酒
  (9) 食習慣 (ナトリウム過剰摂取、カルシウム・カリウム・マグネシウム摂取不足)、肥満
  (10) 体位
  (11) 左右差
  (12) 上下肢差
  (13) 測定部位の太さ

2) 家族歴
  (1) 遺伝的素因
  (2) 高血圧患者の有無など

本態性・二次性高血圧

随伴症状 (p.261)

1) 頭重感、頭痛
2) めまい、耳鳴
3) 肩こり、手足のしびれ
4) 不眠
5) 心悸亢進 (動悸)
6) 悪心・嘔吐、食欲不振
7) 倦怠感
8) 顔面紅潮など

成り行き (二次的問題 p.261)

1) 日常生活動作行動や運動の制限
2) 身体損傷、事故
3) 就業や社交の制約
4) 非効果的な治療計画管理、ノンコンプライアンス
5) 合併症の出現・悪化 (脳・心・腎・眼底・血管など)

観察OP (p.269)

看護療法TP・教育EP (p.270) (p.270)

1. 食事療法・嗜好品の指導と管理
  1) 塩分・脂質の制限
  2) ミネラルの適量摂取
  3) 野菜・果物・魚の積極的摂取
  4) 肥満時のエネルギー制限
  5) 利尿薬与薬時の食事療法
  6) 合併症があるときの食事療法
  7) 禁煙、節酒

2. 適正体重の維持

3. 適切な運動・睡眠習慣の確立

4. 精神的ストレスの軽減と発生因子の除去

5. 入浴・環境・衣服の調整

6. 便通調整と排便習慣の確立

7. 薬物療法の指導と管理

8. 血圧・体重測定と定期的受診の指導

17 高血圧

1. 血圧の定義

血圧とは、血液が血管壁に作用する圧力をいうが、一般には、動脈血が血管壁に及ぼす動脈内圧をいう。

血圧は、心臓の拍動に応じて常に変動し、心臓の収縮期には血管内に血液が流れ込むために上昇する。このときの血圧を**収縮期血圧（最高血圧、最大血圧）**という。一方、心臓の拡張期には血圧は低下する。これを**拡張期血圧（最低血圧、最小血圧）**という。

収縮期血圧と拡張期血圧の差を**脈圧**という。

2. 血圧の変動要因

血圧を変動させる主な要因は、**図1**に示すように、①**心臓の収縮力の強さ**、②**循環血液の量と粘稠度**、③**末梢血管の抵抗性を決定づける血管の太さと弾力性**である。物理学的には、血圧は、心臓から駆出される心拍出量と全身の末梢血管抵抗の積として表わされる（**図1**）。すなわち、血圧は、心拍出量が多いほど高く、また動脈硬化や血管壁のむくみなどで末梢血管の抵抗が大きくなればなるほど高くなる。循環血液量や末梢血管抵抗の調節には、さまざまな因子が関与する。

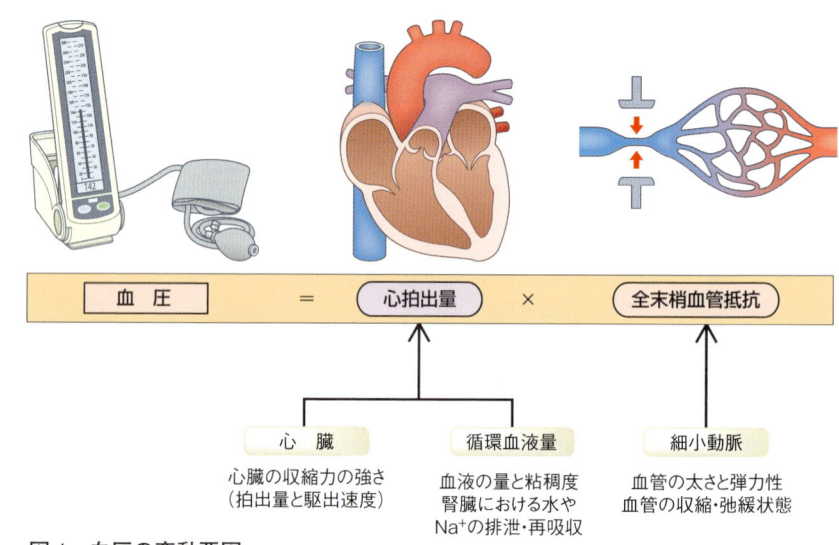

図1　血圧の変動要因

3. 血圧調節のメカニズム

人体は、血圧を一定に維持する複数の因子から構成される調節システムを備えている。その主な血圧調節システムには、自律神経系による調節（神経性因子）と、ホルモンによる調節（体液性因子）がある（**図2**）。

1）自律神経性調節（神経性因子）

血圧を調節している主な神経には、延髄にある**血管運動中枢**（血管収縮中枢、血管拡張中枢）と**心臓中枢**がある。血管収縮中枢と血管拡張中枢は別々に存在し、どちらかの中枢が刺激されると、一方の中枢の働きが自動的に弱まる。

血管収縮中枢の刺激は、全身の交感神経系を興奮させて末梢血管を収縮させ、その結果、血圧を上昇させる。一方、**血管拡張中枢**の刺激は、副交感神経系を興奮させて末梢血管を拡張させ、その結果、血圧を低下させる。

また、心臓の拍動は、延髄にある**心臓抑制中枢**と**心臓促進中枢**によって支配される。心臓抑制中枢の刺激は、迷走神経を興奮させて心臓の拍動を減少させ、その結果、血

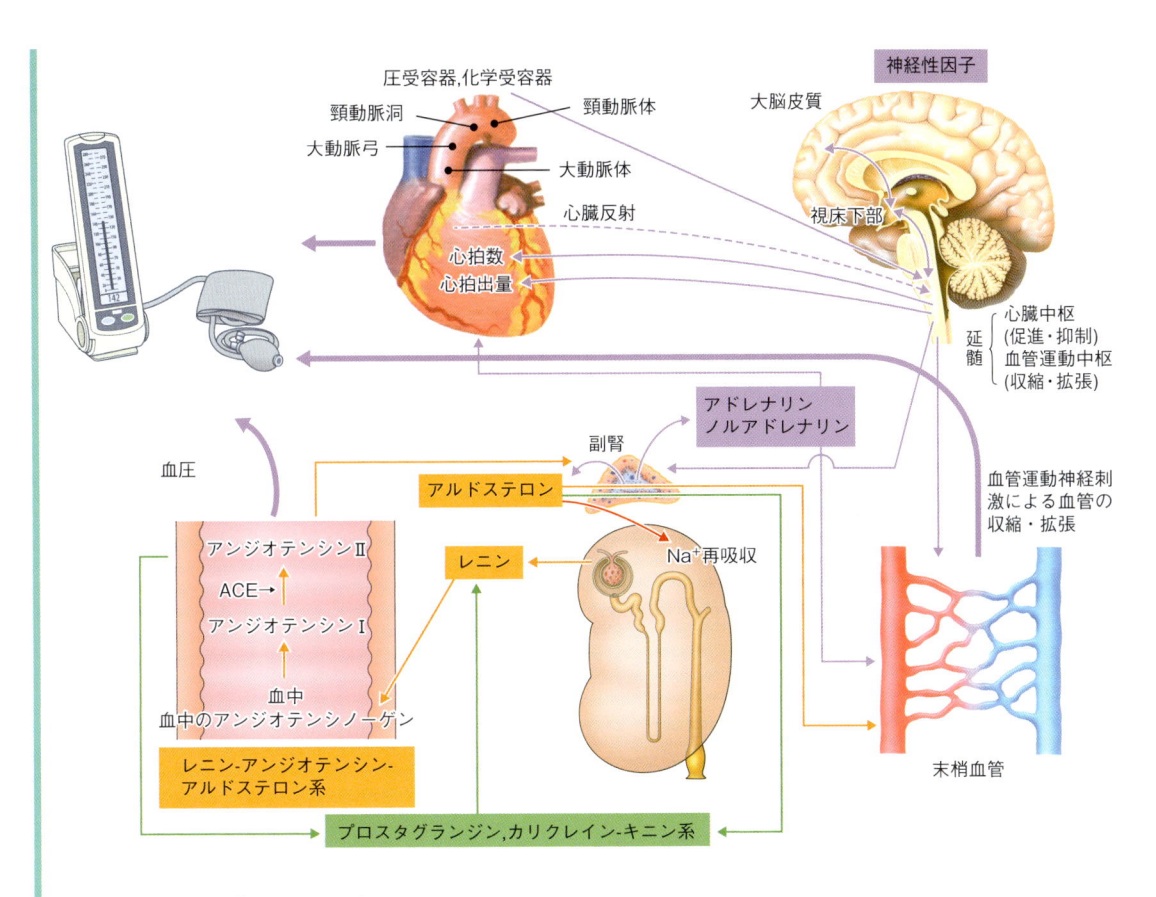

図2　血圧調節のメカニズム

圧を低下させる。一方、心臓促進中枢の刺激は、交感神経系を興奮させて心臓の拍動を促進させ、その結果、血圧を上昇させる。

　これらの中枢を刺激する因子には、主として、**①動脈血中の O_2・CO_2 濃度、pH の変動、②血圧、③痛覚刺激、④胸腔内圧**などがある。

　たとえば、PaO_2（動脈血酸素分圧）分圧が低下すると、頸動脈体や大動脈体にある**化学受容器**が刺激され、その刺激が血管運動中枢に伝わって反射的に血管を収縮させ、血圧を上昇させる。逆に、血圧が上昇すると、頸動脈洞、大動脈弓などにある**圧受容器**が刺激され、それが血管運動中枢に伝わり、反射的に血管を拡張させて血圧を低下させる。

　さらに大脳皮質辺縁系に生じた不安や怒りなどの情動興奮や痛みなどは、視床下部にある自律神経中枢、内分泌中枢を興奮させる。自律神経中枢の興奮は、心臓中枢、血管運動中枢を刺激し、反射的に末梢血管の収縮、心拍出量の増加を引き起こし、同時に副腎髄質からのアドレナリンやノルアドレナリンの分泌を増加させ、血圧を上昇させる。

2）体液性調節（体液性因子）

（1）レニン-アンジオテンシン-アルドステロン系

　腎糸球体における輸入動脈の血圧が低下すると、それが腎の傍糸球体細胞にある圧受容器に作用して、レニンの分泌を促す。分泌された**レニン**は、血中のアンジオテンシノーゲンから**アンジオテンシンⅠ**を遊離させる。さらに、アンジオテンシンⅠはアンジオテンシン変換酵素（ACE）によって**アンジオテンシンⅡ**に変換される。

アンジオテンシンIIは、副腎皮質を刺激して**アルドステロン**の分泌を促し、尿細管でのNa$^+$の再吸収を促進させる。その結果、血漿中のNa$^+$が増加し、血中の浸透圧を上昇させる。この浸透圧の上昇は、組織間液から水を血管内に引き入れ、循環血漿量を増加させ、その結果、血圧を上昇させる。同時に、アンジオテンシンIIは末梢血管平滑筋に作用し、血管を収縮させて血圧を上昇させる。

（2）プロスタグランジン、カリクレイン-キニン系

プロスタグランジン、カリクレイン-キニン系は、腎臓などで産出される代表的な**血管拡張物質**である。たとえば、本態性高血圧では、一般にこれらが低値を示す。

腎性昇圧系のレニン-アンジオテンシン-アルドステロン系と腎性降圧系のプロスタグランジン、カリクレイン-キニン系は、相互に関連しながら血圧を調節している。

4. 血圧に影響する生理的・生活因子ならびに家族歴

1）生理的・生活因子

（1）年齢

加齢とともに動脈壁の弾力性が低下し、収縮期血圧が上昇する傾向がある。

（2）性

男性は、女性よりも一般に5〜10mmHgほど高い傾向がみられる。また更年期の女性は、エストロゲン（卵胞ホルモン）の減少によって交感神経の緊張が高まり、とくに起床時に小さな刺激によって血管を収縮させて急激な血圧上昇を起こすことがある。これを**モーニングサージ**とよぶが、この小さな刺激になるのが以下の（3）の環境因子をはじめとする血圧上昇因子であり、これらの因子とその自己管理方法が近年注目されている。

（3）外気温などの環境因子

外気温が高いと末梢血管が拡張し、血圧を下降させる。一方、低い外気温、冷たい床やトイレ、冷水による洗面、急激な温冷の差などの環境要因は、いずれも末梢血管を収縮を引き起こして、血圧を上昇させる。

（4）心身のストレス

怒り、興奮、不安、疼痛などによる心身のストレスは、上記3.で述べたように、反射的に末梢血管収縮、心拍出量増加とアドレナリンの分泌亢進などによって血圧を上昇させる。しかし、精神的な衝撃や疼痛が極度になると、かえって副交感神経を刺激して血管を拡張させて血圧を低下させる。

（5）新陳代謝（日内変動）

代謝が亢進すると血圧も上昇する。たとえば、食事、運動、入浴などの代謝を亢進させる活動の多い日中は血圧が上昇し、逆に、これらの活動を行わない睡眠中は血圧が下降する。食後は、収縮期血圧が10mmHg前後上昇するが、約1時間で元に戻る。また血圧は、温熱の変化によって変動しやすく、入浴では、湯温が熱めの場合は代謝が亢進し血圧が上昇するが、適温の場合はやや低下する。

運動による血圧の変動は、運動の量・強度などによって異なるが、健康な人で通常の運動の場合は、数分から十数分で元に戻る。加えて排尿・排便後は、一般的に血圧は下がる。なお、このような血圧の生理的反応には個人差も大きい。

血圧の生理的日内変動幅は、収縮期血圧で±20mmHg、拡張期血圧で±10mmHg程度である。高血圧患者ではその幅がさらに大きくなる場合もある。また、夜間に血圧が上昇し、起床時に最も高くなる人もいる。

（6）体温

悪寒・戦慄時は、末梢血管の収縮により血圧が上昇する。高熱時は、末梢血管が拡

張し、血圧が低下する。

(7) 呼吸

深呼吸などで、血中の CO_2 濃度が低下すると、血圧も低下する。

(8) 喫煙、飲酒

ニコチンは、交感神経を刺激し血管を収縮させるため、血圧を一過性に上昇させる。また、タバコは動脈硬化を促進することから、虚血性心疾患の主要なリスクファクターになる。

アルコールは、摂取直後には血圧を下げるが、過剰な継続的摂取は平均血圧値の上昇をもたらし高血圧の発症頻度を高める。アルコールが血圧を上げるしくみは、完全には解明されていないが、血管の収縮反応性が高まることやインスリン抵抗性の増大、腎臓からのマグネシウムやカルシウムの喪失などが考えられる。

(9) 食習慣（**ナトリウム過剰摂取、カルシウム・カリウム・マグネシウム摂取不足**）、**肥満**

ナトリウムは、末梢動脈平滑筋の緊張を高め、収縮性を亢進させると同時に、腎臓における水分の再吸収を促進し、体液量を増加させて血圧を上昇させる。

カルシウム、カリウム、マグネシウムなどのミネラルは、ナトリウムの排泄を促進し、血管の収縮を抑制することから、これらの摂取不足は血圧上昇に関与する。

糖質や脂質などの過剰摂取による肥満は、体液量や心拍出量を増大させ、交感神経活動を高め、インスリン抵抗性を増し、血圧を上昇させる。さらに心・血管の二次的変化を助長し、合併症を引き起こす。

(10) 体位

血圧は、重力の影響を受けて血液量の配分変化を起こすために体位によって多少変化する。収縮期血圧は、臥位が最も高く、坐位、立位の順に低くなる（臥位＞坐位＞立位）。拡張期血圧は、逆に立位が最も高く、坐位、臥位の順に低くなる（立位＞坐位＞臥位）。したがって、**脈圧**は、臥位のときが最も大きい。

(11) 左右差

一般に右のほうが 5 〜 10mmHg 高い。これは、右鎖骨下動脈のほうが左鎖骨下動脈より直接的に大動脈から血流を受けているためと考えられている。正常範囲は 10mmHg 以内である。それ以上の場合は、大動脈炎症候群、大動脈縮窄症などの異常を疑う。

(12) 上下肢差

立位で上下肢の血圧を測定した場合、通常下肢が高く、収縮期血圧で 10 〜 15 mmHg 程度の差がみられる。この差は、上肢と下肢の心臓に対する解剖学的位置の差により生じるものと考えられている。下肢が上肢より 20mmHg 以上高い場合は、大動脈弁閉鎖不全などの異常を疑う。また、下肢が上肢より低い場合は、大動脈縮窄症、大動脈弓症候群、腹部大動脈瘤、大動脈の閉塞性疾患などが疑われる。

(13) 測定部位の太さ

上腕の太い人は、マンシェットで上腕を圧迫するときに、多量の皮下脂肪をも同時に圧迫することになるために余分な圧力が必要となり、細い人に比べると高い値を示す。

2) 家族歴

(1) 遺伝的素因

(2) 高血圧患者の有無など

5. 血圧の基準範囲

1）年齢別血圧の基準範囲

年齢別の血圧の基準範囲を**図3**に示す。

＜年齢＞	＜収縮期血圧＞ mmHg	＜拡張期血圧＞ mmHg
新生児	70 ～ 90	6 歳ころまで約 50
幼・学齢期	90 ～ 100	50 ～ 60
思春期	110 ～ 120	50 ～ 60
成人	120 ～ 130	60 ～ 89
高齢者	120 ～ 139	60 ～ 89

図 3　年齢別血圧の基準範囲

6. 高血圧の定義

わが国でも、世界のガイドラインでも、収縮期血圧 140mmHg 以上、拡張期血圧 90mmHg 以上の場合を**高血圧**という（**図4**）。**WHO/ISH**（世界保健機関 / 国際高血圧学会）においても同様に定義されている。

	分類	収縮期血圧（mmHg）		拡張期血圧（mmHg）
正常域血圧	至適血圧	＜ 120	かつ	＜ 80
	正常血圧	120-129	かつ／または	80-84
	正常高値血圧	130-139	かつ／または	85-89
高血圧	Ⅰ度高血圧	140-159	かつ／または	90-99
	Ⅱ度高血圧	160-179	かつ／または	100-109
	Ⅲ度高血圧	≧ 180	かつ／または	≧ 110
	（孤立性）収縮期高血圧	≧ 140	かつ	＜ 90

（日本高血圧学会治療ガイドライン作成委員会編：高血圧治療ガイドライン 2014．p.19）

図 4　成人における血圧値の分類

7. 高血圧（症）の分類・原因・誘因ならびにメカニズムと特徴

1）程度による分類

高血圧の重症度は、単に血圧の高低のみではなく、原因疾患や合併症、高血圧症の「成り行き」として現れる心臓、脳、眼底、腎臓、血管などの臓器障害を全体的に把握して判断される（**表1**、**表2**、**表3**）。

表 1　WHO/ISH の臓器障害の程度による高血圧の分類

ステージⅠ（Ⅰ度高血圧）	臓器障害なし
ステージⅡ（Ⅱ度高血圧）	以下の臓器合併症の徴候のうち、少なくとも 1 項目を認める場合 ・左室肥大（X 線、心電図、心エコー） ・網膜動脈の全体的および部分的狭細化 ・蛋白尿あるいは血漿クレアチニン濃度の軽度上昇（1.2 ～ 2.0mg/dL） ・頸動脈、大動脈、腸骨動脈、大腿動脈における粥状硬化性プラークの超音波あるいは血管造影所見
ステージⅢ（Ⅲ度高血圧）	臓器障害の結果として症状と徴候の両者を伴う場合 ・心臓：狭心症、心筋梗塞、心不全 ・脳：一過性脳虚血発作、脳卒中、高血圧性脳症 ・眼底：眼底出血および滲出。乳頭浮腫の有無は問わない ・腎臓：血漿クレアチニン濃度の 2mg/dL 以上の上昇、腎不全 ・血管：解離性動脈瘤、症状を伴う閉塞性動脈疾患

表2 診察室血圧に基づいた心血管病リスク層別化

血圧分類 リスク層 （血圧以外の予後影響因子）	Ⅰ度高血圧 140-159/90-99 mmHg	Ⅱ度高血圧 160-179/100-109 mmHg	Ⅲ度高血圧 ≧180/≧110 mmHg
リスク第一層 （予後影響因子がない）	低リスク	中等リスク	高リスク
リスク第二層 （糖尿病以外の1-2個の危険因子、3項目を満たすMetSのいずれかがある）	中等リスク	高リスク	高リスク
リスク第三層 （糖尿病、CKD、臓器障害/心血管病、4項目を満たすMetS、3個以上の危険因子のいずれかがある）	高リスク	高リスク	高リスク

＊リスク第二層のメタボリックシンドロームは予防的な観点から以下のように定義する。正常高値以上の血圧レベルと腹部肥満（男性85cm以上、女性90cm以上）に加え、血糖値異常（空腹時血糖110〜125mg/dL、かつ/または糖尿病に至らない耐糖能異常）、あるいは脂質代謝異常のどちらかを有するもの。両者を有する場合はリスク第三層とする。他の危険因子がなく腹部肥満と脂質代謝異常があれば血圧レベル以外の危険因子は2個であり、メタボリックシンドロームとあわせて危険因子3個とは数えない

（日本高血圧学会高血圧治療ガイドライン作成委員会編：高血圧治療ガイドライン2014. p.33）

表3 高血圧の定義と分類（米国合同委員会第7次報告：JNC/7）

血圧分類	収縮期血圧＊（mmHg）		拡張期血圧＊（mmHg）
正常	＜120	かつ	＜80
高血圧前症	120〜139	または	80〜89
ステージ1高血圧	140〜159	または	90〜99
ステージ2高血圧	≧160	または	≧100

＊治療は高いほうの血圧カテゴリーによって決定する

(The seventh report of the joint national committee on prevention, detection, evaluation, and treatment of high blood pressure (The JNC 7 Report). JAMA, 289 (19)：2560〜2572, 2003.)

2) 原因・誘因による分類とメカニズム（図2）

高血圧（症）は、大きく**本態性高血圧（症）**と**二次性高血圧（症）**とに分かれる。

本態性高血圧（症）は、高血圧の原因疾患を見出せないものをいい、高血圧（症）全体の約90%を占める。

二次性高血圧（症）は、高血圧の原因疾患が明らかなものをいい、高血圧（症）全体の約10%を占め、最も多いのは腎実質性高血圧、次いで、腎血管性高血圧である。

分類	主な原因・誘因	メカニズムと特徴
1) 本態性高血圧（症）	(1)不明、ただし、一般に血圧上昇の主な要因がNa⁺排泄障害と末梢血管抵抗の増大によること、ならびに遺伝的要因が認められている	▶先天的要因のみならず、後天的要因である生理的・生活因子（塩分、寒冷ならびに急激な温冷刺激、ストレス、インスリン抵抗性、喫煙など）が加わり、血圧調節機構のアンバランスを引き起こし、高い血圧が続く。根治が難しい。
2) 二次性高血圧（症）	(1)**腎実質性高血圧** ①腎実質の病変 ・糸球体腎炎、腎盂腎炎、嚢胞腎など	▶腎機能低下による体液量の増加、レニン-アンジオテンシン系の賦活化亢進、腎臓における降圧機序の機能低下などで血圧が上昇する。
	(2)**腎血管性高血圧** ①腎動脈の狭窄・閉塞を起こす	▶腎動脈の狭窄によって腎血流量が減少する。これが刺

分類	主な原因・誘因	メカニズムと特徴
2) 二次性高血圧（症）	疾患 ・動脈硬化症、動脈炎など	激となり、レニン-アンジオテンシン系が賦活化され、レニン活性が上昇する。また、それによって副腎皮質のアルドステロンの分泌が促進され、尿細管における Na^+ の再吸収が促進される。その結果、血漿量が増加して血圧が上昇する。同時にアンジオテンシンⅡは末梢血管を収縮させるために、血圧が上昇する。
	(3) 内分泌性高血圧 ①内分泌疾患 ・褐色細胞腫	▶副腎髄質のホルモンであるカテコールアミン（アドレナリンとノルアドレナリン）の分泌過剰により、末梢動脈の収縮、心収縮力の増強をきたし、血圧が持続性あるいは発作性に上昇する。
	・原発性アルドステロン症	▶副腎皮質からのアルドステロンの分泌過剰により、水分と Na^+ を貯留させることによって細胞外液量が増加し、血圧が上昇する。
	・クッシング症候群など	▶コルチゾル系ホルモン分泌過剰により、末梢動脈の収縮、細胞外液量の増加をきたし、血圧が上昇する。
	(4) 妊娠高血圧症候群による高血圧 ①妊娠高血圧症候群	▶明らかでない点が多い。しかし、レニン-アンジオテンシン系の昇圧系に対して拮抗的に働くプロスタグランジンの産生、あるいはその作用が障害されて昇圧系が優勢となり、全身各所の血管攣縮が起こって血圧を上昇させると考えられている。妊娠20週以降にはじめて高血圧が発症し、分娩後12週までに正常に復する場合をいう。
	(5) 心血管性高血圧 ①大動脈と、その主な分枝に生じた動脈炎による主として狭窄性変化 ・大動脈炎症候群など	▶大動脈縮窄、大動脈壁の弾性低下などの機械的因子により血圧が上昇する。頸動脈の狭窄によって頸動脈洞にある圧受容器にかかる圧が低下すると血管が収縮し、血圧が上昇する。腎動脈の狭窄によって腎血流量が減少するため、血圧が上昇する。
	(6) 中枢神経性高血圧 ①頭蓋内圧亢進、脊髄癆、急性灰白髄炎など	▶中枢障害によって、結果的に血圧を上昇させるといわれている。
	(7) 薬物性高血圧 ①非ステロイド消炎鎮痛薬（NSAIDs）、免疫抑制薬（シクロスポリン、タクロリムスなど）、甘草（グリチルリ	▶医原性高血圧症。これらの薬物の副作用として血圧を上昇させる。

| 2）二次性高血圧（症） | チン）、経口避妊薬、グルココルチロイド、副腎皮質ステロイド薬など |

8. 高血圧の随伴症状

1）頭重感、頭痛
2）めまい、耳鳴
3）肩こり、手足のしびれ
4）不眠
5）心悸亢進（動悸）
6）悪心・嘔吐、食欲不振
7）倦怠感
8）顔面紅潮など

9. 高血圧の「成り行き」
（悪化したときの二次的問題）

1）高血圧、激しい血圧変動などによる**日常生活動作行動や運動の制限**
2）急激な血圧上昇や薬物の副作用による**身体損傷、事故**
3）高血圧、激しい血圧変動に伴う随伴症状などによる**就業や社交の制約**
4）自覚症状の弱さ・少なさや長期の食事・運動・薬物療法に対する意思決定上の葛藤、社会的支援不足、経済的負担などによる**非効果的な治療計画管理、ノンコンプライアンス**
5）**合併症の出現・悪化**
　高血圧が長期間持続すると、全身の細動脈の硬化が進行し、次の臓器に二次的な変化を生じさせる危険性が高い。なお、生活習慣の改善や降圧治療の最終目的は、これらの合併症、とくに脳出血や脳梗塞、心筋梗塞などの心血管病、および腎障害の予防にある。
　（1）脳：急性脳症（急激な血圧上昇によって頭痛、嘔吐、精神症状、痙攣などを起こす）、脳血管障害（脳出血、脳梗塞、一過性脳虚血発作など）など
　　　高血圧は脳内の細い動脈血管の壊死や動脈瘤をつくり、その結果、脳出血を起こしやすくする。また、高血圧を伴う脳の動脈硬化は、血流障害を起こし、やがて閉塞して脳梗塞となる。
　（2）心臓：左室肥大、左心不全、狭心症、心筋梗塞など
　　　高血圧に伴う末梢動脈の血管抵抗の亢進は、心臓の仕事量を増す結果、左室肥大をきたす。また、高血圧に伴いやすい動脈硬化によって狭心症や心筋梗塞を起こす。
　（3）腎臓：蛋白尿、腎硬化症、萎縮腎、腎機能不全、尿毒症など
　　　高血圧に伴って腎細動脈が硬化すると、腎血流は減少し、やがては萎縮腎となる。腎機能の低下から腎不全となり、尿毒症も現れる。
　（4）眼底：乳頭浮腫、眼底出血、動脈硬化性網膜症など
　　　網膜動脈の高血圧による変化、動脈硬化と攣縮などによって乳頭浮腫や眼底出血、動脈硬化性網膜症などを引き起こす。
　（5）血管：動脈硬化性プラーク、頸動脈内膜・中膜壁肥厚、大動脈解離などを引き起こす。

10. 高血圧に対する主な診察と検査

1）診察：問診（既往歴、家族歴を含む）、視診、聴診（頸動脈、腹部などの血管雑音や心雑音など）

2）検査

（1）心電図、（2）血液（レニン活性など）・尿一般検査（尿沈渣）、（3）眼底検査、（4）胸部 X 線検査、（5）心臓超音波検査、（6）頭部 CT 、MRI 、（7）尿中微量アルブミン排泄量、（8）頸動脈超音波検査、上下肢血圧比（ABI）、動脈波伝播速度、（9）二次性高血圧スクリーニングのための検査（血漿レニン・アルドステロン、コルチゾール、カテコールアミン測定、尿中カテコールアミン測定、腎臓、副腎の超音波検査・CT 検査など）

11. 高血圧に対する主な治療

血圧を、その人に合った値（高血圧の重症度や年齢により設定される）までに下げて安定させ、少なくとも「成り行き」に示した合併症を予防することに主眼をおき、ライフスタイルの修正に加えて薬物療法が行われる。日本高血圧学会によるガイドラインでは、降圧目標を**表4**に設定している。なお、75 歳以上の高齢者では臓器障害を伴っていることが多く、血圧を下げることにより重要臓器に循環障害を起こす危険性があることから、慎重な治療が望まれる。

表4 降圧目標

	診察室血圧	家庭血圧
若年、中年、前期高齢者患者	140/90mmHg 未満	135/85mmHg 未満
後期高齢者患者	150/90mmHg 未満 （忍容性があれば 140/90mmHg 未満）	145/85mmHg 未満（目安） （忍容性があれば 135/85mmHg 未満）
糖尿病患者	130/80mmHg 未満	125/75mmHg 未満
CKD 患者（蛋白尿陽性）	130/80mmHg 未満	125/75mmHg 未満（目安）
脳血管障害・冠動脈疾患患者	140/90mmHg 未満	135/85mmHg 未満（目安）

注：目安で示す診察室血圧と家庭血圧の目標値の差は、診察室血圧 140/90mmHg 、家庭血圧 135/85mmHg が、高血圧の診断基準であることから、この二者の差をあてはめたものである

（日本高血圧学会高血圧治療ガイドライン作成委員会編：高血圧治療ガイドライン 2014. p.35）

図5 に日本高血圧学会による初診時の治療計画を示す。まず、高血圧治療計画のためのリスク層別化を図るため、臓器障害の危険因子をチェックする。そして進行の度合いに応じて段階的に治療を進める。

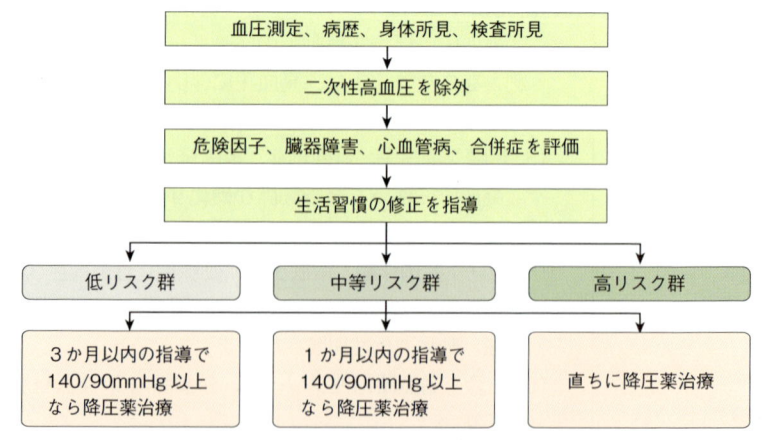

（日本高血圧学会高血圧治療ガイドライン作成委員会編：高血圧治療ガイドライン 2014. p.33）

図5 高血圧治療ガイドライン 2014 による高血圧の治療計画

図6は、米国合同委員会第7次報告（JNC/7）に掲載されている高血圧の治療の手順である。

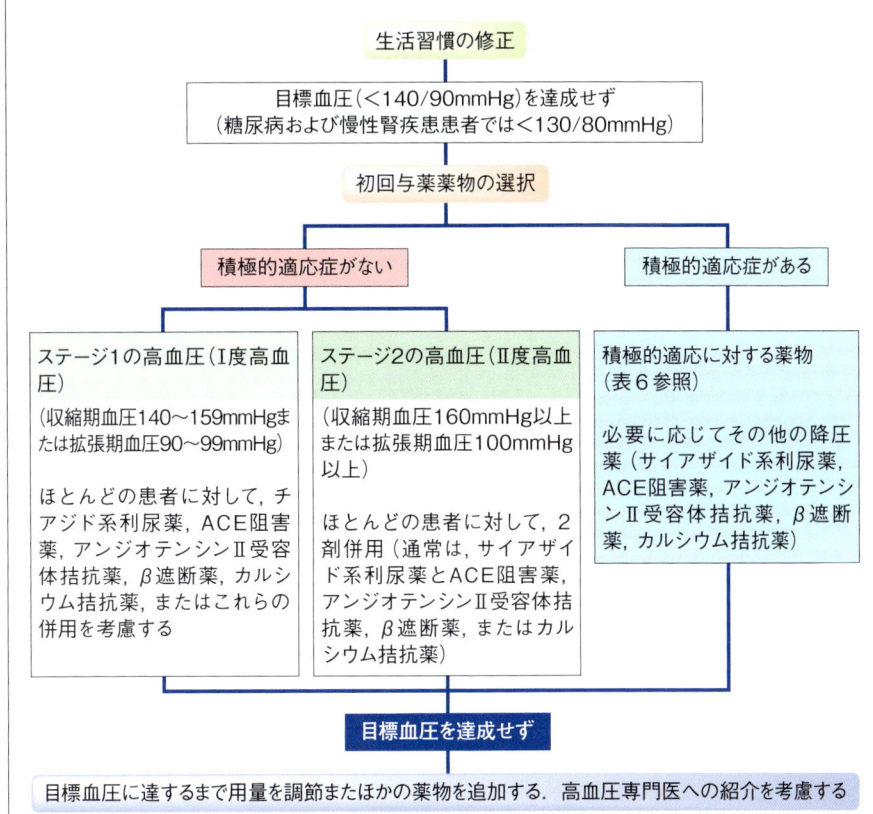

(The seventh report of the joint national commitee on prevention, detection, evaluation, and treatment of high blood pressure (The JNC 7 Report). JAMA, 289 (19)：2560 ～ 2572, 2003.)

図6　高血圧治療手順（JNC/7）

1）ライフスタイルの修正（非薬物療法）

日本高血圧学会による高血圧治療ガイドライン 2014 が示している「生活習慣の修正項目」が基本になる（**表5**）。

（1）食事療法
- 塩分の制限：6g/ 日以下
- 食塩以外の栄養素として、野菜・果物を積極的に摂取し、コレステロ ルや飽和脂肪酸の摂取を控える。魚（魚油）の積極的摂取も推奨される。

（2）適正体重の維持
- 肥満のある場合は食事療法、運動療法を併用し、減量する。
- 肥満は高血圧の重要な危険因子であるので、肥満者は体格指数（BMI）で 25 未満を目指し、非肥満者はそのレベルを維持する。とくに内臓肥満は、高血圧のみならず、糖・脂質代謝異常を引き起こし、**メタボリックシンドローム**と密接に関係する。

（3）運動療法
- 運動の降圧効果は確立されている。高血圧などの生活習慣病の予防や治療には、ウォーキング（脈がやや速くなる程度の速歩）のような**有酸素運動**が優れてい

表5　生活習慣の修正項目

1．減塩	6g/日未満
2a．野菜・果物	野菜・果物の積極的摂取[1]
2b．脂質	コレステロールや飽和脂肪酸の摂取を控える 魚（魚油）の積極的摂取
3．減量	BMI（体重（kg）÷身長（m）²）が25未満
4．運動	心血管病のない高血圧患者が対象で、有酸素運動を中心に定期的に（毎日30分以上を目標に）運動を行う
5．節酒	エタノールで男性20〜30mL、女性10〜20mL/日以下
6．禁煙	受動喫煙の防止も含む
生活習慣の複合的な修正はより効果的である	

[1] 重篤な腎障害を伴う患者では高カリウム血症をきたすリスクがあるので、野菜・果物の積極的摂取は推奨しない。糖分の多い果物の過剰な摂取は、肥満者や糖尿病などのカロリー制限が必要な患者では勧められない。

（日本高血圧学会高血圧治療ガイドライン作成委員会編：高血圧治療ガイドライン2014. p.40）

る。これに骨粗鬆症や腰痛を防止する効果のある**レジスタンス運動**、および関節の可動域や機能を向上させる**ストレッチ運動**を補助的に組み合わせる。

（4）節酒

- 節酒を継続すれば降圧が得られる。エタノール換算で男性は20〜30mL（日本酒1合、ビール中ビン1本、焼酎半合弱、ウイスキー・ブランデーダブル1杯、ワイン2杯弱に相当）/日以下、女性は10〜20mL/日以下に制限すべきである。

（5）禁煙

- ニコチンは、血管収縮を促し、収縮期圧を上昇させる。

（6）寒冷対策

- 寒冷が血圧を上げることはよく知られている。冬季には暖房に配慮する。とくにトイレや浴室、脱衣所などに注意する。

（7）情動ストレスへの対応

- 降圧におけるストレス管理の有効性が示されている。症例によっては、バイオフィードバックやリラクセーションなどを試みる価値がある。

（8）入浴

- 熱すぎない風呂がよい。38〜42℃くらいの湯温で5〜10分くらいが目安である。冷水浴やサウナは避けるべきである。

（9）便秘

- 排便によるいきみは、血圧を上昇させる。

2）薬物療法（表6、7）

生活習慣の改善のみで目標降圧レベルに達しない場合は降圧薬による治療が必要となる。降圧薬で血圧を下降させることにより、心血管病の発症を予防できる。

個々の高血圧患者においては、最も降圧効果が高く、かつ合併した種々の状態にも適した降圧薬を選択する。

表6 主要降圧薬の積極的適応

	Ca 拮抗薬	ARB/ACE 阻害薬	サイアザイド系利尿薬	β遮断薬
左室肥大	●	●		
心不全		●[*1]	●	●[*1]
頻脈	● (非ジヒドロピリジン系)			●
狭心症	●			●[*2]
心筋梗塞後		●		●
CKD（蛋白尿－）	●	●	●	
CKD（蛋白尿＋）		●		
脳血管障害慢性期	●	●	●	
糖尿病 /MetS[*3]		●		
骨粗鬆症			●	
誤嚥性肺炎		● (ACE 阻害薬)		

[*1] 少量から開始し、注意深く漸増する、[*2] 冠攣縮性狭心症には注意、[*3] メタボリックシンドローム

（日本高血圧学会高血圧治療ガイドライン作成委員会編：高血圧治療ガイドライン 2014. p.46）

表7 高血圧に用いられる主な降圧薬

カルシウム拮抗薬は降圧効果にすぐれており、軽・中等度の本態性高血圧症における脳卒中や脳梗塞、心筋梗塞などの脳・心血管疾患の合併症の発症予防に効果がある。加えて、副腎皮質からのアルドステロンの分泌を抑えることによって、腎尿細管からの Na^+ とそれに伴う水分の再吸収を抑えて、細胞外液量を減少させるなどによって血圧を低下させる。

下記薬剤に共通する注意として、🚗 がある。

分類	一般名（商品名）	効果発現メカニズム	主な副作用と注意事項
カルシウム拮抗薬	ニフェジピン （アダラート）	冠血管および末梢血管などの平滑筋細胞への Ca^{2+} 流入を抑制することによって血管を拡張させ、血圧を下げる。また、心筋の虚血状態を改善する作用もある	禁忌：妊娠中またはその可能性のある婦人（ただし、妊娠 20 週未満）、本剤成分過敏症の既往、心原性ショック、急性心筋梗塞 重大な副作用：紅皮症（剥脱性皮膚炎）、無顆粒球症、血小板減少ショック、意識障害、肝機能障害、黄疸
	アムロジピンベシル酸塩 （アムロジン、ノルバスク）		禁忌：妊娠中またはその可能性、ジヒドロピリジン系化合物過敏症の既往 重大な副作用：劇症肝炎、肝機能障害、黄疸、無顆粒球症、白血球減少、血小板減少、房室ブロック、横紋筋融解症
	ニカルジピン塩酸塩 （ペルジピン、ペルジピン注）		禁忌：妊娠中またはその可能性、頭蓋内出血で止血が完成していないと推定される患者、脳卒中急性期で頭蓋内圧が亢進している患者 重大な副作用：血小板減少、肝機能障害、黄疸 〈ペルジピン注〉 警告：脳出血急性期の患者および脳卒中急性期で頭蓋内圧が亢進している患者に与薬する場合には、緊急対応が可能な医療施設において、最新の関連ガイドラインを参照しつつ、血圧等の患者の状態を十分にモニタリングしながら与薬する 禁忌：本剤成分過敏症の既往 重大な副作用：「ペルジピン内服」参照、麻痺性イレウス、低酸素血症、肺水腫、呼吸困難、狭心痛

分類	一般名（商品名）	効果発現メカニズム	主な副作用と注意事項
アンジオテンシン変換酵素（ACE）阻害薬	カプトプリル（カプトリル）	アンジオテンシンⅠに対するアンジオテンシン変換酵素の働きを抑制して、アンジオテンシンⅡの生成を抑える。それによって末梢血管を拡張させ末梢血管抵抗を弱めて血圧を下げる	**禁忌**：本剤成分過敏症の既往、血管浮腫の既往、デキストラン硫酸固定化セルロース、トリプトファン固定化ポリビニルアルコールまたはポリエチレンテレフタレートを用いた吸着器によるアフェレーシスを施行中、アクリロニトリルメタリルスルホン酸ナトリウム膜（AN69）を用いた血液透析施行中、妊婦中またはその可能性、アリスキレンフマル酸塩を与薬中の糖尿病患者（ただし、他の降圧治療を行ってもなお血圧のコントロールが著しく不良の患者を除く） **併禁**：デキストラン硫酸固定化セルロース、トリプトファン固定化ポリビニルアルコールまたはポリエチレンテレフタレートを用いた吸着器によるアフェレーシスの施行、アクリロニトリルメタリルスルホン酸ナトリウム膜を用いた透析 **重大な副作用**：血管浮腫、高カリウム血症、汎血球減少、無顆粒球症、急性腎障害、ネフローゼ症候群、天疱瘡様症状、狭心症、心筋梗塞、うっ血性心不全、心停止、アナフィラキシー、皮膚粘膜眼症候群、剥脱性皮膚炎
	エナラプリルマイレン酸塩（レニベース）		**禁忌、注意、併禁**：「カプトプリル」参照 **重大な副作用**：血管浮腫、高カリウム血症ショック、心筋梗塞、狭心症、急性腎障害、汎血球減少症、無顆粒球症、膵炎、間質性肺炎、剥脱性皮膚炎、中毒性表皮壊死症、皮膚粘膜眼症候群、錯乱、肝機能障害、肝不全、抗利尿ホルモン不適合分泌症候群（SIADH）
	アラセプリル（セタプリル） デラプリル塩酸塩（アデカット）		**禁忌、注意、併禁**：「カプトプリル」参照 **重大な副作用**：血管浮腫、高カリウム血症、無顆粒球症、天疱瘡様症状
アンジオテンシンⅡ受容体拮抗薬（ARB）	カンデサルタンシレキセチル（ブロプレス）	アンジオテンシンⅡタイプ1（AT1）受容体に結合してアンジオテンシンⅡと拮抗し、主に強力な血管収縮作用を抑制して末梢血管抵抗を弱めて血圧を下げる	**禁忌**：本剤成分過敏症の既往、妊婦中またはその可能性、アリスキレンを与薬中の糖尿病患者（ただし、他の降圧治療を行ってもなお血圧のコントロールが著しく不良の患者を除く） **重大な副作用**：血管浮腫、ショック、失神、意識消失、高カリウム血症、横紋筋融解症、低血糖、急性腎障害、肝機能障害、黄疸、無顆粒球症、間質性肺炎
	オルメサルタンメドキソミル（オルメテック）		**禁忌、注意**：「カンデルサルタンシレキセチル」参照 **重大な副作用**：腎不全、肝機能障害、黄疸、血小板減少、アナフィラキシー、重度の下痢
	テルミサルタン（ミカルディス）		**禁忌**：本剤成分過敏症の既往、妊婦中またはその可能性、アリスキレンを与薬中の糖尿病患者（ただし、他の降圧治療を行ってもなお血圧のコントロールが著しく不良の患者を除く）、胆の分泌が極めて悪い患者または重篤な肝障害患者 **重大な副作用**：腎機能障害、肝機能障害、黄疸、アナフィラキシー、間質性肺炎
受容体遮断薬 α遮断薬	プラゾシン塩酸塩（ミニプレス）	末梢血管のα受容体を遮断して交感神経刺激の伝導を阻んで末梢血管を拡張させ、その抵抗を減少させて血圧を下げる	**禁忌**：本剤成分過敏症の既往 **注意**：与薬初期または用量の急増時などに、ときに急激な血圧低下によると考えられる失神・意識喪失を起こすことがある **重大な副作用**：失神、意識喪失、狭心症
	ウラピジル（エブランチル）		**禁忌**：本剤成分過敏症の既往 **注意**：与薬初期または用量の急増時等に、意識喪失、立ちくらみ、めまい、悪心、心悸亢進、胸部不快感等が発現することがある **重大な副作用**：肝機能障害
	ドキサゾシンメシル酸塩（カルデナリン）		**禁忌**：本剤成分過敏症の既往 **重大な副作用**：失神、意識喪失、不整脈、脳血管障害、狭心症、心筋梗塞、無顆粒球症、白血球減少症、血小板減少、肝炎、肝機能障害、黄疸

（つづき）

分類	一般名（商品名）	効果発現メカニズム	主な副作用と注意事項
α・β遮断薬	アロチノロール塩酸塩（アロチノロール塩酸塩）	「α遮断薬」と「β遮断薬」参照	**禁忌**：高度の徐脈（著しい洞性徐脈，房室ブロック（II，III度），洞房ブロック，糖尿病性ケトアシドーシス，代謝性アシドーシス，心原性ショック，肺高血圧による右心不全，気管支喘息，気管支痙攣のおそれのある患者，うっ血性心不全，洞不全症候群，未治療の褐色細胞腫，本剤成分過敏症の既往，妊婦中またはその可能性 **重大な副作用**：心不全，房室ブロック，洞房ブロック，洞不全症候群
α・β遮断薬	カルベジロール（アーチスト）		**警告**：慢性心不全患者に使用する場合には，慢性心不全治療の経験が十分にある医師のもとで使用すること。 **禁忌**：高度の徐脈（著しい洞性徐脈，房室ブロック（II，III度），洞房ブロック，糖尿病性ケトアシドーシス，代謝性アシドーシス，心原性ショック，肺高血圧による右心不全，気管支喘息，気管支痙攣のおそれのある患者，洞不全症候群，未治療の褐色細胞腫，本剤成分過敏症の既往，妊婦中またはその可能性，強い心または血管拡張薬を静脈内投与する必要のある心不全患者，非代償性の心不全患者 **重大な副作用**：高度な徐脈，ショック，完全房室ブロック，心不全，心停止，肝機能障害，黄疸，急性腎障害，中毒性表皮壊死融解症，皮膚粘膜眼症候群，アナフィラキシー
β遮断薬　受容体遮断薬	アテノロール（テノーミン）	心臓のβ1受容体を遮断して心拍数と心拍出量を減らし，それに伴い末梢血管抵抗を減少して血圧を下げる。β遮断薬はさらに腎からのレニン分泌も抑制して，血圧を下げる	**禁忌**：糖尿病性ケトアシドーシス，代謝性アシドーシス，房室ブロック（II，III度），洞房ブロック，心原性ショック，肺高血圧による右心不全のある患者，未治療の褐色細胞腫，本剤成分過敏症の既往，うっ血性心不全，洞不全症候群，低血圧症，重度の末梢循環障害 **重大な副作用**：徐脈，心不全，心胸比増大，房室ブロック，洞房ブロック，血小板減少症，紫斑病 **併用**：リザトリプタン安息香酸塩
β遮断薬　受容体遮断薬	プロプラノロール塩酸塩（インデラル）		**禁忌**：糖尿病性ケトアシドーシス，代謝性アシドーシス，房室ブロック（II，III度），洞房ブロック，心原性ショック，肺高血圧による右心不全のある患者，本剤成分過敏症の既往，高度の徐脈（著しい洞性徐脈，房室ブロック，気管支喘息，気管支痙攣のおそれのある患者，低血圧症，異型狭心症，長期間絶食状態，未梢循環障害，リザトリプタン安息香酸塩 **併用**：リザトリプタン安息香酸塩 **重大な副作用**：うっ血性心不全（またはその悪化），徐脈，末梢虚血（レイノー様症状等），房室ブロック，失神を伴う起立性低血圧，無顆粒球症，血小板減少症，呼吸困難，呼吸窮迫症候群，喘鳴
β遮断薬　受容体遮断薬	カルテオロール塩酸塩（ミケラン）		**禁忌**：本剤成分過敏症の既往，気管支喘息，気管支痙攣のおそれのある患者，高度の徐脈（著しい洞性徐脈），房室ブロック（II，III度），洞房ブロック，うっ血性心不全，低血圧症，妊婦中またはその可能性 **重大な副作用**：房室ブロック，洞不全症候群，洞房ブロック，洞停止等の徐脈，冠攣縮狭心症，失神，脈拍不整脈
サイアザイド系利尿薬	ヒドロクロロチアジド（ヒドロクロロチアジド）	腎遠位尿細管でNa$^+$再吸収を抑制，さらに尿中のCa^{2+}再吸収を亢進させることで降圧および利尿効果を得る	**禁忌**：無尿，急性腎障害，ナトリウム・カリウム減少症，サイアザイド系・スルホンアミド系薬過敏症 **重大な副作用**：再生不良性貧血，溶血性貧血，間質性肺炎，肺水腫，壊死性血管炎，全身紅斑性狼瘡の悪化，アナフィラキシー，低ナトリウム血症，低カリウム血症
サイアザイド系利尿薬	トリクロルメチアジド（フルイトラン）		**禁忌**：「ヒドロクロロチアジド」参照 **重大な副作用**：再生不良性貧血，低ナトリウム血症・カリウム血症
非サイアザイド系降圧利尿薬	インダパミド（ナトリックス，テナキシル）	血管平滑筋の収縮反応に対する抑制作用と利尿作用により，降圧効果を示す。利尿作用はあるが，効能・効果は「本態性高血圧症」であり利尿剤としての効能はない	**禁忌**：無尿，急性腎不全，体液中のナトリウム・カリウムが明らかに減少している患者，サイアザイド系薬剤またはその類似化合物過敏症の既往 **重大な副作用**：中毒性表皮壊死融解症，皮膚粘膜眼症候群，多形滲出性紅斑，低ナトリウム血症，低カリウム血症

ACE：Angiotensin-Converting Enzyme（アンジオテンシン変換酵素）
ARB：Angiotensin II Receptor Blocker（アンジオテンシン II 受容体拮抗薬）

● 看護のポイント

第1・2段階　アセスメント・診断

必要な情報	情報分析の視点

必要な情報

1. 日常ならびに現在の血圧（基2～7の活用）

2. 高血圧の発生時期・経過ならびに随伴症状の有無と程度（基2～8の活用）

　1）頭重感、頭痛、2）めまい、耳鳴、3）肩こり、手足のしびれ、4）不眠、5）心悸亢進（動悸）、6）悪心・嘔吐、食欲不振、7）倦怠感、8）顔面紅潮など

3. 高血圧の主な原因疾患と程度（基7の活用）

　1）本態性高血圧（症）

　2）二次性高血圧（症）

　　（1）腎実質性高血圧（糸球体腎炎、腎盂腎炎、囊胞腎など）

　　（2）腎血管性高血圧（動脈硬化症、動脈炎など）

　　（3）内分泌性高血圧（褐色細胞腫、原発性アルドステロン症、クッシング症候群など）

　　（4）妊娠高血圧症候群による高血圧

　　（5）心血管性高血圧（大動脈炎症候群など）

　　（6）中枢神経性高血圧（頭蓋内圧亢進、脊髄癆、急性灰白髄炎など）

　　（7）薬物性高血圧

4. 血圧に影響する因子の有無や状態（基4の活用）

　1）生理的・生活因子

　　（1）年齢

　　（2）性

　　（3）外気温などの環境因子

　　（4）心身のストレス

　　（5）新陳代謝（日内変動）

　　（6）体温

　　（7）呼吸

　　（8）喫煙、飲酒

　　（9）食習慣、肥満

　　（10）体位

　　（11）左右差

　　（12）上下肢差

　　（13）測定部位の太さ

　2）家族歴

　　（1）遺伝的素因

　　（2）高血圧患者の有無など

5. 高血圧に対する診察と検査の結果（基10の活用）

情報分析の視点

1. 高血圧の有無・程度の明確化

　日本高血圧学会治療ガイドライン2014、WHO/ISHの基準、JNC/7などが照合資料になる。

2. 高血圧と随伴症状の発生時期と現在までの経過の明確化

3. 高血圧の原因・誘因とそのメカニズムの明確化

4. 高血圧の「成り行き」の明確化

▶「成り行き」として、以下の問題を生じやすい。

　1）高血圧、激しい血圧変動などによる**日常生活動作行動や運動の制限**

　2）急激な血圧上昇や薬物の副作用による**身体損傷、事故**

　3）高血圧、激しい血圧変動に伴う随伴症状などによる**就業や社交の制約**

　4）自覚症状の弱さ・少なさや長期の食事・運動・薬物療法に対する意思決定上の葛藤、社会的支援不足、経済的負担などによる**非効果的な治療計画管理、ノンコンプライアンス**

　5）合併症の出現・悪化

　　（1）脳：急性脳症、脳血管障害（脳出血、脳梗塞、一過性脳虚血発作）など

　　（2）心臓：左室肥大、左心不全、狭心症、心筋梗塞など

　　（3）腎臓：蛋白尿、腎硬化症、萎縮腎、腎機能不全、尿毒症など

　　（4）眼底：乳頭浮腫、眼底出血、動脈硬化性網膜症など

　　（5）血管：動脈硬化性プラーク、頸動脈内膜・中膜壁肥厚、大動脈解離などを引き起こす。

1）診察：問診、視診、聴診（腹部の血管雑音や心雑音など）
2）検査：心電図、血液（レニン活性など）・尿一般検査（尿沈渣）、眼底検査、胸部Ｘ線検査、心臓超音波検査、頭部CT、MRI、尿中微量アルブミン排泄量、頸動脈超音波検査、上下肢血圧比、動脈波伝播速度、二次性高血圧スクリーニングのための検査など

6. **高血圧に対する治療内容と効果・副作用**（基11の活用）

　　1）ライフスタイルの修正

　　　（1）食事療法

　　　（2）適正体重の維持

　　　（3）運動療法

　　　（4）節酒

　　　（5）禁煙

　　　（6）寒冷対策

　　　（7）情動ストレスへの対応

　　　（8）入浴

　　　（9）便秘防止など

　　2）薬物療法（降圧薬の使用状況と効果、副作用）など

7. **高血圧の「成り行き」の有無と程度**（基9の活用）

8. **高血圧と検査・治療などに対する患者や家族の反応と期待**

▶現在の治療のみでなく、過去の治療の実施状況、途中で中断した場合はその理由などについても総合的に把握し、今後の治療計画遂行の資料にする。

第3段階	**看護計画の立案**

●**目標設定の視点**

1. 患者自身が高血圧の悪化要因（リスクファクター）を認識し、ライフスタイルを修正できる。
2. 患者と家族が指示された食事、運動、薬物などの療法を理解し、自ら管理できるようになる。
3. 血圧が目標値に近づき、安定・維持できる。
4. 少なくとも「成り行き」にあげた問題を起こさない。

●**対策の立案**　　対象固有の高血圧の原因・誘因ならびにそれによる発生・悪化のメカニズムをふまえたうえで、高血圧の悪化予防、高血圧による合併症の発生防止に視点をおき、対策を選択・決定する必要がある。　　　　　　　　　　　　（基1〜11の活用）

対策の種類		対策の根拠
観察（OP）	1. 血圧、脈拍、呼吸、体温	1〜8の観察項目は、その患者が目標に近づいているか否かを最も端的に表す情報となる。
	2. 高血圧の随伴症状の変化	
	3. 高血圧の原因・誘因となっている疾患の好転・悪化	▶目標とする血圧値に近づけ、それを安定・維持するには、血圧値を左右する最大因子である治療

<table>
<tr><td rowspan="1">観察（OP）</td><td>

4. 血圧に影響する生理的・生活因子の状態

5. 高血圧に対する診察と検査結果の変化

6. 高血圧に対する治療内容と効果・副作用

7. 高血圧の「成り行き」の有無と程度

8. 高血圧と検査・治療などに対する患者や家族の反応と期待

※観察の細かい項目は、アセスメント・診断段階と同じであるため省略する
</td><td>

とp.269の（4.-1）の13項目の生理的・生活因子などに対する患者と家族の理解とそれらに主体的・自主的に取り込む意欲・実践能力、ならびに阻害要因などの情報の収集とその情報を総合的に分析して、今後の改善点を見出しケアにつなげる必要がある。
</td></tr>
</table>

看護療法（TP）・教育（EP）		

1. 食事療法（嗜好品を含む）の指導と実践状況の管理

　　1) 塩分（ナトリウム）・脂質（コレステロールや飽和脂肪酸）の摂取制限

▶塩分制限は、体内のナトリウム量を減らして体液量を減少させ、同時に血管の抵抗を下げて血圧を低下させる。また、降圧薬の効果を増強する。1日6g以下の塩分摂取が適当とされているが、高齢者では脱水と食欲低下を防ぐために制限を緩和することもある。とくに利尿薬使用時は、ナトリウムと水の欠乏を起こしやすいので注意する。塩分摂取の管理には、1日の尿中ナトリウム排泄量の測定が利用される。

▶脂質とくに動物性脂質のとりすぎは、肥満のみならず、飽和脂肪酸の過剰摂取になり、血中コレステロールを上昇させ、動脈硬化を進行させ血圧上昇につながる。

　　2) ミネラル（カルシウム、カリウム、マグネシウム）の適量摂取

　　3) 野菜、果物と魚の積極的摂取

▶ミネラルの適量の摂取は、降圧作用をもたらすが、利尿薬によっては欠乏をきたすため十分摂取させる。ただし、腎機能低下がある場合は、カルシウム、カリウム、マグネシウム（野菜、果物などを含む）の過剰摂取は危険なので種類、量、調理方法などについて注意する。

　　4) 肥満のあるときはエネルギー制限

　　5) 利尿薬を使用しているときは、その副作用に対する食事療法も同時に行う

　　6) 合併症のあるときは、それらに対する食事療法も同時に行う

▶糖尿病や肥満患者では、エネルギー・糖分制限の視点から果物の過剰摂取を避ける。

▶米国で高血圧患者の食事療法として推奨されているDASH（Dietary Approaches to Stop Hypertention）食は、野菜、果物などの積極的摂取によりミネラルや食物繊維を増加させ、低脂肪食により飽和脂肪酸の減少をめざしている。減らす食品には、牛・豚の肉類や、砂糖を含む菓子・飲料などがある。

▶左記の1)～6)の食事療法は、高血圧の治療・管理において中心的な意義をもつ。したがって、患者や家族（とくに調理担当者）がその重要性を認識し、継続して実践できるよう個々の生活に

看護療法（TP）・教育（EP）		密着させて、具体的に指導する。 （基2〜4、7、11の活用）
	7）禁煙、節酒	▶ニコチンは、血管を収縮させて血圧を上昇させる。とくに冠動脈を狭窄させて**虚血性心疾患を**引き起こしかねない。 ▶多量の飲酒習慣は、エネルギーや塩分の摂取過多につながり血圧上昇の原因となる。また、大量飲酒後に生じやすい脱水は、血液濃縮をまねき、**脳梗塞**や**心筋梗塞**の誘因になりやすい。1日量をエタノール換算で男性では20〜30mL以下、女性では10〜20mL以下に節酒する。
	2. 適正体重の維持	▶肥満の改善は、体液量の減少、交感神経系の抑制、糖代謝に対するインスリン作用の改善などをもたらし血圧を下げる。また、体重の減量は、降圧薬の作用を増強する。BMI 25未満を目標に減量し、適正体重を維持するために食事療法と運動療法を併用する。（基2〜4、11の活用）
	3. 適切な運動・睡眠習慣の確立 　1）適切な運動の処方	▶適切な運動は、交感神経系の緊張をやわらげ、心拍出量の低下および末梢血管抵抗の低下をもたらし、血圧を下げる。また、運動は、体重の減量やストレス発散による二次的降圧作用のみならず、糖質・脂質の代謝を促進し、降圧作用とともに心血管系の合併症の危険性を減少させる。運動としては、ウォーキングなどの軽・中度の持続的な有酸素運動が適当とされている。一般には毎日30分以上を目標に行うことが望ましいが、重症の高血圧や合併症のある場合は医師の運動処方に基づいて行う。
	2）適切な睡眠・休息と生活リズムの確立	▶十分な睡眠は、心身のストレスや疲労を軽減・解消するうえで欠くことができない。適度な運動・活動と睡眠・休息のバランスをはじめとする生活リズムの確立が重要である。
	4. 精神的ストレス（不安、恐怖、怒り、イライラ感など）の軽減ならびにそれらの発生因子の除去	▶精神的ストレスは、アドレナリンの分泌を亢進させて、心拍数や心拍出量を増大させ、また同時にノルアドレナリンの分泌を亢進させ、末梢血管抵抗の増大をまねき、血圧を上昇させる。持続的なストレスは、高血圧の増悪因子になる。したがって、自分なりのストレス解消法や精神コントロール法を見出したり、生活環境や行動パターンなどの変容を試みる必要があることから、患者・家族の相談に応じ一緒に検討する。 （基2〜4、11の活用）

看護療法（TP）・教育（EP）	5. 入浴・環境・衣服の調整 　1）急激な寒冷刺激や温度差の除去（入浴、排泄、外出時など）	▶急激な温冷刺激は、血管に強い拡張・収縮反応を起こさせ、血圧を急激に変動させる。入浴の湯の温度は38〜42℃くらいにし、入浴時間は5〜10分くらいが望ましい。 かぜによる発熱や咳嗽などは、血圧の上昇因子となるため、環境や衣服を調整して予防する。（基2〜4、11の活用）
	6. 便通調整と排便習慣の確立	▶便秘に伴う排便時の**努責**は、胸腔内圧を高めて一時的に血圧を上昇させる。和式よりも洋式トイレのほうが心血管系の負担が少ない。冬期の排便時の室温、用具の保温にも注意する。（基2〜4、11の活用）
	7. 薬物療法の指導と服薬状況の管理	▶作用機序の異なった薬物を組み合わせて用いられる場合が多いので、各薬物の薬理作用、副作用を熟知して与薬する。また、薬物による血圧のコントロールは、長期間継続しなければならないが、自覚症状がなくなったり、逆に効果がないときなどには、服薬の自己調整を行う危険性が高い。服薬の中断は、**リバウンド現象**による血圧の急上昇をまねき、脳、心臓、腎臓などに悪影響を及ぼす。さらに勝手に増量した場合には、急激な血圧低下を引き起こす。とくに高齢者では、加齢に伴う生理機能の低下が薬効や副作用の出現に影響するので留意する。（基11の活用）
	8. 前記の観察項目のうち、随伴症状などの主観的情報を報告できるよう指導する	▶これらの主観的情報は、高血圧の程度を判断し、ケアするための重要な資料の一部になる。
	9. 自宅療養が予定されている患者と家族には、必要に応じて血圧・体重の測定・記載方法と定期的受診の必要性と方法について十分指導する	▶血圧、体重の測定は、退院後の日常生活管理を自ら客観的に評価する方法である。また、定期的な受診は、日常生活の状況を判定し、合併症の発生や薬物の副作用の予防、さらにそれらの早期発見とすみやかな対処にとって最も重要である。（基8〜11の活用）

第3・4段階　　看護計画の立案・実施時の留意点

1. 合併症の予防と早期発見

　高血圧患者の看護にあたっては、常に「成り行き」にあげた脳、心臓、腎臓、眼底、血管の合併症などに留意して観察し、その予防ならびに顕在化の早期発見に努める必要がある。

2. 実践可能な個別的対策の立案

　対象個々の高血圧の原因・誘因・種類などに応じて、実践可能な対策を立案する。とくに、食事療法、運動療法をはじめとする生活指導にあたっては、患者および家族が高血圧をどのように受け止めているかを把握

し、それをふまえて長期間継続して実践できるよう個々の生活環境や習慣を考慮することが大切である。また、高齢者の場合は、生活習慣の変更が困難であったり、制限が生活意欲の減退につながることもあるので、QOL に配慮した指導がとりわけ重要である。

3. ライフスタイルに視点を当てた指導

高血圧は、生活習慣病の１つでもある。その治療は、対象個々の原因・誘因、ならびに高血圧のステージによって異なるが、原則として薬物療法に優先して食事・嗜好・運動・適正な体重維持などを含むライフスタイルの複合的な修正に視点を当てた指導が重要になる。すなわち、食事や運動をはじめとする日常の生活行動・活動を調整して肥満を改善することは、高血圧の改善ばかりでなく、肥満と高血圧による二重の合併症の回避にとっても必須条件であり、これを可能にするのも患者と家族にほかならないからである。また、降圧薬を服用している場合にも、その効力を高めるためにこれらの調整の必要性の理解が大切である。加えて、高血圧は、遺伝的素因と家族の日常生活のあり方に大きく影響されることから、患者のみならず、家族全体がライフスタイルの改善を行うことが望ましい。このように協力し合える人間関係は、患者への最も強い手段的・情緒的・情報的サポート力になり、結果的に患者の療養意欲の亢進・継続につながり、加えて家族全体の健康向上にも役立つ可能性が高い。これらを念頭に**円環的思考**を基盤にして影響を及ぼし合う家族の人間関係に焦点を当てたアプローチが、今後の在宅医療・看護の増加に伴ってますます重要になるであろう。

4. ストレス軽減のための総合的な調整

ストレスを軽減するには、一般に神経質な性格傾向をもつ高血圧患者が、自分の性格傾向を自覚して、腹を立てたり、気をつかい過ぎたり、先のことをくよくよ考えたりせず、できる限りのんびりすることの重要性に気づき、さらに運動や趣味などのストレス解消法の工夫ができるよう患者と家族に働きかける必要がある。加えて家庭や職場などの人間関係や役割配分ならびに物理的・化学的環境などの総合的な調整を必要とすることから関係者の協力を得ることが重要である。

5. 食事療法・嗜好品制限時の留意点

食事療法は継続する必要があるが、禁止が多いと守られにくい。また、重症高血圧や合併症を併発した場合は、厳しい制限が強いられ、食欲不振に陥ることも多い。そこで制限範囲内で献立、調理、盛り付けなどを工夫し、飲食に関するニードをできる限り充足できるように栄養士と協力して援助する。

禁煙、節酒は、患者個々の状態に応じて具体的に減量目標を設定したり、代替品を選定するなどして、自主的に実践できるように工夫する。また、これらの禁止や制限は、ストレスを引き起こし、血圧上昇の誘因になる危険性もあるため、患者がその必要性を十分納得できる説明・指導が最も重要である。同時に禁煙外来やこれらの患者会の活用なども勧める。とくに患者会は、同病の他患者からの生々しい知識、成功あるいは失敗体験談であることから説得力のある情報的サポートになり、さらにそれらの話し合いを通じて強力な情緒的・手段的サポートになる可能性が高い。

6. 利尿薬与薬時の注意

利尿薬は、利尿の起こる時間帯が昼間になるように与薬する。また交感神経抑制薬を使用している患者には、起立性低血圧による事故防止をあらかじめ指導しておく必要がある。

7. 降圧薬与薬時の留意点

降圧薬の服用は長期に及び、降圧目標値の未達成時には降圧薬の増量、**表6**の薬物の併用療法など種々の与薬方法がとられる。その際の留意点は、副作用の早期発見と医師への報告、加えて自己判断による薬量の増減、服用方法の変更、中断などのノンコンプライアンスの早期発見である。

これらの問題は、高血圧の悪化による脳・心血管・腎などの重篤な合併症の発症につながる。したがって、患者・家族が服薬指導を遵守し、問題に対する自己調整以前に医師と相談する必要性などについて十分説明・指導し、服薬のコンプライアンスを高めることが最も重要である。

8. 指導内容の具体的提示

患者や家族の指導にあたっては、闘病意欲や各項目の実践度を高めるために、制限、禁止よりも肯定的な

印象を与えられるよう許容範囲と程度を具体的に提示することが重要である。

　家庭療養の患者とその家族には、血圧の左右差、上下肢差、日内変動などをふまえて、一定時刻に、一定部位で正しく測定・記録し、生活の自己管理に役立てるとともに通院時に持参できるよう具体的に指導する。

第5段階　　評価の視点

1. 目標に近づいたか否か

1) 患者が自分の高血圧の悪化要因（リスクファクター）を認識し、ライフスタイルを修正できたか。
2) 患者と家族が指示された食事、運動、薬物などの療法を理解し、自ら管理できるようになったか。
3) 血圧が目標とする値に近づき、安定・維持できたか。
4)「成り行き」にあげた問題 [1) 日常生活動作行動や運動の制限、2) 身体損傷、事故、3) 就業や社交の制約、4) 非効果的な治療計画管理、ノンコンプライアンス、5) 脳・心・腎・眼底・血管などの合併症の出現・悪化など] を起こさなかったか。

2. 看護過程、とくに看護計画の評価・修正

　患者や家族の状態や行動が目標に近づいていない場合は、看護過程、とくに看護計画の立案段階のどこに問題があったのか、さらに診断段階に誤りがなかったかなどを追究する必要がある。

引用・参考文献

1) 中野昭一編：図説・病気の成立ちとからだ [Ⅰ]．普及版，医歯薬出版，2001．
2) 矢崎義雄ほか編：内科学．第 11 版，朝倉書店，2017．
3) The seventh report of the joint national commitee on prevention, detection, evaluation, and treatment of high blood pressure (The JNC 7 Report). JAMA, 289 (19)：2560 ～ 2572, 2003.
4) 井村裕夫ほか編：起立性低血圧・無汗症．わかりやすい内科学．第 4 版，文光堂，2014．
5) 井村裕夫ほか編：高血圧．わかりやすい内科学．第 4 版，文光堂，2014．
6) 日本高血圧学会高血圧治療ガイドライン作成委員会編：高血圧治療ガイドライン 2014．日本高血圧学会，2014．

18 低血圧

hypotension

●オリエンテーション・マップ

主な原因 (p.276)

1）本態性低血圧
（1）不明

2）二次性（続発性）低血圧
（1）神経疾患
（2）心血管疾患
（3）内分泌・代謝疾患
（4）薬物性
（5）その他

3）起立性低血圧
（1）器質的疾患が不明
（2）神経疾患、心血管疾患、内分泌疾患など
（3）長期臥床
（4）薬物性（降圧薬、向精神薬など）
（5）加齢など

4）食後（食事）性低血圧
（1）高血圧の高齢者
（2）糖尿病
（3）パーキンソン病
（4）自律神経障害
（5）血液透析

血圧への影響因子 (p.256)

1）生理的・生活因子
（1）年齢、性、外気温、体位など
（2）体温、呼吸、脈拍
（3）生活習慣とリズム（食事、睡眠運動など）
（4）日内変動、生活環境（早朝業務、立ち仕事など）

2）家族歴
（1）遺伝性素因、低血圧患者の有無など

本態性・二次性・起立性・食後性低血圧

随伴症状 (p.278)

1）頭重感・頭痛、めまい、動悸、息切れ、あくび、耳鳴、肩こり、不眠、手足の冷え
2）食欲不振、胃部不快感、悪心・嘔吐
3）精神力や活力の減退、易疲労性、倦怠感、起床困難、心気的傾向、うつ傾向など

成り行き（二次的問題 p.278）

1）集中力・思考力の低下、さらに活動・作業効率の低下
2）転倒・転落・事故
3）自信喪失、ボディイメージの混乱、自尊感情の低下

観察 OP (p.281)

看護療法 TP (p.281)・教育 EP (p.281)

1. 生活指導と管理
   1）起立性調節障害による事故の予防
   2）適度な運動と皮膚への刺激
   3）十分な睡眠
   4）食事指導（蛋白質、ミネラル、ビタミン、塩分、水分、カフェインの適量摂取）

2. カウンセリング・精神的支援

3. 薬物療法の指導と管理

■ 基礎的知識

1. 血圧の定義 「**17** 高血圧」p.254 参照

2. 血圧の変動要因 「**17** 高血圧」p.254 参照

3. 血圧調節のメカニズム 「**17** 高血圧」p.254 参照

4. 血圧に影響する生理的・生活因子 「**17** 高血圧」p.256 参照

5. 血圧の基準範囲 「**17** 高血圧」p.258 参照

6. 低血圧の定義 | 一般に、収縮期血圧が 100mmHg 以下の場合を**低血圧**というが、拡張期血圧は考慮しない。100mmHg 以下の場合でも、愁訴や症状を伴わない場合は、**体質性低血圧**とよばれ、通常治療の必要はない。

7. 低血圧（症）の分類・原因・誘因ならびにメカニズムと特徴

分類	主な原因・誘因	メカニズムと特徴
1)本態性低血圧（症）	(1)不明 ・遺伝的素因や生活習慣病などが関与するとされている。	▶原因となる基礎疾患を認めないが、血圧の低下と特定の臓器や器官に集中しない不定愁訴を訴えることが多い。また若い女性に多く、日内変動がないこと、同一家系内に発症しやすいこと、筋緊張が低く、胃下垂などの内臓下垂を伴うことなどの特徴がみられる。
2)二次性（続発性）低血圧（症）	(1)神経疾患 ・多系統萎縮症（シャイ-ドレーガー症候群、線条体黒質変性症、オリーブ橋小脳萎縮症）、パーキンソン病、ギラン-バレー症候群、アミロイドニューロパチー (2)心血管疾患 ・虚血性心疾患、不整脈（アダムス・ストークス症候群など）、心タンポナーデ、頸動脈洞症候群、大動脈弁狭窄症、心筋症 (3)内分泌・代謝疾患 ・糖尿病、アジソン病、副腎皮質機能不全、甲状腺機能低下症、褐色細胞腫 (4)薬物性 ・降圧薬、血管拡張薬、麻酔薬、	▶低血圧の原因となる基礎疾患を有している原疾患によって、血圧を調節する神経性因子あるいは体液性因子（ホルモンによる調節）になんらかの変化が生じ、その変化によって循環血液量の減少や末梢血管の拡張、心拍数や心収縮力の低下などをもたらし、血圧を低下させることが多い。なお、二次性低血圧の場合は、救命救急処置を必要とする**ショック**レベルの血圧に低下することも少なくない。 延髄の血管運動中枢が障害されるシャイ-ドレーガー症候群、糖尿病などによる二次性低血圧患者は、起立時に非常に強い血圧低下を起こすことがある。 ▶心血管疾患は、心機能の低下によって有効な循環血液量を減少させて血圧を低下させる。また、内分泌・代謝疾患によるホルモンや代謝の異常、高度の栄養障害、大動脈弁狭窄症などでは、慢性あるいは持続的な低血圧が認められやすい。

<table>
<tr><td rowspan="2">2）二次性（続発性）低血圧（症）</td><td>麻薬、亜硝酸薬、三環系抗うつ薬、ジギタリス製剤、キニジン硫酸塩、精神安定薬、交感神経抑制薬（α遮断薬）など</td><td>▶これらの薬物は、副作用として血圧低下を引き起こす危険性があるが、個人差が大きい。</td></tr>
<tr><td>（5）その他
・栄養不良、アルコール依存症、ビタミン欠乏

・敗血症、急性・一過性の大量出血、脱水、貧血、熱傷、強い疼痛など</td><td>▶血圧は、**自律神経性調節（神経性因子）**と**体液性調節（体液性因子）**による調節のみでなく、末梢血管の太さと弾力性、心筋の収縮力、循環血液の量と粘稠度などによって上昇あるいは低下する。左記の要因はすべて、これらに影響する。
▶これらの疾患、病態や上記（4）の降圧薬、麻酔薬の使用時には、一過性あるいは急激に悪化する低血圧を発症してショックに至ることがある。なお、ショックについては、「41 ショック」p.645 を参照されたい。</td></tr>
<tr><td rowspan="1">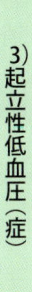3）起立性低血圧（症）</td><td>（1）器質的疾患が不明
（2）神経疾患、心血管疾患、内分泌疾患など
（3）長期臥床
（4）薬物性（降圧薬、向精神薬など）
（5）加齢など</td><td>▶血圧は、体位によって変化する。たとえば起立時には、血液が身体の下方に移動し、下半身や腹部臓器の静脈系に貯留する。その結果、心臓への静脈還流量の減少によって心拍出量が減少し、血圧下降が起こる。しかし、血圧が下降すると、**図1**に示すように、正常ではこれを防ぐ調節機構が働く。すなわち、心肺圧受容体と動脈圧受容体から反射的に交感神経の活動亢進と迷走（副交感）神経の活動低下が起こる。そして、これらの自律神</td></tr>
</table>

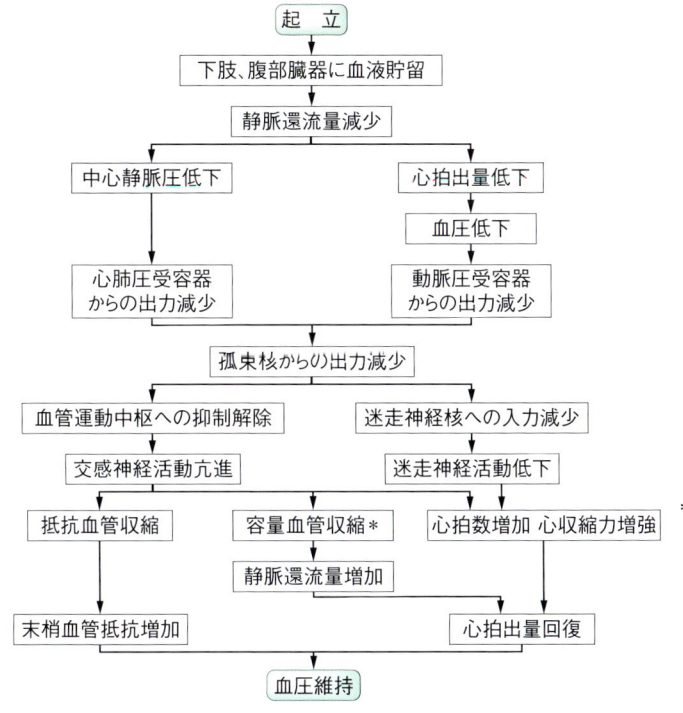

* 容量血管：菲薄（ひはく）な静脈壁は、伸展性が大きいために内部の血液量の多少にかかわらず、内圧上昇をほとんど起こさずに血液量を貯留する。このような性質をもつ静脈をいう

図1 起立時の神経性血圧調節機構

経系の活動によって末梢の抵抗血管を収縮させて末梢血管抵抗を高め、同時に心拍数増加、心収縮力増強と容量血管収縮に伴う静脈還流量増加によって心拍出量を回復させて血圧を維持する。

血圧の調節には、主として上記の**自律神経性調節（神経性因子）**とホルモンによる**体液性調節（体液性因子）**がある。体液性調節にかかわる**レニン - アンジオテンシン - アルドステロン系**は、**図1**の交感神経活動亢進によって腎糸球体近接細胞からのレニン分泌→アンジオテンシンII増加→アルドステロン分泌増加→水・Na^+の再吸収増加→循環血液量増加→血圧上昇というメカニズムで血圧維持にかかわる。なお、この詳細については「**17** 高血圧」p.255 を参照されたい。

▶ 左記の（1）～（5）などの原因・誘因によって上記の自律神経系やホルモン系の働きが障害されると、血圧の調節機構が働かなくなり、起立時に血圧が低下する。一般に、起立時の収縮期血圧が 20mmHg 以上降下をしたときに**起立性低血圧**と診断される。広義の起立性低血圧は、加齢とともに増加し、65 歳以上で 20%以上、75 歳以上で 30%を占めている。なお、高齢者では椎骨脳底動脈の動脈硬化、降圧薬の服用、長期臥床などで発症することも多い。

起立時には血圧低下と同時に**眼前暗黒感**、**失神**、**冷汗**、**動悸**などを伴いやすいという特徴がある。

3）起立性低血圧（症）

4）食後（食事）性低血圧（症）

（1）高血圧の高齢者
（2）糖尿病
（3）パーキンソン病
（4）自律神経障害
（5）血液透析

▶ **食後性低血圧**とは、食後 2 時間以内に収縮期血圧が 20mmHg 以上低下する場合をいう。食後、消化のために胃や腸に血液が集まることから、末梢血管の循環血液量の減少と末梢血管抵抗性の減弱による血圧低下が起こる。なお、血圧低下は食事中から始まっていることが多いといわれている。

---

8. 低血圧の随伴症状

1）頭重感・頭痛、めまい、動悸、息切れ、あくび、耳鳴、肩こり、不眠、手足の冷え
2）食欲不振、胃部不快感、悪心・嘔吐
3）精神力や活力の減退、易疲労性、倦怠感、起床困難、心気的傾向、うつ傾向など

---

9. 低血圧の「成り行き」
（悪化したときの二次的問題）

1）低血圧による集中力・思考力の低下、さらに活動・作業効率の低下
2）急激な血圧低下に伴うめまい、失神による転倒・転落・事故
3）長期の低血圧と随伴症状の悪化、まわりの無理解などによる**自信喪失**、ボディイメージの混乱、自尊感情の低下

10. 低血圧に対する主な診察と検査	**1）診察**：問診、視診、聴診など **2）検査** （1）血液検査 （2）自律神経機能検査：Head up tilt test（傾斜台を用いて受動的に起立させる） （3）心電図 （4）胸部 X 線検査 （5）頭部 CT、MRI （6）超音波検査など

11. 低血圧に対する主な治療	**1）生活指導** 　適度な運動と休息、皮膚の鍛錬や筋力トレーニングなど。とくに起床直後、起立性低血圧が生じやすい。また、夜間頭部を挙上することにより、レニン - アンジオテンシン - アルドステロン系の分泌が促進し、循環血漿量が増加する。弾性ストッキングを下肢に着用することにより、起立時の静脈還流量の増加をはかる。 **2）食事療法** 　蛋白質、ミネラル、ビタミン、塩分、水分の摂取、規則的な食生活など **3）精神心理的援助** **4）薬物療法（表1）** 　一般に 1）〜 3）の非薬物療法によって効果がないときには薬物療法を行う。 　昇圧薬、ホルモン薬など。なお、不定愁訴に対して抗不安薬、抗うつ薬が用いられる。 **5）ペースメーカー** 　頸動脈洞症候群で一過性心停止をきたす場合は、ペースメーカーの適応となる。 **6）救命救急処置** 　二次性低血圧の場合は、ときにショックに陥ることがあるが、その際には救命救急処置と同時に原因疾患の迅速な鑑別を行い、その治療を行う。

表1　低血圧に用いられる主な内用薬

一般名（商品名）	効果発現メカニズム	主な副作用と注意事項
エチレフリン塩酸塩 （エホチール）	心筋の収縮力を増し、心拍出量を増加させることにより、血圧を上昇させる	禁忌：甲状腺機能亢進症の患者、高血圧の患者 副作用：発疹、心悸亢進など
ミドドリン塩酸塩 （メトリジン）	骨格筋、消化管血管床において末梢血管を収縮させることにより総末梢血管抵抗を増大させ血圧を上昇させる	禁忌：甲状腺機能亢進症の患者、褐色細胞腫の患者 副作用：蕁麻疹、頭痛、排尿困難など
アメジニウムメチル硫酸塩 （リズミック）	全末梢血管抵抗の増加および心拍出量の増加により血圧を上昇させる	禁忌：甲状腺機能亢進症の患者、高血圧症の患者、褐色細胞腫のある患者、狭隅角緑内障の患者、残尿を伴う前立腺肥大のある患者 副作用：発疹、動悸、めまい、頭痛、排尿困難など

| 第1・2 段階 | アセスメント・診断 |

必要な情報	情報分析の視点
1. 日常ならびに現在の血圧(高血圧 基2〜5、基6〜7の活用)	1. 低血圧の程度の明確化
2. 低血圧の発生時期と経過	2. 低血圧と随伴症状の発生時期と現在までの経過の明確化
3. 低血圧の随伴症状の有無と程度	3. 低血圧の原因・誘因とそのメカニズムの明確化
（高血圧 基2〜5、基6〜8の活用）	4. 低血圧の「成り行き」の明確化

1. 日常ならびに現在の血圧(高血圧 基2〜5、基6〜7の活用)

2. 低血圧の発生時期と経過

3. 低血圧の随伴症状の有無と程度

（高血圧 基2〜5、基6〜8の活用）

1）頭重感・頭痛、めまい、動悸、息切れ、あくび、耳鳴、肩こり、不眠、手足の冷え

2）食欲不振、胃部不快感、悪心・嘔吐

3）精神力や活力の減退、易疲労性、倦怠感、起床困難、心気的傾向、うつ傾向など

4. 低血圧の主な原因・誘因と程度(基7の活用)

1）本態性低血圧（原因不明）

2）二次性低血圧の原因

（1）神経疾患、（2）心血管疾患、（3）内分泌・代謝疾患、（4）薬物性、（5）その他

3）起立性低血圧の原因

4）食後性低血圧の原因

5. 血圧に影響する因子の有無と状態(高血圧 基4の活用)

1）生理的・生活因子

（1）年齢、性、外気温、体位、測定部位の左右差・上下肢差、測定部位の太さなど

（2）体温、呼吸、脈拍

（3）生活習慣とリズム（食事、とくに蛋白質、ミネラル、塩分、水分などの摂取状況、排便状態、睡眠、運動など）

（4）日内変動、生活環境（早朝業務、立ち仕事などの有無と程度など）

2）家族歴

（1）遺伝性素因、低血圧患者の有無など

6. 低血圧に対する診察と検査の結果(基10の活用)

1）診察：問診、視診、聴診など

2）検査：血液検査、自律神経機能検査：Head up tilt test（傾斜台を用いて受動的に起立させる）、心電図、胸部X線検査、頭部CT、MRI、超音波検査など

7. 低血圧に対する治療内容と効果・副作用(基11の活用)

1）生活指導、2）食事療法、3）精神心理的コントロール、4）薬物療法、5）ペースメーカー、6）救命救急処置など

情報分析の視点（右欄）

1. 低血圧の程度の明確化
2. 低血圧と随伴症状の発生時期と現在までの経過の明確化
3. 低血圧の原因・誘因とそのメカニズムの明確化
4. 低血圧の「成り行き」の明確化

▶ 低血圧のみならず、それが影響する日常生活動作行動、社会活動などに注目してアセスメント・診断する必要がある。

▶「成り行き」として以下の問題を生じやすい。

1）低血圧による**集中力・思考力の低下**、さらに**活動・作業効率の低下**

2）急激な血圧低下に伴うめまい、失神による**転倒・転落・事故**

3）長期の低血圧と随伴症状の悪化、まわりの無理解などによる**自信喪失、ボディイメージの混乱、自尊感情の低下**など

8. 低血圧の「成り行き」の有無と程度（**基** 9 の活用）

9. 低血圧と検査・治療などに対する患者や家族の反応
と期待

| 第3段階 | 看護計画の立案 |

● **目標設定の視点**　1. 自己の低血圧の影響因子を見出し、自らコントロールできる。

　　　　　　　　　　2. 自覚症状が改善し、通常の日常・社会生活を送ることができる。

　　　　　　　　　　3. 少なくとも「成り行き」にあげた問題を起こさない。

● **対策の立案**　　　対象固有の低血圧の原因・誘因、影響因子ならびにそれによる発生・悪化のメカニズ
ムをふまえたうえで、低血圧の悪化の予防に視点をおき、対策を選択・決定する必要が
ある。　　　　　　　　　　　　　　　　　　　（高血圧 **基** 1〜5、**基** 6〜11 の活用）

	対策の種類	対策の根拠
観察（OP）	1. 血圧、脈拍、呼吸、体温の変化 2. 低血圧の随伴症状の変化 3. 低血圧の原因・誘因となっている疾患の好転・悪化 4. 血圧に影響する生理的・生活因子の状態の変化 5. 低血圧に対する診察と検査結果の変化 6. 低血圧に対する治療内容と効果・副作用 7. 低血圧の「成り行き」の有無と程度 8. 低血圧と検査・治療などに対する患者や家族の反応と期待 ※観察の細かい項目は、アセスメント・診断段階と同じであるため省略する	1〜8の観察項目は、その患者が目標に近づいているか否かを最も端的に表す情報となる。 ▶血圧低下を防止するには、なによりも食事、睡眠、動作・行動などの日常生活の自己コントロールが重要となる。したがって、これらの実施状況を観察する必要がある。 ▶低血圧に対する理解は、随伴症状の感じ方を左右する。したがって、低血圧に対する反応と随伴症状を総合して観察する必要がある。
看護療法（TP）・教育（EP）	1. 生活指導と管理 　1）起立性調節障害（立ちくらみ、めまい）による事故の予防 　　（1）起き上がる前に軽い運動を行い、その後にゆっくり起きる。また、長時間の立位動作を避ける 　　（2）睡眠時に上半身から頭部をやや高くする 　　（3）体位変換や動作はゆっくり行う 　　（4）必要時、弾性ストッキング・腹帯の着用 　2）適度な運動と皮膚への刺激：踵の上げ下げ、	▶起立性調節障害は、とくに覚醒時に急激に立ち上がったり、長時間じっと立っていたりする際に血液が上半身に移動・貯留することによって、生じる。したがって、急激な動作の変化や長時間の立位動作を避けるように指導することが大切である。（高血圧 **基** 2〜4、**基** 11 の活用） ▶起床時の血液の急激な移動を緩和する。また、頭部挙上によってレニン分泌を促し、循環血液量の増加を期待する。（高血圧 **基** 2〜4、**基** 11 の活用） ▶弾性ストッキング・腹帯の着用などは、下半身への血液の貯留を防ぎ、起立性調節障害を軽減させる。（高血圧 **基** 2〜4、**基** 11 の活用） ▶適度な運動は心機能や筋力を強化し、皮膚への刺

足踏み、散歩、ジョギング、乾布摩擦、冷水摩擦、マッサージなど 3）十分な睡眠 4）食事指導：蛋白質、ミネラル、ビタミン、塩分、水分、カフェインの適量摂取	激は血管運動反射を高め、ともに昇圧につながる。これらの必要性と方法を患者・家族に指導する。 ▶心身の疲労を回復させることは、自律神経系、循環器系、内分泌系、消化器系などに好影響をもたらし、結果的に循環動態を安定させ、血圧の変動を防ぐ。 ▶循環血液量を増加させるために、とくに制限のない患者には十分な水分と塩分の摂取を勧める。また、蛋白質、ミネラル、ビタミンが豊富なバランスのとれた食事は、血圧の調節機構の働きや血液の粘稠度を改善する。やせている患者の場合は、さらに**高蛋白食、高エネルギー食**の摂取が大切である。食後（食事）性低血圧の場合は、食事中から血圧降下が始まっている患者が少なくないため1回の食事量を少なくし、回数を増やす。また、ゆっくり摂取し、食べ過ぎないようにする必要もある。お茶やコーヒーなどのカフェインは、交感神経を刺激して、血液の循環をよくする。
2. カウンセリング、精神的支援	▶低血圧症の患者には神経質な人が比較的多く、症状に対して神経質になりすぎたり、悲観的になる傾向が多い。そこで、低血圧自体はとくに問題にならず、かえって動脈硬化の進行を防ぎ、長生きすることなどを説明し、安心させることが必要である。また随伴症状は、生活を上手にセルフコントロールし、日常生活に自信をもつことで、ある程度、改善できることを説明する。注意力、集中力などの精神活動は、とくに午前中に低下することが多い。周囲の人はこのことを十分に配慮し、高圧的に接しないよう協力を求める。（高血圧 基6〜11の活用）
3. 薬物療法の指導と管理	▶とくにホルモン薬は副作用を、また抗不安薬は薬物への依存性を出現させやすい。医師の指示を厳守すると同時に、副作用や依存性などへの対処方法を説明し、指導することが重要である。（基11の活用）

左側縦書き見出し：看護療法（TP）・教育（EP）

第 3・4 段階　　看護計画の立案・実施時の留意点

1. 高齢者への配慮

　高齢者は血圧の動揺が大きく、低血圧を生じやすい。とくに起床・起立時、食後、入浴後、運動後などに転倒や失神発作ならびに、これらによる骨折などを起こしやすいので、その予防に注意を促す。また、高齢者は食事摂取量の減少によっても血圧が低下しやすい。したがって、高齢者自身に、老化に伴って血圧の動揺が大きくなり、誰にでも低血圧の危険性があることの理解を促し、とりあえず、1つの動作から次の動作

への移行や体動時はゆっくりと行うよう説明し、一緒に動作・行動の工夫と確認を行う。

2. QOL の改善をめざした支援

　低血圧の人は、さまざまな症状に悩まされ、日常生活や社会生活に支障をきたしやすいが、それらについて他者から理解されにくいために苦痛が倍増されやすい。援助にあたっては、患者の訴えを軽視せず、十分に認めたうえで少しずつセルフコントロールできるように導き、支えることが大切である。とくに低血圧は、やせ型の無力体質者に多くみられ、しばしば胃下垂を合併することから、全身の筋力アップをはじめ、体質の改善・強化を自らはかることができるよう食事、睡眠、運動などのライフスタイルの工夫・改善をめざした具体的な指導が大切である。加えて、必要に応じて関係者に協力を要請する。

第 5 段階　評価の視点

1. 目標に近づいたか否か

　1）自己の低血圧の影響因子を見出し、自らコントロールできるようになったか。

　2）自覚症状が改善し、通常の日常・社会生活を送ることができるようになったか。

　3）「成り行き」にあげた問題［1）集中力・思考力の低下、活動・作業効率の低下、2）転倒・転落・事故、3）自信喪失、ボディイメージの混乱、自尊感情の低下など］を起こさなかったか。

2. 看護過程、とくに看護計画の評価・修正

　患者や家族の状態や行動が目標に近づいていない場合は、看護過程、とくに看護計画の立案段階のどこに問題があったのか、さらに診断段階に誤りがなかったかなどを追究する必要がある。

引用・参考文献

1）中野昭一編：図説・病気の成立ちとからだ［Ⅰ］．普及版．医歯薬出版，2001．
2）金澤一郎ほか編：内科学．第1版，p.845．医学書院，2006．
3）尾前照雄監，国立循環器病センター編著：高血圧治療と予防．PHP研究所，1995．
4）The seventh report of the joint national commitee on prevention, detection, evaluation, and treatment of high blood pressure（The JNC 7 Report）．JAMA, 289（19）：2560 ～ 2572, 2003．
5）心身医療研究会編：低血圧者のマネージメント．医薬ジャーナル社，1997．
6）井村裕夫ほか編：起立性低血圧・無汗症．わかりやすい内科学．第4版，文光堂，2014．
7）井村裕夫ほか編：高血圧．わかりやすい内科学．第4版，文光堂，2014．
8）日本高血圧学会高血圧治療ガイドライン作成委員会編：高血圧治療ガイドライン2014．日本高血圧学会，2014．

19 動　悸

palpitation

●オリエンテーション・マップ

原因・誘因 (p.288)

1) **生理的な要因**：運動、労作、体位変換（起立時）、排泄、精神的興奮、性交、暴飲暴食など
2) **心疾患**
   - (1) 心拍動の異常：発作性頻拍症、心房細動、心房粗動、期外収縮、房室ブロックなど
   - (2) 心拍動の増強：大動脈弁閉鎖不全、僧帽弁閉鎖不全など
3) **循環器系以外の器質的病変**
   - (1) 心拍出量の増大：甲状腺機能亢進症、貧血、発熱など
   - (2) 交感神経興奮：低血糖（空腹やインスリンの過剰投与）、褐色細胞腫など
   - (3) その他：呼吸器系疾患（慢性気管支炎、肺気腫、肺性心など）
4) **薬物**：末梢血管と心臓の収縮を増強する薬物、低血糖を起こす薬物
5) **嗜好品**：タバコ、コーヒー、茶、アルコールなど
6) **心因性**：心臓神経症・神経循環無力症（NCA）、不安神経症、パニック障害、過換気症候群、更年期障害など

動　悸

随伴症状 (p.290)

1) 息切れ、前胸部不快感、胸内苦悶、胸痛
2) 冷汗、手指振戦、顔面蒼白
3) 血圧の上昇・低下、頸静脈怒張
4) 頭痛、めまい、立ちくらみ、意識レベルの低下、失神
5) 不安感、倦怠感、易疲労感
6) 尿量減少、浮腫など

成り行き（二次的問題 p.290)

1) 死への恐怖・不安の増大
2) 動悸の再発・持続に対する予期的不安
3) 日常生活動作行動と社会生活の自己制限
4) 動悸を伴う不安定な不整脈（胸痛、意識障害、ショック、心不全のいずれか1つ以上を伴う）による生命危機など

観察OP (p.296)

看護療法TP・教育EP (p.296)(p.298)

1. 救命救急処置
   1) 除細動器（AED）の準備
   2) 気道確保と酸素療法
   3) 静脈路の確保、ならびに抗不整脈薬、急速輸液などの薬物の準備と管理
   4) 心電図モニター、12誘導心電図

2. 不安や恐怖の軽減

3. 生理的誘発因子の軽減・除去

4. 身体的安静と体位の工夫

5. 薬物療法の援助と管理

6. 酸素療法の援助と管理

7. 上室性頻拍時の迷走神経刺激療法の介助

■ 基礎的知識

1. 動悸の定義

動悸とは、普通では意識しない心臓の拍動が速くなったり、遅くなったり、強くなったり、リズムが不規則になるなどによって拍動を意識し、不快感、違和感を覚える状態をいう。動悸は、**心悸亢進**とほぼ同義で用いられる。

2. 心臓の拍動と調整のメカニズム

1）刺激伝導系

心臓の拍動が、一定のリズムで規則的・律動的に繰り返される（成人は約60〜80回/分）のは、心筋の特定部分で自動的に刺激が発生し、その刺激によって生じた興奮を順序よく心臓全体に伝える機構があることによる。この機構を**刺激伝導系**という（**図1**）。

刺激伝導系は、異常がない限り、洞房結節の興奮に始まり、最終的に心室の収縮に至るプロセスであり、それは以下の①〜⑥の順序で進行する。

①**洞房結節**：刺激による興奮の発生部位は、右心房静脈洞部にある洞（房）結節であり、正常な心臓ではここが刺激伝導系全体の歩調とり（**ペースメーカー**）になり、心収縮のリズムを決める。

②**心房**：洞房結節の興奮により生じた電気が左房も含めた心房内に伝導されて心房筋が興奮する。心房内伝導は**図1**に示す3本の**前・中・後結節間路**でつながれており、左房へは前結節間路から**バッハマン束**が出ている。

③**房室結節**：心房を通過した興奮は**房室結節**に集まって到達する。そして、すべての心房が興奮しきった後に心室へ伝導する。

④**ヒス束**：房室結節で受けた興奮は、ヒス束（房室束）を経て、脚（右脚・左脚）に伝導される。

⑤**左脚・右脚**：左脚は左室に、右脚は右室に電気を伝導する。

⑥**プルキンエ線維と心室筋**：左・右脚の先端に位置し、心室筋に分布しているプルキンエ線維を介して個々の心室筋が興奮する。そしてこの心室筋の興奮が心室の内面全域に広がることによって、心室が収縮する。

以上の①〜⑥の刺激の伝導によって、心房・心室筋が順次収縮して心臓が拍動することになる。

2）心臓の拍動の調節

心臓の拍動は、心臓を支配している神経の働きと各種の心臓反射によって調節されている（**図2**）。

（1）神経支配

心臓は、自律神経である交感神経と副交感神経の二重支配を受けている。この両者の作用は拮抗的で、その中枢は延髄にある。

交感神経の緊張は、心拍数の増加、興奮伝導速度の促進、収縮力増強や興奮性亢

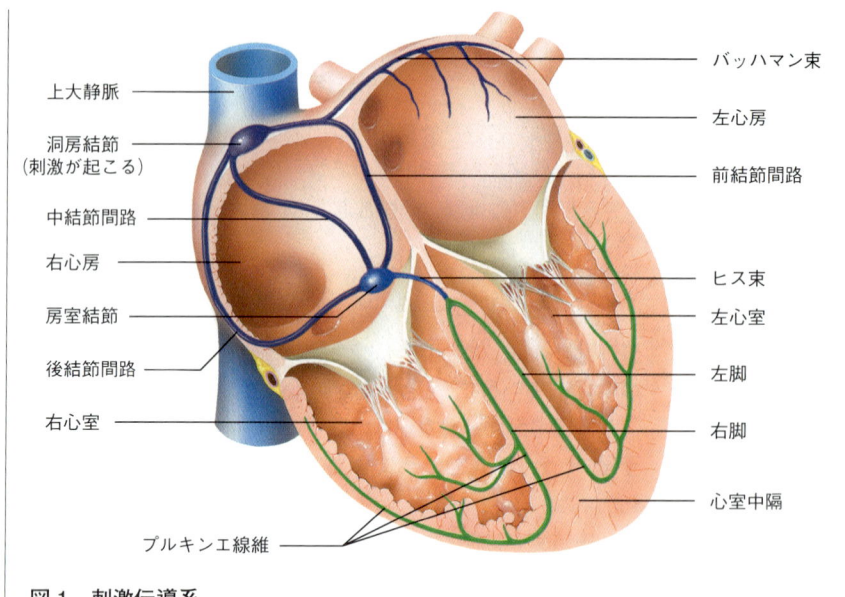

図1　刺激伝導系

上大静脈
洞房結節（刺激が起こる）
中結節間路
右心房
房室結節
後結節間路
右心室

バッハマン束
左心房
前結節間路
ヒス束
左心室
左脚
右脚
心室中隔

プルキンエ線維

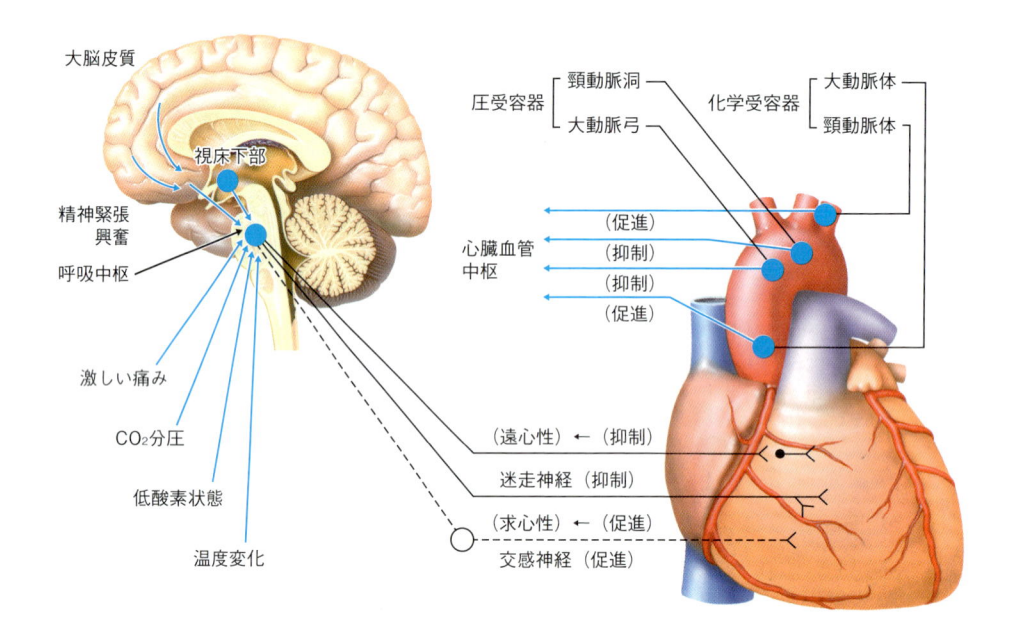

大脳皮質
視床下部
精神緊張興奮
呼吸中枢
激しい痛み
CO_2分圧
低酸素状態
温度変化

圧受容器
頸動脈洞
大動脈弓

化学受容器
大動脈体
頸動脈体

心臓血管中枢
（促進）
（抑制）
（抑制）
（促進）

（遠心性）←（抑制）
迷走神経（抑制）
（求心性）←（促進）
交感神経（促進）

図2　心臓の神経と心臓反射

進などによって心臓の機能を促進させる。これらから**心臓促進神経**ともよばれる。

　一方、**副交感神経の緊張**は、心拍数の減少、興奮伝導速度の低下、収縮力減弱や興奮性低下などによって心臓の機能を抑制する。これらから**心臓抑制神経**ともよばれる。

（2）心臓反射

　心臓反射とは、感覚器や受容体からの刺激が中枢神経に伝わり、遠心性神経を経て、心臓を効果器とする反射をいい、以下は代表的な心臓反射である。

　①**ベインブリッジ反射（心房反射）**：うっ血や大量静脈注射などで右心房への血液還流量が増加すると、右房圧が高くなり、心房壁が伸展して大静脈の基部や右

心房の入口にある**圧受容器**を刺激し、その刺激が中枢に伝わり、反射的に心拍数が増加したり、血圧が上昇する。

②**化学受容器による反射**：頸動脈体反射および大動脈体反射がある。動脈血液中の二酸化炭素の増加によって、まず呼吸運動が促進され、次いで交感神経が緊張し、心拍数や心拍出量を増加させる。

③**高位中枢（大脳皮質）の影響**：精神的興奮、不安、恐怖などの激しい情動の変化は、一般に心拍数を増加させる。

④**大動脈弓反射および頸動脈洞反射**：血圧が上昇すると血管壁が伸展し、大動脈弓、頸動脈洞にある圧受容器が刺激され、その刺激が延髄の心臓・血管中枢に伝えられ、その結果、迷走神経が興奮して心臓の活動を抑制し、血圧を下げたり、心拍数を減少させる。

⑤**感覚刺激による反射**：激しい疼痛や冷感などの刺激、眼球の圧迫、鼻粘膜の刺激などの感覚刺激は、心臓抑制中枢を興奮させ、心拍数を減少させる。

3. 動悸のメカニズム

1）動悸をきたす生理的あるいは病的な原因・誘因の存在

2）刺激に対して循環器系の自律神経（交感神経系と副交感神経系）による神経性調節とホルモンによる体液性調節が働く。

3）一次的変化あるいは末梢血管作用による二次的変化
（1）心拍数の変化
（2）心調律の変化
（3）心収縮力あるいは心仕事量の変化

4）心拍動の変化を動悸として感じる。
その感じ方には、その人の感受性が大きく影響する。

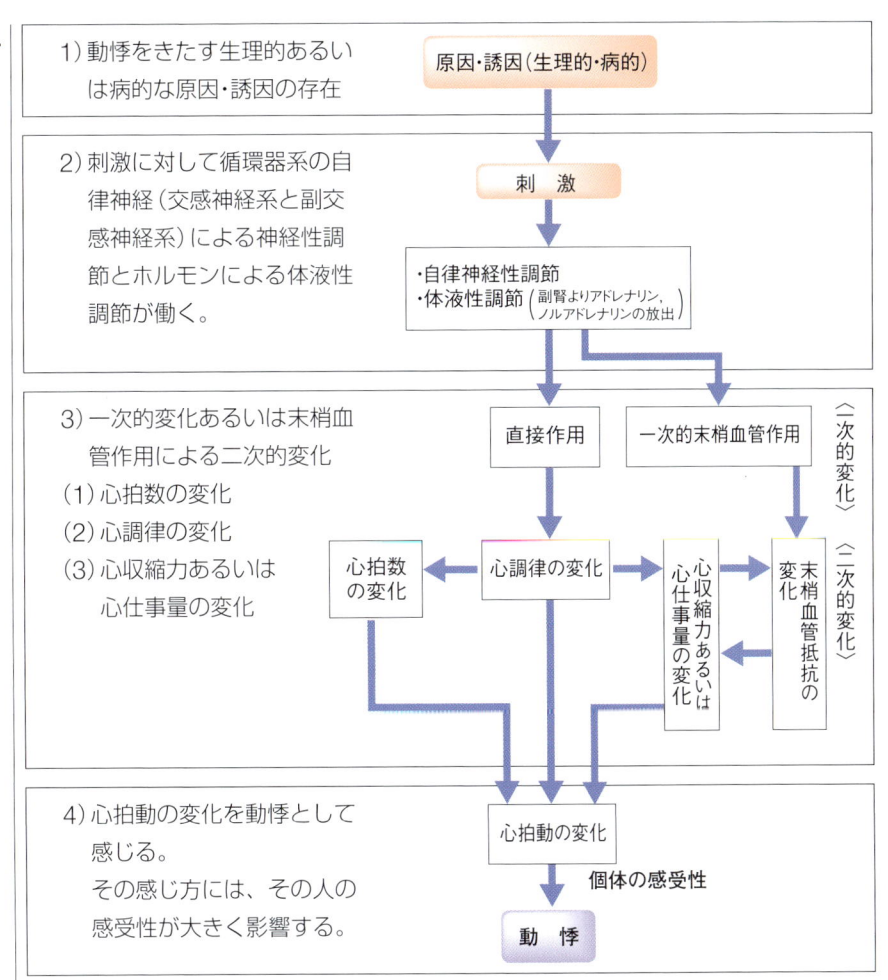

4. 動悸の分類・原因・誘因ならびに特徴と随伴症状

分類	主な原因・誘因	特徴と随伴症状
1) 生理的な動悸	• 運動、労作、体位変換（起立時）、排泄、精神的興奮、性交、暴飲暴食、温度・気圧変化、妊娠、分娩など	▶これらの生理的要因は、健康な人にとっても交感神経を優位にしたり、アドレナリン、ノルアドレナリンの放出を亢進させる。これらによって心臓を過剰に活動させて動悸を引き起こす。洞性頻脈が主体をなし、心拍数は一般に 100 ～ 150/ 分くらいで速く、強い拍動を知覚しやすい。
2) 心疾患に伴う動悸	（1）**心拍動の異常による動悸** ①発作性頻拍症（上室性、心室性）、心房細動、心房粗動、期外収縮、房室ブロック、洞機能不全症候群（SSS：sick sinus syndrome）、WPW症候群（副伝導路症候群）など	▶左記の（1）- ①の疾患によって上記 2. で述べた刺激伝導系が障害され、心拍動を一定のリズムで規則的・律動的に繰り返すことができなくなり、その異常を動悸として感じることになる。 ▶動悸の出現の特徴として、**発作性頻拍症**では突然始まり数分程度で突然消失する。**心房細動**や**心房粗動**では突然始まり強弱不規則に持続することがある。しかし、一般に頻拍が長く続いていると、それに慣れて自覚しなくなることも多い。 ▶**期外収縮**、Ⅱ度**房室ブロック**では、瞬間的な動悸として知覚されることが多い。一瞬心臓が止まった感じ、あるいは瞬間的な胸部圧迫感・不快感として訴えられることが多い。期外収縮は、不整脈のうち動悸の原因としての頻度が最も高い。 ▶**心室性頻拍**、**頻拍性心房細動**、房室ブロック、**洞不全症候群**では、動悸のほか、めまい、失神、胸痛などの随伴症状を伴うことがある。
	（2）**心拍動の増強による動悸** ①大動脈弁閉鎖不全、僧帽弁閉鎖不全、左 - 右短絡性疾患、心房中隔欠損、心室中隔欠損、心不全など	▶心室からの駆出量が多いことによる動悸である。これらの疾患の代償期には、心収縮力の増大によって心拍出量の増加をきたし、収縮期血圧と拡張期血圧の差である**脈圧**が増大するために動悸を感じやすくなる。さらに心室拡張および肥大が起こるため、動悸を感じやすい。 ▶**心不全**の初期には、息切れ、前胸部不快感などとともに動悸を生じるが、しだいにわずかな労作や精神的興奮でも動悸をみるようになる。しかし、心不全が悪化すると心拍出量が著しく低下するため、動悸を訴えなくなる。
3) 循環器系以外の器質的病変による動悸	（1）**心拍出量の増大による動悸** ①甲状腺機能亢進症	▶主要症状の 1 つとして動悸が現れる。甲状腺ホルモンによって代謝促進、エネルギー産生の増大、さらには末梢組織での酸素消費量の増加が起こり、それらの供給のために心拍出量と心拍数が増加することによって動悸が生じる。

3)循環器系以外の器質的病変による動悸	②貧血	▶軽度のときは主に労作時に出現するが、進行すると動悸が持続して安静時や夜間臥床中にも感じられるようになる。動悸と同時に多汗、手指振戦、不安などの症状や甲状腺腫がみられる。 ▶全身組織の酸素欠乏に対する代償機転として、心拍出量と心拍数が増加し、動悸を自覚しやすくなる。 ▶軽度のときは運動に際してのみ訴えるが、重症になると安静時にも感じるようになる。動悸と同時に、顔面蒼白、眼瞼結膜・爪甲部の蒼白化などの症候がみられる。
	③発熱	▶発熱は代謝を亢進させるため、心拍出量、心拍数が増加し、動悸を訴えることもある。
	(2)交感神経興奮による動悸 ①低血糖（空腹やインスリンの過剰投与）	▶低血糖のために過剰に放出されたカテコールアミンの作用と考えられる。著しい空腹感、脱力感、冷汗、不安感、手指振戦、顔面蒼白、頻脈などの交感神経系の興奮状態が出現する。カテコールアミンの分泌過剰により、末梢動脈の収縮、心収縮力の増強が起こるために動悸が生じる。動悸と同時に血圧も上昇する。
	②褐色細胞腫	▶褐色細胞腫による高血圧には、発作型と持続型があり、発作型の多くは動悸を伴う。
	(3)その他 ①呼吸器系疾患（慢性気管支炎、肺気腫、肺性心など）	▶低酸素血症による頻脈、期外収縮などによって動悸を引き起こす。
4)薬物による動悸	①アドレナリン、エフェドリン塩酸塩、アミノフィリン、アトロピン硫酸塩、甲状腺ホルモン、ジギタリス製剤、シロスタゾールなど	▶これらは自律神経に作用し、末梢血管を収縮させたり、心収縮力を増強させることから動悸を生じさせやすい。
	②糖尿病薬	▶低血糖症状による動悸を生じやすい。
5)嗜好品による動悸	①タバコ、コーヒー、茶、アルコールなど	▶これらの嗜好品は、主として自律神経に影響し、とくに交感神経を刺激して心拍数や心拍出量を増加させて動悸を生じさせやすい。
6)心因性の動悸	①心臓神経症・神経循環無力症（NCA）、不安神経症、パニック障害、過換気症候群、更年期障害など	▶自覚症状は、動悸、胸痛、易疲労感、息切れ、ため息、めまい、立ちくらみ、頭痛など多彩である。 ▶動悸は、心拍動に対する感受性が異常に高まるか、精神的ストレスが自律神経系を介して、心臓の拍動状態に変化をもたらした場合に感じられやすい。持続時間は一定しない。

5. 動悸の随伴症状	1) 息切れ、前胸部不快感、胸内苦悶、胸痛 2) 冷汗、手指振戦、顔面蒼白 3) 血圧の上昇・低下、頸静脈怒張、 4) 頭痛、めまい、立ちくらみ、意識レベルの低下、失神 5) 不安感、倦怠感、易疲労感 6) 尿量減少、浮腫など
6. 動悸の「成り行き」 （悪化したときの二次的問題）	1) 血液循環・呼吸障害に起因する動悸ならびにめまい、立ちくらみ、前胸部不快感・違和感、呼吸困難などの主観的随伴症状による**死への恐怖・不安の増大** 2) **動悸の再発・持続に対する予期的不安** 3) 動悸と随伴症状、あるいは動悸に対する予期的不安などによる**日常生活動作行動と社会生活の自己制限** 4) 循環動態と呼吸状態の重大な異常に起因する**動悸を伴う不安定な不整脈**（胸痛、意識障害、ショック、心不全のいずれか1つ以上を伴う）による**生命危機**など
7. 動悸に対する主な診察と検査	動悸の原因により対処法が異なるため原因を鑑別することが大切になる。**図3**は動悸の鑑別診断のカスケードである。動悸発作の出現様式、性状などをみることにより、不整脈の異常パターンが推測できる。また、動悸の感受性には個人差があり、同じタイプの不整脈でも、動悸を感じる人もいれば感じない人もいる。 **1) 診察**（緊急に治療が必要か否かの判断を優先する） 　（1）問診：患者の訴えとしては胸のドキドキ感とか、心臓がおどっている感じなど、表現は多岐にわたる。 　　① 誘因の有無：身体活動、精神活動、飲酒、喫煙、服薬など

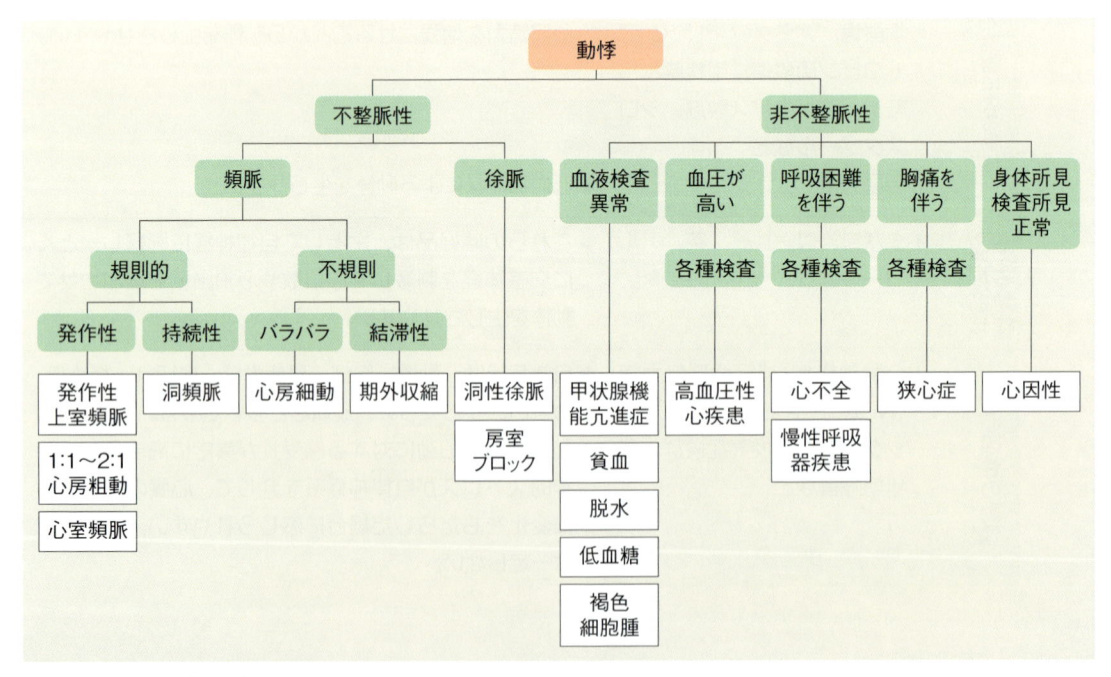

図3　動悸の鑑別カスケード

　② 出現状況と経過：突発性か否か、発作の頻度・時間帯、動悸の性状と持続時間、随伴症状

　③ 病歴（貧血や失神の有無を含む）

　④ 家族歴（とくに心疾患）

（2）脈拍触診と心音（心雑音の有無など）聴診、呼吸音（胸部ラ音の有無など）聴診、意識レベル、体温、呼吸、血圧の測定

2）検査

（1）12 誘導心電図（必要時 24 時間ホルター心電図、ループ式心電計）

（2）胸部Ｘ線

（3）血液一般、生化学・血清学的検査、尿一般検査

（4）その他必要に応じて各種の検査

- 心音図、心臓超音波検査、運動負荷試験、心臓カテーテル検査、電気生理学的検査、甲状腺機能検査、尿中カテコールアミンの測定、血糖の測定、甲状腺ホルモンの測定、動脈血ガス分析、貧血の検査、肺機能検査など

8. 動悸に対する主な治療

原則としては基礎疾患に対する治療が重点的に行われる。

表1の不整脈や疾患によって生じている動悸には**緊急処置**が必要である。

表 1　緊急処置を要する動悸と基礎疾患

不整脈	不整脈以外
・心室頻拍	・多量出血による急性貧血
・洞不全症候群	・甲状腺クリーゼ
・完全房室ブロック	・低血糖症
・心室細動など	

その他の動悸には、一般に以下の治療が行われる。

1）生活指導
2）精神療法
3）薬物療法

主な抗不整脈を**表2**に示す。抗不整脈薬のほか、鎮静薬、抗不安薬、β遮断薬、強心配糖体なども使用される。

4）特殊な治療

カテーテルアブレーション（心室頻拍の起源を焼灼するカテーテル焼灼術）、ペースメーカー治療、AED、植込み型除細動器、上室性頻拍時の迷走神経刺激療法など

表2 主な抗不整脈薬

分類		一般名（商品名）	効果発現メカニズム	主な副作用と注意事項
I群ナトリウムチャネル抑制薬	Ⅰa群	プロカインアミド塩酸塩 （アミサリン）	心筋内の細胞内へのNa⁺チャネルを阻害して細胞の興奮を抑制し、興奮の伝導速度を低下させ、不応期（インパルスによって興奮していると、そのあとのインパルスがきても反応しない期間）を延長させる	**禁忌**：本剤成分過敏症の既往、刺激伝導障害（房室ブロック、洞房ブロック、脚ブロック等）、重篤なうっ血性心不全、重症筋無力症、下記併用禁止薬与薬中 **併禁**：モキシフロキサシン、バルデナフィル、アミオダロン（注射剤）、トレミフェンクエン酸塩 **重大な副作用**：心室頻拍、心室粗動、心室細動、心不全、SLE様症状、無顆粒球症
		ジソピラミド （リスモダンP）注射		**禁忌**：「プロカインアミド塩酸塩」参照、緑内障・尿貯留傾向患者、下記併用禁止薬与薬中 **注意**：🚗 **併禁**：「プロカインアミド塩酸塩」参照、スパルフロキサシン、エリグルスタット酒石酸塩、フィンゴリモド塩酸塩 **重大な副作用**：心停止、心室細動、心室頻拍（Torsades de pointesを含む）、心室粗動、心房粗動、房室ブロック、洞停止、失神、心不全悪化、低血糖、無顆粒球症、肝機能障害、黄疸、麻痺性イレウス、緑内障悪化、痙攣
		ジソピラミドリン酸塩 （リスモダンR）		**禁忌**：「ジソピラミド」参照、透析患者を含む重篤な腎機能障害、高度な肝機能障害 **注意、併禁、重大な副作用**：「ジソピラミド」参照
		シベンゾリンコハク酸塩 （シベノール）		**禁忌**：本剤成分過敏症の既往、高度の房室ブロック、うっ血性心不全、緑内障、尿貯留傾向患者、下記併用禁止薬与薬中、透析中患者 **注意**：🚗 **併禁**：「プロカインアミド塩酸塩」参照、フィンゴリモド塩酸塩 **重大な副作用**：催不整脈作用、ショック、アナフィラキシー、心不全、低血糖、循環不全による肝障害、肝機能障害、黄疸、顆粒球減少、白血球減少、貧血、血小板減少、間質性肺炎
	Ⅰb群	メキシレチン塩酸塩 （メキシチール、メキシチール点滴静注）	Na⁺チャネルを阻害して細胞の興奮を抑制させるが、伝導時間は逆に短くなって不応期も短くなる	**禁忌**：本剤成分過敏症の既往、重篤な刺激伝導障害（ペースメーカー未使用のⅡ～Ⅲ度房室ブロック等） **原禁**：糖尿病神経障害に伴う自覚症状（自発痛、しびれ感）の改善を目的として与薬する場合：重篤な心不全を合併している患者 **注意**：🚗 **重大な副作用**：中毒性表皮壊死症、皮膚粘膜眼症候群、紅皮症、過敏症症候群、心室頻拍、房室ブロック、腎不全、幻覚、錯乱、肝機能障害、黄疸、間質性肺炎、好酸球性肺炎
		リドカイン塩酸塩 （キシロカイン）		**禁忌**：重篤な刺激伝導障害（完全房室ブロック等）、本剤成分またはアミド型局所麻酔薬過敏症の既往 **重大な副作用**：刺激伝導系抑制、ショック、意識障害、振戦、痙攣、悪性高熱
	Ⅰc群	ピルシカイニド塩酸塩水和物 （サンリズム）	Naチャネルを阻害するが、活動電位持続時間は変化しない	**禁忌**：うっ血性心不全、高度の房室ブロック、高度の洞房ブロック **注意**：🚗 **重大な副作用**：心室細動、心室頻拍（Torsades de pointesを含む）、洞停止、完全房室ブロック、失神、心不全、急性腎障害、肝機能障害

（つづき）

分類		一般名（商品名）	効果発現メカニズム	主な副作用と注意事項
Ⅱ群	β遮断薬	アテノロール（テノーミン）	β受容体を遮断することで、細胞中のcAMPを減少させる。これにより、心拍数が減少して心筋の収縮力を低下させる	禁忌：糖尿病性ケトアシドーシス、代謝性アシドーシス、房室ブロック（Ⅱ、Ⅲ度）、洞房ブロック、心原性ショック、肺高血圧による右心不全、未治療の褐色細胞腫、本剤成分過敏症の既往、高度または症状を呈する徐脈、洞不全症候群、うっ血性心不全、低血圧症、重度の末梢循環障害 注意：🚗 重大な副作用：徐脈、心不全、心胸比増大、房室ブロック、洞房ブロック、失神を伴う起立性低血圧、呼吸困難、気管支痙攣、喘鳴、血小板減少症、紫斑病
		カルテオロール塩酸塩（ミケラン）		禁忌：本剤成分過敏症の既往、気管支喘息・気管支痙攣のおそれのある患者、高度の徐脈（著しい洞性徐脈）、洞不全症候群、うっ血性心不全、低血圧症、妊婦中またはその可能性 注意：🚗 重大な副作用：房室ブロック、洞不全症候群、洞房ブロック、洞停止等の徐脈性不整脈、うっ血性心不全（またはその悪化）、冠攣縮性狭心症、失神
		ビソプロロールフマル酸塩（メインテート）		警告：慢性心不全患者に使用する場合には、慢性心不全治療の経験が十分にある医師のもとで使用すること 禁忌：「アテノロール」参照、妊婦中またはその可能性。強心薬または血管拡張薬を静脈内投与する必要のある心不全患者、非代償性の心不全患者、重症の末梢循環障害（壊疽等） 注意：🚗 重大な副作用：心不全、完全房室ブロック、高度徐脈、洞不全症候群
		アロチノロール塩酸塩（アロチノロール塩酸塩）	上記に加え、α遮断作用もある	禁忌：「アテノロール」参照、気管支喘息、気管支痙攣のおそれのある患者、未治療の褐色細胞腫、本剤成分過敏症の既往、妊婦中またはその可能性 注意：🚗 重大な副作用：「ビソプロロールフマル酸塩」参照
Ⅲ群	カリウムチャネル遮断薬	アミオダロン塩酸塩（アンカロン）	カリウムの流出を抑えて、活動電位持続時間、すなわち不応期を延長させる	警告：1. 施設の限定、2. 患者の限定、3. 患者への説明と同意、4. 副作用、5. 相互作用に警告あり。詳細は本剤添付文書を確認すること 禁忌：重篤な洞不全症候群、Ⅱ度以上の房室ブロック、本剤成分またはヨウ素に対する過敏症の既往、下記併用禁止薬の与薬中 併禁：リトナビル、サキナビル、サキナビルメシル酸塩、他にも多数の併禁があり、注意を要する 重大な副作用：間質性肺炎、肺線維症、肺胞炎、既存の不整脈の重度の悪化、Torsades de pointes、心不全、徐脈、心停止、完全房室ブロック、血圧低下、劇症肝炎、肝硬変、肝障害、甲状腺機能亢進症、甲状腺炎、甲状腺機能低下症抗利尿ホルモン不適合分泌症候群（SIADH）、肺胞出血

(つづき)

分類	一般名(商品名)	効果発現メカニズム	主な副作用と注意事項
Ⅳ群 カリウムチャネル遮断薬	ベラパミル塩酸塩 (ワソラン)	ペースメーカ細胞へのCa₂⁺の流入を抑制することで異常興奮を抑制する	**禁忌**:本剤成分過敏症の既往、妊娠中またはその可能性、重篤なうっ血性心不全、Ⅱ度以上の房室ブロック、洞房ブロック
			重大な副作用:心不全、洞停止、房室ブロック、徐脈、意識消失、皮膚粘膜眼症候群、多形滲出性紅斑、乾癬型皮疹
	(ワソラン静注)		**警告**:新生児、乳児、小児への使用について警告あり。詳細は添付文書を確認すること
			禁忌:重篤な低血圧あるいは心原性ショック、高度の徐脈、洞房ブロック、房室ブロック(第Ⅱ、Ⅲ度)、重篤なうっ血性心不全、急性心筋梗塞、重篤な心筋症、β遮断薬の静注を受けている患者、本剤成分過敏症の既往
			併禁:静注用β遮断薬(インデラル)
			副作用:徐脈、心室性頻拍、心室性期外収縮、洞停止、胸痛、AST・ALT上昇、血中プロラクチン上昇
	ジルチアゼム塩酸塩 (ヘルベッサー)注射		**禁忌**:重篤なうっ血性心不全、Ⅱ度以上の房室ブロック、洞不全症候群、本剤成分過敏症の既往、妊娠中またはその可能性、重篤な低血圧あるいは心原性ショック、重篤な心筋症
			重大な副作用:完全房室ブロック、高度徐脈、心停止、うっ血性心不全

🟡 看護のポイント

第1・2段階　アセスメント・診断

必要な情報	情報分析の視点
1. 動悸の出現状況と経過(基2〜4の活用) 1)突発的か、持続的か 2)労作時か、安静時に起こるか、体位との関連の有無、時間帯 3)持続時間と頻度 4)程度 5)性状 **2. 脈拍、心拍、心音、呼吸、呼吸音、血圧、意識レベル、体温の変化の有無と程度**(基2〜4の活用) **3. 動悸の随伴症状の有無と程度**(基5の活用) 1)息切れ、前胸部不快感、胸内苦悶、胸痛 2)冷汗、手指振戦、顔面蒼白 3)血圧の上昇・低下、頸静脈怒張 4)頭痛、めまい、立ちくらみ、意識レベルの低下、失神 5)不安感、倦怠感、易疲労感 6)尿量減少、浮腫など **4. 動悸の主な原因・誘因と程度**(基4の活用) 1)生理的な動悸 2)心疾患による動悸	1. 動悸の程度、特徴の明確化 2. 動悸と随伴症状の出現状況と現在までの経過の明確化 3. 動悸の原因・誘因とそのメカニズムの明確化 4. 動悸の「成り行き」の明確化 ▶動悸を訴える患者のアセスメントに際しては、循環動態と呼吸状態の異常を示す所見の有無と程度をふまえて、救命救急処置を必要とする緊急状態であるか否かを判断することが重要である。緊急状態の判断には、呼吸困難、頻脈、不整脈、意識障害、血圧低下、皮膚・粘膜のチアノーゼ・冷感・冷汗をはじめとするショック症状、胸痛、心不全症状(呼吸困難、SpO₂低下、粗い断続性副雑音、四肢浮腫など)に注目する必要がある。

(1) 心拍動の異常による動悸：頻拍・不整脈

(2) 心拍動の増強による動悸

3) 循環器系以外の器質的病変による動悸

(1) 心拍出量の増大による動悸

① 甲状腺機能亢進症、② 貧血、③ 発熱

(2) 交感神経興奮による動悸

① 低血糖（空腹やインスリンの過剰投与）、② 褐色細胞腫

(3) その他

① 呼吸器系疾患（慢性気管支炎、肺気腫、肺性心など）

4) 薬物による動悸

5) 嗜好品による動悸

6) 心因性の動悸など

7) その他の生理的誘発・増強因子

①食事摂取

②排便、とくに便秘

③体動

④飲酒や過量のコーヒー

⑤喫煙

⑥疼痛

⑦高温、低温の室内環境

⑧不安、イライラ、興奮、心配事などを発生させる病状、検査、治療、看護ケアならびに対人関係、医療関係者の言動など

5. 動悸に対する診察と検査の結果（基 7 の活用）

1) 診察：問診、脈拍触診、心音・呼吸音聴診、意識レベル、体温、呼吸、血圧の測定

2) 検査：12 誘導心電図、胸部Ｘ線、血液・尿検査などその他、必要に応じて各種の検査

6. 動悸に対する治療内容と経過（基 8 の活用）

1) 緊急処置

2) 基礎疾患に対する治療

3) 生活指導

4) 精神療法

5) 薬物療法

6) 特殊な治療：カテーテルアブレーション、ペースメーカー治療など

7. 動悸の「成り行き」の有無と程度（基 6 の活用）

8. 動悸と検査・治療などに対する患者や家族の反応と期待（本人のこれまでの対処方法も含む）

▶「成り行き」として以下の問題を生じやすい。

1) 血液循環・呼吸障害に起因する動悸ならびにめまい、立ちくらみ、前胸部不快感・違和感、呼吸困難などの主観的随伴症状による**死への恐怖・不安の増大**

2) **動悸の再発・持続に対する予期的不安**

3) 動悸と随伴症状、あるいは動悸に対する予期的不安などによる**日常生活動作行動と社会生活の自己制限**

4) 循環動態と呼吸状態の重大な異常に起因する**動悸を伴う不安定な不整脈（胸痛、意識障害、ショック、心不全のいずれか1つ以上を伴う）による生命危機**など

● **目標設定の視点**　1. 動悸が軽減、消失する。
　　　　　　　　　　2. 患者が自分の動悸の生理的誘発・増強因子を見出し、それらを軽減・除去できる。
　　　　　　　　　　3. 不安や恐怖が軽減、消失する。少なくとも現在より不安や恐怖が増強しない。
　　　　　　　　　　4. 少なくとも「成り行き」にあげた問題を起こさない。

● **対策の立案**　　対象固有の動悸の原因・誘因ならびにそれによる発生・悪化のメカニズムをふまえたうえで対策を選択・決定する。動悸は、死の恐怖や不安を抱かせやすく、それが動悸をさらに増強させる。したがって、まずこの不安や苦痛を取り除くことに視点をおく必要がある。

（基 1〜8の活用）

対策の種類	対策の根拠
観察（OP） 1. 動悸の出現の有無・程度と状況 2. 脈拍、心拍、呼吸、血圧の変化 3. 動悸の随伴症状の変化 4. 動悸の原因・誘因の増減 5. 動悸に対する診察と検査結果の変化 6. 動悸に対する治療内容と効果・副作用 7. 動悸の「成り行き」の有無と程度 8. 動悸と検査・治療などに対する患者や家族の反応と期待 ※観察の細かい項目は、アセスメント・診断段階と同じであるため省略する	1〜8の観察項目は、その患者が目標に近づいているか否かを最も端的に表す情報となる。 ▶動悸は主観的な症状であり、個人差が大きい。したがって、観察にあたっては客観的・主観的情報を対応させて把握することが大切である。心因性の動悸のある患者の言動にはとくに注意し、どのような状況下でどのように訴えるかを継続して観察、記録し、分析資料にして個別的なケアに役立てる。 ▶動悸を訴えても、脈拍測定や心音聴取時におさまっていることも多いことから、その時点で再確認する必要がある。また、動悸とその誘発・増強因子である摂食、排泄、体動、薬物服用、飲酒、喫煙、疼痛、室温、ならびに不安、イライラ、興奮、心配事などの精神心理的状態との関連性について患者と一緒に探索する。この探索は、目標2. の達成にとって必須である。
看護療法（TP） 1. 救命救急処置 　1）除細動器（AED）の準備 　2）気道確保と酸素療法 　3）静脈路の確保、ならびに抗不整脈薬、急速輸液などの薬物の準備と管理 　4）心電図モニター、12誘導心電図など	▶動悸を発症させる疾患のなかには循環・呼吸不全によって意識障害、ショック、胸痛、心不全などの全身の重篤な症状を引き起こしやすい疾患がある。したがって動悸と同時に、これらの前兆を表す諸症状、検査・測定値に留意して観察する。加えて緊急処置の準備と介助をすみやかに行えることが重要である。とくに心室の興奮の規則性を全く失って血行動態が破綻する危険性が高い**心室細動**は、心停止を意味することから**除細動器**による緊急対処が行われることが多い。他にも**心房細動**、**心房粗動**、**発作性上室性頻拍**、

看護療法（TP）		
		心室性頻拍などの際にも除細動器が使用されやすい。
2. 不安や恐怖の軽減 　1）訴えの傾聴 　2）適切な説明と助言 　3）リラクセーション	▶	精神的緊張・不安や恐怖は、アドレナリンの分泌を亢進させるため、心拍数や心拍出量を増大させ、動悸を増強する。左記のようなかかわり方は、不安や恐怖をもつ人への援助の基本である。リラクセーションは、ストレスに対する身体の反応を調整し、不安の軽減に役立つ。恐怖の場合は、その要因を特定し、除去に努める。 （基2～4の活用）
3. 生理的誘発因子の軽減・除去 　1）運動、労作の調整 　2）飲酒、喫煙などの制限 　3）環境調整など	▶	過激な運動や労作などは、生理的な動悸を引き起こすだけでなく、器質的疾患をもつ患者にとっては増悪因子となる。飲酒、喫煙などは交感神経を刺激し、洞性頻脈を引き起こす要因になる。（基2～4の活用）
4. 身体的安静と体位の工夫	▶	身体的安静をはかり、心拍数・心拍出量の減少をはかる。（基2～4の活用）
1）安楽な体位の工夫	▶	左側臥位は動悸を強く感じさせるため、動悸があるときは原則として避けることが望ましい。心疾患がある場合は、心臓への帰還血液量を減少させて動悸を軽減させるためにファウラー位が有効なこともある。
2）衣服の緊縛をとく	▶	衣服の緊縛は、拍動を強く感じさせたり呼吸苦を引き起こすため、取り除く。
5. 薬物療法の援助と管理	▶	動悸の原因・誘因により多種類の薬物が使用されるため、各薬物の作用・副作用を熟知し管理する。また、服薬を自己管理している患者では，服薬の過不足、薬物依存の危険性もあるため、必要時、家族の理解・協力を得て服薬の過剰・不足・中断を防止すると同時に、これらが生じたときには、その理由を患者・家族と一緒に明らかにし、解決する必要がある。（基8の活用）
6. 必要時、酸素療法の援助と管理	▶	動悸の原因によっては、酸素吸入が行われる。その際は、酸素療法の効果を高め、さらに酸素療法に伴う問題を予防するよう管理する。（基2、3、8の活用）
7. 上室性頻拍時の迷走神経刺激療法の介助	▶	上室性頻拍の場合はアシュナーテスト（眼球圧迫）やバルサルバテスト（息こらえ）などの迷走神経を刺激する方法を用いて、発作の改善を試みることがある。（基2、3の活用）

	1. 前記の観察項目のうち動悸にかかわる必要な項目を報告できるよう指導する 　1）出現状況、特徴・性状 　2）経過 　3）随伴症状の有無と程度 　4）脈拍の測定方法（自己検脈）、など	▶これらの情報は、動悸の原因・誘因や程度を判断し、個別的なケアを行うための重要な資料になる。
教育（EP）	2. 精神的緊張・不安、恐怖を軽減するため、可能な範囲で動悸の原因・誘因、メカニズムなどについて説明する 　1）原因が心因性のものと考えられる患者には、とくに理解を得られるよう十分説明する。家族に対しても精神的緊張・不安をもたらす話題などを避けるように説明・指導する	▶精神的緊張・不安、恐怖は、すべての動悸の大きな誘発・増強の因子であり、左記の説明によって動悸の軽減・消失をはかれることも多い。 ▶手段的・情緒的・情報的サポートは安心感につながることから、まず家族、近親者のなかで患者が最も信頼し、頼りにしている人に依頼する。 ▶心因性の動悸がある患者には、客観的な診察・検査結果を十分説明し、まず心臓などの器質的疾患によるものではないという安心感を与え、その後に動悸を引き起こしているその人の心的要因を一緒に明らかにし、それを解消するための援助を行う。医師や臨床心理士と連携して行うことが必要な場合もある。（基2〜4の活用）
	3. 動悸に影響する生理的誘発因子や心身の緊張の軽減に有益な日常生活のあり方およびリラクセーション技法などについて指導・助言する	▶過労、睡眠不足、精神的ストレス、過度の喫煙や飲酒など対象個々の動悸の生理的誘発・増強因子を見出し、それを自ら避けることが重要である。活動と休息のとり方や不安のコントロール法などを見出し、セルフケアができるよう導くことは、いずれの対象にとっても重要である。

第3・4段階　　看護計画の立案・実施時の留意点

1. 観察・ケア時の心理面の重視

　動悸は、個々の感受性、精神状態の影響を受けやすく、不安や恐怖が加わるといっそう激しくなる。したがって、アセスメントに際しては、不安や恐怖のレベルの判定に加え、不安や恐怖の発生要因に対する本人の知覚（現実的・非現実的知覚）、本人のストレス対処能力（問題中心型・情動中心型）、活用可能な問題解決的・情緒的ソーシャルサポートの有無について情報収集し、分析する必要がある。

　援助に際しては、動悸とその発生要因に対する歪んだ知覚の修正、対処能力の強化、ソーシャルサポートの開発と彼らのサポート能力の強化などに力点をおく必要がある。

2. 対応の基本姿勢

　動悸の多くは良性のものであり、その強さは必ずしも疾患の重症度を反映しないといわれる。しかし、心臓などの器質的疾患の有無や治療の緊急性を判断するうえでは重要な症状である。したがって、安易に心因性であると判断しないよう訴えには十分耳を傾けると同時に客観的データも収集して総合的に判断し、患者の気持ちにそって、すみやかに対処していく必要がある。

3. 心電図の準備・点検

　動悸の鑑別診断にあたっては、心電図が必要とされる。したがって、いつでも心電図をとれるよう常に準備・点検をしておく。

4. 病状説明の統一

病状の説明・指導にあたっては、患者や家族との信頼関係を築き、加えて医療チーム間で統一した説明を行うことなどによって、不安を増強させないよう留意することが大切である。

5. 肯定的な生活指導の重要性

動悸を訴える患者のなかには、不安や恐怖のために神経質になっている人も多い。したがって、不安を増強しないためにも、否定的・制限的な生活指導よりも、肯定的で可能性を示す生活指導が望ましい。

第5段階　評価の視点

1. 目標に近づいたか否か

1) 動悸が軽減、消失したか。

2) 患者が自分の動悸の生理的誘発・増強因子を見出し、それらを軽減・除去できたか。

3) 不安や恐怖が軽減したか。少なくとも現在より不安や恐怖が増強しなかったか。

4) 「成り行き」にあげた問題 [1) 死への恐怖・不安の増大、2) 動悸の再発・持続に対する予期的不安、3) 日常生活動作行動と社会生活の自己制限、4) 動悸を伴う不安定な不整脈による生命危機など] を起こさなかったか。

2. 看護過程、とくに看護計画の評価・修正

患者や家族の状態や行動が目標に近づいていない場合は、看護過程、とくに看護計画の立案段階のどこに問題があったのか、さらに診断段階に誤りがなかったかなどを検討する必要がある。

引用・参考文献
1) 中野昭一編：普及版 生理・生化学・栄養－図説からだの仕組みと働き．普及版，医歯薬出版，2001.
2) 矢崎義雄ほか編：内科学．第11版，朝倉書店，2017.
3) 金澤一郎，永井良三編［池田隆徳］：動悸．今日の診断指針．第7版，p.294 ～ 297，医学書院，2015.
4) 稲田英一編：呼吸・循環イラストレイテッド－病態生理とアセスメント．学研メディカル秀潤社．2010.
5) 落合慈之監：循環器ビジュアルブック．第2版，学研メディカル秀潤社．2017.
6) 百村伸一監：循環器ビジュアルナーシング．学研メディカル秀潤社．2016.

20 多　尿

polyuria

●オリエンテーション・マップ

原因・誘因 (p.305)

1) 腎外性因子
- (1) 真性（中枢性）尿崩症
  - ①脳腫瘍、脳炎、頭部外傷など
- (2) 心因性多飲症
  - ①転換性障害、躁病、神経症など
- (3) 糖尿病

2) 腎性因子
- (1) ネフロンの障害
  - ①慢性腎不全の多尿期など
- (2) 尿細管の病変
  - ①遺伝性腎性尿崩症
  - ②続発性腎性尿崩症
  - ③慢性腎盂腎炎、慢性糸球体腎炎、急性腎不全回復期など
  - ④低カリウム血症
  - ⑤高カルシウム血症

尿量への生理的影響因子 (p.304)

- ①水分摂取量
- ②食事内容（塩分、利尿作用のある食品）
- ③年齢
- ④ストレス
- ⑤運動量
- ⑥薬物の使用
- ⑦生活環境（寒冷、温熱）
- ⑧アルコール
- ⑨ニコチンなど

多　尿

随伴症状 (p.306)

- 1) 皮膚・粘膜の乾燥・緊張性の低下
- 2) 口渇、食欲不振、悪心・嘔吐、多量の飲水、便秘、体重減少
- 3) 倦怠感、めまい、疲労感
- 4) 多尿に伴う頻尿によるストレス、不眠など

成り行き（二次的問題 p.306）

- 1) 睡眠障害
- 2) 切迫性尿失禁
- 3) 多尿と頻尿に対する恐怖・予期的不安の増大、日常生活動作行動の低下
- 4) 対人関係をはじめとする社会活動の狭小化
- 5) 尿路、上気道などの感染
- 6) 脱水、心筋梗塞、脳梗塞、意識障害、ショック
- 7) 電解質異常：低カリウム血症、低ナトリウム血症など

観察 OP (p.309)

看護療法 TP・教育 EP (p.309)(p.310)

1. 水・電解質の補給
2. 食事の援助
3. 清潔
4. 保温
5. 頻尿と不眠に対する配慮
6. 薬物療法の管理

■ 基礎的知識

1. 腎臓の働き

人の1日当たりの体内に摂取される水分量と体内から排泄される水分量は、**表1**に示すようにバランスがとれており、これが体液の恒常性の維持に直結している。

表1　1日の水分出納

摂取水分量（mL）		排泄水分量（mL）	
飲料水	1,000 ～ 1,500	尿	1,000 ～ 1,500
食物中の水	700	不感蒸散＋汗	800
代謝（燃焼）水	300	便、その他	200
合計	2,000 ～ 2,500	合計	2,000 ～ 2,500

腎臓は、水分の排泄の中心的役割を担い、心拍出量の20%の血液を受け、その血流量は1L/分、尿の生成は1mL/分である。尿の生成と排泄は、次の7つの機能を営み、それによって身体の内部環境である**体液の恒常性**（ホメオスタシス）の維持に大きく貢献している。

①血中の代謝産物や有害物の除去、②血液の量・浸透圧の調節、③血液の水・電解質の調節、④細胞外液量の調節、⑤血液のpHの調節、⑥血漿組成の調節、⑦活性化ビタミン D_3 や造血刺激ホルモン（エリスロポエチン）の産生など

2. 尿生成のメカニズム

尿は、**図1**の経路を通って生成・排出される。尿の生成は、一側の腎に約100万個存在する腎の機能的単位である**ネフロン**すなわち**図1**の①**腎小体（糸球体とボーマン嚢）**と尿細管で行われる。この尿細管は、糸球体側から②**近位尿細管**、③**ヘンレ係蹄（下行脚と上行脚）**、④**遠位尿細管**、⑤**集合管**の各部分に分かれて腎実質を走行している。つまり、尿の生成は、糸球体における濾過から始まり、4つの部分からなる尿細管における再吸収と分泌という機能によって行われる。

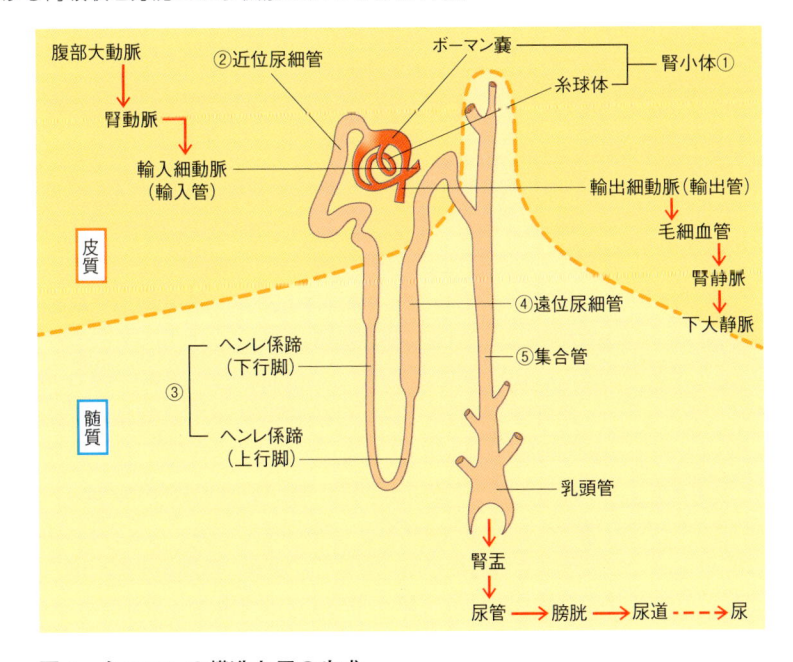

図1　ネフロンの構造と尿の生成

1) 糸球体濾過

腹部大動脈→腎動脈→葉間動脈→弓状動脈→小葉間動脈→輸入細動脈（輸入管）から糸球体に入った血液中の血球および蛋白（膠質）は濾過されず、これらを除いた成分である尿素、尿酸、クレアチニン、塩類、糖などが濾過され、ボーマン嚢に出て近位尿細管に入る。これを**糸球体濾液（原尿）**といい、成人では1日約160L以上に及ぶ。濾過の原動力は**濾過圧**であり、それは血圧の60%である。

> **有効濾過圧の計算式**
>
> 有効濾過圧＝濾過圧（収縮期血圧の60%）−｛血漿の膠質浸透圧（25mmHg）＋ボーマン嚢内圧（10mmHg）｝

たとえばショックなどで収縮期血圧が60mmHg以下になった場合は、有効濾過圧＝（60×0.6）−（25＋10）＝1mmHgとなり、その結果、濾過作用が営まれなくなり、尿の生成がほとんど停止する。また糸球体濾過量は、腎血流量や糸球体血管膜透過性によっても変化する（**表2**）。

表2　糸球体濾過量変動の原因

変動因子	異常例
有効濾過圧	
①糸球体毛細血管血圧	
a. 腎動脈血圧低下	心不全、ショック、出血
b. 腎細動脈緊張変化	アドレナリン与薬
②ボーマン嚢内圧	
a. 尿管内圧上昇	腎結石
b. 腎間質圧上昇	腎水腫、腎腫瘍
c. 腎静脈圧上昇	うっ血性心不全
③血漿膠質浸透圧	
a. 血漿水分量減少	脱水、低ナトリウム血症
b. 血漿蛋白量変化	貧血
腎（糸球体）血流量	
a. 血管床減少	糸球体疾患
b. 代償性変化（増加）	偏側腎（一側腎摘出）
糸球体血管膜透過性	
a. 器質的変化（透過性増加）	糸球体疾患
b. 機能的変化	

2) 近位尿細管から集合管までの主な再吸収と分泌

図2のように、糸球体での濾過量は160〜180L/日であるが、実際の尿は、およそ1%の1〜2L/日で、99%が近位尿細管から集合管の間で再吸収される。また、糖や電解質は99%以上、尿素は50%以上が再吸収される。しかし、これにも一定の限度があり、これを**腎排泄閾値**という。したがって、これらの血中濃度が腎排泄閾値以上になると、尿細管における再吸収が追いつかなくなり、尿中にあふれ出ることになる。

尿細管での再吸収は、近位尿細管における**無条件再吸収**と、遠位尿細管における**選択的再吸収**とに分けられる。

近位尿細管では、水75%、Na^+70%、K^+100%、ブドウ糖100%、アミノ酸100%、さらにCl^-、HCO_3^-（炭酸水素イオン）、ビタミンなど、生体にとって不可欠な小分子が再吸収される。そして、血液の**酸塩基平衡（pH）**にとって最も重要な水素イオン（H^+）が分泌される。すなわち尿細管腔に分泌されたH^+は、管腔内のHCO_3^-と反応し、炭酸（H_2CO_3）になり、さらにH_2O+CO_2に分解される。このCO_2は尿細管細胞内に入り、細胞内のH_2Oと反応してH_2CO_3になり、さらに$H^+ + HCO_3^-$に解離し、

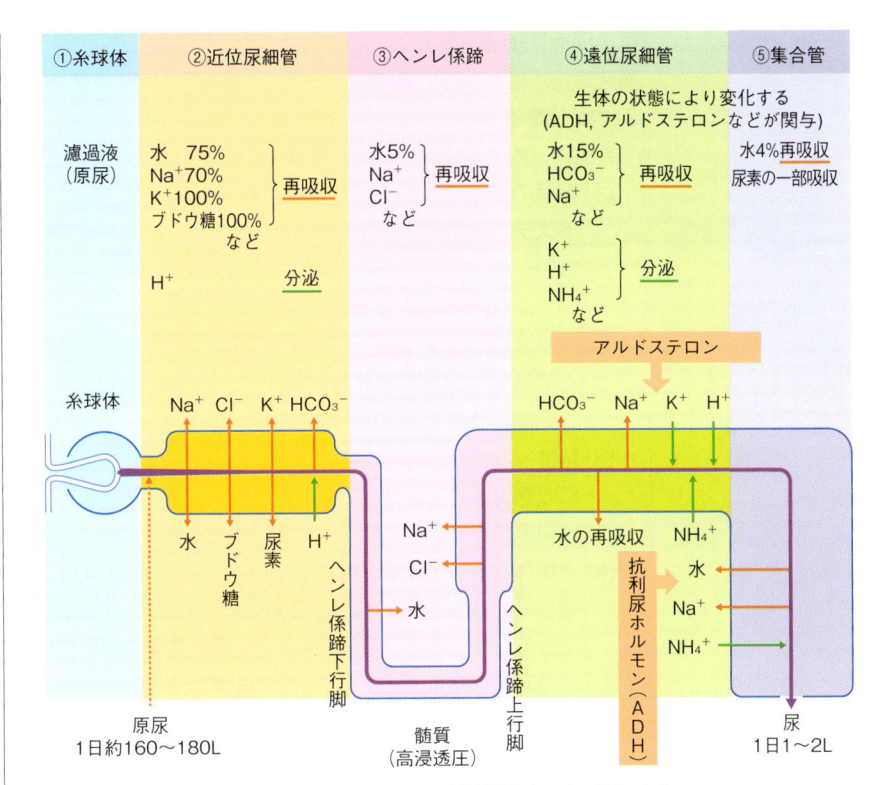

注) 原尿の水は，75％＋5％＋15％＋4％＝99％が再吸収され，1％が尿になる

図2　原尿から尿生成までのネフロン各部の働き

H$^+$は管腔内に入り尿中に排泄され、HCO$_3^-$は尿細管周囲の毛細血管に吸収されて全身に循環する。つまり、尿細管に分泌されたH$^+$は、結果的にはHCO$_3^-$の再吸収になることから血液のpHを正常（7.35～7.45）に維持・回復させる最も重要な因子になる。なお、HCO$_3^-$が24mEq/L以下になると**代謝性アシドーシス**（pH7.35以下）、30mEq/L以上になると**代謝性アルカローシス**（pH7.45以上）になる。

　加えて、主として近位尿細管の細胞内ではアミノ酸の分解によってアンモニア（NH$_3$）が生産される。アンモニアは細胞膜を自由に通過して尿細管腔内に拡散し、そこに存在するH$^+$と結合して**NH$_4^+$**（アンモニアイオン）になり、やがて尿中に排泄される。

　ヘンレ係蹄は、**図1**に示すように、腎臓の髄質の中に深く入り込む。髄質は高浸透圧となっているが、乳頭に向かってさらに高くなるために下行脚の浸透圧勾配によって水が再吸収される。続く上行脚では、Na$^+$とCl$^-$が再吸収されるが、水は非透過となっていることから再吸収されない。

　遠位尿細管では、Na$^+$が再吸収され、それと交換にK$^+$、H$^+$が分泌される。この交換を促進するのが副腎皮質ホルモンの**アルドステロン**である。アルドステロンの分泌は、Na$^+$欠乏による循環血液量の減少時に亢進し、Na$^+$の再吸収を促し血漿中のNa$^+$を増やし、同時に循環血液量も増加させる。加えてアルドステロンは、NH$_4^+$やK$^+$などの排泄も促進する。なお、アルドステロンは、次の集合管にも及んで作用する。

　集合管には、体液の浸透圧や循環血液量の状態に応じて下垂体後葉から**抗利尿ホルモン（ADH）**が分泌される。すなわち水欠乏による体液の浸透圧上昇時や循環血液量の減少時には、ADHの分泌が増え、集合管に作用して水の再吸収を促し、体液の浸透圧や循環血液量の回復をはかる。逆に、水分過剰摂取時などによる体液の浸透圧低下時

は ADH の分泌が止まり、その結果として集合管における水の再吸収を減少させて尿量を増加させる。なお ADH は、Na^+の再吸収も増やす働きをもっている。

3) 内分泌機能

腎臓は、内分泌臓器として重要な機能を果たすが、その主なものを以下に述べる。

(1) 腎臓の傍糸球体細胞から分泌される**レニン**は、**レニン-アンジオテンシン-アルドステロン系**の血圧調整活動の開始点になる酵素であり、腎性昇圧因子である。なお、レニン-アンジオテンシン-アルドステロン系の詳細な血圧調整過程については「**17** 高血圧」p.255 を参照されたい。

(2) **エリスロポエチン**は、腎間質細胞から分泌され、骨髄における赤血球数の増加と成熟をつかさどる。腎性貧血は、このエリスロポエチンの産生低下に基づいて発症する。

(3) 腎は、皮膚で産生されたビタミン D_3 の活性化を行い、腸管からのカルシウムの吸収を促進する。そのため腎障害の進展は、ビタミン D_3 の産生を阻害し、続発性副甲状腺機能亢進症や腎性骨異栄養症をまねきやすい。

(4) 糸球体と髄質の間質細胞、集合管で産生される**プロスタグランジン**は、腎血管拡張による血圧低下や Na^+ の排泄促進機能（Na^+ 利尿作用）をもつ**腎性降圧因子**である。また**カリクレイン-キニン系**も血管拡張により骨血液量を増やし、Na^+ の再吸収を抑えることによって利尿作用を促す腎性降圧因子である。

3. 尿量への生理的影響因子

生理的条件には、以下のものがある。

①水分摂取量、②食事内容（塩分、利尿作用のある食品）と量、③年齢、④ストレス、⑤運動量、⑥薬物の使用、⑦生活環境（寒冷、温熱）、⑧アルコール、⑨ニコチンなど

4. 排尿回数、尿の量と性状

成人の平均・標準・基準になる値や像は以下のとおりであるが、個人差がある。

①**排尿回数**：4 ～ 8 回 / 日（夜間 0 ～ 1 回）

②**尿量**：1,000 ～ 2,000mL / 日、昼間尿量：夜間尿量＝ 3 ～ 4：1

③**尿比重**：1.012 ～ 1.028（24 時間蓄尿の平均値）

④ **pH**：5 ～ 7 の弱酸性

⑤**色調**：ウロクロムやウロビリンにより淡い麦藁黄色から黄褐色。着色度は尿量に反比例する。

⑥**臭気**：新鮮尿は特有な芳香性の臭気。長く放置した尿は、細菌作用により尿素が分解し、アンモニア臭がある。

⑦**成分**

- 水（95%）
- 固形物（5%） ┌ 有機物：尿素、尿酸、クレアチニンなど
  └ 無機物：ナトリウム、クロール、カリウム、アンモニア、マグネシウム、カルシウムなど

※固形物の半分は尿素であり、無機物の半分以上がナトリウムとクロールである。

5. 多尿の定義

多尿とは、尿細管や集合管における水の再吸収が障害されて、1 日の尿量が成人で 3,000mL 以上、小児で 2,000mL 以上の場合をいう。健康人では、昼間尿と夜間尿の量比が＜ 3 ～ 4：1 ＞であるが、この比が＜ 1：1 ＞になる場合を**夜間多尿**という。

**6. 多尿の分類・
原因・誘因な
らびにメカニ
ズムと特徴**

多尿の原因は、次の腎外性因子と腎性因子の2つに大別できる。

1) 腎外性因子：ADHの効力の低下によるもの（**水利尿**）、ならびに糸球体の濾過液（原尿）の高浸透圧によるもの（**浸透圧利尿・溶質利尿**）がある。水利尿では、下垂体後葉から分泌されるADHが欠如しているか、ADHに対する反応性が低下し、それらによって遠位尿細管や集合管における水の再吸収が妨げられて多尿になる。また、浸透圧（溶質）利尿では、糸球体濾過液（原尿）のNa^+やブドウ糖が尿細管で再吸収されなかった場合に浸透圧が異常に高くなることによって近位尿細管、ヘンレ下行脚、遠位尿細管、集合管における水の再吸収が妨げられて多尿になる。その典型例が糖尿による多尿である。

2) 腎性因子：腎自体の障害によって尿の濃縮力が低下して多尿になる。

これらの原因をさらに細かく分類すると次のようになる。

分類	主な原因・誘因	メカニズムと特徴
1) 腎外性因子による多尿	**(1) 真性（中枢性）尿崩症** ①脳腫瘍、脳炎、頭部外傷など	▶これらの疾患では下垂体後葉ホルモンのADHの分泌が減少・欠如することによって遠位尿細管での水の再吸収や集合管での尿の濃縮が阻害され、その結果、水利尿による尿量増加を起こし、1日5L以上の多尿になることがある。特徴は、①低比重尿、②バソプレシン（ADH）テスト反応（＋）、③体液の過剰な喪失に伴う口渇、多飲、血漿浸透圧の高値などである。
	(2) 心因性多飲症 ①転換性障害、躁病、神経症など	▶転換性障害などで水分を過剰に摂取すると、血中のADHが希釈され、それが刺激となって反射的に下垂体後葉からのADH分泌が低下して水分の再吸収が抑制され、**水利尿性**の多尿になる。特徴は、真性尿崩症同様、低比重尿、バソプレシンテスト反応（＋）などがみられるが、血漿浸透圧は低値を示す。中年女性に多く神経症的傾向がみられ、夜間尿量の少ないことが特徴である。低ナトリウム血症による症状（悪心・嘔吐、痙攣、意識障害など）に注意する。
	(3) 糖尿病	▶糖尿病では、糸球体で多量のブドウ糖が濾過され、尿細管液の浸透圧が上昇する。その結果、尿細管におけるNa^+や水の再吸収が抑制され、**浸透圧利尿**によって多尿になる。特徴は、尿糖、高比重尿、口渇、多飲などである。
2) 腎性因子による多尿	**(1) ネフロンの障害** ①慢性腎不全の多尿期など	▶腎臓病の進行に伴って多数のネフロンが破壊されると、残された各ネフロンの溶質の排泄量が増す。この状態は、糖尿病と同じように**浸透圧利尿**を起こす。特徴は、低比重尿、血中の尿素窒素の上昇、尿沈渣の異常などである。
	(2) 尿細管の病変	▶尿細管の再吸収機能の障害によって起こる。
	①遺伝性腎性尿崩症	▶先天性腎尿細管異常の1つで、ADHの分泌は正常であるが、尿細管での反応性が低下して**水利尿性**の多尿になる。特徴は、男子の遺伝性疾患であること、バソプレシンテスト反応（－）、低比重尿などである。
	②続発性腎性尿崩症	▶各種疾患、電解質異常や躁うつ薬などの薬物によって尿細管でのADHの反応性が低下して尿濃縮力が低下し、**水利尿性**の多尿になる。
	③慢性腎盂腎炎、	▶ヘンレ係蹄の髄質部分は高浸透圧となっているために、水やNa^+

	慢性糸球体腎炎、急性腎不全回復期など	などが再吸収される。しかし、腎盂や腎実質の組織自体が破壊されると、水やナトリウムの再吸収が障害され**水利尿性**の多尿となる。特徴は、低比重尿、蛋白尿、尿沈渣異常、血中の尿素窒素の上昇などである。
2)腎性因子による多尿	④低カリウム血症	▶低カリウム血症は、近位尿細管の変性によって尿濃縮力が低下し、**水利尿性**の多尿となる。特徴は、低比重尿、口渇、多飲、心電図のST低下などである。持続した場合は、腎機能障害を起こす。
	⑤高カルシウム血症	▶高カルシウム血症は種々の疾患によって生じるが、腎組織にCa^{2+}が沈着して尿濃縮力を低下させ、**水利尿性**の多尿となる。特徴は、低比重尿、口渇、多飲、夜尿症、便秘などである。悪化すると腎不全に陥る。

7. 多尿の随伴症状

　多尿は、体内の水分喪失とそれによる血液や尿の濃度、pH などを変化させ、次の随伴症状を引き起こす。

1) 皮膚・粘膜の乾燥・緊張性の低下
2) 口渇、食欲不振、悪心・嘔吐、多量の飲水、便秘、体重減少
3) 倦怠感、めまい、疲労感
4) 多尿に伴う頻尿によるストレス、不眠など

8. 多尿の「成り行き」
（悪化したときの二次的問題）

1) 多尿に伴う頻尿による**睡眠障害**
2) 多尿に伴う頻尿と尿意急迫による**切迫性尿失禁**
3) **多尿と頻尿に対する恐怖・予期的不安の増大**、さらにそれに睡眠障害、疲労、めまいなどが加わることによる**日常生活動作行動の低下**
4) 他者との接触中に生じる頻尿・失禁、あるいはそれらの予期的不安による**対人関係をはじめとする社会活動の狭小化**
5) 蛋白質や糖を尿中に失いやすい原疾患、さらに多尿に伴う循環血流量の減少に起因する組織細胞の酸素・栄養不足による抵抗力の低下、加えて頻尿に伴う陰部汚染、口腔内乾燥などの複合的なマイナス刺激による**尿路、上気道などの感染**
6) 多尿の持続・悪化による**脱水**、さらに脱水に伴う循環血流量の減少と血液の粘稠度亢進による**心筋梗塞、脳梗塞、意識障害、ショック**
7) 電解質異常：多尿に伴うカリウム喪失による**低カリウム血症**ならびにナトリウム喪失による**低ナトリウム血症**など

9. 多尿に対する主な診察と検査

1) 診察
　視診、問診、聴診、打診、触診、測定（体温、脈拍、呼吸、血圧、体重、中心静脈圧[CVP]など）

2) 検査
　(1) 尿検査：尿沈渣、尿生化学（ナトリウム、カリウム、クロール、カルシウム、尿素窒素、糖、蛋白など）
　(2) 腎機能検査：クリアランス試験、PSP排泄試験、フィッシュバーグ濃縮試験、尿希釈試験など
　(3) 血液検査：血液生化学 [ナトリウム、カリウム、クロール、カルシウム、総蛋白量、

尿素窒素、クレアチニン、糖、尿中 β_2 マイクログロブリン、N-アセチル-β-グルコサミニダーゼ（NAG）など]、血液一般（血球数、Ht、Hb など）

(4) バソプレシンテスト、水制限試験（尿崩症の鑑別）

(5) X 線検査（排泄性・逆行性腎盂撮影、血管造影）

(6) 腹部超音波検査、CT、MRI、レノグラフィ、腎シンチグラフィなど

(7) 心電図など

10. 多尿に対する主な治療

1) 輸液療法

2) 薬物療法

(1) 抗利尿ホルモン薬（**表3**）

(2) サイアザイド系降圧利尿薬（「**21** 乏尿・無尿」、p.316 参照）：Na^+ や Cl^- を排泄するために、尿細管の溶質が減少して浸透圧が低下し、水分の再吸収が促進され、その結果尿量が減る。

表3　多尿に用いられる主な薬

分類	一般名（商品名）	効果発現メカニズム	主な副作用と注意事項
抗利尿ホルモン薬	バソプレシン（ピトレシン）	下垂体後葉ホルモンである本薬は、遠位尿細管における水の再吸収を促進することによって抗利尿作用を発揮する。腹部内臓の細動脈を収縮させ、門脈血流を減少させることで、一時的に門脈圧が下降するため、門脈圧亢進による食道出血時に止血作用を発揮する	禁忌：冠動脈硬化症（心筋梗塞症、狭心症等）、急速な細胞外水分の増加が危険となるような病態（心不全、喘息、妊娠高血圧症候群、片頭痛、てんかん等）、血中窒素貯留のある慢性腎炎、本剤成分に対しアナフィラキシーまたは過敏症の既往 重大な副作用：ショック、横紋筋融解症、心不全、心拍動停止、精神錯乱、昏睡、水中毒、中枢性神経障害、無尿、心室頻拍
	デスモプレシン酢酸塩水和物（デスモプレシンスプレー 2.5 点鼻薬）	バソプレシン誘導体である本薬は、腎の細尿管における水の再吸収を促進し、バソプレシン不足による尿濃縮能の低下を回復させる	注意：バソプレシン欠乏による尿崩症のみに使用、水中毒の発現 重大な副作用：脳浮腫、昏睡、痙攣を伴う重篤な水中毒
	（デスモプレシンスプレー 10）		警告：夜尿症に対し使用した患者で重篤な低ナトリウム血症による痙攣が報告されているので、患者およびその家族に対して、水中毒（低ナトリウム血症）が発現する場合があること、水分摂取管理の重要性について十分説明・指導すること 禁忌：低ナトリウム血症 重大な副作用：脳浮腫、昏睡、痙攣を伴う重篤な水中毒

● 看護のポイント

第 1・2 段階　アセスメント・診断

必要な情報	情報分析の視点
1. 健康時ならびに現在の排尿状態と尿の性状・量（**基** 4 の活用） 　排尿回数・時間、尿量、性状（尿比重、pH、色調、臭気、尿の成分など） **2. バイタルサイン、体重、水分出納** 　体重、体温、脈拍、呼吸、血圧、水分出納、CVP など（**基** 9 の活用） **3. 多尿の随伴症状の有無と程度**（**基** 7 の活用）	1. 多尿の有無と程度の明確化 2. 多尿と随伴症状の発生時期と現在までの経過の明確化 3. 多尿の原因・誘因とそのメカニズムの明確化 4. 多尿の「成り行き」の明確化 ▶多尿がもたらす脱水、電解質異常などは、生命危機に直結しやすい。したがって、これらの初

1) 皮膚・粘膜の乾燥・緊張性の低下
2) 口渇、食欲不振、悪心・嘔吐、多量の飲水、便秘、体重減少
3) 倦怠感、めまい、疲労感
4) 多尿に伴う頻尿によるストレス、不眠など

4. 多尿の主な原因・誘因と程度 (基 2、6の活用)

1) 腎外性因子
  (1) 真性 (中枢性) 尿崩症
    ① 脳腫瘍、脳炎、頭部外傷など
  (2) 心因性多飲症
    ① 転換性障害、躁病、神経症など
2) 腎性因子
  (1) ネフロンの障害
    ① 慢性腎不全の多尿期など
  (2) 尿細管の病変
    ① 遺伝性腎性尿崩症、② 持続性腎性尿崩症、③ 慢性腎盂腎炎、慢性糸球体腎炎、急性腎不全回復期など、④ 低カルシウム血症、⑤ 高カルシウム血症

5. 尿量への生理的影響因子 (基 3の活用)

① 水分摂取量
② 食事内容と量
③ 年齢
④ ストレス
⑤ 運動量
⑥ 薬物の使用
⑦ 生活環境
⑧ アルコール
⑨ ニコチンなど

6. 多尿に対する診察と検査の結果 (基 9の活用)

1) 診察：視診、問診、聴診、打診、触診などの結果と体温、脈拍、呼吸、血圧、体重、CVP 測定など
2) 検査：尿・血液の検査、腎機能検査、バソプレシンテスト、X線検査、腹部超音波検査、心電図など

7. 多尿に対する治療内容と効果・副作用 (基 10の活用)

1) 輸液療法、2) 薬物療法など

8. 多尿の「成り行き」の有無と程度 (基 8の活用)

9. 多尿と検査・治療などに対する患者や家族の反応と期待

期徴候と水分出納、バイタルサインの変化、電解質などの検査値を総合的・継続的に収集・分析し、予防・回復のための早期対処に役立てる。

▶ 多尿とそれに伴う**頻尿**が及ぼす**睡眠障害**をはじめとする日常生活、精神心理的・社会的側面への影響との関連性に常に留意して情報収集・分析を行う。

▶ 「成り行き」として以下の問題を生じやすい。
1) 多尿に伴う頻尿による**睡眠障害**
2) 多尿に伴う頻尿と尿意急迫による**切迫性尿失禁**
3) **多尿と頻尿に対する恐怖・予期的不安の増大**、さらにそれに睡眠障害、疲労、めまいなどが加わることによる**日常生活動作行動の低下**
4) 他者との接触中に生じる頻尿・失禁、あるいはそれらの予期的不安による**対人関係をはじめとする社会活動の狭小化**
5) 蛋白質や糖を尿中に失いやすい原疾患、さらに多尿に伴う循環血流量の減少に起因する組織細胞の酸素・栄養不足による抵抗力の低下、加えて頻尿に伴う陰部汚染、口腔内乾燥などの複合マイナス刺激による**尿路、上気道などの感染**
6) 多尿の持続・悪化による**脱水**、さらに脱水に伴う循環血流量の減少と血液の粘稠度亢進による**心筋梗塞、脳梗塞、意識障害、ショック**
7) **電解質異常**：多尿に伴うカリウム喪失による**低カリウム血症**ならびにナトリウム喪失による**低ナトリウム血症**など

第3段階	看護計画の立案

●**目標設定の視点**　1. 多尿の随伴症状が軽減・消失する。
　　　　　　　　　　2. 治療が減少する。
　　　　　　　　　　3. その人の日常健康時の排尿の回数や時間、尿の量や性状に戻る。
　　　　　　　　　　4. 少なくとも「成り行き」にあげた問題を起こさない。

●**対策の立案**　　対象固有の多尿の原因・誘因ならびにそれによる発生・悪化のメカニズム、さらに患者の排尿行動にかかわる能力や治療条件などをふまえたうえで、対策を選択・決定する必要がある。
（基1～10の活用）

対策の種類	対策の根拠
観察（OP） 1. 排尿状態の変化　排尿回数・時間、尿量、尿の性状（比重、色調、臭気、pH など） 2. 体重、体温、脈拍、呼吸、血圧、飲水量、水分出納、CVP など 3. 多尿の随伴症状の変化 4. 多尿の原因・誘因の増減 5. 多尿に対する診察と検査結果の変化 6. 多尿に対する治療内容と効果・副作用 7. 多尿の「成り行き」の有無と程度 8. 多尿と検査・治療などに対する患者や家族の反応と期待 ※観察の細かい項目は、アセスメント・診断段階と同じであるため省略する	1～8の観察項目は、その患者が目標に近づいているか否か、つまり、多尿やその原因疾患自体が、好転あるいは悪化などの経過を最も端的に表す情報となる。 ▶夜間の多尿は、心臓や腎臓の機能低下の初期症状として発現しやすい。したがって、排尿の時刻・量を把握できる記録にして、治療や看護ケアに役立てる資料にする。 ▶多尿に伴う頻尿と睡眠状態の関連性をはじめ、排尿状態が日常生活に及ぼす影響に留意して観察する。同時に頻尿に伴う患者の疲労、不眠などの主観的反応の経時的変化も観察・記録する。（基8の活用）
看護療法（TP） 1. 水・電解質の補給 　1）経口摂取：病状に応じて紅茶、スープ、ジュース、果物などを補給する 　2）非経口摂取：輸液療法の管理 　3）アルコールの禁止 2. 食事の援助	▶多尿は、水や電解質のアンバランスをまねき、体液の恒常性を乱して全身状態の悪化を引き起こす。したがって多量の飲水を必要とする場合は、患者の味、香りなどの嗜好を踏まえて左記のような飲み物を取り入れるなどの工夫を行う。ただし、欠乏するあるいは欠乏した電解質によって勧める飲み物を選択する。また経口摂取が困難な場合には、輸液療法が行われるため、その管理が必要である。補液量は、排泄量との関係により決められるので水分出納を正確に計測・観察・記録する。（基1、6、7、8、10の活用） ▶アルコールは、ADH の分泌を抑制して尿量を増加させる。（基3の活用） ▶多量の水や電解質の喪失は、倦怠感、脱力感、

看護療法（TP）		食欲不振を引き起こす。したがって食事の援助を行い、水・電解質の維持・改善と同時に体力の保持・増強に努める。（基2、7、8の活用）
	3. 清潔 　1) 口腔・皮膚の清潔	▶口腔・皮膚の乾燥、または低蛋白血症、糖尿病などがある場合は、感染に対する抵抗力が低下し、易感染状態になるため、皮膚・粘膜の**保清・保湿・保護**の3つを心がけ、心身の爽快感を高めると同時に感染予防に留意する。（基7の活用）
	2) 陰部の清潔	▶多尿は頻尿を伴うために、陰部が不潔になったり、傷つきやすい。そのため**尿路感染**を起こしやすくなる。（基6、7の活用）
	4. 保温	▶寒冷は、血管を収縮させ、腎臓への負担を大きくするばかりでなく、ADHの分泌を抑制して尿量を増やすことから、室温や寝具・寝衣に留意する。（基3の活用）
	5. 頻尿と不眠に対する配慮 　1) 睡眠の援助 　2) 病室はトイレの近くにする 　3) 昇降しやすいベッドの選択 　4) 必要時、尿器をベッドサイドに置く 　5) 尿器・便器を適温にし排尿しやすい寝衣・寝具類を選択する	▶多尿に伴う頻尿は、身体的疲労のみならず、イライラ、不安、怒りなどの精神心理的反応を引き起こし、頻尿による不眠を増悪させる。（基7の活用） ▶頻尿は、心身の苦痛や疲労を伴いやすいため、寝衣類についても十分に配慮する。（基7の活用）
	6. 薬物療法の管理 　1) 抗利尿ホルモン薬など	▶これらの薬物の効果は微量で現れる。したがって、量を誤るとただちに事故につながりやすいため、慎重な与薬と観察が必要である。（基10の活用）
教育（EP）	1. 前記の観察項目のうち主観的な観察項目を報告できるように指導する	
	2. 水分の経口摂取、食事、清潔などを自己管理できるよう、患者や家族に指導する	▶水分の摂取は、患者自身が自己管理する場合が多い。水分を多量に摂取することは、苦痛を伴うことから適切に摂取されないこともあるため、その必要性や飲み方の工夫などを十分に指導しておく必要がある。

第3・4段階　　看護計画の立案・実施時の留意点

1. 水分出納と体重の正確な測定

　利尿薬や抗利尿ホルモン薬を与薬している場合は、その効果判定、ならびに異常の早期発見のために、尿量と経口的・非経口的水分摂取量、すなわち水分出納ならびに体重などの測定を正確に行うことが大切である。

2. 水分補給の注意点

　経口的な水分補給は、1回量を少なくして回数を増やす。また、飲水行動を動機づけるために、時間ごと、

シフトごとの目安になる飲水量を患者と一緒に決めておくことが望ましい。就寝前の水分摂取は、睡眠との関係からできるだけ控える。

3. 配慮ある排尿援助

ベッド上排泄の患者は、頻回の排尿による疲労に加え、頻回の介助に対する遠慮から飲水を控えたり、排尿を我慢したりすることがある。したがって、病気による多尿・頻尿であることから遠慮しないよう十分に説明し、安心して排尿ができるよう援助する。そのためにも、事前に排泄にかかわる援助の目的と内容や方法・手順などを説明し、それらについて患者が納得するまで話し合うことが患者のつらさを軽減し、患者—看護師関係を形成するうえで最も大切と考える。

4. 夜間の多尿による不眠、疲労への配慮

夜間多尿による一晩2回以上の頻尿患者は、睡眠不足とそれによる昼間の心身の不調、それに伴う作業低下、不機嫌、イライラなどの諸問題をもちやすい。さらに十分覚醒していないままのトイレへの歩行による転倒なども起こしやすい。したがって食事や運動の制限がない限り、日常の食事、とくに塩分摂取量や運動不足の点検を行い、患者、家族が自ら夜間頻尿を改善できるよう指導する。

5. 蓄尿の援助と配慮

尿量は、治療の重要な判断資料となる。したがって、蓄尿の必要性、注意点などについて十分説明すると同時に、尿量に応じた容器をあらかじめ準備するなどして、患者が尿を捨てないよう配慮する。

6. 薬物に関する注意点

鎮咳薬や炭酸脱水酵素阻害薬、抗利尿ホルモン薬や利尿薬、高カロリー輸液基本液などは、多尿をきたしやすい。したがって、事前に内服薬や輸液の種類と効果、副作用などについて確認しておき、使用中・後はその効果と副作用について観察・記録すること、さらに患者に事前に説明しておくことが重要である。

第5段階　評価の視点

1. 目標に近づいたか否か

1) 多尿の随伴症状が軽減・消失したか。

2) 治療が減少したか。

3) 健康時の排尿回数・時間、尿の量と性状に戻ったか。

4)「成り行き」にあげた問題 [1) 睡眠障害、2) 切迫性尿失禁、3) 多尿と頻尿に対する恐怖・予期的不安の増大、日常生活動作行動の低下、4) 対人関係をはじめとする社会活動の狭小化、5) 尿路、上気道などの感染、6) 脱水、心筋梗塞、脳梗塞、意識障害、ショック、7) 低カリウム血症、低ナトリウム血症など] を起こさなかったか。

2. 看護過程、とくに看護計画の評価・修正

患者や家族の状態や行動が目標に近づいていない場合は、看護過程、とくに看護計画の立案段階のどこに問題があったのか、さらに診断段階に誤りがなかったかなどを追究する必要がある。

引用・参考文献

1) 飯田喜俊, 二瓶宏：腎臓病のマネージメント. 医学書院, 1992.

2) 高光義博：多尿・乏尿. 腎・泌尿器疾患I, 最新内科学大系55, 中山書店, 1995.

3) 井岡崇, 草野英二：尿量異常. medicina, 41 (4)：692 〜 694, 2004.

4) 阿部信一ほか：腎・泌尿器疾患患者の看護. 成人看護学 [8], 系統看護学講座専門分野12, 第13版, 医学書院, 2011.

5) 金子裕憲：多尿と頻尿. 臨牀看護, 26 (6)：972 〜

974, 2000.

6) 青木明彦, 内藤克輔：乏尿・無尿. 臨牀看護, 26 (6)：975 〜 977, 2000.

7) 川上義和ほか編：チャートで学ぶ病態生理学. 中外医学社, 2000.

8) 井村裕夫ほか編 [武曾惠理]：腎・尿路疾患へのアプローチ. わかりやすい内科学. 第4版, p.791 〜 803, 文光堂, 2014.

9) 藤原謙太：乏尿・無尿. 臨牀看護, 31 (6)：955 〜 959, 2005.

21 乏尿・無尿

oliguria, anuria

●オリエンテーション・マップ

乏尿・無尿

随伴症状 (p.314)
1) 浮腫、腹水、体重増加
2) 血圧上昇、頻脈
3) 呼吸困難
4) 頭痛、腰背部痛
5) 口渇、食欲不振、悪心・嘔吐、下痢、腹水
6) 倦怠感など

成り行き（二次的問題 p.314）
1) 食事摂取量の低下、栄養状態の低下
2) 尿路感染
3) 日常生活動作行動の低下、ボディイメージの狭小化混乱、対人関係の低下、社会活動の低下
4) 電解質異常：低ナトリウム血症、高カリウム血症、低カルシウム血症
5) 酸塩基平衡異常：代謝性アシドーシス
6) 尿毒症
7) 透析療法による患者の心身の恐怖、不安の増大、家族の苦痛、患者・家族の恐怖、不安の増大、就学・就業による制約、家族の身体的・経済的負担など

尿量への生理的影響因子 (p.304)
①水分摂取量
②食事内容（塩分、利尿作用のある食品）
③年齢
④ストレス
⑤運動量
⑥薬物の使用
⑦生活環境（寒冷、温熱）
⑧アルコール
⑨ニコチンなど

原因・誘因 (p.313)

1) 腎前性因子
(1) 循環不全：①水分摂取不足、②大量発汗、③高度の下痢や嘔吐、④脱水、⑤出血、⑥心不全、心筋梗塞による低血圧症ショック、⑧低アルブミン血症、⑨腎血管出血、腎血管の攣縮あるいは閉塞

2) 腎性因子
(1) 尿細管壊死：①腎虚血、②急性腎不全（腎毒性物質感染、アレルギーなど）
(2) 原発性腎疾患末期：①糸球体腎炎、腎盂腎炎、腎硬化症など
(3) 間質性腎炎：①急性腎盂腎炎、②抗菌薬 解熱鎮痛薬その他の薬物の過敏反応、③白血病、リンパ腫などによる細胞的浸潤

3) 腎後性因子
(1) 尿路内外の閉塞：①尿管内の腫瘍、血塊、②尿路結石や腫瘍、結核、前立腺肥大など

看護療法 TP (p.319)
1. 安静・保温
2. 食事・嗜好品に対する援助
3. 輸液療法の管理
4. 薬物療法の管理
5. 便通の調整
6. 心身のストレスの緩和

教育 EP (p.321)

観察 OP (p.319)

■ 基礎的知識

1. 腎臓の働き　「20 多尿」p.301 参照

2. 尿生成のメカニズム　「20 多尿」p.301 参照

3. 尿量に影響する主な生理的条件　「20 多尿」p.304 参照

4. 排尿回数、尿の量と性状　「20 多尿」p.304 参照

5. 乏尿・無尿の定義

　乏尿とは、腎臓の尿生成機能の障害によって1日の尿量が400mL以下、あるいは、20mL/時以下の状態をいう。さらに、尿量が極端に減少して100〜50mL以下になった状態を**無尿**という。また、無尿のなかでも、とくに全く尿が出なくなってしまった状態を**完全無尿**という。つまり、乏尿、無尿、完全無尿の違いは、程度の差である。なお、1日の尿量が400mL以下に減少すると、体内に代謝産物の蓄積が起こる。

6. 乏尿の分類・原因・誘因ならびにメカニズムと特徴

　乏尿の原因は、**1) 腎前性因子**（50%）、**2) 腎性因子**（35%）、**3) 腎後性因子**（15%）の3つに大別される。
　これらの各因子に属し、乏尿を発生させる主な疾患、ならびにそのメカニズムと特徴について以下に述べる。

分類	主な原因・誘因	メカニズムと特徴
1) 腎前性因子による乏尿	**(1) 循環不全による乏尿** ①水分摂取不足 ②大量発汗 ③高度の下痢や嘔吐 ④脱水 ⑤出血 ⑥心不全、心拍出量低下 ⑦低血圧性ショック ⑧低アルブミン血症 ⑨腎血管出血、腎血管の攣縮あるいは閉塞など	▶これらの原因によって全身の循環血液量が減少することによって急激に**腎血流量**が低下すると、糸球体濾過量が減少して乏尿になる。特徴は、浸透圧利尿薬であるマンニトール試験に反応することである。このことは、まだ腎実質が障害されていないことを意味する。そのため各原因に対して早期に適切な治療を行い、腎血流量の改善を図ることができれば腎実質の障害を予防できる。 ・尿の性状は、高比重で1.020以上、Na^+がきわめて少ない。
2) 腎性因子による乏尿	**(1) 尿細管の壊死による乏尿** ①出血、ショックなどに伴う循環不全による腎虚血 ②腎毒性物質による急性腎不全（抗菌薬、抗がん薬、解熱鎮痛薬、水銀、リン、昇汞、コールドパーマ液など） ③感染による急性腎不全 ④アレルギーによる急性腎不全	▶尿細管の壊死は、尿細管での糸球体濾過液をほとんど全部逆流させるため乏尿をきたす（逆拡散）。また、尿細管の分泌機能が障害されるため、有機の酸・塩基、K^+、NH_4^+などの排出が阻害され、血中や細胞外液にこれらが蓄積され、**アシドーシス**に傾く。 ▶急性腎皮質壊死は、最も劇症型で、**完全無尿**になることが多い。

2) 腎性因子による乏尿	など (2) **原発性腎疾患の末期による乏尿** 　①糸球体腎炎、腎盂腎炎、腎硬化症など (3) **間質性腎炎による乏尿** 　①急性腎盂腎炎 　②抗菌薬、解熱鎮痛薬、その他の薬物の過敏反応 　③白血病、リンパ腫などによる細胞浸潤	▶これらの疾患では、ネフロンが著しく減少して尿の生成が低下し、乏尿となる。 　・尿の性状は、一般に尿比重が 1.010 前後に固定される。 ▶二次的に尿細管障害をきたす。近年、増加傾向にある。
3) 腎後性因子による乏尿	(1) **尿路の閉塞による乏尿** 　①尿管内外の血腫 　②尿路結石や腫瘍、結核、前立腺肥大など	▶尿路の狭窄・閉塞は尿の流通を妨げ、この状態が続くと腎臓の機能が障害され、尿の生成が低下する。閉塞の特徴は、尿が全く流出しないことである。

7. 乏尿・無尿の随伴症状

1) 浮腫、腹水、体重増加
2) 血圧上昇、頻脈
3) 呼吸困難
4) 頭痛、腰背部痛
5) 口渇、食欲不振、悪心・嘔吐、下痢
6) 倦怠感など

8. 乏尿・無尿の「成り行き」
（悪化したときの二次的問題）

1) 乏尿・無尿と浮腫に伴う食欲不振、悪心・嘔吐、頭痛、倦怠感などによる**食事摂取量の低下、栄養状態の低下**
2) 栄養状態の低下、血液循環障害に起因する組織細胞への栄養と酸素の供給不足などに伴う抵抗力の低下に加え、乏尿・無尿に伴う尿道の自浄機能低下による**尿路感染**
3) 乏尿・無尿と随伴症状の浮腫、倦怠感、悪心、呼吸困難、頻脈、血圧異常などによる**日常生活動作行動の低下、ボディイメージの混乱、対人関係の狭小化、社会活動の低下**
4) **電解質異常**
　(1) 乏尿・無尿に伴うナトリウム・水の体内貯留（低ナトリウム血症）による**全身性浮腫**、とくに胸水・腹水による**呼吸困難**、さらに悪化すると**脳浮腫、呼吸不全、心不全**
　(2) 乏尿・無尿に伴うカリウム排泄阻害による**高カリウム血症**（心電図上にテント状 T 波出現、四肢のしびれ感、筋の脱力感や弛緩性麻痺、悪心、さらに血清カリウムが 7mEq/L 以上になると、**不整脈、意識障害、心停止**に至る）
　(3) 腎における活性型ビタミン D の産生障害に伴う腸管からのカルシウム吸収の低下による**低カルシウム血症**など
5) **酸塩基平衡異常**：尿量減少に伴って過剰な酸性イオンである H^+ の排泄が阻害さ

れることによる**代謝性アシドーシス**（初期では脱力感や疲労感、頭痛など、ひいては過呼吸）

6）乏尿・無尿によって H$^+$、リン酸イオン（HPO$_4{}^{2-}$）や非電解質に属する蛋白質の分解産物である尿素・クレアチニンなどをはじめとする多くの尿毒症毒素が血中に蓄積されることによる**尿毒症**

   （1）消化器症状：食欲不振、悪心・嘔吐、下痢、吐血、下血、腸管麻痺など

   （2）呼吸・循環器症状：肺浮腫、呼吸困難、呼気臭、不整脈、血圧上昇、心不全など

   （3）神経・筋症状：不穏、興奮、錯乱、傾眠、意識障害、こむら返り、痙攣、反射亢進など

   （4）造血器症状：貧血、出血傾向など

   （5）皮膚症状：発疹、瘙痒感など

7）血中尿素窒素（BUN）80mg/dL 以上、血清クレアチニン上昇を伴う腎不全、尿毒症には開始を余儀なくされる透析療法による**患者の心身の苦痛**、ならびに**患者と家族の恐怖、不安の増大**、加えて**就業・就学における制約、家族の身体的・経済的負担**など

9. 乏尿・無尿に対する主な診察と検査

1）診察

問診、視診、触診、打診、聴診、測定（体温、脈拍、呼吸、血圧、体重、中心静脈圧［CVP］など）

2）検査

   （1）尿検査：尿量、比重、色調、臭気、尿沈渣、尿生化学（ナトリウム、カリウム、クロール、カルシウム、尿素窒素、糖、蛋白、クレアチニンなど）

   （2）血液検査：血液生化学（ナトリウム、カリウム、クロール、カルシウム、尿素窒素、クレアチニン、糖、総蛋白量など）、血液一般（血球数、Ht、Hb など）

   （3）マンニトール試験

   （4）X 線検査、レノグラフィ、腎シンチグラフィ、腹部 CT・MRI など

   （5）腹部超音波検査

   （6）排泄性腎盂造影、逆行性腎盂造影、膀胱鏡検査

   （7）心電図など

10. 乏尿・無尿に対する主な治療

1）安静療法

2）食事療法：主としてナトリウム、水、蛋白質の調整を行う。

3）薬物療法：強心薬（キサンチン誘導体、強心配糖体）、利尿薬など（**表1**）。なお、**表1** の各「効果発現メカニズム」については「**20** 多尿」p.303 **図2** を参照されたい。

4）透析療法：血中尿素窒素（BUN）が 80mg/dL 以上の場合は、透析療法を考慮する。

表1　主な利尿薬

分類	一般名（商品名）	効果発現メカニズム	主な副作用と注意事項
尿細管性／炭酸脱水酵素抑制薬	アセタゾラミド（ダイアモックス）	腎上皮において CO_2+H_2O から H_2CO_3（炭酸）を生成する際に関与する炭酸脱水酵素を特異的に抑制することによって Na^+、HCO_3^-（炭酸水素イオン）の尿細管からの再吸収を抑制し、結果的に利尿効果を促進する	禁忌：本剤成分またはスルホンアミド系薬剤過敏症の既往、肝硬変等の進行した肝疾患患者または高度の肝機能障害、無尿、急性腎不全、高クロール血症性アシドーシス、体液中の Na^+、K^+ が明らかに減少している患者、副腎機能不全・アジソン病 長期禁忌：慢性閉塞隅角緑内障 注意：🚗 重大な副作用：ショック、アナフィラキシー様症状、再生不良性貧血、溶血性貧血、無顆粒球症、血小板減少性紫斑病、皮膚粘膜眼症候群、中毒性表皮壊死症、急性腎不全、腎・尿路結石、精神錯乱、痙攣、代謝性アシドーシス、電解質異常、肝機能障害、黄疸
尿細管性／サイアザイド系降圧利尿薬	トリクロルメチアジド（フルイトラン）	尿細管における Na^+、Cl^- の再吸収を抑えて、尿細管内の Na^+ と一緒に水分を増やすことによって、結果的に尿量を増加させる	禁忌：無尿、急性腎不全、体液中の Na^+、K^+ が明らかに減少している患者、チアジド系薬剤またはその類似化合物過敏症の既往 注意：🚗 重大な副作用：再生不良性貧血、低ナトリウム血症、低カリウム血症
尿細管性／ループ利尿薬	フロセミド（ラシックス）	腎血流量と糸球体濾過量を増やして利尿を促進する。これらの利尿薬は、尿細管全域において Na^+、Cl^- の再吸収を抑え、尿細管内の Na^+ と一緒に水分を増やし、それによって尿量を増加させる	禁忌：無尿、肝性昏睡、体液中の Na^+、K^+ が明らかに減少している患者、スルフォンアミド誘導体過敏症の既往 注意：🚗 重大な副作用：ショック、アナフィラキシー、再生不良性貧血、汎血球減少症、無顆粒球症、血小板減少、赤芽球癆、水疱性類天疱瘡、中毒性表皮壊死融解症、皮膚粘膜眼症候群、多形紅斑、急性汎発性発疹性膿疱症、心室性不整脈、間質性腎炎、間質性肺炎、難聴
	（ラシックス注）		禁忌：無尿、腎毒性物質または肝毒性物質による中毒の結果起きた腎不全、肝性昏睡を伴う腎不全、体液中の Na^+、K^+ が明らかに減少している患者、著しい循環血液量の減少あるいは血圧の低下している患者、スルフォンアミド誘導体過敏症の既往 注意、重大な副作用：「フロセミド」参照
	アゾセミド（ダイアート）		禁忌：「フロセミド」参照 重大な副作用：電解質異常、無顆粒球症、白血球減少
	トラセミド（ルプラック）		禁忌：「フロセミド」参照 注意：🚗 重大な副作用：肝機能障害、黄疸、血小板減少、低カリウム血症、高カリウム血症
尿細管性／抗アルドステロン性降圧利尿薬	スピロノラクトン（アルダクトンA）	遠位尿細管では、副腎皮質ホルモンのアルドステロンが関与して Na^+ の再吸収と交換に K^+、H^+ の分泌が行われる。本利尿薬は、アルドステロンに対する拮抗作用をもっていることから、逆に尿細管内への K^+ の分泌を抑制し、Na^+ の再吸収を抑え、Na^+ に伴う水分の分泌も促して、結果的に尿量を増加させる	禁忌：無尿または急性腎不全、高カリウム血症、アジソン病、タクロリムス、エプレレノンまたはミトタンを投与中、本剤過敏症の既往 注意：🚗 併禁：タクロリムス、エプレレノン、ミトタン 重大な副作用：電解質異常（高カリウム血症、低ナトリウム血症、代謝性アシドーシス等）、急性腎不全、中毒性表皮壊死融解症、皮膚粘膜眼症候群
	カンレノ酸カリウム（ソルダクトン）		禁忌：無尿または急性腎不全、腎機能の進行性悪化状態、高カリウム血症、アジソン病、エプレレノンまたはタクロリムスを与薬中、本剤過敏症の既往、てんかん等の痙攣性素因のある患者 併禁：タクロリムス、エプレレノン 重大な副作用：電解質異常（高カリウム血症、低ナトリウム血症、低クロール血症、高クロール血症等）
尿細管性／キサンチン誘導体	アミノフィリン（ネオフィリン）	心血管系の作用による腎血流量と糸球体濾過量の増加、ならびに腎尿細管における Na^+ と Cl^- の再吸収を阻害して、これらに伴う水の排泄量も増加させて利尿を促進する	禁忌：本剤または他のキサンチン系薬剤に対し重篤な副作用の既往 注意：副作用の発現は、テオフィリン血中濃度の上昇に起因する場合が多いことから、血中濃度のモニタリングを適切に行い、患者個々人に適した投与計画を設定することが望ましい 重大な副作用：ショック、アナフィラキシーショック、痙攣、意識障害、急性脳症、横紋筋融解症、消化管出血、赤芽球癆、肝機能障害、黄疸、頻呼吸、高血糖症

316

（つづき）

分類		一般名（商品名）	効果発現メカニズム	主な副作用と注意事項
尿細管性	浸透圧性利尿薬	D-マンニトール（マンニットール）	これらの薬物は、生体内ではとんど代謝されず糸球体で濾過され、尿細管でもほとんど再吸収されない。そのために薬物自体が尿細管内の浸透圧を高めて水分を引き寄せ、結果的に尿量を増加させる。つまり、**浸透圧性利尿作用**を起こす	**禁忌**：急性頭蓋内血腫 **重大な副作用**：急性腎不全（大量投与）、電解質異常（代謝性アシドーシス、高カリウム血症、低ナトリウム血症）
		イソソルビド（イソバイド）		**禁忌**：本剤および本剤成分過敏症の既往、急性頭蓋内血腫 **重大な副作用**：ショック、アナフィラキシー様症状

● 看護のポイント

第1・2段階　アセスメント・診断

必要な情報	情報分析の視点
1. 健康時ならびに現在の排尿状態と尿の性状・量（基4の活用） 　乏尿・無尿の発生の仕方、排尿回数・時間、尿量と性状（比重、pH、色調、臭気、成分など） **2. 乏尿・無尿の随伴症状の有無と程度**（基7の活用） 　1）浮腫、腹水、体重増加 　2）血圧上昇、頻脈 　3）呼吸困難 　4）頭痛、腰背部痛 　5）口渇、食欲不振、悪心・嘔吐、下痢 　6）倦怠感、など **3. 乏尿・無尿の主な原因・誘因と程度**（基2、6の活用） 　1）腎前性因子 　　（1）循環不全：①水分摂取不足、②大量発汗、③高度の下痢や嘔吐、④脱水、⑤出血、⑥心不全、心拍出量低下、⑦ショック、⑧低アルブミン血症、⑨腎血管出血、腎血管の攣縮あるいは閉塞など 　2）腎性因子 　　（1）尿細管壊死：①腎虚血、②急性腎不全（腎毒性物質、感染、アレルギーなど） 　　（2）原発性腎疾患末期：①糸球体腎炎、腎盂腎炎、腎硬化症など 　　（3）間質性腎炎：①急性腎盂腎炎、②抗菌薬、解熱鎮痛薬、その他の薬物の過敏反応、③白血病、リンパ腫などによる細胞浸潤 　3）腎後性因子 　　（1）尿路の閉塞：①尿管内外の血腫、②尿路結石	1. 乏尿・無尿の有無と程度の明確化 2. 乏尿・無尿と随伴症状の発生時期と現在までの経過の明確化 3. 乏尿・無尿の原因・誘因とそのメカニズムの明確化 4. 乏尿・無尿の「成り行き」の明確化 ▶乏尿・無尿の発生の仕方が突然である場合は一般に**急性腎不全**が考えられることから、緊急対応をする。とくにBUNや血性クレアチニンの上昇に注意する。 ▶尿閉との鑑別の重要性：膀胱内に尿は溜まるが、体外に排泄できない**尿閉**との鑑別が重要である。鑑別には下腹部の触診、導尿や超音波検査が用いられる。 ▶尿閉・無尿の「成り行き」の発症予防と早期発見の重要性：乏尿・無尿は、原疾患の重篤な病態を示している。とくに急性に発症した場合は、「成り行き」にあげた諸問題、とくに浮腫、高カリウム血症、代謝性アシドーシス、尿毒症、感染などの予防と早期発見・治療に積極的に参加し対応できることが重要である。

や腫瘍、結核、前立腺肥大など

4. 尿量に影響する主な生理的条件
（「20 多尿」p.304、基 3 の活用）

1）水分摂取量
2）食事内容と量
3）年齢
4）ストレス
5）運動量
6）薬物の使用
7）生活環境
8）アルコール
9）ニコチンなど

5. 乏尿・無尿に対する診察と検査の結果（基 9 の活用）

1）診察：問診、視診、触診、打診、聴診、測定（体温、脈拍、呼吸、血圧、体重、CVP など）
2）検査：尿・血液の検査、マンニトール試験、X 線検査、腹部 CT・MRI、腹部超音波検査、排泄性腎盂造影、逆行性腎盂造影、膀胱鏡検査、心電図など

6. 乏尿・無尿に対する治療内容と効果・副作用
（基 10 の活用）

1）安静療法
2）食事療法
3）薬物療法
4）透析療法など

7. 乏尿・無尿の「成り行き」の有無と程度（基 8 の活用）

8. 乏尿・無尿と検査・治療などに対する患者や家族の反応と期待

▶「成り行き」として以下の問題を生じやすい。

1）乏尿・無尿と浮腫に伴う食欲不振、悪心・嘔吐、頭痛、倦怠感などによる**食事摂取量の低下、栄養状態の低下**
2）栄養状態の低下、血液循環障害に起因する組織細胞への栄養と酸素の供給不足などに伴う抵抗力の低下に加え、乏尿・無尿に伴う尿道の自浄機能低下による**尿路感染**
3）乏尿・無尿と随伴症状の浮腫、倦怠感、悪心、呼吸困難、頻脈、血圧異常などによる**日常生活動作行動の低下、ボディイメージの混乱、対人関係の狭小化、社会活動の低下**
4）**電解質異常**
　（1）低ナトリウム血症
　（2）高カリウム血症
　（3）低カルシウム血症
5）**酸塩基平衡異常**：尿量減少に伴って過剰な酸性イオンである H^+ の排泄が阻害されることによる**代謝性アシドーシス**
6）乏尿・無尿によって H^+、リン酸イオン（HPO_4^{2-}）や非電解質に属する蛋白質の分解産物である尿素・クレアチニンなど、多くの尿毒症毒素の血中蓄積による**尿毒症**
　（1）消化器症状：食欲不振、悪心・嘔吐、下痢、吐血、下血、腸管麻痺など
　（2）呼吸・循環器症状：肺浮腫、呼吸困難、呼気臭、不整脈、血圧上昇、心不全など
　（3）神経・筋症状：不穏、興奮、錯乱、傾眠、意識障害、こむら返り、痙攣、反射亢進など
　（4）造血器症状：貧血、出血傾向など
　（5）皮膚症状：発疹、瘙痒感など
7）BUN 80mg/dL 以上、血清クレアチニン上昇を伴う腎不全、尿毒症には開始を余儀なくされる透析療法による**患者の心身の苦痛**、ならびに**患者と家族の恐怖、不安の増大**、加えて、**就業・就学における制約、家族の身体的・経済的負担**など

第3段階　看護計画の立案

● **目標設定の視点**
1. 乏尿・無尿の随伴症状が軽減・消失する。
2. 治療が減少する。
3. その人の日常健康時の排尿の回数や時間、尿の量や性状に近づき、ひいては戻る。
4. 少なくとも「成り行き」にあげた問題を起こさない。

● **対策の立案**　対象固有の乏尿の原因・誘因ならびにそれによる発生・悪化のメカニズムをふまえたうえで、対策を選択・決定する必要がある。なお、慢性腎疾患による乏尿の場合には、腎機能の程度に応じた対策の立案が重要である。　（基1〜10の活用）

対策の種類	対策の根拠
観察（OP） 1. 排尿状態の変化 ・排尿回数・時間、尿量、尿の性状（比重、色調、臭気、成分など） 2. 局所ならびに全身症状の変化 ・体重、体温、脈拍、呼吸、血圧、意識レベル、水分出納 3. 乏尿・無尿の随伴症状の変化 ・浮腫、腹水、体重増加、血圧上昇、頻脈、呼吸困難、頭痛、腰背部痛、口渇、食欲不振、悪心・嘔吐、下痢、倦怠感など 4. 乏尿・無尿の原因・誘因の増減 5. 乏尿・無尿に対する診察と検査結果の変化 6. 乏尿・無尿に対する治療内容と効果・副作用の増減 7. 乏尿・無尿の「成り行き」の有無と程度 8. 乏尿・無尿と検査・治療などに対する患者や家族の反応と期待 ※観察の細かい項目は、アセスメント・診断段階と同じであるため省略する	1〜8の観察項目は、その患者が目標に近づいているか否か、つまり、乏尿・無尿とそれを引き起こした疾患や病態が好転あるいは悪化しているか否かを最も端的に表す情報となる。 ▶経口的・非経口的水分摂取量と尿量をはじめとする水分排出量との比較は、とくに大切であることから、経時的に測定・観察・記録する必要がある。 ▶乏尿・無尿の程度や全身への影響、ならびに「成り行き」にあげた生命に直結する問題などの早期発見には、左記の排尿状態、全身の症状、随伴症状のみならず、検査値、とくに血清カリウムをはじめとする電解質、非電解質で蛋白質の分解産物である BUN と血中クレアチニン（Cr）、動脈血や尿の pH、動脈血酸素分圧（PaO_2）、動脈血二酸化炭素分圧（$PaCO_2$）ならびに心電図所見などの変化を総合的に把握・分析することが重要である。
看護療法（TP） 1. 安静・保温 1）制限に応じた日常生活の援助 2）室温の調節など	▶安静・保温は、腎血流量を増加させ、同時に代謝による老廃物の産生を少なくし、腎臓の負担を軽減する。（基1、2の活用） ▶とくに夏期は、冷房により室温を下げすぎないようにし、湿度にも注意する。
2. 食事・嗜好品に対する援助 1）水分の調整（制限あるいは補給）	▶循環器系や腎泌尿器系の障害によって乏尿をきたしている患者が水分を過剰に摂取すると、**浮腫**や**水中毒**を発生・悪化させる。一方、**脱水**、シ

ョックなどの場合はその種類と程度などに応じた水・電解質を補給することから、その準備と管理を的確に行う。（基1、2、3の活用）

2）蛋白質の制限

▶乏尿により蛋白分解産物の尿素、クレアチニンなどが体内に蓄積している患者の場合には、その蓄積を防ぐために蛋白質を制限する。

3）エネルギー補給

▶エネルギー不足は、体蛋白の崩壊を起こし蛋白代謝産物の蓄積を増加させる。したがって栄養・エネルギーの補給を行って、その増加を防止する。

4）必要時、ナトリウムの制限

▶ナトリウムの摂取は、浮腫の増強や血圧上昇をまねき、心臓や腎臓に負担をかける。（基2の活用）

5）必要時、カリウムの制限

▶乏尿時は、腎からのカリウム排泄が障害される。そこに経口的・非経口的にカリウムを摂取すると、**高カリウム血症**を誘発・増強する。
（基6の活用）

6）食事環境の調整

▶利尿薬使用時、口渇や食欲不振が現れやすいため、患者の苦痛を理解し、調理方法や配膳の工夫などをする。

7）禁煙

▶喫煙は、口渇と同時に、ニコチンが視床下部を刺激して下垂体後葉ホルモンである抗利尿ホルモン（ADH）の分泌を促し、尿細管と集合管における水の再吸収を促して尿量を減少させる。
（「20 多尿」p.303 図2 参照）（基3の活用）

3. 輸液療法の管理

▶補液は、電解質異常を補正したり、水分出納の調整をするために行われる。したがって、常に血清カリウムをはじめとする電解質やBUN、クレアチニンなどの検査値や水分出納を総合的に観察しながら管理し、異常時は早急に医師と相談する必要がある。（基8、10の活用）

4. 薬物療法の管理
1）利尿薬、強心薬

▶利尿薬、強心薬の不適切な与薬は、生命の危機を引き起こす。したがって正確な与薬と副作用の早期発見のための観察が大切である。
（基10の活用）

5. 便通の調整

▶便秘は、腸内老廃物の蓄積をもたらし、血中の老廃物を増加させる（**代謝性アシドーシス**）。
（基1、8の活用）

1）下剤・浣腸など

▶下剤や浣腸は、乏尿を増悪させることから、患者と一緒に便通調整の工夫を行う。

6. 心身のストレスの緩和

▶ストレスは、アドレナリンの分泌を亢進させて心血管系・消化器系などに負担をかけるばかりでなく、ADHの分泌を促進して尿量を減少させる。
（基3の活用）

※乏尿・無尿は一般に浮腫を伴うが、浮腫の看護の詳細は「39 浮腫」、p.619 参照

教育（EP）	1. 前記の観察項目のうち飲水量、食欲不振、悪心などの主観的情報を報告できるよう指導する	
	2. 前記の看護療法項目1、2、4、5、6を自己管理できるよう患者や家族に指導する	▶安静・保温・食事・薬物療法などの適否は、原疾患ならびに乏尿・無尿の経過を左右する重要な因子になる。したがって、これらに対する知識を深め、患者や家族が自ら管理できるよう説明・指導する。

第3・4段階　看護計画の立案・実施時の留意点

1. 尿閉との鑑別の必要性

　乏尿・無尿時の観察では、尿閉との鑑別がとくに重要である。尿閉は、いくら怒責しても全く排尿ができない**完全尿閉**と、少量ではあるが排尿できる**不完全尿閉**に分けられる。つまり、**尿閉**は膀胱内に尿が貯留しているが排尿できない状態、**無尿**は膀胱内に尿が貯留しない状態であり、両者は明らかに異なる。とくに急に発症した尿閉では、尿の貯留による苦痛が強く腫瘤として触れることができる。このようなことから**導尿**は、両者の鑑別にとって決定的方法といえる。乏尿・無尿の患者の問診では、いつから乏尿・無尿が始まったか、尿意の有無、尿量、飲水量などを調べると同時に、下腹部の緊満や苦痛などの有無と程度について触診と問診を行う。とくに突然の無尿時は、導尿、超音波検査が行われることが多い。

2. 尿量測定時の注意点

　水分出納は、重要な治療・看護上の情報となるので、きちんと測定する。たとえば飲水量は目盛り付きカップを使用したり、尿量もメジャーカップで測定し、患者や家族にも尿中にペーパーなどを入れないよう注意を促す。

3. 同一条件下の体重測定

　体重測定は、水分出納の目安となるので、常に同一条件で正確に測定する。水分出納と一緒に一目でわかるように記録する。

4. 食欲増進への工夫

　疾患によっては水、蛋白質、ナトリウムの摂取制限が重要になる。しかし、長く続けると患者に苦痛を与える。したがって、制限の必要性を理解できるよう説明し、加えて栄養部と連絡調整して献立や味付け・盛り付けに変化をもたせ、食欲の増進をはかるよう工夫する。

5. 脱水症状の早期発見

　利尿薬を服用している場合には、**電解質**や**水**が過剰に排泄される危険性がある。したがって、尿量と同時に口渇や皮膚乾燥、脱力感、食欲不振などの脱水症状の早期発見に努め、検査値にも留意する。とくに食事などで**カリウム**を制限している患者の場合には十分注意する。

6. 利尿薬与薬時刻の注意

　利尿薬の与薬に際しては、睡眠を妨げないよう薬効発現時間をふまえて与薬時刻を患者と一緒に定める。

7. 肯定的な指導

　患者や家族に対する食事や安静の指導にあたっては、治療の意味を十分理解できるよう工夫すると同時に、患者の希望内容をふまえて許容範囲と程度を具体的に提示することが重要である。

8. 乏尿出現時の注意点

　突然、乏尿が出現した場合は、直ちに膀胱留置カテーテルを挿入し尿量を測定する。腎不全から尿毒症に至らないよう十分な観察が必要であり、場合によっては、緊急に**血液透析**（**HD**：hemodialysis）や**血液濾過**（**HF**：hemofiltration）が必要となることもある。

1. 目標に近づいたか否か

1) 乏尿の随伴症状が軽減・消失したか。

2) 治療が減少したか。

3) 健康時の排尿回数・時間、尿の量と性状に近づき、ひいては戻ったか。

4)「成り行き」にあげた問題 [1) 食事摂取量の低下、栄養状態の低下、2) 尿路感染、3) 日常生活動作行動の低下、ボディイメージの混乱、対人関係の狭小化、社会活動の低下、4) 電解質異常：低ナトリウム血症、高カリウム血症、低カルシウム血症、5) 代謝性アシドーシス、6) 尿毒症、7) 透析療法による患者の心身の苦痛、患者と家族の恐怖、不安の増大、就業・就学における制約、家族の身体的・経済的負担など] を起こさなかったか。

2. 看護過程、とくに看護計画の評価・修正

　患者や家族の状態や行動が目標に近づいていない場合は、看護過程、とくに看護計画の立案段階のどこに問題があったのか、さらに診断段階に誤りがなかったかなどを追究する必要がある。

引用・参考文献

1) 井岡 崇, 草野英二：尿量異常. medicina, 41 (4)：692 〜 694, 2004.

2) 大東貴志ほか：腎・泌尿器. 成人看護学 [8], 系統看護学講座専門分野Ⅱ, 第 14 版, 医学書院, 2015.

3) 金子裕憲：多尿と頻尿. 臨牀看護, 26 (6)：972 〜 974, 2000.

4) 青木明彦, 内藤克輔：乏尿・無尿. 臨牀看護, 26 (6)：975 〜 977, 2000.

5) 井村裕夫ほか編 [武曾惠理]：腎・尿路疾患へのアプローチ. わかりやすい内科学. 第 4 版, p.791 〜 803, 文光堂, 2014.

6) 藤原謙太：乏尿・無尿. 臨牀看護, 31 (6)：955 〜 959, 2005.

22 蛋白尿

proteinuria

●オリエンテーション・マップ

原因・誘因 (p.324)

- 体位の変換、腰部脊柱前彎
- 過激な運動、精神感動・興奮、多食、発熱、痙攣など
- 便秘、妊娠、月経前など

- 多発性骨髄腫、アミロイドーシス、悪性リンパ腫など
- 薬物、不適合輸血、悪性貧血、溶血性貧血など
- 外傷、クラッシュ症候群、多発性筋炎、特発性ミオグロビン尿症など

- 急性・慢性糸球体腎炎、ネフローゼ症候群、糖尿病腎症、エリテマトーデス腎炎、腎性硬化症など

- 先天性尿細管疾患
- 尿細管細胞の機能異常
- 尿細管の虚血性障害（急性腎不全）
- 間質組織の炎症

- 尿路結石
- 尿路の腫瘍・潰瘍
- リウマチ性関節炎など

- イレウス、肺炎、白血病、広汎な化膿巣など
- 尿路炎症、精液・腟分泌物など
- 黄疸、腎炎回復期
- 微量アルブミン尿

1) 生理的蛋白尿
- (1) 体位性蛋白尿
- (2) 運動性蛋白尿
- (3) その他の蛋白尿

2) 病的蛋白尿
- (1) 腎前性蛋白尿
- (2) 腎性蛋白尿
  - ① 糸球体性蛋白尿
  - ② 尿細管性蛋白尿
- (3) 腎後性蛋白尿

3) 類蛋白尿

随伴症状 (p.326)

1) 倦怠感、頭痛、発熱
2) 悪心・嘔吐、口臭、食欲不振、排便異常
3) 乏尿、血尿
4) めまい、痙攣、不眠
5) 高血圧、脂質異常症（高脂血症）

成り行き（二次的問題 p.327）

1) 栄養状態の低下、貧血
2) 低蛋白血症
3) 気道、皮膚、尿路などの感染
4) 浮腫とその増強
5) 胸水・腹水による呼吸困難、動悸、チアノーゼ、頻脈、倦怠感、食欲不振などの増強
6) 蛋白尿、浮腫、治療に対する患者・家族の不安
7) 浮腫と副腎皮質ステロイド薬の副作用によるボディイメージの混乱と、それによる服薬の自己調整・中断、対人関係の狭小化など

観察OP (p.330)

看護療法TP (p.330) **・教育EP** (p.331)

1. 食事の援助高蛋白補給と塩分制限

2. 蛋白尿の程度に応じた適正な安静の保持

3. 感染予防
   1) 皮膚・口腔・陰部の清潔
   2) 面会人の制限
   3) 室温などの環境調整

4. 浮腫、低蛋白血症、貧血などに対する薬物療法の管理

■ 基礎的知識

1. 腎臓の働き　（「20 多尿」p.301 参照）

2. 尿生成のメカニズム　（「20 多尿」p.301 参照）

3. 尿量に影響する主な生理的条件　（「20 多尿」p.304 参照）

4. 排尿回数、尿の量と性状　（「20 多尿」p.304 参照）

5. 蛋白尿の定義　蛋白尿とは、尿中に蛋白が排泄されている状態をいう。健康な人でも尿中に1日20～100mg の蛋白が排泄されることもあるが、臨床的には 150mg/ 日以上の蛋白を認めた場合を**蛋白尿**という。一般には、尿試験紙法で（1＋）、30mg/dL 以上のときに**尿蛋白陽性**としている。

　蛋白尿は、一過性または間欠的に出現する場合の**一過性蛋白尿**、**間欠性蛋白尿**と、持続的にみられる**持続性蛋白尿**がある。持続性蛋白尿のうち、蛋白の排泄が 1g/ 日以下を**軽度蛋白尿**、1～3g/ 日を**中等度蛋白尿**、3g/ 日以上を**高度蛋白尿**というが、**日本腎臓学会**による最新の尿所見の評価法についても p.328 に記載しているので参照されたい。

6. 蛋白の濾過と再吸収のメカニズム　健康な人の尿中の蛋白は、1日20～80mg 程度で、分子量 7,000 以下の低分子蛋白である。糸球体濾過液中には 100mg/dL 程度の蛋白が含まれていることから、そのほとんどすべての蛋白が尿細管より再吸収されることになる。

7. 蛋白尿の分類・原因・誘因ならびにメカニズムと特徴　蛋白尿は、主として「腎からの蛋白の濾過・再吸収障害」「体内での蛋白の過剰生成や血中蛋白質の異常」「尿細管、下部尿路、前立腺などからの蛋白の過剰分泌」によって起こる。

　下記の大分類は 1)**生理的蛋白尿**、2)**病的蛋白尿**、3) 蛋白類似物の混入による**類蛋白尿**の3つに大別している。そして 2) 病的蛋白尿は、さらに (1)**腎前性**・(2)**腎性**・(3)**腎後性蛋白尿**の3つに分類している。

大分類	小分類	主な原因・誘因	メカニズムと特徴
1)生理的蛋白尿	(1)**体位性蛋白尿**		▶起立および脊柱の著しい前彎によって腎の循環障害を引き起こし、良性蛋白尿が出現する。
	①起立性蛋白尿	a. 体位変換	
	②前彎性蛋白尿	b. 腰部脊柱前彎	
	(2)**運動性蛋白尿**	a. 過激な運動	▶激しい運動などは、腎血漿流量や糸球体濾過量を低下させる。それらによって糸球体血管内の血液うっ滞や内圧上昇が起こり、血管壁の透過性が亢進して**生理的蛋白尿**が出現する。
		b. 精神感動・興奮	
		c. 多食	
		d. 発熱	
		e. 痙攣など	
	(3)**その他の蛋白尿**	a. 便秘	▶生理的蛋白尿の特徴は、一般に起立や歩行時に陽性となり、臥位や安静時には陰性となる。多くは一過性で予後は良好である。
		b. 妊娠	
		c. 月経前など	

	(1) 腎前性蛋白尿	腎臓に器質的障害はないが、血漿中の低分子量の蛋白質が異常に増加したり、蛋白質の過剰な産生によって、濾液中の蛋白が尿細管における再吸収能力を上回り、その結果、蛋白尿が出現する。	

(1) 腎前性蛋白尿　腎臓に器質的障害はないが、血漿中の低分子量の蛋白質が異常に増加したり、蛋白質の過剰な産生によって、濾液中の蛋白が尿細管における再吸収能力を上回り、その結果、蛋白尿が出現する。

①ベンス-ジョーンズ蛋白尿
- a. 多発性骨髄腫、アミロイドーシス、悪性リンパ腫など

▶血漿中の**ベンス-ジョーンズ蛋白体**（骨髄細胞内に存在する特殊な蛋白体）が腎の再吸収能力を上回って増加する。
尿蛋白の定性試験法としては、ブットナム法が用いられる。その特徴は、尿を40～60℃に加温すると混濁し、80℃にすると混濁が消失することである。長期にわたると尿細管萎縮や糸球体変性が起こり、腎機能が低下する。

②ヘモグロビン尿
- a. 薬物
- b. 不適合輸血
- c. 悪性貧血、溶血性貧血など

▶ヘモグロビンは、低分子の色素蛋白で、糸球体からの透過性が高く、近位尿細管で再吸収される。したがって、大量の溶血などで血漿中のヘモグロビンが増加すると、尿細管での再吸収能力を上回わることによって尿中に排泄される。

③ミオグロビン尿
- a. 外傷
- b. クラッシュ症候群
- c. 多発性筋炎
- d. 特発性ミオグロビン尿症など

▶ミオグロビンは、筋細胞に含まれる低分子の色素蛋白である。筋細胞が崩壊すると、血漿中のミオグロビンが増加し、尿中に排泄される。

2) 病的蛋白尿

(2) 腎性蛋白尿　糸球体および尿細管の形態的・機能的異常によって起こる蛋白尿である。

①糸球体性蛋白尿
- a. 急性・慢性糸球体腎炎
- b. ネフローゼ症候群
- c. 糖尿病腎症
- d. エリテマトーデス腎炎
- e. 腎硬化症
- f. その他、直接的あるいは続発的に糸球体に障害を与える疾患

▶糸球体毛細血管壁の異常（基底膜のびまん性肥厚、断裂、小孔形成、消失など）によって糸球体のバリア機能が障害され、糸球体の透過性が亢進し、血漿中の蛋白が濾過されてしまう。一般に尿細管には異常がみられない。特徴は、高分子量の蛋白が大量に排泄される。間欠性あるいは持続性の場合が多い。
糸球体で濾過された蛋白は、近位尿細管で大部分が再吸収され、とくに分子量4万以下の低分子量の蛋白は99％以上が再吸収される。糸球体性蛋白尿の場合は、糸球体の透過性が亢進しているために大量の高分子量の蛋白が濾過されるが、高分子量の蛋白は尿細管で再吸収されにくいために排泄されて蛋白尿になる。

②尿細管性蛋白尿
- a. 先天性尿細管疾患（ファンコニー症候

▶尿細管の循環障害や尿細管細胞における酵素欠乏、間質組織の形態的異常などによって低

2)病的蛋白尿		群、ウィルソン病など） b. 尿細管細胞の機能異常（カドミウム中毒、水俣病などの重金属中毒、抗生物質、移植腎の拒絶反応など） c. 尿細管の虚血性障害（急性腎不全） d. 間質組織の炎症（腎盂腎炎、痛風腎など）	分子量の蛋白の再吸収能も障害されて蛋白尿になる。一般に糸球体の異常はみられない。特徴は、尿細管障害によってアルブミン、グロブリンなどよりも低分子量の蛋白も一緒に大量に排泄される。通常、尿細管性蛋白尿では、1～2g/日を超えることは少ない。
	（3）**腎後性蛋白尿**	a. 尿路結石 b. 尿路の腫瘍・潰瘍 c. リウマチ性関節炎など	▶腎盂以下の尿路系病変による蛋白尿である。一般に腎実質の障害はみられない。腎より下部の尿路の腫瘍や炎症、結石などによる分泌物や崩壊した組織が尿中に混入して蛋白尿が生じる。腫瘍による蛋白尿では同時に血中のIgM（免疫グロブリンM）の増加がみられる。
3)類蛋白尿		a. イレウス、肺炎、白血病、広汎な化膿巣など：アルブモーゼ b. 尿路炎症、精液・腟分泌物など：ムチン c. 黄疸、腎炎回復期：ヌクレオアルブミン	▶組織の崩壊や筋の融解・挫滅などによって**蛋白類似物**（アルブモーゼ、ムチン、ヌクレオアルブミンなど）が増加あるいは混入することによって蛋白尿がみられる。
		d. **微量アルブミン尿**：糖尿病	▶糖尿病患者では、尿中のアルブミンが30mg/日以上（健康な人では10mg/日以下）になることがあり、微量アルブミン出現時点で**早期腎症**と診断される。微量アルブミン尿は、腎症の進行とともに、心血管イベントによる死亡などのリスクにもなる。したがって、微量アルブミン尿を呈する糖尿病患者には、積極的な管理が重要である。

8. 蛋白尿の随伴症状

1）倦怠感、頭痛、発熱

2）悪心・嘔吐、口臭、食欲不振、排便異常

3）乏尿、血尿

4）めまい、痙攣、不眠

5）高血圧、脂質異常症（高脂血症）など

　高血圧：腎疾患に高血圧を伴うことは多い。ここでは、免疫反応によって起こる糸球体障害のために糸球体濾過値（GFR）が低下したときの高血圧の発症メカニズムについて述べる。すなわち、GFR が低下すると Na^+ と水が貯留し、その貯留が高度になると循環血液量が増加する。加えて血管平滑筋の Na^+ 含有量の増加が

末梢血管抵抗を亢進させるなどによって血圧上昇を引き起こす。

脂質異常症（高脂血症）：ネフローゼ症候群の代表的な血液異常像である。とくに**コレステロール**と**中性脂肪**の増加が顕著である。コレステロールの増加は、肝臓における合成亢進と胆汁への転化障害によって生じ、また中性脂肪の増加も、肝臓における合成亢進と末梢での利用低下などによって生じる。これらによって脂質異常症（高脂血症）が発症する。

9. 蛋白尿の「成り行き」
（悪化したときの二次的問題）

1）蛋白尿の持続・悪化、治療食などに伴う食欲不振に起因する食事摂取量の低下による**栄養状態の低下、貧血**

2）蛋白尿の悪化・増悪に伴う血清総蛋白、とくにアルブミンの低下による**低蛋白血症**

3）栄養状態の低下、低蛋白血症、貧血に加え、副腎皮質ステロイド薬、免疫抑制薬などの使用に伴う免疫力・抵抗力の低下による**気道、皮膚、尿路などの感染**

4）低蛋白血症によって血漿膠質浸透圧が低下すると、組織液を血管内へ引き込む力が低下し、組織間へ水分が漏出することによる**浮腫**、加えて浮腫に伴う循環血液量の減少によってアルドステロンや抗利尿ホルモン（ADH）の分泌が亢進し、腎臓のNaと水の再吸収が増加することによる**浮腫の増強**

5）尿蛋白の悪化・増悪に伴う浮腫、とくに胸水・腹水による**呼吸困難、動悸、チアノーゼ、頻脈、倦怠感、食欲不振などの増強**

6）長期にわたる**蛋白尿**とそれに伴う浮腫ならびに治療に対する**患者・家族の不安**

7）蛋白尿に伴う浮腫と副腎皮質ステロイド薬の副作用（**ムーンフェイス、多毛**、脂肪の皮下沈着、体重増加など）による**ボディイメージの混乱**と、それによる**服薬の自己調整・中断**、さらに**対人関係の狭小化**など

10. 蛋白尿に対する主な診察と検査

図1に蛋白尿へのアプローチ法、**図2**に尿所見の評価法を示す。尿所見の評価法については、尿試験紙法で（1＋）のときは尿異常として蛋白定量を行う。

随時尿を用いて蛋白尿を評価する場合、採尿時間、食事、飲水の影響があるため、尿中クレアチン濃度で補正した量［尿蛋白／クレアチン比（g/gCr）］で行う。尿蛋白は正常（＜0.15g/gCr）、軽度（0.15～0.49 g/gCr）、高度（＞0.50 g/gCr）に分類し、軽度以上を陽性とする。そして高度陽性、GFRの低下による大量蛋白尿などをはじめとする諸条件を検討した後に**腎生検**へと進められる。

1）診察：問診、視診、触診、測定（体温、脈拍、呼吸、血圧、体重、水分出納）

2）検査

（1）尿検査：比重、尿蛋白、沈渣、蛋白定量・分画、培養、細胞診、尿中アミノ酸、N-アセチル-β-グルコサミニダーゼ（NAG）、微量アルブミン量（糖尿病腎症マーカー）など

（2）血液検査：血清蛋白（分画）、血清ASO（抗ストレプトリジンO）・ASK（抗ストレプトキナーゼ抗体）、赤沈、尿酸、血清コレステロール、IgG（免疫グロブリンG）、IgM（免疫グロブリンM）、IgA（免疫グロブリンA）、抗好中球細胞質抗体（ANCA）、抗糸球体基底膜抗体、血清補体価など

（3）腎機能検査：PSP試験、血清クレアチニンと血中尿素窒素（BUN）測定、クリアランス試験、フィッシュバーグ濃縮試験など

（4）腎生検

（5）腹部単純X線検査、IVP（静脈性腎盂造影）、CT、レノグラフィ

(6) 腎超音波検査など

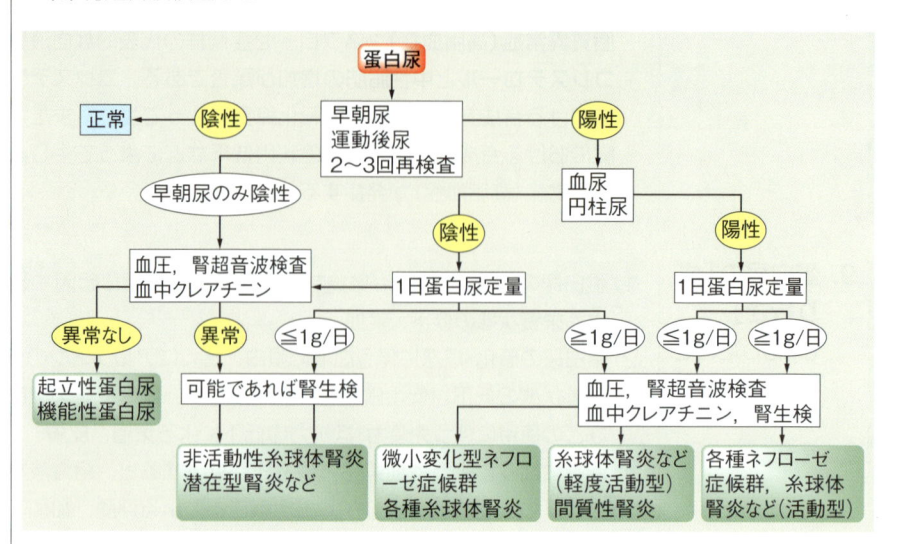

図1　蛋白尿へのアプローチ

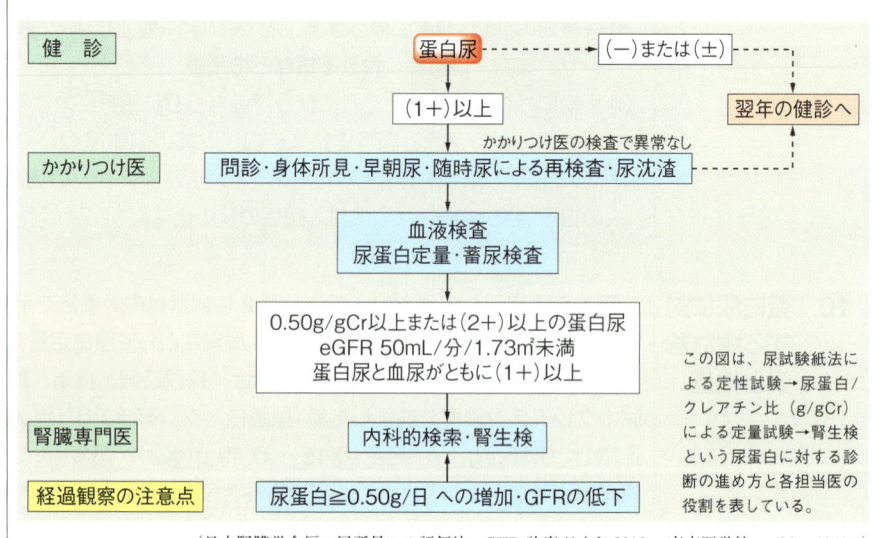

（日本腎臓学会編：尿所見への評価法．CKD 診療ガイド 2012，東京医学社，p.26，2012．）

図2　尿所見の評価法

11. 蛋白尿に対する主な治療

1）**安静療法**

2）**食事療法**：高蛋白食（腎炎や腎不全の場合は制限する）、塩分制限など

3）**薬物療法**：降圧薬［ACE（アンジオテンシン変換酵素）阻害薬、アンジオテンシンⅡ受容体拮抗薬など］、血小板凝集抑制薬、副腎皮質ステロイド薬、免疫抑制薬など

　　なお、降圧薬がかかわる血圧調節の体液性因子、とくにレニン－アンジオテンシン－アルドステロン系については、「17 高血圧」p.253 〜を参照されたい。また、上記の薬物療法にあげた薬物は、すべて副作用が強いことから、それらの早期発見に努める必要がある

看護のポイント

必要な情報	情報分析の視点

1. 蛋白尿の有無・程度（基5〜7の活用）

　1）尿の性状：比重、色調、尿蛋白定性（簡易式試験紙法によるチェック）など

　2）尿量

2. 全身状態（基5〜8の活用）

　体重、腹囲、水分出納、貧血・浮腫・倦怠感の有無、皮膚の状態など

3. 蛋白尿の発生時期と経過

4. 蛋白尿の随伴症状の有無と程度（基8の活用）

　1）倦怠感、頭痛、発熱

　2）悪心・嘔吐、口臭、食欲不振、排便異常

　3）乏尿、血尿

　4）めまい、痙攣、不眠

　5）高血圧、脂質異常症（高脂血症）など

5. 蛋白尿の主な原因・誘因と程度（基7の活用）

　1）生理的蛋白尿

　　（1）体位性蛋白尿

　　（2）運動性蛋白尿

　　（3）その他の蛋白尿

　2）病的蛋白尿

　　（1）腎前性蛋白尿

　　（2）腎性蛋白尿（①糸球体性蛋白尿、②尿細管性蛋白尿）

　　（3）腎後性蛋白尿

　3）類蛋白尿（急速な組織崩壊による尿蛋白など）

6. 蛋白尿に対する診察と検査の結果（基10の活用）

　1）診察：問診、視診、触診、測定（体温、脈拍、呼吸、血圧、体重、水分出納）

　2）検査

　　（1）尿検査：比重、尿蛋白、沈渣、**蛋白定量・分画**など

　　（2）血液検査：血清蛋白（分画）、血清 ASO・ASK、赤沈、尿酸、血清コレステロールなど

　　（3）腎機能検査：PSP 試験、血清クレアチニンと BUN 測定、クリアランス試験など

　　（4）腎生検

　　（5）腹部単純 X 線検査、IVP、CT、レノグラフィ

　　（6）腎超音波検査など

---

1. 蛋白尿の有無・種類・程度の明確化

2. 蛋白尿と随伴症状の発生時期と現在までの経過の明確化

3. 蛋白尿の原因・誘因とそのメカニズムの明確化

4. 蛋白尿の「成り行き」の明確化

▶ 蛋白尿をみたときは、運動、食事などの採尿時の条件を確認する。尿蛋白陽性では検査の反復が大切である。したがって、患者に検査を反復する必要性と正確な**採尿**や**蓄尿**の方法について説明し、協力を求める。

▶ 高度の蛋白尿の場合は、ビールのように泡立ち、なかなか消えないという特徴がある。

▶ 一般に中等度の持続性蛋白尿があっても、自覚症状がないことが多いため、左記の 1、2、3、4、5、6 などの客観的な情報に目を向けることが大切である。

▶「成り行き」として以下の問題を生じやすい。

　1）蛋白尿の持続・悪化、治療食などに伴う食欲不振に起因する食事摂取量の低下による**栄養状態の低下、貧血**

　2）蛋白尿の悪化・増悪に伴う血清総蛋白、とくにアルブミンの低下による**低蛋白血症**

　3）栄養状態の低下、低蛋白血症、貧血に加え、副腎皮質ステロイド薬、免疫抑制薬などの使用に伴う免疫力・抵抗力の低下による**気道、皮膚、尿路などの感染**

　4）低蛋白血症によって血漿膠質浸透圧が低下すると、組織液を血管内へ引き込む力が低下し、組織間へ水分が漏出することによる**浮腫**、加えて浮腫に伴う循環血液量の減少によってアルドステロンや ADH の分泌が亢進し、腎臓の Na^+ と水の再吸収が増加することによる**浮腫の増強**

　5）蛋白尿の悪化・増悪に伴う浮腫、とくに胸水・

7. 蛋白尿に対する治療内容と効果・副作用(基11の活用)
1)安静療法
2)食事療法：高蛋白食（腎炎や腎不全の場合は制限する）、塩分制限など
3)薬物療法：降圧薬（ACE阻害薬、アンジオテンシンⅡ受容体拮抗薬など）、血小板凝集抑制薬、副腎皮質ステロイド薬、免疫抑制薬など
8. 蛋白尿の「成り行き」の有無と程度(基9の活用)
9. 蛋白尿と検査・治療などに対する患者や家族の反応と期待

腹水による呼吸困難、動悸、チアノーゼ、頻脈、倦怠感、食欲不振などの増強
6)長期にわたる蛋白尿とそれに伴う浮腫ならびに治療に対する患者・家族の不安
7)蛋白尿に伴う浮腫と副腎皮質ステロイド薬の副作用（ムーンフェイス、多毛、脂肪の皮下沈着、体重増加など）によるボディイメージの混乱と、それによる服薬の自己調整・中断、さらに対人関係の狭小化など

第3段階　看護計画の立案

● **目標設定の視点**　1. 1日の尿蛋白量が基準範囲である 20〜80mg 以下に軽減する。
2. 患者と家族が食事・安静・薬物療法に対する自己管理能力を習得する。
3. 少なくとも「成り行き」にあげた問題を起こさない。

● **対策の立案**　対策の立案にあたっては、対象固有の蛋白尿の原因・誘因、発生・悪化のメカニズムをふまえ、対策を選択・決定する必要がある。　(基5〜11の活用)

対策の種類	対策の根拠
観察（OP） 1. 蛋白尿の程度ならびに尿の量・比重・色調などの変化 2. 蛋白尿の随伴症状の変化 3. 蛋白尿の原因・誘因の増減 4. 蛋白尿に対する診察と検査結果の変化 5. 蛋白尿に対する治療内容と効果・副作用の増減 6. 蛋白尿の「成り行き」の有無と程度 7. 蛋白尿と検査・治療などに対する患者や家族の反応と期待 ※観察の細かい項目は、アセスメント・診断段階と同じであるため省略する	1〜7の観察項目は、その患者が目標に近づいているか否かを最も端的に表す情報となる。 ▶蛋白尿の好転・悪化は、安静・食事・薬物療法などの影響を受けやすいので、関連づけて経時的に観察する。これらの治療は、一般に長期に及ぶことから、それらに対する患者の精神心理的・身体的な反応にも注意する。とくに副腎皮質ステロイド薬の連用は、ムーンフェイス、脂肪の皮下沈着、顔面紅斑、多毛、体重増加、野牛肩などによってボディイメージを変化させやすく、薬物の自己調整・中断などが生じやすいので十分観察する。
看護療法（TP） 1. 食事の援助 　1)蛋白質補給、塩分制限	▶蛋白尿は、尿中に蛋白が失われるため、蛋白分解産物の排泄障害がない限り、良質の蛋白質を消化のよい形で補給する。また、低蛋白血症による浮腫が生じている場合は、ナトリウムを制限し、浮腫の軽減をはかる。(基9、11の活用)
2. 安静の保持	▶安静は、エネルギー代謝量を減少させ、その結果、

看護療法（TP）	1）軽度の蛋白尿（1g/日以下）の場合：過激な運動・労働を避ける 2）中等度蛋白尿（1〜3g/日）以上の場合：安静、臥位が望ましい	老廃物の産生を減じて、腎臓への負担を少なくする。（基 7、11 の活用）
	3. 感染予防 　1）皮膚・口腔・陰部の清潔 　2）面会人の制限 　3）室温などの環境調整	▶蛋白尿のある人は、抵抗力が減弱しているために二次的に感染を受けやすい。また副腎皮質ステロイド薬が与薬されている患者は、いっそう感染しやすくなる。したがって上気道や皮膚・尿路などからの感染を予防する。（基 9 の活用）
	4. 薬物療法の管理 　※浮腫や貧血を起こしている場合は「39 浮腫」（p.565）、「37 貧血」（p.532）の各項を参照	▶蛋白尿の患者が服用する薬物は、基 11 の 3）で既述したように副作用が激しい傾向がある。したがって、それらの早期発見と対応が重要である。
教育（EP）	1. 蛋白尿の程度を知るために尿試験紙法による検査法について指導する	▶蛋白尿の経過をみていく場合は、とくに自己管理が大切になるため、患者自身が簡易な検査法を身につけることも必要である。試験紙法は、アルブミンの検出が主な目的であり、低分子量の蛋白には反応しないので注意する。
	2. 前記の看護療法項目 1〜4 の必要性とその方法を患者と家族に説明・指導する	▶食事・安静・薬物療法、感染予防などは、いずれも患者や家族が主体的に参加・協力しないと効果を得ることができない。したがって、これらの必要性と方法を具体的に説明・指導する。

第3・4段階　看護計画の立案・実施時の留意点

1. 採尿と蓄尿についての注意点

検査のための採尿にあたっては、性器分泌物が混入する場合があるので**中間尿**をとる。また、食事や運動などのさまざまな影響を受けない早朝覚醒時の**新鮮尿**の一部を採尿し、検査するとよい。とくに小児では起立性蛋白尿が多くみられるため、早朝尿の検査が多く行われる。また、成人では就寝前の激しい運動や前夜の過労や飲酒なども蛋白尿の原因になることがある。尿の蛋白量は、蓄尿の一部より測定する場合が多いため蓄尿する室温に注意する。とくに夏は尿が腐敗しやすいため、涼しい場所に置く。また、定められた防腐剤の量を守って使用する。

2. 食事療法時の留意点

塩分の制限は、患者に苦痛を与え、食欲低下をきたしやすい。したがって、食事の摂取状態に留意し、酢、こげめなどの味付けや調理方法、盛り付けなどを工夫して、食事に変化をもたせる。また、減塩醤油などの食品を使用したり、醤油の 1 日量の使い方を好みをふまえて患者と相談し工夫する。

3. 安静療法時の留意点

安静の程度は、尿の蛋白量や血圧値、浮腫の程度、腎機能の程度などによって決定される。自覚症状が少ない患者にとっての安静の保持は、精神的苦痛をもたらしやすい。したがって、安静の意義をよく説明し、患者がそれを理解できるよう指導することが重要である。さらに、安静臥床により生活の変化や潤いが少なくなることに対する具体的な工夫を患者と一緒に検討し、配慮することも大切である。

4. 運動制限と運動時の注意点

運動制限は、年齢や運動能力の個人差もあるため、原則として初期に制限を加えて注意深く観察し、制限を解除していく。副腎皮質ステロイド薬を連用している患者は、皮膚が薄くなり傷つきやすく、また、いったん傷ができると治りにくい。また、**骨多孔症**によって骨折も起こしやすい。したがって、歩行時などは、外傷、骨折などを自ら予防できるように指導することが重要である。とくに運動や食事の制限がある学童の場合は、学校や家庭と連携をとり、関係者のサポートが得られるようにすることが大切である。

5. 腎生検時の留意点

腎機能障害の原因や病態、予後予測などを組織学的に診断し、治療方針を決定するなどを目的とする腎生検には、手術による方法と生検針の穿刺による経皮的方法がある。

一般に多く用いられている経皮的腎生検を受ける検査前の患者と家族には、検査の目的の理解度を確認し補足する。また検査時の体位のとり方、呼吸法、とくに穿刺時の呼吸停止の必要性と方法ならびに検査後の出血を防ぐための床上排泄などについて具体的に説明し、練習する。加えて局所麻酔による鎮痛作用についても説明し、患者と家族が安心して積極的に検査に参加できるよう工夫する。

検査後は、バイタルサインと同時に穿刺部の止血状態、血尿、腹痛や腰痛などの有無を確認する。また穿刺部の圧迫固定や床上安静によって生じる排泄、清潔、更衣、食事、体位変換などの援助を行い、患者の安全性と安楽性の確保に努める。なお、原則として肉眼的な血尿が続く限り、安静を必要とすることから継続的な観察と、日常生活動作行動の援助が精神心理的援助とともに重要である。

第5段階　評価の視点

1. 目標に近づいたか否か

1）1日の尿蛋白量が正常の基準範囲である 20 〜 80mg 以下に軽減したか。

2）患者と家族が食事・安静・薬物療法に対する自己管理能力を習得できたか。

3）「成り行き」にあげた問題 [1）栄養状態の低下、貧血、2）低蛋白血症、3）気道、皮膚、尿路などの感染、4）浮腫の発症・増強、5）呼吸困難、動悸、チアノーゼ、頻脈、倦怠感、食欲不振などの増強、6）患者・家族の不安、7）ボディイメージの混乱とそれによる服薬の自己調整・中断、対人関係の狭小化など] を起こさなかったか。

2. 看護過程、とくに看護計画の評価・修正

患者や家族の状態や行動が目標に近づいていない場合は、看護過程、とくに看護計画の立案段階のどこに問題があったのか、さらに診断段階に誤りがなかったかなどを追究する必要がある。

引用・参考文献

1) 賀本敏行：血尿. medicina, 41（4）：682 〜 685, 2004.

2) 羽田勝計：糖尿病腎症. 診断と治療の進歩, 日本医師会雑誌, 138（1）：58 〜 62, 2009.

3) 井村裕夫ほか編［武曾惠理］：尿異常. わかりやすい内科学. 第4版, p.799 〜 803, 文光堂, 2014.

4) 久志本浩子：血尿. 臨牀看護, 31（6）：966 〜 969, 2005.

5) 山田明編：新体系看護学全書20. 成人看護学⑦ 腎, 泌尿器, 第3版, メヂカルフレンド社, 2012.

6) 日本腎臓学会編：尿所見の評価法. CDK診療ガイド2012, p.25 〜 28, 東京医学社, 2012.

23 血　尿

hematuria

●オリエンテーション・マップ

原因・誘因 (p.335)

(1) 全身性出血傾向
　①紫斑病、血友病、DIC、白血病、壊血病、再生不良性貧血、血小板減少症など
　②抗凝固薬など
(2) 全身性感染症
　①マラリア、ワイル病、麻疹、猩紅熱など
(3) 妊娠

---

(1) IgA腎症、急性・慢性糸球体腎炎、全身性エリテマトーデス (SLE)、アレルギー性急性間質性腎炎など
(2) 痛風、アミロイド腎症、薬物など
(3) 腎腫瘍、腎結石など
(4) 腎梗塞、腎静脈血栓症、悪性高血圧症など
(5) 奇形 (馬蹄鉄腎、L状腎など)
(6) 外傷、ナッツクラッカー症候群
(7) 特発性腎出血など

---

(1) 尿路の炎症・結石・腫瘍・結核・外傷など
(2) 前立腺の腫瘍・結核

血尿

腎前性血尿

腎性血尿

腎後性血尿

随伴症状 (p.336)

- 腎部疼痛・排尿痛
- 排尿困難
- 発熱
- 血圧低下
- 蛋白尿
- 白血球尿
- 不安や恐怖など

成り行き (二次的問題 p.336)

1) 心身の苦痛、日常生活動作行動の制限
2) 尿路の上行性感染
3) 貧血
4) 膀胱タンポナーデ
5) 出血性ショック
6) 患者・家族の不安、恐怖の増大など

観察OP (p.338)

看護療法TP・教育EP (p.338) (p.339)

1. 安静の保持
2. 尿路感染予防
3. 膀胱洗浄時の援助
4. 罨法
5. 便秘の予防・努責の禁止
6. 食事の援助
7. 薬物療法・輸血療法の管理
8. 精神心理的援助

■ 基礎的知識

1. 腎臓の働き　（「**20** 多尿」p.301 参照）

2. 尿生成のメカニズム　（「**20** 多尿」p.301 参照）

3. 尿量に影響する主な生理的条件　（「**20** 多尿」p.304 参照）

4. 排尿回数、尿の量と性状　（「**20** 多尿」p.304 参照）

5. 血尿の定義・程度判定・出血部位の推定

　健康な人では、普通尿中に赤血球を認めることはない。しかし、顕微鏡400倍視野で1～2個程度を認めることはある。

　血尿とは、赤血球が混入した尿をいう。肉眼で明らかに血尿とわかる程度のものを**肉眼的血尿**といい、外見上は透明であるが、顕微鏡下で沈渣赤血球を認める場合を**顕微鏡的血尿**という。

1）血尿の程度の判定

（1）**肉眼による判定**

　肉眼的血尿は、尿1,000mL中に血液が1～2mL（0.1%～0.2%）以上混じると明らかに認めることができる。その程度の表示を**表1**に示す。

表1　肉眼的血尿の表示

（±）：尿がやや赤味を帯びているか、いないかという程度
（＋）：血色だが、試験管の尿を透かして向こう側のものが見える程度
（＋）：血色が濃く、試験管の尿を透かして向こう側のものが見えない
（＋）：血色の尿に血塊が混入しているもの

（2）**試験紙法による判定**

　尿中赤血球がきわめて少ないときは、肉眼では見えないことから**試験紙による潜血反応**で調べる。尿潜血反応陽性（1+）は、Hb濃度0.006mg/dL、または赤血球数20個/μLに相当する。その反応は、赤血球内のヘモグロビンによってオルトトリジンが酸化されて青色に変色することによる。したがって、赤血球のみでなく、ヘモグロビン尿、ミオグロビン尿でも陽性になる。

（3）**尿沈渣検査による判定**

　試験紙法と異なり、赤血球の有無と程度を顕微鏡下で直接確認できることから血尿の有無を正確に判定できる。すなわち、尿沈渣を高倍率（400倍）で平均20～30視野で検鏡し、1視野に5個以上認めた場合に**顕微鏡的血尿**陽性と判定される。

　試験紙法による潜血反応と顕微鏡下の尿沈渣赤血球の数は相関するが、一致しないこともある。たとえば、ヘモグロビン尿、ミオグロビン尿のみでなく、古い尿や低張尿、過酸化物混入尿では潜血反応は陽性になるが、沈渣赤血球は陰性になる。逆にビタミンCや粘液成分を多く含む尿では、潜血反応が陰性であっても沈渣赤血球が陽性のことがある。したがって、検尿に際しては、患者からの事前の情報収集に加え、採尿方法、検体の取り扱い方などに留意する（p.340「3. 採尿・検体提出時の注意点」を参照）。

2）出血部位の推定方法

患者に苦痛を与えず簡便に尿路の出血部位を推定できる肉眼的診断法としては、**図1**に示す**トンプソンの2杯分尿法**がある。

この2杯分尿法では、第1のコップに、はじめの尿を100～150 mLとり、残りの尿を第2のコップにとり、排尿の初期・終末時・全過程のいずれの血尿であるかを明らかにして、尿路の出血部位を推定し、異常時はさらに下記9.（血尿に対する主な診察と検査）にあげた詳細な検査へと進める。

名称	第1尿 （100~150mL）	第2尿	出血部位
排尿初期血尿	血尿	透明尿	前部尿道の出血
排尿終末時血尿	透明尿	血尿	後部尿道出血あるいは膀胱頸部出血
全血尿	血尿	血尿	膀胱や上部尿路（腎・尿管）の出血、または尿道出血

図1　トンプソンの2杯分尿法による出血部位の判定方法

6. 血尿の分類・原因・誘因ならびにメカニズムと特徴

血尿は、主として腎・尿路系の疾患によって起こる場合と、全身性の疾患によって起こる場合があるが、激しい運動や強い咳嗽時にも起こることがある。また、月経血の混入によっても生じるが、ここでは血尿を生じる疾患を中心に発症のメカニズムと特徴について述べる。

分類	主な原因・誘因	メカニズムと特徴
1）腎前性血尿	（1）全身性出血傾向 　①紫斑病、血友病、播種性血管内凝固症候群（DIC）、白血病、壊血病、再生不良性貧血、血小板減少症など 　②抗凝固薬など	▶血小板の異常や凝固機序の障害によって全身性の出血をきたし、その結果、血尿を引き起こす。
	（2）全身性感染症 　①マラリア、ワイル病、麻疹、猩紅熱など （3）妊娠	▶血管壁における病原体の増殖や、血液中で増殖した病原体から遊離した毒物によって血管壁が障害されて全身性の出血傾向が起こり、その結果、血尿を引き起こす。 ▶妊娠子宮によって腹部大動脈が圧迫され、その結果、腎の充血が起こり、血尿をきたす。
2）腎性血尿	（1）IgA腎症、急性・慢性糸球体腎炎、ネフローゼ症候群、全身性エリテマトーデス（SLE）、アレルギー性急性間質性腎炎など （2）痛風、アミロイド腎症、薬物（サルファ薬、サリチル酸薬）など （3）腎腫瘍、腎結石など	▶β溶連菌あるいはブドウ球菌などの細菌やウイルスなどの感染後、また自己免疫疾患などによって産生される抗原抗体反応の複合物が糸球体に付着するために、糸球体基底膜が障害され、赤血球が尿中に流出する。 ▶尿酸塩やアミロイド、カルシウム、薬物などが尿細管や間質に沈着し、その結果、その部位に浮腫や充血、壊死が起こることによって赤血球が尿中に排泄される。 ▶腫瘍や結石による圧迫や血流の変化が腎の充血やうっ血を引き起こし、その結果、血尿が出現する。

2)腎性血尿	(4) 腎梗塞、腎静脈血栓症、悪性高血圧症など	▶	腎の血流障害によって血尿が出現する。
	(5) 奇形（馬蹄鉄腎、L 状腎など）	▶	腎の血流障害によって血尿が出現する。奇形は、結石形成や尿流障害、尿路感染などを合併しやすく、血尿が出現する。とくに血管の異常である腎動脈瘤、腎動静脈瘻では肉眼的血尿をきたす。
	(6) 外傷、ナッツクラッカー症候群	▶	腎の血流障害によって血尿が出現する。左腎動脈が大動脈と上腸間膜動脈に挟まれ、静脈圧が上昇して微細な出血を起こし、血尿が出現する。
	(7) 特発性腎出血など	▶	通常の泌尿器科的検査を行っても原因が不明なもの。腎の血流障害によって血尿が出現する。
3)腎後性血尿	(1) 尿路の炎症・結石・腫瘍・結核・外傷など	▶	粘膜の充血、浮腫やうっ血、出血によって血尿が出現する。とくに尿路結石では、疝痛発作時や体動時に血尿が増強しやすい。
	(2) 前立腺の腫瘍・結核	▶	50 歳以上では、腫瘍がまず疑われる。初発症状としては、肉眼的無症候性血尿が間欠的にみられることが多い。

7. 血尿の随伴症状

　①血尿以外にほとんど自覚症状がない場合、②排尿痛や腎部疼痛といった痛みや排尿困難、発熱、血圧低下を伴う場合、③蛋白尿を随伴する血尿の持続は糸球体腎炎などの腎疾患の場合、④白血球尿を随伴する血尿は炎症の場合、⑤反復する肉眼的血尿は腫瘍や結石の場合などにみられやすい。
　⑥肉眼的血尿の場合は、不安や恐怖などの精神心理的苦痛を伴いやすい。

8. 血尿の「成り行き」
（悪化したときの二次的問題）

1) 止血のための絶対安静による**心身の苦痛**ならびにそれによる**日常生活動作行動の制限**
2) 出血に伴う外陰部の汚染、膀胱留置カテーテル、膀胱洗浄などによる**尿路の上行性感染**
3) 出血の持続による**貧血**
4) 凝血塊が膀胱内にとどまることによって尿閉を起こしやすい状態になる**膀胱タンポナーデ**
5) 大量出血による**出血性ショック**
6) 肉眼的血尿の持続による**患者・家族の不安、恐怖の増大**など

9. 血尿に対する主な診察と検査

図 2 に血尿の診断の進め方を示す。

1) **診察**：問診、視診、触診、測定（体温、脈拍、呼吸、血圧、水分出納）など
2) **検査**
　(1) 尿検査：色調、比重、沈渣、培養（早朝・安静時の尿）、簡易式潜血反応、尿細胞診
　(2) トンプソンの 2 杯分尿法（**図 1**）
　(3) 血液検査（血液一般、凝固試験）
　(4) 腎盂尿路系 X 線検査（排泄性膀胱尿道造影、静脈性腎盂造影 [IVP]、逆行性腎盂・尿管造影など）、膀胱鏡検査、尿管鏡検査、腎臓超音波検査、CT、腎シンチグラフィ、腎生検など

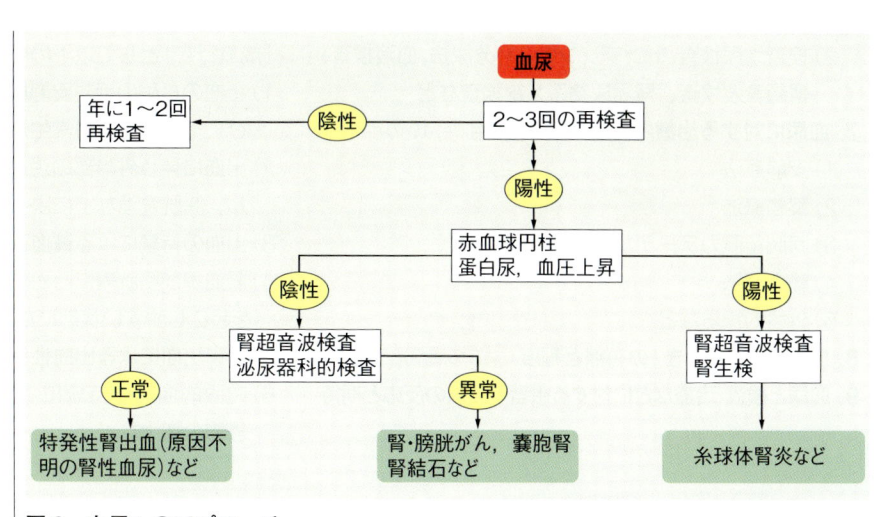

図2 血尿へのアプローチ

10. 血尿に対する主な治療	1) 安静療法
	2) 薬物療法：止血薬、抗生物質など
	3) 膀胱留置カテーテル法、膀胱洗浄
	4) 輸血療法
	5) 外科的療法など

● 看護のポイント

第1・2段階　アセスメント・診断

必要な情報	情報分析の視点
1. 血尿の有無と量・性状（基5～7の活用） 　尿量、比重、臭気、色調（ブドウ酒色、暗赤色、鮮紅色など）、凝血の有無など **2. 排尿状態**（基5～7の活用） 　回数、1回尿量、排尿時痛の有無、残尿感の有無、排尿初期の血尿か、終わりの血尿か、全血尿かなど **3. 血尿の発現時期と経過** **4. 血尿の随伴症状の有無と程度**（基7の活用） 　排尿痛、腎部や腰腹部の疼痛、排尿困難、発熱、血圧低下、蛋白尿、白血球尿、精神的苦痛、不安や恐怖など **5. 血尿の主な原因・誘因と程度**（基6の活用） 　1) 腎前性血尿 　2) 腎性血尿 　3) 腎後性血尿 **6. 血尿に対する診察と検査の結果**（基5、9の活用） 　1) 診察：問診、視診、触診、測定（体温、脈拍、呼吸、血圧、水分出納）など	1. 血尿の有無・程度と排尿状態の明確化 2. 血尿と随伴症状の発生時期と現在までの経過の明確化 3. 血尿の原因・誘因とそのメカニズムの明確化 4. 血尿の「成り行き」の明確化 ▶ 顕微鏡的血尿は、自覚症状がない場合が多い。それが持続している場合は、全身に及ぼす影響が大きいので、全身状態にも目を向けることが大切である。

2) 検査：尿検査、トンプソンの2杯分尿法、血液検査、腎超音波検査、腎盂尿路系X線検査など

7. 血尿に対する治療内容と効果・副作用（基10の活用）

1) 安静療法
2) 薬物療法
3) 膀胱留置カテーテル法、膀胱洗浄
4) 輸血療法
5) 外科的療法など

8. 血尿の「成り行き」の有無と程度（基8の活用）

9. 血尿と検査・治療などに対する患者や家族の反応と期待

▶「成り行き」として以下の問題を生じやすい。

1) 止血のための絶対安静による**心身の苦痛**ならびにそれによる**日常生活動作行動の制限**
2) 出血に伴う外陰部の汚染、膀胱留置カテーテル、膀胱洗浄などによる**尿路の上行性感染**
3) 出血の持続による**貧血**
4) 凝血塊が膀胱内にとどまることによって尿閉を起こしやすい状態になる**膀胱タンポナーデ**
5) 大量出血による**出血性ショック**
6) 肉眼的血尿の持続による患者・家族の不安、恐怖の増大など

第3段階	看護計画の立案

● **目標設定の視点**

1. 血尿が軽減・消失する。
2. 血尿の随伴症状が軽減・消失する。
3. 少なくとも「成り行き」にあげた問題を起こさない。

● **対策の立案**　　対象固有の血尿の原因・誘因ならびにそれによる発生・悪化のメカニズムをふまえたうえで、対策を選定・決定する必要がある。　　　　（基5〜10の活用）

	対策の種類	対策の根拠
観察（OP）	1. 血尿の有無と尿の量・性状・発現時期と持続時間の変化 2. 排尿状態 3. 血尿の原因・誘因の増減 4. 血尿の随伴症状の変化 5. 血尿に対する診察と検査結果の変化 6. 血尿に対する治療内容と効果・副作用の増減 7. 血尿の「成り行き」の有無と程度 8. 血尿と検査・治療などに対する患者や家族の反応と期待 ※観察の細かい項目は、アセスメント・診断段階と同じであるため省略する	1〜8の観察項目は、その患者が目標に近づいているか否かを最も端的に表す情報となる。 ▶血尿は、患者・家族の過度な恐怖や不安をまねくことから、観察と同時に実際の出血量より多く見えることを説明する。また、できる限り見えないように工夫する。
看護療法（TP）	1. 安静の保持	▶出血部位の安静を守り、止血を促進する。とくに腎からの出血の場合は、腎自体が血管に富むため厳重に安静を守る必要がある。また、体位変換時に腰部の捻転により出血を助長させないように注意する。（基6、10の活用）
	2. 尿路感染予防	▶感染性疾患がある場合は、局所の炎症を悪化させ

	1) 膀胱留置カテーテルの管理 2) 外陰部の清潔	て出血を起こしやすくする。また、血尿があると外陰部が不潔になりやすいため、清潔に留意する。一般に膀胱留置カテーテルを行うことが多いため、**上行性感染**にも十分注意する。（基6、8、10の活用）
	3. 膀胱洗浄時の援助	▶血尿が強いときは、膀胱に凝血塊がつまり、**尿閉**になりやすい。そのためにカテーテルを留置し、持続的にあるいは一時的に**膀胱洗浄**が行われることから、その介助ならびにカテーテルの閉塞と感染の防止をはじめとする管理が重要である。（基8、10の活用）
	4. 罨法	▶寒冷は、血圧上昇や血流の変化を引き起こし、出血させやすくして血尿を増強させることから、保温に留意する。
	5. 便秘の予防、努責の禁止	▶便秘による努責は、出血を強める危険性がある。したがって、便秘の予防対策を患者と一緒に立案すると同時に便秘時は申し出るように説明・指導しておく。（基6の活用）
	6. 食事の援助 　1) 水分の補給	▶水分補給は、尿の濃縮を防ぎ、血尿を薄め、凝血を予防する。したがって、飲水制限がない現り、少なくとも 1,500mL/ 日以上の十分な水分を補給する。また水分補給は、自然な膀胱洗浄になって感染予防に役立つ。（基8の活用）
	2) 飲酒や刺激性食品の摂取を避ける	▶アルコールや刺激性食品は、血液循環を促進し、出血しやすくするため避ける。
	3) 高エネルギー食	▶高エネルギー食は、体力をつけ、出血をきたしている創の回復を高め、止血を促進する。
	7. 薬物療法・輸血療法の管理	▶止血薬、輸血などの効果を確認すると同時に副作用にも注意する。（基10の活用）
	8. 精神心理的援助 　1) 血尿のすみやかな処理 　2) 膀胱カテーテルを留置している場合には、蓄尿バッグにカバーをかける 　3) 不用意な言動を避ける	▶肉眼的血尿のある患者は、血尿に対する不安や恐怖をもったり，精神的ショックを受けやすいので、それらの軽減に努める。なお、患者や家族が尿を見てしまった場合は、尿や洗浄液などの液体の中の血液は一般に多く見えることを説明して、安心感をもたせる。（基8の活用）
	1. 前記の観察項目のうち、必要な項目、とくに 1 ～ 4 を報告できるよう指導する	▶これらの情報は、血尿の程度と経過を判定する重要な資料になる。
	2. 前記の看護療法項目 1 ～ 7 の必要性とその方法を患者と家族に説明・指導する	▶患者や家族のケアに対する主体的・積極的な参加・協力を促すには、これらの説明・指導を必要とする。（基5 ～ 10の活用）

看護療法（TP）

教育（EP）

第3・4段階　　看護計画の立案・実施時の留意点

1. 採尿は透明な容器で

　検尿時、汚れていたり色のついた容器は、尿の色調がはっきりせず、肉眼的血尿の程度の判定や尿の検査結果を誤らせる原因になるため、きれいな透明の容器に採尿する。

2. 膀胱洗浄時の注意

　膀胱洗浄時には 500 ～ 1,000mL の生理食塩水を使用する。この洗浄水が冷たいと全身に寒気を起こしたり、膀胱を刺激し、出血を増強させるため、体温程度に温める。注入中は、痛みの有無、カテーテルの位置、尿の流出状態、尿漏れの有無、出血量、凝血の排泄などに注意する。ただし、膀胱から出血している場合の洗浄液の温度については、出血増強や止血妨害などの問題を発生させないよう医師と相談する。

3. 採尿・検体提出時の注意点

　尿酸塩による濃縮尿やウロビリン体、薬物（大黄、センナなどの下剤、サントニンなどの駆虫薬、止血薬、PSP 試薬、抗生物質、鎮咳薬など）の服用後やビタミン C の大量摂取後の尿は、着色尿であるため血尿との鑑別を要する。また、古い尿や低張尿ならびにヘモグロビン尿、ミオグロブリン尿や過酸化物混入尿などの場合も血尿と間違えやすい。したがって、①これらの尿の色に影響する薬物服用や食物摂取に留意すると同時に、これらを服用、摂取した場合は、記録・報告する。②患者がなんらかの理由で症状悪化を隠すために意図的に水で尿を薄めたり、誤って採取した尿に過酸化物が混入するなどがないよう気をつける。③尿は、時間的経過に応じて成分の化学的変化、細菌増殖、細胞の変性や壊死などによって劣化することから、尿検体の提出をすみやかに行う。検体の提出にあたっては、正確な値を得るための条件である提出日数・時間の厳守、保存の温度などの周知を徹底する。原則として尿の保存は冷暗所保存または凍結保存にする。

4. 月経の有無の確認

　女性の場合は、月経血が混入することがあるため、月経の有無を確認しておくことが必要である。

5. 日常生活における注意点

　長時間の入浴や立位・坐位などのように、下腹部に充血をきたす姿勢を避けるように指導する。

第5段階　　評価の視点

1. 目標に近づいたか否か

　1) 血尿が軽減・消失したか。

　2) 血尿の随伴症状が軽減・消失したか。

　3)「成り行き」にあげた問題 [1) 心身の苦痛、日常生活動作行動の制限、2) 尿路の上行性感染、3) 貧血、4) 膀胱タンポナーデ、5) 出血性ショック、6) 患者・家族の不安、恐怖の増大など] を起こさなかったか。

2. 看護過程、とくに看護計画の評価・修正

　患者や家族の状態や行動が目標に近づいていない場合は、看護過程、とくに看護計画の立案段階のどこに問題があったのか、さらに診断段階に誤りがなかったかなどを追究する必要がある。

引用・参考文献

1) 松田重三編：新主要徴候からみた検査の進め方．糖尿，新興医学出版，1990.
2) 斎藤宣彦：ナースのための糖尿病レクチュア．第2版，文光堂，1996.
3) 渡邉修一郎：蛋白尿．小児看護，23 (9)：1235 ～ 1239，2000.
4) 藤田和彦：血尿．臨牀看護，26 (6)：983 ～ 987，2000.
5) 賀本敏行：血尿．medicina，41 (4)：682 ～ 685，2004.
6) 羽田勝計：糖尿病腎症．診断と治療の進歩，日本医師会雑誌，138 (1)：58 ～ 62，2009.
7) 井村裕夫ほか編［武曾惠理］：尿異常．わかりやすい内科学．第4版，p.799 ～ 803，文光堂，2014.
8) 久志本浩子：血尿．臨牀看護，31 (6)：966 ～ 969，2005.
9) 山田明編：新体系看護学全書．成人看護学⑦ 腎・泌尿器，第3版，メヂカルフレンド社，2012.
10) 尾岸恵三子，遠藤和子編：腎臓病のある生活とナーシング．医歯薬出版，2003.

24 糖 尿

glucosuria

●オリエンテーション・マップ

原因・誘因 (p.343)

(1) 真性腎性糖尿
(2) 症候性腎性糖尿
　①薬物中毒
　②内分泌疾患
　③腎疾患

(1) 一次性糖尿病
　① 1 型糖尿病
　② 2 型糖尿病
(2) 二次性糖尿病
　①内分泌疾患
　②薬物性糖尿病
　③膵疾患
　④肝疾患
　⑤筋疾患
　⑥妊娠糖尿病など
(3) その他
　①情動の変化
　②食事性糖尿

糖尿

正常血糖性糖尿

高血糖性糖尿

随伴症状 (p.344)

1) 疲労感、倦怠感
2) 口渇、多飲、空腹感、食欲亢進(多食)
3) 多尿
4) 体重減少
5) 皮膚の乾燥・瘙痒感
6) 高血圧
7) 不安、恐怖など

成り行き (二次的問題 p.345)

1) 睡眠障害、疲労、イライラ感、うつ状態など
2) 気道・皮膚・尿路などの感染ならびに感染による原疾患の悪化
3) 創傷治癒の遅延
4) 神経障害、網膜症、腎症、脳梗塞、心筋梗塞、下肢の壊疽などの合併症、性欲減退、性機能障害に対する不安、ボディイメージの混乱、自尊感情の低下など
5) 代謝性アシドーシス、ひいてはケトアシドーシス性昏睡など
6) 非ケトン性の代謝性アシドーシス、ひいては乳酸アシドーシス性昏睡
7) 脱水、とくに脳内脱水、循環障害、ひいては非ケトン性高血糖性昏睡
8) インスリンショック
9) 治療の自己調整や中断、学業や職場、家庭における役割遂行困難、社会生活の狭小化など

観察OP (p.350)

看護療法TP (p.350)・教育EP (p.351)

1. 食事療法時の援助
2. 水分の補給
3. 運動療法時の援助
4. 感染予防
5. 薬物療法の管理
6. 行動療法
7. 精神的援助
8. 環境調整

■ 基礎的知識

1. 腎臓の働き （「20 多尿」p.301 参照）

2. 尿生成のメカニズム （「20 多尿」p.301 参照）

3. 尿量に影響する主な生理的条件 （「20 多尿」p.304 参照）

4. 排尿回数、尿の量と性状 （「20 多尿」p.304 参照）

5. 糖尿の定義

糖尿とは、尿糖検査で陽性を示す尿をいう。尿糖のほとんどはブドウ糖（グルコース）である。微量のブドウ糖尿（16 〜 132mg/ 日）は、糖尿とはいわない。

6. 糖尿発現のメカニズム

成人の正常な血中のブドウ糖（基準血糖値 100mg/dL）は、糸球体で濾過されたのち、近位尿細管においてほとんど再吸収される。そのため通常、尿中にはごくわずかのブドウ糖しか排泄されない。すなわち、成人の正常な腎の糖排泄閾値は（血糖 160 〜 180mg/dL）であることから、**図 1-A** の正常な人の血糖 140mg/dL では尿中への糖の発現がないことを示している。一方、糖の過剰産生によって血中ブドウ糖濃度が一定時間以上にわたって、腎の糖排泄閾値を超えた場合は、過剰な糖が尿中に排出される（**図 1-B**）。また血糖が正常であっても、腎の糖排泄閾値自体が低下した場合（**図 1-C**）も、糖尿が発現する。すなわち、**図 1-C** は、腎障害による腎の糖排泄閾値の低下によって、血糖が 140mg/dL と低いにもかかわらず、糖尿とよべるレベルの糖が尿中に発現している例を示している。老年者の糖尿病では、腎の糖排泄閾値が通常レベルよりも高くなる傾向があり、そのため高血糖（**図 1-D** は 215mg/dL）であっても尿中への糖の発現がないことがあることを示している。

このように、**糖尿の発現**には、①血糖の上昇とともに、②高血糖の持続時間、③腎の糖排泄閾値の変化、④尿細管の糖の再吸収能力などが関係している。

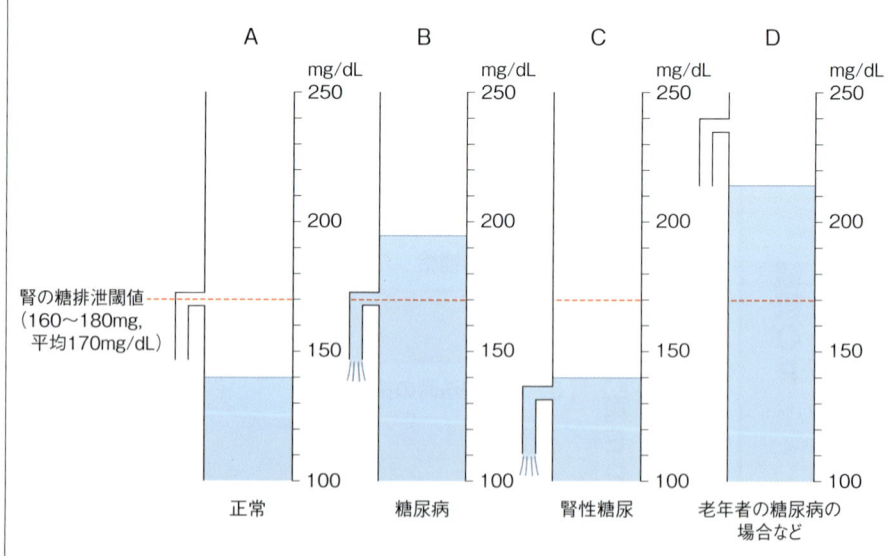

図1　尿糖排泄のしくみ（模式図）

7. 糖尿の分類・原因・誘因ならびにメカニズムと特徴

分類	主な原因・誘因	メカニズムと特徴
1) 正常血糖性糖尿 **(1) 真性腎性糖尿**	**①真性腎性糖尿**	▶酵素系の先天的異常によって尿細管の糖再吸収障害、腎の糖排泄閾値の低下によって糖が尿中に発現する。糖尿は、食物摂取に影響されない。空腹時血糖値は基準範囲で、ブドウ糖経口負荷試験の摂取直後には血糖値の上昇をみるが、2時間後には正常域内に戻る。なお、糖尿病への移行は、一般の頻度と変わらない。
(2) 症候性腎性糖尿	**①薬物中毒** 　a. フロリジン、カドミウム、クロム、昇汞（塩化第二水銀）、抗生物質、副腎皮質ステロイド薬など **②内分泌疾患** 　a. 甲状腺機能亢進症など **③腎疾患** 　a. ネフローゼ症候群など	▶後天性の尿細管細胞の器質的または機能的な障害によって腎の糖排泄閾値が低下する。糖尿の程度は軽い。
2) 高血糖性糖尿 **(1) 一次性糖尿病**	膵臓のランゲルハンス島のβ細胞に、なんらかの原因による一次的な障害が起こり、それによって血糖を低下させる働きをもつインスリンが不足する。その結果、腎の排泄閾値を超える高血糖状態となり、糖尿をきたす。1型糖尿病と2型糖尿病の特徴的な違いは、次の点にある。まず第1に1型糖尿病の発症は肥満と関係しないが、2型糖尿病の発症は肥満やその既往と大いに関係がある。第2に血縁者の発症は、1型糖尿病よりも2型糖尿病に多い。第3に発症年齢が、2型糖尿病では40歳以上に多く、1型糖尿病では小児から思春期に多く発症しているなどである。なお、1型糖尿病が中高年者にも発症したり、小児の2型糖尿病も近年増加傾向にある。	
	①1型糖尿病	▶**インスリンの絶対的不足**で、インスリン療法が必須となる。しかし、血糖が変動しやすいためにインスリン療法が難しい。またインスリン注射の中止によって**糖尿病性昏睡**を引き起こしやすい。
	②2型糖尿病	▶発症には遺伝的要因のほかに、過食、とくに高脂肪食、肥満などインスリン需要を高める因子が関係し、**インスリンの相対的不足**をきたすためと考えられている。病状は、食事・運動療法のみから、経口血糖降下薬を追加するもの、インスリン療法を必要とするものまでさまざまである。
(2) 二次性糖尿病	一次性糖尿病とは無関係に、全く別な原因により、二次的に膵臓のランゲルハンス島のβ細胞からの**インスリン分泌不足**または**インスリン作用不足**により起こる糖尿病である。	
	①内分泌疾患 　a. 下垂体疾患（先端肥大症、クッシング病） 　b. 副腎疾患（クッシング症	▶血糖上昇作用のあるホルモン（成長ホルモン、コルチゾール、アドレナリン、サイロキシン、グルカゴンなど）の分泌異常を起こす疾患や薬物のいずれか、あるいは、そのいくつかの組み合わせによってホルモンの分泌増

		候群、褐色細胞腫） c. 甲状腺疾患（甲状腺中毒症）	加をきたし、相対的なインスリン不足を引き起こす。その結果、高血糖が持続し、腎の糖排泄閾値を超えると過剰な糖が尿中に排泄される。

2) 高血糖性糖尿

(2) 二次性糖尿病

②**薬物性糖尿病**：ACTH（副腎皮質刺激ホルモン）、副腎皮質ステロイド薬、蛋白同化ホルモン薬、抗アルドステロン薬

③**膵疾患**
　a. 腫瘍や炎症、膵臓の摘出
▶腫瘍や炎症による膵臓のランゲルハンス島組織の破壊や摘出による欠損により、インスリン分泌量の低下をきたし、高血糖となり、腎の糖排泄閾値を超えて尿中に糖が排泄される。

④**肝疾患**
▶肝臓は、ブドウ糖をグリコーゲンに変えて貯蔵し、血糖の濃度を恒常的に維持する機能をもつ。したがって肝機能が障害されると、ブドウ糖をグリコーゲンに変える能力が低下するため血糖が上昇し、腎の糖排泄閾値を超えて、尿中にブドウ糖が排泄される。

⑤**筋疾患**
▶筋肉は、必要に応じてブドウ糖をグリコーゲンの形で貯蔵したり、また燃焼してエネルギーを供給したりする。したがって、筋疾患により、この機能が障害されると血糖が上昇し、腎の糖排泄閾値を超えて、尿中にブドウ糖が排泄される。

⑥**妊娠糖尿病**など
▶妊娠糖尿病は、妊娠中に発症もしくは初めて発見された耐糖能低下をいい、妊娠前から糖尿病であった人は除外される。75g 経口ブドウ糖負荷試験（75gOGTT）において、空腹時血糖 92mg/dL 以上、負荷後 1 時間値 180mg/dL 以上、負荷後 2 時間値 153mg/dL 以上のうち、1 つ以上を満たした場合に**妊娠糖尿病**と診断される。

(3) その他

①**情動の変化：ストレス**
▶アドレナリンの過剰分泌によりインスリンの分泌が抑制され、その結果、高血糖をきたし、腎の糖排泄閾値を超えて尿中に糖が排泄されることがある。

②**食事性糖尿：一度に多量の糖質**（とくにブドウ糖 200 g以上）**の摂取・過食**
▶腸内からの糖吸収が迅速で、かつ体内の糖処理速度が遅いために、一時的に高血糖をきたし、糖尿が出現する。胃腸吻合術施行後にも、しばしばみられることがある。

8. 糖尿の随伴症状

1）疲労感、倦怠感
2）口渇、多飲、空腹感、食欲亢進（多食）
3）多尿
4）体重減少
5）皮膚の乾燥、瘙痒感
6）高血圧
7）不安、恐怖など

9. 糖尿の「成り行き」
（悪化したときの二次的問題）

多くは、高血糖性糖尿が悪化したときの問題を示す。

1) 糖尿の多量排泄に伴う頻尿、口渇、多飲などによる**睡眠障害、疲労、イライラ感、うつ状態**など

2) 高血糖に伴う白血球機能の低下、とくに好中球の貪食能低下、リンパ球の免疫能低下、加えて高血糖に伴う喀痰粘稠度や尿糖濃度の上昇が病原微生物の繁殖を促すなどによる**気道、皮膚、尿路などの感染**、さらに**この感染が原疾患を悪化させるという悪循環**

3) 高血糖性糖尿の持続に伴う血管内皮細胞や線維芽細胞の傷害に加え、易感染状態にあることなどによる**創傷治癒の遅延**

4) 高血糖の持続に伴う血管壁変性、血管腔狭窄、動脈硬化などによる**神経障害、網膜症、腎症**ならびに**脳梗塞、心筋梗塞、下肢の壊疽**などの合併症の発症、加えて**性欲減退、性機能障害に対する不安、ボディイメージの混乱、自尊感情の低下**など

5) インスリンの不足や末梢組織のインスリン抵抗性の増大（インスリン感受性の低下）によってグルコース利用が低下すると、蛋白質や脂質がエネルギー源になり、これらの代謝産物であるケトン体の増加による**代謝性アシドーシス**、ひいては**ケトアシドーシス性昏睡**

6) 組織における乳酸の過剰産生・蓄積による**非ケトン性の代謝性アシドーシス**、ひいては**乳酸アシドーシス性昏睡**

7) 著しい高血糖に伴う血漿の高浸透圧による細胞内液の血漿への移動に起因する**細胞内脱水、とくに脳内脱水、循環障害**、ひいては**非ケトン性高血糖性昏睡**

8) 誤ったインスリンの過剰与薬などが引き起こす著しい低血糖状態による**インスリンショック**

9) 高血糖、糖尿は慢性に経過し、食事・運動・薬物療法も長期化することによる**治療の自己調整や中断**。さらにこれらの療法と問題行動による**学業や職場、家庭における役割遂行困難、社会生活の狭小化**など

10. 糖尿に対する主な診察と検査

1) **診察**：問診、視診、触診、測定（体温、脈拍、呼吸、血圧、体重、水分出納、意識レベル）

2) **検査**
　(1) 尿検査：尿糖、ケトン体、比重、pH、色調、臭気、1日糖排泄量
　(2) 血液検査：空腹時血糖、HbA1c（ヘモグロビン・エイワンシー）、フルクトサミン、グリコアルブミン（GA）、1.5-アンヒドログルシトール（1.5AG）、血中インスリン値、ケトン体、C-ペプチド
　(3) 耐糖能試験：75g経口ブドウ糖負荷試験（75gOGTT）、静注ブドウ糖負荷試験など
　(4) 腎機能検査
　(5) 眼底検査

3) **糖尿病と診断された場合**：細小血管障害や動脈硬化など慢性合併症に対する検査が必要となる。

11. 糖尿に対する主な治療

1) **食事療法**
2) **運動療法**

3）薬物療法（表1、2）：経口血糖降下薬、インスリン、抗生物質など

インスリンは、血糖濃度、成長ホルモンやグルカゴンなどのホルモンによって調整されながら、膵β細胞から分泌されるホルモンである。その作用は、①ブドウ糖からのグリコーゲンの産生、②ブドウ糖の酸化と脂肪への転化、③蛋白質の合成促進などである。したがってインスリンを注射すると、これらの作用を発生・増強することから結果的に血糖を低下させることになる。

4）行動療法

表1　主な血糖降下薬（内服薬）

※血糖降下薬に共通する注意点：🚗

分類	一般名（商品名）	効果発現メカニズム	主な副作用と注意事項
スルホニル尿素（SU）系薬	グリクラジド（グリミクロンHA、グリミクロン）	膵臓のβ細胞を刺激して内因性インスリンの分泌を促進し、それによって血糖を下げる	**警告**：重篤かつ遷延性の低血糖症を起こすことがある **禁忌**：重症ケトーシス、糖尿病性昏睡または前昏睡、1型糖尿病（若年型、ブリットル型等）、重篤な肝または腎機能障害患者、重症感染症、手術前後、重篤な外傷患者、下痢、嘔吐等の胃腸障害患者、本剤成分またはスルホンアミド系薬剤過敏症の既往、妊娠中またはその可能性 **重大な副作用**：低血糖、無顆粒球症、肝機能障害、黄疸
	グリベンクラミド（オイグルコン、ダオニール）		**警告**：「グリクラジド」参照 **禁忌**：「グリクラジド」参照、ボセンタン水和物を与薬中 **重大な副作用**：「グリクラジド」参照、溶血性貧血
	グリメピリド（アマリール）		**警告、禁忌**：「グリクラジド」参照 **重大な副作用**：「グリクラジド」参照、汎血球減少、溶血性貧血、血小板減少
速効型インスリン分泌促進薬	ナテグリニド（スターシス、ファスティック）	膵β細胞を刺激してインスリン分泌を促進する。食後血糖上昇を効果的に抑制するために毎食直前（5分以内）に服用する	**禁忌**：重症ケトーシス、糖尿病性昏睡または前昏睡、1型糖尿病、重症感染症、手術前後、重篤な外傷患者、本剤成分過敏症の既往、妊娠中またはその可能性 **重大な副作用**：低血糖、肝機能障害、心筋梗塞
	ミチグリニドカルシウム水和物（グルファスト）		
ビグアナイド（BG）系薬	メトホルミン塩酸塩（メトグルコ、グリコラン）	肝での糖新生抑制、末梢での糖利用促進、腸管からのグルコース吸収抑制などによって血糖上昇を防ぐ。つまり、本薬はインスリンによる効果発現を期待するのではなく、直接的に糖産生を抑え、同時に糖消費増大を目的にしている	**警告**：重篤な乳酸アシドーシス、重篤な低血糖を起こすことがある（本剤添付文章参照） **禁忌**：乳酸アシドーシスの既往、腎機能障害、透析患者、肝機能障害、ショック、心不全、心筋梗塞、肺塞栓、肺機能高度障害患者、低酸素血症、過度のアルコール摂取者、脱水症 **重大な副作用**：乳酸アシドーシス、低血糖、肝機能障害、黄疸、横紋筋融解症
チアゾリジン誘導体	ピオグリタゾン塩酸塩（アクトス）	末梢組織におけるインスリン作用を増強し、同時に肝における糖産生を抑制する。また、インスリン受容体の作用を増強させることからインスリンの抵抗性改善薬ともよばれている	**禁忌**：心不全とその既往、重症ケトーシス、糖尿病性昏睡または前昏睡、1型糖尿病、重篤な肝、腎機能障害、重症感染症、手術前後、本剤成分過敏症の既往、妊娠中またはその可能性 **注意**：定期的な心電図検査など十分な観察 **重大な副作用**：心不全の増悪あるいは発症、浮腫、肝機能障害、黄疸、低血糖症状、横紋筋融解症、間質性肺炎、胃潰瘍再燃
αグルコシダーゼ阻害薬	アカルボース（グルコバイ）	腸管における二糖類単糖へ分解酵素のα-グルコシダーゼを阻害することによって、糖質の消化・吸収を遅延させ食後の過血糖を改善する。食直前に服用する	**禁忌**：重症ケトーシス、糖尿病性昏睡または前昏睡、重症感染症、手術前後、重篤な外傷患者、本剤成分過敏症の既往、妊娠中またはその可能性 **注意**：二糖類の消化・吸収を遅延するので、低血糖症状時にはショ糖ではなくブドウ糖を服用させる **重大な副作用**：低血糖、腸閉塞、肝機能障害、黄疸
	ボグリボース（ベイスン）		**禁忌、注意**：「アカルボース」参照 **重大な副作用**：低血糖、腸閉塞、肝機能障害、黄疸、劇症肝炎、重篤な肝硬変例で高アンモニア血症増悪、意識障害

(つづき)

分類	一般名（商品名）	効果発現メカニズム	主な副作用と注意事項
SGLT2阻害薬	イプラグリフロジン L-プロリン（スーグラ） ダパグリフロジンプロピレングリコール（フォシーガ）	腎近位尿細管に発現するSGLT2を阻害し、血液中の過剰なグルコースを体外に排出することで血糖降下作用を示す	**禁忌**：本剤成分過敏症の既往、重症ケトーシス、糖尿病性昏睡または前昏睡、重症感染症、手術前後、重篤な外傷患者 **注意**：尿路感染及び性器感染発症に注意 **重大な副作用**：低血糖、腎盂腎炎、敗血症、脱水、ケトアシドーシス
DPP-4阻害薬	アログリプチン安息香酸塩（ネシーナ）	食事の経口摂取は腸管を刺激し、消化管ホルモンのインクレチン（DPP-4はこの分解酵素）を分泌させる。このインクレチン、とくにGLP-1は、食後の血糖値の上昇を防ぐために膵β細胞からのインスリン分泌を促進し、同時に膵A細胞からの抗インスリン作用をもつグルカゴンの分泌を抑えることによって血糖値を下げる	**禁忌**：本剤成分過敏症の既往、糖尿病性昏睡または前昏睡、1型糖尿病患者、重症感染症、手術前後、重篤な外傷患者 **重大な副作用**：低血糖、急性膵炎、肝機能異常、黄疸、皮膚粘膜眼症候群、多形紅斑、横紋筋融解症、腸閉塞、間質性肺炎、類天疱瘡
	シタグリプチンリン酸塩水和物（グラクティブ、ジャヌビア）		**禁忌**：「アログリプチン安息香酸塩」参照 **重大な副作用**：「アログリプチン安息香酸塩」参照、アナフィラキシー反応、剥脱性皮膚炎、血小板減少
	ビルダグリプチン（エクア）		**禁忌**：「アログリプチン安息香酸塩」参照 **重大な副作用**：低血糖症、急性膵炎、肝炎、肝機能障害、血管浮腫、横紋筋融解症、腸閉塞、間質性肺炎、類天疱瘡

SGLT（sodium glucose transporter）：体内でグルコース（ブドウ糖）やナトリウムなどの栄養分を細胞内に取り込む「ナトリウム・グルコース共役輸送体」とよばれるタンパク質の一種であり、SGLT2は腎臓近位尿細管に局在し、グルコースを再吸収する。
DPP-4（dipeptidyl peptidase-4）：消化管ホルモンのインクレチンは、インスリン分泌を促進すると同時に抗インスリン作用を持つ膵A細胞からのグルカゴン分泌を抑制して血糖値を下げる。DPP-4はこのインクレチンの分解酵素である。

表2 インスリン製剤の分類・作用・特徴と注意点

健康な人の生理的インスリン分泌パターンは、常に血中に少量のインスリンが分泌されている追加分泌から形成されている基礎分泌と、食後の血糖値上昇によってインスリンが一時的に多く分泌される追加分泌から形成されている。
インスリン療法は、患者の病態や生活スタイルを考慮し、同時に健康な人の生理的分泌パターンにできる限り近づけるためにインスリンの基礎分泌、追加分泌のいずれか、あるいは両方の分泌を補充する療法である。

【参考　健康な人の生理的インスリン分泌パターン】

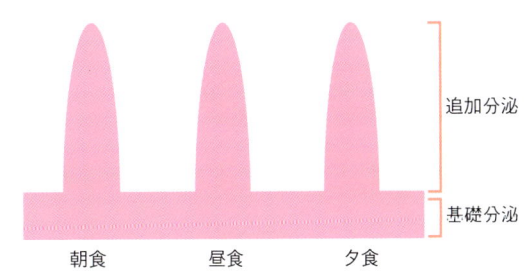

追加分泌
基礎分泌
朝食　　昼食　　夕食

	一般名（商品名）	作用のイメージ	特徴と注意点
超速攻型	インスリンアスパルト（遺伝子組換）（ノボラピッド） インスリンリスプロ（遺伝子組換）（ヒューマログ）	効果発現時間：皮下注射後10〜20分 ピーク：30分〜1.5時間（薬剤によっては1〜3時間） 作用持続時間：3〜5時間	インスリンの追加分泌の補充。食後高血糖の改善するために食直前に注射する。注射後すぐにインスリンレセプターに結合し、短時間で血糖降下作用を発現させることから、食事を摂取しないと低血糖になることに注意
速効型	生合成ヒト中性インスリン（ノボリンR） ヒトインスリン（ヒューマリンR）	効果発現時間：皮下注射後30分〜1時間 ピーク：1〜3時間 作用持続時間：5〜8時間	インスリンの追加分泌の補充。インスリンレセプターに結合して食後高血糖を降下・改善するために食事の約30分前に注射する。注射後30分以内に食事を摂取しないと低血糖となることに注意

（つづき）

	一般名（商品名）	作用のイメージ	特徴と注意点
中間型	生合成ヒトイソフェンインスリン（ノボリン N） 中間型インスロンリスプロ（ヒューマログ N）	効果発現時間：皮下注射後 1 〜 3 時間 ピーク：4 〜 12 時間 作用持続時間：18 〜 24 時間	インスリンの基礎分泌の補充。空腹時血糖の上昇を抑える。1日のうちで決まった時間に注射する。成分が沈殿している懸濁製剤のため、使用前によく振ってから使用する
持続型	インスリングラルギン（ランタス，ランタス XR）	効果発現時間：皮下注射後 1 〜 2 時間 ピーク：明らかにはなし 作用持続時間：約 24 時間	インスリンの基礎分泌を補充。皮下から血中へ移行するまでに時間を要するよう設計をされていることからインスリン濃度はほぼ一定して 24 時間推移する。空腹時血糖の上昇を抑えて1日の血糖値を全体的に下げる
配合溶解型	インスリン デグルデク / インスリン アスパルト（ライゾデグ配合注フレックスタッチ）	効果発現時間・作用持続時間：インスリンの追加分泌の補充効果発現時間と作用持続時間は、配合された超即効型インスリン製剤とほぼ同じであり、またインスリンの基礎分泌の補充効果発現時間と作用時間は持続的インスリン製剤とほぼ同じである	インスリンの基礎分泌と追加分泌を同時に補充。持続型インスリン製剤のデグルデクと超速攻型インスリン製剤のアスパルトを7：3で配合した製剤である。食直前に皮下注射すると、2 種類の薬効がずれて発現して血糖降下作用を発揮する。従来の混合型インスリン製剤と異なり、無色透明で注射前の混濁操作の必要がない

● 看護のポイント

第 1・2 段階　　アセスメント・診断

必要な情報	情報分析の視点
1. 健康時ならびに現在の尿の状態（基 5 〜 8 の活用） 　1）尿量、排尿回数 　2）尿の性状：比重、pH、色調、臭気、糖、ケトン体など **2. 糖尿の随伴症状の有無と程度**（基 8 の活用） 　1）疲労感、倦怠感 　2）口渇、多飲、空腹感、食欲亢進（多食） 　3）多尿 　4）体重減少 　5）皮膚の乾燥、瘙痒感 　6）高血圧 　7）不安、恐怖など **3. 糖尿の主な原因・誘因と程度**（基 7 の活用） 　1）正常血糖性糖尿	1. 糖尿の有無・種類・程度の明確化 2. 糖尿と随伴症状の発生時期と現在までの経過の明確化 3. 糖尿の原因・誘因とそのメカニズムの明確化 4. 糖尿の「成り行き」の明確化 ▶「成り行き」として以下の問題を生じやすい。 　1）糖尿の多量排泄に伴う頻尿、口渇、多飲などによる**睡眠障害、疲労、イライラ感、うつ状態**など 　2）高血糖に伴う白血球機能の低下、とくに好中球の貪食能低下、リンパ球の免疫能低下、加えて高血糖に伴う喀痰粘稠度や尿糖濃度の上昇が病原微生物の繁殖を促すなどによる**気**

(1) 真性腎性糖尿
(2) 症候性腎性糖尿
2) 高血糖性糖尿
(1) 一次性糖尿病
① 1 型糖尿病
② 2 型糖尿病
(2) 二次性糖尿病
① 内分泌疾患
② 薬物性糖尿病
③ 膵疾患
④ 肝疾患
⑤ 筋疾患
⑥ 妊娠糖尿病など
(3) その他
① 情動の変化
② 食事性糖尿

4. 糖尿に対する診察と検査の結果（基 10 の活用）
1) 診察：問診、視診、触診、測定（体温、脈拍、呼吸、血圧、体重、水分出納、意識レベル）など
2) 検査：尿検査（尿糖、ケトン体、比重、pH、1 日糖排泄量）、血液検査、耐糖能試験、腎機能検査、眼底検査など
3) 糖尿病と診断された場合：細小血管障害や動脈硬化など慢性合併症に対する検査が必要

5. 糖尿に対する治療内容と効果・副作用（基 9、11 の活用）
1) 食事療法
2) 運動療法
3) 薬物療法（経口糖尿病薬、インスリン、抗生物質など）
4) 行動療法

6. 糖尿の「成り行き」の有無と程度（基 9 の活用）

7. 糖尿と検査・治療などに対する患者や家族の反応と期待

道、皮膚、尿路などの感染、さらにこの感染が原疾患を悪化させるという**悪循環**
3) 高血糖性糖尿の持続に伴う血管内皮細胞や線維芽細胞の傷害に加え、易感染状態にあることなどによる**創傷治癒の遅延**
4) 高血糖の持続に伴う血管壁変性、血管腔狭窄、動脈硬化などによる**神経障害、網膜症、腎症**ならびに**脳梗塞、心筋梗塞、下肢の壊疽など**の合併症の発症、加えて**性欲減退、性機能障害に対する不安、ボディイメージの混乱、自尊感情の低下**など
5) インスリンの不足や末梢組織のインスリン抵抗性の増大（インスリン感受性の低下）によってグルコース利用が低下すると、蛋白質や脂質がエネルギー源になり、これらの代謝産物であるケトン体の増加による**代謝性アシドーシス**、ひいては**ケトアシドーシス性昏睡**
6) 組織における乳酸の過剰産生と蓄積による**非ケトン性の代謝性アシドーシス**、ひいては**乳酸アシドーシス性昏睡**
7) 著しい高血糖に伴う血漿の高浸透圧による細胞内液の血漿内への移動に起因する**細胞内脱水、とくに脳内脱水、循環障害**、ひいては**非ケトン性高血糖性昏睡**
8) 誤ったインスリンの過剰与薬などが引き起こす著しい低血糖状態による**インスリンショック**
9) 高血糖、糖尿は慢性に経過し、食事・運動・薬物療法も長期化することによる**治療の自己調整や中断**。さらにこれらの療法と問題行動による**学業や職場、家庭における役割遂行困難、社会生活の狭小化**など

第 3 段階　看護計画の立案

●**目標設定の視点**　1. 糖尿の随伴症状が軽減・消失する。
2. 患者・家族が指示された食事・運動・薬物療法を適切に行うことができる。
3. 治療が減少する。
4. 糖尿が軽減・消失する。
5. 少なくとも「成り行き」にあげた問題を起こさない。

●対策の立案

対象固有の糖尿の原因・誘因ならびにそれによる発生・悪化のメカニズムをふまえたうえで、対策を選択・決定する必要がある。ここでは、おもに糖尿病による糖尿に対する対策について述べる。　　　　　　　　　　　　　　　　　　　　　　（基5〜11の活用）

対策の種類	対策の根拠
観察（OP） 1. 尿の状態、水分出納：排尿回数・量・性状ならびに水分摂取量とくに飲水量 2. 糖尿の随伴症状の変化 3. 糖尿の原因・誘因の増減 4. 糖尿に対する診察と検査結果の変化 5. 糖尿に対する治療内容と効果・副作用の増減 6. 糖尿の「成り行き」の有無と程度 7. 糖尿と検査・治療などに対する患者や家族の反応と期待 ※観察の細かい項目は、アセスメント・診断段階と同じであるため省略する	1〜7の観察項目は、その患者が目標に近づいているか否かを最も端的に表す情報となる。 ▶糖尿の状態と同時に、水・電解質や酸塩基平衡などの検査値を継続的に収集・分析し、それらの異常の予防・早期発見・治療につなげることが重要である。 ▶糖尿が患者や家族の生活、精神心理面、社会面にどのように影響しているかを観察し、話し合うことは、以下のTP・EPの個別化につながる。 （基9の活用）
看護療法（TP） 1. 食事療法時の援助 　1）適切なエネルギーで、しかもバランスのとれた食事の摂取 　2）患者の好みを取り入れた食事の工夫	▶体内における糖代謝を円滑にするために、エネルギー摂取量は、患者の年齢・性・体重・身長・肥満度・身体活動量（軽・普通・重労作）・血糖値・合併症を含む病態などを考慮して、必要最小限に制限される。しかし、制限のなかでもバランスのよい栄養素と患者の嗜好に合った食事を工夫していくことが、長期に食事療法を継続させていくうえで重要である。
2. 水分の補給	▶糖尿では、糸球体で多量のブドウ糖が濾過されているので、尿細管液の浸透圧が上昇する。その結果、尿細管におけるナトリウムや水の再吸収が抑制され、多尿をきたすために激しい口渇を覚える。したがって水分制限がない限り、水分を補い、苦痛を軽減させる必要がある。 （基5〜9の活用）
3. 運動療法時の援助 　1）適度な運動を規則正しく行う	▶運動は、体内の糖代謝を活発にし、末梢組織における糖質の消費を増大させる。その結果、インスリンの需要が減少する。また、適切な運動を規則正しく続けることは、肥満の予防や気分爽快にもつながる。（基5、6の活用）
4. 感染予防 　1）皮膚や口腔・鼻・陰部の粘膜の清潔・保護 　2）外傷予防	▶糖尿のある人は、一般に二次感染を受けやすく、外傷も治りにくい。齲歯、とくに歯槽膿漏が多発しやすい。したがって、口腔、上気道、尿路などからの感染や外傷の予防に努める。

（基9の活用）

5. 薬物療法の管理 　1）経口血糖降下薬・インスリンの管理	▶一般に食事療法や運動療法のみで糖の代謝がコントロールできないときに薬物療法が追加される。これらの薬物は、微量で効果が現れるため、適切に与薬されないと、**低血糖**ひいては**ショック**を起こし、生命に危機をもたらす。したがって慎重な与薬と十分な管理が必要である。加えて、これらに対する緊急処置を実施できる知識、技術を必要とする。（基9の活用）
6. 行動療法	▶その人の不適切な習慣や行動の修正を目指す行動療法では、まず第1に修正すべき問題行動を具体的に詳述する。第2にその中の特定の問題行動に焦点を当て「どのようなときに、どのような動機で、どのように生じ、その結果何が起きたか」を調べる。第3にそれによって刺激と問題行動との関係性を明らかにし、刺激を操作する対策を立案・実施・評価する。第4に目標にした行動変容を達成できた場合は、その行動を維持するための援助を検討し、立案・実施・評価を反復する。 患者が自ら自分の糖尿にかかわる知識・技術・生活習慣・自己管理行動における問題に気づき、修正するには、患者自身の主体性、自律・自立性、積極性、さらに自尊感情、自己効力感などが基盤になって進められることを念頭に置き、それらを引き出すような患者とのかかわり方が最も重要であろう。
7. 精神的援助 　1）治療を継続し、自己コントロールできるよう励ます 　2）話を十分に聴き、相談相手となる	▶糖尿病による口渇、多飲、多尿、倦怠感などの症状は、夜間の不眠や集中力の低下、イライラなどを生じさせる。また慢性経過をとる疾患であり、食事、運動、薬物などによる治療が長期化することから、精神的な苦痛や抑うつ状態をきたしやすい。これらによる治療の中断・自己調整などを起こさないよう関係者、とくに家族の精神的な支援・支持が重要である。（基9の活用）
8. 環境調整 　1）適切な室温、湿度の調整	▶室温上昇による発汗や空気の乾燥は、口渇感を増強させ、不快感を増大させるため、温度、湿度、清潔を視点にした環境調整が重要である。
1. 前記の観察項目のうち、1〜5の主観的情報を報告できるよう、患者や家族に説明・指導する	▶糖尿の治療は長期間を要することから、患者ばかりでなく家族もともに忍耐強く自己管理に協力していかなければ好転しにくいばかりか、治療が中断される危険性が高い。とくに家族の患
2. 前記の看護療法項目1〜5、8の項目を自己管理できるよう、患者や家族、必要時は職場の関	

看護療法（TP）／教育（EP）

係者も含めて指導する

食事療法については、栄養士との連絡・調整を行い、患者や家族が実際に実行可能な内容・方法を肯定的に指導することが重要である

3. SMBG（self-monitoring of blood glucose：自己血糖測定）の手技指導

者への言動がマイナス刺激になって、患者の問題行動を発生させ、それが家族のマイナス反応をさらに引き起こすという悪循環に自らが気づき、悪循環を断ち切って協力し合うことができるよう継続的な話し合いと助言が重要である。

▶患者や家族が糖尿病とその治療に主体的に取り組むためには、いまだ制限はあるものの保険適用にもなっているこの手技をマスターできるよう指導することが重要である。自分の食生活、薬物使用などと血糖・糖尿パターンを関連づけ、専門家と一緒に改善のための個別的・具体的方法を見出すことは大いに有効である。

第3・4段階　　看護計画の立案・実施時の留意点

1. インスリンショックと糖尿病昏睡への対処方法の習得

　糖尿病患者は、血糖のコントロール不良により、短時間で**インスリンショック**や**高血糖昏睡**など、生命に危機をもたらす状態に陥ることがある。したがって、これらの鑑別と各々の対処がすみやかに行える知識や技術を習得しておく必要がある。

1）**インスリンショック**を引き起こす低血糖時の応急処置

　低血糖時には、交感神経刺激症状である不安感、空腹、動悸、顔面蒼白、頻脈、発汗、振戦などと、脳症状である頭痛、視力障害、複視、心身異常行動、痙攣などが発現しやすい。

　対処方法としては、事前に蔗糖20gまたはブドウ糖10gを溶かした飲料水を準備しておく。そして、上記の症状を患者本人が自覚したり、家族などが発見した場合は、ただちにその飲料水を飲ませる、あるいは砂糖をなめさせるなどの応急処置を患者・家族に指導しておく。なお、患者が外出するときは常にアメを持ち歩き、発症以前に予防処置がとれるよう奨める。

2）**ケトアシドーシス性昏睡**に対する応急処置

　重度のインスリン作用不足によるケトン体の産生亢進と、その利用低下による血中のケトン体の増加によって**代謝性アシドーシス**を起こし、重症になると意識障害、ひいては**ケトアシドーシス性昏睡**に至る。インスリン作用不足による著しい高血糖は、水・電解質の喪失を進め、放置した場合は死に至る。症状としては、著しい脱水、重度アシドーシスによる**過呼吸（クスマウル大呼吸）**などが発症する。

　応急処置としては、すみやかなインスリン投与と同時に補液による水・電解質の補正を必要とする。

3）**乳酸アシドーシス性昏睡**に対する応急処置

　組織における乳酸の過剰産生と蓄積による非ケトン性の代謝性アシドーシスであり、その進行によって**意識障害**、ひいては**昏睡**に至る。対処処置としては、大量の炭酸水素ナトリウムの与薬、血液透析などが行われる。

4）**非ケトン性高血糖性昏睡**に対する応急処置

　ケトアシドーシスを欠くが、著しい高血糖、高浸透圧、脱水が生じ、とくに脳内脱水、循環障害に伴う酸素不足による意識低下と精神症状の出現、加えて血栓形成による痙攣発作や眼症状も出現し、応急処置が遅れた場合は死に至る。

　応急処置としては、大量の輸液を中心に脱水の改善を進め、必要に応じてインスリン、補液も追加する。

2. 口渇の緩和

腎臓の障害によって起こる糖尿の場合には、一般に水分が制限される。このような場合には、氷片や含嗽などによって口渇を和らげるよう工夫する。また、冷たい飲み物は飲み過ぎてしまうため、温かくして飲むのもよい。

3. 食事療法指導時の根拠に活用できる知識

一般にエネルギー摂取量は、次のように算出される。

エネルギー摂取量＝標準体重（kg）×身体活動量（kcal/kg 標準体重）。

・**標準体重**（kg）＝身長（m）²× BMI（22）。

・**BMI**（body mass index：体重指数）＝体重（kg）÷身長（m）²

（例）身長156cm、体重62kgの主婦のA氏の標準体重は（1.56 × 1.56）× 22=53.5392、約53.5kgである。またA氏のBMIは、62 ÷（1.56 × 1.56）＝ 25.48で、日本肥満学会の判定基準によると1度（25以上30未満）の肥満状態にある。

●身体活動別のエネルギー必要量

軽労作（主にデスクワーク、主婦など）：25 ～ 30kcal/kg 標準体重

普通の労作（立ち仕事が多い人）：30 ～ 35kcal/kg 標準体重

重労作（力仕事が多い人）：35kcal ～ /kg 標準体重

（例）軽労作に該当するA氏のエネルギー必要量は、25kcal/kg × 53.5 ＝ 1337.5、約1,338kcalから30kcal/kg × 53.5 ＝ 1,605kcalの間が一般的な目安になる。そしてA氏の**個別的エネルギー摂取量**は、上記の標準体重、身体活動別エネルギー必要量、肥満度に加え、性別、年齢、血糖値、合併症を含む病態などの総合的な検討によって決定される。特別な検討結果が出ない限り、A氏は自分のBMIを少なくとも22に近づけるよう8.5kg（62 － 53.5）の体重減量に向かって運動療法と食事療法に取り組む必要がある。これらの基本的な知識は、患者・家族に対する相談・指導時ばかりでなく、患者・家族の自己評価と医師、看護師、栄養士、理学療法士などの各職種とチーム医療の働きかけの定期的な評価、修正の根拠にもできるなどの利点がある。

4. 食事療法時の配慮

食事制限は、患者にとって身体的・精神的負担が大きい。したがって、食事については、画一的な計画にならないように患者の食習慣・嗜好・年齢・理解力・性格、季節などの諸条件を考慮して、制限よりも摂取可能な食事の内容・量を強調して患者・家族と一緒に立案することが重要となる。

5. 運動の励行について

運動はケトアシドーシスの状態、血糖値がきわめて高い場合や高度な合併症がない限り、患者の年齢・体力・好み・運動歴・生活条件などに応じて動的運動と静的運動の種類や組み合わせ、時間などについて具体的に指導する。また短時間の軽運動では血糖はほとんど変動しないために、一度に多く行うより毎日一定の運動量を励行するほうが効果があることを説明し、習慣化を勧める。たとえば、朝・昼・夕食後、各15 ～ 30分くらい、少なくとも1日30 ～ 1時間の静的・動的運動を勧める。なお、運動による低血糖を防ぐために食前は避けたほうがよい。

6. インスリン注射にかかわる注意点

インスリン注射の施行時は、インスリンの種類・量・施行時間・注射部位ならびに食事の摂取時間・内容・量や運動量などに十分注意する必要がある。注射部位は、どの順序で行うかを決め、同一部位への注射を避ける。また、患者が自己注射を行う場合には、必要な知識や技術を具体的に指導し、必ず実施状態を確認する。

7. 退院指導

患者が退院する際は、家族もともにインスリンショックや糖尿病性ショックの初期症状を理解し、応急処置ができるようになっている必要がある。また患者には、外出時、氏名・病名・急変時の連絡先などを記載した**患者カード**を携帯するよう指導したり、インスリンショックの予防用としてのアメや角砂糖などの携帯を

勧める。尿糖値や血糖値を自己測定する場合は、その手技や注意点を説明する。

8. 助言・指導時の留意点

　糖尿の原疾患の多くは慢性経過をたどることから、一生にわたって食事・運動・薬物療法などを生活に組み入れることが必須になる。したがって、患者が自分の高血糖や糖尿という健康問題を利用可能な人的・物的・制度的資源を活用して解決していこうとする意志と行動力が最も大切になる。

　この問題解決に必要な観察・評価と判定・決意・実行・継続という一連の行動には、患者の自己決定が必須であるが、医療従事者、とくに看護師には、この自己決定が正しく行われるよう導く役割が期待される。この導き・指導に際して、すべての患者に同じ助言や指導の内容、方法を採ることは、理解困難とそれによる自尊感情の低下、反発や拒否、逃避とその合理化などのマイナス反応、あるいは助言・指導が患者個々の求めに合っていないことによる拒絶などの問題を引き起こしやすい。

　これらの諸問題を回避し、指導効果をあげるには、たとえば、プロチャスカ（James O. Prochaska）が提案した「**変化のステージモデル**（無関心期、関心期、準備期、行動期、維持期）」などを参考にして、まず最初に、その患者の現在のステージをアセスメントし、それに合わせた段階的・反復的な相談・助言・指導を行うことが重要になる。併せて、「やれば自分にもできる」という**自己効力感**をもてるような小さな項目や、いま、その患者が最も関心をもっている項目に焦点を当てた助言・指導を行うなどの配慮が重要である。

　加えて、患者が自分の健康問題とその対応方法にかかわる関心事や問題点・疑問点・弱点などに自ら気づき、その解決策を医療・福祉関係者などの支援を受けながらも、最終的には自分で選択・決定し、実施できる力を身につける、つまり**エンパワーメント**（empowerment）が重要になる。とくに慢性疾患患者に一方的な医療者の指示の遵守を求める対応から脱し、患者が問題解決能力を自ら育成・発展・強化して対応できるよう成長を促す対応が今後ともますます求められるであろう。さらに、できれば「セルフケア」「ローカス・オブ・コントロール」「ソーシャルサポート」などの理論も患者教育の改善・向上に活用する必要があろう。

　このように、看護職者には解剖生理・病態生理学的根拠にとどまらず、患者や家族に対して心理・行動学的根拠に基づいた教育的支援を実施できる能力が求められつつある。すでに、高血糖・糖尿病の患者教育には、医師、看護師、栄養士、薬剤師、福祉関係者など多くの専門家が連携したチーム活動が展開されており、**糖尿病療養指導士**や**糖尿病看護認定看護師**がチームの中心になって活躍している医療施設も増加し、教育プログラム開発なども推進されていることから、最新の情報収集と活用を常に心がける必要があろう。

第5段階　　評価の視点

1. 目標に近づいたか否か

　1）糖尿に伴う症状が軽減・消失したか。

　2）患者・家族が指示された食事・運動・薬物療法を適切に行えるようになったか。

　3）糖尿が軽減・消失したか。

　4）治療が減少したか。

　5）「成り行き」にあげた問題 [1）睡眠障害、疲労、イライラ感、うつ状態など、2）気道・皮膚・尿路感染など、3）創傷治癒の遅延など、4）神経障害、網膜症、腎症、脳梗塞、心筋梗塞、下肢の壊疽、性欲減退、性機能障害に対する不安、ボディイメージの混乱、自尊感情の低下など、5）代謝性アシドーシス、ケトアシドーシス性昏睡など、6）非ケトン性の代謝性アシドーシス、ひいては乳酸アシドーシス性昏睡、7）細胞内脱水、とくに脳内脱水、循環障害、高浸透圧性非ケトン性糖尿病昏睡など、8）インスリンショック、9）治療の自己調整や中断、学業や職場、家庭における役割遂行困難、社会生活の狭小化など] を起こさなかったか。

2. 看護過程、とくに看護計画の評価・修正

　患者や家族の状態や行動が目標に近づいていない場合は、看護過程、とくに看護計画の立案段階のどこに問題があったのか、さらに診断段階に誤りがなかったかなどを追究する必要がある。

引用・参考文献

1) 松田重三編［研賢次，池田義雄］：新主要徴候からみた検査の進め方．糖尿，新興医学出版，1990．

2) 斎藤宣彦：ここから始める糖尿病レクチュア．第2版，文光堂，2014．

3) 渡邉修一郎：蛋白尿．小児看護，23(9)：1235〜1239，2000．

4) 藤田和彦：血尿．臨牀看護，26(6)：983〜987，2000．

5) 賀本敏行：血尿．medicina，41(4)：682〜685，2004．

6) 羽田勝計：糖尿病腎症．診断と治療の進歩，日本医師会雑誌，138(1)：58〜62，2009．

7) 井村裕夫ほか編［武曾惠理］：尿異常．わかりやすい内科学，第4版，p.799〜803，文光堂，2014．

8) 久志本浩子：血尿．臨牀看護，31(6)：966〜969，2005．

9) 山田明編：新体系看護学全書．成人看護学⑦ 腎・泌尿器，第3版，メヂカルフレンド社，2012．

10) 尾岸恵三子，遠藤和子編：腎臓病のある生活とナーシング，医歯薬出版，2003．

11) 黒田裕子監：よくわかる中範囲理論．第2版，学研メディカル秀潤社，2015．

12) 日本糖尿病学会編・著：糖尿病診療ガイドライン2016．南江堂，2016．

13) 林 道夫監，柏崎純子編：糖尿病まるわかりガイド．学研メディカル秀潤社，2018

14) 平野 勉監，柏崎純子編：糖尿病ビジュアルナーシング．p.62，学研メディカル秀潤社，2018．

25 排尿障害

urinary disturbance

●オリエンテーション・マップ

原因 (p.361)

1) **神経因性排尿障害の原因**
   - (1) 無抑制膀胱
   - (2) 反射性膀胱
   - (3) 自律性膀胱
   - (4) 知覚麻痺性膀胱
   - (5) 運動麻痺性膀胱
2) **膀胱の器質的変化による排尿障害の原因**
   - (1) 粘膜および筋層の変化
3) **下部尿路の通過障害による排尿障害の原因**
   - (1) 形態的変化
   - (2) 機能的障害

排尿を左右する因子 (p.363)

1) 年齢、性
2) 水分摂取量、食物、発汗、便秘、肥満、妊娠
3) 薬物、ストレス、喫煙
4) 咳嗽、くしゃみ、ジャンプなどの動作行動
5) 環境、排尿の施設設備、設置場所
6) 支配神経・筋群に影響する産科歴、手術歴
7) 排尿行動にかかわる能力(認知能力、排尿の姿勢・動作行動の自立度、腹圧の調整力など)

排尿障害 (p.357)

1) 排尿回数の異常
2) 尿線異常
3) 排尿困難
4) 排尿痛
5) 残尿感
6) 尿閉
7) 尿失禁
8) 夜尿など

随伴症状 (p.363)

1) **身体症状**:(1) 排尿に関連する種々の疼痛(排尿痛、腎部や腰背部の疼痛など)、(2) 皮膚・粘膜のびらん、(3) かゆみ、(4) 灼熱感、(5) 下腹部膨満感・下腹部膨隆、(6) 尿混濁、血尿、(7) 尿量異常、(8) 残尿、残尿感、(9) 発熱、冷汗など
2) **精神心理的症状**:(1) 不安・イライラ、(2) 不潔感、羞恥心、(3) 不眠、(4) 集中力や意欲の低下、(5) 自尊感情の低下、(6) うつ状態など
3) **社会的問題**:(1) 対人関係、(2) 就学・就業関係、(3) 経済関係などにおける問題

成り行き(二次的問題p.364)

1) 尿路感染、尿路結石、水腎症、ひいては腎機能障害
2) 陰部のびらんや殿部の褥瘡
3) イライラ、疲労、睡眠障害などの増悪
4) ボディイメージの混乱、自尊感情の低下、抑うつなど
5) 日常生活・対人関係の狭小化
6) 尿路感染、水・電解質異常
7) 自分の身体内における感染拡大、パートナーへの感染や性問題の発生など
8) 外部活動の自己制限、社会的役割の喪失など

観察OP (p.369)

看護療法TP (p.370)・教育EP (p.373)

A. 排尿困難・尿閉時の援助

1. 精神心理的苦痛の軽減
2. 環境調整
3. 体位の工夫
4. 刺激による排尿誘導
5. 用手排尿
6. 皮膚・粘膜の清潔と乾燥の保持
7. 薬物療法の管理
8. 導尿、膀胱留置カテーテル、膀胱洗浄の操作・管理・支援
9. リハビリテーション、セルフケアの確立

B. 尿失禁・頻尿時の援助

1. 精神心理的苦痛の軽減
2. 環境調整
3. 皮膚・粘膜の清潔と乾燥の保持
4. 寝衣・寝具類の調整
5. 飲水の調整
6. 薬物療法の管理
7. リハビリテーション、セルフケアの確立

■ 基礎的知識

1. 排尿とその障害の定義

　正常な排尿では、腎臓で産生された尿がいったん膀胱に貯留（蓄尿）され、一定量を超えると尿意を催し、一定の放出力と太さをもった連続的な放尿で、体外に排泄（排尿）される。そしてこの排尿の開始・中・後に苦痛を伴うことがなく、さらに排尿後に残尿感もなく、心身の開放感や満足感を伴い、尿意が完全に消失する。

　排尿障害とは、この生理的な蓄尿と排尿の過程のどこかに異常を生じた状態をいう。

2. 排尿障害の種類

排尿障害の種類には、以下のものがある。

1）排尿回数の異常

1日の排尿回数には個人差があるが、成人では通常5～6回、夜間0～1回である。

（1）**頻尿**：「排尿が近い、排尿の回数が多い」などの排尿状態をいう。頻尿は、個人差があることから、何回以上という数字的な基準を決めることは困難であるが、一般には8回以上をいう。しかし、一概に1日に何回以上の排尿回数が異常とはいえず、8回以下でも、本人が排尿回数が多いと感じる場合には頻尿といえる。とくに夜間の2～3回以上の排尿を**夜間頻尿**という。

　　尿量は、増加を伴うものと、伴わないものがある。

（2）**希尿**：1日の排尿回数が極端に少なく、尿量の減少に伴って起こりやすい。

2）尿線異常

健康な人の尿は、弧を描いて勢いよく排出される。

（1）**尿線の細小**：正常（男性では約0.5cm）より尿線が細い。

（2）**尿勢低下（放出力の減退）**：尿線が細く、尿を遠くへ勢いよく放出できない。はなはだしいときには、外尿道口から足もとに滴下する。

（3）**尿線分割（尿の中絶**あるいは**2段尿）**：尿線が排尿中に1回以上途切れ、短時間おいて再び排尿がある。

3）排尿困難

尿意があるにもかかわらず、なかなか排尿できない状態をいう。

（1）**遷延性排尿**：排尿しようとかまえてから排尿開始までに時間がかかる。

（2）**苒延性排尿**：排尿開始から終了までに時間がかかる。

4）排尿痛

（1）**排尿初期痛**：排尿開始時に疼痛が起こる。

（2）**全排尿痛**：排尿中に継続して疼痛が起こる。

（3）**終末時排尿痛**：排尿後期、とくに終わりごろに増強する疼痛をいう。

（4）**排尿後痛**：（3）に引き続いて起こりやすく、排尿後しばらくの間残る疼痛をいう。

5）残尿感

排尿後も尿が出きっていない感じ、残っているという感じがある症状をいう。実際に尿が残っていることは少ない。

6）尿閉

膀胱内に尿が貯留し、尿意があるにもかかわらず尿を排出できない状態をいう。

（1）**完全尿閉**：いくら努責しても全く排尿できない。

（2）**不完全尿閉**：努力すると少しは排尿できるが、ある程度の尿が残ってしまう。

7）尿失禁

膀胱に貯留した尿が無意識に、または意志に反して外陰部に漏れ出てしまう状態。

最近の国際的取り決めでは、「尿が不随意に漏れる状態を**遺尿**といい、遺尿が社会的・衛生的になんらかのトラブルを引き起こす状態、または他覚的に尿漏れを証明できる状態」と定義している（**国際尿禁制学会、ICS**：International Continence Society、2001 年）。

尿失禁は、病態に基づき以下の 5 つに分類される（2004 年の尿失禁診療ガイドラインより改変）。

(1) **腹圧性（緊張性またはストレス性）尿失禁**：尿意があり、排尿のがまんもでき、排尿動作行動もとれるが、起立時やくしゃみ、咳、重い物を持ち上げたときなどに生じる一過性の腹圧上昇に伴って、不随意に少量の尿が漏れる。骨盤底筋群の無力化や、前立腺摘除術後に起こる内因性尿道括約筋不全などによって起こる。

(2) **切迫性尿失禁**：排尿筋過活動により急に強い尿意を感じ、がまんできずに尿が漏れてしまう。

(3) **溢流性尿失禁**：下部尿路の閉塞や排尿筋の低活動により膀胱内に尿が充満し、尿閉状態となり、膀胱内圧が尿道抵抗よりも上昇することによって、尿があふれ漏れてしまう。

(4) **機能性尿失禁**：尿意があり、排尿をがまんすることもできるが、認知症、ADL障害などによってトイレの場所の理解、移動、衣服の上げ下げなどの一連の排尿動作行動が阻害されて尿が漏れてしまう。

(5) **反射性尿失禁**：尿意がないにもかかわらず、排尿筋の過活動が生じ、尿が漏れてしまう。

上記の病態は、1 つの場合もあるが、複数の病態が混在して、**混合型尿失禁**となる場合もある。また、一般には上記 5 つの分類に加えて、膀胱や尿管異所開口などの先天奇形、医原性の膀胱括約筋損傷などによって常時尿が漏れ続ける**真性尿失禁**（**全尿失禁**）を含めて論じることも多い。

8）夜尿

夜間の尿生成メカニズムの異常や夜間の蓄尿メカニズムの異常、または睡眠覚醒の異常などのさまざまな原因が複雑に関与して、睡眠中に反射的に排尿が起こる。

3. 排尿のメカニズム

腎臓で生成された尿は、**尿管の蠕動運動**により膀胱に移送される。移送された尿は膀胱に一時蓄えられ、体外へ排出される。この膀胱内貯留と排尿のコントロールは、神経の協働作用により行われる（尿の生成については、「20 多尿」、p.301 参照）。

1）膀胱・尿道の構造（図 1）

膀胱は袋状の管腔な臓器で、尿が充満すると卵形となる。空虚時の膀胱は、小骨盤

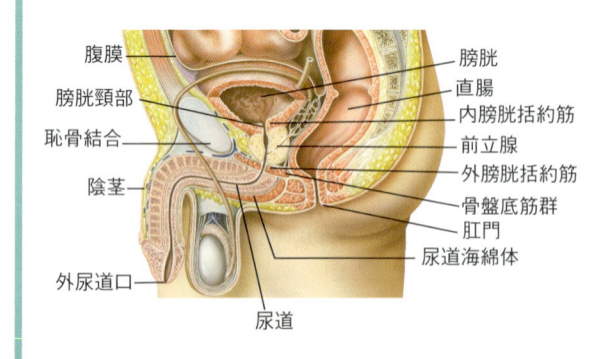
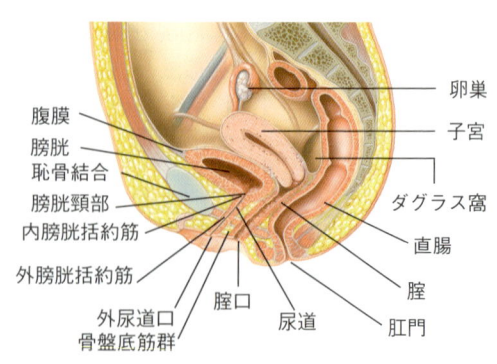

図 1　膀胱・尿道の構造（左：男性　右：女性）

腔内にあって恥骨結合のすぐ後方にあるが、充満すると下腹部に現れ触診できる。一般に成人の**膀胱容量**は300〜500mLであるが、膀胱壁は柔軟性に富んでおり、排尿障害などで拡張すると1,000mL以上になる。膀胱の後方には、男性では直腸が、女性では子宮と腟が接している。膀胱壁は、内側から粘膜、粘膜下層、筋層からなる。この**平滑筋**の収縮により尿を排出するため、この筋は**膀胱排尿筋**とよばれる。

　尿道の直径は1cm以下で、その長さは男性と女性とでは異なり、男性では16〜20cm、女性では3〜4cmである。内腔は粘膜であり、尿の通過時以外はほとんど密着している。尿道には、**内膀胱括約筋（内尿道括約筋）**と**外膀胱括約筋（外尿道括約筋）**があり、男性では膀胱頸部・内膀胱括約筋から外膀胱括約筋に至る尿道周囲を前立腺が取り囲む。女性では、外膀胱括約筋は外尿道口近くにある。

2）蓄尿と排尿のメカニズム

　蓄尿と排尿は、膀胱と膀胱括約筋の相反する作用によって起こる（**図2**）。

　蓄尿とは、膀胱の弛緩と膀胱括約筋の収縮が同時に起こることによって膀胱内に尿を溜めることをいう。

　排尿とは、膀胱が収縮すると同時に膀胱括約筋が弛緩することによって、尿を排出することをいう。

　蓄尿と排尿は、複雑な神経反射によって生じる。排尿は、脊髄（腰髄、仙髄）に存在する**下位排尿中枢**における反射活動と、大脳、脳幹にある**上位排尿中枢**（抑制・促進中枢）のコントロールによって行われている。

　膀胱内圧は、尿量が増加しても、膀胱壁が柔軟であるために反射的に弛緩し、しばらくは**図3**のように膀胱内圧の上昇はわずかにとどまる。しかし、尿が100〜150mL貯留すると、膀胱壁の圧受容器が刺激され、**最小尿意**となる。

　そして、350〜400mLの蓄尿によって膀胱壁の圧受容器が刺激されると、その刺激は、求心性に主に**骨盤神経**（副交感神経）へ伝達される。……（**図4- Ⓐ**）

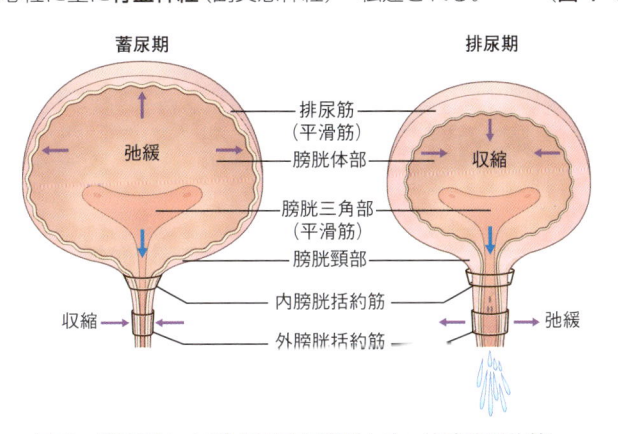

図2　蓄尿期および排尿期の膀胱と内・外膀胱括約筋

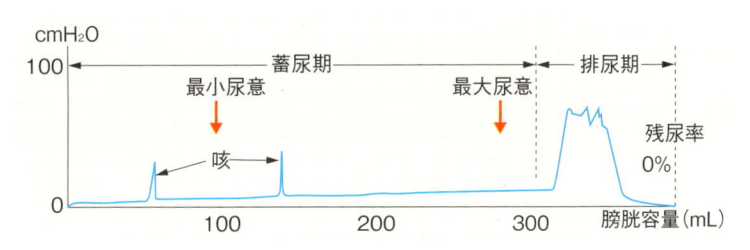

図3　膀胱内圧曲線

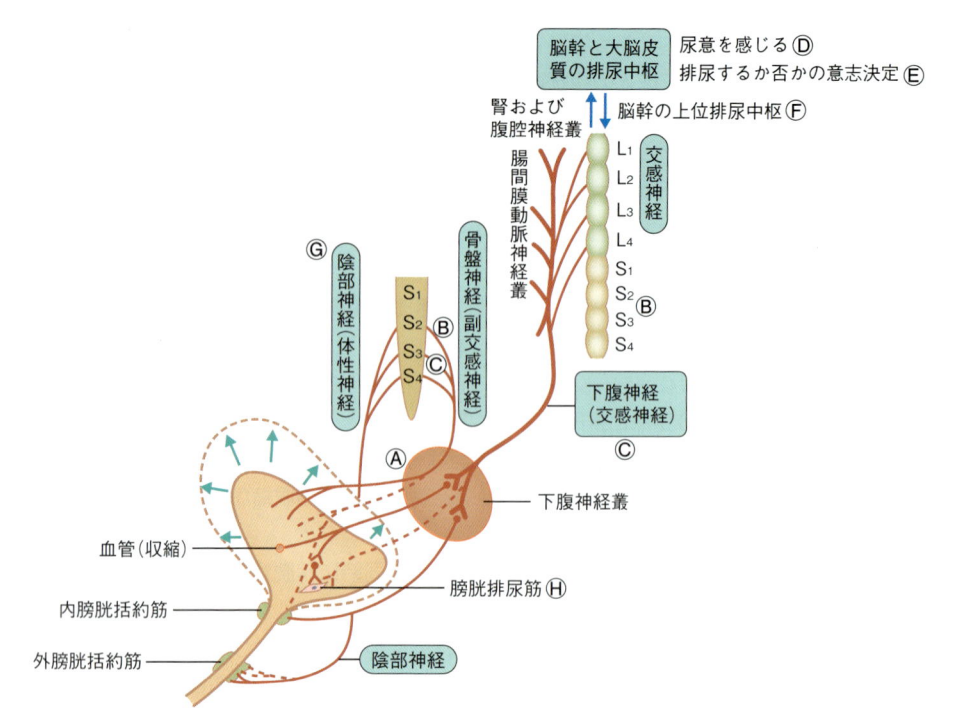

図4 膀胱の神経支配

表1 膀胱および尿道への神経分布とその作用 (Ganong 改変)

遠心性線維	脊髄神経根	末梢神経	分布部位	作用	役割
交感神経	上部腰髄 下部胸髄	腸間膜動脈神経叢を経て下腹神経へ	膀胱全般 内括約筋	刺激によって膀胱排尿筋を弛緩させると同時に内膀胱括約筋を収縮させる	蓄尿
副交感神経	$S_2 \sim S_4$	骨盤神経	排尿筋 内括約筋	刺激によって膀胱排尿筋を収縮させると同時に内膀胱括約筋を弛緩させる	排尿
体性神経	$S_2 \sim S_4$	陰部神経	外括約筋	排尿の開始や中断などを随意的に支配して調節する	排尿

　さらにその刺激は、腰髄、仙髄にある**下位排尿中枢**へと伝達される。……（**図4-Ⓑ**）
　下位排尿中枢では、**反射弓**が形成されているために、この刺激によって反射的に排尿が行われる。この反射弓の遠心性神経は、交感神経と副交感神経である（**表1**）。すなわち、**交感神経**は、主に胸・腰髄の$T_{11} \sim L_2$より出て下腹神経を通り、膀胱排尿筋に分布しており、その筋を弛緩させ同時に内膀胱括約筋を収縮させて**蓄尿**を促進する。一方、**副交感神経**は、仙髄の$S_2 \sim S_4$より出て骨盤神経を経て、膀胱排尿筋に分布しており、その筋を収縮させ、同時に内膀胱括約筋を弛緩させて**排尿**を促進する。……（**図4-Ⓒ**）
　排尿は、本質的には脊髄での排尿反射で行われるが、上位の大脳と脳幹の**上位排尿中枢**によっても支配される。すなわち、脊髄に伝達された蓄尿による刺激は、さらに脳幹から大脳皮質排尿領野に伝わり**尿意**となる。……（**図4-Ⓓ**）
　尿意が起こると、大脳の運動中枢から遠心性刺激が送られる。これは**図3**で示したように、尿が350〜400mL貯留すると膀胱壁の反射性弛緩が限界に達し、内圧が急速に上昇し強い尿意（**最大尿意**）を覚えて、大脳で排尿を決意したときに排尿が起こる。大脳の新皮質が未発達の時期は、脊髄反射によってのみ排尿するが、発達に伴って尿意

を感じるようになると、排尿するかどうかを意識的に意志決定するようになる。……（**図 4- Ⓔ**）

　大脳からの遠心性刺激は、脳幹の上位排尿中枢を経て脊髄を下行し、仙髄に至る。……（**図 4- Ⓕ**）

　さらにこの刺激は、下腹神経、骨盤神経、陰部神経を経て膀胱、尿道、骨盤底筋に伝えられ、膀胱の収縮、外膀胱括約筋の弛緩、骨盤底筋の弛緩が起こり尿を排出する。なお、排尿困難があるときには、意識的に腹圧を加えることによって尿を排出しようとする。……（**図 4- Ⓖ**）

　尿の尿道内移動は、脊髄（腰髄・仙髄）の下位排尿中枢の反射をさらに刺激し、排尿を完了させるまで膀胱排尿筋を収縮させる。……（**図 4- Ⓗ**）

　下記の各**神経因性排尿障害**のメカニズムでは、この**図 4- Ⓐ～Ⓗ**のいずれの部位が障害されているかを明示する。

4. 排尿障害の分類・原因・誘因ならびにメカニズムと特徴

大分類	小分類	主な原因・誘因	メカニズムと特徴
		排尿は多くの神経の働きによって行われる。したがって、その神経のいずれかに障害をきたした場合に、各神経の働きに対応した排尿障害が現れる。	
1）神経因性排尿障害（神経因性膀胱）	（1）無抑制膀胱	①慢性脳循環不全症、脳出血、多発性硬化症、脳腫瘍など 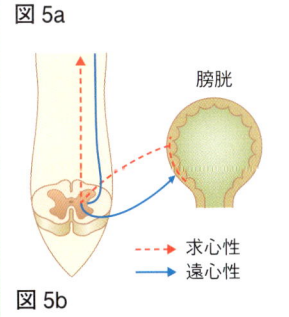 図 5a 図 5b	▶大脳皮質の排尿中枢から脊髄の下位排尿中枢に至る遠心性の抑制経路に障害が生じたときに起こる。 ——排尿のメカニズム（**図 4- Ⓔ**、**Ⓕ**）の障害 大脳の抑制経路に障害があると、ふつうは尿意を感じない程度の量の尿でも膀胱に溜まると、下位の排尿反射中枢（腰髄・仙髄）はそれのみで反射的に排尿を起こす（**排尿筋過活動**）。すなわち、正常では排尿の抑制と促進をコントロールしている上位排尿中枢の抑制が不十分になるために、随意的な排尿調節ができなくなる（**図 5a・b**）。 ▶特徴—頻尿、切迫性尿失禁、尿意切迫 　尿意：あり 　残尿：なし 　膀胱容量：減少 　尿流量：正常 　排尿状況：突然、不随意
	（2）反射性膀胱（自動性膀胱）	①脊髄外傷・腫瘍、脳血管障害、多発性硬化症など	▶延髄と橋の間の求心性および遠心性神経路が、ともに障害を受けた場合にみられる。この障害によって尿意を感じることはできない。しかし、脊髄（腰髄・仙髄）の下位排尿中枢における反射活動が正常であるために、反射的な排尿が出現する。このとき、外膀胱括約筋の緊張は排尿時も高いままである。

図中ラベル：大脳皮質、間脳、中脳、橋、延髄、膀胱、求心性、遠心性

1）神経因性排尿障害（神経因性膀胱）	**（2）反射性膀胱（自動性膀胱）**	 図6	——排尿のメカニズム（**図4-Ⓓ**、**Ⓕ**）の障害（**図6**） ▶特徴—頻尿、尿失禁、自力排尿不可、随意的な排尿開始や中断は不可 　　　尿意：なし 　　　残尿：あることが多い 　　　膀胱容量：減少　　尿流量：低下 　　　排尿状況：突然、不随意
	（3）自律性膀胱（弛緩性膀胱）	①脊髄損傷・腫瘍、脳血管障害など 図7	▶膀胱と脊髄の間の下位の神経伝達経路がすべて断たれ、膀胱だけで排尿を行う状態である。下位排尿中枢における排尿反射弓が破壊されているために排尿反射が生じない。努責、腹圧などのなんらかの要因により膀胱壁の筋の収縮が生じたときに排尿をみる（**図7**）。 ——排尿のメカニズム（**図4-Ⓑ**、**Ⓒ**）の障害 ▶特徴—**溢流性尿失禁**、随意的排尿開始不可 　　　尿意：なし　　　　残尿：多量 　　　膀胱容量：増加　　尿流量：低下 　　　排尿状況：努責、腹圧によって排尿あり
	（4）知覚麻痺性膀胱	①脊髄癆、糖尿病など 図8	▶膀胱から脊髄に至る求心路の障害による。 ——排尿のメカニズム（**図4-Ⓐ**、**Ⓑ**）の障害 膀胱に多量の尿が溜まっても排尿が起こらず、しかも遠心性の経路が正常なために外膀胱括約筋の収縮が持続し、排尿を妨げる（**図8**）。 ▶特徴—排尿困難、尿閉 　　　尿意：鈍またはなし 　　　残尿：少量〜多量 　　　膀胱容量：増加　　尿流量：低下 　　　排尿状況：努責、腹圧を要する
	（5）運動麻痺性膀胱	①ポリオ、帯状疱疹など 図9	▶脊髄から膀胱に至る遠心路の障害による。 ——排尿のメカニズム（**図4-Ⓒ**、**Ⓖ**）の障害 知覚路が正常であるために尿意を感じるが、反射的な外膀胱括約筋の弛緩が行われず、尿を排出できずに尿が溜まる（**図9**）。 ▶特徴—排尿困難 　　　尿意：あり　　　　残尿：あり 　　　膀胱容量：不定　　尿流量：低下
2）膀胱の器質的変化による排尿障害	**（1）筋層および粘膜の変化**	①膀胱炎、膀胱腫瘍、膀胱内出血・破裂、後腹膜腫瘍など	▶粘膜の器質的変化により、膀胱の感覚閾値が上昇することによって、膀胱の蓄尿が少量であっても尿意が出現しやすくなる。急性炎症では粘膜の充血、慢性炎症では萎縮変性がみられる。 ▶炎症が慢性化すると、膀胱排尿筋の萎縮と線維性結合

2)膀胱の器質的変化による排尿障害	(1)粘膜および筋層の変化		組織の増殖により、膀胱の機能がしだいに低下する。増殖性変化が進むと、排尿障害が進行し残尿となる。増殖性変化は、膀胱排尿筋の部位的な弾力性の不均一化を起こす。そのため排尿困難を起こすと、筋層の抵抗性がますます弱くなる。 ▶特徴—頻尿、排尿痛、残尿感、尿混濁、血尿などを伴うこともある。
3)下部尿路の通過障害による排尿障害	(1)形態的変化	①尿道疾患（尿道狭窄、尿道結石、尿道異物、尿道破裂など） ②前立腺疾患（前立腺肥大症、前立腺腫瘍、前立腺炎など） ③尿道疾患（尿管瘤など） ④隣接臓器疾患（子宮筋腫による膀胱頸部圧迫、子宮がん、直腸がんの尿道浸潤など）	▶尿道の形態的変化（狭窄、閉塞）により通過障害をきたし排尿障害を起こす。排尿の際は、膀胱の高度な収縮力を必要とし、通過障害部の抵抗にうちかって尿を排出させなければならない。たとえば、全身衰弱、左記の疾患や加齢などで膀胱排尿筋が弱くなると、残尿が認められるようになる。 ▶特徴—頻尿、残尿（感）。二次的感染を起こしやすく難治性の膀胱炎となりやすい。
	(2)機能的障害	①経尿道的前立腺切除術・全摘出術、直腸手術などによる外膀胱括約筋の損傷、骨盤骨折などによる外傷、分娩による骨盤内筋群の弛緩など	▶正常な膀胱では、外膀胱括約筋の緊張は内膀胱括約筋の緊張度より強い。しかし、左記のような理由で外膀胱括約筋の機能が障害されると、膀胱に蓄尿できにくくなり、失禁しやすい状態になる。 ▶特徴—失禁

5. 排尿を左右する因子

1) 年齢、性
2) 水分摂取量、食物（利尿効果を有する食品）、発汗、便秘、肥満、妊娠（子宮の増大）
3) 薬物、ストレス、喫煙
4) 咳嗽、くしゃみ、ジャンプなどの動作行動
5) 環境（気温、湿度、音）、排尿の施設設備（洋式／和式）、設置場所（個室／ベッドサイドなど）
6) 下腹・骨盤・陰部神経や膀胱・尿道・骨盤底筋に影響する産科歴、手術歴
7) 排尿行動にかかわる能力・認知能力、排尿の姿勢・動作行動の自立度、腹圧の調整力など

6. 排尿障害に随伴する症状・問題

1) 身体症状：（1）排尿に関連する種々の疼痛（排尿痛、臀部や腰背部の疼痛など）、（2）皮膚・粘膜のびらん、（3）かゆみ、（4）灼熱感、（5）下腹部膨満感・下腹部膨隆、（6）尿混濁、血尿、（7）尿量異常、（8）残尿、残尿感、（9）発熱、冷汗など
2) 精神心理的症状：（1）不安・イライラ、（2）不潔感、羞恥心、（3）不眠、（4）集中力や意欲の低下、（5）自尊感情の低下、（6）うつ状態など
3) 社会的問題：（1）対人関係、（2）就学・就業関係、（3）経済関係などにおける問題

7. 排尿障害の「成り行き」（悪化したときの二次的問題）	1）排尿障害の悪化による**尿路感染、尿路結石、水腎症**、ひいては**腎機能障害** 2）失禁や頻尿の持続による**陰部のびらんや殿部の褥瘡** 3）頻尿、尿失禁、尿閉などによる**イライラ、疲労、睡眠障害**などの増悪 4）排尿障害と羞恥心を伴う治療処置による**ボディイメージの混乱、自尊感情の低下、抑うつ**など 5）排尿障害に対する不安や羞恥心による**日常生活・対人関係の狭小化** 6）排尿と排尿介助・処置に伴う疼痛・苦痛、ならびにこれらに対する予期的不安に起因する飲水制限に伴う尿の自浄力の低下による**尿路感染**ならびに**水・電解質異常** 7）**自分の身体内における感染拡大**と同時に**パートナーへの感染や性問題の発生**など 8）自信喪失による役割辞退、自己導尿やストーマなどに必要な施設設備の不足、周囲の無理解などによる**外部活動の自己制限、社会的役割の喪失**など
8. 排尿障害に対する主な診察と検査	**1）診察** （1）問診：排尿障害の種類・程度・排尿回数（日中・夜間）、排尿障害の出現時期と頻度、尿量、残尿感、既往歴・手術歴、産科歴とその間隔、これまで行われた排尿障害に対する検査・治療状況ならびに認知能力など ・排尿状況の正確な把握が重要である。とくに神経疾患や認知症があると問診できないことも多い。数日間の排尿状態を排尿日誌に記録してもらうのも有効な手段である。また内科的疾患、神経疾患の既往歴や、薬物服用歴も大切な情報である。 （2）視診、触診：腹部・前立腺などの形態、感覚異常、神経反射、直腸内触診（前立腺肥大症、前立腺がん、尿道頸部硬化症）など （3）測定：体温、脈拍、呼吸、血圧、尿量・残尿量 （4）**排尿日誌**：昼夜別の①排尿の回数と時刻、②尿意の有無、③排尿量、④尿失禁の有無・回数・失禁量、⑤飲水量などを一覧表形式の用紙（**図10**）に患者自身に記録してもらう。排尿日誌は、3日〜1週間程度の記録が多いが、排尿パターン、排尿困難の程度、生活リズムなどを把握できる。加えて上記の問診、視診、触診、測定による情報と総合して分析すると、膀胱機能の評価、失禁の種類の判定、治療方針の決定や生活指導展開などにとって重要な資料になる。 ※排尿日誌は、さまざまな形式のものがあり、各医療施設や医薬品関連会社などで作成されている。また、「日本排尿機能学会」ホームページからダウンロードも可能である。 **2）検査** （1）尿の一般検査：尿量、比重、色調、尿混濁、尿沈渣、尿生化学など （2）尿の細菌培養 （3）血液生化学検査：尿素窒素（BUN）、尿酸、血清クレアチニン、血糖、電解質、血清前立腺腫瘍マーカー（PSA）など （4）超音波検査（経直腸的・経腹的超音波）：残尿測定、腎超音波検査、前立腺肥大 （5）X線検査：腹部単純撮影・造影、腎盂・尿管造影、膀胱・尿道造影など （6）内視鏡検査：膀胱鏡、膀胱尿道鏡など （7）尿流動体検査：膀胱内圧測定、尿道抵抗測定、尿流量測定、外膀胱括約筋筋電図測定 （8）60分パッドテスト（尿失禁定量テスト）、Qチップテスト （9）前立腺組織検査、膀胱組織検査など

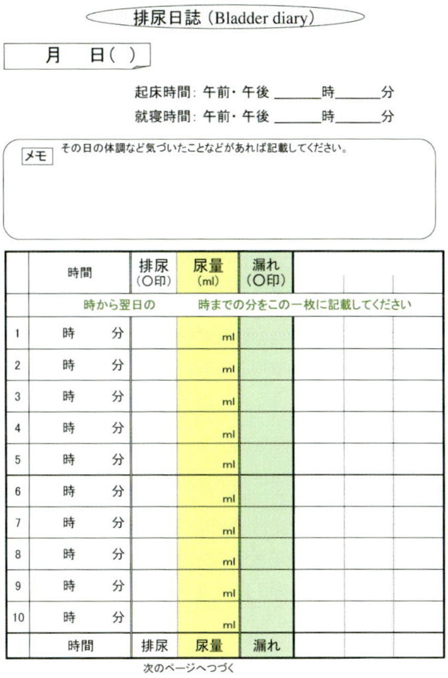

排尿日誌（Bladder diary）

月　日（　）

起床時間：午前・午後 ＿＿＿＿＿時＿＿＿＿＿分
就寝時間：午前・午後 ＿＿＿＿＿時＿＿＿＿＿分

メモ　その日の体調など気づいたことなどがあれば記載してください。

	時間	排尿 （○印）	尿量 (ml)	漏れ （○印）	
	時から翌日の		時までの分をこの一枚に記載してください		
1	時　　分		ml		
2	時　　分		ml		
3	時　　分		ml		
4	時　　分		ml		
5	時　　分		ml		
6	時　　分		ml		
7	時　　分		ml		
8	時　　分		ml		
9	時　　分		ml		
10	時　　分		ml		
	時間	排尿	尿量	漏れ	

次のページへつづく

時間	排尿量	失禁量	尿意切迫感	飲水量	その他
6 時	300mL	多量	あり		
7 時				コーヒー 250mL	
8 時	200mL	少量	なし		くしゃみ
合計	mL 排尿回数　回	失禁量　g 失禁回数　回		mL	

最初から時間が入っているものと排尿時間ごとに時間を記入するものがある

図10　排尿日誌の一例

9. 排尿障害に対する主な治療

1）神経因性排尿障害に対する一般的な治療

（1）薬物療法：α遮断薬、アセチルコリン作動薬、平滑筋弛緩薬など（**表2**）

（2）用手排尿法、間欠的導尿法、持続的導尿法

（3）リハビリテーション

①排尿反射訓練：干満式導尿法、下腹部への刺激による膀胱訓練 [**引き金帯（トリガーポイント）の確認**]

そこを刺激すると排尿筋の収縮によって排尿できる引き金帯（トリガーポイント）は、患者個々によって異なることから、下腹部、会陰部、大腿内側、陰茎などをマッサージしたり、叩打して自分で見出せるまで努力できるよう励ます。

②残尿排尿訓練：**用手排尿法、自己導尿訓練法**

③外膀胱括約筋（外尿道括約筋）の強化：排尿中の**排尿中断訓練、骨盤底筋群の強**

化訓練など

2）膀胱の器質的変化および下部尿路の通過障害による排尿障害に対する一般的な治療

（1）薬物療法：抗生物質など
（2）用手排尿法、間欠的導尿法、持続的導尿法
（3）手術療法など

表2　排尿障害に用いられる主な薬

大分類	小分類	一般名（商品名）	効果発現メカニズム	主な副作用と注意事項
α遮断薬		プラゾシン塩酸塩（ミニプレス）	前立腺や尿道平滑筋のα受容体の遮断によって交感神経の緊張を緩和して尿道をゆるめて尿の排泄をスムーズにする	**禁忌**：本剤成分過敏症の既往 **注意**：🚗、与薬初期や急な増量時に急激な血圧低下による失神・意識喪失を起こすことがある **重大な副作用**：失神、意識喪失、狭心症
α遮断薬		ウラピジル（エブランチル）		**禁忌、注意**：「プラゾシン塩酸塩」参照 **重大な副作用**：肝機能障害
α遮断薬		タムスロシン塩酸塩（ハルナール）	尿道および前立腺部のα₁受容体を遮断することにより、尿道内圧曲線の前立腺部圧を低下させ、前立腺肥大症に伴う排尿障害を改善する	**禁忌**：本剤成分過敏症の既往 **注意**：🚗 **重大な副作用**：失神・意識喪失、肝機能障害、黄疸
α遮断薬		ナフトピジル（フリバス）	この2剤は、前立腺や尿道平滑筋のα受容体を選択的に遮断する。血管への作用が弱く、血圧低下の副作用が比較的少ない状態で尿の排泄をスムーズにする	
α遮断薬		シロドシン（ユリーフ）		**禁忌、重大な副作用**：「ナフトピジル」参照 **注意**：🚗、射精障害が認められているため、十分説明する
平滑筋弛緩薬		フラボキサート塩酸塩（ブラダロン）	膀胱平滑筋を弛緩させて膀胱容量を大きくし、同時に膀胱平滑筋の緊張性も良好にして膀胱の収縮力を強化することによって、正常な排尿を保持する	**禁忌**：幽門、十二指腸および腸管閉塞、下部尿路に高度の通過障害 **重大な副作用**：ショック、アナフィラキシー様症状、肝機能障害、黄疸
過活動膀胱治療薬	抗コリン・平滑筋弛緩薬	プロピベリン塩酸塩（バップフォー）	膀胱平滑筋に直接作用し、膀胱の収縮を抑制する。また、抗コリン作用は副交感神経の興奮を抑えることから、膀胱に尿が溜まっても膀胱の収縮を起こしにくくさせて頻尿や失禁を抑制する	**禁忌**：幽門、十二指腸または腸管閉塞、胃アトニーまたは腸アトニー、尿閉、閉塞隅角緑内障、重症筋無力症、重篤な心疾患 **注意**：🚗、下部尿路閉塞疾患（前立腺肥大症等）を合併している患者では、それに対する治療を優先させる **重大な副作用**：急性緑内障発作、尿閉、麻痺性イレウス、幻覚・せん妄、腎機能障害、横紋筋融解症、血小板減少、皮膚粘膜眼症候群、QT延長、心室性頻拍、肝機能障害、黄疸
過活動膀胱治療薬	ムスカリン受容体遮断薬	コハク酸ソリフェナシン（ベシケア）	膀胱平滑筋のムスカリン受容体をブロックし、膀胱の過緊張を緩和し、勝手な膀胱の収縮を抑制する	**禁忌**：本剤成分過敏症の既往、尿閉、麻痺性イレウス、閉塞隅角緑内障、重症筋無力症、重篤な心疾患、幽門部・十二指腸または腸閉塞、胃アトニーまたは腸アトニー、重度の肝機能障害 **注意**：「プロピベリン塩酸塩」参照 **重大な副作用**：尿閉、ショック、アナフィラキシー、肝機能障害、QT延長、心室頻拍、房室ブロック、洞不全症候群、高度徐脈、麻痺性イレウス、幻覚・せん妄
過活動膀胱治療薬	ムスカリン受容体遮断薬	酒石酸トルテロジン（デトルシトール）		**禁忌、注意**：「コハク酸ソリフェナシン」参照 **重大な副作用**：尿閉、アナフィラキシー
過活動膀胱治療薬	β₃アドレナリン受容体刺激薬	ミラベグロン（ベタニス）	膀胱平滑筋のβ₃アドレナリン受容体を刺激し、膀胱を弛緩させることで蓄尿機能を亢進させ、過活動膀胱における尿意切迫感、頻尿および切迫性尿失禁を改善する	**警告**：生殖可能な年齢の患者への与薬はできる限り避けること **禁忌**：本剤成分過敏症の既往、重篤な心疾患、妊婦および妊娠の可能性、授乳婦、重度の肝機能障害、フレカイニド酢酸塩あるいはプロパフェノン塩酸塩投与中の患者 **併禁**：フレカイニド酢酸塩、プロパフェノン塩酸塩 **注意**：「コハク酸ソリフェナシン」参照。なお血圧の上昇が現れることがあるので、本剤投与開始前および与薬中は定期的に血圧測定を行う **重大な副作用**：尿閉、高血圧

(つづき)

大分類	小分類	一般名（商品名）	効果発現メカニズム	主な副作用と注意事項
アセチルコリン作動薬	抗コリンエステラーゼ薬	ジスチグミン臭化物（ウブレチド）	筋肉を収縮させる神経伝達物質のアセチルコリンを増加させることによって、膀胱の筋肉収縮を助け排尿をスムーズにする	**警告**：本剤の与薬により意識障害を伴う重篤なコリン作動性クリーゼを発現し、致命的な転帰をたどる例が報告されているので、与薬に際しては本剤添付文書を参照し、医師の厳重な監督下、患者の状態を十分観察すること **禁忌**：消化管または尿路の器質的閉塞、迷走神経緊張症、脱分極性筋弛緩薬（スキサメトニウム）与薬中、本剤成分過敏症の既往 **併禁**：脱分極性筋弛緩薬（スキサメトニウム塩化物水和物） **注意**：効果が認められない場合には、漫然と与薬せず他の治療法を検討すること、毒薬指定 **重大な副作用**：コリン作動性クリーゼ、狭心症、不整脈
	副交感神経亢進薬	ベタネコール塩化物（ベサコリン）	膀胱の排尿筋を収縮させ、膀胱内圧を高めると同時に膀胱頸部を弛緩することによって排尿効果を促進する	**禁忌**：甲状腺機能亢進症、気管支喘息、消化管および膀胱頸部閉塞、消化性潰瘍、妊婦または妊娠の可能性、冠動脈閉塞、強度の徐脈、てんかん、パーキンソニズム **注意**：コリン作動性クリーゼが現れることがある **重大な副作用**：コリン作動性クリーゼ
	その他	オオウメガサソウエキス・ハコヤナギエキス・セイヨウオキナグサエキス・スギナエキス・精製小麦胚芽油（エビプロスタット）	尿道の抵抗を低下させると同時に膀胱平滑筋の収縮を促進させることによって排尿をスムーズにする	**副作用**：発疹、瘙痒感、多形紅斑、肝機能異常、黄疸

● 看護のポイント

第1・2段階　　アセスメント・診断

必要な情報	情報分析の視点
1. 健康時ならびに現在の排尿状態・排尿障害の種類と経過（基2の活用） 　1）排尿回数・時間 　2）尿量・性状 　3）尿線異常 　4）排尿困難 　5）排尿痛 　6）腎部・腰背部・陰部などの疼痛 　7）残尿・残尿感 　8）尿閉 　9）尿失禁 　10）夜尿など **2. 排尿障害の随伴症状の有無と程度**（基6の活用） 　1）身体症状：（1）排尿に関連する種々の疼痛（排尿痛、腎部や腰背部・陰部の疼痛など）、（2）皮膚・粘膜のびらん、（3）かゆみ、（4）灼熱感・発熱、（5）下腹部膨満感・下腹部膨隆、（6）尿混濁、血尿、（7）尿量異常、（8）残尿、残尿感、（9）発熱、冷汗など	1. 排尿障害の種類と程度の明確化 2. 排尿障害と随伴症状の発生時期と現在までの経過の明確化 3. 排尿障害の原因・誘因とそのメカニズムの明確化 4. 排尿障害の「成り行き」の明確化 ▶排尿障害は、個人の尊厳にかかわり、他者に容易に相談できない悩みであることを十分理解して対応する。 ▶高齢者の排尿障害は、認知機能や筋力低下、運動能力の低下などに伴ってトイレに到着する前に、二次的に起こることがある。したがって、疾患のみに注目するのではなく、尿意の有無、排尿をがまんできるか否か、排尿にかかわる一連の動作行動の円滑さや排泄環境などに対するきめ細かい観察が大切である。 ▶排尿障害は、生理的問題にとどまらず、ボディ

2) 精神心理的症状：(1) 不安、イライラ、(2) 不潔感、羞恥心、(3) 不眠、(4) 集中力や意欲の低下、(5) 自尊感情の低下、(6) うつ状態など

3) 社会的問題：(1) 対人関係、(2) 就学・就業関係、(3) 経済関係などにおける問題

3. 排尿障害の主な原因と程度

（基2、3、4の活用）

1) 神経因性排尿障害
2) 膀胱の器質的変化による排尿障害
3) 下部尿路の通過障害による排尿障害

4. 排尿を左右する因子 （基5の活用）

1) 年齢、性
2) 水分摂取量、食物（利尿効果を有する食品）、発汗、便秘、肥満、妊娠（子宮の増大）
3) 薬物、ストレス、喫煙
4) 咳嗽、くしゃみ、ジャンプなどの動作行動
5) 環境（気温、湿度、音）、排尿の施設設備（洋式 / 和式）、設置場所（個室 / ベッドサイドなど）
6) 産科歴、手術歴
7) 排尿行動にかかわる能力：認知能力、排尿の姿勢体位・動作行動の自立度、腹圧の調整力など

5. 排尿障害に対する診察と検査の結果 （基8の活用）

1) 診察：問診、視診、触診、測定、排尿日誌
2) 検査：尿の一般検査・細菌培養、血液生化学検査、超音波検査、X線検査、内視鏡検査、尿流動体検査、60分パッドテスト（尿失禁定量テスト）、前立腺組織検査、膀胱組織検査など

6. 排尿障害に対する治療内容と効果・副作用 （基9の活用）

1) 薬物療法
2) 用手排尿法・間欠的導尿法・持続的導尿法
3) リハビリテーション
4) 手術療法

7. 排尿障害の「成り行き」の有無と程度 （基7の活用）

8. 排尿障害と検査・治療などに対する患者や家族の反応と期待

イメージの混乱、自尊感情の低下、抑うつ、無力感などの精神心理的問題を発生させやすい。また、夫婦関係などの対人関係、役割喪失などの深刻な社会的問題も発生させやすい。したがって、患者・家族の排尿障害に対する受けとめ方をはじめ、これらをふまえた総合的な情報収集とそれらの分析による問題抽出が必要である。

▶ 発生機序・病態が異なる5つの尿失禁に対しては、看護介入も異なってくるので、いずれの尿失禁であるかを明確にする必要がある。

▶ 「成り行き」として以下の問題を生じやすい。

1) 排尿障害の悪化による**尿路感染、尿路結石、水腎症、ひいては腎機能障害**
2) 失禁や頻尿の持続による**陰部のびらんや殿部の褥瘡**
3) 頻尿、尿失禁、尿閉などによる**イライラ、疲労、睡眠障害などの増悪**
4) 排尿障害と羞恥心を伴う治療処置による**ボディイメージの混乱、自尊感情の低下、抑うつ**など
5) 排尿障害に対する不安や羞恥心による**日常生活・対人関係の狭小化**
6) 排尿と排尿介助・処置に伴う疼痛・苦痛、ならびにこれらに対する予期的不安に起因する飲水制限に伴う尿の自浄力低下による**尿路感染ならびに水・電解質異常**
7) 自分の身体内における感染拡大と同時にパートナーへの**感染や性問題の発生**など
8) 自信喪失による役割辞退、自己導尿やストーマなどに必要な施設設備の不足、周囲の無理解などによる**外部活動の自己制限、社会的役割の喪失**など

第3段階　看護計画の立案

●目標設定の視点
1. 回復可能な場合は、その人の日常・健康時の排尿回数・時刻・所要時間、尿量に戻る。
2. 排尿に伴う心身の開放感、満足感を得ることができる。
3. 排尿障害の状態や随伴症状が改善・軽減する。
4. 排尿に必要な新たな動作・行動（例：制限内での排尿姿勢の工夫、引き金帯の確認、用手排尿法など）を習得できる。
5. 少なくとも「成り行き」にあげた問題を起こさない。

●対策の立案　対象固有の排尿障害の原因・誘因ならびに発生・悪化のメカニズム、さらに排尿行動にかかわる能力や治療状況などをふまえたうえで、対策を選択・決定する。

(基1～9の活用)

対策の種類	対策の根拠
1. 排尿状態の変化 　1）排尿回数・時間、尿量・性状など 　2）尿線の異常、排尿困難、排尿痛、残尿、残尿感、尿閉、尿失禁、夜尿などの状態 **2. 排尿障害の随伴症状の変化** 　1）身体症状 　2）精神心理的症状 　3）社会的問題などの変化 **3. 排尿を左右する因子の変化** 　1）年齢、性 　2）水分摂取量、食物（利尿効果を有する食品）、発汗、便秘、肥満、妊娠（子宮の増大） 　3）薬物、ストレス、喫煙 　4）咳嗽、くしゃみ、ジャンプなどの動作行動 　5）環境（気温、湿度、音）、排尿の施設設備（洋式/和式）、設置場所（個室/ベッドサイドなど） 　6）産科歴、手術歴 　7）排尿行動にかかわる能力：認知能力、排尿の姿勢体位・動作行動の自立度、腹圧の調整力など **4. 原因疾患の好転・悪化** **5. 排尿障害に対する診察と検査結果の変化** **6. 排尿障害に対する治療内容と効果・副作用の増減** **7. 排尿障害の「成り行き」の有無と程度** **8. 排尿障害と検査・治療などに対する患者や家族の反応と期待** ※観察の細かい項目は、基礎知識とアセスメント・	1～8の観察項目は、その患者が目標に近づいているか否か、排尿障害やその原因疾患の好転・悪化を最も端的に表す情報になる。 ▶排尿に関する問題は、羞恥心を伴うことから、患者が自ら主観的情報を表出しにくい。したがって、患者が主観的情報を表出しやすいよう客観的情報と対応させて質問するなどの工夫を行う。 ▶排尿日誌（p.365参照）については、医師の診断基準では3日～1週間程度の場合が多いが、看護介入段階では、排尿パターンの総合的な把握、排尿障害の好転・悪化と治療との関係の把握や排尿をはじめとする具体的な生活指導への活用などのために、延長することが望ましいこともある。 ▶残尿感は主観的データであり、残尿は客観的データであることから、不一致の場合が少なくない。したがって、両方を合わせて観察・測定・判断する必要がある。

観察（OP）

診断段階を参照されたい

<table>
<tr><td rowspan="7">看護療法（ＴＰ）</td><td>

A．排尿困難・尿閉時の援助
1. 精神心理的苦痛の軽減
  1）疾病、検査、治療、排泄行動などについての十分な説明
  2）排尿障害に対する理解と支持
  3）排泄行動にかかわる人間関係の調整
  4）ゆとりある排泄への誘導、励まし
  5）苦痛や不安の訴えを真剣に聴く

</td><td>

▶尿が排出されないと、患者は大きな苦痛、不安、恐怖をもちやすい。さらに検査、治療、排泄行動などは、いずれも羞恥心を伴いやすい。これらの精神心理的負担は、排尿障害の悪化要因にもなることから、傾聴、説明、支持、励まし、ならびに調整などが重要になる。（基6の活用）

</td></tr>
<tr><td>

2. 環境調整
  • スクリーン・器具類の選択、衣類の調整

</td><td>

▶不安や羞恥心、寒冷はいずれもストレス因子になって排尿行動に悪影響を及ぼす。また、病室内での排尿は周囲の患者に気兼ねすることが多い。したがって、スクリーンやカーテンの使用、消臭・消音や保温などの工夫を行う。また、患者の性別・体型・就床状況に応じ、適切な尿器・便器の選択と加温に心がける。さらに排尿障害の状態に応じて寝衣の着脱がしやすいものを選択・工夫する必要がある。（基5の活用）

</td></tr>
<tr><td>

3. 体位の工夫

</td><td>

▶尿の排泄には、腹圧が大きく関与することから、治療の許容範囲で健康時の排尿体位に近づけるよう工夫し、腹圧をかけやすくする。（基5の活用）

</td></tr>
<tr><td>

4. 刺激による排尿誘導
  1）陰部に温・冷水をかけたり、ビデの活用
  2）流水音を聞かせる
  3）引き金帯（トリガーポイント）の確認とその刺激

</td><td>

▶温冷刺激により排尿抑制を緩和させたり、流水音などの感覚的刺激で排尿を促進させる。引き金帯（トリガーポイント）の刺激によって排尿できる患者には、自分でポイントを見つけることができるよう、ゆったりした環境と時間を整える。また、そのポイントを見出すことをあきらめないよう、励ますことも大切である。（基9の活用）

</td></tr>
<tr><td>

5. 用手排尿

</td><td>

▶膀胱の収縮が弱い場合に、恥骨上部を下方に向かって強く圧迫すると、膀胱の排尿筋の収縮を補強でき、結果として残尿を減らすことができる。（基9の活用）

</td></tr>
<tr><td>

6. 皮膚・粘膜の清潔と乾燥の保持
  1）陰部の清拭・洗浄と乾燥
  2）尿道周囲の消毒など

</td><td>

▶膀胱留置カテーテルや導尿は、尿道粘膜を傷つけやすく、さらにカテーテルと尿道壁の間に尿が浸入して、尿道壁の粘膜がただれやすくなる。これらはいずれも感染を引き起こしやすい。（基7の活用）

</td></tr>
<tr><td>

7. 薬物療法の管理

</td><td>

▶神経および神経筋遮断薬などは、種々の神経や分泌腺への副作用を伴うため、与薬にあたっては、それらの早期発見が必要となる。また抗生

</td></tr>
</table>

物質の与薬時も、効果と同時に副作用に留意する。(基9の活用)

看護療法（ＴＰ）	8. 導尿、膀胱留置カテーテル、膀胱洗浄の操作・管理・支援	▶導尿は、用手排尿法、薬物療法などによっても多量の残尿が認められる場合に適応となる。導尿施行の時間的目安は、尿が1分間に約1mL生成されることをもとに、水分出納、膀胱容量、年齢などを考え合わせて決定する。(基9の活用)
	1) 留置カテーテルの管理	▶膀胱留置カテーテルは、長期間にわたる尿閉で頻回の導尿による苦痛、感染などが考えられる場合、術後などで排尿動作行動に不都合がある場合、**腎機能低下**が予測されて正確な尿量測定が必要な場合などに適応となる。 カテーテルの固定が完全でない場合には、カテーテルや接続管の移動、尿の流出不良、患者の体動に伴う違和感などが出現する危険性がある。したがって、カテーテルを留置した場合は、カテーテルの固定状態の確認、尿の流出状態・性状・量ならびに**尿路感染**の初期徴候である発熱や疼痛の有無の観察が必須になる。
	2) 清潔操作	▶排尿障害やそれに対する処置は、尿路感染の発生・悪化の最大の機会になる。したがって、すべての処置は無菌操作で行う。膀胱洗浄は、主として感染予防の手段として行われる。
	3) 精神心理的支援	▶高齢者のカテーテルによる排尿は、「自分で排尿できないなんて…」といった、生きることに対する否定的発想や自尊感情の低下、抑うつなどにつながりかねない。したがって、カテーテルによる排尿の必要性を十分に説明し、偏見を抱かないように助言・支援する。
	9. リハビリテーション、セルフケアの確立 1) 排尿訓練	▶患者自身によって排尿をコントロールし、排尿動作行動を自立できるようにするために、根気よく段階的にトレーニングを行えるよう支援する。患者の努力を支援するには、少しの進歩であってもそれを必ず患者に肯定的にフィードバックする。
	2) 筋力強化	▶排尿には、下腹部、骨盤底筋群、会陰部(**図1**)をはじめ下半身全体の筋力が関与することから、排尿訓練のみならず下半身全体の筋力強化運動を継続して忍耐強く行う。これらの筋力強化運動としては、仰臥位で片方ずつ下肢を上げての膝関節屈伸運動や両手を後頭の下で組んで足元を見る運動、立位でかかとを上下させる運動な

	どがある。なお、可能な患者には下半身、とくに排尿にかかわる筋力の低下防止と強化のために最も有効な**歩行**を短時間でもよいので勧める。歩行は、気分転換や食欲増進、睡眠確保などに対して好影響を及ぼす。
3）自己導尿法	▶**自己導尿**に際しては、感染の原因になる不潔操作にならないよう、ゆっくりとていねいに段階的に進める。同時に、肯定的なフィードバックを心がけて指導することが重要である。（基9の活用）
10. 性生活への支援と指導	▶性交時の尿漏れや頻尿は、性生活への不安や恐怖となり、夫婦関係に支障をきたすことがある。また、こうした排尿障害自体をパートナーや家族に打ち明けられず悩むことが多い。したがって、排尿障害と性生活についての悩みを患者が表出できるような話し合いをもち、必要時関係者の協力を求める。
B．尿失禁・頻尿時の援助 1. 精神心理的苦痛の軽減 A-1に同じ	▶尿失禁は、自信や生きがいの喪失ならびに人間関係に支障をきたしやすい。（基6の活用） ▶A-1に同じ
2. 環境調整	▶頻尿の患者は、心身の苦痛や疲労、イライラなどを伴いやすい。したがって、病室はトイレの近くにする。また昇降しやすいベッドにしたり、必要時、尿器をベッドサイドに置くなどの工夫と環境調整を患者と一緒に検討する。高齢患者には、昇降・歩行時の障害物除去、手すりの整備、トイレ表示の改善なども心がける。（基5の活用）
3. 皮膚・粘膜の清潔と乾燥の保持 　1）陰部・殿部の清拭、洗浄と乾燥	▶尿失禁、頻尿による陰部および殿部などの湿潤や汚れは、皮膚・粘膜の抵抗力を低下させて尿路感染や褥瘡などの原因になる。（基7の活用）
4. 寝衣・寝具類の調整 　1）排尿しやすい寝衣の選択 　2）通気性のある素材の選択 　3）頻回の洗濯に耐えうる素材の選択	▶頻尿・尿失禁・夜尿患者は、衣類を濡らしたり、汚したりして頻回に寝具・寝衣を交換する場合が多い。したがって、排尿しやすく、かつ着脱しやすい寝衣（上下に分かれている、ズボンがファスナー式で全開する、大きめのサイズ、ボタンよりもマジックテープやひも付き、ゴムを通すなど）を十分な枚数準備する。また、下着がわりや下着に装着するパッドなどを使用する場合は、患者の意向を取り入れるとともに、これらに依存することがないよう定期的な排尿行動を勧める。これらに際しては、家族に指導し、

看護療法（TP）		協力を依頼する。
	5. 飲水の調整	▶排尿障害患者は、排尿および排尿介助・処置などに対して苦痛を伴いやすいために、飲水を控えてしまうことがある。したがって、治療上の許容範囲内で飲水を促し、尿による自浄作用を高め、尿路感染の予防に努める。（基5の活用）
	6. 薬物療法の管理	▶A-7に同じ（基9の活用）
	7. リハビリテーション、セルフケアの確立	▶A-9に以下を追加。下半身全体の**筋力強化運動**、とくに**外膀胱括約筋の収縮訓練**としての排尿途中で排尿をいったん止める運動の訓練は、尿失禁・頻尿に対する最も有効な対策になる。
教育（EP）	1. 前記の観察項目1、2、3、5、6の主観的情報を報告できるよう説明、指導する	▶主観的情報は、いずれも排尿障害の経過を判断する有効な情報になるため、患者の協力を求める。
	2. **用手排尿や自己導尿の必要な患者には、その意義と方法、環境整備、注意点などを具体的に説明、指導する**	▶排尿は、羞恥心を伴うことから、できる限り患者が自己管理するか、家族が介助できることが望ましい。**自己導尿**では、最初は失敗して当然であること、誰にも見られぬ環境を確保すること、鏡使用は事前から慣れておくこと、カテーテルの清潔操作などについて十分説明・指導する。また、多くの患者は、身体的に十分回復していないことから、疲労を防ぐために患者の希望や状況によっては看護職者が途中で代わって行い、段階的に自立を促すなど細心の注意が必要である。
	3. 前記の看護療法項目A-2～10、B-2～7については、必要時、患者や家族にその必要性と方法を説明、指導する	在宅療養に移行する患者の家族に対しては、患者が心身ともに爽快感を得ることができると同時に「成り行き」にあげた問題を生じさせない介助方法を退院までに習得できるよう具体的に指導する。

第3・4段階　看護計画の立案・実施時の留意点

1. プライバシーの確保、保温

　排尿障害に伴う主観的情報の提供は羞恥心を伴いやすい。また、診察、治療、処置、検査では下半身を露出することが多い。したがって、これらに際しては言葉遣い、表情、態度、場所などに配慮すると同時に、プライバシーの保護や保温などに留意する必要がある。

2. 同室患者への協力依頼、ベッド配置の考慮

　排尿障害とくに尿失禁のある患者が多床室にいる場合には、同室の患者の協力を得たり、ベッドの配置などを考慮する。

3. 褥瘡・尿路感染の予防

　尿失禁のある高齢者では、尿路系のほかに他の神経麻痺や意識障害を伴うことが多い。したがって、皮膚・

粘膜の清潔・乾燥、寝衣・寝具類の調整を含む保温、さらに頻回な体位変換、水分・栄養・エネルギー確保などによって、褥瘡ならびに膀胱炎や尿道炎などの尿路感染、呼吸器系感染などの予防に努める。

4. 導尿、膀胱留置カテーテル、膀胱洗浄時の注意点

尿道壁および膀胱壁は、非常に敏感である。したがって導尿、膀胱留置カテーテル、膀胱洗浄に際しては、無理な操作を絶対に避ける。カテーテルも、柔軟かつ尿道口の大きさに合った号数のものを選択する。

5. 尿流出状況、カテーテル状況の確認

膀胱留置カテーテル挿入中は、カテーテルが途中で屈曲したり、押しつぶされたりすることがある。また、凝血あるいは浮遊物によって閉塞することがある。これらは、尿路感染の要因となるため常にカテーテルの状況と尿の流出状態を確認する。尿の流出状態の悪い患者には、その発生要因の除去と同時に許容範囲で多目の水分摂取を勧めて内的洗浄力を高めたり、膀胱洗浄などを行う。

6. 排尿訓練時の注意点

排尿訓練は、その効果が現れるまでに時間がかかる場合が多く、そのために患者の意欲が低下することが少ない。とくに高齢者の排尿の自立には根気を要し、家族のサポートが継続を支える大きな力になる。したがって家族と一緒に排尿訓練に必要な手段的サポート、ならびに共感、励ましなどの情緒的サポートの必要性と方法などについて検討・確認する必要がある。加えて患者の訓練への努力による小さな成果であっても見落とすことなく患者に返して、以後の訓練の励みにできるようなかかわり方の重要性についても検討・確認する必要がある。

7. 外出時の注意

1) 排尿困難、残尿などのある患者の外出に際しては、用手・腹圧排尿や引き金帯（トリガーポイント）の刺激などを落ち着いて行える洋式トイレが外出先にあるか否かを事前に確認する。また、頻尿や尿失禁患者では、適切な時間間隔で排尿、あるいはパッドの交換などができるトイレの有無を事前に確認しておく。これらについては、家族の協力を得て、今後のために記録に残すことを勧める。

2) 膀胱留置カテーテルの患者では、体動によってカテーテルが抜けないよう固定の位置と方法を工夫すると同時に、尿の逆流防止について指導しておく。また、審美欲求や自我欲求を充足でき、ボディイメージや自尊感情の低下をきたさないよう外観・容姿について配慮する。これらの外出時の配慮は、排尿障害患者の対人関係や社会的活動の狭小化を防ぐうえで大切である。

8. 退院を迎える患者と家族への指導と配慮

あらかじめ主たる介護者の決定を家族に依頼し、その家族と患者に対して第一に発生しやすい異常（例：尿路感染）とその予防・早期発見方法、発生時の対処方法などの理解と実践の程度を確認する。とくに必要になる技術的ケア（例：導尿、カテーテル留置後の管理など）の自立度の自己評価を依頼し、誤り・不足・困難な点などがある場合は、退院までに目標レベルに到達できるよう一緒に計画し、具体的に指導する。第二に通院先の外来ナースに、上記を含む退院時サマリーなどを用いて申し送りを行い、看護ケアが継続されることを家族と患者に伝え、安心感をもてるように配慮する。

第5段階　評価の視点

1. 目標に近づいたか否か

1) 回復可能な場合、健康時の排尿回数・時刻・所要時間、尿量に戻ったか。
2) 排尿に伴う心身の開放感、満足感を得られているか。
3) 排尿障害の状態や随伴症状が改善・軽減したか。
4) 排尿に必要な新たな行動［制限内での排尿姿勢の工夫、引き金帯（トリガーポイント）の確認、用手排尿法など］を習得できたか。
5)「成り行き」にあげた問題［1) 尿路感染、尿路結石、水腎症、ひいては腎機能障害、2) 陰部のびらんや

殿部の褥瘡、3)イライラ、疲労、睡眠障害などの増悪、4)ボディイメージの混乱、自尊感情の低下、抑うつなど、5)日常生活・対人関係の狭小化、6)尿路感染、水・電解質異常、7)自分の身体内における感染拡大、パートナーへの感染や性問題の発生など、8)外部活動の自己制限、社会的役割の喪失など]を起こさなかったか。

2. 看護過程、とくに看護計画の評価・修正

患者や家族の状態や行動が目標に近づいていない場合は、看護過程、とくに看護計画の立案段階のどこに問題があったのか、さらに診断段階に誤りがなかったかなどを追究する必要がある。

引用・参考文献

1) 西村かおる編著：コンチネンスケアに強くなる．排泄ケアブック，学研メディカル秀潤社，2009．
2) 並木幹夫，堀江重郎編：標準泌尿器科学．第9版，医学書院，2014．
3) 中野昭一，重田定義編：図説 からだの事典．朝倉書店，2010．
4) 西澤 理編：よくわかって役に立つ排尿障害のすべて．永井書店，2007．
5) 井口正典編：内科医のための排尿障害の診かた．南山堂，2002．
6) 榊原隆次編著：神経因性膀胱ベッドサイドマニュアル．中外医学社，2014．
7) 吉田 修編：泌尿器科．Clinical Nursing Guide 3，メディカ出版，2000．
8) 菅谷公男ほか：夜間頻尿の原因と病態分類．排尿障害プラクティス，13(1)：7～13，2005．
9) 井村裕夫ほか編：排泄障害．わかりやすい内科学．

第4版，文光堂，2014．
10) 北村唯一，藤村哲也：特集 進歩した排尿障害の治療．排尿障害の鑑別診断．臨床と研究，85(11)：9～14，2008．
11) 岩崎一洋，藤岡知昭：特集 進歩した排尿障害の治療．排尿のメカニズム．臨床と研究，85(11)：4～8，2008．
12) 小川 聡ほか編[堀越 哲]：排尿障害．内科学書 改訂第7版，p.361～362，中山書店，2009．
13) 跡見 裕監[山西友典]：排尿障害(尿失禁・排尿困難)．症状からアプローチするプライマリケア，日本医師会雑誌，140(特2)：S291～295，2011．
14) 日本泌尿器科学会：ウェブサイト：https://www.urol.or.jp
15) 日本夜尿症学会：ウェブサイト：http://www.jsen.jp
16) 堀 洋道監：心理測定尺度集．サイエンス社，2001．

26 意識障害

disturbance of consciousness

●オリエンテーション・マップ

原因・誘因 (p.381)

1)一次性脳障害（脳そのものに原因がある場合）
- (1) 頭部外傷
- (2) 脳血管障害
- (3) 脳腫瘍
- (4) 感染
- (5) 機能障害
- (6) その他

2)二次性脳障害（脳以外の臓器に原因がある場合）
- (1) 低酸素症
- (2) 心・血管障害
- (3) 電解質異常、酸塩基平衡障害
- (4) 内分泌障害
- (5) 代謝障害
- (6) 欠乏性疾患

3)その他
- (1) 外因性中毒
- (2) 体温調節障害
- (3) 心因性無反応など

意識障害

随伴症状 (p.385)

1) 神経症状：(1) 髄膜刺激症状、(2) 眼の症状、(3) 運動麻痺、(4) 姿勢と体位の異常
2) 呼吸の異常
3) 脈拍・血圧の異常
4) 体温の異常
5) 皮膚・粘膜の異常
6) その他の重要な随伴症状：(1) 痙攣、(2) 舌根沈下、喘鳴、(3) 手足の振戦、不随意運動 (4) 頭痛、胸部痛や背部痛、(5) 悪心・嘔吐、(6) 感覚異常と異常反射、(7) 便・尿失禁あるいは尿閉・便秘、(8) 言語障害、(9) 異常行動、性格変化など

成り行き（二次的問題 p.388）

1) 気道閉塞、窒息ならびに呼吸器感染
2) 転倒・転落、外傷、熱傷、チューブ類の抜去などの事故
3) コミュニケーション障害
4) セルフケア不足、栄養状態の低下、下痢、便秘、水・電解質の異常など
5) 褥瘡
6) 機能性失禁、尿路感染
7) 関節の拘縮・変形、筋力低下、静脈血栓症などの廃用症候群
8) 身体能力喪失に伴う悲嘆、不安、無力感、抑うつ、自尊感情の低下など
9) 意識回復後の高次脳機能障害による失語、失行、失認など
10) 脳の不可逆的変化（脳死）など

観察OP (p.392)

看護療法TP (p.393)・教育EP (p.396)

1. 救命救急処置
   1) 呼吸の管理
      (1) 気道の確保
      (2) 酸素吸入の管理

2. 環境調整と危険の防止

3. 輸液・薬物療法の管理

4. 栄養・体液バランスの管理・摂取の援助

5. 排泄の援助

6. 清潔の援助

7. 体位変換、良肢位の保持、機能訓練などのリハビリテーション

8. 生活リズムの調整

9. 精神心理的援助

10. リハビリテーションとソーシャルサポートの開発・連携

■ 基礎的知識

1. 意識障害の定義

　意識とは、人間特有の精神活動の基盤になる脳の統合的機能に与えられた概念であり、心理学、哲学、宗教学、情報科学などをはじめ多くの領域でいろいろな解釈が行われている。

　臨床医学では、意識には**覚醒**と自分自身や外界に対する**認識**という2つの要素があるとしている。主観的・客観的に正常と認められる覚醒状態にある人の認識は、自分の心身や外界からの刺激を知覚し、受け止め、それを自分の先行経験や学習に照合して解釈、理解、判断するなどの統合された主観的体験によって成り立っている。そして、この認識を根拠に、その刺激に対して適切と考える反応を起こしている。加えて、これらの経験を記憶に追加・蓄積し、必要時に再生し、新たな問題の把握や処理・解決に活用しているのが実態であろう。このように、人間が精神活動を営むには、その基盤になる統合された精神状態の総体である意識が主観的にも客観的にも正常に機能していることが必須条件になる。

　意識障害とは、覚醒と自分自身や外界に対する認識が低下ないし消失した状態、言い換えると意識の標識である"意識の清明度・広がり・質的なもの"に異常をきたしている状態である。

2. 意識障害レベルのみかた

　意識障害の程度と重症度は、ほぼ対応していることから、意識レベルを正確に把握することが重要である。

　意識障害レベルについては、**図1**に示す順序で観察し、その判定を行う。

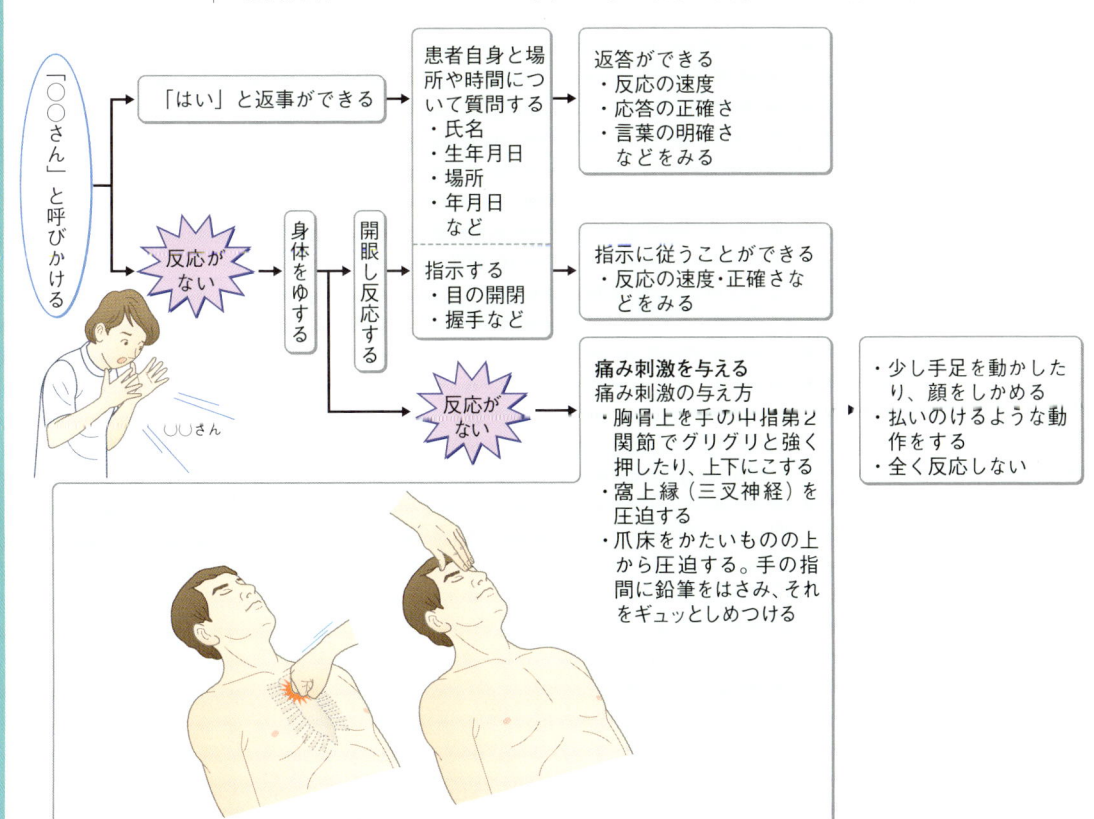

図1　意識障害レベルのみかた

意識障害の分類は多様であり、研究者によってもその判定基準や用語に微妙な違いがある。そこで、観察者による異なった意識レベルのとらえ方を防ぐために、下記の**ジャパン・コーマ・スケール（JCS、Ⅲ-3-9度方式）**や**グラスゴー・コーマ・スケール（GCS）**などのスケールが活用される。

意識障害には、意識の清明度のみが低下している単純な意識混濁と、清明度は低下していても、部分的には精神活動が活発に営まれ、意識の質の変容がみられる複雑な意識混濁、ならびに特殊な意識障害がある。

1）意識の混濁

（1）メイヨー・クリニック（Mayo Clinic）の分類

①**昏睡**：外界からのあらゆる刺激に全く反応しないか、あるいは非常に強い疼痛刺激に対してごくわずかに動く程度で、覚醒することがない。

②**半昏睡**：疼痛刺激に対して手足を引っ込めるような反応を示し、ときにはうめき声をあげる、つぶやくなどもあるが、はっきりした言語による反応はない。

③**昏迷**：大きな言語刺激によって反応するが、刺激が与えられないとすぐ眠ってしまう。傾眠より意識レベルが低い。

④**傾眠**：呼びかけなどの言語刺激で容易に覚醒し、言語による応答もできる。しかし刺激がやむとすぐウトウトする。

（2）ジャパン・コーマ・スケール（Japan coma scale：JCS）による分類（表1）

JCSは、覚醒の程度によって意識障害を3群に分け、さらにそれぞれを3段階に区分し、すべてを数字で表示している（Ⅲ-3-9度方式）。

＜使用方法＞

意識清明レベルを「0」とし、痛み刺激に全く反応しないレベルを「300」とした10段階に分類している。

痛み刺激の与え方は**図1**のように行う。なお、つねったり、針でつつくなどはアザをつくったり、危険なので行わないほうがよい。

レベルの評価は、「Ⅲ-200」、尿失禁の場合は「Ⅲ-200-Ⅰ」、不穏状態があれば「Ⅲ-200-R」のように示す。

表1　JCSによる意識障害レベルの分類（Ⅲ-3-9度方式）

Ⅲ．刺激を与えても覚醒しない状態（3桁の点数で表す） 300：痛み刺激に全く反応しない 200：痛み刺激に対し、少し手足を動かしたり、顔をしかめる 100：痛み刺激に対し、払いのけるような動作をする **Ⅱ．刺激すると覚醒する状態（2桁の点数で表す）** 　30：痛み刺激を加えながら呼びかけを繰り返すとかろうじて開眼する 　20：大きな声で呼びかけるか、または身体をゆさぶることにより開眼する 　10：普通の呼びかけで容易に開眼する **Ⅰ．刺激しないでも覚醒している状態（1桁の点数で表す）** 　　3：自分の名前、生年月日がいえない 　　2：見当識障害がある 　　1：意識清明とはいえない 注1）**R**：restlessness（不穏状態） 　　　**Ⅰ**：incontinence（失禁） 　　　**A**：akinetic mutism（無動性無言症） 　　　　apallic state（失外套状態）

（3）グラスゴー・コーマ・スケール（Glasgow coma scale：GCS）による分類（表2）

欧米では、意識障害の定量的評価によく使用される。開眼状態、発語反応およ

び四肢の運動機能をそれぞれ独立させて評価する分類法である。

＜使用方法＞

意識障害レベルは 13 段階（3 ～ 15 点）に分けられ、開眼（**E**）、言葉による反応（**V**）、運動による反応（**M**）を点数化し、その合計点（E ＋ V ＋ M ＝ 3 ～ 15）で表す。15 点は完全に意識清明、3 ないし 4 は昏睡である。V、M は、繰り返し、検査をしたときの最良点をとる。記録は、E3V4M4=11 のように記載する。一般に 8 以下を**重症意識障害**という。なお、痛み刺激の与え方は JCS と同じである。

表 2　GCS による意識障害レベルの分類

E．開眼（eye opening）	
自発的に	4
呼びかけに対して	3
痛み刺激に対して	2
開眼せず	1
V．発語（verbal response）	
指南力良好	5
会話混乱	4
言語混乱	3
理解不明の声	2
発語せず	1
M．運動機能（motor response）	
命令に従う	6
疼痛部位認知可能	5
四肢屈曲反応	
逃避	4
異常	3
四肢伸展反応	2
全く動かず	1

2）意識の質の変容

（1）**せん妄**：外からの刺激には反応しない程度の軽度の**意識混濁**に、錯覚、さらに幻覚や妄想、精神的な興奮、不安、高度の恐怖感などが加わった状態。夜間に起きることが多く、この場合、**夜間せん妄**という。

（2）**もうろう状態**：意識混濁の程度は軽いが、意識野が狭窄しくいるため、正常な判断力、批判力などに欠け、錯覚、幻覚、不安、ならびに徘徊などを伴う状態である。ただし、軽度の混濁では、かなりまとまった行為がとれることもある。正常に回復後、この間のことを記憶していない（**健忘**）。てんかん後のもうろう状態がよく知られている。

（3）**アメンチア**：意識混濁の程度は軽いが、思考がまとまらず、周囲の状況も理解できず、困惑した表情や態度、情動不安定を示す状態である。

3）特殊な意識障害

（1）**無動性無言**：全く無言で、眼球運動（追視、注視）を除いて自発的な動きが全くみられない状態。昏睡とは異なり、睡眠と覚醒のサイクルを認める。疼痛には逃避反応がみられる。脳幹、視床の網様体賦活系の局在性病変による。

（2）**失外套状態**：症状は無動性無言ときわめて類似しているが、病巣部位が異なる。広範な大脳皮質、または大脳の白質の非可逆的な障害による。特徴としては、開眼し、瞬きはするが、追視、凝視はなく、意味のある接触はできない。また痛みから逃げることはあるが、すべての刺激に応答できず、自発語、情動反応、意味のある動作などもない。脳幹機能が保たれていることから、呼吸、循環、

対光反射などの脳幹反応はあり、自発的嚥下運動も可能である。

（3）**閉じ込め症候群**：外見上は、無動・無言であり、眼を動かすだけであるが、意識は清明で、外界への注意や認識は保たれている。眼を除いた完全運動麻痺により発語も四肢の動きも全く不能になった状態である。橋底部の梗塞により、大脳皮質から延髄および脊髄に行く運動神経（錐体路）が両側性に遮断された状態で、顔面以下の広範な運動麻痺がある。

（4）**遷延性意識障害（植物状態）**：高度の大脳機能障害はあるが、脳幹機能（植物機能）は保たれている状態。自発呼吸があり、眼前への刺激で閉眼したり周囲の物の動きを追うこともあるが、周囲を認知できず、話したり、動いたり、意識的な排泄や摂食などが不能である。睡眠と覚醒のパターンは存在する。つまり、治療によっても人間らしい意識的な精神・身体活動ができず、植物のように外から養分を与えられて生きているという状態である。

　なお、日本脳神経外科学会（1976年）の**遷延性意識障害（植物状態）の定義**は以下のとおりである。

1．自力移動が不可能である。
2．自力摂食が不可能である。
3．糞・尿失禁がある。
4．声を出しても意味のある発語が全く不可能である。
5．簡単な命令には辛うじて応じることもできるが、ほとんど意思疎通は不可能である。
6．眼球は動いていても認識することはできない。

　この6項目が、治療にもかかわらず3か月以上続いた場合を「遷延性意識障害（植物状態）」とみなす。

4. 意識の生理

1）意識の調節機構

　意識レベルを支配するメカニズムは非常に複雑であり、完全には解明されていないが、2つの調節系、すなわち**上行性網様体賦活系**および**視床下部賦活系**からなると考えられている（**図2**）。

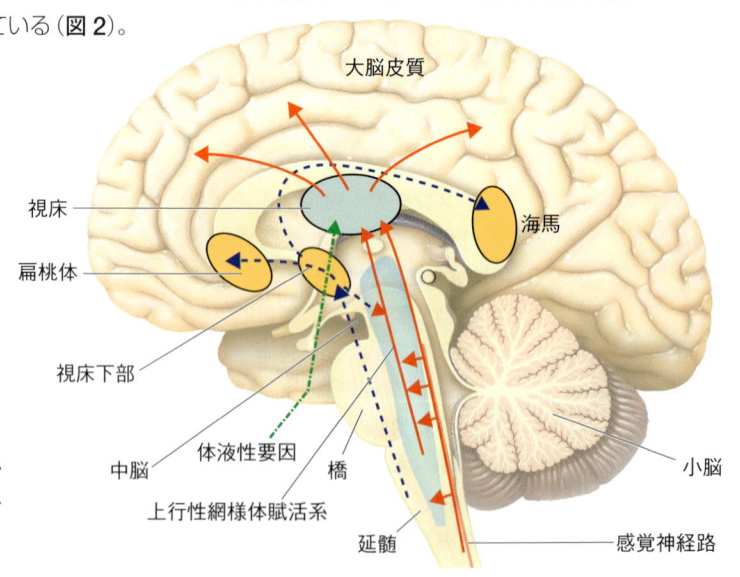

　凡例：
○ 上行性網様体賦活系
○ 視床下部賦活系
── 体性感覚のインパルス
--- 内臓感覚のインパルス
-·-·- 体液性要因

図の中：大脳皮質、視床、海馬、扁桃体、視床下部、中脳、体液性要因、橋、上行性網様体賦活系、延髄、小脳、感覚神経路

図2　意識の調節機構

上行性網様体賦活系は、視床、脳幹（中脳、橋、延髄）に存在し、触覚、視覚、聴覚などの感覚伝導路と側枝で連絡しており、これらの感覚からのインパルスにより刺激され、これが大脳皮質に活力を与え、その活動を維持・調節する。

一方、視床下部賦活系は、視床下部における痛覚、内臓感覚、体液性要因などのインパルスによりその活動が維持・調節される。また、視床下部におけるインパルスは、大脳辺縁系である扁桃体、帯状回、海馬などに影響を与え、さらに脳幹部にもインパルスを送り、上行性網様体賦活系に対しても間接的に影響を及ぼしている。

意識障害は、これらの賦活系のいずれの部分が障害されても起こり、また**大脳皮質**が広範におかされても生じる。**脳幹部の障害**では急速に高度な意識混濁に陥り、**大脳の障害**ではある程度以上に広がって意識混濁を起こす。

2) 脳における物質代謝と機能

脳は、その機能を維持していくためのエネルギーの大部分をブドウ糖の酸化に依存している。正常な脳では、1時間当たりほぼ5gのブドウ糖を必要とするが、脳のブドウ糖蓄積量はきわめて少ない。したがって、脳は、常に大量のブドウ糖を供給されなければ正常な活動ができない。またブドウ糖の酸化には、多くの酵素、補酵素の働きが必要とされる。一方、脳の酸素消費量は45〜50mL/分であり、これは全酸素消費量の20〜30％に相当する。そのため酸素の供給障害に対しても脳は最も敏感に反応し、代謝障害を引き起こす。たとえば、脳血流が完全に遮断され、酸素供給が停止すると5〜10秒後に意識消失をきたし、3〜4分間その状態が持続すると中枢神経系に不可逆的変化をきたす。

以上のことから、**ブドウ糖供給の障害、酵素の障害、補酵素の欠乏、酸素供給の障害**のいずれが起こっても、脳のエネルギー代謝は障害され、意識障害の原因となる。

5. 意識障害の分類・原因・誘因ならびにメカニズムと特徴

意識障害は大別すると、頭蓋内占拠病変による脳の圧迫、脳組織の破壊、脳循環障害などの「**一次性脳障害**」と、代謝・変性疾患、炎症などの脳以外の臓器に原因がある「**二次性脳障害**」によって引き起こされる。その原因疾患とメカニズムを以下に示す。

分類	主な原因・誘因	メカニズムと特徴
1) 一次性脳障害（脳そのものに原因がある場合）	(1) 頭部外傷 　①脳振盪、脳挫傷、硬膜下血腫、脳浮腫、脳内血腫など (2) 脳血管障害	▶脳振盪時の昏睡は、受傷後に生じる急激な頭蓋内圧亢進が神経組織の麻痺に関与していると考えられている。 ▶脳挫傷時の昏睡は、衝撃そのものによる脳の一次的障害と、それに随伴する脳浮腫、頭蓋内血腫などの二次的障害の結果としての脳嵌入と脳循環障害が生じることによって発症する。 ▶慢性硬膜下血腫の場合は、一般に外傷の既往があり、その後に出血が少しずつ続き、それによって血腫が大きくなって脳組織を圧迫するようになり、その結果、頭痛や性格変化などの精神症状が著しく現れる。 ▶**脳血管障害**は、意識障害の原因のうち最も頻度が高い。 ▶脳出血、脳梗塞、クモ膜下出血を合わせて**脳卒中**ということもある。 　ⓐ脳血流の減少によるブドウ糖と酸素の供給不足

⑥頭蓋内占拠病変による脳組織の破壊、脳幹の圧迫→脳浮腫→頭蓋内圧亢進→脳血液・脳脊髄液循環障害、低酸素症、脳浮腫の助長→頭蓋内圧亢進増強→脳ヘルニア（**図3**）のいずれかが原因となる。

▶**図4**に脳血管障害における意識障害の機序を示す。

▶脳出血による意識障害の程度は、出血の部位・大きさ、脳室穿破の有無によって異なる。このうち橋出血は発症から短時間で高度の昏睡に陥り、死亡率も高い。限局したものでは傾眠以下も少なくないが、大きな血腫が脳幹を圧迫したときは昏睡になりやすい。

▶クモ膜下出血による意識障害は、激しい頭痛の後に突発的に出現する。

①出血（脳内出血、クモ膜下出血）

1）一次性脳障害（脳そのものに原因がある場合）

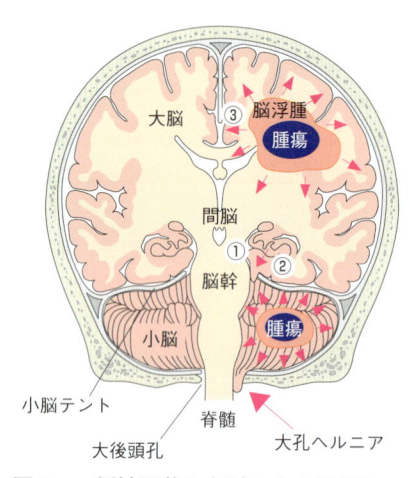

脳ヘルニア：天幕上の占拠性病変（血液、浮腫、腫瘍）によって頭蓋内圧が亢進し、脳組織が圧排・偏位することでほかの部位への脳組織の嵌頓、すなわちヘルニアが生じる。この状態は血管が圧迫されて二次的に虚血障害が起こったり、二次性の脳幹出血をきたすなど、きわめて危険な状態である

①脳幹の下方偏位（中心性ヘルニア）
②鈎ヘルニア
③大脳鎌下への帯状回のヘルニア

図3　一側性天幕上血腫による脳偏位

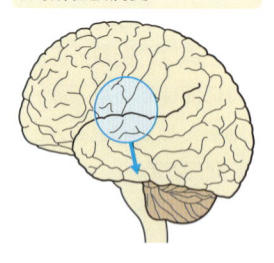

深部間脳への圧迫効果を伴う局所性脳病変

・被殻・視床・皮質下出血
・中大脳動脈の脳梗塞
・視床梗塞
・両側前頭葉梗塞
・テント切痕ヘルニア
・帯状回ヘルニア

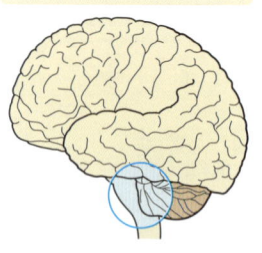

網様体賦活系に直接影響を与える内因性脳幹病変

・橋・小脳出血
・脳底動脈の脳梗塞
・小脳扁桃ヘルニア

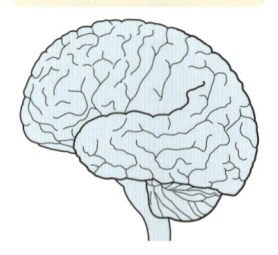

両側大脳皮質と脳幹の機能障害を起こすびまん性病変

・くも膜下出血
　（脳血管攣縮）
・高血圧性脳症
・水頭症

図4　脳血管障害における意識障害の機序

1) 一次性脳障害（脳そのものに原因がある場合）	②脳梗塞（脳血栓、脳塞栓） ③脳虚血（TIA［一過性脳虚血発作］、RIND［可逆性虚血性神経障害］など） ④静脈洞血栓症 ⑤高血圧性脳症 ⑥その他（DIC［播種性血管内凝固］など） （3）脳腫瘍 （4）感染 　①脳炎、髄膜炎、脳膿瘍 （5）機能障害 　①てんかん発作 （6）その他 　①クロイツフェルト-ヤコブ病、ピック病、アルツハイマー病、リピドーシス 　②白質ジストロフィー	▶脳梗塞による意識障害は、血管閉塞の原因・部位、側副血行路の形成状態により異なる。意識障害は、脳出血より軽いことが多いが、内頸動脈、中大脳動脈起始部、脳底動脈の閉塞時は強い。 ▶上記（2）-⑥に同じ ▶体内性の中毒因子によって脳細胞の酵素活動が低下し脳代謝が障害され、意識障害を生じる。 ▶ジャクソン型てんかん発作では、発作放電が脳幹網様体にまで及び、意識調節機構そのものの機能が麻痺すると考えられている。そのほかのてんかんにおいては、間脳の障害が示唆されている。 ▶神経細胞に内因性代謝異常が存在する。灰白質病変である。 ▶中枢神経白質の変性が起こる。
2) 二次性脳障害（脳以外の臓器に原因がある場合）	（1）低酸素症 　①一酸化炭素中毒、肺炎、慢性呼吸器疾患などによる換気・拡散障害 （2）心・血管障害 　①ショック、脳貧血、起立性低血圧、心不全、心筋梗塞、不整脈（アダムス-ストークス発作） （3）電解質異常、酸塩基平衡障害 　①低ナトリウム血症、高ナトリウム血症、低カルシウム血症、高カルシウム血症、低マグネシウム血症、高マグネシウム血症、CO_2 ナルコーシス、SIADH（抗利尿ホルモン不適合分泌症候群） （4）内分泌障害 　①糖尿病（高血糖）	▶脳血流は正常だが、血液中の酸素含有量の低下により、脳全体への酸素供給が障害される。 ▶呼吸性アシドーシスから、高 CO_2 血症、低酸素症を引き起こし、脳全体への酸素供給が障害される。 ▶心拍出量の低下によって、脳循環血液量が減少して、酸素の供給が低下し、脳代謝の低下をまねく。 ▶**心停止**は、脳循環を完全に遮断し、5〜10秒以内に意識が消失する。 ▶重症肺疾患、呼吸筋麻痺などにより血中の CO_2 濃度が上昇し、重篤なアシドーシスを呈する。 ▶糖尿病の重症化は、主として次の昏睡を起こす危険性がある。 　①重度のインスリン作用不足によってケトン体の産生増加と利用低下が生じ、それによって血中ケトン体の

2)二次性脳障害(脳以外の臓器に原因がある場合)		過剰増加による代謝性アシドーシスが発症し、その進行によって意識障害、クスマウル大呼吸などを起こす**ケトアシドーシス性昏睡** ②組織における乳酸の過剰産生と蓄積による非ケトン性の代謝性アシドーシス、その進行によって意識障害などを起こす**乳酸アシドーシス性昏睡** ③ケトアシドーシスを欠くが、著しい高血糖とそれによる高浸透圧、脱水、とくに脳内の脱水と循環障害に伴う酸素不足などによって意識障害、痙攣発作などを起こす**非ケトン性高血糖性昏睡** 糖尿病には、ほかにも**尿毒性昏睡**、**肝性昏睡**などもみられる。
	②**低血糖昏睡**	▶脳血流は正常ないし増加するが、インスリンや経口糖尿病薬の過剰使用や食事摂取不足などによって、冷感、口渇、ふるえ、筋痙攣、異常行動、傾眠、もうろう状態などが出現する。これらはブドウ糖不足により脳代謝が低下したことによる。
	③下垂体機能不全、副腎機能不全(アジソン病)、甲状腺機能低下、副甲状腺機能低下または亢進	▶ホルモンの分泌異常によって生じた全身性の代謝異常が基盤となって起こると考えられている。病態生理は明らかでない。
	(5)代謝障害 ①腎不全(尿毒症)	▶芳香族アミノ酸のフェノール誘導体が、産生・蓄積されることによる内因性中毒と考えられている。中毒因子により酵素作用が障害される。電解質異常、酸塩基平衡障害、動脈硬化、高血圧なども関与している。
	②肝不全(肝性脳症)	▶アンモニアなどの上昇による脳内代謝異常や脳浮腫などが考えられる。
	③ミトコンドリア脳筋症	▶ MELAS(ミトコンドリア脳筋症、乳酸アシドーシス、脳卒中様発作症候群)、リー脳症
	(6)欠乏性疾患 ①ウェルニッケ脳症(ビタミンB₁欠乏)	▶ウェルニッケ脳症は、アルコール中毒、各種疾患による栄養障害、代謝障害によるチアミン欠乏症などによって発症する。チアミンは複数の酵素の補酵素であり、その欠乏は脳代謝低下、ミトコンドリア障害、グルタミン酸蓄積など、多様な異常を起こして神経細胞を障害し、脳症を発症させて緊急事態をまねく。
3)その他	(1)外因性中毒 ①アルコール、薬物など ②薬物:向精神薬、抗ヒスタミン薬、抗ドパミン薬の与薬中・ドパミン作用薬の中止(悪性症候群)、抗がん薬	▶外因性の中毒因子が直接酸化酵素に影響し、脳細胞代謝を抑制する。

③化学物質ほか：有機溶剤、重金属、農薬、一酸化炭素

3）その他	（2）体温調節障害	▶高体温ないし低体温により、神経細胞の活動が非特異的に影響を受ける。
	（3）心因性無反応	▶精神疾患に伴うことが多い。温度眼振試験（外耳道に冷水または温水を注入して眼振をみる）を行うと正常な反応を示す。

6. 意識障害時の随伴症状

1）神経症状

（1）**髄膜刺激症状**：項部硬直が最も顕著な徴候であり、髄膜炎、クモ膜下出血、脳出血、あるいは頭蓋内圧亢進で認められる。

（2）**眼の症状**

①眼球の位置：障害部位によって**図5**に示すような変化をきたす。

②瞳孔症状：瞳孔の形、大きさ、対光反射（**図6**）などをみる。瞳孔の大きさは2.5〜4mmが正常であり、6mm以上（**散大**）、または2mm以下（**縮瞳**）、左右差が0.5mm以上は病的である。障害部位と瞳孔症状との関係を**図7**に示す。なお、一側の瞳孔散大、対光反射の消失は、頭蓋内圧亢進による鉤ヘルニアの徴候として重要である。また両側散瞳、対光反射の消失は、広範な脳幹部の障害を意味する場合が多く、予後が悪い。

（3）**運動麻痺**：顔面神経麻痺や四肢の運動麻痺を伴うことがある。大脳半球・内包・中脳の障害では片麻痺が、橋から頸髄までの障害では四肢麻痺が現れやすい。

（4）**姿勢、体位の異常**

①除皮質硬直（**図8-①**）：上肢は肘、手首で屈曲・内転し、下肢は伸展・内旋位を

安静時の眼位

両眼がやや外側を向く

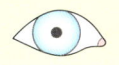 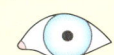

意識障害はあるが外眼筋の障害がない

一側のみが正常の位置より偏位

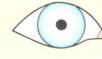 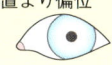

いずれかの外眼筋の障害
（動眼神経障害：病側眼球が外下方へ偏位
外転神経障害：病側眼球が内方へ偏位）

共同偏視：両眼が一方をにらむような位置に偏位

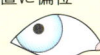 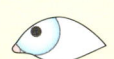

眼球運動を支配する系路が、大脳皮質から脳幹の核の間で障害されている。被殻出血が代表的で病巣側をにらむ

下方共同偏視：両眼が下方ないし内下方を向く

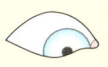 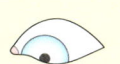

視床、視床下部領域の障害

斜偏視：一方の眼は内下方、他方の眼は外上方を向く

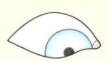 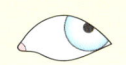

内下方を向いた眼の側の橋腕（中小脳脚）の障害

図5　眼球位置の異常

ペンライトで瞳孔に光を斜めから中央に当て、瞳孔の収縮状態をみる

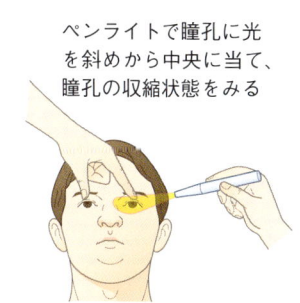

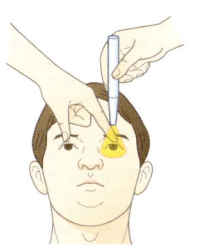

図6　対光反射のみかた

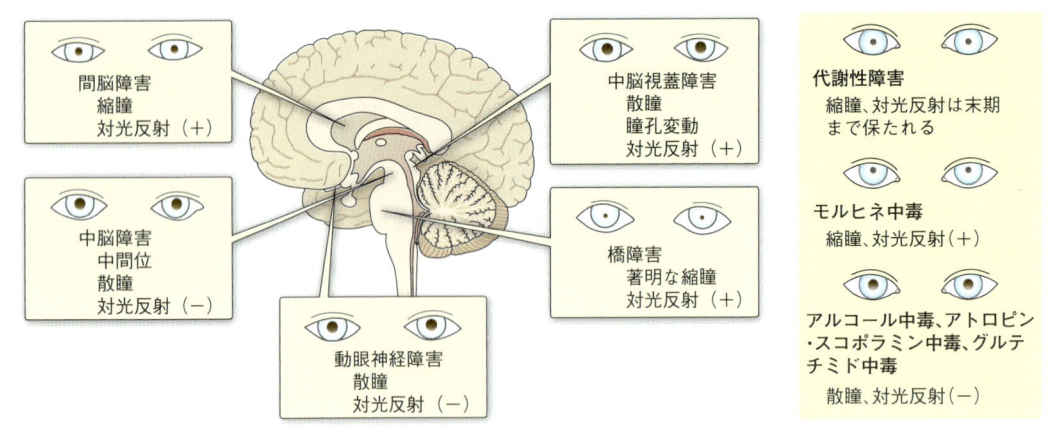

図7　意識障害患者の瞳孔

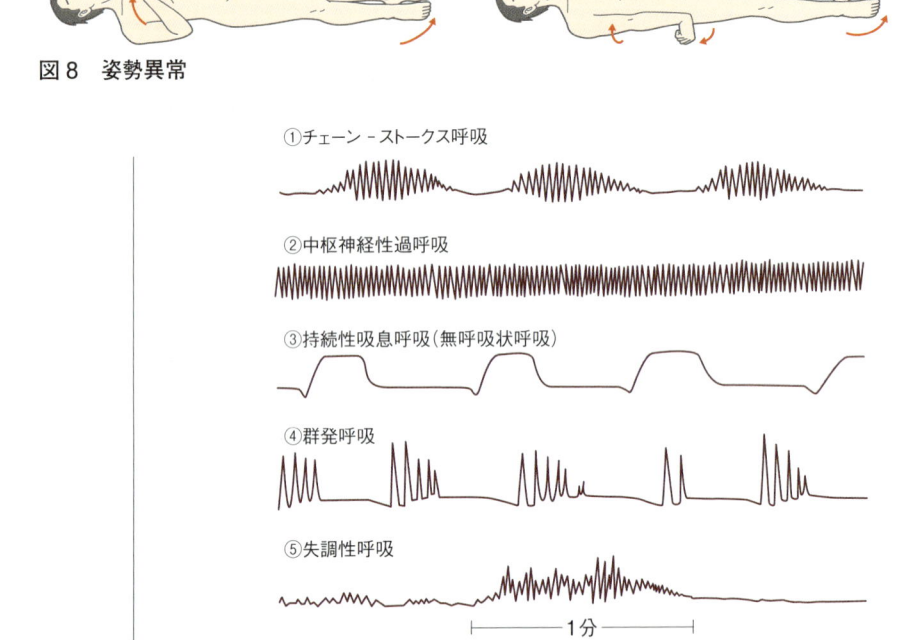

①除皮質硬直（両側）　②除脳硬直

図8　姿勢異常

①チェーン‐ストークス呼吸

②中枢神経性過呼吸

③持続性吸息呼吸（無呼吸状呼吸）

④群発呼吸

⑤失調性呼吸

|——1分——|

図9　意識混濁に伴う異常呼吸の型

とる。大脳半球両側の障害によるが、除脳硬直の前段階として出現することもある。

②**除脳硬直（図8-②）**：頸部・脊柱の過伸展（後弓反張）、四肢を硬直させて伸展・内旋位をとる。脳幹、とくに中脳の障害徴候で、重篤を示す。

2）呼吸の異常

（1）**異常呼吸**：呼吸の数・リズム・深さの異常は、一般に重篤を示す。中枢神経障害による特異な呼吸異常は、障害レベル判定の重要な資料になる（**図9**）。

①**チェーン‐ストークス呼吸**：数の少ない浅い呼吸からしだいに数の多い深い呼

吸になり、再び浅くなり無呼吸に移行する呼吸である。両側大脳半球や間脳の障害、心不全、肺炎、睡眠薬中毒、尿毒症などにみられ、重篤を示す。

②**中枢神経性過呼吸**：規則正しく、持続的で速く深い過換気を示し、呼吸数は30〜40回/分に達する。中脳から橋の上2/3にかけての障害、心不全、肺炎、肝性昏睡、急性アルコール中毒などにみられる。

③**持続性吸息呼吸（無呼吸状呼吸）**：吸気の状態で2〜3秒休止する呼吸で、しばしば呼気も休止し、呼吸のリズムが不規則になる。橋の両側性障害、脳底動脈閉塞、低血糖、低酸素症、重症髄膜炎などにみられる。

④**群発呼吸**：数回の不規則な呼吸が連続し、その後に不規則な無呼吸期が続く。橋下部から延髄上部の障害による。

⑤**失調性呼吸**：呼吸数、深さとも全く不規則な呼吸。延髄下部の障害によって発症し、呼吸数はだんだん減少し、呼吸停止へ移行する。

⑥**その他の異常呼吸**

- 比較的浅くて数の多い呼吸：種々の感染症に起因する意識障害でみられる。
- 深くて数の少ない呼吸：モルヒネ中毒、バルビタール中毒、代謝性アシドーシスに起因する意識障害でみられる。
- **クスマウル大呼吸**：持続的に異常に深く、かつ遅く大きな呼吸型であり、糖尿病性昏睡、尿毒症などの代謝性アシドーシスに起因する意識障害でみられる。大きな呼吸をすることでCO_2の排泄を促す。
- **ビオー呼吸**：一定の数と深さで続く呼吸期と無呼吸期が交互に現れる呼吸型であり、髄膜炎、脳出血、脳炎などの末期にみられる。

(2) **呼気臭**：原因疾患によっては、次のような特徴的な呼気臭がみられる。

- アルコール臭：アルコール中毒
- 尿臭、アンモニア臭：尿毒症性昏睡
- アセトン臭：糖尿病昏睡
- 肝性口臭：肝性昏睡

3）脈拍、血圧の異常

著明な頭蓋内圧亢進による意識障害では、徐脈と血圧上昇、呼吸の不整（クッシング現象）がみられる。しかし脳ヘルニアが急速に進行した場合には、頻脈や不整脈、血圧下降をみることがある。

(1) **徐脈**：アダムス-ストークス症候群に起因する意識障害では、著明な徐脈がみられる。一般に脈拍数が40回/分以下では脳の血流が妨げられる。

(2) **頻脈**：熱性感染症、代謝性疾患、心機能の低下などによる意識障害でみられる。160回/分以上では上室性または心室性頻脈による脳循環不全が考えられる。

(3) **不整脈**：心房細動に起因する脳梗塞による意識障害でみられる。

(4) **急激な血圧上昇**：脳出血、クモ膜下出血、高血圧性脳症、尿毒症などによる意識障害でみられる。血圧の上下変動が激しい場合は、脳幹虚血を疑う。収縮期血圧200mmHg以上、拡張期血圧110mmHg以上の場合は、危険徴候である。

(5) **急激な血圧低下**：心筋梗塞や急性失血などによるショック、バルビタール中毒やアルコール中毒、糖尿病性昏睡による意識障害でみられる。収縮期血圧100mmHg以下は、危険徴候である。

4）体温の異常

(1) **上昇**：重症感染症、熱射病、日射病、脳出血の脳室穿破、脳幹部出血、椎骨脳底動脈血栓症などによる意識障害でみられる。中枢性の過高熱では40℃以

上になることもある。

(2) **低下**：アルコール中毒やバルビタール中毒、一酸化炭素中毒、脱水、末梢循環不全、低血糖昏睡、粘液水腫、アジソン病やシモンズ病のクリーゼ、寒冷曝露などによる意識障害でみられる。なお、体温35℃以下は、生命危機を示す。

5) 皮膚、粘膜の異常

　原因疾患によっては、以下のような皮膚・粘膜の変化がみられる。

(1) 色：【蒼白】貧血、血圧低下など。【赤色】一酸化炭素中毒、CO_2ナルコーシスなど。【チアノーゼ】呼吸不全、心不全など。【黄疸】肝・胆道系障害など

(2) 湿潤度：【乾燥】脱水、糖尿病性昏睡など。【発汗減少】ホルネル症候群など。【湿潤、発汗過多】低血糖昏睡、CO_2ナルコーシス、椎骨脳底動脈血栓症など

(3) 外傷：頭部外傷、てんかんなど

(4) 耳・鼻出血、眼窩・耳介後側の皮下出血：頭蓋底骨折など

(5) 出血斑：出血傾向、敗血症など

(6) 注射痕：麻薬中毒など

6) その他の重要な随伴症状

(1) 痙攣

(2) 舌根沈下、喘鳴

(3) 手足の振戦、不随意運動

(4) 頭痛、胸部痛や背部痛

(5) 悪心・嘔吐

(6) 感覚異常と異常反射

(7) 便・尿失禁あるいは尿閉、便秘

(8) 言語障害

(9) 異常行動、性格変化

(10) その他

---

7. 意識障害の「成り行き」
（悪化したときの二次的問題）

1) 舌の緊張低下に伴う舌根沈下、唾液や吐物の気管内流入、気道分泌物の貯留などによる**気道閉塞、窒息ならびに呼吸器感染**

2) 意識障害に伴う内・外環境の刺激に対する知覚・情報処理・判断・対処能力の低下による**転倒・転落、外傷、熱傷、チューブ類の抜去などの事故**

3) 意識障害に加え、気道への治療・処置による**コミュニケーション障害**

4) 意識障害に起因する知覚・情報処理・判断・対処能力の低下ならびに身体能力全体の低下による**セルフケア不足**、さらに原疾患とこれらによる**栄養状態の低下、下痢、便秘、水・電解質の異常**など

5) 意識障害に伴う体動困難、異常な姿勢・体位、低栄養状態、体温異常などによる**褥瘡**

6) 意識障害に伴う**機能性失禁、尿路感染**

7) 意識障害に伴う長期臥床、自動運動の低下などによる関節の拘縮・変形、筋力低下、**静脈血栓症などの廃用症候群**

8) 意識回復に伴って生じる**身体能力喪失に伴う悲嘆、不安、無力感、抑うつ、自尊感情の低下**など

9) 意識回復後に高次脳機能障害が残った場合は、以下のような障害を起こしやすい。

(1) 聞く、話す、読む、書く、復唱などの1つ以上の障害である**失語**。これらは

単独で発症するのはまれで、程度の差はあるものの、同時に障害されやすい。
(2) 運動麻痺がないのに意志的な行為ができない**失行**（例：単純な指示と異なるぎこちない反応をする）。
(3) 学習済みの対象を認識できない**失認**（例：スプーンの形はわかるが、スプーンであることを認識できない）などの問題を発生させる。
10) 頭蓋内圧亢進による脳の不可逆的変化（脳死）など

8. 意識障害に対する主な診察と検査

意識障害は、脳の重篤な機能障害を意味しており、生命の危険にさらされている場合が多い。そのため下記に示すように、まず救命救急処置の要否のアセスメントから始め、敏速かつ的確な診断と治療が要求される。とくに頭蓋内疾患か、脳以外の疾患かを鑑別することが大切である。（章2～7参照）

1) 救命救急処置の要否のアセスメント

＜バイタルサインチェック＞
(1) 気道の確保：呼吸の維持
(2) 血管の確保：ショックの改善、循環維持
(3) 外傷の処置：とくに止血
(4) その他：心肺蘇生、頭蓋内圧亢進に対する処置、痙攣の抑制など

＜重症度の判定＞
- JCS、GCSなどを用いて意識障害の重症度を把握する。
- 呼吸異常（とくに脳ヘルニア徴候の有無）、瞳孔異常、眼球運動障害、姿勢異常など、どの脳幹症状の有無と程度の把握が判定のポイントとなる。

2) 問診

(1) 家族や発見者などへの問診
①発症時の状況：発症が突発的か徐々にか、発見時の意識レベル、前駆症状、随伴症状の有無など。発症時の状況と疑われる疾患を**表3**に示す。
②発症後の経過：意識障害の程度の改善・悪化・変化・変動など
③発見時の周囲の状況：失禁・吐物の有無、薬物やアルコール飲料の容器はなかったか、部屋の換気状態など
④患者の既往歴：意識障害を起こす危険性のあった慢性疾患の有無、外傷など。その他自殺未遂や常用薬はないか、同様の状態が過去にもあったか否かなど
⑤その他：生活状態、職業、家族歴など
(2) 所持品などの点検：遺書、診察券、薬びんなど

3) 診察

とくに姿勢、呼吸、瞳孔、眼球の位置・運動、脳幹反射、髄膜刺激症状、その他、局

表3 発症時の状況と疑われる疾患

発症時の状況	疑われる疾患
突発性	脳卒中、クモ膜下出血、心筋梗塞、アダムス-ストークス症候群
亜急性～慢性	脳腫瘍、脳膿瘍、慢性硬膜下血腫、脱水
痙攣を伴う	てんかん、脳卒中、脳腫瘍
激しい頭痛を伴う	クモ膜下出血、脳出血、高血圧性脳症、髄膜炎
発熱に続発	脳炎、髄膜炎、脳膿瘍
周囲の状況所見	頭部外傷、薬物中毒、アルコール中毒、CO中毒

（永井厚志ほか編：症候からみた診断へのアプローチ. 意識障害. p.197, メジカルビュー社, 2001.）

在徴候が重要

(1) 一般状態

(2) 神経学的所見など

4) 検査

(1) 血液検査：血清電解質、BUN（血中尿素窒素）、クレアチニン、アンモニア、甲状腺ホルモン、メトヘモグロビン、コルチゾール、AST（GOT）、ALT（GPT）、血糖、血液ガス、血液一般、ビタミン B_1 など

(2) 尿検査：蛋白、糖、アセトン、Na^+、Cl^- など

(3) 画像診断

①頭部 CT：最も有力な情報を提供してくれる。脳出血、脳梗塞、脳腫瘍、くも膜下出血などが診断できる。ただし、脳梗塞の診断は、発症 24 時間以内は困難なことが多い。

②頭部、胸部、腹部の単純 X 線撮影

③脳血管撮影

④脳血流シンチグラフィ

⑤ MRI、とくに拡散強調画像（DWI）、MRA：脳梗塞の初期、炎症性疾患、脳幹など後頭蓋窩病変の診断に有用

(4) 髄液検査：髄膜刺激症状があり、脳炎、髄膜炎などが疑われる場合は、頭蓋内圧亢進の有無に気をつけながら、腰椎穿刺を行う。

(5) 心電図

(6) 超音波検査

(7) 脳波、SEP（体性感覚誘発電位）、ABR（聴性脳幹反応）、P300（事象関連電位）

(8) FDG-PET（陽電子放出断層撮影）

9. 意識障害に対する主な治療

1) **救命救急処置**：気道と循環の確保は必須である。必要に応じて除細動器（AED）の準備を行う。

2) **原因疾患に対する治療**：内科的・外科的治療

3) **対症療法**：以下に示す全身の管理を行う。

(1) 呼吸管理：気管内分泌物の吸引、酸素吸入、必要に応じて気管挿管、気管切開、人工呼吸などを行う。

(2) 循環・代謝管理：血圧のコントロール、電解質バランスの維持、頭蓋内圧亢進・脳浮腫に対する処置、脳代謝促進。なお、主に使用される脳浮腫薬には、呼吸促進薬、強心薬、昇圧薬、降圧薬、副腎皮質ステロイド薬、高張液、脳代謝改善薬、ビタミン薬、鎮静薬、抗痙攣薬、抗生物質、止血薬などがある。

(3) 栄養の管理：輸液、中心静脈栄養（IVH）、経管栄養（胃チューブ、胃・腸瘻）

(4) 排泄の管理：導尿（バルーンカテーテルの留置）、排便コントロール

(5) 合併症の予防

4) **リハビリテーション**

5) **とくに遷延性意識障害に試みられている治療法**

- 脳深部刺激療法
- 脊髄刺激療法
- 正中神経刺激療法
- 音楽運動療法

● 看護のポイント

| 第1・2段階 | アセスメント・診断 |

必要な情報	情報分析の視点

必要な情報

1. 意識障害のレベル（基1、2の活用）
  1）意識の混濁（**図1**参照）
  2）意識の質の変容
  3）特殊な意識障害

2. 意識障害の発現時期と経過（基3、4、6、7の活用、表1、2参照）
    発症が急激か、徐々かなど

3. 意識障害に伴うバイタルサインや皮膚・粘膜の変化の有無と程度（基6の活用）
    呼吸、脈拍、血圧、体温、皮膚・粘膜の状態など

4. 神経症状およびその他の随伴症状の有無と程度
  （基6の活用）
  1）髄膜刺激症状
  2）眼の症状：瞳孔の異常、対光反射（**図5～7**参照）
  3）運動麻痺（「**28**運動麻痺」p.419～参照）
  4）姿勢・体位の異常（**図8**参照）
  5）バイタルサインの変化（呼吸・脈拍・血圧・体温）
  6）皮膚・粘膜の変化
  7）痙攣発作
  8）舌根沈下、喘鳴
  9）手足の振戦、不随意運動
  10）頭痛、胸部痛や背部痛
  11）悪心・嘔吐
  12）感覚異常と異常反射
  13）便・尿失禁あるいは尿閉、便秘
  14）言語障害
  15）異常行動、性格変化など

5. 意識障害の主な原因・誘因と程度（基5の活用）
  1）一次性脳障害（脳そのものに原因がある場合）
    （1）頭部外傷、（2）脳血管障害、（3）脳腫瘍、（4）感染、（5）機能障害、（6）その他
  2）二次性脳障害（脳以外の臓器に原因がある場合）
    （1）低酸素症、（2）心・血管障害、（3）電解質異常、酸塩基平衡障害、（4）内分泌障害、（5）代謝障害、（6）欠乏性疾患
  3）その他
    （1）外因性中毒、（2）体温調節障害、（3）心因性無反応など

情報分析の視点

1. 意識障害のレベルの明確化
2. 意識障害と随伴症状（バイタルサインや皮膚粘膜の変化、神経症状など）の発生時期と現在までの経過の明確化
3. 意識障害の原因・誘因とそのメカニズムの明確化
4. 意識障害の「成り行き」の明確化

▶意識障害患者は、自ら訴えることが少ないことから、その主観的情報不足を補うだけの客観的情報を収集することが必須である。そのためにも**意識障害レベル判定スケール**（JCSやGCS）などを用いて、観察者が異なっても同一にとらえ、その経時的変化と病状急変を迅速に把握することが大切である。

▶情報収集とその分析にあたっては、とくに意識障害の発生のしかた、ならびに意識レベルとバイタルサイン、随伴症状などを含む全身の状態を敏速かつ的確に判定し、身体機能維持のための救命救急処置の要否をアセスメント・診断することが重要である。

▶「成り行き」として以下の問題を生じやすい。
  1）舌の緊張低下に伴う舌根沈下、唾液や吐物の気管内流入、気道分泌物の貯留などによる**気道閉塞、窒息ならびに呼吸器感染**
  2）意識障害に伴う内・外環境の刺激に対する知覚・情報処理・判断・対処能力の低下による**転倒・転落、外傷、熱傷、チューブ類の抜去などの事故**

6. 意識障害に対する診察と検査の結果（基8の活用）

  1）診察：問診、一般状態の観察、神経学的所見、その他

  2）検査：血液検査、尿検査、頭部 CT、単純 X 線撮影（頭部、胸部、腹部）、脳血管撮影、脳血流シンチグラフィ、MRI、MRA、髄液検査、心電図、超音波検査、脳波、FDG-PET など

7. 意識障害に対する治療内容と効果・副作用（基9の活用）

  1）救命救急処置

  2）原因疾患に対する治療

  3）対症療法

  4）リハビリテーション

  5）とくに遷延性意識障害に対する治療（脳深部刺激療法、脊髄刺激療法、正中神経刺激療法、音楽運動療法）

8. 意識障害の「成り行き」の有無と程度（基7の活用）

9. 意識障害と検査・治療などに対する患者や家族の反応と期待

  3）意識障害に加え、気道への治療・処置による**コミュニケーション障害**

  4）意識障害に起因する知覚・情報処理・判断・対処能力の低下ならびに身体能力全体の低下による**セルフケア不足**、さらに原疾患とこれらによる**栄養状態の低下、下痢、便秘、水・電解質の異常**など

  5）意識障害に伴う体動困難、異常な姿勢・体位、低栄養状態、体温異常などによる**褥瘡**

  6）意識障害に伴う**機能性失禁、尿路感染**

  7）意識障害に伴う長期臥床、自動運動の低下などによる**関節の拘縮・変形、筋力低下、静脈血栓症などの廃用症候群**

  8）意識の回復に伴って生じる**身体能力喪失に伴う悲嘆、不安、無力感、抑うつ、自尊感情の低下**など

  9）意識回復後の高次脳機能障害による**失語、失行、失認**など

  10）頭蓋内圧亢進による脳の不可逆的変化（脳死）など

第3段階　看護計画の立案

● **目標設定の視点**
  1. 意識が改善する。
  2. 健康レベルが現在よりも低下せず、全身状態が安定する。
  3. 日常生活に必要なセルフケア能力が向上する。
  4. 少なくとも「成り行き」にあげた問題を起こさない。

● **対策の立案**
対象固有の意識障害の原因・誘因ならびにそれによる発生・悪化のメカニズム、ならびに急性期か慢性期かをふまえたうえで対策を選択・決定する。

なお、急性期の意識障害患者に対しては、「生命維持」に重点をおいてケアする。

（基1〜9の活用）

対策の種類	対策の根拠
観察（OP） 1. 意識障害レベルの変化 2. バイタルサインの変化 3. 神経症状およびその他の随伴症状の変化 4. 意識障害の原因・誘因の増減 5. 意識障害に対する診察と検査結果の変化 6. 意識障害に対する治療内容と効果・副作用	1〜8の観察項目は、その患者が目標に近づいているか否かを最も端的に表す情報となる。 ▶意識障害のレベルとそれに伴う症状は変動しやすいため、スケール（JCS や GCS など）を用いて経時的に観察・記録し、経過を追うことが重要である。

<table>
<tr>
<td rowspan="1">観察（OP）</td>
<td colspan="2">

7. 意識障害の「成り行き」の有無と程度

8. 意識障害と検査・治療などに対する患者や家族の反応と期待

※観察の細かい項目は、アセスメント・診断段階と同じであるため省略する

</td>
</tr>
</table>

看護療法（TP）	1. 救命救急処置	

1. 救命救急処置
   1）呼吸の管理
      （1）気道の確保
         ①体位の工夫（顔を横に向ける、側臥位、コーマポジション[昏睡体位、**シムス位**]、ただし頸髄損傷のおそれのあるときは禁忌）

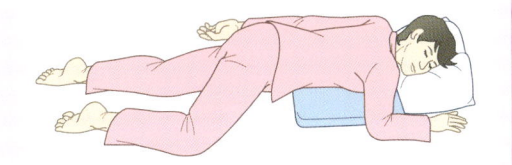

図10　シムス位

         ②エアウェイの挿入
         ③吸引、肺ケア
         ④気管内挿管の準備と介助
         ⑤気管切開の準備と介助
         ⑥人工呼吸の準備と管理
      （2）酸素吸入の管理

▶重篤な意識障害患者では、反射機能の障害によって舌根が沈下したり、嚥下反射が消失するために気道が閉塞し窒息しやすい。また、唾液や吐物の気管内への誤嚥、喀出困難による痰や分泌物の貯留、長期臥床による同一体位などによって嚥下性・沈下性肺炎などの呼吸器感染を起こしやすい。なお、体位は、意識障害のレベルとその原因、ならびに治療・処置や呼吸・循環器系の状態、体動などを総合して決定する必要がある。（基4、5、7、9の活用）

▶必要に応じて除細動器（AED）を準備する。

▶昏睡状態では、低酸素状態に陥っていることが多い。酸素欠乏および CO_2 の蓄積は、脳への酸素供給を障害して**脳代謝障害**を引き起こし、脳浮腫を助長して意識障害を悪化させる。したがって、酸素療法が効果的に行われるよう管理する。（基4、5、9の活用）

2. 環境調整と危険の防止
   1）病室の選択
   2）危険物の除去
   3）ベッド柵の使用
   4）チューブ類の的確な固定
   5）罨法時の注意など

▶患者の安全・安楽確保のみならず、適切なケアを行うためにも、病状に応じて病室を選択したり、ベッド、物品を含めた環境の調整を行う。とくに痙攣、不穏、興奮、前頭葉症状などのある患者では、打撲、ベッドからの転落、チューブ類の抜去などの事故が起こらないよう、十分な観察と対策が必要である。また冷罨法・温罨法に際しては、凍傷・熱傷に留意する。（基7、9の活用）

3. 輸液・薬物療法の管理

▶輸液・薬物療法は、急性期のショックの改善、血圧維持のために、また一部の代謝性疾患では原因療法として重要である。しかし、過剰な輸液は脳浮腫を助長し、逆に不足は**脱水**や**電解質の**

アンバランスをきたす。

▶頭蓋内圧を下げる目的で使用される高張液の点滴では一定の速さで輸液をしなければ効果がないため、指示速度を守る。

▶副腎皮質ステロイド薬は、大量・長期与薬に伴って重大な副作用を発生させる可能性がある。したがって、経時的な観察・記録を必要とする。（基5、9の活用）

4. 栄養・体液（水・電解質）バランスの管理・摂取の援助

　1）病状や意識障害の程度に応じた摂取方法（経口、経管、胃瘻など）の選択と誤嚥の防止

▶経口からの食物摂取は意識回復へのよい刺激になるため、意識レベルが改善傾向にある患者には経口摂取の訓練を積極的に試みる。

　・上記3の輸液療法を含めて、これらの摂取方法は、患者の状態に合わせて単独あるいは併用されるが、生理的で自然な経口摂取を常に心にとめておく必要がある

▶経口的な食事摂取が不可能な患者には、経管栄養が指示され、さらにそれが長期に及ぶ場合は、胃・腸瘻造設が行われることもある。援助にあたっては、誤嚥を起こさないよう体位や飲食物の与え方、注入のしかたに留意する。また、チューブの管理にも留意する。（基6、9の活用）

　2）栄養と体液バランスの維持

▶栄養と水分の補給は、病状の回復のみならず、褥瘡、呼吸器・尿路感染などの合併症の予防に重要である。意識障害患者は、一般にエネルギー量やビタミン類が不足したり、電解質のバランスが崩れやすい。したがって、経管栄養では、高エネルギー、高蛋白質で消化・吸収がよく、下痢などの合併症を起こさないものを用いる。（基6、7、9の活用）

▶水分出納バランスや検査データなどを常にチェックしながら、安定した栄養状態と体液バランスが保てるよう援助する。（基6〜9の活用）

5. 排泄の援助

　1）排尿の援助

　　（1）バルーンカテーテルの留置とその管理

▶急性期には、水分出納バランスのチェックや安静の保持、褥瘡予防などを目的として持続導尿が行われる。また、膀胱内に尿が充満することにより不穏状態を呈し、血圧上昇や頭蓋内圧亢進をまねくので、それらを予防する。留置後は、尿路感染や動けないことによって生じやすい結石の予防、膀胱機能（許容量や収縮力）の維持に十分留意して管理する。（基5〜9の活用）

　　（2）排尿の誘導

▶誘導によって排尿が可能な意識レベルの患者に対しては、日常の排尿間隔、水分摂取量、下腹部の状態、動作などの情報をもとに、とくに安

	全に留意して誘導し、排尿を促す。
(3)おむつ、採尿器などの使用	▶ 慢性期で失禁状態にある患者に対しては、おむつ、採尿器などを使用する。
2)排便の援助 (1)便秘・下痢の予防と改善	▶ **便秘**は、血圧上昇、頭蓋内圧亢進を引き起こす一因になるので、スムーズに排便があるように緩下薬の使用を含め、必要なケアを行う。浣腸は、一次性脳障害、とくに脳内出血直後の場合には迷走神経を刺激して再出血の誘因になりやすいので注意する。
	▶ 高エネルギー流動食を摂取している患者に起こりやすい下痢は、栄養状態の悪化、体液と電解質のアンバランスの要因になるばかりでなく、陰部・殿部を汚染し、尿路感染や褥瘡の一因になることから注意する。(**基**5〜9の活用)
6. 清潔の援助 1)とくに口、鼻、耳、眼、陰部、殿部のケア	▶ 口や鼻ならびにこれらとつながっている耳のケアは、清潔のみならず、気道の感染予防や食欲増進のために、また陰部と殿部の清潔ケアは、尿路感染と褥瘡を予防するために重要である。とくに経口摂取ができず口腔内の自浄作用が低下している経管栄養の患者、バルーンカテーテル留置中の患者、および失禁状態の患者や免疫力が低下している患者にはケアを徹底する。開眼状態の患者や角膜反射のない患者には、角膜の乾燥や傷を防ぐために眼を保護する処置やケアが必要である。(**基**6、7、9の活用)
7. 体位変換、良肢位の保持、機能訓練などのリハビリテーション • 意識障害レベルに関係なく、訪問毎のあいさつ、処置・ケア毎の声かけなどを励行する	▶ これらのケアは、意識障害、長期臥床による同一体位、自発的活動の低下などがある患者に発症しやすい呼吸器や尿路の感染、褥瘡、関節の拘縮・変形、筋力低下、静脈血栓症などの**廃用症候群**を予防するために必須である。 ▶ 意識障害が回復した際に障害範囲を最小限にとどめ、残存機能を最大に活用できるようにするためにも、早期から左記のケアを行う。なお、急性期に気道確保のために頸部伸展を長期に行うと、回復期の嚥下動作に支障をきたすことがあるので注意する。(**基**6、9の活用)
8. 生活リズムの調整	▶ 急性期には、心身に対する刺激を最小限にとどめる。しかし、病状が安定し、回復に向かっている場合には、睡眠と覚醒のリズムを取り戻し精神活動の回復をはかるために、活性化につながる方法を工夫しながら五感を通して刺激を与える必要がある。(**基**6、7、9の活用)

左端縦書き：看護療法（TP）

右端縦書き：**26 意識障害**

看護療法（TP）	9. 精神心理的援助	▶意識の回復・改善に伴って、身体機能の大きな喪失による悲嘆、予後や社会復帰などに対する不安、理想自己と現実自己の大きなギャップによる無力感、抑うつ、ボディイメージの混乱、心身機能の大きな変化や生活活動能力の低下などによる自尊感情の低下などを引き起こしやすい。したがって、患者や家族の精神心理面をアセスメントし、これらの問題に対する援助を行うことが重要である。援助に際しては、問題によって注意点が異なるが、いずれにおいても、せかさず、行きつ戻りつしながら前進する心理的変化に応じた対応が大切である。（基7、9の活用）
教育（EP）	1. 疾患の回復程度や意識障害レベルに応じて、食事、排泄、清潔などをはじめとする日常生活動作の機能訓練の必要性を説明・指導し、他動的・自動的に訓練を進める	▶機能障害を最小限にとどめ、同時に回復を促し、二次的な合併症を予防するには、これらの訓練を可能な限り早期より患者自らが意欲をもって行えるように指導する。（基7、9の活用）
	2. 家族に以下の指導を行う	
	1）病状や治療方針について十分に説明するとともに、意識障害患者へのかかわり方や看病の要点などについて経過に応じた適切な助言・指導を行い、家族の不安の軽減、さらに障害の理解と受容を促す	▶意志の疎通ができない状態は、家族や近親者に大きな衝撃と不安をもたらす。患者へのかかわり方や看病のしかたにとまどうことも多い。家族の精神面の安定をはかり、家族としての手段的・情緒的サポートを果たせるよう助言・支援する。
	2）入院が長期に及ぶ患者や、在宅療養が可能になった患者の家族には、日常生活の援助に必要な知識と技術を指導する	▶意識障害患者は、長期間入院することが多い。家族によっては患者に対する愛情が希薄になり、疎遠になることもある。ケアへの家族の参加は、これらを予防し、良好な家族関係の維持に役立つと同時に、患者の闘病意欲を高めるうえにも役立つ。また、なんらかの機能障害を残した状態で退院する患者も多い。退院後に状態の悪化や自立度の後退をきたすことがないように、家族に日常生活の援助に必要な知識と技術を十分指導することが大切である。
	3）リハビリテーションの専門施設の紹介や在宅療養に必要な社会資源とその利用方法を説明、指導する	▶これらは、効率的な心身機能の回復と同時に家族の身体的・精神心理的・経済的負担を軽減するために必要である。**医療ソーシャルワーカー**や**訪問看護ステーション**などと連携して支援する。

第3・4段階　　看護計画の立案・実施時の留意点

1. 意識障害患者の看護の要点

　意識障害患者の看護は、意識障害のレベル、一般状態、原因疾患、急性期か慢性期かなどによって異なる。したがって、まず患者の病態像全体を正しくアセスメントすることが重要である。急性期においてはまず生命を救うこと、次に病状の悪化ならびに合併症や廃用症候群を予防し、さらにリハビリテーションをできる限り早期に開始することである。患者のなかには、回復がみられずに**遷延性意識障害**や**高次脳機能障害**などが残ることも多い。そのような場合は、患者・家族が障害と共存しながらQOLに配慮した生活を送れるよう関係機関と連携して包括的な支援を行うことが重要になる。

2. 客観的情報の重要性

　意識障害患者から主観的情報を得ることは困難な場合が多い。したがって、それらの欠如をカバーするための客観的情報を理解し、正確な収集方法を習得しておく必要がある。さらに、それらの情報を解釈・分析できる能力を身につけ、常に異常・悪化の早期発見と対処に努めなければならない。

3. 救命救急処置の準備と実践能力の重要性

　重症な意識障害のある急性期患者の看護にあたっては、常に救命救急処置を行えるよう物品を点検・準備しておき、さらに実際にケアできなければならない。また、病状によっては、ただちに外科的治療（手術）の適応となる場合も多い。治療方針に沿ってスムーズに適切な看護が行えるように予測的アセスメント力を養い、同時に医療チームメンバーとのコミュニケーションを密にすることが大切である。

4. 体位変換、移動時の注意

　意識障害や麻痺のある患者は、体位変換、移動などの際に、看護師の未熟な技術により関節の脱臼や骨折などを起こしやすいので注意する。

5. リハビリテーションの目標

　理学療法士、作業療法士、言語聴覚士などとの連絡を密にしながら、日常生活動作行動の再獲得と自立を目標に援助していく。機能訓練を日常生活に取り入れると同時に、患者が自分はやればできるという**自己効力感（self-efficacy）**を高めるような働きかけを家族とともに根気強く継続する必要がある。

6. 人格を尊重したケア

　意識のない患者は、人間の基本的欲求のすべての充足に援助を必要とする。援助に際しては、意識がなくとも人格を尊重し、声かけをしながらていねいに、これまでの生活習慣やパターンを考慮したケアを行う。また、意識に障害があっても聴覚が働いていることがあるので、ケアの際の声かけの励行と同時に、不用意な会話をすることがないよう留意することが重要である。家族にもこれらに留意するよう説明しておく。

7. 家族への配慮

　突然の意識障害は、家族に大きな衝撃を与えるが、救命救急処置に集中している医師や看護師は家族に対して配慮が欠如しやすい。必要に応じて、医師・看護師が状況や経過を説明し、少しでも不安を軽減できるよう努める。

　長期入院、長く続く生命危機状態、体力や免疫力の低下とそれによる問題、容姿の急激な変化、コミュニケーションの混乱・困難さなどをはじめ多くの問題を長期にもつ患者を世話する家族の身体的・精神心理的・経済・社会的問題の深刻さは計り知れない。自宅療養へ移行した後も、これらの諸問題は変容しながらも持続し、状況によっては家庭崩壊に至ることすらある。したがって、看護職者は家族が関連する機関や専門家を活用できるよう具体的に相談・助言にあたり、患者の闘病意欲と家族の介護意欲を維持・増進できるよう努める必要がある。とくに介護を担当する家族が短時間であっても自分のための自由時間を取り、使うことができるよう、専門家と他の家族メンバーの協力が得られるように工夫する必要がある。

1. 目標に近づいたか否か

1) 意識レベルが改善したか。

2) 健康レベルが現在よりも低下せず、全身状態が安定したか。

3) 日常生活に必要なセルフケア能力が向上したか。

4) 少なくとも「成り行き」にあげた問題 [1) 気道閉塞、窒息ならびに呼吸器感染、2) 転倒・転落、外傷、熱傷、チューブ類の抜去などの事故、3) コミュニケーション障害、4) セルフケア不足、原疾患とこれらによる栄養状態の低下、下痢、便秘、水・電解質の異常など、5) 褥瘡、6) 機能性失禁、尿路感染、7) 関節の拘縮・変形、筋力低下、静脈血栓症などの廃用症候群、8) 意識回復時の身体能力喪失に伴う悲嘆、不安、無力感、抑うつ、自尊感情の低下など、9) 意識回復後の高次脳機能障害による失語、失行、失認など、10) 脳の不可逆的変化 (脳死) など] を起こさなかったか。

2. 看護過程、とくに看護計画の評価・修正

患者や家族の状態や行動が目標に近づいていない場合は、看護過程、とくに看護計画の立案段階のどこに問題があったのか、さらに診断段階に誤りがなかったかなどを追究する必要がある。

引用・参考文献

1) 金澤一郎, 永井良三編：今日の診断指針. 第 7 版, 医学書院, 2015.

2) 鈴木重明, 福内靖男：意識障害を主徴とする脳血管障害. Clinical Neuroscience, 20(4)：423 ～ 425, 2002.

3) 水野美邦編：神経内科ハンドブック. 第 3 版, 医学書院, 2002.

4) 井村裕夫ほか編：意識障害. わかりやすい内科学. 第 4 版, 文光堂, 2014.

5) Jennett, B., Teasdale, G.：Manegement of head injuries. FA Davis, 1981.

6) 永井厚志ほか編：症状からみた診断へのアプローチ. 意識障害, メジカルビュー社, 2001.

27 感覚障害

sensory disturbance

●オリエンテーション・マップ

原因・誘因 (p.403)

末梢神経の障害
1) 単神経型
2) 神経叢型
3) 神経根型
4) 手袋・靴下型

脊髄の障害
1) 脊髄完全横断型
2) 脊髄半側障害型
3) 宙吊り型
4) 仙髄回避型
5) サドル型

脳の障害
1) 交叉性半身感覚障害型
2) 視床障害型
3) 大脳性感覚障害型

その他
1) 転換性障害
2) ストレスや精神的ショック
3) 過換気症候群など

感覚障害

感覚障害の内容・程度
• 感覚過敏
• 感覚鈍麻・脱失
• 異常感覚、錯覚
• 灼熱感など

神経痛と特殊な感覚異常
• 視床痛
• 三叉神経痛
• 後頭神経痛
• 舌咽神経痛
• 坐骨神経痛
• 放散痛など

随伴症状 (p.408)

(1) 疼痛
(2) しびれ感
(3) 違和感
(4) 不快感
(5) 灼熱感
(6) 食欲不振
(7) 筋力低下
(8) イライラ感など

〈併発しやすい神経障害〉
(1) 運動麻痺や錐体路徴候
(2) 膀胱直腸障害
(3) めまい・嗄声などの脳神経症状、呼吸障害、意識障害など

成り行き（二次的問題 p.408）

1) 熱傷や凍傷、皮膚・粘膜損傷
2) 転倒・転落、外傷などの事故
3) 運動機能の低下ならびに関節拘縮
4) 睡眠障害
5) 褥瘡、感染
6) 日常生活動作行動の狭小化、セルフケア不足
7) 医療への不信感、予後や将来への不安、うつ状態
8) ボディイメージの混乱、自尊感情の低下、対人関係の狭小化
9) 喪失体験に伴う悲嘆

27 感覚障害

観察OP (p.414)

看護療法TP・教育EP (p.414) (p.417)

1. 苦痛の緩和

2. 身体の保護・危険防止

3. 身体の清潔

4. 関節の拘縮・筋力低下の予防

5. セルフケアの拡大

6. 精神的な支持

7. 気分転換活動・リラクセーション法の実施

8. リハビリテーション

1. 感覚の定義

　　感覚は、知覚とほぼ同義語として用いられることが多く、感覚とはそれぞれの感覚受容器によって受け取られた刺激が感覚伝導路を通って大脳皮質感覚野（感覚中枢）に達し、その刺激となった対象物の熱い、痛いなどの性質や、大きい、かたいといった形態などを感知し、分別することをいう。

　　感覚は、外界や生体内の異常を知らせるシグナルであり、生体の重要な防御機能としての役割を果たすとともに、心地よい感覚は精神的な安寧をもたらし、生活を豊かにする。

2. 感覚の種類

　　感覚には、以下の種類がある。

1) **特殊感覚**：嗅覚、視覚、聴覚、平衡覚、味覚
2) **体性感覚**

   （1）**表在感覚**（皮膚感覚）：皮膚や粘膜の感覚で、触覚、痛覚、温度覚（温・冷覚）をさす。

   （2）**深部感覚**（固有感覚）：骨膜、筋肉、腱、関節などから起こる運動覚、関節位置覚、立体覚、圧覚、深部痛覚、振動覚などをさす。なお、あまり自覚されないが、関節の位置や筋緊張などの情報を提供し、運動には不可欠である。

   （3）**複合感覚**（識別感覚、皮質感覚）：大脳皮質、とくに頭頂葉が関与した高度な感覚である立体感覚、二点識別覚、重量認知、皮膚書字覚、大きさ・形・かたさ・材質などの手触り認知能などをさす。

3) **内臓感覚**：内臓から伝えられる種々の感覚（臓器感覚、内臓痛）をさす。

3. 感覚の伝わり方

　　これ以降は、上記 2–2) の「**体性感覚**」に限定して**図 1** と合わせて解説する。

　　神経系は、神経細胞とそこから出ている神経線維（神経突起）を最小単位としており、これを**ニューロン**という。この神経線維の集まりが伝導路である。このうち、末梢から中枢に向かう**上行性（求心性）の伝導路**が**感覚の経路**である。**表在感覚、深部感覚**の経路は、以下の 4 種類に分けることができる。

1) 頸部・体幹・四肢からの**温痛覚**の伝導路
2) 頸部・体幹・四肢からの**触覚**の伝導路（原始的な触覚）の伝導路
3) 頸部・体幹・四肢からの**深部感覚と触覚**（識別覚）の伝導路
4) 顔面・頭部からの**深部感覚と触覚**の伝導路

　　これらは、おのおのの伝導路を通って中継点である視床（F）に集まり、内包後脚を経て、大脳皮質の**感覚中枢**（G）に伝えられる。

■ 基礎的知識2：感覚（知覚）障害

1. 感覚障害の定義

感覚障害とは、感覚伝導路の障害や転換性障害などの心因性の反応により、感覚受容器から入る種々の刺激を正常に知覚できない状態をいう。すなわち、感覚障害は、図1に示すように、刺激が入った部位から末梢神経、脊髄、脳幹、視床を経て、大脳皮質感覚野（感覚中枢）に至る感覚伝導路のいずれかの部位が障害されて発症する。

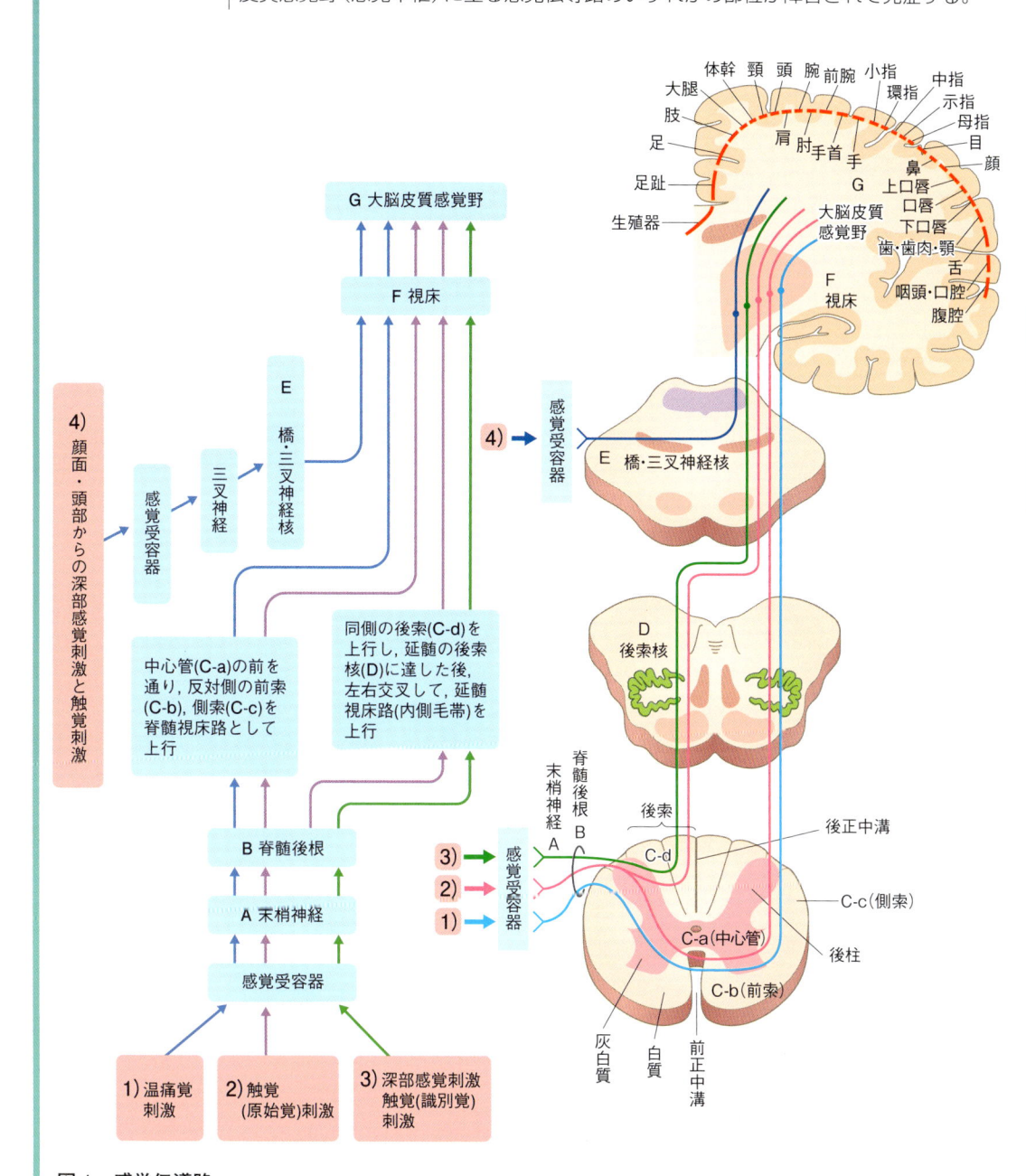

図1　感覚伝導路

2. 感覚障害の内容・程度による種類

感覚障害には、その内容・程度により次のような種類がある。患者はこれらの感覚を“しびれ”や“痛い”“熱い”などと訴えることが多いため、どのような感覚障害であるかを具体的に表現できるよう導く。

1) **感覚過敏**：ある刺激に対する触覚・痛覚・温度覚などの感覚閾値の低下により、その刺激を正常以上に強く知覚すること。すなわち、わずかな刺激にも強く反応し、その程度がひどくなると痛みとして知覚する。

2) **感覚鈍麻・感覚脱失**：ある刺激に対する感覚閾値が上昇することで、正常な感覚が鈍るか失われ、熱い、痛いなどの身体の危険を知らせるシグナルの感知が困難になっている状態である。

3) **異常感覚、錯覚**：異常感覚は、外的刺激がないにもかかわらず、自発的に生じる不快な感覚をいう。また錯覚は、外界刺激が加わったときに、これを違うものとして感じる異常な感覚をいう。両方とも感覚鈍麻と同時に認められることが多い。異常感覚の訴えとしては、“しびれる、うずく、ひびく、ピリピリ・ジンジン・チクチク・ムズムズする、蟻走感・何かが付着している”などがある。とくに“しびれ”は末梢神経から大脳皮質の感覚中枢に至る感覚伝導路のどのレベルの障害でも発生する。また錯覚には、不快な痛みを伴うことが多い。

4) **灼熱感**：末梢神経の外傷後に生じる、激しく灼けつくような感覚を伴った痛みである。痛みの範囲は、障害を受けた神経支配領域に一致する。

3. 神経痛と特殊な感覚異常

感覚障害は、種々の刺激を受け取る感覚受容器から大脳皮質の感覚野（感覚中枢）に至る感覚伝導路のいずれかの部位が障害されることによって、主に以下の神経痛と特殊な感覚異常も発症させる。

1) **視床痛**：視床痛は、視床の出血や梗塞などの後遺症として、反対側の顔面を含む半身に生じる耐え難い持続的な異常感覚（ジンジン、ビリビリなど）と痛みである（p.407 **図18**）。

2) **三叉神経痛（図2）**：顔面のしびれは、後述の「脳の障害による感覚障害」（p.407）の脳幹部の病変によっても発症するが、一般に第V脳神経である三叉神経の病変によることが多い。三叉神経痛は、知覚性の三叉神経節の先で3枝（第I・II・III枝）に分かれた第II・第III枝の領域で多発する。なお、**図2**の第I枝は眼神経、第II枝は上顎神経、第III枝は下顎神経の各領域である。三叉神経痛の持続時間は短いが、繰り返される顔面領域の間欠的な神経痛であり、“刺すような”とか、“きりで揉まれるような”と表現される鋭い痛みであり、咀嚼運動で誘発されることもある。原因は不明なことが多い。

3) **後頭神経痛**：項部から後頭部にかけて、大後頭神経の走行に沿ったピリピリまたはキリキリとした痛みである。

4) **舌咽神経痛**：咽頭や舌の付け根から、側頭部へ放散する突き刺すような鋭い痛み発作である。

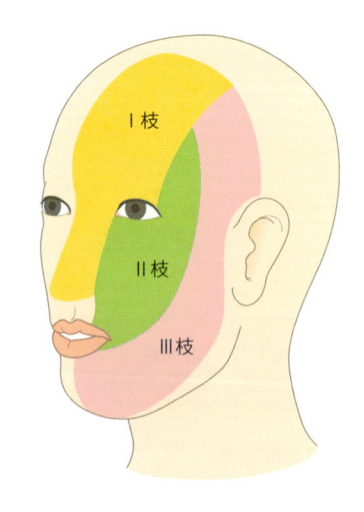

図2　三叉神経の支配領域

5) **坐骨神経痛**：腰椎椎間板ヘルニアなどに伴って生じる腰部から大腿後面にかけての疼痛である。

6) **放散痛**：特定の内臓器官に激しい内蔵痛が発生したときに、その器官から離れているものの同じ帯にある皮膚領域に発生する鋭い疼痛をいう。努責、腹圧をかけるなどの脊椎腔内圧を高める動作は、内臓痛と同時に放散痛を誘発する。放散痛は脊髄神経の後根（知覚性）が圧迫されていることを示す徴候で、椎間板ヘルニアなどにみられる。

4. 障害部位による感覚障害の分類・原因・誘因ならびにメカニズムと特徴

感覚障害は、感覚伝導路の障害部位によって、「**末梢神経の障害による感覚障害**」「**脊髄の障害による感覚障害**」「**脳の障害による感覚障害**」に分類される。各末梢神経の支配領域を**図3**に、分節性感覚分布の覚え方を**図4**に示す。

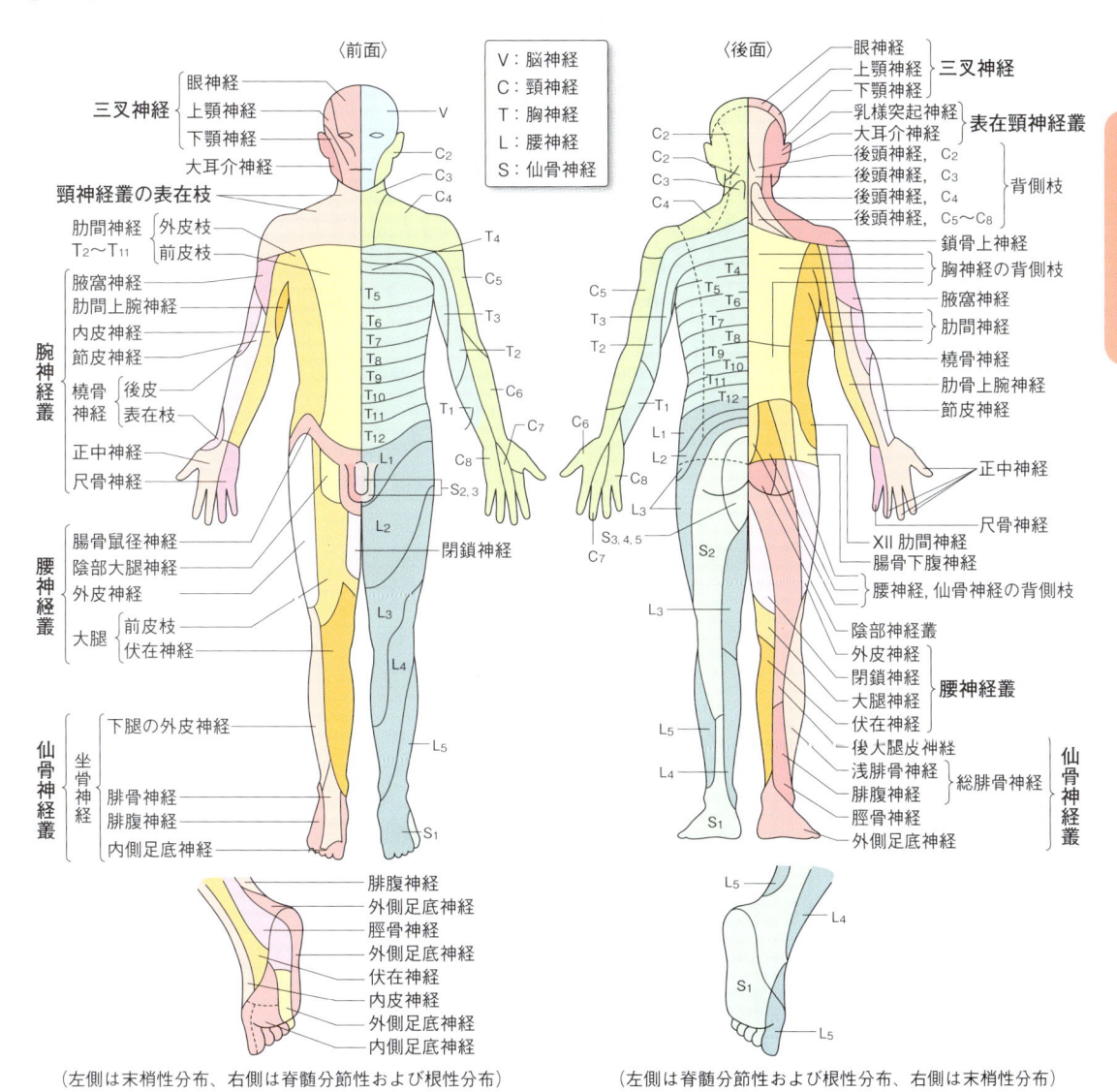

（左側は末梢性分布、右側は脊髄分節性および根性分布）　（左側は脊髄分節性および根性分布、右側は末梢性分布）

図3　皮膚の神経分布

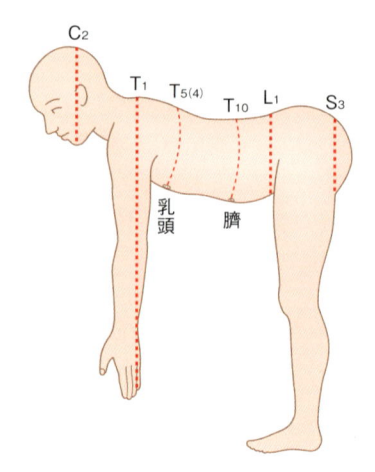

頭頂と下顎を結ぶ線は、三叉神経と C_2 との境界である。上肢のほぼ中央より、やや尺骨側の境界は T_1、乳頭を通る線は T_5 または T_4、臍は T_{10}、下肢の付け根前端は L_1、下肢の付け根後端は S_3 である

（田崎義昭, 斎藤佳雄著, 坂井文彦改訂：ベッドサイドの神経の診かた. 改訂18版, p.190, 南山堂, 2016. より改変）

図4 分節性感覚分布の覚え方

分類	主な原因・誘因	メカニズムと特徴	
末梢神経の障害による感覚障害	1) 単神経型感覚障害	(1) 外傷、圧迫、絞扼性神経障害、多発性単神経炎など	▶末梢神経が単一に障害されたために起こり、特徴として単一の神経支配領域に感覚障害が現れる。正中神経、尺骨神経、総腓骨神経などが障害されて起こる感覚障害は、長時間の圧迫によることが多い。病気でなくとも、長時間の圧迫によって次のようなしびれが生じる。たとえば、正中神経圧迫による手根管症候群では手掌にしびれが、また長時間肘をついた姿勢による尺骨神経の圧迫では手掌の手指側にしびれが生じる。また足を組むことによるしびれは、腓腹神経の圧迫によって生じる。 →図1-A の障害 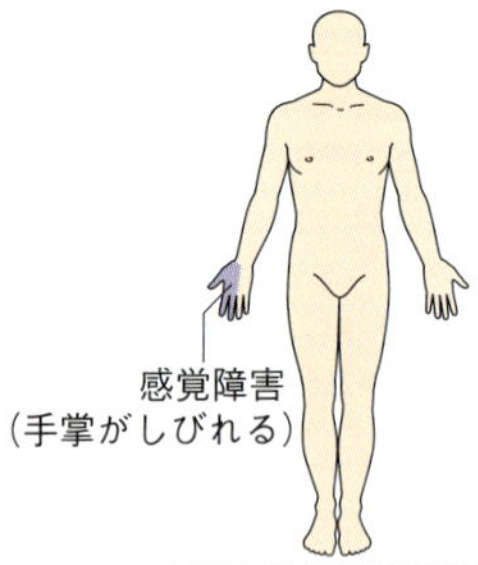
	2) 神経叢型感覚障害	(1) 神経叢炎、腫瘍、外傷、圧迫、血行障害、放射線障害など	▶神経叢の障害により起こり、通常は一肢に限局する。主な神経叢は以下のような神経が集まってつくられている（図3）。 ・頸神経叢：第1〜4頸神経（C_1〜C_4） ・腕神経叢：第5頸神経〜第1胸神経（C_5〜T_1） ・腰神経叢：第12胸神経〜第4腰神経（T_{12}〜L_4）

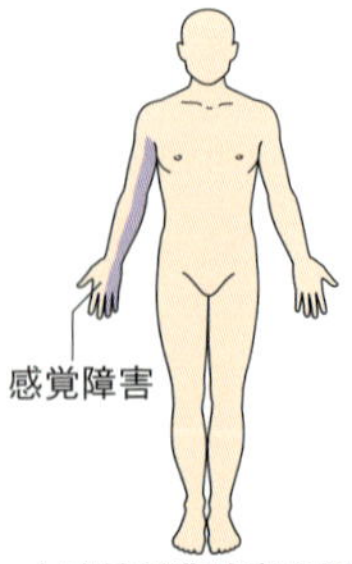

感覚障害（手掌がしびれる）

右正中神経障害の場合
図5 単神経型

感覚障害

右腕神経叢障害の場合
図6 神経叢型

・**仙骨神経叢**：第４腰神経～第３
仙骨神経（L₄～S₃）

3) 神経根型感覚障害	(1) 変形性脊椎症、椎間板ヘルニア、脊髄癆、脊椎カリエス、脊髄腫瘍、炎症性疾患など	▶脊髄後根の障害による。 →**図1-B**の障害 その障害部位は、各神経根の支配領域と一致している（**図3**）。また**根痛**といわれる特有な痛みを訴える。この痛みは、咳嗽、くしゃみ、起立時などに増強する特徴がある。

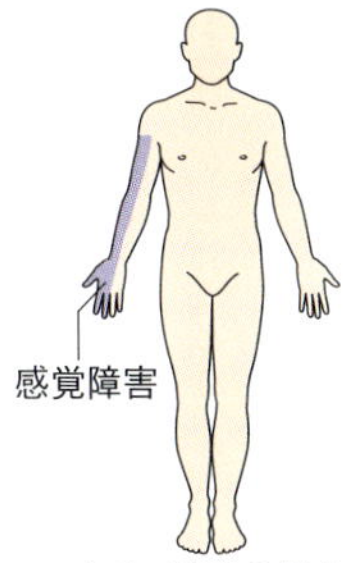

感覚障害

右 C₆ 障害の場合
図7　神経根型

4) 手袋・靴下型感覚障害	(1) 多発ニューロパチー：遺伝性、内分泌・代謝・栄養障害性、感染・アレルギー・炎症性、血管炎性、膠原病性、腫瘍性、中毒性など	▶末梢神経の軸索が多発性に障害されるもので、その特徴は四肢遠位部から始まり、手袋・靴下状の両側性・対称性に進行する。その境界線は不明確である。 →**図1-A**の障害 ▶ニューロパチー初期には、麻痺する前の末梢神経が刺激状態にあるため、ビリビリ、ジンジンする感覚障害が起こりやすい。

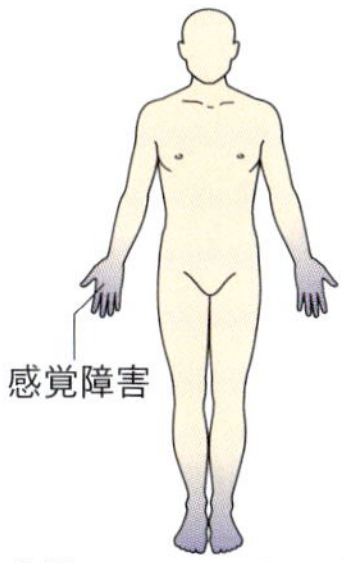

感覚障害

多発ニューロパチーの場合
図8　手袋・靴下型

1) 脊髄完全横断型感覚障害	(1) 脊髄損傷、脊髄腫瘍、横断性脊髄炎など	▶脊髄の前索、側索、後索にわたる完全横断性の障害 →**図1-C-a～d**の障害 胸髄以下の横断性病変では、下半身の痛覚、温度覚、触覚、深部覚などすべての感覚伝導路が断たれるために、障害部位以下の全感覚が障害される（**対麻痺**）。通常、**運動障害**や**膀胱直腸障害**を伴う。また障害部の上部の後根が刺激を受けるために、その領域に感覚過敏を呈する。

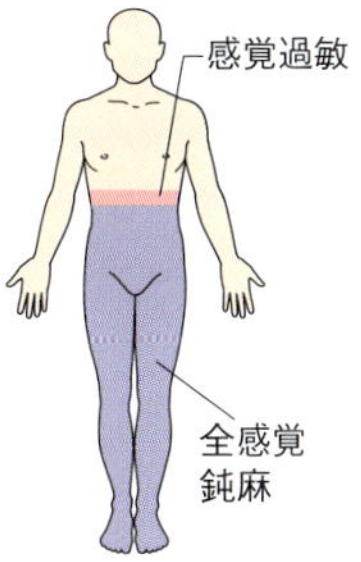

感覚過敏

全感覚鈍麻

図9　脊髄完全横断型

2) 脊髄半側障害型感覚障害	(1) 脊髄腫瘍、脊髄出血など	▶脊髄の半側横断障害により、以下の種々の障害をきたす（**図10**、**11**）。これらの症候群を**ブラウン-セカール症候群**という。 ・障害側病巣レベルの全感覚障害（脱失・消失）と上部の感覚過敏。さらに障害された髄節支配筋の筋力低下・萎縮 ・障害部位以下の同側の深部感覚障害 ・障害部位以下の反対側の深部覚は保たれるが、温痛覚低下・鈍麻

（左欄縦書き）**末梢神経の障害による感覚障害**　**脊髄の障害による感覚障害**

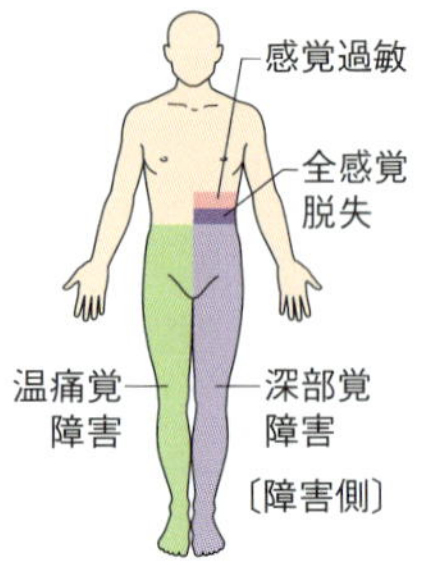

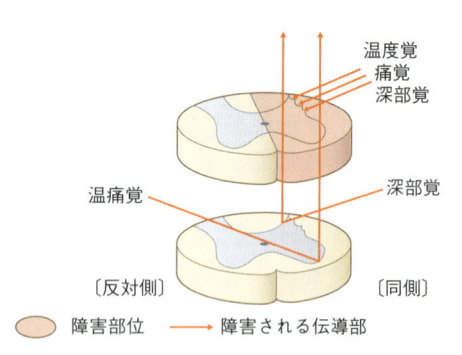

図10　脊髄半側障害型

図11　脊髄半側障害型のメカニズム

（図10のラベル）感覚過敏／全感覚脱失／温痛覚障害／深部覚障害／〔障害側〕

（図11のラベル）温度覚／痛覚／深部覚／温痛覚／深部覚／〔反対側〕／〔同側〕／■障害部位　→障害される伝導部

(1) 脊髄空洞症、脊髄腫瘍など

▶灰白質の中心部の病変により、そこで交叉する温痛覚のみが障害されて、触覚、深部感覚は障害されず解離性感覚障害をきたす。なお、**解離性感覚障害**とは、全感覚障害が起こらず、ある種の感覚の障害や残存のみられるものをいう。→**図1-C-a** の障害
なお頸髄、上部胸髄の中心管の障害では、**図12、13** のような宙吊り型を呈する。

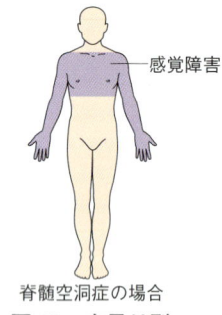

脊髄空洞症の場合

図12　宙吊り型

（ラベル）感覚障害

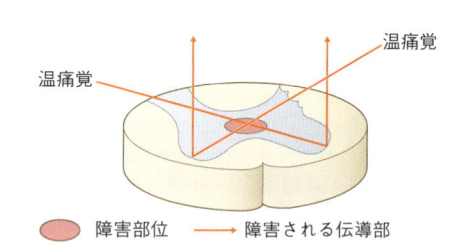

図13　宙吊り型のメカニズム

（ラベル）温痛覚／温痛覚／■障害部位　→障害される伝導部

(1) 頸・胸髄の髄内腫瘍

▶脊髄内の伝導路は**図14** の配列になることから、内側からの腫瘍では肛門・会陰部の感覚は最後まで残る。
→**図1-C-a ～ d** の障害

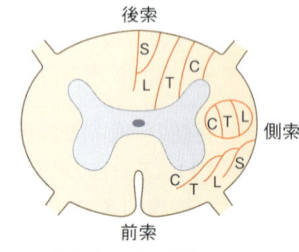

後索／側索／前索

C：頸, 上肢に関する線維
T：上部体幹に関する線維
L：体幹下部および下肢に関する線維
S：足および会陰部に関する線維

図14　脊髄内での伝導路

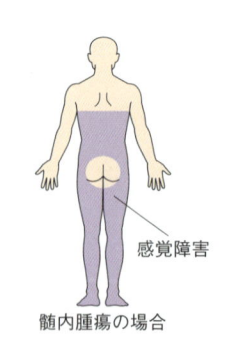

感覚障害

髄内腫瘍の場合

図15　仙髄回避型

脊髄の障害による感覚障害	5）サドル型感覚障害	（1）第1腰椎以下の腫瘍・骨折など

▶第2腰髄～第4仙髄の神経根と末梢神経からなる馬尾部の障害では、その神経支配領域である肛門周囲、会陰部を主とした部位の全感覚障害を認める（**図16**）。また多くは、尿閉、便失禁、勃起障害を伴う。
→**図1-C-a ～ d** の障害

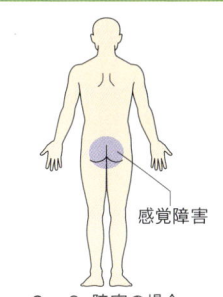

感覚障害

S₃～S₄障害の場合
図16　サドル型（騎袴型）

脳の障害による感覚障害	1）交叉性半身感覚障害型（脳幹部）感覚障害	（1）脳幹の腫瘍・出血・梗塞、脱髄疾患など

▶脳幹で三叉神経と三叉神経核が、脊髄視床路などとともに障害されると、障害のある側の顔面ならびに反対側の四肢、体幹の感覚がおかされる（**図17**）。
→**図1-E** の障害

（2）**ワレンベルグ症候群**（後下小脳動脈血栓、延髄外側症候群）

▶三叉神経は脳神経の中では最も太く、知覚根と運動根をもつ。知覚性の三叉神経節の先は、**図2**（p.402）、**図3**（p.403）に示したように3枝（第Ⅰ枝・第Ⅱ枝・Ⅲ枝）に分かれ、おのおのの領域の顔面の皮膚や粘膜に分布する。**三叉神経痛**は、第Ⅰ枝領域よりも、第Ⅱ・第Ⅲ枝領域に多く発症する。なお、三叉神経痛の特徴については p.402 を参照されたい。

▶延髄背外側の病変によって障害側の顔面と反対側の四肢、体幹に温度覚、痛覚などの**交叉性温痛覚障害**が出現する。

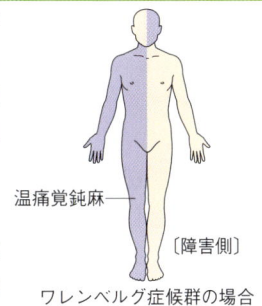

温痛覚鈍麻　　　〔障害側〕

ワレンベルグ症候群の場合
図17　交叉性半身感覚障害型

	2）視床障害型感覚障害	（1）脳血管障害、脳腫瘍、梗塞の後遺症など

▶視床は全感覚が集合する中継所であるため、障害部位の反対側の顔面を含む半身の全感覚が障害される（**片麻痺**、**片側性感覚障害**）。また、あらゆる刺激に対して過敏に反応する耐えがたいジンジン、ピリピリした自発痛（**視床痛**）を障害の反対側に伴う。
→**図1-F** の障害

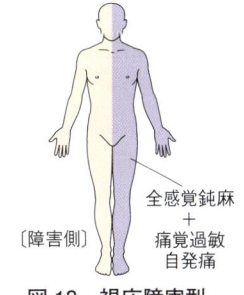

〔障害側〕　　全感覚鈍麻
＋
痛覚過敏
自発痛

図18　視床障害型

脳の障害による感覚障害	3）大脳性感覚障害型感覚障害	（1）脳血管障害、脳腫瘍など	▶大脳皮質感覚野の病変では、反対側の半身性感覚鈍麻、立体覚や二点識別覚などの障害がみられる。この片側性感覚障害は、感覚野の障害部位に対応した部分に現れる。 →図1-Gの障害 ▶感覚野は、運動野と位置的に近いため、運動麻痺を伴うことが多い。

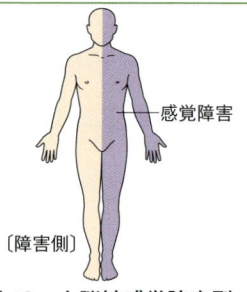

〔障害側〕

図19　大脳性感覚障害型

その他	転換性感覚障害型感覚障害	（1）転換性障害 （2）ストレスや精神的ショック （3）過換気症候群	▶解剖学的な脊椎分節性や末梢神経分布に一致せず、さまざまなパターンを示す。検査結果も一定しない。多くは運動障害を併せて訴える場合が多い。

5. 感覚障害の随伴症状と併発しやすい神経障害

1）随伴症状
　（1）疼痛
　（2）しびれ感
　（3）違和感
　（4）不快感
　（5）灼熱感
　（6）食欲不振
　（7）筋力低下
　（8）イライラ感など

2）併発しやすい神経障害
　（1）求心性の感覚神経と遠心性の運動神経、および大脳皮質における感覚野・運動野は、解剖学的に近位に並行して位置しているため、感覚障害に伴って**運動麻痺**や**錐体路徴候**（随意運動麻痺、筋力低下、巧緻運動障害、痙縮、深部腱反射亢進、バビンスキー反射陽性など）が出現する場合がある。
　（2）排便や排尿をつかさどる求心性・遠心性神経が同時におかされた場合には、**膀胱直腸障害**をきたす。
　（3）**めまい・嗄声**などの**脳神経症状**、**呼吸障害**、**意識障害**も出現することがある。

6. 感覚障害の「成り行き」
（悪化したときの二次的問題）

1）温度覚、痛覚、触覚などの障害による**熱傷や凍傷、皮膚・粘膜損傷**
2）触覚や位置覚、運動覚、振動覚、関節覚などの障害と筋力低下などによる**転倒・転落、外傷などの事故**
3）感覚障害とそれに伴う疼痛による**運動機能の低下ならびに関節拘縮**
4）感覚障害に伴う不快感、しびれ感、違和感、イライラ、疼痛ならびに体動困難などによる**睡眠障害**
5）痛覚・触覚障害、体動困難、食欲不振に伴う栄養状態の悪化などによる**褥瘡**、さらに**感染**
6）感覚障害、身体可動性の障害による**日常生活動作行動の狭小化、セルフケア不足**
7）感覚障害の長期化による**医療への不信感、予後や将来への不安**、うつ状態
8）感覚障害による**ボディイメージの混乱**、それによる**自尊感情の低下**、さらに**対人**

関係の狭小化など

9) 感覚障害と、それによって生じた種々の身体的・精神心理的・社会的**喪失体験**に伴う悲嘆

7. 感覚障害に対する主な診察と検査

1）問診

感覚障害の起因病巣が末梢神経あるいは脊髄、脳などの中枢神経のいずれであるかを四肢の腱反射の状態によって評価・判定する。一般に腱反射の低下は末梢神経障害、腱反射の亢進は中枢神経障害を疑い、必要な診療・検査へと進める。

(1) 患者が訴える"しびれ"が感覚障害のどのような種類を意味するかを確認する。ときに脱力あるいは運動麻痺を"しびれ"と表現することがあるので注意する。

(2) 障害部位や発症のしかた（発作性か持続性か）・経過、誘因の有無などは、病変の性質を知るうえできわめて重要である。急性発症は血管障害や感染症、アレルギー疾患を疑い、緩徐に進行するものは変性疾患、栄養障害、代謝性疾患などを示唆する。

(3) 職業歴、生活歴、家族歴、嗜好歴なども疾患の原因を特定するうえで有力な情報になる。

2）診察

まず、p.401 〜 408 の**図1 〜 19**に示した末梢神経・脊髄・脳障害による感覚障害の表在感覚、深部感覚、複合感覚の各障害の程度とその局在、分布について明らかにする。これらの所見に基づいて病巣診断を行う。所見のとり方を以下に示す。

(1) **表在感覚**

①**触覚**：筆、綿、紙片などを用いて、四肢、体幹、顔面で左右対称部位の比較、四肢末端と体幹などの比較を行う（**図20**）。

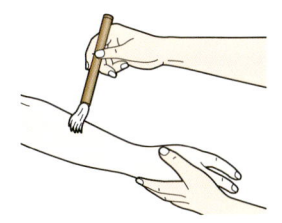

図20 触覚検査

②**痛覚**：針、ピン、痛覚計などを用いて調べる（**図21**）。

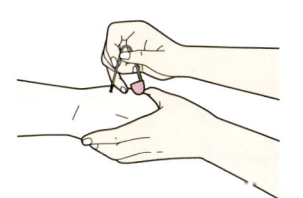

図21 痛覚検査

③**温度覚**：2本の試験管に冷水（4 〜 10℃）と温水（45 〜 48℃）を入れ、皮膚に数秒軽く当て検査する（**図22**）。

いずれも、感覚低下のはっきりしている部分について、半定量的にどの程度の感覚低下かを判断し、最後に感覚低下の領域を正確に特定する。

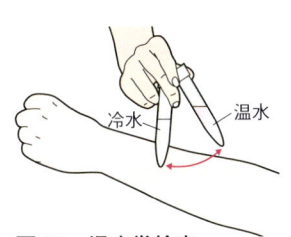

冷水　温水

図22 温度覚検査

（2）**深部感覚**

①**関節覚**：患者の手指や足趾を横からそっとつまみ、ほかの指趾に触れないようにして、上または下に曲げ、方向を答えてもらい、位置覚と運動覚を調べる（**図23**）。

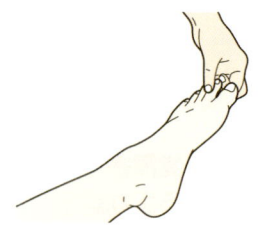

図23　関節覚検査

②**振動覚**：128Hz の音叉を骨の突出部（鎖骨、胸骨、棘状突起、膝蓋など）に当て、振動を感じる時間、強さなどを検査する（**図24**）。患者が感じなくなった時点で、検者の同部位に当てて、比較する。おおよそ、上肢で約15秒、下肢で約10秒感じていればほぼ正常。

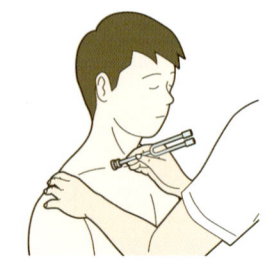

図24　振動覚検査

③**深部圧痛**：指でアキレス腱、腓腹筋、精巣、眼球、喉頭、上腹部など、正常ならば非常に痛みを感じるところを圧迫し、痛みの有無を調べる。

（3）**複合感覚**

　　表在感覚と深部感覚の異常がない場合に検査される。これらの感覚に障害がある場合は、複合感覚を調べる臨床的意義は低い。

①**二点識別覚**：ウェーバーのコンパスやツ反判定用ノギス（キャリパー）を用いて一点または二点を触れ、そのいずれかを答えてもらう（**図25**）。二点間の幅をだんだん狭くしていき、二点に感じる最小の距離を測る（**表1**）。この距離は部位によって大きく異なる。

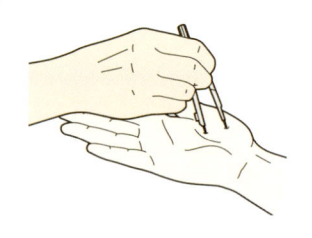

図25　二点識別覚検査

表1　二点を識別できる最小の距離

部位	舌尖	口唇	指先	手掌	手背	胸部	前腕	下肢	足底	背部	上腕	大腿
値 (mm)	1	2〜3	3〜8	8〜12	20〜30	40	40	40	15〜20	40〜70	75	75

②**文字識別覚**：指、マッチ棒などを用いて数字、記号、文字などを皮膚に書き、これを当てさせる。

③**立体感覚**：表在感覚が保たれている場合に、閉眼させて物体を握らせ、その物体が何かを言わせる。

④**二点同時刺激識別覚**：皮膚の二点を同時に刺激し、2つの刺激として感じるかどうかを調べる。

⑤**重量認知覚**：形とかたさが同じで重量の異なるおもりを用いて、重さの違いの認識ができるか調べる。

⑥**手触り認知覚**：粗さの異なった紙やすりを用いて、手触りの違いを認識できるかを調べる。

3）検査（図 26）

（1）感覚神経の伝導速度測定：感覚神経の活動電位を記録し、伝導速度を測定する方法（**表 2**）。末梢神経障害の客観的評価として有用である。

（2）体性感覚誘発反応：末梢神経に感覚刺激を与え、一定の時間をおいて大脳皮質感覚野に出現する誘発電位を記録する方法。とくに深部感覚（後索系）に障害がある場合は有用である。

（3）感覚神経生検：通常、鈍感覚神経である腓腹神経を 1 〜 2cm 取り出し、固定して光学および電子顕微鏡で調べる方法である。

（4）その他の一般検査

- 単純 X 線検査、CT 、MRI 、脊髄造影、脳脊髄液検査、ニューロメータなど

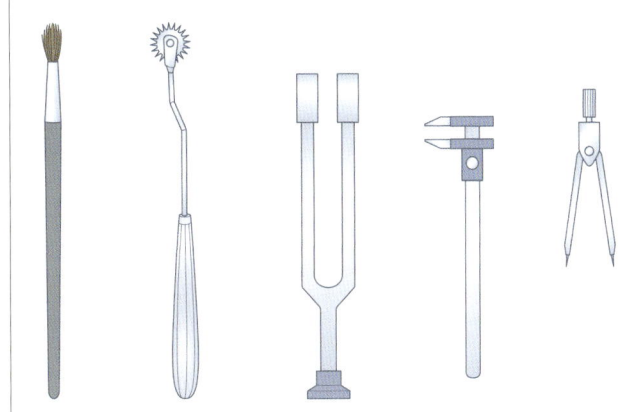

図 26　感覚検査の用具

表 2　正常な感覚神経伝導速度（m/ 秒）

	肘・手関節	手関節・指
正中神経	55 〜 74	45 〜 68
尺骨神経	54 〜 74	46 〜 60
	足関節・足背外側部	
腓腹神経	34 〜 49	

8. 感覚障害に対する主な治療

異常感覚や痛みに対しては、以下のような対症療法が一般に行われる。

1）薬物療法：ビタミン薬（**表 3**）、筋弛緩薬、抗不安薬（「**47** 不眠」p.788、**表 3** 参照）、副腎皮質ステロイド薬（「**41** ショック」p.655、**表 6** 参照）、非ステロイド性抗炎症薬（解熱鎮痛薬、**35** 発熱 p.542、**表 5** 参照）

　視床痛や神経痛では鎮痛薬が無効なことも多い。このような痛みや強いしびれにはカルバマゼピン、クロナゼパム、ガバペンチンのような抗痙攣薬（「**29** 痙攣」p.456、**表 4** 参照）やアミトリプチリン塩酸塩などの抗うつ薬が奏効することがある。また近年、末梢神経障害性疼痛治療薬としてプレガバリンが繁用されている。

2）安静療法：局所ならびに全身の安静

3）理学療法：低周波、赤外線、温熱・寒冷療法、牽引、感覚再教育や認知運動療法など

4）外科的療法：神経痛に対する神経ブロック、手術療法など

表3　感覚障害に用いられる主なビタミン薬

ビタミンB製剤には、末梢血管拡張作用や末梢神経機能賦活作用をもつものが少なくないことから感覚障害患者に用いられることが多い。
水溶性であるビタミンB群は、吸収されやすく、尿中への排泄もされやすいことから体内に貯蔵されることはない。したがって、アレルギー患者を除けば過剰投与によっても副作用が生じることがなく、安心して服薬できる。

分類	一般名(商品名)	効果発現メカニズム	主な副作用と注意事項
ビタミンB₁製剤	フルスルチアミン (アリナミンF) (アリナミンF注)	ビタミンB₁は糖質代謝に重要な役割を担っていることから、その糖質代謝が盛んな筋肉や神経系の機能と密接に関係している。したがって、ビタミンB₁はこれらの機能が障害された感覚障害と、頭痛、しびれ感、筋力低下、食欲不振、疲労感などの随伴症状や大脳機能の低下による抑制力の減退、イライラ、自己主張の亢進などに効果がある	**副作用**：発疹、胸やけ、胃部不快感、口内炎 **禁忌**：本剤成分過敏症の既往 **重大な副作用**：ショック
ビタミンB₆製剤	ピリドキサールリン酸エステル水和物 (ピドキサール、アデロキザール)	ビタミンB₆は蛋白質・アミノ酸の生成・分解の触媒酵素の補酵素の役割を担っている。また、大脳における刺激伝達物質γ-アミノ酪酸の生成、シナプスの刺激伝達に重要な各種アミン類(アドレナリン、ノルアドレナリンなど)の生成にも不可欠である。加えて消化器・皮膚症状・貧血のみならず神経症にも効果がある	**重大な副作用**：横紋筋融解症
ビタミンB₁₂製剤	メコバラミン (メチコバール) (メチコバール注)	ビタミンB₁₂には糖質・脂質の代謝ならびに造血機能に関与し、末梢神経障害にも効果があることから感覚障害に用いられることが多い。一般に葉酸と一緒に与薬すると血液改善や神経症状の改善に効果が上がるといわれている	**副作用**：発疹、悪心、嘔吐、食欲不振 **重大な副作用**：アナフィラキシー様反応

● 看護のポイント

第1・2段階　　アセスメント・診断

必要な情報	情報分析の視点
1. 感覚障害の有無・内容・程度 （基1 1～3、基2 1～3の活用) 　1)感覚障害の内容・程度、部位と範囲・性状や他の自覚症状 　　・感覚過敏、感覚鈍麻・脱失、異常感覚、錯感覚、灼熱感 　2)神経痛と特殊な感覚異常の有無と程度 **2. 感覚障害の随伴症状の有無と程度**（基2 5の活用) 　(1)疼痛、(2)しびれ感、(3)違和感、(4)不快感、(5)灼熱感、(6)食欲不振、(7)筋力低下、(8)イライラ感など **3. 他の神経障害の有無と程度**（基2 5の活用) 　(1)運動麻痺や錐体路徴候、(2)膀胱直腸障害、(3)めまい・嗄声などの脳神経症状、呼吸障害、意識障害など **4. 感覚障害の発生時期と経過** **5. 感覚障害の主な原因・誘因と程度・型・範囲** 　（基2 4の活用)	1. 感覚障害の種類と部位・範囲・性状・程度の明確化 2. 感覚障害と随伴症状の発生時期と現在までの経過の明確化 3. 感覚障害に伴いやすい他の神経障害と日常生活動作・行動への影響 4. 感覚障害の原因・誘因とそのメカニズムの明確化 5. 感覚障害の「成り行き」の明確化

1) **末梢神経の障害**：外傷、圧迫、絞扼性神経障害、神経叢炎、腫瘍、多発ニューロパチーなど
　[型] 単神経型、神経叢型、神経根型、手袋・靴下型
　（図5～8）

2) **脊髄の障害**：脊髄損傷、脊髄腫瘍、横断性脊髄炎、脊髄出血、脊髄空洞症、腰椎骨折など
　[型] 脊髄完全横断型、脊髄半側障害型、宙吊り型、仙髄回避型、サドル型（図9～16）

3) **脳の障害**：脳腫瘍、脳血管障害など
　[型] 交叉性半身感覚障害型、視床障害型、大脳性感覚障害型（図17～19）

4) **その他**：転換性障害、ストレス、精神的ショック、過換気症候群など

6. **感覚障害に対する診察と検査の結果**（基2 7の活用）

1) 問診：既往歴、職業歴、生活歴、家族歴、嗜好歴など

2) 診察：表在感覚、深部感覚、複合感覚

3) 検査：感覚神経の伝導速度測定、体性感覚誘発反応、感覚神経生検、単純X線検査、CT、MRI、脊髄造影、脳脊髄液検査、ニューロメータなど

7. **感覚障害に対する治療内容と効果・副作用**
（基2 8の活用）

1) 薬物療法、2) 安静療法、3) 理学療法、4) 外科的療法など

8. **感覚障害の「成り行き」の有無と程度**（基2 6の活用）

9. **感覚障害と検査・治療・予後などに対する患者や家族の反応と期待**

10. **感覚障害によって熱傷や凍傷、皮膚・粘膜損傷などの危険をもたらしやすい危険因子**（生活環境上、日常生活動作行動上、職種上など）**の有無とその対処行動**（基2 6の活用）

▶「成り行き」として以下の問題を生じやすい。

1) 温度覚、痛覚、触覚などの障害による**熱傷や凍傷、皮膚・粘膜損傷**

2) 触覚や位置覚、運動覚、振動覚、関節覚などの障害と筋力低下などによる**転倒・転落、外傷などの事故**

3) 感覚障害とそれに伴う疼痛による**運動機能の低下ならびに関節拘縮**

4) 感覚障害に伴う不快感、しびれ感、違和感、イライラ、疼痛ならびに体動困難などによる**睡眠障害**

5) 痛覚・触覚障害、体動困難、食欲不振に伴う栄養状態の悪化などによる**褥瘡**、さらに**感染**

6) 感覚障害、身体可動性の障害による**日常生活動作行動の狭小化、セルフケア不足**

7) 感覚障害の長期化による**医療への不信感、予後や将来への不安、うつ状態**

8) 感覚障害による**ボディイメージの混乱**、それによる**自尊感情の低下**、さらに**対人関係の狭小化**など

9) 感覚障害と、それによって生じた種々の身体的・精神心理的・社会的**喪失体験に伴う悲嘆**

第3段階　看護計画の立案

●**目標設定の視点**　1. 感覚障害による自覚症状（疼痛や異常感覚であるしびれ感、不快感など）が軽減・消失する。
2. 患者と家族が感覚障害による危険因子を認識し、自ら除去・対処できる。
3. 日常生活動作行動に対する感覚障害の影響を現在より増大させない。
4. 感覚障害が可能な限り軽減・消失する。
5. 少なくとも「成り行き」にあげた問題を引き起こさない。

●**対策の立案** 対象固有の感覚障害の原因・誘因ならびに現れている障害が感覚の鈍麻・脱失・過敏、あるいは異常感覚・錯感覚、灼熱感などのいずれであるかを明らかにし、その程度・範囲をふまえて対策を選択・決定する。 (基1 3、基2 1〜8の活用)

対策の種類	対策の根拠
観察（OP） 1. 感覚障害の種類・部位・範囲・性状・程度の変化 2. 随伴症状の変化 3. 他の神経障害の有無と程度の変化 4. 感覚障害の原因・誘因の増減 5. 感覚障害に対する診察と検査結果の変化 6. 感覚障害に対する治療内容と効果・副作用 7. 感覚障害の「成り行き」の有無と程度。とくに感覚障害による熱傷や凍傷、皮膚・粘膜損傷などの危険因子の有無と対処行動 8. 感覚障害と検査・治療・予後などに対する患者や家族の反応と期待 ※観察の細かい項目は、アセスメント・診断段階と同じであるため省略する	1〜8の観察項目は、その患者が目標に近づいているか否かを最も端的に表す情報となる。 ▶患者と家族への個別的な教育・指導を効果的に計画・実施するために、感覚障害による危険性や苦痛に対する対処行動の習得状況を経時的に把握し、記録・分析する。
看護療法（TP） 1. 苦痛（感覚過敏、異常感覚など）の緩和 　1）身体への刺激を避けて安静保持、良好な休息・睡眠を促すための援助 　　（1）やわらかい布地や圧迫しない形の寝衣・寝具類の使用 　　（2）叩く、圧迫するなどの刺激を避ける 　2）温罨法・冷罨法 　3）マッサージなど	▶感覚過敏の際は、わずかな刺激にも敏感に反応し苦痛を感じる。したがって、日常生活のなかで身体への刺激となるものから患者を守る必要がある。(基2 2、4、8の活用) 疼痛やしびれをはじめとする異常感覚や錯覚、灼熱感などによって、安楽や睡眠の障害をきたしている場合は、患者の好みや希望を取り入れたおのおのに対する処置ケアと同時に静かな環境を整備し、休息をはかる。 ▶しびれや痛みなどには罨法やマッサージなどが役立つことがある。しかし、触れること自体がこれらの苦痛を増強する場合もある。乾性温罨法の代表である湯たんぽ使用時は、金属よりも熱の伝導率が小さく湯温が下がりにくいゴム製湯たんぽが望ましい。60℃以下の湯を2/3ほど入れ、空気を完全に抜いて栓をし、漏れがないことを確認した後に、保温性の高いフランネルやタオルなどのカバーで全体を包んで貼用する。なお、温・冷罨法は医師の指示による治療方法や患者の心身の安楽方法として用いられる。とくに後者の場合は、看護判断のもとで患者の好みを大切

にして、罨法の種類、貼用部位・時間、温度など
を決定し、定期的な観察・交換を継続し、さらに
貼用中・後の評価・修正と記録などを心得て積極的
に活用することが望ましい。（基2 2、4、8の活用）

2. 身体の保護・危険防止

1）熱傷・凍傷の予防
　（1）温罨法・冷罨法、入浴、洗髪、清拭時など
　　　の温度調整

▶温度覚、痛覚、触覚などの表在感覚（皮膚感覚）
が障害されている場合は、身体の危険を感知す
ることができず、熱傷や凍傷、皮膚・粘膜損傷を
起こしやすい。また灼熱感がある場合は、それ
による苦痛も生じる。したがって温度調整とと
もに言葉かけを多くし、危険を防ぐ。
（基2 6の活用）

　（2）感覚障害部位の保護

▶顔面に障害がある場合には、帽子やスカーフな
どで風や日光の刺激を避ける工夫を行う。

2）褥瘡予防
　（1）圧迫の除去（体位変換、褥瘡予防用具の使
　　　用など）、皮膚の清潔、マッサージなど

▶感覚障害によって同一体位による疼痛・不快・苦
痛を感じない患者の場合は体位変換の必要性を
認識しにくく、褥瘡の発生・悪化をきたしやすい。
したがって、体位変換の必要性を説明し、定期
的な体位変換と皮膚・粘膜の観察を継続する必要
がある。（基2 6の活用）

3）外傷・転倒などの予防
　（1）衣服、靴下、手袋、滑りにくい靴、頭部
　　　保護帽・ヘルメットなどの着用
　（2）床や病室の整備（危険物除去、滑り止めや
　　　低いベッドの使用、手すりや補助具の活
　　　用）
　（3）閉眼時や暗闇はバランスをくずしやすい
　　　ので注意する
　（4）立位時は両脚を広く開き、安定をはかる
　（5）全身の観察を行い、皮膚の損傷の有無を
　　　確認する

▶運動覚、関節位置覚、振動覚などの深部感覚が
障害されている場合は、自分の手足の相対的位
置や運動の状態を把握しにくく、また姿勢を意
識したり、バランスをとることも難しい。した
がって、歩行時の危険防止には、自分の関節の
位置や四肢の位置と同時に床の凹凸も、見て確
認するよう指導する。また周囲の環境整備や暗
所での行動を控える。加えて、感覚障害患者は
血圧の変動・低下、呼吸機能や栄養状態に問題を
抱えやすいために、臥位から立位、立位から歩
行へと進む際にめまいやよろめきなどによって
転倒・外傷などを起こしやすいことも常に念頭に
おき、援助する必要がある。（基1 2、基2 6の活用）

3. 身体の清潔

▶膀胱直腸障害や肛門部・陰部の感覚障害がある場
合には、排泄の状態を頻回に観察して確認し、
清潔、乾燥に努める。また感覚障害のある患者は、
保清行為中に熱傷や擦過傷などを起こしやすい
ため、正しい方法で行われているか否かを観察
し助言や介助を行う。（基2 2〜6の活用）

4. 関節の拘縮・筋力低下の予防

1）良肢位の保持
2）適度な自動・他動運動

▶感覚障害のある患者の多くは、疼痛による運動
の自己制限や運動機能の障害を伴う。良肢位の
保持や適度な運動は、関節の拘縮・変形や残存す

看護療法（TP）

<table>
<tr><td rowspan="5" style="writing-mode: vertical-rl">看護療法（TP）</td><td></td><td>る筋力の低下を防ぐばかりでなく、心肺機能の低下、沈下性肺炎、褥瘡などの発生防止にもつながる。さらに運動量の増加は自信や自尊感情を高めたり、精神心理的・社会的問題の発生・悪化防止にもつながることから自動・他動運動を患者、家族と一緒に計画し、根気よく継続する必要がある。（基2 4～6の活用）</td></tr>
</table>

看護療法（TP）		
		る筋力の低下を防ぐばかりでなく、心肺機能の低下、沈下性肺炎、褥瘡などの発生防止にもつながる。さらに運動量の増加は自信や自尊感情を高めたり、精神心理的・社会的問題の発生・悪化防止にもつながることから自動・他動運動を患者、家族と一緒に計画し、根気よく継続する必要がある。（基2 4～6の活用）
	5. セルフケアの拡大	▶痛みやしびれなどの異常感覚や上肢の深部感覚の障害は、セルフケア遂行の妨げになりやすい。そのため患者の日常生活動作行動は、残存機能を活用し工夫する。（基2 2、3、5、6の活用）
	6. 精神的な支持	▶感覚障害とそれによる身体的・精神心理的・社会的問題は、一種の重大な喪失体験であり、しかも一時的な障害でなく、長い経過をたどる場合が多いことから、障害受容段階に応じた支援が重要になる。たとえば、上田敏氏の障害受容の心理過程の理論を活用するならば、現時点の患者が「第1段階：**ショック期**、第2段階：**否定期**、第3段階：**混乱期**、第4段階：**解決への努力期**、第5段階：**障害の受容期**」のいずれの段階にいるかをまず最初に総合的にアセスメント・診断し、次にその心理段階に応じた支援活動を行うことが重要である。 障害の受容過程を通してその患者が他者や過去の自分との比較から脱して、自分が現在もっている価値に目を向け、その資産価値を拡大させること、また感覚障害による悪影響を少しでも減じて人間的価値を低下させないこと、さらに身体の外観を従属的なものにすることなどに向かって、少しでも積極的な生活態度に転じることができる看護ケア、チーム医療を目指す必要がある。（基2 6の活用）
	7. 気分転換活動・リラクセーション法の実施	
	8. リハビリテーション 　1）感覚再教育 　2）認知運動療法	▶理学療法士、作業療法士、医師などと連携して、障害の受容段階や日常生活動作行動の改善・拡大段階に応じた方法を日常生活の中で実践し、少しの進歩でも患者や家族にフィードバックして意欲を高める必要がある。

教育（EP）	1. 感覚障害の種類・部位・範囲・性状・程度などの主観的情報、たとえば、しびれ感、痛みなどを報告できるよう指導する	▶感覚障害の好転・悪化を判断するには、客観的情報と同時に患者の主観的情報が重要となる。（基2 2、3の活用）
	2. 前記の看護療法項目の1〜8について説明・指導する。とくに熱傷や凍傷、皮膚・粘膜損傷、転倒、関節の拘縮、筋力低下などの予防については、具体的に説明、指導する。さらに、感覚障害をもちながらも、その人が自分の生活や対人関係などを拡大していけるよう患者と家族に説明、指導する	▶感覚障害は一般に長い経過をたどる。したがって安全・安楽に療養生活を送るためには、患者や家族が危険因子を避け、障害をもちながらもその人らしい生活や対人関係を維持できるよう知識や日常生活に必要な技術・方法などを実際に使えるレベルまで習得できるよう導く。 ▶障害を心身全体の障害に拡大させず、局所にとどめ、これからの生活を再構築できるよう患者、家族の気持ちを大切にしながら一緒に歩む姿勢が重要である。

第3・4段階　看護計画の立案・実施時の留意点

1. 感覚障害が急に発症したときの対応

急性に発症した全身あるいは半身の感覚障害患者では、生命危機を想定して、意識レベル、呼吸、心拍、脈拍、血圧と脈圧、皮膚症状（蒼白、チアノーゼ、冷汗）、尿量などをはじめ全身状態を観察する。同時にただちに諸検査と救急処置が行えるよう準備、介助、管理を行う。

2. 主観的訴えの把握

感覚鈍麻、異常感覚などの部位・範囲・性状・程度は、主に患者の主観的な訴えから把握する。したがって、患者を緊張させずに十分訴えを聴く必要がある。

3. 診察用具の整備、保温、プライバシーへの配慮

感覚障害のある患者の診察にあたっては、神経学的な診察用具を用いるため、常に整備しておく。さらに診察の範囲が局所のみならず全身に及ぶことが多いため、保温、プライバシー確保などの配慮を行う。

4. 感覚鈍麻・脱失のある患者に対する留意点

感覚鈍麻、脱失などのある患者では、創傷があっても痛みを自覚できないため、患部の安静を保ちにくい。したがって安静を必要とする場合は、説明・指導ならびに必要時、患者や家族の了解を得て抑制などを行う場合もある。また疼痛を自覚できないことから、創傷の悪化の発見が遅れる危険性があるため観察を十分行う。

5. 共感的理解

目に見えない症状であっても、感覚障害は患者に大きな苦痛・不安、悲嘆や抑うつなどをもたらすことから、患者自身が感じていることをありのままに受け止める共感的理解が重要である。すなわち、看護師と患者が出会った時点では、両者が相手を患者役割、看護師役割の各担い手として認識する。しかし、誠実な相互作用を日々重ねるうちに、看護師はやがてその患者が1人の人間として心底苦しんでいる私的世界を自分も同じように感じることができるようになり、その患者をありのまま受容できるに至る。つまり看護師は、この人間関係の段階に至ってはじめて、その患者が抱えている根源的な問題に気づくことができ、その解決に患者とともに本格的な歩みを進めることが可能になるといえよう。

6. 具体的な生活指導

感覚障害のある患者は危険物から身を守ることができないことを常に念頭においてケアを行い、患者と家族にもそのことの自覚を促す。とくに退院に際しては、その人の日常生活を想定し、生活の方法を具体的に指導する。また、深部感覚の障害により、他者の足を踏んでいてもわからないことなどもあることから、周

りの人との関係が障害されないような工夫・配慮を患者・家族と一緒に検討する必要がある。

7. 日常生活におけるリハビリテーションの継続

　運動療法や温熱・光線療法、水治療法などの理学療法ならびに機能的・心理的・支持的・職業前的作業療法などの中から理学療法士や作業療法士をはじめとする医療チームで検討・選択した各患者にふさわしい項目を病棟の日常生活の中に取り入れて教育・訓練を継続する。日常生活に取り入れるこのような活動は、患者や家族のリハビリテーションの重要性に対する認識を高め、主体的・自主的な訓練の促進につながる。なお、これらの実践内容と結果をチームに報告し、次の療法の計画・実施の改善に役立てることも重要である。

8. 心地よい刺激を取り入れる

　感覚障害のない部位への心地よい刺激や視聴覚刺激を活用することによって、精神的な安寧や生活の豊かさを実感できるよう工夫する。

第5段階	評価の視点

1. 目標に近づいたか否か

　1) 感覚障害により出現する自覚症状（疼痛や異常感覚であるしびれ感、不快感など）が軽減・消失したか。

　2) 患者と家族が感覚障害による危険因子を認識し、自ら除去・対処できるようになったか。

　3) 日常生活動作行動に対する悪影響を現在よりも増大させなかったか。

　4) 感覚障害が現在よりも軽減・消失したか。

　5)「成り行き」にあげた問題［1) 熱傷や凍傷、皮膚・粘膜損傷、2) 転倒・転落、外傷などの事故、3) 運動機能の低下や関節拘縮、4) 睡眠障害、5) 褥瘡、感染、6) 日常生活動作行動の狭小化、セルフケア不足、7) 医療への不信感、予後や将来への不安、うつ状態、8) ボディイメージの混乱、自尊感情の低下、対人関係の狭小化、9) 喪失体験に伴う悲嘆など］を起こさなかったか。

2. 看護過程、とくに看護計画の評価・修正

　患者や家族の状態や行動が目標に近づいていない場合は、看護過程、とくに看護計画の立案段階のどこに問題があったのか、さらに診断段階に誤りがなかったかなどを追究する必要がある。

引用・参考文献

1) 井村裕夫ほか編：わかりやすい内科学. 第4版, p.634〜641, 文光堂, 2014.
2) 竹内博明, 山田淳夫：多発神経炎. 本邦臨床統計集 上巻. 日本臨牀, 50(増刊号)：152〜160, 1992.
3) 文村優一, 水澤英洋：四肢のしびれ. 臨牀看護, 26 (6)：871〜876, 2000.
4) 馬場元毅：絵でみる脳と神経. しくみと障害のメカニズム, JJN ブックス, 第2版, 医学書院, 2003.
5) 奥宮暁子, 石川ふみよ編：リハビリテーション看護. Nursing Selection 11, 学研メディカル秀潤社, 2007.
6) 橋本信也：症候の起こるメカニズム. JJN ブックス, 医学書院. 2008.
7) 田崎義昭, 斉藤佳雄著, 坂井文彦改訂：ベッドサイドの神経の診かた. 改訂18版, 南山堂, 2016.
8) 上田 敏：リハビリテーションの理論と実際. ミネルヴァ書房, 1992.
9) 上田 敏：リハビリテーション ── 新しい生き方を創る医学. 講談社, 1996.

28 運動麻痺

motor paralysis

●オリエンテーション・マップ

原因・誘因 (p.422)

1）運動神経系の障害
　（1）上位運動ニューロン障害
　　①大脳皮質運動野（限局性の脳腫瘍、前大脳動脈閉塞など）
　　②内包（脳血管障害など）
　　③脳幹（脳血管障害など）
　　④脊髄（外傷、脊髄腫瘍、椎間板ヘルニアなど）
　（2）下位運動ニューロン障害
　　①脊髄前角細胞（ポリオ、脊髄性進行性筋萎縮症など）
　　②末梢神経線維（外傷、神経炎など）
2）神経・筋接合部の障害
　　①神経・筋接合部（重症筋無力症、イートン-ランバート症候群など）
3）筋肉の障害
　　①筋肉（筋ジストロフィー、筋強直性ジストロフィー、多発性筋炎、電解質異常など）
4）その他の障害（心因性、転換性障害など）

運動麻痺

随伴症状 (p.426)

患者個々に出現・その危険性がある障害を以下から選び、その随伴症状を収集されたい
1）身体可動性障害
2）感覚障害
3）膀胱直腸障害
4）呼吸循環障害
5）言語障害
6）意識障害など

成り行き（二次的問題 p.426）

1）日常生活動作行動の低下ならびに褥瘡
2）肺炎や膀胱炎などの感染
3）転倒、外傷や火傷、凍傷
4）関節の拘縮と疼痛・強直・脱臼や筋萎縮などの不使用性シンドローム
5）ボディイメージの混乱、自尊感情の低下、喪失に伴う悲嘆、抑うつなど
6）役割の喪失、就学・就業・経済的問題、対人関係の狭小化、孤独など

28 運動麻痺

観察OP (p.437)

看護療法TP・教育EP (p.437) (p.444)

1．ADLの自立・拡大への援助

2．関節の拘縮・強直・脱臼と筋萎縮の予防

3．転倒や外傷などの危険防止

4．褥瘡予防

5．保温、マッサージ、ストレッチ

6．苦痛の緩和

基礎的知識

1. 運動麻痺の定義

運動麻痺とは、運動中枢がある大脳皮質運動野から筋肉に至る運動神経経路の障害によって筋力が低下し、**随意運動**が困難あるいは全くできなくなった状態をいう。なお、筋疾患自体による筋力低下も含めることが多い。

2. 随意運動の伝わり方

大脳皮質の運動中枢から発せられる運動指令を末梢の骨格筋まで伝えるのは運動神経であり、その神経経路は、骨格筋の随意運動を支配し、主に手足や体幹への指令を伝える**錐体路（皮質脊髄路）**と、脳へ直接出入りする末梢神経である脳神経が関与して顔面、舌、咽喉頭、眼球などへの指令を伝える**皮質延髄路**の2つである。

図1に示すように**錐体路**は、大脳皮質運動野の運動中枢（Ⓐ）に始まり、内包（Ⓑ）の後脚を通る。内包では神経は顔面、上肢、体幹、下肢へと頭部前から後ろへ配列されている。この錐体路の神経線維の大部分（90%）は、脳幹（Ⓒ）の最下位にある延髄で交叉（**錐体交叉**）し、反対側の脊髄側索を下行して、いろいろな高さにある脊髄前角細胞に接続する（Ⓓ）。また、残るほぼ10%の神経線維は錐体交叉せず、同側の脊髄前索を下行し、反対側の脊髄前角細胞に接続する（Ⓓ）。そして脊髄前角細胞から運動性の末梢神経線維が出て（Ⓔ）筋肉との接合部（Ⓕ）を経て筋肉へと接続する（Ⓖ）。

皮質延髄路は、脳幹（中脳・橋・延髄）で錐体路と分かれて、いろいろな運動に関係する神経が中脳・橋・延髄の脳神経運動核に入っていく（Ⓒ）。そして、それぞれの脳神経運動核からの神経線維が、顔面、舌、咽喉頭などの筋肉との接合部（Ⓕ）を経て筋肉（Ⓖ）へと接続する。

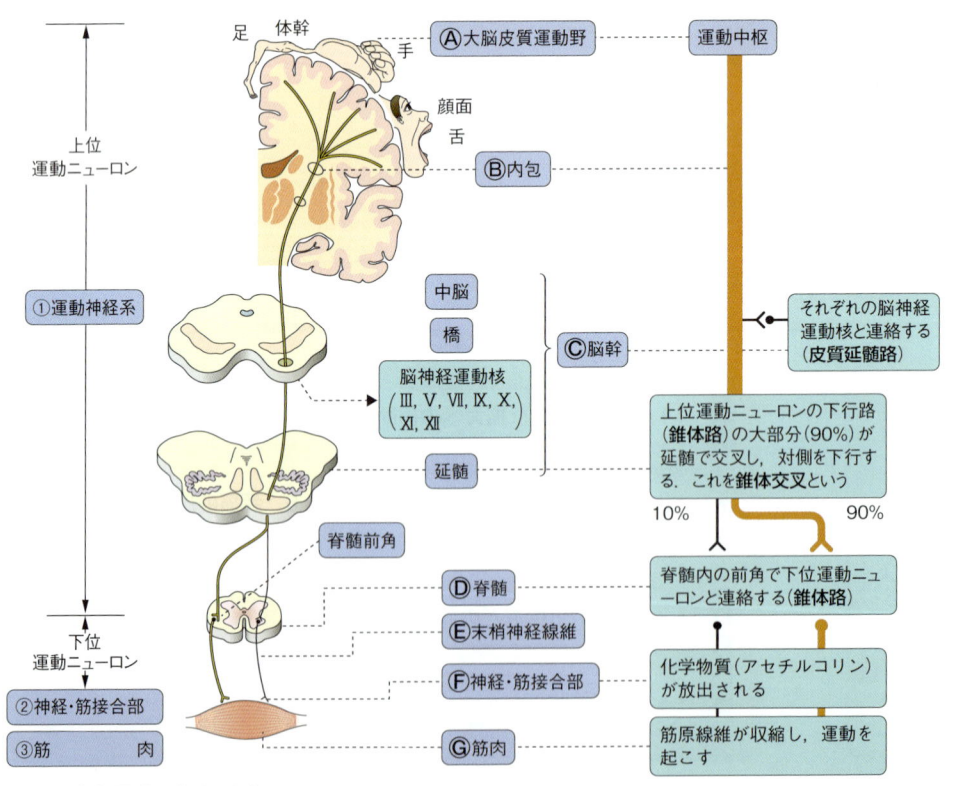

図1 随意運動の伝わり方

　　上記を、随意運動の構成要素でみると、**図1**の左側に示すように、①**運動神経系（上位運動ニューロン、下位運動ニューロン）**、②**神経・筋接合部**、③**筋肉**になる。錐体路と皮質延髄路はともに、**上位・下位運動ニューロン**に分類できる。

　　錐体路の上位運動ニューロンは、大脳皮質運動野の運動中枢（Ⓐ）→脊髄前角細胞に接続するまで（Ⓓ）、また下位運動ニューロンは、脊髄前角細胞（Ⓓ）→筋肉との接合部まで（Ⓕ）である。

　　皮質延髄路の上位運動ニューロンは、大脳皮質運動野の運動中枢（Ⓐ）→脳幹の中脳・橋・延髄の脳神経運動核まで（Ⓒ）、また下位運動ニューローンは、脳神経運動核から顔面、舌、咽喉頭、眼球などの筋肉との接合部まで（Ⓕ）である。

　　随意運動は、これらの要素が**図1**のように関連して起こる。

3. 運動麻痺の分類と定義

運動麻痺には、以下の分類がある。

1）程度による分類

（1）**完全麻痺**：運動が全くできない状態

（2）**不完全麻痺**：ある程度の運動はできるが、筋力が低下している状態

2）性質による分類

（1）**痙性麻痺**：中枢神経の障害によって生じる伸張反応の亢進を伴う麻痺である。

（2）**弛緩性麻痺**：末梢神経の障害によって生じる筋緊張（筋トーヌス）の減弱を伴う麻痺である。

3）出現する型による分類（図2）

（1）**単麻痺**：大脳皮質運動野の障害によって生じる四肢の一肢のみの麻痺をいう。

（2）**片麻痺**：内包が最も多く、大脳皮質、脳幹の障害でも生じる一側の上下肢が麻痺した状態をいう。なお、顔面を含む場合もある。

（3）**交代性片麻痺**：脳幹部の障害によって患側の脳神経麻痺と反対側の片麻痺が同時に現れた状態をいう。

（4）**対麻痺**：胸・腰髄などの脊髄病変か末梢神経の障害によって両側下肢が麻痺した状態をいう。

（5）**四肢麻痺**：脳脊髄、とくに頸髄障害によって両側の四肢が麻痺した状態をいう。

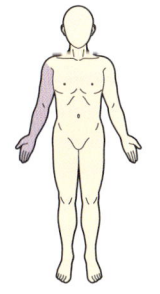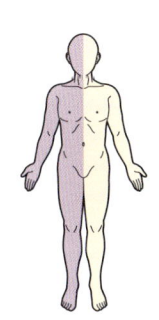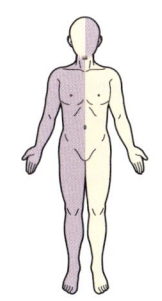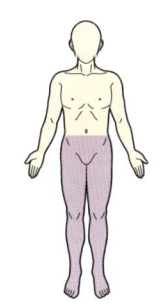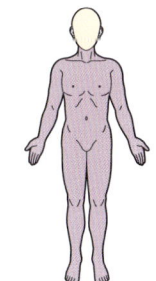

（1）単麻痺	（2）片麻痺	（3）交代性片麻痺	（4）対麻痺	（5）四肢麻痺
（大脳皮質運動障害の場合）	（内包障害の場合）	（脳幹部障害の場合）	（胸・腰髄障害の場合）	（頸髄障害の場合）

図2　麻痺の出現する型による分類

4. 障害部位による運動麻痺の分類・原因・誘因ならびにメカニズムと特徴

運動麻痺を随意運動の3つの構成要素で分類すると、次のようになる。

1）運動神経系の障害による運動麻痺

（1）上位運動ニューロンの障害による運動麻痺

（2）下位運動ニューロンの障害による運動麻痺

なお、これらの特徴を**表1**に示す。

表1　上位運動ニューロン・下位運動ニューロン障害による運動麻痺の特徴

	上位運動ニューロン障害	下位運動ニューロン障害
麻痺の性質	痙性麻痺	弛緩性麻痺
筋緊張（筋トーヌス）	亢進（痙縮）	低下〜消失
深部反射	亢進	低下〜消失
病的反射（バビンスキー反射）	陽性	陰性
筋萎縮	なし〜軽度 （長期になると廃用性萎縮）	あり
筋線維束攣縮	なし	あり

2）神経・筋接合部の障害による運動麻痺

3）筋肉の障害による運動麻痺

随意運動の3つの構成要素で分類した運動麻痺の主な原因・誘因、ならびにメカニズムと特徴を以下に示す。

分類	部位	主として現れる麻痺の型	主な原因・誘因	メカニズムと特徴
1）運動神経系の障害による運動麻痺 ／ (1)上位運動ニューロン障害（大脳皮質〜脊髄前角細胞に接続するまで）	①大脳皮質運動野 図1-Ⓐ	a. 単麻痺 b. 片麻痺 c. 四肢麻痺	・限局性の脳腫瘍、前大脳動脈閉塞など	▶大脳皮質の運動野やそれに近い部位が障害されると、そこに支配されている部位のみが麻痺する、つまり**単麻痺**が発生する。感覚障害や失語症、頭頂葉症状（着衣失行、半側身体失認など）を伴う場合がある。病変が拡大すると**片麻痺**や**四肢麻痺**が起こる。
	②内包 図1-Ⓑ	a. 片麻痺	・脳血管障害など	▶この部位は、脳血管障害の好発部位である。また、顔面や上下肢の運動をつかさどる神経線維が集中して走っているために、非常に小さな病変でも反対側の顔面筋を含んだ**片麻痺**を起こす。片麻痺が長く続くとウェルニッケ-マンの肢位をとって歩行するようになる（**痙性片麻痺歩行**：図3）。 上肢内転回内／屈曲拘縮／下肢伸展／内反尖足 図3　痙性片麻痺歩行

③脳幹 図1-ⓒ	a. 片麻痺 b. 交代性 片麻痺 c. 四肢麻痺	・脳血管障害 など	▶この部位の特徴は、中脳、橋、延髄の各レベルに脳神経運動核が存在していることである（**皮質延髄路**）。一側の錐体路と同側の脳神経核が障害されると反対側の上下肢麻痺と同側の脳神経麻痺、つまり**交代性片麻痺**が発生する。ほかに一側の錐体路と脳神経障害の組み合わせがある（**表2**）。 　・両側の**錐体路**が障害されると、意識は清明だが**四肢麻痺**を呈し、発語もできず、眼球運動のみができる状態となる。これを **locked-in syndrome**（閉じ込め症候群）という。

表2　交代性片麻痺の各型

症候群	障害部位	病巣と同側の症状	病巣と反対側の症状
ウェーバー（脳脚症候群）	中脳大脳脚	動眼神経麻痺	片麻痺（顔面、舌を含む）
ベネディクト（赤核症候群）	中脳被蓋赤核	動眼神経麻痺	片麻痺、振戦、アテトーゼ、ヒョレア
ミャール-ギュブラー	橋底部	顔面神経麻痺、ときに外転神経麻痺	片麻痺（舌を含む）
フォヴィル	橋背外側	病側への注視麻痺、顔面神経麻痺	片麻痺（舌を含む）
デジュリン	延髄内側	顔面神経麻痺	片麻痺、深部感覚障害
バビンスキー-ナジョット	延髄背外側	顔面半側の温痛覚障害、ホルネル症候群、小脳失調症	頸部以下温痛覚障害、片麻痺
延髄傍正中症候群	延髄傍正中	舌下神経麻痺（萎縮を伴う）	片麻痺、深部感覚障害
ワレンベルグ	延髄背外側	顔面表在感覚低下	片麻痺、表在感覚低下

④脊髄 図1-ⓓ	a. 片麻痺 b. 四肢麻痺 c. 対麻痺	・外傷、脊髄腫瘍、椎間板ヘルニアなど	▶**脊髄障害**では、障害部位と同側に麻痺が出現するが、一般には脊髄全体が障害されることが多いため、両側の錐体路が容易に障害を受ける。麻痺は四肢のみに起こる。上部頸髄では**四肢麻痺**を、胸髄レベルでは**対麻痺・片麻痺**を起こす。対麻痺がある場合には、**痙性対麻痺歩行**を伴う（**図4**）。また、**膀胱直腸障害**を伴う。

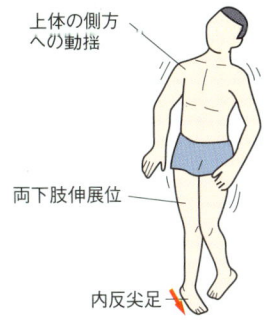

上体の側方への動揺

両下肢伸展位

内反尖足

図4　痙性対麻痺歩行

①脊髄前角細胞	a. 単麻痺 b. 対麻痺	・ポリオ、脊髄性進行性	▶**脊髄前角細胞**が障害されると、左記の**運動麻痺**と同時にしばしば筋線維束攣縮を呈する。

（左側縦書き）
(1) 上位運動ニューロン障害（大脳皮質〜脊髄前角細胞に接続するまで）
1) 運動神経系の障害による運動麻痺

	c. 四肢麻痺	筋萎縮症など	

左端縦書き：**1）運動神経系の障害による運動麻痺**　**（2）下位運動ニューロン障害（脊髄前角細胞〜末梢神経）**

| ②末梢神経線維 図1-Ⓔ | a. 単麻痺 b. 四肢麻痺 | • 外傷、神経炎（単神経炎、多発神経炎、多発性神経根炎）など | ▶筋電図上、神経原性変化を認める。**末梢神経障害**は、多くの場合に**感覚障害**を伴う。外傷による末梢神経の障害は、局所的な筋の麻痺、つまり**単麻痺**を呈するが、多発神経炎、多発性神経根炎の場合などでは、左右対称性に四肢の遠位部の筋に強い**四肢麻痺**（脱力）が起こる。麻痺の性質は弛緩性である。麻痺が長く続くと、麻痺している部位の筋が萎縮する。
▶特徴的な**単神経麻痺**には、**橈骨神経麻痺**、**正中神経麻痺**、**尺骨神経麻痺**、**総腓骨神経麻痺**、脳神経障害によるもの（**顔面神経麻痺**など）がある（**図5**）。 |

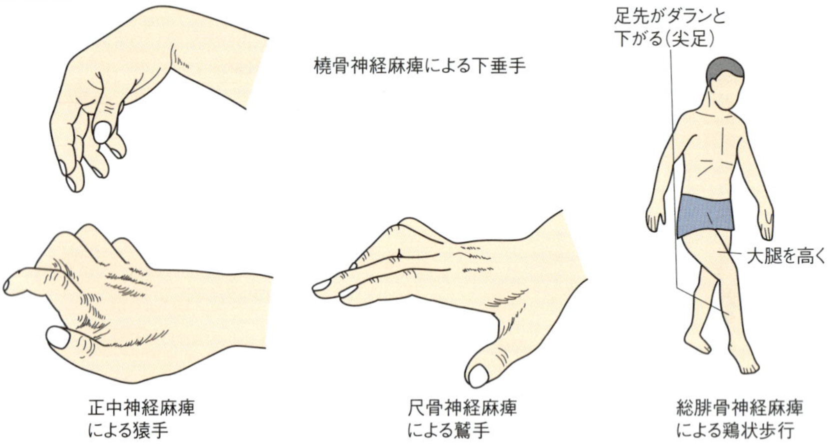

橈骨神経麻痺による下垂手

足先がダランと下がる（尖足）

大腿を高く

正中神経麻痺による猿手

尺骨神経麻痺による鷲手

総腓骨神経麻痺による鶏状歩行

図5　特徴的な単神経麻痺

左端縦書き：**2）神経・筋接合部の障害による運動麻痺**

①神経・筋接合部 図1-Ⓕ		**神経・筋接合部**は、神経に生じた興奮を筋肉に伝え、筋肉を興奮・収縮させるために存在する。
	a. 外眼筋麻痺 b. 咽頭筋麻痺 c. 四肢麻痺	• 重症筋無力症	▶神経・筋接合部の障害は、神経系からの信号が筋肉に伝わらないために生じる運動麻痺であり、脱力を起こす筋の分布や部位によって左記の外眼筋・咽頭筋・四肢麻痺などが生じる。 ▶重症筋無力症は、自己免疫学的異常によって筋

<重症筋無力症の診断>
①筋力低下の日内変動が強い
②握力が反復運動によって低下する
③筋萎縮・感覚障害を認めない
④血清抗アセチルコリン受容体抗体が陽性
⑤誘発筋電図で波高の漸減現象（waning）の所見
⑥テンシロン試験が陽性など

				肉側の形質膜に存在するアセチルコリン受容体が減少し、それによって神経・筋接合部の伝達が障害されると考えられている（**図1**参照）。特徴は、易疲労性で筋の運動によりすぐに脱力を起こす。脱力を起こす筋の分布によって、眼筋型、球筋型（嚥下・呼吸障害など）、全身型に分けられる。 対処療法としては、アセチルコリン分解酵素阻害薬が用いられる。また、患者の50〜70%と高率に胸腺の異常を認め、とくに胸腺腫ないしは胸腺過形成を合併するが、胸腺を摘出すると、筋無力症状も改善することから、胸腺の関与が推察されている。
2）神経・筋接合部の障害による運動麻痺			• イートン-ランバート症候群	▶肺などの悪性腫瘍や甲状腺炎に伴い、筋力の低下を訴えるが、反復運動によって筋力はかえって増強するのが特徴である。誘発筋電図では反復神経刺激によって漸増現象（waxing）を認める。末梢神経終末の電位依存性カルシウムチャネルに対する抗体が主因である。その抗体によって、カルシウム依存性アセチルコリンの遊離が障害されて放出されないために、下肢帯に強い脱力、筋萎縮、易疲労性をきたす。
				※ただし、神経・筋接合部に関して麻痺という表現を用いることはあまり多くない。
3）筋肉の障害による運動麻痺	①筋肉 **図1-ⓖ**	a. 四肢近位筋麻痺	• 筋ジストロフィー	▶骨格筋の変性、壊死により、進行性に筋力低下と筋萎縮をきたす遺伝性筋疾患である。筋電図上に筋原性変化を認める。
				▶いくつかの病型があるが、デュシェンヌ（Duchenne）型筋ジストロフィーは、伴性劣性遺伝形式をとり、幼少の男児（平均3〜4歳）に発症。進行が速く、7〜10歳で車椅子生活となり、15〜20歳で人工呼吸器を装着する。
			• 筋強直性ジストロフィー	▶遺伝性である。**ミオトニア現象**の存在が特徴。すなわち、手を強く握りしめると急に開くことができない grip myotonia（**把握ミオトニア**）や、ハンマーで舌や母指球を叩くと筋肉の収縮が誘発される percussion myotonia（**叩打ミオトニア**）などが認められ、若年脱毛、白内障、内分泌異常など多臓器が障害される。
			• 多発性筋炎	▶炎症細胞の浸潤により筋細胞の崩壊・壊死が生じて運動麻痺を起こす。炎症性筋疾患の1つである。
			• 電解質（主	▶筋肉の刺激伝導系の異常によって弛緩性運動麻

<table>
<tr><td rowspan="2">3)筋肉の障害による運動麻痺</td><td>にカリウム）異常など</td><td>痺が起こる。その特徴は、麻痺が繰り返し出現する**周期性四肢麻痺**である。発作時、低カリウム血症をきたす症例が多い。発作持続時間は、1時間から数日にわたる。</td></tr>
<tr><td>胸がそりかえる
腹を出す
大腿を持ち上げる
骨盤を振る
図6　動揺性歩行</td><td>これらの特徴は、末梢神経麻痺に類似しているが、感覚障害や筋線維束攣縮がみられず、麻痺は一般に四肢、なかでも近位筋の脱力や萎縮に始まる。血清酵素値［AST（GOT）、ALT（GPT）、LDH、ALP、CK など］の上昇、とくに CK の高値を認めることが多い。歩行は**動揺性歩行**となる（**図6**）。
※ただし、筋肉に関して麻痺という表現を用いることはあまり多くない。</td></tr>
<tr><td>4)その他</td><td>・心因性、転換性障害など</td><td>▶神経系や筋に異常がなく、運動麻痺が起こることがある。そのメカニズムに関しては十分に解明されていない。麻痺の程度は、疲労感、脱力感のような軽度のものから**完全麻痺**に至るまでさまざまである。経過は麻痺が急に回復したりするなど不可解な面がある。</td></tr>
</table>

5. 運動麻痺時の随伴症状

運動麻痺時には、以下の障害を伴いやすい。したがって、これらの各障害の随伴症状については、本書の該当する「症状」の項を参照されたい。

1) 身体可動性障害（**45** 関節痛 p.726）
2) 感覚障害（**27** 感覚障害 p.399）
3) 排尿障害（**25** 排尿障害 p.356）
4) 呼吸循環障害（**13** 呼吸困難 p.191）
5) 言語障害（**30** 言語障害 p.465）
6) 意識障害（**26** 意識障害 p.376）などに伴う諸症状

6. 運動麻痺の「成り行き」
（悪化したときの二次的問題）

運動麻痺が長期に続くと、以下の「成り行き」としての問題を生じやすい.

1) 運動麻痺、筋力低下、身体可動性障害、麻痺側の循環障害などによる**日常生活動作行動の低下ならびに褥瘡**
2) 身体可動性の低下、呼吸・循環・膀胱障害などによる**肺炎や膀胱炎などの感染**
3) 運動麻痺、知覚障害、不使用性シンドロームなどによる**転倒、外傷や火傷、凍傷**
4) 運動麻痺に伴う関節の拘縮と疼痛・強直・脱臼や筋萎縮などの**不使用性シンドローム**
5) 麻痺とそれに伴う身体可動性障害や体貌の変化による**ボディイメージの混乱、自尊感情の低下、喪失に伴う悲嘆、抑うつ**などの精神心理的問題
6) 麻痺とそれに伴う身体的諸問題、精神心理的問題による**役割の喪失、就学・就業・経済的問題、対人関係の狭小化、孤独**など

7. 運動麻痺に対する主な診察と検査

1）診察

（1）一般的な診察：視診、触診、問診

（2）実地に行う診察：具体的な診察の方法を**図7〜9**、**表3**、**図10〜14**に示す。

2）検査

主として診察が行われるが、原因によって以下のような検査が行われる。

（1）CT、（2）MRI、MRA、（3）SPECT、PET、（4）脳血管造影、脊髄造影、（5）X線検査（脊髄・脳などの単純撮影）、（6）針筋電図、末梢神経伝導速度の測定、体性感覚誘発電位、（7）脳脊髄液検査、（8）血液検査、（9）筋生検、神経生検、（10）徒手筋力テスト（MMT：manual muscle testing、**図9**）による筋力の評価（筋に対して6段階の抵抗を加えて評価する、**表3**）、（11）関節可動域測定法

3）診断

麻痺の責任病巣部位を決定し、責任病巣は何かを診断する。

4）鑑別診断

運動麻痺の鑑別には、発症様式、筋力低下の分布、筋萎縮や感覚障害の有無が大切である（**表4**）。

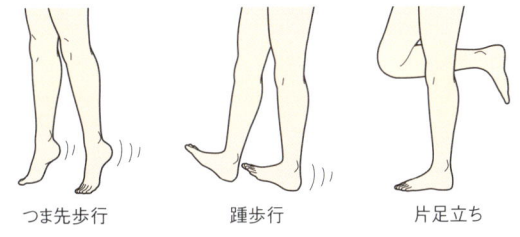

つま先歩行　　　踵歩行　　　片足立ち

図7　歩行検査

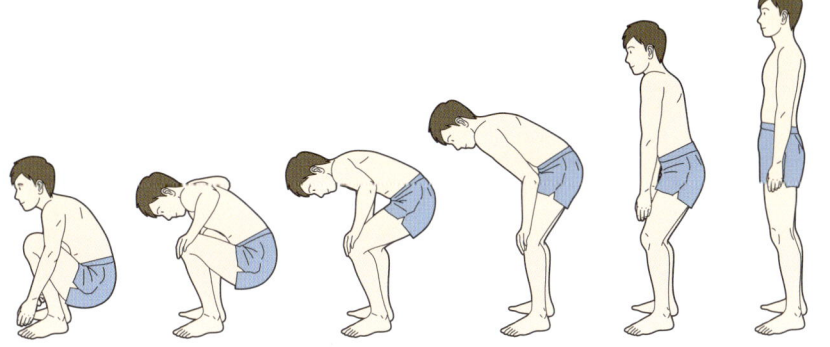

ガワーズ（Gowers）徴候：下肢に脱力がある場合、座った位置で立とうとすると、自分の身体を軸にしてそれをよじ登るように立ち上がる登攀性起立となる

図8　起立検査

表3　徒手筋力テスト（MMT）の評価基準

スコア	表示法	状況
5	正常（normal）	強い抵抗を加えても、それに打ち勝って全可動域を完全に動かせる
4	優（good）	かなりの抵抗を加えても、なお全可動域を完全に動かせる
3	良（fair）	抵抗を加えなければ、重力に打ち勝って全可動域を完全に動かせる
2	可（poor）	重力を除けば全可動域を完全に動かせる
1	不可（trace）	関節は動かないが、筋の収縮のみが軽度に認められる
0	ゼロ（zero）	筋の収縮も全くみられない

注）スコア3以上は自動運動が可能

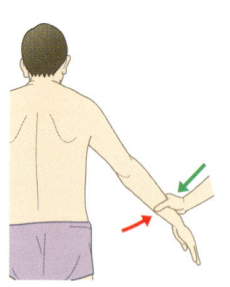

三角筋（中部線維）
C5-6, 腋窩神経支配

上肢を側方へ挙上させ抵抗を加える．ただし体幹より30〜75°の間でみる

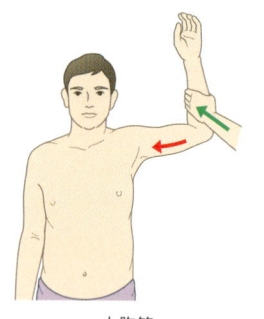

大胸筋
C5-8,（T1），前胸神経支配

上腕を側方へ水平に上げた位置で内転を命ずる

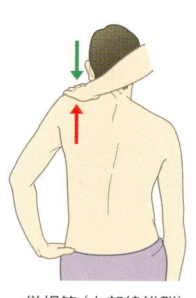

僧帽筋（上部線維群）
C3-4, 副神経支配

肩を挙上させ抵抗を加える

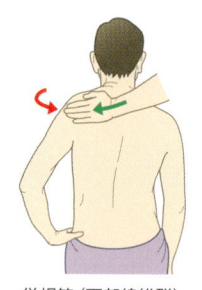

僧帽筋（下部線維群）
C3-4, 副神経支配

肩を後方に突き出させ抵抗を加える

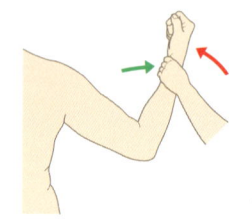

上腕二頭筋
C5-6, 筋皮神経支配

前腕を回外させて肘を屈曲させ抵抗を加える

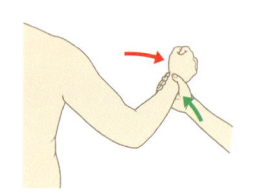

上腕三頭筋
C(6)-8, 橈骨神経支配

前腕を屈曲位から伸展させ抵抗を加える

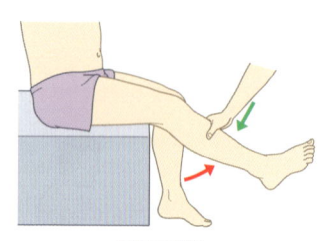

大腿四頭筋
L2-4, 大腿神経支配

下腿に抵抗を加えて膝を伸展させる

腸腰筋
L1-3, 大腿神経支配

膝屈曲位で背臥させ90°に曲げた股関節をさらに屈曲させ，抵抗を加える

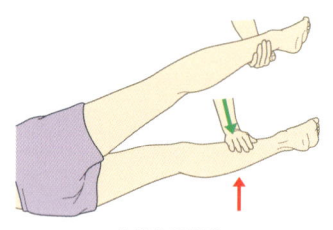

大腿内転筋群
L2-4, 閉鎖神経支配

膝伸展位で側臥させ，下方の肢を内転させ抵抗を加える．上方の肢は検者が保持する

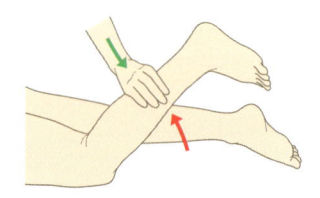

膝屈筋群
L4-6, S1-2, 坐骨神経支配

腹臥位で，抵抗を加えながら膝を屈曲させる

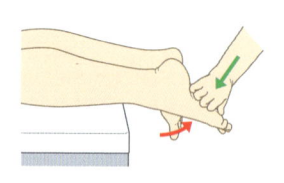

腓腹筋
L(5), S1-2, 脛骨神経支配

腹臥位で，足部を底屈させ抵抗を加える

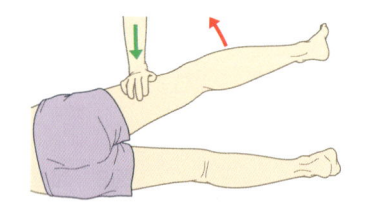

中・小殿筋および大腿筋膜張筋
L4-5, S1, 上殿神経支配

下肢伸展位で側臥させ，抵抗を加えながら上方の肢全体を外転（上に上げる）させる

(Chusid JG, McDonald JJ：Correlative Neuroanatomy and Functional Neurology. 18th ed. Lange, 1982. より改変)

図9　重要な徒手筋力テスト（MMT）

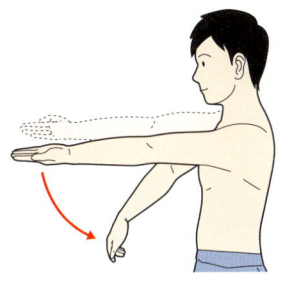

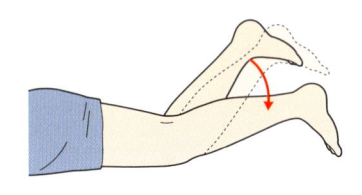

上肢のバレー徴候
両方の手掌を上にして上肢を水平挙上する。次に閉眼させ、そのままの位置を保つように指示する。麻痺側の上肢は内側に回転して回内位をとりながらしだいに落ちていく

下肢のバレー徴候
腹臥位をとり、両側の下肢を膝関節で約135°曲げた位置に保持する。麻痺側の下腿はしだいに落下する

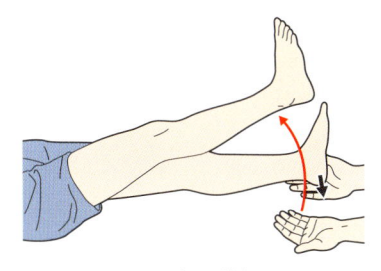

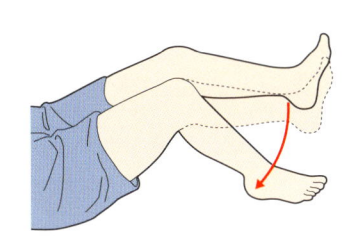

フーヴァー徴候
両方の踵を検者の手の上にのせて仰臥させ、片足ずつ挙上させて反対側の手に加わる力を比べる。麻痺側を挙上すると、健側の踵により強い力が加わる

ミンガッツィーニ徴候
仰臥位で両下肢を挙上する。麻痺側はゆっくり落下する

図10　筋力のわずかな左右差の見方

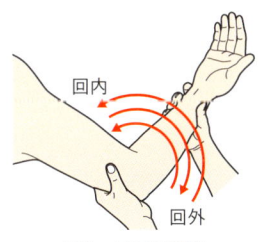

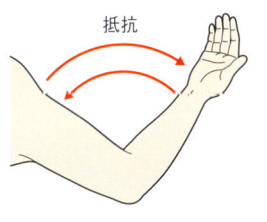

筋トーヌスの見方
上肢の緊張は肘関節で屈伸、前腕の回内、回外をみる

痙縮
運動の始めは抵抗が大きく、あるところまで動かすと抵抗が減じる

鉛管様の固縮
屈曲、伸展の両方向にほぼ一定の抵抗が生じる。鉛管を曲げる感じに似ている

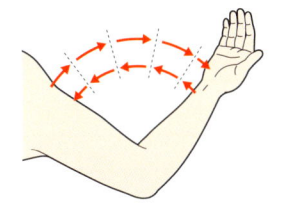

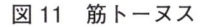

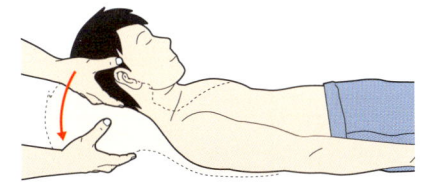

歯車様の固縮
関節を動かすとカクン、カクンとなり歯車を回転させるときの感じに似ている

頭部落下テスト
頭を持ち上げ急に手を離す。項筋の強剛があるとゆっくり落ちる

図11　筋トーヌス

A.上肢

部位名	運動方向	参考可動域角度	基本軸	移動軸	測定部位および注意点	参考図
肩甲帯	屈曲	20	両側の肩峰を結ぶ線	頭頂と肩峰を結ぶ線		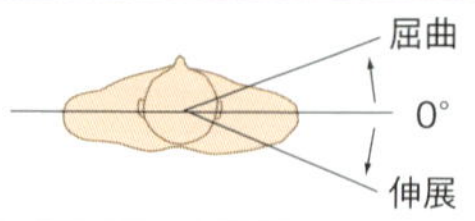
	伸展	20				
	挙上	20	両側の肩峰を結ぶ線	肩峰と胸骨上縁を結ぶ線	背面から測定する	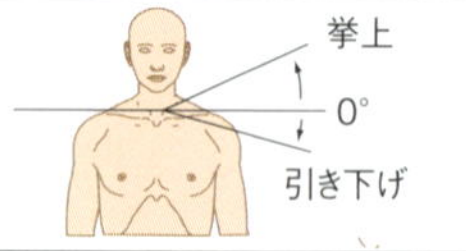
	引き下げ（下制）	10				
肩（肩甲帯の動きを含む）	屈曲（前方挙上）	180	肩峰を通る床への垂直線（立位または坐位）	上腕骨	前腕は中間位とする 体幹が動かないように固定する 脊柱が前後屈しないように注意する	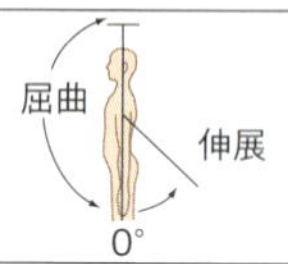
	伸展（後方挙上）	50				
	外転（側方挙上）	180	肩峰を通る床への垂直線（立位または坐位）	上腕骨	体幹の側屈が起こらないように，90°以上になったら前腕を回外することを原則とする →[その他の部位]参照	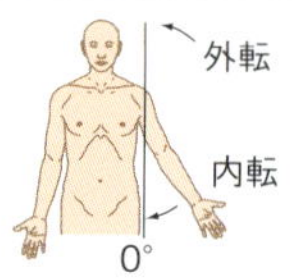
	内転	0				
	外旋	60	肘を通る前額面への垂直線	尺骨	上腕を体幹に接して，肘関節を前方90°に屈曲した肢位で行う 前腕は中間位とする →[その他の部位]参照	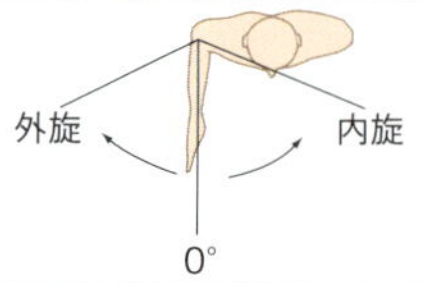
	内旋	80				
	水平屈曲	135	肩峰を通る矢状面への垂直線	上腕骨	肩関節を90°外転位とする	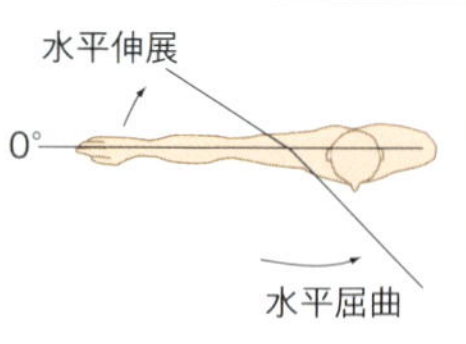
	水平伸展	30				
肘	屈曲	145	上腕骨	橈骨	前腕は回外位とする	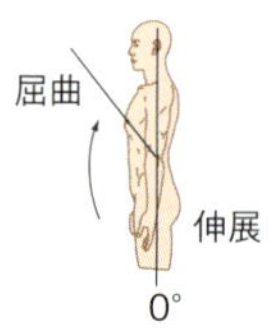
	伸展	5				
前腕	回内	90	床への垂直線	手指を伸展した手掌面	肩の回旋が入らないように肘を90°に屈曲する	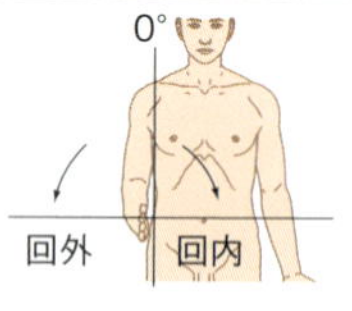
	回外	90				
手	屈曲（掌屈）	90	橈骨	第2中手骨	前腕は中間位とする	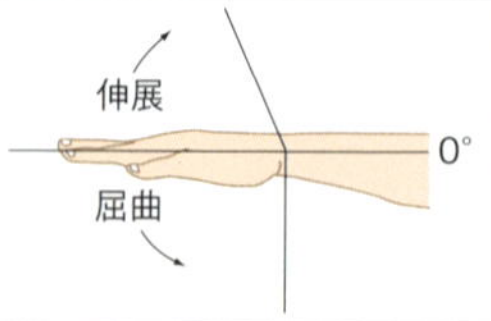
	伸展（背屈）	70				
	橈屈	25	前腕の中央線	第3中手骨	前腕を回内位で行う	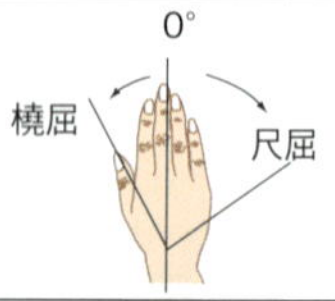
	尺屈	55				

図12　四肢関節可動域および測定法

（つづき）

B.手指

部位名	運動方向	参考可動域角度	基本軸	移動軸	測定部位および注意点	参考図
母指	橈側外転	60	示指 （橈骨の延長上）	母指	運動は手掌面とする 以下の手指の運動は、 原則として手指の背側 に角度計を当てる	
	尺側内転	0				
	掌側外転	90			運動は手掌面に直角 な面とする	
	掌側内転	0				
	屈曲（MCP）	60	第1中手骨	第1基節骨		
	伸展（MCP）	10				
	屈曲（IP）	80	第1基節骨	第1末節骨		
	伸展（IP）	10				
指	屈曲（MCP）	90	第2〜5中手骨	第2〜5基節骨	→［その他の部位］ 　参照	
	伸展（MCP）	45				
	屈曲（PIP）	100	第2〜5基節骨	第2〜5中節骨		
	伸展（PIP）	0				
	屈曲（DIP）	80	第2〜5中節骨	第2〜5末節骨		
	伸展（DIP）	0			DIPは10°の過伸展を 取りうる	
	外転		第3中手骨 延長線	第2、4、5指軸	中指の運動は橈側外 転、尺側外転とする →［その他の部位］ 　参照	
	内転					

（つづき）

C.下肢

部位名	運動方向	参考可動域角度	基本軸	移動軸	測定部位および注意点	参考図
股	屈曲	125	体幹と平行線	大腿骨（大転子と大腿骨外果の中心を結ぶ線）	骨盤と脊柱を十分に固定する　屈曲は背臥位、膝屈曲位で行う　伸展は腹臥位、膝伸展位で行う	屈曲／伸展 0°
	伸展	15				
	外転	45	両側の上前腸骨棘を結ぶ線への垂直線	大腿中央線（上前腸骨棘より膝蓋骨中心を結ぶ線）	背臥位で骨盤を固定する　下肢は外旋しないようにする　内転の場合は、反対側の下肢を屈曲挙上してその下を通して内転させる	外転／内転 0°
	内転	20				
	外旋	45	膝蓋骨より下ろした垂直線	下腿中央線（膝蓋骨中心より足関節内外果中央を結ぶ線）	背臥位で、股関節と膝関節を90°屈曲位にして行う　骨盤の代償を少なくする	内旋／外旋 0°
	内旋	45				
膝	屈曲	130	大腿骨	腓骨（腓骨頭と外果を結ぶ線）	股関節を屈曲位で行う	伸展 0°／屈曲
	伸展	0				
足	屈曲（底屈）	45	腓骨への垂直線	第5中足骨	膝関節を屈曲位で行う	伸展（背屈）0°／屈曲（底屈）
	伸展（背屈）	20				
足部	外がえし	20	下腿軸への垂直線	足底面	足関節を屈曲位で行う	外がえし／内がえし 0°
	内がえし	30				
	外転	10	第1、第2中足骨の間の中央線	同左	足底で足の外縁または内縁で行うこともある	外転／内転 0°
	内転	20				
母指（趾）	屈曲（MP）	35	第1中足骨	第1基節骨		伸展 0°／屈曲
	伸展（MP）	60				
	屈曲（IP）	60	第1基節骨	第1末節骨		伸展 0°／屈曲
	伸展（IP）	0				
足指	屈曲（MP）	35	第2〜5中足骨	第2〜5基節骨		伸展 0°／屈曲
	伸展（MP）	40				
	屈曲（PIP）	35	第2〜5基節骨	第2〜5節骨		伸展 0°／屈曲
	伸展（PIP）	0				
	屈曲（DIP）	50	第2〜5中節骨	第2〜5末節骨		伸展 0°／屈曲
	伸展（DIP）	0				

（つづき）

D.体幹

部位名	運動方向		参考可動域角度	基本軸	移動軸	測定部位および注意点	参考図
頸部	屈曲（前屈）		60	肩峰を通る床への垂直線	外耳孔と頭頂を結ぶ線	頭部体幹の側面で行う 原則として腰かけ坐位とする	
	伸展（後屈）		50				
	回旋	左回旋	60	両側の肩峰を結ぶ線への垂直線	鼻梁と後頭結節を結ぶ線	腰かけ坐位で行う	
		右回旋	60				
	側屈	左側屈	50	第7頸椎棘突起と第1仙椎の棘突起を結ぶ線	頭頂と第7頸椎棘突起を結ぶ線	体幹の背面で行う 腰かけ坐位とする	
		右側屈	50				
胸腰部	屈曲（前屈）		45	仙骨後面	第1胸椎棘突起と第5腰椎棘突起を結ぶ線	体幹側面より行う 立位、腰かけ坐位、側臥位で行う 股関節の運動が入らないように行う →［その他の部位］参照	
	伸展（後屈）		30				
	回旋	左回旋	40	両側の後上腸骨棘を結ぶ線	両側の肩峰を結ぶ線	坐位で骨盤を固定して行う	
		右回旋	40				
	側屈	左側屈	50	ヤコビー線の中点に立てた垂直線	第1胸椎棘突起と第5腰椎棘突起を結ぶ線	体幹の背面で行う 腰かけ坐位または立位で行う	
		右側屈	50				

E.その他の部位

部位名	運動方向	参考可動域角度	基本軸	移動軸	測定部位および注意点	参考図
肩（肩甲骨の動きを含む）	外旋	90	肘を通る前額面への垂直線	尺骨	前腕は中間位とする 肩関節は90°外転し、かつ肘関節は90°屈曲した肢位で行う	
	内旋	70				
	内転	75	肩峰を通る床への垂直線	上腕骨	20°または45°肩関節屈曲位で行う 立位で行う	
母指	対立				母指先端と小指基部（または先端）との距離（cm）で表示する	
指	外転		第3指中手骨延長線	第2, 4, 5指軸	中指先端と第2, 4, 5指先端との距離（cm）で表示する	
	内転					
	屈曲				指尖と近位手掌皮線または遠位手掌皮線との距離（cm）で表示する	
胸腰部	屈曲				最大屈曲は、指先と床の間の距離（cm）で表示する	

F.顎関節

顎関節	・開口位で上顎の正中線で，上歯と下歯の先端との間の距離（cm）で表示する ・左右偏位は上顎の正中線を軸として下歯列の動きの距離を左右ともcmで表示する ・参考値は上下第1切歯列対向縁線間の距離5.0cm, 左右偏位は1.0cmである

（図は日本整形外科学会および日本リハビリテーション医学会により決定された「関節可動域表示ならびに測定方法」）

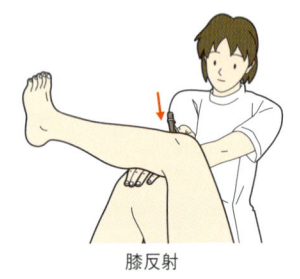

上腕二頭筋反射

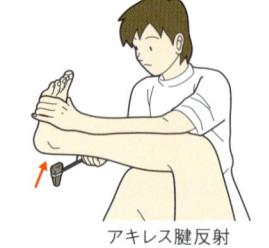

上腕三頭筋反射と橈骨反射

膝反射

アキレス腱反射

●表在性反射

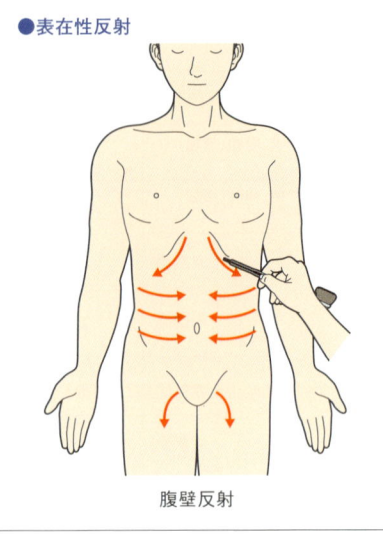

腹壁反射

●病的反射

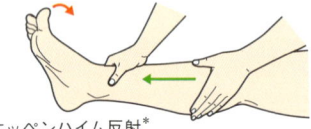

オッペンハイム反射*

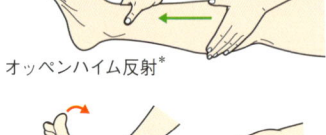

ゴードン反射*

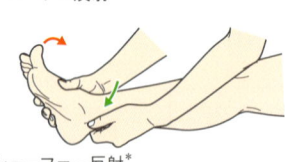

シェーファー反射*

足趾屈曲

ロッソリモ反射

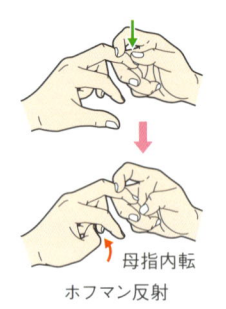

母指内転

ホフマン反射

バビンスキー反射*

チャドック反射*

＊母趾が背屈、他の趾が開く

図13　反射

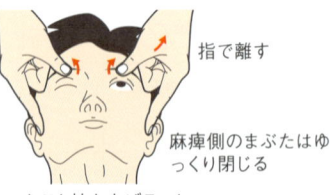

指で離す

麻痺側のまぶたはゆっくり閉じる

まぶた持ち上げテスト

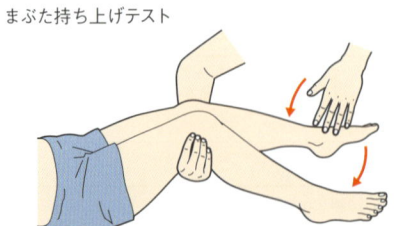

下腿落下テスト

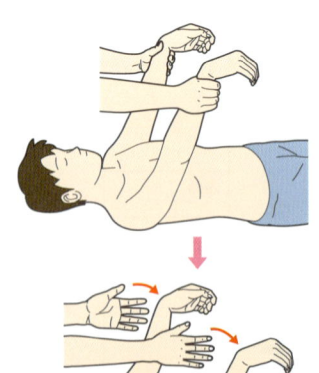

腕落下テスト

図 14　意識障害がある場合の麻痺の見方

表4 運動麻痺の鑑別

障害部位	大脳半球	脊髄上位運動ニューロン	脊髄前角細胞	末梢神経	神経・筋接合部（重症筋無力症）	筋 肉
脱力の分布	片側	両側が多い	髄節分布	神経支配分布	眼筋・球筋・呼吸筋・近位筋	主として近位筋
腱反射	亢進	亢進	減弱	減弱	正常	減弱または正常
感覚障害	伴うことがある	圧迫・炎症病変では伴うことが多い	前角のみの障害では認めない	伴うことが多い（ギラン－バレー症候群では正常）	なし	なし
筋萎縮	なし（廃用性の軽度萎縮はある）	なし（廃用性の軽度萎縮はある）	あり（高度）	あり	なし	あり
筋線維束攣縮	なし	なし	しばしばみられる	ときにみられる	なし	なし
筋圧痛	なし	なし	なし	なし（異常感覚を認める場合がある）	なし	なし
易疲労性	軽度	軽度	軽度	軽度	高度	軽度
日内変動	なし	なし	なし	なし	あり	なし
血清CK上昇	正常	正常	正常～軽度上昇	正常～軽度上昇	正常	軽度～高度
神経伝導検査	正常	正常	複合筋活動電位は低振幅	複合筋活動電位は低振幅。脱髄では伝導遅延・伝導ブロックを認める	反復刺激試験で漸減現象がみられる	複合活動電位は低振幅
針筋電図検査			通常、脱神経電位・再生運動単位電位を認める	軸索障害では脱神経電位・再生運動単位電位を認める		筋炎では脱神経電位が特徴。運動単位の早期の動員がみられる
その他				ギラン-バレー症候群では髄液蛋白の上昇（蛋白細胞解離）	テンシロン試験陽性	
代表的疾患	脳梗塞、脳出血、脳腫瘍	頸椎変形性脊髄症、多発性硬化症、脊髄腫瘍	ポリオ、脊髄性進行性筋萎縮症	ギラン-バレー症候群、各種ニューロパチー	重症筋無力症、筋無力症候群	多発性筋炎、筋ジストロフィー

8. 運動麻痺に対する主な治療

1）**救命救急処置**：疾患によって治療法は異なるが、意識障害、激しい頭痛、悪心・嘔吐、発熱、呼吸障害などを随伴している患者に対する救命救急処置を、いつでも行えるよう常時準備しておく必要がある。

2）**薬物療法**：アデノシン三リン酸二ナトリウム、ビタミン薬（「**27** 感覚障害」p.412、表3 参照）など

3）**近年積極的に試みられている特異的な治療**：
 （1）重症筋無力症に対する**胸腺摘出術**
 （2）パーキンソン病に対して深部電極を用いた**深部脳刺激療法（DBS）**
 （3）発症3時間以内の超急性期の脳梗塞に対して、組織プラスミノーゲンアクチベーター（**t-PA**）**静注による血栓溶解療法**
 （4）ギラン-バレー症候群、慢性炎症性脱髄性多発根神経炎などの炎症性脱髄性ニューロパチーに対する**免疫グロブリン大量静注療法（IVIg）**などがある。

4）**分子標的治療**：筋萎縮性側索硬化症（ALS）などの運動ニューロン疾患や筋ジストロフィーは根治的治療が存在しない難病であるが、近年、病態の解明が進み、遺伝子を対象とした分子標的治療法が開発されつつある。

5）**リハビリテーション**：運動療法、温熱・寒冷療法、電気・光線療法、水治療法、嚥下訓練など

第1・2段階　アセスメント・診断

必要な情報	情報分析の視点
1. 運動麻痺の有無・程度・性質・型（基1〜4の活用）	1. 運動麻痺の有無、程度、性質、型の明確化
1）運動麻痺の程度：完全麻痺か不完全麻痺か	2. 運動麻痺と併発障害の随伴症状の発生時期と経過ならびに ADL への影響の明確化
2）運動麻痺の性質：痙性か弛緩性か、筋緊張（筋トーヌス）が亢進または低下しているか、深部反射が亢進または低下しているか、病的反射の有無、筋萎縮や筋線維束攣縮の有無と程度	3. 運動麻痺の原因・誘因とそのメカニズムの明確化
3）運動麻痺の型：単麻痺、片麻痺、交代性片麻痺、対麻痺、四肢麻痺など	4. 運動麻痺の「成り行き」の明確化
2. 日常生活動作行動（ADL）の状態	
1）食事動作、2）排泄動作、3）移動動作、4）更衣・整容動作、5）清潔動作など	▶随伴症状としての意識障害、呼吸障害、激しい頭痛、悪心・嘔吐、発熱などの有無と変化については、経時的に観察、記録し、救命救急処置につなげる必要がある。
3. 運動麻痺の発生時期と経過	
4. 運動麻痺時の随伴症状（基5の活用）	
身体可動性障害、感覚障害、膀胱直腸障害、呼吸循環障害、言語障害、意識障害などに伴う諸症状	▶情報の収集と分析にあたっては、とくに麻痺と随伴しやすい障害とその諸症状によって ADL がどの程度障害されているかに注目する必要がある。
5. 運動麻痺の主な原因・誘因と程度（基4の活用）	
1）運動神経系の障害	
（1）上位運動ニューロン障害をきたす疾患：脳腫瘍、脳血管障害（梗塞、出血）、脊髄障害（外傷、脊髄腫瘍、椎間板ヘルニア）など	▶運動麻痺は、身体面のみならず、精神心理面、社会面に大きな打撃を与えやすい。したがって、これらの側面の問題発生の有無についてもアセスメント・診断する必要がある。
（2）下位運動ニューロン障害をきたす疾患：ポリオ、進行性脊髄性筋萎縮症、外傷、神経炎など	
2）神経・筋接合部が障害される疾患：重症筋無力症、イートン-ランバート症候群など	
3）筋肉が障害される疾患：筋ジストロフィー、多発筋炎、電解質（カリウム）異常など	
4）その他：心因性転換性障害など	▶「成り行き」として以下の問題を生じやすい。
6. 運動麻痺に対する診察と検査の結果（基7の活用）	1）運動麻痺、筋力低下、身体可動性障害、麻痺側の循環障害などによる**日常生活動作行動の低下ならびに褥瘡**
1）視診、触診、問診	
2）実地に行う診察：歩行検査、起立検査、徒手筋力テスト（MMT）、筋トーヌス、関節可動域、反射、意識障害時の麻痺の見方など	2）身体可動性の低下、呼吸・循環・膀胱障害などによる**肺炎や膀胱炎などの感染**
3）検査：CT、MRI、MRA、脳血管造影、脊髄造影、X線検査、針筋電図、脳脊髄液検査、血液検査、筋生検、神経生検など	3）運動麻痺、感覚障害、不使用性シンドロームなどによる**転倒、外傷や火傷、凍傷**
7. 運動麻痺に対する治療内容と効果・副作用	4）運動麻痺に伴う**関節の拘縮と疼痛・強直・脱臼や筋萎縮などの不使用性シンドローム**
（基8の活用）	
リハビリテーション（理学療法、作業療法など）、	5）麻痺とそれに伴う身体可動性障害や体貌の変化による**ボディイメージの混乱、自尊感情の**

　薬物療法など

8. 運動麻痺の「成り行き」の有無と程度（基6の活用）

9. 運動麻痺と検査・治療・予後に対する患者や家族の反応と期待（基6の活用）

低下、喪失に伴う悲嘆、抑うつなどの精神心理的問題

6）麻痺とそれに伴う身体的諸問題、精神心理的問題による役割の喪失、就学・就業・経済的問題、対人関係の狭小化、孤独など

第3段階　看護計画の立案

● **目標設定の視点**

1. 運動麻痺に起因する事故（転倒、外傷、火傷、凍傷など）を起こさない。
2. 運動麻痺をもちながらも、日常生活を安全・安楽に送るための知識・動作・技術を習得できる。
3. 運動麻痺が可能な限り軽減・消失する。徒手筋力テスト（MMT）の評価点が5/5に近づく。
4. ADL が自立・拡大する。
5. 少なくとも「成り行き」にあげた問題を起こさない。

● **対策の立案**　　対象固有の運動麻痺の原因・誘因あるいは現れている麻痺の程度、性質、型、ADL などをふまえて、対象を選択・決定する必要がある。　　　　　（基1～8の活用）

	対策の種類	対策の根拠
観察（OP）	1. 運動麻痺の程度、性質、型、ならびに ADL の変化 2. 運動麻痺時に併発しやすい障害とその随伴症状の変化 3. 運動麻痺の原因・誘因の増減 4. 運動麻痺に対する診察と検査結果の変化 5. 運動麻痺に対する治療内容と結果・副作用 6. 運動麻痺の「成り行き」の有無と程度 7. 運動麻痺と検査、治療、予後に対する患者や家族の反応と期待 ※観察の細かい項目は、アセスメント・診断段階と同じであるため省略する	1～7の観察項目は、その患者が目標に近づいているか否かを最も端的に表す情報となる。 ▶運動麻痺によって引き起こされる身体的変化に対する患者、家族の受け止め方の変化を継続的に観察する。 　加えて、運動麻痺が引き起こす自己概念や役割、相互依存、就学・就業などにかかわる諸問題にも注目して総合的・継続的な観察を行う。とくに7の患者や家族の反応と期待を注意深く観察し、ケアに活かす。
看護療法（TP）	1. ADL の自立・拡大への援助 　1）生活しやすい環境づくり 　2）自助具や補助用具の活用（図15、16） 　3）衣服の工夫 　4）生活動作の工夫など	▶運動麻痺は、多かれ少なかれ ADL に支障をきたすため、患者が自分の残存機能を最大限に活用し、自ら生活を管理できるように自立・拡大へと導く。そのためには、左記のケアのうち、患者が自分でできない部分を見きわめて介助を最小限にとどめることが重要である。また、患者が自分でできる部分に目を向けられるよう導くことも大切である。

（p.444 につづく）

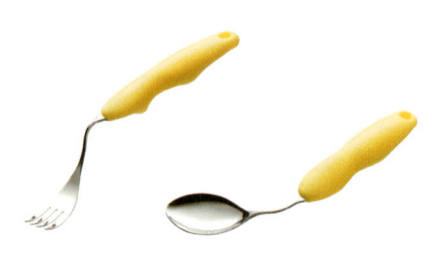

ネックを前後左右、自由に曲げて角度を変えられるため、利き手を問わない。グリップについている2つのコブで握りやすさと滑り止めの効果がある

・角度調整が可能なスプーン、フォーク

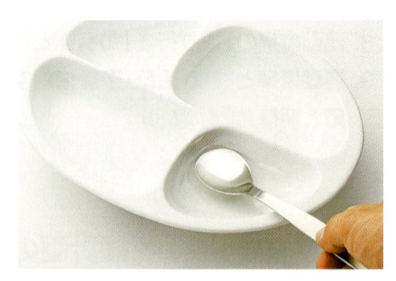

・仕切り皿
皿が4つに仕切られており、内側の「返り」で残さずにすくうことができる。底面は滑り止め付き

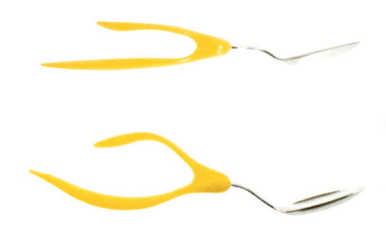

熱を加えるとやわらかくなり、使う人の手に合わせ、食べやすいスプーンの形を自由に作ることができる

・形状記憶ポリマーのスプーン

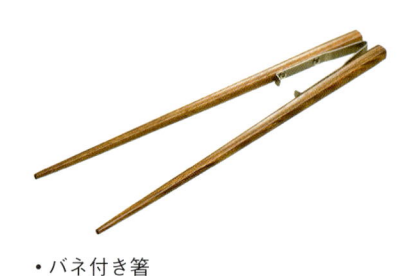

・バネ付き箸

図 15　種々の自助具

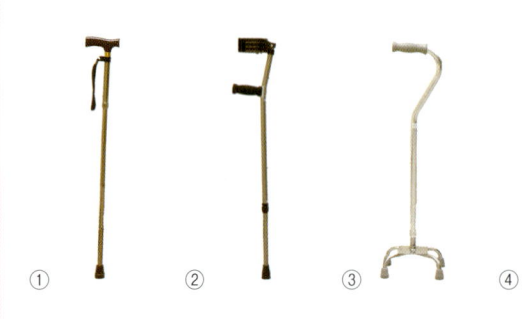

①　　　　②　　　　③　　　　④　　　　⑤　　　　⑥

①Ｔ字杖
握りがＴ字型の杖。杖の長さは、肘関節屈曲30°、手関節背屈位の手掌面から、足小指の前外側15cmのところまでの距離が目安

②ロフストランド杖
免荷および運動失調や上肢の筋力低下時に適用

③多脚型杖（3点杖、4点杖）
多脚で支持するので平地での接地状態は安定するが、デコボコ面では、不安定になりやすい

④松葉杖
握り手の位置は、大転子の高さとし、腋窩当ては、橈骨神経や腋窩動脈を圧迫しないよう腋窩から2～3cm低くする

⑤プラットフォーム杖
関節リウマチなどで、手関節や手指への負荷が困難な場合に適用

⑥歩行器
左右の脚が菱型に動かせる交互歩行（多くは4点型）可動型と、左右に動かせないが同時歩行に適した固定型がある。また脚部全部か、前脚部キャスター付きがある

図 16　歩行補助具の種類と特徴

看護療法（TP）

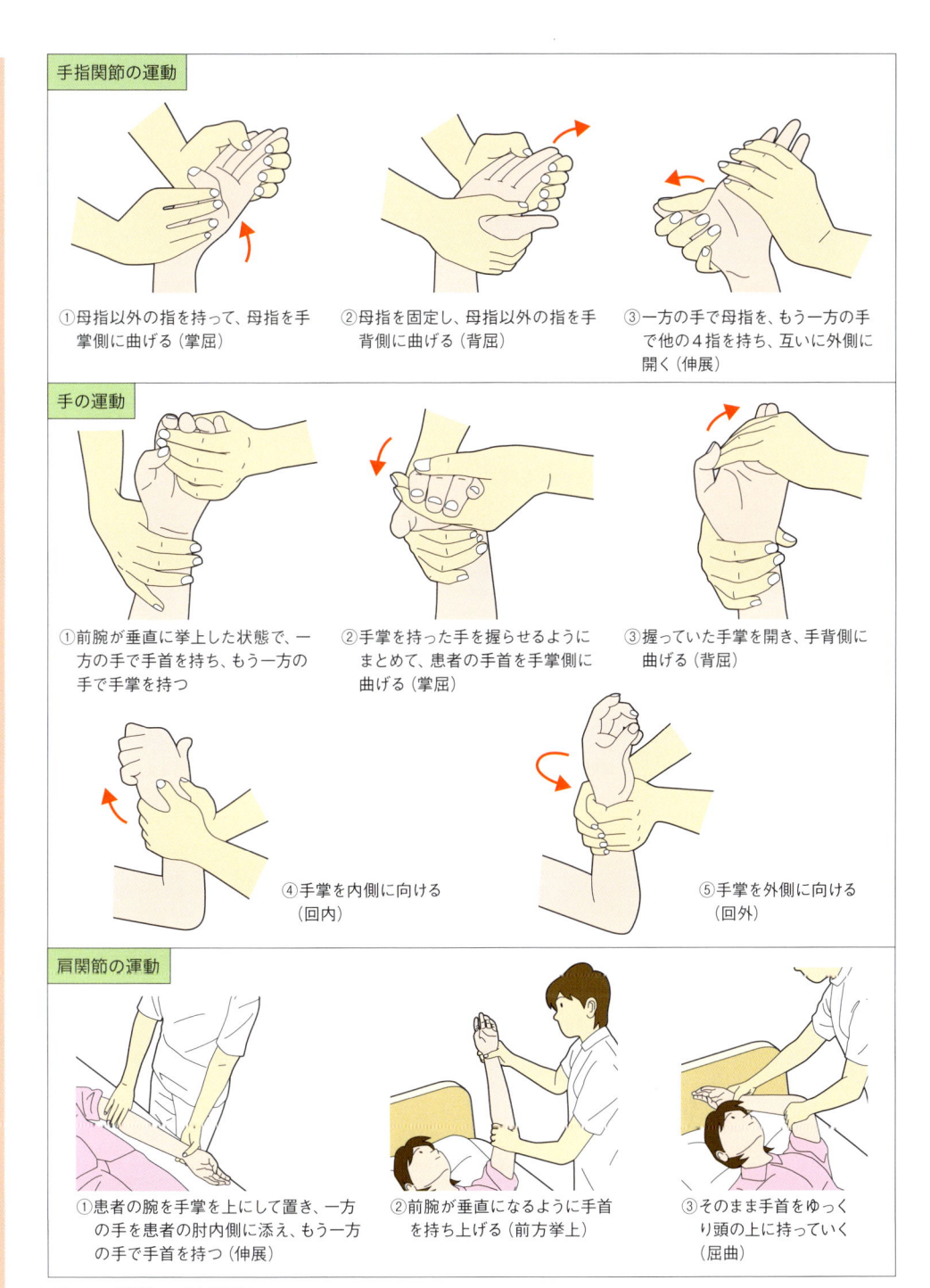

手指関節の運動

①母指以外の指を持って、母指を手掌側に曲げる（掌屈）

②母指を固定し、母指以外の指を手背側に曲げる（背屈）

③一方の手で母指を、もう一方の手で他の4指を持ち、互いに外側に開く（伸展）

手の運動

①前腕が垂直に挙上した状態で、一方の手で手首を持ち、もう一方の手で手掌を持つ

②手掌を持った手を握らせるようにまとめて、患者の手首を手掌側に曲げる（掌屈）

③握っていた手掌を開き、手背側に曲げる（背屈）

④手掌を内側に向ける（回内）

⑤手掌を外側に向ける（回外）

肩関節の運動

①患者の腕を手掌を上にして置き、一方の手を患者の肘内側に添え、もう一方の手で手首を持つ（伸展）

②前腕が垂直になるように手首を持ち上げる（前方挙上）

③そのまま手首をゆっくり頭の上に持っていく（屈曲）

図17　関節可動域訓練

肘関節の運動

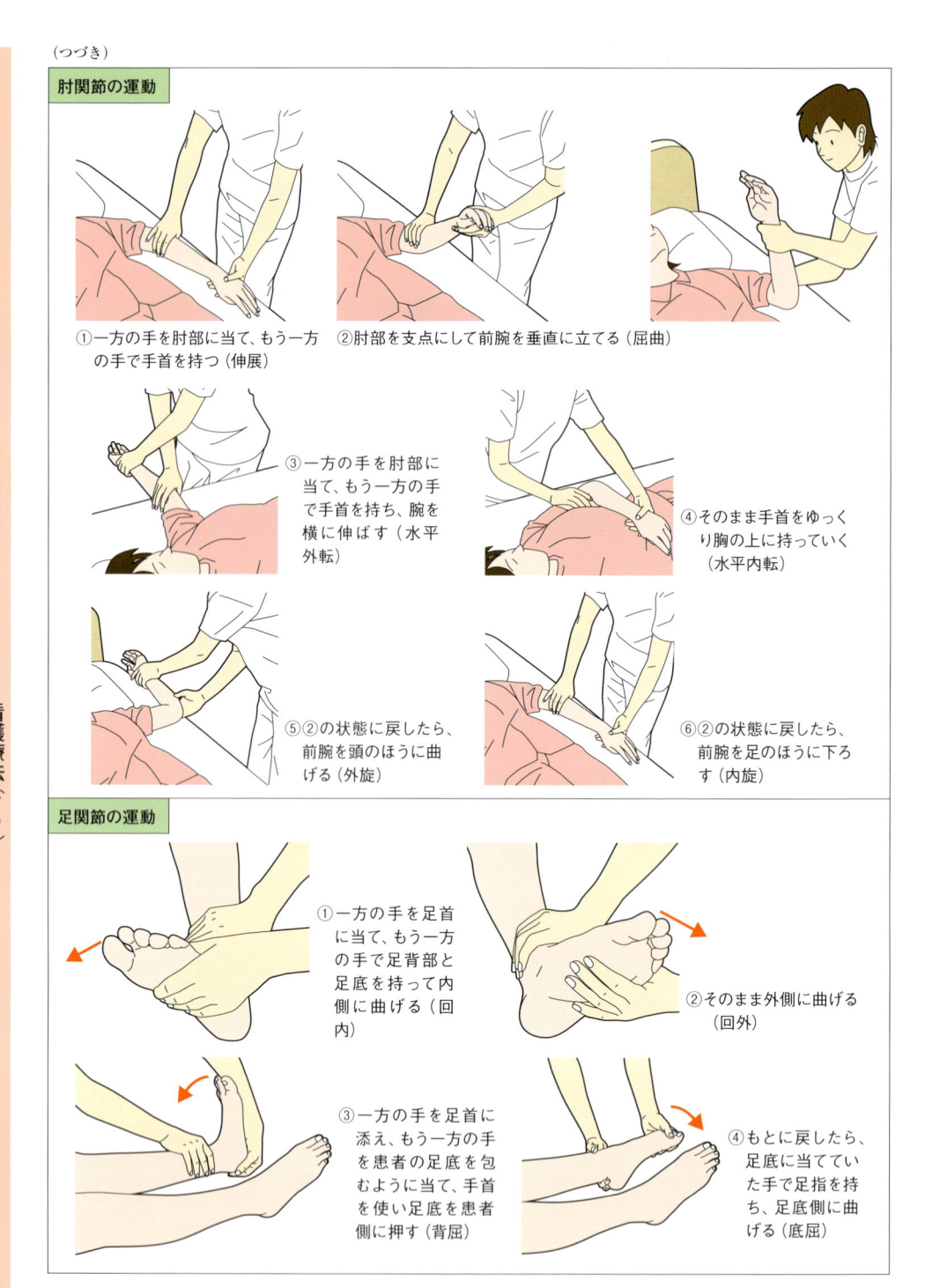

①一方の手を肘部に当て、もう一方の手で手首を持つ（伸展）

②肘部を支点にして前腕を垂直に立てる（屈曲）

③一方の手を肘部に当て、もう一方の手で手首を持ち、腕を横に伸ばす（水平外転）

④そのまま手首をゆっくり胸の上に持っていく（水平内転）

⑤②の状態に戻したら、前腕を頭のほうに曲げる（外旋）

⑥②の状態に戻したら、前腕を足のほうに下ろす（内旋）

足関節の運動

①一方の手を足首に当て、もう一方の手で足背部と足底を持って内側に曲げる（回内）

②そのまま外側に曲げる（回外）

③一方の手を足首に添え、もう一方の手を患者の足底を包むように当て、手首を使い足底を患者側に押す（背屈）

④もとに戻したら、足底に当てていた手で足指を持ち、足底側に曲げる（底屈）

看護療法（TP）

440

（つづき）

足指関節の運動

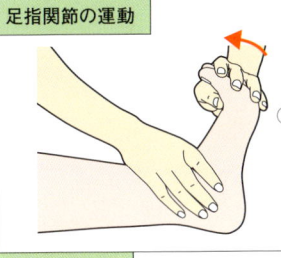

①一方の手を足首に添え、もう一方の手を足底側から足指に当て、足背側に曲げる（後屈）

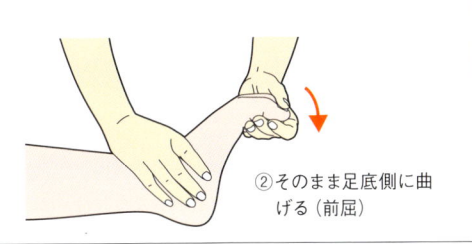

②そのまま足底側に曲げる（前屈）

股関節の運動

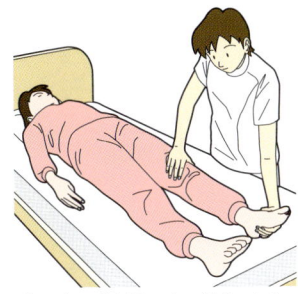

①一方の手を膝の上に添え、もう一方の手で足底を持つ

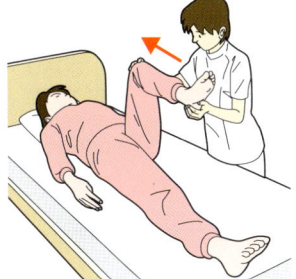

②膝を曲げて持ち上げる（屈曲）

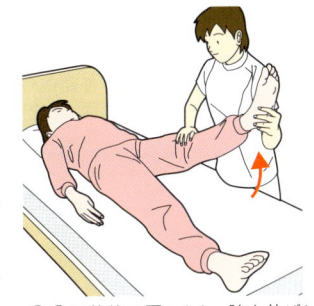

③①の状態に戻したら、膝を伸ばしたまま下肢を挙上する（伸展）

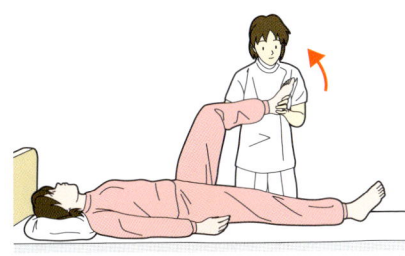

④挙上した下肢をいったん下ろしたら、膝を曲げて持ち上げ、下肢を看護師のほうに引っ張る（外旋）

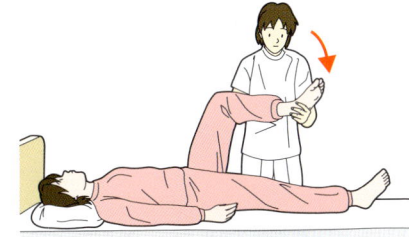

⑤そのまま内側へ下肢を持っていく（内旋）

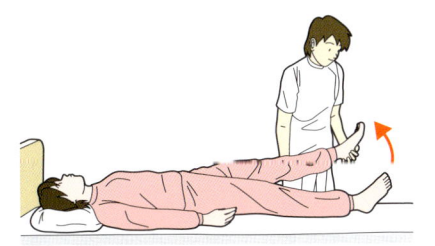

⑥①の状態に戻したら、膝を伸ばしたまま下肢を看護師のほうに開く（外転）

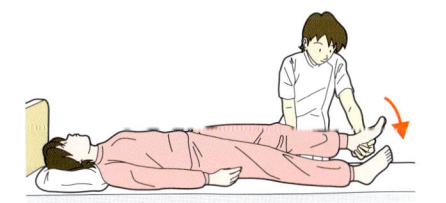

⑦そのまま内側へ下肢を戻す（内転）

（竹尾惠子監：看護技術プラクティス．第3版，p.291～293，学研メディカル秀潤社，2014．）

看護療法（TP）

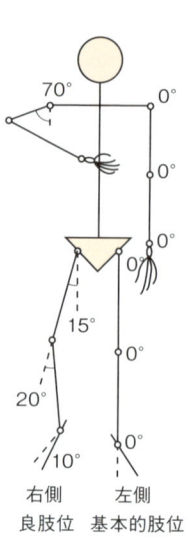

整形外科的な良肢位とは、関節が拘縮を起こしても機能的な障害を最小限にする肢位をいう

肘は90°屈曲、前腕は回内−回外中間位、手関節は軽度背屈、指は母指が対立位をとり軽度屈曲位（ボールを握ったかたち）　下肢は内・外旋中間位、足関節は図では10°底屈位となっているが、現在では0°が多く用いられている　　　　　　　　　　　（児玉らによる）

右側　　　左側
良肢位　基本的肢位

図18　整形外科的な良肢位

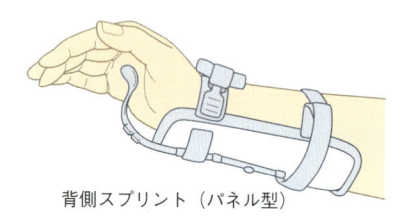

背側スプリント（パネル型）

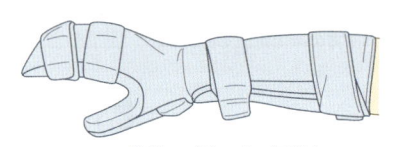

背側スプリント（硬性）

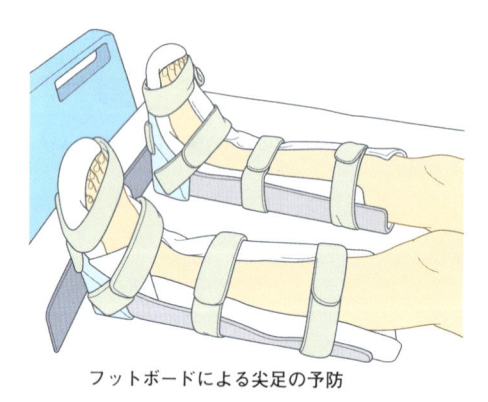

フットボードによる尖足の予防

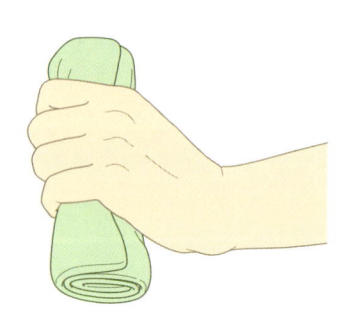

ハンドロールによる良肢位保持
タオルをかたく巻いたものでもよい

図19　良肢位保持のための器具

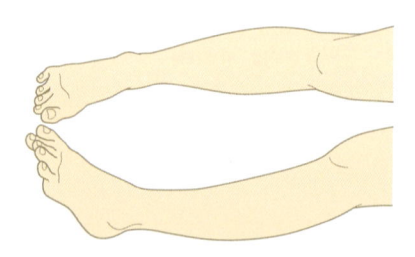

図20　関節の拘縮（尖足）

看護療法（TP）

2. 関節の拘縮・強直・脱臼と筋萎縮の予防 　1）他動運動（関節可動域訓練、**図17**）、自動運動 　2）良肢位の保持（**図18**、**19**） 　　（1）枕、タオル、ボール、フットボードや背 　　　側スプリント、シーネなどの使用 　　（2）アームスリングによる固定など	▶運動麻痺は、二次的に筋肉や骨の萎縮を起こす（例：尖足、**図20**）。したがって、これらを未然に防ぐために、**他動運動**や**自動運動**、**良肢位の保持**が重要となる。また、運動による物理的・機械的刺激は、組織の新陳代謝を促進し、神経、筋肉、血管などの機能を刺激して回復を促す。（**基**5、6の活用）
	▶麻痺側の肩関節は、患側上肢の重みと重力で亜脱臼をきたしやすいため、**アームスリング**などで固定する。ただし、アームスリングなどの長時間の使用は、肩関節の内転・内旋拘縮を起こすので、1日に数回はずして、**図17**の「関節可動域訓練」などを参考にして患者と一緒に正しい**関節可動域運動**を継続的に行う。
3）坐位耐性訓練	▶可能な限り早期に坐位をとることにより、体幹筋や頸部諸筋の筋力低下を予防し、早期離床につながる。
3. 転倒や外傷などの危険防止 　1）動作時の身軽な服装 　2）床や病室などの環境整備 　　（1）危険物の除去、ベッド柵や低ベッドの使 　　　用、手すりなど 　　（2）照明など 　3）罨法時や入浴時の温度管理と介助	▶運動麻痺があると、転倒しやすくなったり、機敏な動作ができず、危険を自ら予防しにくくなる。また、感覚障害を伴う場合は、入浴時や罨法時に熱傷や凍傷を受けやすい。したがって、事故を未然に防ぐ工夫を行い、さらに必要時に介助する。（**基**5、6の活用）
4. 褥瘡予防 　1）体位変換ならびに褥瘡予防用具の使用など 　　（「**49** 褥瘡」p.830〜831参照）	▶麻痺側は自動運動ができなかったり、循環障害があるために**褥瘡**をつくりやすい。知覚障害がある場合は、痛みの自覚がないために、その発見が遅れるので十分に注意して観察する。（**基**6の活用）
5. 保温、マッサージ、ストレッチ 　1）衣服の調整（靴下や足袋の着用など） 　2）寝具の調整、など 　3）マッサージやストレッチ	▶麻痺した筋肉は、血液循環が不十分なため冷えやすいので保温に注意し、血液循環を促す。とくに下肢は冷えやすいため、靴下や足袋などを着用させる。保温やマッサージ、ストレッチにより血液循環を促すことは、筋肉に栄養や酸素を補給し、筋肉の萎縮を防ぐことにも役立つ。（**基**5の活用）
6. 苦痛の緩和 　1）精神的支持、気分転換（散歩、日光浴、鏡の 　　活用など）	▶身体の形態・機能障害は、苦痛、不安、恐怖を与えるばかりでなく、ボディイメージの混乱、自尊感情の低下などを引き起こしやすい。これらの身体的・精神心理的問題は、リハビリテーションへの取り組みをはばむ要因になることから、これらの有無と程度を把握したうえで十分

看護療法（TP）

看護療法（TP）		に話を聴き、患者の気持ちに寄り添うと同時に症状を説明し、励ますことが重要である。また、臥床生活が長い場合は、気分が滅入りがちになるため、生活の場の変化や拡大についても工夫する。精神心理的苦痛は、疾病やリハビリテーションなどの受容段階により異なるので、段階をふまえて対応する。（基6の活用） 麻痺とそれに伴う身体可動性障害や体貌の変化は、患者にとって重大な喪失体験であることから、そのときどきの喪失に伴う心理段階をアセスメントし、それをふまえた看護アプローチをすることが重要である。
	2) 痛みの緩和 　（1）入浴、温・冷罨法、マッサージなど	▶関節の拘縮や強直がある場合は、運動時に痛みを伴う。したがって、関節や筋肉の運動時は、左記の療法を併用し、リラクセーションを心がけ、励ましながら進めていく。（基8の活用）
教育（EP）	1. 運動麻痺の性質・程度、痛みや ADL の変化などの主観的情報を報告できるように指導する	▶運動麻痺の好転・悪化を判断するためには、患者の主観的情報が重要となる。（基4、5の活用）
	2. 前記の看護療法項目の 1 ～ 6 について説明・指導する。とくに ADL の自立・拡大と危険防止に関しては、退院後の生活環境をふまえ、具体的に患者や家族と相談し、指導する	▶運動麻痺は一般に長い経過をたどる。退院後も家庭でリハビリテーションを継続する場合は、できるだけ早くから患者の世話をする人を含めてリハビリテーションの指導を行う。また、家庭環境についても検討し、家屋の改造の必要性などについて、実際的・具体的指導を行う。 （基1 ～ 8 の活用）

第3・4段階　看護計画の立案・実施時の留意点

1．救命救急処置とその対応

　運動麻痺を起こす患者は、随伴症状として意識障害、呼吸障害、激しい頭痛や悪心・嘔吐、発熱などを伴うことが少なくない。したがって、いつでも救命救急処置を行うことができるよう機械器具類、薬品等の点検・管理と技術訓練、ならびに関係部門・人の連絡方法などを確認しておく必要がある。

2. 日常生活動作行動（ADL）の観察

　運動麻痺のある患者の観察にあたっては、とくに ADL の何がどの程度障害されているか、逆に何がどの程度できるか、さらに患者自身が ADL の障害をどのようにとらえ、また工夫しているものは何かなどを正確に観察し、看護ケアに具体的に活かしていく必要がある。高齢の運動麻痺患者の場合は、生理的にも足腰が弱くなり、加えて視力も減弱することから十分観察して、できない部分を判定し、根気よく個別的な援助を段階的に行う必要がある。いずれの年齢の患者であっても、「できた」ときには、明確にフィードバックして努力をたたえ、この努力が日常生活動作行動のどの改善につながっていくかを理解し、同時に自信を高めることができるよう働きかける。また、主観的・客観的データの収集・分析を基盤にして急がせることは厳に慎み、自尊感情を傷つけないよう留意する。

3. 診察時の注意点

　診察時、患者は動作や表現力の検査を受けるため緊張しやすい。したがって患者に各診察の必要性を十分

に説明してリラックスさせるとともに、診察中に患者が転倒しないよう、安全確保のための環境整備をはかる。また、正確な診断結果を得るために患者の動作の自立度が細かく診察されるので、十分な空間をつくる。そのとき、不要な手だしはせず、必要時のみ介助する。

4. 運動療法実施時の注意点

1）麻痺の程度により、他動運動→介助自動運動→自動運動→抵抗運動→漸増抵抗運動の順に進めていく。

2）患者が運動療法の必要性を十分に理解できるよう工夫する。また、医師や作業療法士、理学療法士と相談しながら可能な運動を毎日根気よく生活のなかに取り入れていく。その結果については、これらの専門家に報告し、今後の計画に活かすことができるように協力する。

3）対象者のできることと、できないことを定期的に評価し、その結果を医療チーム全員で把握する。過剰な援助、逆に援助不足、あるいは無理強いがないように接する。

4）1日に短時間の運動を何回も繰り返すほうが、一度に長時間行うより効果がある。

5）関節炎・筋肉痛を起こしやすいので、各運動に伴ってマッサージや温罨法を積極的に行うなどして、痛みを緩和するための援助を行う。

6）運動は、静かにゆっくり行うこと。強制しすぎない。また、全身の筋力の低下や関節拘縮を予防するために麻痺側のみならず健側も一緒に行う。

7）運動に消費するエネルギーは、健康な人と比較にならないほど大きく、心・血管系への負担も大きい。したがって運動時は、脈拍・血圧の変動などに十分注意すると同時に、患者の訴えに十分耳を傾けることが重要である。

8）**不良肢位や禁忌体位・動作**による脱臼や神経障害、誤った**関節可動域訓練**や歩行訓練による**肩手症候群**や**反張膝**、不適切な補助具や装具による神経麻痺や関節痛・循環障害・皮膚損傷などの二次障害が生じるため、正しい方法で実施・指導を行う。

5. 適切な自助具の選択

自助具や補助用具を使用するときは、その患者に合った適切なもので安全性の高いものを選択する。さらに患者と家族が使用方法を十分習得できるまで指導し、見守り、確認する。

6. 客観的な測定法の活用

運動麻痺のある患者の ADL 、筋力、関節可動域の好転には長時間を要し、患者のみならず家族も変化に気づきにくい。そのため途中で訓練への努力を放棄することも少なくない。したがって、彼らが小さな好転にも気づけるよう客観的な測定法を用いて継続的・定期的に測定し、記録すると同時に、記録内容を努力の証として話し合い、さらなる主体的な前進の動機づけにする。

7. 退院指導

運動麻痺のある患者は、障害を残して退院する場合が多い。退院に際しては、身体的・精神的な問題のみならず、退院後の経済的・社会的とくに家庭的な問題にも目を向けて援助する。そのためには、入院期間を通じて、これらの状況を十分把握して、慎重に計画を進め、保健福祉関係者などと連絡・調整していく必要がある。（基1～8の活用）

8. 家族への協力依頼

退院していく患者の中には、運動麻痺による特徴的な身体像に加え、筋力低下、関節の動きの異常や疼痛、膀胱・直腸障害、さらに感覚障害、言語障害などをはじめとする多くの障害のいずれかを抱えたまま在宅療養に移行することが少なくない。これらの問題とそれによる日常生活動作行動の自立度の低下は、患者のボディイメージの混乱、自尊感情の低下、対人関係の狭小化のみならず、日々の生活への満足度や生きがいの喪失なども引き起こす危険性が高い。

これらの諸問題を防止、あるいは最小限にとどめるには家族の接し方が最も重要になる。家族も身体的、精神心理的、社会的に急激に悪化しているであろうが、それでもなお、家族の患者への接し方が鍵になることを十分説明し、できる限り内向きにならず社会資源を活用してプラス志向になるよう勧める。

とくに地域における資源活用については、保健師、市区町村の福祉介護機関の所在地と活用方法などについて具体的に家族が把握し、活用できるよう関係者の協力を得て相談に応じる必要がある。

第5段階　評価の視点

1. 目標に近づいたか否か

1) 運動麻痺に起因する事故を起こさなかったか。

2) 日常生活を安全に送るための知識、動作、技術を習得できたか。

3) 運動麻痺が可能な限り軽減したか。徒手筋力テスト（MMT）（表3参照）の評価点が5/5に近づいたか。

4) ADLが自立・拡大したか。

5)「成り行き」にあげた問題 [1) 日常生活動作行動の低下や褥瘡、2) 肺炎や膀胱炎などの感染、3) 転倒、外傷や火傷、凍傷、4) 関節の拘縮と疼痛・強直・脱臼や筋萎縮などの不使用性シンドローム、5) ボディイメージの混乱、自尊感情の低下、喪失に伴う悲嘆、抑うつなどの精神心理的問題、6) 役割の喪失、就学・就業・経済的問題、対人関係の狭小化、孤独など] を起こさなかったか。

2. 看護過程、とくに看護計画の評価・修正

患者や家族の状態や行動が目標に近づいていない場合は、看護過程、とくに看護計画の立案段階のどこに問題があったのか、さらに診断段階に誤りがなかったかなどを追究する必要がある。

引用・参考文献

1) 佐々木日出男ほか：リハビリテーション看護．中央法規出版，1996．

2) 水野美邦編：神経内科ハンドブック．第5版，医学書院，2016．

3) 氏家幸子監：リハビリテーション患者の看護．成人看護学D，第2版，廣川書店，2003．

4) 白倉賢二：運動麻痺・知覚障害．ブレインナーシング，18(8)：23 〜 28，2002．

5) 井村裕夫ほか編：筋力低下と筋萎縮．わかりやすい内科学．第4版，文光堂，2014．

6) 田崎義昭，斎藤佳雄ほか：ベッドサイドの神経の診かた．第18版，南山堂，2016．

7) 小川 聡ほか編：内科学書．改訂第8版，中山書店，2013．

8) 坂野晴彦ほか：運動ニューロン疾患の分子標的治療．Brain and Nerve．81(8)：891 〜 900，2009．

9) 酒井郁子，金城利雄編：リハビリテーション看護．障害をもつ人の可能性とともに歩む．南江堂，2015．

10) Chusid JG, McDonald JJ：Correlative Neuroanatomy and Functional Neurology. 18th ed. Lange, 1982.

11) 落合慈之監：整形外科疾患ビジュアルブック．第2版．学研メディカル秀潤社，2018．

12) 落合慈之監：リハビリテーションビジュアルブック．第2版．学研メディカル秀潤社，2016．

29 痙攣

convulsion

●オリエンテーション・マップ

原因 (p.451)

1) 特発性てんかん
   （原因不明）
2) 症候性てんかんおよび痙攣発作の原因
   (1) 頭蓋内器質的疾患
     ①脳血管疾患、②脳腫瘍、③頭部外傷、④脳感染症、⑤変性・脱髄性疾患、⑥先天性疾患、⑦周産期脳障害
   (2) 頭蓋外の原因
     ①循環障害、②内分泌・代謝性疾患、③中毒疾患、④薬物、⑤感染症、⑥発熱、⑦悪性腫瘍、⑧小児の痙攣
3) 心因性要因
   ①心因性非てんかん性発作、②過換気症候群（不安神経症）など

誘発因子 (p.450)

※個人により発症の有無、症状が異なる
1) 遺伝子
2) 脳組織損傷
3) 低酸素血症
4) 低二酸化炭素血症
5) 低血糖
6) 電解質異常
7) 高体温
8) 薬物
9) 外界からの刺激
10) 精神的ストレス
11) 薬物の中止など
12) 不規則な生活、とくに睡眠不足や過度の疲労
13) 月経、妊娠など

前駆症状 (p.453、7-1)

(1) 気分変調
(2) 頭重感
(3) めまい
(4) 食欲不振
(5) 胃部不快感
(6) 悪心
(7) 顔面や四肢のしびれ
(8) 味覚異常
(9) 幻視
(10) 幻聴
(11) 幻嗅
(12) 不安感など

痙攣・てんかん発作

随伴症状 (p.453)

(1) 意識障害、舌咬傷、失禁
(2) 頭痛
(3) 嘔吐、誤嚥
(4) 全身・局所の筋肉痛
(5) 発汗
(6) 倦怠感
(7) 電解質異常、酸塩基平衡障害

成り行き（二次的問題 p.454）

1) 転倒・転落、打撲、脱臼、骨折などの身体損傷
2) 気道閉塞、窒息、肺炎などの感染
3) 痙攣発作の反復、痙攣の重積発作による呼吸・心停止
4) 痙攣発作の再発に対する患者と家族の予期的不安、恐怖
5) 日常生活動作行動や社会活動の自己制限
6) ボディイメージの混乱、自尊感情の低下、対人関係や職業選択の狭小化など
7) 長年の痙攣発作の反復による認知機能障害、小児では発達遅滞

観察OP (p.459)

看護療法TP (p.460)・教育EP (p.461)

痙攣発作時・発作後

1. 救命救急処置と合併症の予防
   1) 気道と静脈路の確保
   2) 二次的外傷や舌咬傷の防止
2. 酸素療法の準備・管理
3. 薬物療法の管理
4. 心身の安静、環境の調整
5. 嘔吐・失禁に対するケア
6. プライバシーの保護
7. 発作後の観察と記録

痙攣発作・再発作の予防

1. 薬物療法の指導と管理
2. 不安の緩和、精神心理的支持
3. 生活行動の調整と指導
4. 今後も痙攣発作が予測できる患者の身体損傷防止対策
5. 家族、周囲の人、職場・教育関係者に対する指導や支援グループの紹介
6. 社会資源に関する情報提供

29 痙攣

1. 痙攣およびてんかんの定義

痙攣とは、全身の筋群または片側、局所性の筋群に発作性・一過性に、また反復的・持続的に生じる不随意性の収縮であり、脳の神経細胞から骨格筋に至る運動神経経路の異常興奮によって起こる。

広義の痙攣には、狭義の痙攣（convulsion）に加え、スパズム（spasm）、クランプ（cramp）などの筋の不随意な異常収縮も含まれる。

狭義の痙攣は、脳の神経細胞の異常興奮によって生じる強直性、あるいは間代性、強直間代性の骨格筋の不随意的な収縮、すなわち、てんかん性痙攣を指す。

てんかんとは、脳の神経細胞に突然異常な電気現象が起こり、その結果、意識消失や痙攣、感覚障害、自律神経症状、精神症状などの種々の発作を繰り返し起こす慢性の病態をいう。つまり、反復するてんかん発作があり、脳波上発作性異常を認める。

スパズムは、1つの神経支配下の筋群の収縮状態をさし、顔面・眼瞼痙攣、低カルシウム血症や過換気症候群などのときに生じやすいテタニーなどが該当する。なお、末梢顔面神経の易刺激性の亢進による顔面スパズムは、通常片側に生じ、一般に「片側顔面痙攣」とよばれている。また眼瞼痙攣は、眼輪筋を中心とした反復性の強直性痙攣に続いて間代性痙攣が数秒から数分続きやすい。

クランプは、健康な人でも、多量の発汗などによる塩分喪失や過度の疲労後に生じることがあり、有痛性の強直性筋収縮を指す。俗にいう「こむら返り」は、この筋クランプに含まれ、激痛を伴う腓腹筋の強直性痙攣であり、脱水、低マグネシウム血症、低カルシウム血症、尿毒症などで起こりやすい。

2. 痙攣発生のメカニズム

正常な骨格筋の随意運動は、大脳皮質運動野から発せられたインパルスが神経線維中を伝播して骨格筋に達し、筋収縮が生じることにより起こる（「28 運動麻痺」p.421、随意運動の伝わり方参照）。

この大脳皮質運動野から発せられるインパルスは、神経細胞内外の化学変化によって発生した電気活動である。これらの神経細胞になんらかの原因で発作性の異常放電が起こった場合は、それらの神経細胞支配下の筋群に伝えられて痙攣が生じる。発作的に起こった放電は、ある部位に限局する場合と、なんらかの経路を経てほかの皮質部や深部に波及する場合とがあり、それにより痙攣の起こり方が異なる。

神経細胞の興奮性には、Na^+、K^+、Cl^-、Ca^{2+}などが関与しているが、これらのイオンのバランスが崩れたときも痙攣が生じる。また、ニューロンとニューロンを結ぶシナプスに働く種々の神経伝達物質も痙攣に関与しており、アセチルコリンは、興奮性神経伝達物質であり痙攣を引き起こす。一方、γ-アミノ酪酸（GABA）やグリシンは抑制性神経伝達物質であり、痙攣を抑制する。グルタミン酸からGABAがつくられる際に働く補酵素のビタミンB_6の欠乏も痙攣を引き起こす。なお、発生機序の詳細は、まだ十分に解明されていない。

3. 痙攣の分類

1）筋収縮の持続時間による分類

（1）間代性痙攣：筋肉の収縮と弛緩がある程度規則的に交互に反復する。四肢は、伸展と屈曲、あるいは内旋と外旋を交互に繰り返す。全身に現れたときには、全身がガクガクと揺れる（全身間代性痙攣）。

(2) **強直性痙攣**：筋肉の激しい持続的な収縮であり、体幹、四肢は強く屈曲、または伸展したまま硬直して動かない。全身に現れたときには、眼球がつり上がり、腕を曲げ、足をつっぱって、頸部・背部をうしろにそらせた姿勢をとる（**強縮**）。

(3) **強直間代性痙攣**：(1)、(2)を合併した痙攣である。

2) 発作部位による分類

(1) **全身性痙攣**：痙攣が全身的に起こる。

(2) **局所性痙攣**：痙攣が身体の一部に限局して起こる。

痙攣発作が短い間隔で連続して起こったり、発作が異常に長く続く場合を**痙攣重積状態**という。何日も重積状態が続くと死に至ったり、認知機能障害などの後遺症を残すことが多い。

4. てんかんの分類

てんかん発作の分類には、**国際抗てんかん連盟**（**ILAE**：International League Against Epilepsy）の分類が長く用いられている。ILAE の分類は 2017 年に新たな提言がなされているが、臨床的には 1981 年分類（**表 1**）が用いられることが多い。

表 1　てんかん発作の国際分類（ILAE1981）

Ⅰ. **部分（焦点、局所）発作**
　A. 単純部分発作
　B. 複雑部分発作
　C. 部分発作から二次性全般発作
Ⅱ. **全般発作**
　A1. 欠伸発作
　A2. 非定型欠伸発作
　B. ミオクロニー発作
　C. 間代性発作
　D. 強直性発作
　E. 強直間代性発作
　F. 脱力発作（失立）
Ⅲ. **上記分類に含まれないてんかん発作**

Ⅰ. 部分発作

部分発作とは、皮質性てんかんに相当し、脳の局所的な神経細胞の異常興奮による。発作時、意識障害を伴わない発作を**単純部分発作**、意識障害を伴う発作を**複雑部分発作**に分類する。部分発作から全般発作に進展することもある。

A. 単純部分発作

a. 運動発作：大脳皮質運動野のある部分に限局した焦点があり、対応する身体部位に症状が生じる。口角、手指などから発作が始まり、半身に痙攣が拡大していくものを**ジャクソン型発作**という。

b. 体性または特殊感覚発作：身体の感覚異常、視覚、聴覚、味覚、嗅覚の異常などを起こす発作である。

c. 自律神経発作：腹痛、頭痛、めまいなど、さまざまな自律神経の発作が起こる。間脳、脳幹あるいは辺縁系に焦点があると考えられている。

B. 複雑部分発作

部分発作で始まり、自動症（舌なめずり、舌打ち、身体や衣服をまさぐるなど）が

続く。この間、意識障害があり、意思の疎通がはかれない。以前、精神運動発作といわれたもので、前側頭部に焦点がある。

Ⅱ．全般発作

全般発作とは、両側の大脳半球から過剰な同期性の電気的興奮が一挙に生じることによって始まる痙攣発作をいう。全般発作は、臨床症状や発作時の脳波、MRI などによって分類される。最初から意識障害を伴うのが特徴である。

A1．欠伸発作（アブサンス）：突然、意識が消失し、精神・運動機能の停止を伴うが、数秒間で急に意識が戻る。痙攣は伴わない。以前に「小発作」といわれていたものである。

A2．非定型欠伸発作：欠伸発作よりも筋緊張の変化が顕著で、発症も急性でない。

B．ミオクロニー発作：不随意運動の一種であるミオクローヌス（四肢や体幹の筋群が瞬間的にすばやくピクッと不随意に収縮する。不随意運動の範囲は小さいものから関節運動を伴うものまで多彩である）が、両側性に同期性に出現することが多い。短期間の意識障害を伴う。

C．間代性発作：意識障害とともに四肢および全身性の筋肉の収縮と弛緩が交替して律動的に繰り返す。四肢は、伸展と屈曲、あるいは内旋と外旋を交互に繰り返す。

D．強直性発作：意識障害とともに体幹や四肢は強直性に伸展し、上肢は伸展したまま上方へ挙上することが多い。筋収縮が比較的長い時間持続する。

E．強直間代性発作：前駆症状として、持続性の頭痛、気分変調をみることがある。さらに発作直前には、胃部不快感、顔面・四肢のしびれ、味覚症状、きなくさいにおいなどの前兆がある。発作は、全身の筋肉の強直性痙攣で始まり、四肢、体幹は主に伸展性に強直する。呼吸は停止してチアノーゼとなり、意識も消失する。数秒から１、２分程度の強直性痙攣の後に、間代性痙攣に移行し、四肢は屈曲、伸展あるいは回内、回外を交互に繰り返す。この時期に舌を噛んだり口角に泡を出したり、尿失禁を見ることがある。そして間代性痙攣の終了後は、全身の筋肉が弛緩し昏睡状態となる。

F．脱力発作：姿勢を保つ筋群に突然脱力が起こり、姿勢が崩れる発作である。頸部筋群に発作が起こると首がうなずくように前に倒れる（**点頭発作**）。また、膝の力が抜けると、ガタンと前に倒れる（**失立発作**）。幼児期に発生しやすい。

5. 痙攣発作の誘発因子

痙攣発作の誘発因子には、以下のものがあげられる。なお、以下の誘発因子が痙攣発作にどのように関与するかについては、次の「6．痙攣を起こす疾患とその特徴」のなかで記述する。

1）遺伝子

2）脳組織損傷（頭部外傷、周産期脳障害、頭蓋内感染症、脳変性疾患、先天性疾患などによる）

3）低酸素血症

4）低二酸化炭素血症

5）低血糖

6）電解質異常

7）高体温

8）薬物

9）外界からの刺激：騒音、テレビ、ストロボ、ゲーム機などからの閃光などの光刺激

10）精神的ストレス：驚愕、恐怖、悲嘆などを引き起こすストレッサー

11）薬物の中止など

12）不規則な生活、とくに睡眠不足や過度の疲労

13）月経、妊娠など

6. 痙攣の原因・誘因ならびに発症のメカニズムと特徴

痙攣を起こす疾患をはじめとする原因・誘因と発症のメカニズムと特徴について以下に示す。なお、「**症候性てんかんおよび痙攣発作**」とは、脳または脳以外に基礎疾患があり、その一症状として、てんかん発作が生じる場合をいう。

分類		主な原因・誘因	発症のメカニズムと特徴
1）特発性てんかん		原因不明、遺伝は明らかではないが、家族性の発症もみられる。痙攣を起こす疾患のうち、最も頻度が高い。	▶発作形態には強直性・間代性・強直間代性があり、起こる部位によって全身性と部分性に分けられる。欠伸発作・非定型欠伸発作、ミオクロニー発作などの全身発作や、単にめまい、発作、種々の精神症状を呈する型もある。
2）症候性てんかんおよび痙攣発作	（1）頭蓋内器質的疾患	①脳血管障害：脳出血、脳梗塞、くも膜下出血、脳動脈瘤、脳動静脈奇形、脳静脈血栓、高血圧性脳症、もやもや病、TIA（一過性脳虚血発作）、RIND（可逆性虚血性神経障害）など	▶50歳以上で初発痙攣発作を起こす場合は、これらの疾患が原因となることが多い。痙攣発作には、①痙攣が先行するもの、②脳血管障害発作急性期（2週間以内）に生じるもの：**初期痙攣発作**、③発作後慢性期に現れるもの：**晩期痙攣発作**がある。初期痙攣発作は、全身痙攣や部分発作の型をとることが多く、重症脳血管障害に合併しやすい。予後不良なことが多い。晩期痙攣発作は部分発作が多い。
		②脳腫瘍：神経膠腫、髄膜腫、海綿状血管腫、転移性脳腫瘍など	▶脳腫瘍で痙攣発作を起こす割合は20～40％であり、とくに前頭側頭部に発生した腫瘍では頻度が高い。痙攣発作の型は、中心溝付近の腫瘍ではジャクソン型痙攣が多い。
		③頭部外傷：脳挫傷、脳内血腫、硬膜下血腫、硬膜上血腫、陥没骨折など	▶受傷後24時間以内に起こる早期痙攣は、外傷の程度の強いものや、5歳以下の小児に発生しやすい。受傷後一定期間経ってから起こる外傷性てんかんは、①早期痙攣のあったもの、②脳挫傷のあったもの、③受傷後に意識障害や健忘が長く持続したもの、④前頭部の損傷によるものに起こりやすい。
		④脳感染症：脳炎、髄膜炎、脳膿瘍、神経梅毒、脳寄生虫症、クロイツフェルト-ヤコブ病、AIDSなど	▶炎症性疾患で痙攣を生じる頻度は、若年者ほど高い。脳炎では、高熱時に全身痙攣が頻発しやすく、それらの予後は悪い。乳幼児の髄膜炎は、発作の頻度が高く、部分発作のほかに、強直・間代・強直間代発作や重積状態をきたすことがある。
		⑤変性・脱髄性疾患：多発性硬化症、急性散在性脳脊髄炎、膠原病、アルツハイマー病、ピック病、ミオクローヌスてんかんなど	▶アルツハイマー病では初期に、ピック病では末期に痙攣を生じやすい。

29 痙攣

(1) 頭蓋内器質的疾患	⑥先天性疾患：結節性硬化症、水頭症、スタージ-ウェーバー症候群、脳回異常症など	▶結節性硬化症のてんかん発作発生率は、93～100％といわれる。
	⑦周産期脳障害	▶新生児が出生時に酸素欠乏に陥ったり、頭部外傷を受けて局所性に脳障害を生じると、てんかんになることがある。また、母親自身が髄膜炎や代謝性疾患、低酸素症にかかった場合の出生児に、てんかんを生じることがある。
2) 症候性てんかんおよび痙攣発作 **(2) 頭蓋外の原因によるもの**	①循環障害：貧血、アダムス-ストークス症候群、起立性低血圧、頸動脈洞症候群、心筋梗塞など	▶脳循環血液量が低下し、脳が無酸素症状態となり、痙攣が生じる。
	②内分泌・代謝性疾患：低血糖、糖尿病昏睡、テタニー、尿毒症、高ナトリウム血症、低ナトリウム血症、高カルシウム血症、低カルシウム血症、透析不均衡症候群、高マグネシウム血症、肝性脳症、粘液水腫、子癇、ポルフィリン症、膠原病、クッシング病、ウェルニッケ脳症、ミトコンドリア脳筋症など	▶低血糖では、血糖値が 30mg/dL 以下になると全身性の痙攣を認めることがある。 ▶糖尿病昏睡では、局所の痙攣やジャクソン型痙攣を高頻度に合併する。 ▶**テタニー**は、副甲状腺機能低下症、ビタミン D 欠乏症、過換気症候群、低カルシウム血症などによって四肢の両側性に強直性痙攣を起こして、手足の特徴的な屈曲位をみる。その典型的なものが**助産師様手**である。 ▶尿毒症では、末梢神経障害と電解質異常により、四肢筋群に痙攣をみることが多い。 ▶肝不全に伴う肝性脳症では、意識障害の進行に従って、ミオクロニー発作が起こり、末期には激しい痙攣を起こすこともある。 ▶低ナトリウム血症では、血漿浸透圧の低下から、脳浮腫をきたして痙攣発作を起こす。血清ナトリウム濃度が 120～125mEq/L 以下になると、痙攣を起こしやすい。 ▶低カルシウム血症では、血清カルシウム濃度が 3.5mEq/L を下回ると、顔面や四肢のしびれ感、体幹や四肢の痙攣をきたすテタニー症状が出る。 ▶血清マグネシウム濃度の低下も、四肢の筋肉に痙攣を起こす。 ▶膠原病のうちでは、結節性動脈炎と全身性エリテマトーデスが、痙攣発作を起こしやすい。原因は、脳の血管炎と考えられている。
	③中毒疾患：アルコール、鉛や水銀、薬物、一酸化炭素、食中毒、破傷風など	▶各種外因性・内因性中毒が痙攣を起こす。 破傷風は、破傷風菌の菌体外毒素により、強直性痙攣を起こす。
	④薬物：アルコール、バルビタール系薬物、抗痙攣薬、麻薬などの急激な中止	▶これらの急激な中止は、痙攣を誘発することがある。 ▶ニューキノロン系抗菌薬と非ステロイド性抗炎症薬（NSAIDs）の併用は、抑制性神経伝達物質であり、痙

攣を抑制する GABA の受容体を強くブロックする。これによって GABA の作用が減弱し、中枢性興奮が亢進して痙攣へと移行する。

▶ これらの薬物は副作用として痙攣を起こしやすい（**表2**）。

表2　副作用としての痙攣に注意すべき薬剤

抗不整脈薬	リドカイン
気管支拡張薬	テオフィリン、アミノフィリン
抗菌薬	βラクタム系物質、ニューキノロン系薬物、ペニシリン誘導体、フルコナゾール、メトロニダゾール、イソニアジド
血糖降下薬	インスリン、経口血糖降下薬
向精神薬	抗うつ薬、スルピリド、チアプリド
免疫抑制薬・化学療法薬	シクロスポリン、シクロホスファミド
肝疾患治療薬	インターフェロン
制吐薬	メトクロプラミド
抗アレルギー薬	ジフェンヒドラミン、クレマスチン、ヒドロキシジン

2) 症候性てんかんおよび痙攣発作

(2) 頭蓋外の原因によるもの

⑤感染症：感冒、肺炎、マラリア、敗血症など

⑥発熱：日射病、熱射病など

⑦悪性腫瘍

▶ 高温環境下の激しい運動や労働などによる塩分や水分の過度な欠乏、あるいは口渇に対する水のみの補給などによる水電解質異常、過度の疲労などは大腿、肩をはじめ身体各部の骨格筋、平滑筋に有痛性の**ヒートクランプ（熱痙攣）**を引き起こす。

⑧小児の痙攣：熱痙攣、泣き入りひきつけなど

▶ 熱痙攣は、左右対称性の発作で、後遺症を残さない。泣き入りひきつけは、欲求不満、怒りなどの情緒反応や、突然の痛み刺激によって、痙攣にまで発展するものである。

3) 心因性要因による痙攣発作

①心因性非てんかん性発作

▶ 心因性非てんかん性発作は、情動面の混乱が引き金となって、一見、痙攣発作（弓なり緊張、多彩な全身痙攣）とみなされる徴候を示すが、咬舌などの外傷や失禁はほとんどないのが特徴である。特発性てんかんとの鑑別が必要となる。脳波検査では異常を認めない。

②過換気症候群（不安神経症）

▶ 急な不安発現、胸部圧迫感、呼吸困難を訴え、過度な深い呼吸の繰り返しによって CO_2 が過度に取り去られて低 CO_2 血症となり、手足のしびれ、四肢テタニーを生じ強直肢位をとり、苦悶様表情を示すが、意識はほぼ清明である。発作中の血液ガス分析で、**呼吸性アルカローシス**（Cl^-増加、HCO_3^-減少）が証明される。

7. 痙攣の前駆症状と随伴症状

1) 前駆症状

個人によって異なるが、一般に次の前駆症状が生じやすい。

気分変調、頭重感、めまい、食欲不振、胃部不快感、悪心、顔面や四肢のしびれ、

味覚異常、幻視、幻聴、きな臭いにおいなどの幻嗅、不安感など

2）随伴症状

  （1）意識障害、舌咬傷、失禁

  （2）頭痛

  （3）嘔吐、誤嚥

  （4）全身・局所の筋肉痛

  （5）発汗

  （6）倦怠感

  （7）電解質異常、酸塩基平衡障害など

8. 痙攣の「成り行き」
（悪化したときの二次的問題）

1）痙攣とそれに伴う意識消失による**転倒・転落、打撲、脱臼、骨折**などの身体損傷

2）意識消失に伴う唾液、吐物などの誤嚥、気管内分泌物貯留などによる**気道閉塞、窒息**、さらに**肺炎**などの感染

3）原疾患の治療の遅れや抗痙攣薬の量や服用方法の自己調節などによる**痙攣発作の反復**、痙攣の重積発作による**呼吸・心停止**

4）痙攣発作の再発に対する**患者と家族の予期的不安、恐怖**

5）痙攣発作の反復や予期的不安、抗痙攣薬の副作用（眠気、ふらつき、発疹など）による**日常生活動作行動や社会活動の自己制限**

6）痙攣発作の反復、長期にわたる抗痙攣薬の服用、生活行動制限などによる**ボディイメージの混乱、自尊感情の低下**、さらにこれらによる**対人関係や職業選択の狭小化**など

7）長年の痙攣発作の反復による**認知機能障害、小児では発達遅滞**

表3 痙攣と鑑別を要する病態

・失神（心原性、非心原性）
・不随意運動：ミオクローヌス、ミオキミア、悪寒・戦慄など
・痙縮によるスパズムやクローヌス
・ナルコレプシー
・心因性・偽発作(pseudoseizure)
・詐病など

9. 痙攣に対する主な診察と検査

  診察・検査ではまず、早期診断・治療が必要な疾患であるか否かの鑑別が重要になる。全身の強直間代発作を直接観察できることはきわめてまれである。病院に運ばれてきたときには通常、発作は消失している。したがって発作の状況は家族や友人など、直接発作を見た人から詳細に聴く必要がある。

1）**診察**：問診（心因に関するものを含む）、視診、神経学的診察。**表2**の**副作用としての痙攣に注意すべき薬剤**、**表3**の**痙攣と鑑別を要する病態**についての判定も必要である。以下に主な**問診項目**をあげる。

  （1）発作の前駆症状の有無。どのような前駆症状か

  （2）発作の状況：いつ、どこで、どのような時に

  （3）発作の型：①間代性、強直性、強直間代性、②全身性（全般発作）、局所性（部分発作）

  （4）発作の持続時間（発作が治まるまでの時間・期間）

  （5）意識障害ならびに局所的徴候（瞳孔異常、四肢の運動・感覚障害など）、随伴症

状

(6) 痙攣の初発年齢・頻度・誘因など

(7) 家族歴（痙攣性疾患の有無）

(8) 既往歴：①胎生期・周産期異常、熱痙攣の有無、精神運動発達状況、頭部外傷、脳血管障害、その他の関連内科系疾患、②睡眠薬、麻薬、覚醒剤関連薬の常用の有無・期間など、③飲酒歴と飲酒に対する反応、④妊娠中か否かなど

(9) 抗てんかん薬服用の有無・期間・服薬に対する反応など

(10) 痙攣後の状態として、①発作前後のことを覚えているか、②発作後の頭痛の有無と程度、③発作後の麻痺（てんかん発作後、数分〜数日間に四肢や身体半側に出現する一過性の運動麻痺である Todd 麻痺）の有無、などについて調べる必要がある。

2) 検査

(1) 血液検査：血液一般、電解質（Na^+、K^+、Cl^-、Ca^{2+}、Mg^{2+}）、血糖、CRP、AST（GOT）、ALT（GPT）、LDH、T/D、Bil、BUN、クレアチニン、血中アンモニア、血清梅毒反応、動脈血ガス分析、血液培養など。さらに必要に応じてビタミン B_1、抗てんかん薬などの薬物血中濃度、17-OHCS、コルチゾールなどの副腎機能、甲状腺機能などをチェックする。

(2) 尿検査（糖、ケトン）

(3) 心電図

(4) 脳波、筋電図

(5) X線検査（胸腹部・頭部の単純撮影、CT、脳血管撮影）

(6) 脳脊髄液検査、MRI、SPECT、PET など

(7) 眼底検査

10. 痙攣に対する主な治療

1) 救命救急処置

短時間に何回も間断なく痙攣発作を繰り返す**痙攣重積発作**では、痙攣を一刻も早く止め、窒息や心停止に至ることがないよう、呼吸・循環を正常に保つ救命救急処置・ケアが重要である。必要時、除細動器（AED）を準備する。

加えて重症脳血管障害、頭部外傷による脳内出血や脳挫傷、脳感染症としての脳炎、髄膜炎、さらに頭蓋内圧亢進をきたすあらゆる疾患、内分泌・代謝疾患などによる電解質異常、pH 異常の患者にはとくに迅速な検査と治療を必要とする。

2) 薬物療法（表4）
3) 心身の安静療法
4) 生活指導

表4 痙攣に用いられる主な抗てんかん薬

分類	一般名（商品名）	効果発現メカニズム	主な副作用と注意事項
ヒダントイン系	フェニトイン（アレビアチン、ヒダントール）	神経細胞内へのNa$^+$の流入を抑制して神経細胞膜を安定させる。抗てんかん作用は、痙攣閾値を上昇させるのではなく、発作焦点からのてんかんの広がりを阻止する	禁忌：本剤成分またはヒダントイン系化合物過敏症、下記併用禁止薬服用中 注意：🚗 併禁：タダラフィル（肺高血圧症を適応とする場合）、リルピビリン、アスナプレビル、ダクラタスビル、バニプレビル、マシテンタン、ソホスブビル 重大な副作用：中毒性表皮壊死融解症、皮膚粘膜眼症候群、過敏症症候群、SLE様症状、再生不良性貧血、汎血球減少、無顆粒球症、単球性白血病、血小板減少、溶血性貧血、赤芽球癆、劇症肝炎、肝機能障害、黄疸、間質性肺炎、悪性リンパ腫、リンパ節腫脹、小脳萎縮、横紋筋融解症、急性腎障害、間質性腎炎、悪性症候群
ヒダントイン系	フェニトインナトリウム（アレビアチン）		禁忌：併禁：注意：「フェニトイン」参照 重大な副作用：「フェニトイン」参照、心停止、心室細動、呼吸停止、強直発作
バルビツール酸系	フェノバルビタール（フェノバール）	神経細胞内へのNa$^+$の流入を抑制して神経細胞膜を安定させる。つまり、Na$^+$チャネルを抑制すると同時に、GABA（γ-アミノ酪酸：抑制性神経伝達物質）の産生や遊離を促進させる。これらによって不応期を延長し、神経伝達を抑制して反復放電の伝達を低下させる。多シナプス網の反復放電の抑制は、神経興奮の広がりを防ぐと同時に痙攣閾値を上昇させ、発作焦点からの異常放電を抑制するなどによって痙攣を鎮める	禁忌：本剤成分またはバルビツール酸系化合物に対して過敏症、急性間欠性ポルフィリン症、下記併用禁止薬服用中 注意：🚗、連用により薬物依存を生じることがあるので、てんかんの治療に用いる場合以外は、漫然とした継続服用による長期使用を避けること 併禁：ボリコナゾール、タダラフィル（肺高血圧症を適応とする場合）、リルピビリン、アスナプレビル、ダクラタスビル、バニプレビル、マシテンタン（エリキシルのみ）、ジスルフィラム、シアナミド、プロカルバジン塩酸塩 重大な副作用：中毒性表皮壊死融解症、皮膚粘膜眼症候群、紅皮症（剥脱性皮膚炎）、過敏症症候群、依存性、顆粒球減少、血小板減少、肝機能障害、呼吸抑制
ベンゾジアゼピン系	ジアゼパム（セルシン、ホリゾン）	脳内のGABA濃度が低下すると痙攣が起こる。本薬は、シナプス後膜のベンゾジアゼピン受容体に選択的に結合し、GABAの親和性を高めてGABA作動性神経の働きを活発にさせることによって抗痙攣作用を示す	禁忌：急性狭隅角緑内障、重症筋無力症、ショック、昏睡、バイタルサインの悪い急性アルコール中毒の患者、リトナビル（HIVプロテアーゼ阻害薬）服用中 注意：「フェノバルビタール」参照 併禁：リトナビル 重大な副作用：薬物依存、離脱症状、舌根の沈下による上気道閉塞、呼吸抑制、刺激興奮、錯乱、循環性ショック
ベンゾジアゼピン系	クロナゼパム（ランドセン、リボトリール）		禁忌：本剤成分過敏症の既往、急性狭隅角緑内障、重症筋無力症 注意：🚗 重大な副作用：依存性、呼吸抑制、睡眠中の多呼吸発作、刺激興奮、錯乱等、肝機能障害、黄疸
ベンゾジアゼピン系	ニトラゼパム（ベンザリン、ネルボン）		禁忌：本剤成分過敏症の既往、急性狭隅角緑内障、重症筋無力症 注意：「フェノバルビタール」参照 重大な副作用：呼吸抑制、CO$_2$ナルコーシス、依存性、刺激興奮、錯乱、肝機能障害、黄疸
サクシミド系	エトスクシミド（エピレオプチマル、ザロンチン）	ペンテトラゾールにより誘発した間代性痙攣発作に対して筋痙攣を抑制する。トリメタジオンの作用に類似している	禁忌：本剤成分過敏症の既往、重篤な血液障害 注意：🚗 重大な副作用：皮膚粘膜眼症候群、SLE様症状、再生不良性貧血、汎血球減少
イミノスチルベン系	カルバマゼピン（テグレトール）	神経細胞膜のNa$^+$チャネルを抑制して、神経細胞の異常興奮を抑える	禁忌：本剤成分または三環系抗うつ薬過敏症の既往、重篤な血液障害、第Ⅱ度以上の房室ブロック、高度の徐脈（50拍/分未満）、下記併用禁止薬服用中、ポルフィリン症 併禁：ボリコナゾール、タダラフィル、リルピビリン 注意：🚗 重大な副作用：再生不良性貧血、汎血球減少、白血球減少、無顆粒球症、貧血、溶血性貧血、赤芽球癆、血小板減少、中毒性表皮壊死融解症、皮膚粘膜眼症候群、急性汎発性発疹性膿疱症、紅皮症（剥脱性皮膚炎）、SLE様症状、過敏症症候群、肝機能障害、黄疸、急性腎障害（間質性腎炎等）、PIE症候群、間質性肺炎、血栓塞栓症、アナフィラキシー、うっ血性心不全、房室ブロック、洞機能不全、徐脈、抗利尿ホルモン不適合分泌症候群（SIADH）、無菌性髄膜炎、悪性症候群

（つづき）

分類	一般名（商品名）	効果発現メカニズム	主な副作用と注意事項
分枝脂肪酸系	バルプロ酸ナトリウム （デパケン、デパケンR、セレニカR）	脳内のNa⁺チャネルとT型Ca²⁺チャネルを抑制するとともにGABA濃度を高め、抑制性の神経シナプスにおいてGABAの作用を増強し、神経細胞活動を抑制することによって痙攣を鎮める	**禁忌**：重篤な肝障害、尿素サイクル異常症、本剤投与中はカルバペネム系抗生物質）を併用しないこと、妊婦または妊娠の可能性 **注意**：🚗 **併禁**：カルバペネム系抗生物質 **重大な副作用**：劇症肝炎等の重篤な肝障害、高アンモニア血症を伴う意識障害、溶血性貧血、赤芽球癆、汎血球減少、重篤な血小板減少、顆粒球減少、急性膵炎、間質性腎炎、ファンコニー症候群、中毒性表皮壊死融解症、皮膚粘膜眼症候群、過敏症症候群、脳の萎縮、認知症様症状、パーキンソン様症状、横紋筋融解症、抗利尿ホルモン不適合分泌症候群（SIADH）、間質性肺炎、好酸球性肺炎
ベンズイソキサゾール系	ゾニサミド （エクセグラン）	全身性強直間代・欠神・部分・ミオクロニー・強直発作ならびにスパズムに対して有効である	**禁忌**：本剤成分過敏症の既往 **注意**：🚗 **重大な副作用**：中毒性表皮壊死融解症、皮膚粘膜眼症候群、紅皮症（剥脱性皮膚炎）、過敏症症候群、再生不良性貧血、無顆粒球症、赤芽球癆、血小板減少、急性腎障害、間質性肺炎、肝機能障害、黄疸、横紋筋融解症、腎・尿路結石、発汗減少に伴う熱中症、悪性症候群、幻覚・妄想・錯乱・せん妄等の精神症状
新世代	ガバペンチン （ガバペン）	抗痙攣作用の作用機序は不明であるが、既存のてんかん薬とは異なる機序で抗痙攣作用を発現することが示唆されている	**禁忌**：本剤成分過敏症の既往 **注意**：🚗、他の抗てんかん薬と併用しての使用 **重大な副作用**：急性腎障害、皮膚粘膜眼症候群、薬剤性過敏症症候群、肝炎、肝機能障害、黄疸、横紋筋融解症、アナフィラキシー
	ラモトリギン （ラミクタール）	Na⁺チャネルを頻度かつ電位依存的に抑制することで神経膜を安定化させ、グルタミン酸等の興奮性神経伝達物質の遊離を抑制することにより抗痙攣作用を示す	**警告**：皮膚障害の発現（本剤添付文書参照のこと） **禁忌**：本剤成分に対し過敏症の既往 **注意**：🚗 **重大な副作用**：中毒性表皮壊死融解症、皮膚粘膜眼症候群、薬剤性過敏症症候群、再生不良性貧血、汎血球減少、無顆粒球症、肝炎、肝機能障害、黄疸、無菌性髄膜炎

🟡 看護のポイント

第1・2段階　　アセスメント・診断

必要な情報	情報分析の視点
1. 痙攣の種類（基3、4、5の活用） 　1）間代性痙攣、強直性痙攣、強直間代性痙攣 　2）全身性痙攣、局所性痙攣（一側性痙攣か両側性痙攣か）など **2. 痙攣の発生と経過**（基1〜7の活用） 　突発的であったか、前駆症状があったか 　1）前駆症状の有無 　　（1）気分変調、頭重感、めまい、食欲不振、胃部不快感、悪心、顔面や四肢のしびれ、味覚異常、幻視、幻聴、きな臭いにおいなどの幻嗅、不安感など 　2）痙攣発作の誘発因子・状況（いつ、どこで、どのような時に） 　3）痙攣の初発部位・広がり方・強さ・経過 　　（1）発作の型、とくにどの部位から始まり、どこ	1. 痙攣の種類と程度の明確化 2. 痙攣と随伴症状の発生時期と現在までの経過の明確化 3. 痙攣の原因・誘因とそのメカニズムの明確化 4. 痙攣の「成り行き」の明確化 ▶痙攣発作を直接見た家族などからの情報収集が大切である。 ▶最も重要な情報収集は、生命危機につながる呼吸停止、心停止、意識消失ならびにその危険性の有無の確認である。

へ広がったか

　(2) 眼球の位置、瞳孔の大きさ、眼瞼のまばたきなど

　(3) 頭や四肢の位置、強直など

　(4) 発作中・後の意識状態、脈拍、呼吸（呼吸困難やチアノーゼの有無）、血圧、SpO_2 など

　(5) 不安、不穏の有無と程度

4) 痙攣の持続時間、頻度、重積状態の有無

5) 発作後の運動麻痺の有無

3. 随伴症状の有無と程度

1) 意識障害、二次的な外傷や舌の咬傷、失禁、2) 頭痛、3) 嘔吐、誤嚥、4) 全身・局所の筋肉痛、5) 発汗、6) 全身倦怠感、7) 電解質異常、酸塩基平衡障害など

4. 痙攣の主な原因・誘因と程度

（基 3〜6 の活用）

1) 特発性てんかん

2) 症候性てんかんおよび痙攣発作の原因・誘因

　(1) 頭蓋内器質的疾患

　　①脳血管障害、②脳腫瘍、③頭部外傷、④脳感染症、⑤変性・脱髄性疾患、⑥先天性疾患、⑦周産期脳障害

　(2) 頭蓋外の原因によるもの

　　①循環障害、②内分泌・代謝性疾患、③中毒疾患、④薬物、⑤感染症、⑥発熱、⑦悪性腫瘍、⑧小児の痙攣

3) 心因性要因によるもの

　(1) 心因性非てんかん性発作

　(2) 過換気症候群（不安神経症）など

5. 痙攣発作に影響する因子の有無（基 3〜6 の活用）

1) 過去の発作歴

　(1) 発作の初発年齢

　(2) 発作の頻度

　(3) 発作の型

2) 家族歴

　• 家族内での痙攣性疾患の有無

3) 既往歴

　• とくに胎生・周産期の異常、乳幼児期の熱性疾患・熱性痙攣、小児期の脳炎・頭部外傷、青年期以降の頭部外傷など

4) 飲酒歴、常用薬など

5) 外的刺激

6) 精神的ストレス、過度の疲労、睡眠不足など

6. 痙攣に対する診察と検査の結果（基 9 の活用）

▶「成り行き」として以下の問題を生じやすい。

1) 痙攣に伴う意識消失による**転倒・転落、打撲、脱臼、骨折などの身体損傷**

2) 意識消失に伴う唾液、吐物などの誤嚥、気管内分泌物貯留などによる**気道閉塞、窒息**、さらに**肺炎などの感染**

3) 原疾患の治療の遅れや抗痙攣薬の量や服用方法の自己調節などによる**痙攣発作の反復**、痙攣の重積発作による**呼吸・心停止**

4) 痙攣発作の再発に対する**患者と家族の予期的不安、恐怖**

5) 痙攣発作の反復や予期的不安、抗痙攣薬の副作用（眠気、ふらつき、発疹など）による**日常生活動作行動や社会活動の自己制限**

6) 痙攣発作の反復、長期にわたる抗痙攣薬の服

1）診察：問診、視診、神経学的検査

2）検査：血液・尿検査、心電図、脳波、筋電図、頭部 CT・MRI 、眼底検査など

7. 痙攣に対する治療内容と効果・副作用（基 10 の活用）

1）救命救急処置、2）薬物療法、3）心身の安静療法、4）生活指導

8. 痙攣の「成り行き」の有無と程度（基 8 の活用）

9. 痙攣と検査・治療などに対する患者・家族の反応と期待

用、生活行動制限などによる**ボディイメージの混乱、自尊感情の低下**、さらにこれらによる対人関係や職業選択の狭小化など

7）長年の痙攣発作の反復による**認知機能障害**、小児では**発達遅滞**

第 3 段階　　看護計画の立案

●**目標設定の視点**

1. 痙攣に伴う呼吸・循環不全による生命危機から脱することができる。
2. 患者・家族が痙攣の誘発因子を認識し、自ら避けるよう生活を調整できる。
3. 患者・家族が指示された薬物療法を守ることができる。
4. 痙攣の回数・持続時間が減少し、少なくとも重積状態にならない。
5. 痙攣発作に対する不安・恐怖を軽減できる。
6. 少なくとも「成り行き」にあげた問題を起こさない。

●**対策の立案**

対象固有の痙攣の原因・誘因とそれによる発生・悪化のメカニズムをふまえたうえで、対策を選択・決定する。

全身性の痙攣においては**救命救急処置**が重要となる。　　（基 1 〜 10 の活用）

対策の種類	対策の根拠
観察（OP） 1. 痙攣発作の種類・部位・回数・程度・持続時間の変化 2. 痙攣の前駆症状の有無と随伴症状の変化 3. 痙攣発作前・中・後の意識レベル、呼吸、血圧、脈拍、SpO_2 など 4. 痙攣の原因・誘因の増減 5. 発作の誘発因子の変化 6. 痙攣に対する診察と検査結果の変化 7. 痙攣に対する治療内容と効果・副作用 8. 痙攣の「成り行き」の有無と程度 9. 痙攣と検査・治療などに対する患者・家族の反応と期待 ※観察の細かい項目は、アセスメント・診断段階と同じであるため省略する	1 〜 9 の観察項目は、その患者が目標に近づいているか否かを最も端的に表す情報となる。 ▶とくに 1 〜 5、9 は、痙攣の好転・悪化を判断する重要な情報になるため、患者のみならず家族や関係者の協力を求めて観察し、記録する。 ▶痙攣発作の状況、抗痙攣薬などの与薬とその反応について経時的に記録することは、その患者に最も適した薬物を見出すのに役立つばかりでなく、痙攣発作の原因究明にとっても重要な資料となる。

痙攣発作時ならびに発作後

1. 救命救急処置と合併症の予防

　1）気道の確保

　　（1）頭部後屈、または可能であれば側臥位

　　（2）エアウェイの挿入

　　（3）吸引

▶呼吸筋の痙攣により**呼吸停止**が起こりやすい。また唾液分泌の亢進によって、**気道閉塞**や誤嚥による**気道感染**をきたしやすい。したがって、これらを防止するためにできれば側臥位にしたり、側臥位が困難な時は顔を横に向けるなどの体位の工夫を行う。加えて必要時に吸引を行う。ただし吸引時の刺激が痙攣を誘発する可能性もあるため注意して行う。（基5〜8の活用）

　2）静脈路の確保

▶抗痙攣薬のすみやかな効果を期待したり、救命救急処置を迅速に行うには**静脈路の確保**が重要である。

　3）転落・打撲などの二次的外傷や舌咬傷の防止

　　（1）危険物の除去

　　（2）ベッド柵の使用およびベッド柵を毛布、シーツ、包帯などで保護

　　（3）舌咬傷の観察と緊急処置

▶痙攣発作は、時や場所を選ばず突発的に起こるため、転倒や転落による外傷や脱臼、骨折、周囲の物品による打撲傷などが起こりやすい。また、間代性痙攣期には**舌咬傷**が起こりやすいため注意して観察し、舌圧子の使用は最小限にとどめる。また発作中はかえって危険なので物をかませることはしない。加えて口をかたく閉ざしているときに無理に開口しようとすると歯や口腔粘膜を損傷させるばかりでなく、これらの行為が痙攣の増強因子になる危険性もある。（基5〜8の活用）

2. 酸素療法の準備・管理

▶酸素療法は、まず救命救急処置として重要である。低酸素状態は、痙攣の再発作・悪化の要因になることから、必要時は指示量が確実に吸入されるよう管理する。（基5の活用）

3. 薬物療法の管理

▶抗痙攣薬をはじめ使用される薬物を予測し、すみやかに準備する。また各種薬物の効果、副作用などを観察・記録し、管理する。（基10の活用）

4. 心身の安静、環境調整

　1）衣服の緊縛をとく

　2）光や音などの外的刺激の除去

　3）室温の調整

　4）精神心理的ストレスの除去

▶痙攣発作による血行障害や呼吸抑制、身体損傷などの防止には、ひも類、ベルトやボタンなどをはずして衣類をゆるめ、心身をリラックスできるよう工夫する。

▶破傷風などでは、外界の光や音といったわずかな刺激・変化に対しても敏感に反応し、痙攣発作を起こすことがあるため、部屋を暗くし静かな適温の環境に整える。

▶痙攣による不安や恐怖などの体験は、痙攣の再発作因子や増強因子になることから発作中は必ず側に付き添い、一人にしない。

看護療法（TP）	（基5〜8、10の活用） 5）看護・介護者の手を温める	▶看護職者や家族の手指や器具類などの冷たさが痙攣発作を誘発することがあるので注意する。
	5. 嘔吐・失禁に対するケア	▶全身痙攣時には、嘔吐のみならず、意識消失や失禁が多いため、恥ずかしい思いをさせないよう早めに対処する。また、嘔吐や失禁に対処しやすいベッド作成や寝衣なども工夫する。 （基8の活用）
	6. プライバシーの保護	▶痙攣発作は、患者の心身の苦痛のみならず、他患者や家族などの不安や恐怖を増強する危険性が高いことから、遮断・保護のための対応をすみやかに行う。
	7. 発作後の意識障害の有無をはじめ上記 OP-3 の項目と、頭痛、倦怠感、筋肉痛などの自覚症状や他覚症状の観察・記録	▶今後の治療・看護の修正や追加にとって重要な資料になる。
教育（EP）	**痙攣発作・再発作の予防** 1. 薬物療法の指導と管理	▶長期にわたり、抗痙攣薬を服用しなければならない場合が多い。薬物の血中濃度の維持には、確実な服用が最も大切である。飲み忘れや自己判断による減量、中断などが起こらないよう必要性や服用量・方法などについて指導する。また、長期服用によって引き起こされやすい副作用（眠気、ふらつき、皮膚炎、肝障害、胃腸障害、歯肉の増殖など）については、その旨の説明と定期的な観察を行う。 なお、一部の薬物（テオフィリンや抗ヒスタミン薬の一部）は、使用することで痙攣閾値が下がり痙攣誘発の危険性が高まるといわれていることから併用には注意する。患者・家族には、他の疾患で受診する際に抗痙攣薬を服用中であることを医師に申し出るよう伝えておく。 （基10の活用）
	2. 不安の緩和、精神心理的支持	▶痙攣は慢性に経過することが多い症状であり、患者はボディイメージの障害のみならず、自尊感情の低下、不安や恐怖などの精神心理的問題、さらに対人関係や職業生活をはじめとする社会生活などの面に問題をもちやすい。患者が疾患・障害を理解し、種々の困難に対処していくには、これらの身体的・精神心理的・社会的問題の発生・悪化を防止するための適切な助言と、家族をはじめ周囲の継続的な支援が重要である。
	3. 生活行動の調整と指導	▶抗痙攣薬服用中であっても発作を起こす場合が

29

痙攣

<table>
<tr><td rowspan="6">教育（EP）</td><td>1) 誘因となる過度な精神心理的ストレス、疲労、睡眠不足、アルコール摂取、強烈な光刺激のある映像画面（テレビ、ゲーム、パソコン、パチンコなど）を見たり行ったりすることなどを避ける
2) 車の運転、海水浴、登山などにおける単独行動を避ける
3) 発作の種類によっては、危険のない職業の再選択</td><td>ある。痙攣の誘因となるものを自ら避けることができるよう、また発作に伴う危険を回避できるよう、必要な知識を指導したり、生活調整の工夫についても一緒に検討して、患者や家族が主体的に日常生活を自己管理できるように導く必要がある。（基 5 の活用）

▶専門家に相談できる環境を整え、適切な職業選択ができるよう連絡調整する。</td></tr>
<tr><td>4. 今後も痙攣発作が予測できる患者の身体損傷防止対策
1) 低床ベッドの準備。サイドレールをパッドなどでカバーして衝撃から守るなどの工夫
2) 身体損傷の発生要因になるものを環境から除去</td><td></td></tr>
<tr><td>5. 家族、周囲の人、職場・教育関係者に対する指導や支援グループの紹介</td><td>▶関係者が、病気を正しく理解してサポート役を担えるよう誘発因子や服薬、前駆症状、発作時の対応について説明・指導し協力を得る。とくに各患者が自分の前駆症状をできる限り早く家族やサポート役を担う人に連絡すること、同時にそれらの人々が自覚症状と出現しやすい客観的な症状や状態を事前に把握しておくことは、いずれも発作時の救急対応を迅速かつ効果的にするうえで重要になる。併せて、過保護になることなく、通常の生活を楽しむことの重要性についても説明する。
▶支援グループの存在は、必要な情報と援助を提供してくれることが多い。これらの支援は、患者・家族の孤立感を軽減し、治療へのコンプライアンスを高めることにつながる。</td></tr>
<tr><td>6. 社会資源や新しい情報などを提供・紹介し、活用できるようにする</td><td>▶療養行動を継続しながら QOL を配慮した生活を送るには、支援システムを有効に活用することが大切である。</td></tr>
<tr><td>7. 前記の観察項目のうち前駆症状などの主観的情報を報告できるよう指導する</td><td>▶これらの主観的情報は、診断の一資料となる。また、これらにより患者のみならず関係者全員が早期に応急処置をとることができる。</td></tr>
</table>

| 第3・4段階 | 看護計画の立案・実施時の留意点 |

1. 痙攣発作の早期発見と救命救急処置

　看護職者や家族は、痙攣発作の第一発見者になり、かつ発作の経過を最もよく知る立場にいることが多い。すみやかに診断・治療が行われるためにも、詳細に観察し、迅速に医師に報告することが大切である。同時に痙攣発作と意識消失によって急に発生する二次的問題である転倒・転落と打撲による外傷や骨折、舌咬傷ならびに嘔吐とそれに伴う誤嚥、便・尿失禁などへの素早い応急対処を必要とする。これらの問題の予防と応急対処については、家族のこれまでの実施状況を確認し、不足部分の追加指導を事前に行っておくことも重要である。

2. 冷静な態度と救命救急処置能力の重要性

　痙攣発作に直面したときは、周囲の人たちの混乱、不安や恐怖を防ぐために落ち着いて行動する。また、常に救命救急処置を行えるよう物品を準備しておき、ケアに習熟しておく。発作時は、安全性を確保し、発作を止めることを最優先する。

3. 患者のセルフケア能力の強化

　患者のなかには、長年にわたり痙攣発作をもちながら生活を送らなければならない人も少なくない。QOLを充実させるには、まず受療の継続と日常生活の自己管理を徹底する必要がある。これらのためには、支援体制を整えると同時に患者自身が疾患を理解・受容し、日常生活におけるセルフケア能力を高めることができるよう、患者・家族と一緒に次のことについて話し合う必要がある。すなわち、自分の痙攣発作の原因と誘発因子、前駆症状などのとらえ方、ならびに患者・家族がおのおのこれまで行ってきた予防対策と発作時の応急処置対策、家族と学校・職場などにおける手段的・情緒的サポートの有無と活用状況などについて話し合い、それらの結果から今後の修正・追加対策を明らかにしてセルフケア能力の向上に役立てられるよう導く必要がある。必要に応じて行動療法や精神療法が行われることもある。

4. 家族・関係者への協力要請

　痙攣発作の危険性のある患者は、発作に対する**予期的不安**や、その他の心理的問題をもつことが多い。それは、患者自身の心のもち方だけでなく、周囲の人々の無理解や偏見によることも多い。したがって看護職者は、よき理解者になると同時に、家族や周囲の人々が正しく理解し、さらに観察のポイントや発作時に必要な応急処置を具体的に習得できるよう働きかけることが大切である。とくに外来通院患者に対しては、これらに加えて痙攣発作を起こしたとき、いつでも病院と連絡がとれる方法についても明らかにしておく。

5. 子どもの場合の注意

　子どもが痙攣発作を繰り返す場合は、発達遅滞も生じかねないので、家族が根気よく治療を継続できるよう支援する。

6. 患者の社会復帰と留意事項

　学校・職場に復帰する場合は、関係者と連絡・調整を行い、痙攣発作の予防、応急処置がとれるようにしておく。ただし、このことが本人の精神心理的な負担にならないよう注意する。　一般に痙攣の誘発因子としては、既に述べた（p.451）ように、驚愕、恐怖、悲嘆などをまねく過度の精神的ストレス、不規則な生活、過労、不眠、飲酒、激しい突然の音や光の刺激、月経などがあげられる。しかし、誘発因子は個別性が強いことから、まず第一に患者自身が家族などの協力も得て自分の誘発因子や前駆症状などを突き止める努力を行い、必要時、関係者の協力を得て、自分の誘発因子を回避・緩和できるよう努力する必要がある。加えて、前駆症状が出現したときには、ただちに転倒による事故を防止できるよう安全な場所に移動したり、衣服をゆるめたり、心を落ち着ける、周囲に支援を求めるなどの工夫を自ら行えるよう指導する。

7. 家族への支援と法・制度などの新しい情報の把握

　とくに難治性のてんかんをもつ患者の家族では、悲観的になったり社会から孤立しがちであるため、家族に対する支援が大切である。ソーシャルワーカーや臨床心理士などを含む他職種との連携による包括的支援を行う。

てんかん患者に対する社会的な援助制度や免許・資格制限については、人権や障害観の視点から改正されてきた経緯がある。患者・家族にタイムリーで適切な助言を行うためには、看護職者自身が常に新しい情報を把握しておく必要がある。

第5段階　評価の視点

1. 目標に近づいたか否か

1) 痙攣に伴う呼吸・循環不全による生命危機から脱することができたか。

2) 患者・家族が痙攣の誘発因子を認識し、自ら避けるよう生活行動を調整できたか。

3) 患者・家族が指示された薬物療法を守ることができたか。

4) 痙攣の回数・持続時間が減少し、少なくとも重積状態にならなかったか。

5) 痙攣発作に対する不安・恐怖を軽減できたか。

6)「成り行き」にあげた問題 [1) 転倒・転落、打撲、脱臼、骨折などの身体損傷、2) 気道閉塞、窒息、肺炎などの感染、3) 痙攣発作の反復、痙攣の重積発作による呼吸・心停止、小児では発達遅滞、4) 痙攣発作の再発に対する患者と家族の予期的不安、恐怖、5) 日常生活動作行動や社会活動の自己制限、6) ボディイメージの混乱、自尊感情の低下、対人関係や職業選択の狭小化、7) 長年の痙攣発作の反復による認知機能障害] を起こさなかったか。

2. 看護過程、とくに看護計画の評価・修正

患者や家族の状態や行動が目標に近づいていない場合は、看護過程、とくに看護計画の立案段階のどこに問題があったのか、さらに診断段階に誤りがなかったかなどを追究する必要がある。

引用・参考文献

1) 金澤一郎，永井良三編：今日の診断指針．第7版，医学書院，2015.

2) 水野美邦：神経内科ハンドブック．第4版，医学書院，2010.

3) 日本薬剤師会：病気と薬剤．改訂第4版，薬事日報社，1996.

4) 井村裕夫ほか編：わかりやすい内科学．第4版，文光堂，2014.

5) 永山正雄ほか編［永山正雄］：全身痙攣・てんかん重積状態．神経救急・集中治療ハンドブック，p.83 〜 92，医学書院，2006.

30 言語障害

speech disturbance

●オリエンテーション・マップ

原因・誘因 (p.468)

1) 音声障害
(1) 呼吸障害：①ポリオ、ALS、多発性神経炎など、②パーキンソン症候群、舞踏病など、③心肺疾患
(2) 喉頭麻痺：①延髄腫瘍、進行性筋萎縮症、脳炎など、②大動脈瘤、縦隔洞腫瘍、リンパ肉腫など
(3) その他：①喉頭全摘術、②精神機能障害

2) 構音障害
(1) 運動性発話障害：①延髄空洞症、②進行性球麻痺、③ALSなど
(2) 痙性構音障害：①脳血管障害、②ALS、③中脳腫瘍など
(3) 硬直性構音障害：①パーキンソン病（パーキンソン症候群）、②ウィルソン病など
(4) 失調性構音障害：①小脳失調症、②多発性硬化症など
(5) 筋障害性構音障害：①重症筋無力症、②筋硬直性ジストロフィーなど
(6) 不随意運動性構音障害

3) 失語症
(1) 脳血管障害（梗塞、出血）
(2) 脳腫瘍
(3) 外傷性脳損傷
(4) アルツハイマー病
(5) 感染性疾患など

4) その他
(1) 言語発達障害

言語障害

随伴症状 (p.471)

1) 流涎、咀嚼・嚥下困難、呼吸困難
2) コミュニケーション障害
3) 疲労感、注意力・集中力の低下
4) 情緒的不安定：イライラ、興奮、不安など

成り行き（二次的問題 p.471）

1) 悲嘆、自尊感情の低下、抑うつ
2) 人間関係の変化やひずみ、引っ込み思案（退避傾向）、社会的孤立
3) 文化、教育、職業などの享受困難
4) 失語症では、知的障害や錯乱状態、さらに認知症の発生・悪化など

観察 OP (p.478)

看護療法TP (p.478) **・教育EP** (p.481)

1. 発声・構音障害時の言語訓練
1) 呼吸訓練
2) 発声訓練
3) 咽頭・軟口蓋の運動訓練
4) 調音器官の運動訓練
5) 文章を読む訓練

2. 失語症時の言語訓練
1) 言語刺激
2) 呼称練習・書字練習
3) 計算練習
4) 文字練習
5) 代替手段の活用

3. コミュニケーション手段の開発とTＥ

4. 環境調整

5. 精神的支持、障害受容と克服への援助

30 言語障害

1. 言語障害の定義

　言語には、話す、書くなどの**表出（表現）機能**と、聞く、あるいは読んで理解するといった**受容（理解）機能**とがある。

　言語障害とは、これらの機能になんらかの破綻が生じ、言語による意思伝達が障害されている状態をいう。

　言語は、身振りや動作とともに人間相互のコミュニケーションの最も基本的かつ普遍的手段である。したがって言語障害は、個人の知的生活および社会生活に重大な影響を及ぼすことになる。

2. 言語機能のメカニズム

　言語機能を十分に果たすには、単に発声器官や聴覚が正常であるばかりでなく、抽象的な意味や概念を理解する能力がなければならない。ここでは、発声のメカニズムと言語の概念形成のメカニズムについて説明する（発音に関与する筋群、声帯、神経支配に関しては「**12** 嗄声」p.179 〜 182 を参照）。

1）発声・発語のメカニズム（図1）

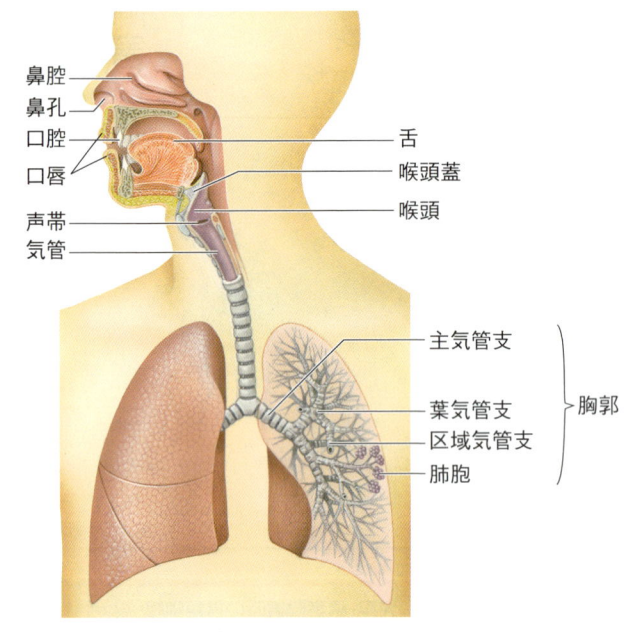

鼻腔
鼻孔
口腔
口唇
声帯
気管

舌
喉頭蓋
喉頭

主気管支
葉気管支
区域気管支
肺胞
｝胸郭

図1　発声・発語器官

　声は、勢いよく声門を通り抜ける呼気流が**声帯**を振動させてできる**喉頭原音**が声門より上の咽頭、口腔、鼻腔などの**共鳴腔**に広がっていって、大きな音声に生成される。

　声の高低（調子）は声帯の振動数（緊張度）に、**強弱**は呼気圧に、**音色**は共鳴腔の形によって決まる。

　発声には、声帯の緊張を高める声帯筋、声帯の緊張を弱める外甲状披裂筋、外輪状披裂筋、また声門の開閉を行う筋が関与しており、これらの筋は主として反回神経（迷走神経）の支配を受けている。

　また、発語に必要な共鳴腔の変化には、口唇、下顎、咽頭、喉頭、舌などの筋の協調運動ならびに呼吸運動が関与している。これらの運動は、それぞれ顔面神経、三叉神経、迷走神経、舌下神経などの脳神経と脊髄神経の支配を受けている。

2）言語の概念形成のメカニズム

　言語中枢は、通常、左大脳半球にある。そのなかでも前言語野（運動性言語野）、後言語野（感覚性言語野）、上言語野（補足言語野）は重要な部位である。

　前言語野には主として発声器の筋運動および記憶にかかわる運動性言語野（**ブローカ中枢**）が、**後言語野**には言語や音の意味の理解、読字などにかかわる感覚性言語中枢（**ウェルニッケ中枢**）が、そして**上言語野**には書字などの中枢がある（**図2**）。

　これらの3つの言語野がすべて関係しながら視床を通じて統合され、言語概念が形成される。したがってこれらの言語野のどれか1つ、または相互の連絡がどこかで障害されるとそれぞれ特有な言語障害が起こる。

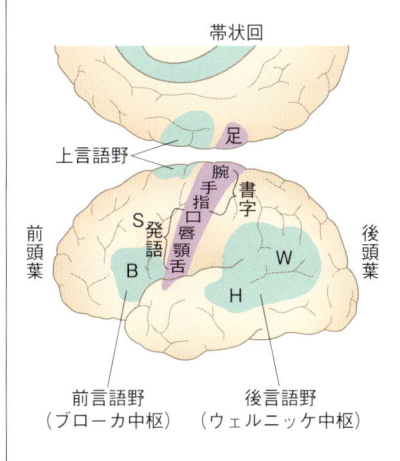

緑色の部分：言語野
　H：感覚性失語症
　B：運動性失語症
　W：読字不能症
　S：書字不能症の起こる部位
紫色の部分：運動野
　S：発生に関連ある筋の支配部が近い
　W：書字に関連ある筋の支配部が近い

ブローカ中枢：運動性言語野
ウェルニッケ中枢：感覚性言語野
注）ウェルニッケ中枢は、左右の大脳半球の一側にしかないが、大部分の人は左半球にある

図2　大脳の言語野

3. 言語障害の分類

　言語障害は、言語体系の知識全体が障害されたものと、発声・発語の運動が障害されたものに大別されるが、主な分類には次のものがある。

1）障害部位による分類

　（1）**音声障害**：発声に関与する筋群、声帯、支配神経の障害による**発声の障害**

　（2）**構音障害**：発語に関与する神経、筋群の協調運動が障害されることによる**発音の障害**。音声を構成できない状態、俗に「呂律が回らない」状態をさすが、患者自身の言語理解、言語表現、書字、読字は可能である。なお、構音障害には、口蓋・顎・口唇などの器質的障害による**器質的構音障害**と、これらの器質的障害はないが正しい発音をせず、間違った音（例：サ行をタ行で発音する）で発音する**機能的構音障害**がある。発音障害の一種の**リズム障害**である**早口**や第一音がすぐに出ずに繰り返したり、引き延ばす**吃音**などは、発語意欲と言語運動の不一致によって起きる。原因は諸説あるが、不安や緊張などの心理的要因の影響が強く、男子に多い。

　（3）**失語症**：正常な言語機能の獲得後に、なんらかの原因で大脳の言語中枢が障害され、その結果、言語表象（音声言語と文字言語の両方を含む）の受容（理解）と表出（表現）に障害をきたした状態。すなわち**言語四様式**（理解機能としての聞く、読む、表出機能としての話す、書く）のいずれかに障害をきたした状態である。

2）コミュニケーション過程の段階による言語障害の分類（図3、表1）

　（1）**言語学的段階の障害**：言語体系すなわち符号化（表出・表現）と解読（理解）の機能全体の障害によるもの

　（2）**生理学的段階の障害**：発声・発語に関与する器官の形態・機能または、音声の知

覚、構音運動の知覚に関与する聴覚・触覚などの障害によるもの

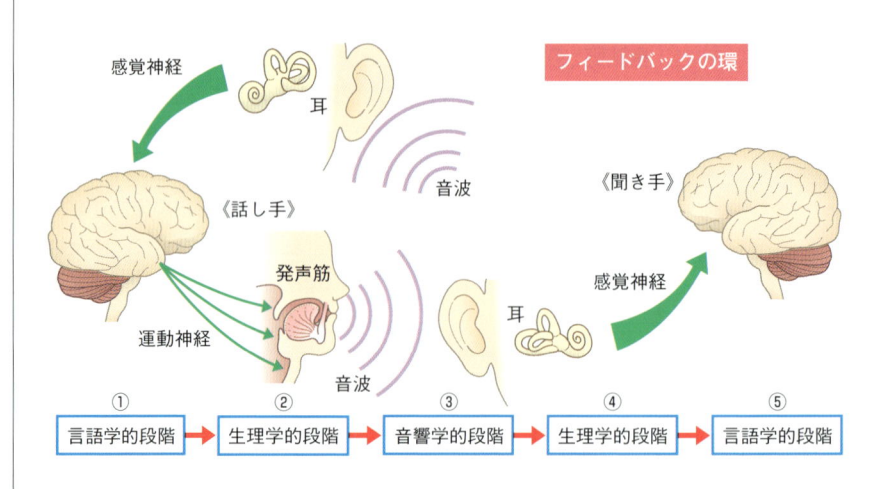

図3　ことばの鎖

表1　コミュニケーション過程の段階による言語障害の分類

言語学的段階 (図3-①⑤段階)	言語発達遅滞：精神遅滞、脳性麻痺に伴う言語発達遅滞、"先天性失語"（発達性失語）などを含む
	失語症
生理学的段階 (図3-②④段階)	発声（音声）障害：機能的・器質的（無喉頭音声を含む）発声障害
	運動性発話障害
	"機能的"構音障害*
	脳性麻痺に伴う言語障害*
	口蓋裂言語
	吃音
	聴覚障害（幼児の難聴、中途失聴、老人性難聴など）**

*　"機能的"構音障害は音韻規則の習得の問題として、また脳性麻痺に伴う言語障害は言語発達遅滞の問題として、それぞれ言語学的段階の障害と重なる場合が少なくない

**　聴覚障害のなかの伝音性難聴は、**図3**の③音響学的段階の問題と考えることもできる。また言語習得完了以前の幼児の場合に、一定以上の聴覚障害があれば、二次的に言語学的段階の問題、すなわち言語発達遅滞を引き起こす可能性がある

4. 言語障害の分類・原因・誘因ならびにメカニズムと特徴

　ここでは前記「3-1）障害部位による分類」にそって、その原因・誘因、メカニズムと特徴について述べる。

分類	主な原因・誘因	メカニズムと特徴
1)音声障害	（1）呼吸障害による音声障害 　①ポリオ、筋萎縮性側索硬化症（ALS）、多発性神経炎など	▶脊髄の障害、末梢神経の障害などによって呼吸筋が麻痺し、発声が障害される。
	②パーキンソン症候群、舞踏病など	▶錐体外路系の障害によって声門の開閉が障害される。そのため呼吸のリズムが障害され、発声障害が起こる。
	③心肺疾患（喘息、心不全など）	▶呼吸困難が起こると、肺内の空気を十分に呼出できないため発声障害が起こる。
	（2）喉頭麻痺による音声障害 　①延髄腫瘍、進行性筋萎縮症、脳炎、ポリオ、ジフテリア、	▶喉頭の運動神経線維がある延髄の疑核（迷走・迷走神経反射）が障害されて起こる。一般に軟口蓋や咽頭の麻痺

		を伴うことが多く、したがって大部分が構音障害を伴う。
1) 音声障害	多発性神経炎など	
	②大動脈瘤、縦隔洞腫瘍、リンパ肉腫、ホジキン病、頸部リンパ節腫瘍、外傷、食道がんなど	▶声門の開閉を支配する反回神経が障害されて起こる。両側の反回神経が圧迫などによって障害されると発声の障害を起こし、無声（声を発しないこと）となる。一般に呼吸困難を伴うことが多い。
	(3)その他	
	①喉頭全摘術（声帯の摘出）による発声障害（失声）	▶手術により声帯を失って生じる音声（こえ）の喪失
	②精神機能障害による心因性失声	▶精神的ショックによって声門が開きっぱなしとなり、音声の生成が困難となる。

発声・発語に関与する随意筋は食べたり嚥下するのに使われる筋肉であるが、その調節が障害されることによって**構音障害**は起こる。一般に言語理解、言語表現、書字、読字などには問題がない。

2) 構音障害	**(1)運動性発話障害** ①延髄空洞症 ②進行性球麻痺 ③ALS ④延髄・鼻咽喉の腫瘍 ⑤脳性麻痺など	▶下位運動ニューロンの障害によって舌、口唇、口蓋、下顎などの構音筋群が麻痺あるいは萎縮するために起こる。障害された脳神経によって次の特徴を示す。 **舌下神経**：舌がもつれ、舌を主に使う子音（サ行、ナ行、ラ行など）の発音が困難となる。 **迷走神経**：軟口蓋の麻痺によって声が鼻に抜け鼻声になる。喉頭麻痺を伴うと音声障害も起こる。 **顔面神経**：パ行、バ行のように口唇を使う子音の発音が困難となる。 **三叉神経**：口の開閉が困難となる。
	(2)痙性構音障害 ①脳血管障害 ②ALS ③中脳腫瘍など	▶両側性の錐体路障害によって構音筋群が障害されるために起こる。特徴は、舌が小さく硬くなり、突出がうまくいかない。いわゆる不明瞭言語を呈する。下顎反射や口蓋反射、咽頭反射は亢進し、多くは嚥下障害や感情失禁を伴う（**仮性球麻痺**）。
	(3)硬直性構音障害 ①パーキンソン病（パーキンソン症候群） ②ウィルソン病など	▶大脳の線条体の障害によって構音筋が硬直し、構音障害を起こす。特徴は、典型的なパーキンソン病では言葉がむしろ早口になり、抑揚がなく単調かつ小声となる。いわゆる表情のない会話になる。
	(4)失調性構音障害 ①小脳失調症 ②多発性硬化症など	▶小脳あるいは脳幹と小脳の連絡路の障害によって構音運動の失調をきたす。特徴は、言葉が粘っこく、非常に緩徐（**緩徐言語**）で、子音ごとに分離したり、間欠的になったり（**断綴性言語**）、不規則、破裂音になったりする。声量は保たれている。
	(5)筋障害性構音障害 ①重症筋無力症 ②筋強直性ジストロフィーなど	▶運動性発話障害と似ており、高度になると構音不能となる。重症筋無力症の場合は、筋の疲労とともに障害が悪化し、休養によって回復する。鼻へ抜ける鼻声であることが多い。

2)構音障害	(6) **不随意運動性構音障害** 　①舞踏病 　②アテトーゼなど	▶発声により構音筋群に不随意収縮が生じると急に声が大きくなったり、ピッチが変わったりして、不自然な言語になる。

　失語症は、大脳が（1）脳血管障害（梗塞、出血）、（2）脳腫瘍、（3）外傷性脳損傷、（4）アルツハイマー病、（5）感染性疾患などによって、なんらかの形態的・機能的障害を受け、それによって表現力または理解力、あるいはそれら両方の困難によるコミュニケーション障害であり、言語のみならず身振り、視覚などにも変調が起こりやすい。なお、書字、音読ならびに物品呼称すなわち物の名前が言えなくなるなどの障害は、下記に分類した失語のいずれにおいても強く現れるという特徴がある。**失語分類のフローチャートと各失語の特徴**については**表2**、**3**を、また障害される言語野については**図2**を参照されたい。

3)失語症	(1) **古典的分類** 　①**全失語**	▶言語中枢である左大脳半球全体の障害、すなわちブローカ中枢、ウェルニッケ中枢を含む言語野全域の障害によって発症し、**表2**のフローチャートの矢印で示すように、あらゆる言語機能が障害される。会話は、いくつかの音節や常同言語に限られる。しかし、全失語は、時の経過とともに改善することが少なくない。とくに「話し言葉の理解」の障害が改善され、運動失語（ブローカ失語）へと変化することが最も多い。
	②**運動失語**：ブローカ失語	▶ブローカ中枢の障害による非流暢性失語 　• 特徴は他者の言語の理解は可能だが、自らの言語を表出できない。声は出すが言葉にならない。また右上下肢の運動中枢が近いことから、多くは右片麻痺を伴う。
	③**感覚失語**：ウェルニッケ失語	▶ウェルニッケ中枢の障害による流暢性失語 　• 特徴は、一つひとつの単語が不正確で全体として意味をなさない。また他者の言語の理解が障害され、話の内容に誤りが多く、復唱もできない。
	④**伝導失語**	▶ブローカ中枢とウェルニッケ中枢の線維結合（弓状束）の障害による。 　• 特徴は、自発言語があり、言語理解もあるが、物品呼称と復唱が著しく障害され、字性錯誤、すなわち意図する語と異なる語を言ってしまう（例：カバン→カビン、カンバなど）ことが多い。
	⑤**超皮質性失語** 　　a. 超皮質性混合性失語 　　（言語野孤立症候群） 　　b. 超皮質性運動性失語 　　c. 超皮質性感覚性失語	▶言語野のまわりに障害がある場合に生じる。前・中・後の大脳動脈の境界領域で、動脈の末梢部にあたる。心不全、低酸素症、低血圧、内頸動脈閉塞などでみられる。
	(2) **ボストン学派の分類**	▶現在では、発語の際の流暢性と復唱能力によって失語症を考えようとするボストン学派の分類が一般的に用いられるようになってきた（**表3**）。

<table>
<tr><td rowspan="4">4)
その他</td><td>(1) **言語発達障害**</td></tr>
</table>

(1) 言語発達障害
①精神遅滞、知能の遅れ
②聴力障害、発語器官の異常
③環境要因など

▶言語の習得は、一般に生後1年ごろから始まり、3歳半ないし4歳ごろでほぼ完全な話し方をするようになる。この間に左記のような障害・要因があると、正常な言語の発達は遅滞、ないしは不完全になる。

表2　失語分類のフローチャート　○：良好、×：不良

復唱	会話の流暢性	話し言葉の理解	物品呼称	失語のタイプ	障害領域
×	×	×	×	①全失語	下記のすべて
		○	×	②運動失語（ブローカ失語）	ブローカ野（B）
	○	×	×	③感覚失語（ウェルニッケ失語）	ウェルニッケ野（W）
		○	×	④伝導失語	（B）と（W）を結合する弓状束
○	×	×	×	⑤-a 超皮質性混合性失語	境界領域の全域
		○	×	⑤-b 超皮質性運動性失語	境界領域前方部
	○	×	×	⑤-c 超皮質性感覚性失語	境界領域後方部
		○	×	健忘失語	

(矢﨑義雄ほか編：内科学．第11版，p.2056，朝倉書店，2017.)

表3　失語症の症候学的分類　　　　　　　（ボストン学派）

流暢さ*	言語理解	復唱	失語症
流暢性	良好	良好	呼名称失語
		不良	伝導失語
	不良	良好	超皮質性感覚性失語
		不良	ウェルニッケ失語（感覚失語）
非流暢性	良好	良好	超皮質性運動性失語
		不良	ブローカ失語（運動失語）
	不良	良好	超皮質性混合性失語
		不良	全失語

＊流暢さ：発語の頻度や量より、発音の明瞭度や言葉のメロディーやイントネーションに重点をおいた視点
(井村裕夫ほか編[川村純一郎]：言語障害．わかりやすい内科学．第2版，p.1080，文光堂，2002)

5. 言語障害の随伴症状

　失語症では、言語四様式（表出機能としての話す、書く、受容（理解）機能としての聞く、読む）のすべてが多少とも障害されるため多様な言語障害が出現する。なお、失語症のタイプによる①会話の流暢性、②言語理解、③物品呼称、④復唱などの特徴については、**表2、3**を参照されたい。
1) 流涎、咀嚼・嚥下困難、呼吸困難
2) コミュニケーション障害
3) 疲労感、注意力・集中力の低下
4) 情緒的不安定：イライラ、興奮、不安など

6. 言語障害の「成り行き」
（悪化したときの二次的問題）

1) コミュニケーション能力の喪失に伴う悲嘆、自尊感情の低下、抑うつ
2) 言語障害による人間関係の変化やひずみ、引っ込み思案（退避傾向）、社会的孤立
3) 言語障害による文化、教育、職業などの享受困難
4) 失語症では、知的障害や錯乱状態、さらに認知症の発症・悪化など

30
言語障害

| 7. 言語障害に対する主な診察と検査 | 1）診察：問診、視診 |

7. 言語障害に対する主な診察と検査

1）**診察**：問診、視診

2）**検査**

(1) 構音障害に対する検査

①構音検査：構音障害の内容・程度・特徴を把握する。

自由発話、発声検査、調音検査、プロソディー検査

②構音器官の検査：構音障害の直接原因となる器官の状態を把握する。

運動機能、協調運動

(2) 失語症に対する検査

①失語症のスクリーニング検査（**表4**）

表4　失語症のスクリーニング検査

物品呼称	時計、指輪、白衣の袖、襟、ボタンなど身のまわりの簡単な物品を示し、その名前がすぐ出てくるか否かをみる。物品呼称の障害はすべての失語に出現する
音読	近くの新聞、雑誌などを見せ、流暢に音読できるか否かをみる
書き取り	紙と鉛筆を用意し、「今日は小春日和のよい天気です」などの短文が正しく書けるか否かをみる

（辻省次，水野美邦編［水野美邦］：失語，失行，失認の診かた．神経内科ハンドブック，第4版，p.8，表1-3失語のスクリーニング検査，医学書院，2010.）

②詳しい定量的評価が必要な場合は、標準化された失語症検査を行う。わが国では**標準失語症検査**（**SLTA**：Standard Language Test of Aphasia）（**表5**）や**WAB 失語症検査**（日本語版）（**表6**に概略を示す）が主に用いられており、対象者の変化を把握しやすい。

③言語活動の脳内機構を知るために、**ポジトロン断層撮影**（**PET**）と**機能的磁気共鳴撮影**（**f-MRI**）を行う。

(3) 病巣の診断には画像診断

① **MRI** が有用である。また、脳血流状態を知るには**単一光子放射型コンピュータ断層撮影**（**SPECT**）を用いる。

表5 標準失語症検査 (SLTA) の構成

Ⅰ. 準備テスト

※Ⅰ、Ⅱ、Ⅲの順に行う。

1. 面接
2. 生活歴調査
3. 医学的所見
4. 発声発語の検査
   その他

Ⅲ. 掘り下げテスト (Deep テスト)

聴く
1. 物語の理解
2. トークン・テスト
3. 把持

Ⅱ. 本テスト

大項目	項目
Ⅰ　聴く	1. 単語の理解
	2. 短文の理解
	3. 口頭命令に従う
	4. 仮名の理解
Ⅱ　話す	5. 呼称
	6. 単語の復唱
	7. 動作説明
	8. まんがの説明
	9. 文の復唱
	10. 語の列挙
	11. 漢字・単語の音読
	12. 仮名1文字の音読
	13. 仮名・単語の音読
	14. 短文の音読
Ⅲ　読む	15. 漢字・単語の理解
	16. 仮名・単語の理解
	17. 短文の理解
	18. 書字命令に従う
Ⅳ　書く	19. 漢字・単語の書字
	20. 仮名・単語の書字
	21. まんがの説明
	22. 仮名1文字の書取
	23. 漢字・単語の書取
	24. 仮名・単語の書取
	25. 短文の書取
Ⅴ　計算	26. 計算

話す
1. 呼称 (100語)
2. 動作説明
3. まんがの説明
4. 文の復唱
5. 語の列挙
   (か、た、さ)
6. 仮名文字の音読
7. 作文

読む
1. 物語の理解

書く
1. 模写、再生
2. まんがの説明
3. 仮名文字の書取
4. 作文

数と計算
1. 金額の理解
2. 時間の理解
3. 計算

全般
1. 日常言語行動評価
2. 1日の発語
3. 残語

その他

① 準備テスト：本テスト、掘り下げテストの前に行う
② 本テスト：文字、絵、まんが、空間などを利用して検査項目に適した問いかけをし、反応をみることにより、症状の総合的評価を行う
③ 掘り下げテスト：本テストではとらえきれない症状の内容を把握するために行う。たとえば、本テストで聴覚的理解能力が低いと判明しても、それが聴力の問題か理解力の問題かはわからない。そこで、掘り下げテストによって、問題のありかを明らかにしていく

表6　WAB 失語症検査（日本語版）

	下位検査検査項目	配点
Ⅰ．自発話	A．情報の内容	10
	B．流暢性	10
Ⅱ．話し言葉の理解	A．"はい""いいえ"で答える問題	60
	B．単語の聴覚的認知	60
	C．継時的命令	80
Ⅲ．復唱		100
Ⅳ．呼称	A．物品呼称	60
	B．語想起	20
	C．文章完成	10
	D．会話での応答	10
Ⅴ．読み	A．文章の理解	40
	B．文字による命令文	20
	C．漢字単語と物品の対応	3
	仮名単語と物品の対応	3
	D．漢字単語と絵の対応	3
	仮名単語と絵の対応	3
	E．絵と漢字単語の対応	3
	絵と仮名単語の対応	3
	F．話し言葉の単語と仮名単語の対応	2
	話し言葉の単語と漢字単語の対応	2
	G．文字の弁別	6
	H．漢字の構造を聞いて話を認知する	6
	Ｉ．漢字の構造を言う	6
Ⅵ．書字	A．指示に従って書く	6
	B．書字による表現	32
	C．書き取り	10
	D．漢字単語の書き取り	6
	仮名単語の書き取り	6
	E．五十音	12.5
	数	10
	F．文字を聞いて書く	2.5
	数を聞いて書く	5
	G．写字	10
Ⅶ．行為		60
Ⅷ．構成行為・視空間行為・計算	A．描画	30
	B．積木問題	9
	C．計算	24
	D．レーヴン色彩マトリシス検査	37

標準失語症検査と同様に各検査項目に沿った問いかけをする。各段階の配点のグラフ化によって、症状のプロフィールを描くことができ、失語タイプや重症度を明らかにできる

8. 言語障害に対する主な治療

　専門の**言語聴覚士**（speech-language-hearing therapist：ST）による訓練が最も効果的である。

1）構音障害に対して：構音器官の運動機能回復訓練と構音訓練を行う。

　（1）呼吸訓練

　（2）発声訓練

　（3）共鳴機能訓練

　（4）調音器官の運動訓練（口唇、下顎、舌の運動）

　（5）構音訓練

2）失語症に対して：原因疾患が明らかな場合は、それに対する治療をまず行う。同時にコミュニケーション機能の回復を最大限にするための治療や言語訓練を行う。

（1）個人訓練

（2）自習

（3）グループ訓練

（4）自助具の使用（絵・写真、文字、単語などの言語板の使用）

（5）薬物療法（血管拡張薬、向精神薬など）

（6）催眠療法など

※失語症患者への対処方法としては、テイラー（Martha L. Taylor）による**失語症患者への接し方**（**表7**）が参考になる。

※**失語症治療の6原則**、治療効果に影響を及ぼす因子については**表8**、**9**を参照されたい。

表7　失語症患者への接し方（マーサ・テイラーによる）

1. ことばを話したいという気持ちになるように励まし、その意欲を起こさせるようなことは何でも試してみること	12. どうしても必要なとき以外には患者に代わって話してやってはならない
2. ことばや言い方を間違えても、とがめたりしないこと	13. 患者が何か話そうとしているときには途中でさえぎったりしてはいけない
3. くつろいだ気分で話を聞く機会をなるべく多くつくってあげること	14. 一つひとつのことばの発音を完全にさせようとしてはいけない
4. 説明をしてあげるときには、短い簡単なことばでゆっくり話すこと	15. 思っていることをうまく言えないでいるときに、そばでガミガミ言ってはならない
5. 練習時間は短くてよいが回数を多くすること	16. 以前はうまく言えたのに、ということをいつも思い出させるようなことを言うべきではない
6. 短時間で到達できるような目標を立てること	
7. 患者に誠実に接すること	17. 患者をひとりぼっちにしてはならない
8. 自信をもって建設的な態度で臨むこと	18. 患者の能力からみて無理なことを要求してはならない
9. 患者自身が努力したときには、どんな小さなことでも激励してやること	19. 不必要な問題で患者をわずらわせない
10. 患者に対して理解を示すこと	20. 必要以上に手出しをしない
11. 言いたくないことを無理に言わせたり、会いたくない人に無理に会わせたりしないこと	

（平井俊策：脳卒中後遺症ハンドブック．p.104，ヴァンメディカル，1997.）

表8　失語症治療の6原則（Schuell による）

1. 適切な言語刺激を与える
　失語症のタイプと重症度に合ったものであると同時に、患者にとって関心のある言葉、これまで高頻度に使い慣れ親しんできた言葉を用いる

2. 強力な言語刺激を与える
　複数の入力回路、たとえば聴覚刺激と同時に視覚、触覚、嗅覚などを組み合わせたもの（たとえば実物）を用いると、単一回路の刺激（たとえば絵カードのみ）を用いる場合に比べて正しい反応の可能性が増す

3. 刺激を反復して与える
　1回の刺激では正しい反応が得られない場合も、数回の反復刺激を与えると反応が得られる可能性が増す

4. 刺激に対するなんらかの反応を患者から引き出す
　与えた刺激に対して、たとえば指さし、復唱、音読、発話、書字反応などを患者にさせることによって、刺激→反応→刺激のフィードバック回路全体を活動させることができ、次の反応を促進する

5. 得られた反応を選択的に強化する
　Schuell はとくに positive reinforcement、すなわち正しい反応に対してほめたり励ましたりすることの効果を強調している

6. 矯正よりも刺激
　正しい反応が得られないのは、刺激の与え方が不適切であったり、不十分であることの反映である。矯正することによって、かえって患者のフラストレーションを増すような結果をまねく可能性が多いことに留意する

表9　治療効果に影響を及ぼす因子

1. 患者側の諸因子	2. 治療法に関する諸因子
1）発症時の年齢 2）知能・教育レベル、職業、言語習慣と言語レベル 3）合併症状、一般健康状態、片麻痺・感覚障害、痙攣発作 4）治療への動機づけ、家族関係、社会環境 5）原因疾患 6）脳損傷の部位と範囲 7）失語症状のタイプと重症度 8）患者のパーソナリティの特徴	1）言語治療開始の時期 2）治療法の種類 3）治療密度（治療時間、回数、期間） 4）治療の質的側面（言語聴覚士の経験、治療法や教材の適切さ） **3. 治療結果の測定に関する諸因子** 1）使用した言語検査の信頼性と妥当性 2）測定の対象とする言語サンプルの包括性 3）測定結果の定量化の度合い **4. 非治療群（統制群）の使用**

● 看護のポイント

第1・2段階　アセスメント・診断

必要な情報	情報分析の視点
1. 言語障害の種類と程度（基1〜4、8の活用） 　1）発声発語の異常の有無と程度：声の強さ、高さ、調音、プロソディーの状態（言語の速さ・リズム・抑揚など）、呼吸・口腔・咽頭・軟口蓋・喉頭・歯・口唇・舌・顎などの状態 　2）音声言語の表出（話す）と受容（聞いて理解）の程度：音・語・文・文章・数字の発話、復唱、認知・理解の程度 　3）文字言語の表出と受容（読んで理解）の程度：字形・語・文・文章・数字の模写、自発書字、書き取り、音読、認知・理解の程度、計算力の状態など 　4）錯語、錯書の有無と程度 2. 言語障害の発生時期と経過 3. 言語障害の随伴症状の有無と程度（基5の活用） 　1）流涎、咀嚼・嚥下困難、呼吸困難 　2）コミュニケーション障害 　3）疲労感、注意力・集中力の低下 　4）情緒的不安定：イライラ、興奮、不安など 4. 言語障害の種類と主な原因・誘因と程度（基4の活用） 　1）音声障害 　　（1）呼吸障害：ポリオ、パーキンソン病（パーキンソン症候群）、心肺疾患など 　　（2）喉頭麻痺：延髄腫瘍、進行性筋萎縮症、ジフテリア、多発性神経炎など 　　（3）その他：喉頭全摘術（声帯の摘出）による発声障害（失声）、精神機能障害による心因性失声 　2）構音障害	1. 言語障害の種類と程度の明確化 2. 言語障害と随伴症状の発生時期と現在までの経過の明確化 3. 言語障害の原因・誘因とそのメカニズムの明確化 4. 言語障害の「成り行き」の明確化 ▶構音障害患者では、口唇、舌、咽頭、軟口蓋の動きや発音の異常、言語のリズム、嗄声などについて観察することがとくに重要である。 ▶失語症患者では、代替方法を見出すために言語四様式のなかで特徴的に障害されているものを早期に把握する。 ▶アセスメント・診断に際しては、コミュニケーション障害の内容（表出力、理解力）と程度を的確に判断する。また同時に代替コミュニケーション手段として活用できる残存機能がどの程度残されているかをアセスメントする。 ▶アセスメント・診断に際しては、言語障害のみならず、それが日常・社会生活ならびに精神心理・社会的側面にどのような影響を及ぼしているかを重視する必要がある。 ▶不安や緊張が強い場合は、障害による程度より

（1）運動性：延髄空洞症、進行性球麻痺、筋萎縮性
側索硬化症（ALS）など
（2）痙性：脳血管障害、中脳腫瘍など
（3）硬直性：パーキンソン病（パーキンソン症候
群）、ウィルソン病など
（4）失調性：小脳失調症、多発性硬化症など
（5）筋障害性：重症筋無力症、筋強直性ジストロ
フィーなど
（6）不随意運動性：舞踏病、アテトーゼなど

3）失語症
（1）原因となる主な疾患：脳血管障害、脳腫瘍、
外傷性脳損傷、感染性疾患など
（2）全失語
（3）運動失語
（4）感覚失語
（5）伝導失語
（6）超皮質性（混合性・運動性・感覚性）失語

4）その他
（1）言語発達障害：精神遅滞、聴力障害や環境要
因など

5. 言語障害に対する診察と検査の結果（基7の活用）
1）診察：問診、視診
2）検査
（1）構音検査、構音器官の検査
（2）失語症のスクリーニング検査、標準失語症検
査、WAB失語症検査など
（3）PET、f-MRI
（4）MRI、SPECTなど

**6. 言語障害に対する治療と治療効果への影響因子の状
況**（基8の活用）
1）話し言葉の代替表現手段（例：文字・数字・単語板、
携帯電話、パソコン、写真、絵、手話などの活用）
の選択・工夫（**表10**）
2）原因疾患に対する治療
3）構音器官の運動機能回復訓練と構音訓練
4）言語治療と訓練
・声帯摘出などで**音声障害**のある患者に、食道へ空
気を送り込んで、その排出時に音を出す**食道発声
法**という方法もあるが、相当な訓練を必要とする。
7. 言語障害の「成り行き」の有無と程度（基6の活用）
**8. 言語障害と検査・治療などに対する患者や家族の反
応と期待**

も強く言語障害が現れやすいので、リラックス
できるようかかわる必要がある。

▶言語障害、とくに失語症患者は疲労しやすいの
で、数回に分けて短時間の情報収集を行う。

▶言語障害が及ぼす生活への影響とそれに対する
患者、家族の反応についても継続的に把握する。

▶「成り行き」として以下の問題を生じやすい。
1）コミュニケーション能力の喪失に伴う悲嘆、
自尊感情の低下、抑うつ
2）言語障害による人間関係の変化やひずみ、引
っ込み思案（退避傾向）、社会的孤立
3）言語障害による文化、教育、職業などの享受
困難
4）失語症では、知的障害や錯乱状態、さらに認
知症の発症・悪化など

●**目標設定の視点**　患者と家族にとって最も重要なことは、言語障害をもちながらも、これからの日常生活や社会生活について見通しが立つことである。したがって、このことをふまえて目標を設定することが大切である。

1. 残存機能、代替手段を活用してコミュニケーションがとれる。
2. 言語障害に伴う不安、恐怖、イライラなどの情動状態や、自尊感情の低下などについて表出でき、さらにそれらの反応が軽減・消失する。
3. これまでの人間関係を維持でき、少なくとも孤独に陥ることがない。
4. 障害をできる限り早期に受容でき、治療・訓練に積極的に取り組むことができる。
5. 表出（表現）力または受容（理解）力、あるいはその両方の能力がアップする。
6. 家族をはじめとする関係者が、有効な手段的・情緒的サポートを行うことができる。
7. 少なくとも「成り行き」にあげた問題を起こさない。

●**対策の立案**　言語障害の内容は多様かつ複雑であり、また完全な治癒が困難なものが多い。対象固有の言語障害の原因・誘因・特徴ならびに患者の治療効果への影響因子をふまえたうえで対策を選択・立案する。　　　　　　　　　　　　　（基1〜8の活用）

対策の種類	対策の根拠
観察（OP） 1. 言語障害の種類と程度の変化 2. 言語障害の随伴症状の変化 3. 代替コミュニケーション手段の種類と活用効果の程度の変化ならびに生活への影響 4. 言語障害の原因・誘因の増減 5. 言語障害に対する診察と検査結果の変化 6. 言語障害に対する治療と治療効果への影響因子の状況 7. 言語障害の「成り行き」の有無と程度 8. 言語障害と検査・治療などに対する患者や家族の反応と期待 ※観察の細かい項目は、アセスメント・診断段階と同じであるため省略する	1〜8の観察項目は、その患者が目標に近づいているか否かを最も端的に表す情報となる。 ▶構音障害患者の口唇、舌、咽頭、軟口蓋の動きや発音の異常、言語のリズム、嗄声などの変化を、定期的・継続的に観察・記録する。（基4の活用） ▶失語症患者では、障害されている領域とタイプ（**表2**、**3**）の変化と患者の反応を定期的・継続的に観察・記録する。（基4の活用）
看護療法（TP） 1. 発声・構音障害時の言語訓練 　発声発語器官の運動能力の回復訓練には、以下の1）〜5）などがある 　1）呼吸訓練 　　（1）安静時呼吸の回数を基準値に近づける。 　　（2）深呼吸（腹式、胸式） 　　（3）短速呼吸、ため息呼吸	 ▶発語に必要な呼気圧を一定時間保ち、発声発語に必要な呼吸パターンを得る。（基3、4、8の活用）

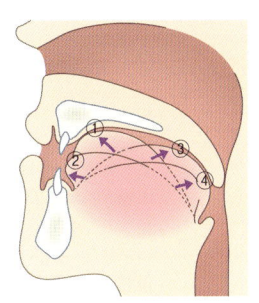

①前進－挙上
②前進－下降
③後退－挙上
④後退－下降

舌の基本的な運動方向

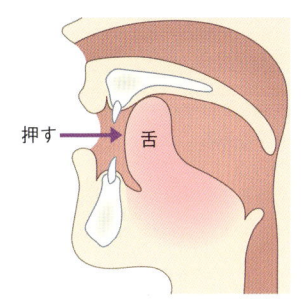

押す　舌

舌尖の反転挙上法

図4　舌の基本的な運動方向と舌尖の反転挙上法

<table>
<tr><td>

2）発声訓練
  （1）ため息やあくび、咳のまね、裏声などを出させる。
  （2）甲状軟骨を正面、あるいは左右から圧迫して声を出させる。
  （3）随意に声を出したり、止めたりさせる
3）咽頭・軟口蓋の運動訓練
  （1）ストローでの吸い込み訓練
  （2）ローソクの灯の吹き消し
  （3）含嗽
  （4）嚥下訓練
  （5）咽頭粘膜の刺激
4）調音器官の運動訓練
  （1）下顎の開閉（下降、挙上）
  （2）口唇の運動（突出、丸める、吹く、挟むなど）
  （3）頬の運動（ふくらませたり、へこませたりの反復、咀嚼、嚥下、マッサージなど）
  （4）舌の運動（**図4**）
5）文章を読む訓練
  （1）単語→短文→会話

</td><td>

▶発声に必要な声帯の運動と緊張を得る。声帯は甲状軟骨の内側にあるため、声帯を直接刺激することはできない。したがって、発声の要領を患者自身が体験を通して習得できるよう工夫する必要がある。（基2、3、8の活用）

▶鼻咽腔の閉鎖運動を促進させる。鼻咽腔が完全に閉鎖されないと、有声音が鼻音化したり、鼻腔に音エネルギーが吸収され（呼気が鼻腔に漏れる）、音量が低下する。また口蓋反射や咽頭反射を利用して、咽頭・軟口蓋の運動を促進させる。（基8の活用）

▶正確な調音動作の持続を得る。とくに舌は、調音の主役である。運動性発話障害の大部分は舌の運動障害が主因になっている。（基8の活用）

</td></tr>
<tr><td>

2．失語症時の言語訓練
1）言語刺激を与える（**表8**参照）。
2）書き取り、絵カードや字カードを用いた呼称練習や書字練習
3）計算練習
4）文字練習
5）代替手段の活用（**表10**）

</td><td>

▶患者の言語症状に応じてコントロールされた言語刺激を系統的に与えることによって、障害された言語機能の再統合を促進する。（基8の活用）

</td></tr>
<tr><td>

3．コミュニケーション手段の開発と工夫

1）非言語的コミュニケーションの活用

</td><td>

▶残存機能・代替手段を活用してコミュニケーションの維持をはかり、日常生活上のニーズを満たす。（基8の活用）
▶肩を叩く（触覚）、笑いかける、うなずく、絵画

</td></tr>
</table>

看護療法（TP）

表10　代替手段の例

		聴覚的理解の障害に対して	視覚的理解の障害に対して	発話の障害に対して	書字の障害に対して
非言語的機能による代替		・その場の雰囲気や顔の表情をみる ・身振りをみる ・絵をみる ・実物をみる	・絵をみる ・実物をみる	・絵を描く ・自分で行う ・身振りで示す ・実物をみせる ・絵や写真をみせる ・買物をスーパーマーケットで行う ・自動販売機を利用する（表示が絵や実物の場合）	・絵を描く ・絵と写真をみせる
障害の比較的軽い他の言語機能による代替	機能間の代替　音声機能と文字	〔視覚的理解の利用〕 ・相手に書いてくれるよう求める ・電話でなく手紙を使う ・口型をみる	〔聴覚的理解の利用〕 ・相手に音読してくれるよう求める	〔書字の利用〕 ・書く（漢字単語のカード）	〔発話の利用〕 ・話す
	理解力による表出力の代替			〔聴・視覚的理解の利用〕 ・相手に選択肢を求め、そのなかから、はいかいいえ、AかBかを選択する ・相手に基準を求め、尺度上で位置を選択する ・自動販売機の利用（表示が文字の場合） ・ポインティングノートを利用する ・スタンプを押す（書字の障害に対して）	
	その他	・繰り返しを求める ・話す速度の低下を求める ・簡素な説明を求める ・声の表情をとらえる ・理解した内容を確認する ・録音しておく		・聴き手の質問の一部を復唱的に用いて答える ・声の表情（イントネーション、音色）を使い分ける ・事前に要点をまとめておく	

看護療法（TP）		を見る（視覚）、香り（嗅覚）、音楽（聴覚）などの感覚器官による**非言語的コミュニケーション**は、心の通い合いを促すため、積極的に取り入れる。（基8の活用）
	4. 環境調整 　1）適切な病室選択 　2）面会人の調整 　3）テレビ・ラジオなどの番組の選択・調整　など	▶言語によるコミュニケーションが障害されると、一般に人との対応を避けがちとなる。言語の回復や習得には、できるだけ会話の機会を設けたり、患者の好みを取り入れた環境づくりを行い、同時に生活環境を広げていく必要がある。（基5、6の活用）
	5. 精神的支持、障害受容と克服への援助	▶言語障害は、その回復に長期間を要するため、その間さまざまな心理的・社会的問題が生じる。また生涯にわたって障害を残す場合も少なくない。できるだけ早く障害を受容し、回復への訓練に自発的に参加できるよう、家族とともに支持していくことがなにより大切となる。ただし、障害は一種の喪失であり、喪失からの回復には段階があることから、各段階に応じたアプローチが重要である。（基5の活用）

教育（EP）	1. 前記の看護療法項目の1、2、3に関して患者および家族に指導する。4、5については、家族に協力を求めるための指導と同時に心理面での支持を行う	▶患者が自立して生活を営むようになるためには、左記の教育・指導が必要となる。この教育機会は、患者自身が自分に合った方法を自ら見出す機会にもなる。患者が長期間の訓練に立ち向かってゆくには、家族や関係者の励ましと過剰あるいは過少を避けた適正な協力が重要になることから、彼らの教育も実施する。

第3・4段階 看護計画の立案・実施時の留意点

1. 基本的ニーズの伝達方法の確認と改善

言語障害の患者の看護に際して、まず心がけなければならないことは、基本的ニーズである生理的・安全・社会的・自我・自己実現ニード、とくに前の3つのニードの充足に必要な伝達方法を提案し、それを患者や家族と一緒に使いやすいものに創意工夫して共有することである。さらに、その共有した伝達方法を患者の希望を取り入れながら、言語障害の変化に応じて常に最新のものにするよう努める。また、患者の表出内容を十分理解できないときには、家族のサポートを得て正確にとらえるよう努める。このような対応は、患者が「自分はケアされ、尊重され、価値あるものとみなされている」という感覚を強めて、自尊感情や自信、さらに積極性などを高める効果を期待できる。

2. 共感的理解に基づく援助

患者に接する場合は、患者が現在の自分自身の身体像や能力をどのようにとらえているか、理想自己としてどのようにありたいと期待しているかなどを理解する。これらをふまえて、言語障害の程度と患者の受け止め方、情動状態、理解力と訓練などの受け止め方、問題解決的・情緒的サポートなどをはじめとする個別的な諸条件を総合的にアセスメントし、援助活動を立案し実施する必要がある。

3. コミュニケーションの促進

問診による情報の収集にあたっては、言語によるコミュニケーションが障害されているので、患者をイライラさせたり、大声を出して傷つけたりしないよう、患者個々の人格を尊重した態度と工夫をもって接する。失語症の患者の場合には、言語機能の全領域が少なからず障害されているだけではなく、自発性の欠如とか自己中心性などの心理的障害を伴っている場合もある。したがって、表7に示した留意点などを心得て対応する必要がある。

4. 段階的な目標設定

言語障害の回復ないし改善には長期間の治療訓練を必要とする。したがって看護目標の設定にあたっては、患者の回復意欲、治療訓練への意欲を低下させないよう、達成可能な範囲で段階的に立案し、それらの効果を患者自身や家族が実感できるよう配慮する。とくに、短期的目標としては代替手段の確立、長期的目標としては言語療法の継続が重要である。これらの目標達成こそが、これからの生活の見通しを可能にし、喪失に伴う悲嘆を終結させたり、自尊感情のアップ、さらに対人関係や教育、就職などの社会的側面に対する積極性をも推進させることにつながる。

5. 段階的、反復的な言語訓練

言語訓練は、段階的に、丹念に行い、飛躍したり、省略したりしない。とくに依頼や指示をするときは、一度に複数を避け、できる限りシンプルな1つにとどめ、段階が進むに応じて数を増やし、様子を見ながら進める必要がある。また指導にあたっては、簡単なものからやり方を完全に理解できるよう、デモンストレーションなどを十分に行い、患者が自発的に反復強化できるようにする。些細なことであろうとも、できたときに賞賛することは、肯定的な進歩への励みになる。加えて、言語聴覚士、作業療法士をはじめとするリハビリテーションチームとの連携を大切にする。

6. 呼吸訓練時の注意点

　呼吸訓練は、かなり集中力を必要とすることから患者が疲れやすい。そのため実施に際しては、患者の疲労度を主観的・客観的データをもとに判定し、適度な休息を取り入れながら行えるよう配慮する。また呼吸は、循環系に与える影響が大きいため、脈拍・血圧の状態などにも十分注意しながら行い、これらを含む呼吸訓練に関わる心身の反応を記録に残す。

7. 適切な訓練材料の選択・工夫

　訓練に使用する材料は、その目的に合致したもので、かつ患者の能力を考慮して選択・工夫する。

8. 重要他者とサポートシステムへの協力要請

　言語障害患者は、周囲の人々から理解されなかったり、誤解されることが多い。患者の状況を理解してもらうよう同室患者をはじめ面会者などへの指導、働きかけが大切である。とくに家族の言語障害に対する正しい理解、言語訓練への協力などは、コミュニケーション能力のアップにとって最も大きな力になる。そのためにも言語障害患者の家族の気持ち・感情をまず受け止め、さらに彼らがどのように問題解決的・情緒的サポートを行えばよいかを具体的に理解できるよう説明し、話し合うことが重要である。

9. 長期計画への患者の主体的参加促進

　長期にわたる治療、リハビリテーションを必要とする患者と家族には、施設内外の専門家チームへの参加を促し、今後の選択・決定を最終的には自分でできるよう配慮する必要がある。

第5段階　　評価の視点

1. 目標に近づいたか否か

1) 残存機能や代替手段を活用してコミュニケーションがとれたか。
2) 言語障害に伴う不安、イライラ、自尊感情の低下などについて表出でき、それらの心理的反応が軽減・消失したか。
3) これまでの人間関係を維持でき、少なくとも孤独に陥っていないか。
4) 障害をできる限り早期に受容でき、治療・訓練に積極的に取り組めたか。
5) 表出（表現）力または受容（理解）力、あるいはその両方の能力がアップしたか。
6) 家族をはじめとする関係者が、有効な手段的・情緒的サポートを行うことができるようになったか。
7) 少なくとも、「成り行き」にあげた問題 [1) 悲嘆、自尊感情の低下、抑うつ、2) 人間関係の変化やひずみ、引っ込み思案（退避傾向）、社会的孤立、3) 文化、教育、職業などの享受困難、4) 失語症では知的障害や錯乱状態、さらに認知症の発症・悪化など] を起こさなかったか。

2. 看護過程、とくに看護計画の評価・修正

　患者や家族の状態や行動が目標に近づいていない場合は、看護過程、とくに看護計画の立案段階のどこに問題があったのか、さらに診断段階に誤りがなかったかなどを追究する必要がある。

引用・参考文献

1) 矢﨑義雄ほか編：内科学. 第11版, 朝倉書店, 2017.
2) 水野美邦編：神経内科ハンドブック. 第4版, 医学書院, 2010.
3) 井村裕夫ほか編：わかりやすい内科学. 第4版, 文光堂, 2014.
4) 平井俊策：脳卒中後遺症ハンドブック. ヴァンメディカル, 1997.
5) 國本雅也：言語障害. Clinical Neuroscience, 21 (4)：430 ～ 433, 2003.
6) 玉井小百合, 袴田昌代：言語障害. ブレインナーシング, 春季増刊号, 2002.
7) ケース, J.L.（濱村真理ほか訳）：音声障害のクリニカルマネジメント. 医歯薬出版, 2001.
8) 前原澄子, 野口美和子監：機能別臨床看護学 第7巻 言語機能の障害と看護. p.182 ～ 279, 同朋舎メディアプラン, 2005.
9) 田村文誉ほか：喉頭がん舌がんの人たちの言語と摂食・嚥下ガイドブック. 医歯薬出版, 2008.

31 視力障害

visual disturbance

●オリエンテーション・マップ

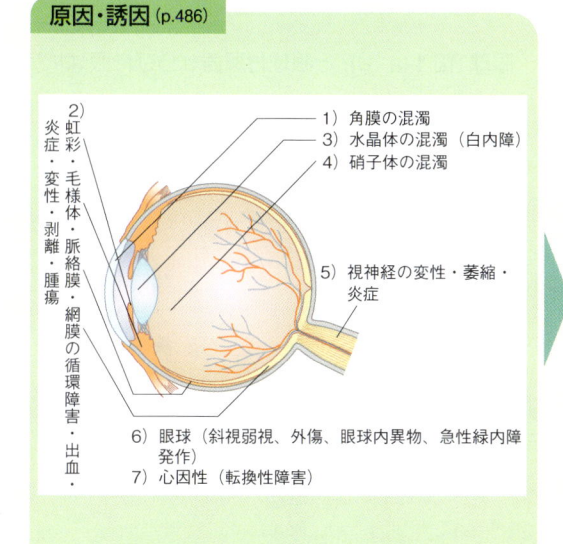

原因・誘因 (p.486)

2) 虹彩・毛様体・脈絡膜・網膜の循環障害・出血・炎症・変性・剥離・腫瘍

1) 角膜の混濁
3) 水晶体の混濁（白内障）
4) 硝子体の混濁

5) 視神経の変性・萎縮・炎症

6) 眼球（斜視弱視、外傷、眼球内異物、急性緑内障発作）
7) 心因性（転換性障害）

視力障害

随伴症状と成り行きとして生じやすい問題 (p.489)

1) 事故・身体損傷
2) 悲嘆
3) 日常生活の不便・狭小化・自己制限
4) 対人関係の狭小化や役割距離・葛藤・失敗などの役割問題
5) 教育・就職・文化的恩恵などの機会の制限と自己制限
6) 不安・恐怖・無気力・イライラ感
7) 自尊感情の低下など

観察OP (p.493)

看護療法TP・教育EP (p.493)(p.495)

1. 事故防止
   1) 環境整備
   2) 生活の場のオリエンテーション
   3) 必要時介助
   4) 照明・光の調節

2. 触覚、聴覚などの代替感覚の活用の奨励

3. 日常生活自立への援助
   1) 食事
   2) 排泄
   3) 運動
   4) 清潔と整容

4. 感染予防

5. 歩行訓練と安全な誘導

6. 精神的な支援・悲嘆作業への援助

7. 対人関係の発展・拡大やレクリエーションなどへの参加援助

8. 社会復帰への援助

| 1. 視覚ならび
に視力とは | 　視覚とは、視覚器を通じ網膜に達した光刺激が、視神経を介して大脳皮質の視覚野に達し、明るさ、色、形、奥行き、距離などを知覚する機能を総称していう。
　視力とは、外界の対象の性質・形態などを知覚する眼の能力であり、網膜の**黄斑**の中心である**中心窩**の機能を示す。中心窩で見た視力を**中心視力**、それ以外で見た視力を**中心外視力**という。中心外視力は、中心視力に比べて著しく不良である。 |
| 2. 視覚器の構
造と働き | 　感覚器の１つである**視覚器**は、眼球（図1-a〜j）と**眼球付属器**ならびに眼球に続く**視覚伝導路**（**図1-k**）から構成されている。 |

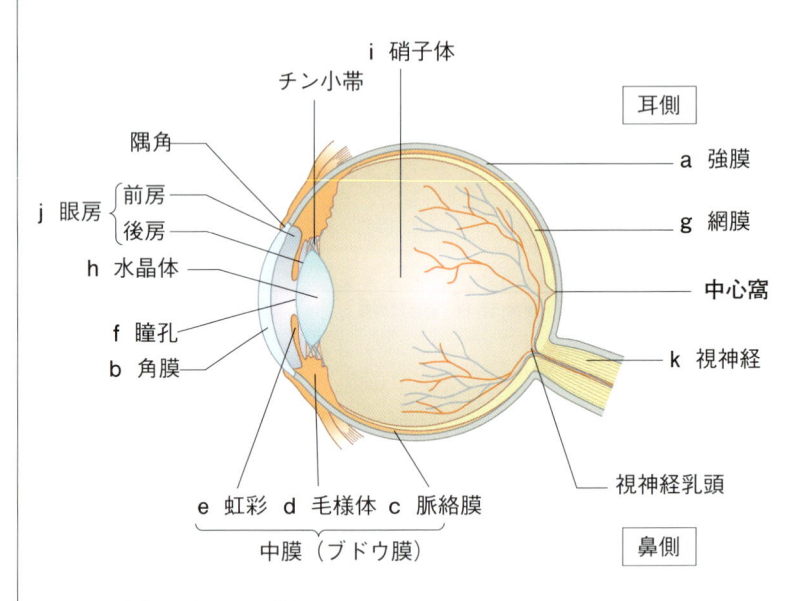

図1　眼球（右眼）の水平断面

| 眼球 | 三層の被膜 | 外膜 | ・**強膜**（図1-a）：眼球を保護したり、形を保っている白色不透明で強靱な膜であり、いわゆる「白目」である。眼球前面で角膜に続く。
・**角膜**（図1-b）：光を通過・屈折させ、眼内へと送る無色透明な感覚神経に富む組織。刺激によって瞬間的に目を閉じる（角膜反射）。 |
| | | 中膜（ブドウ膜） | ・**脈絡膜**（図1-c）：血管・メラニン色素に富み、網膜に栄養を与えている。眼球前方で毛様体と虹彩に続く。
・**毛様体**（図1-d）：**毛様体筋**は、水晶体を毛様体につり下げている支持線維である**チン小帯**の張力を加減して水晶体の厚さを変える。すなわち、近くを見るときは毛様体筋の収縮とチン小帯のゆるみによって水晶体が厚くなり、遠くを見るときは毛様体筋のゆるみとチン小帯の緊張によって水晶体が薄くなることによって、水晶体の焦点距離が変わり**遠** |

眼球	三層の被膜	中膜（ブドウ膜）	**近調節**が行われる。遠近調節が不十分であると網膜上に像が明瞭に映らない。近視、遠視はこのためである。加えて、毛様体は房水を産生する。 • **虹彩**（図1-e）：虹彩の中央には瞳孔（**図1-f**）がある。カメラのレンズの絞りにあたり、**瞳孔括約筋**（動眼神経支配）と**瞳孔散大筋**（交感神経支配）の2つの平滑筋の働きで、眼内に入る光の量を加減する。すなわち、虹彩を明るいときは閉じ、暗いときは広げて適切な光度を得る。
		内膜	• **網膜**（図1-g）：視覚の受容器として働く網膜の視細胞には、色を感じる**錐体**と光を感じる**桿体**がある。錐体は眼底中心部（**黄斑**）に多く、明るいところで反応し、視力がよく、赤、緑、青の色に反応する3種類の感光物質を含む。桿体は眼底の周辺部に多くあり、1種類の感光物質（ロドプシン）を含み、暗いところで弱い光に反応し、色を感受しない。桿体は暗いところで働き、錐体は明るいところで働くが、桿体が主として働いている状態を**暗順応**、錐体が主として働いている状態を**明順応**という。（ちなみに夜飛ぶフクロウやムササビには、錐体がなく桿体のみがあり、日中飛ぶ鳥には、桿体がなく錐体のみがある）。 網膜後部にある視神経の進入部を**視神経乳頭**というが、ここには光を感じる視細胞がないため**盲点**となる。眼底の中心部を**黄斑**というが、ここは錐体が最も多く明瞭にみえる部分である。
	通光装置		• **水晶体**（図1-h）：瞳孔のうしろに位置する円盤状の血管のない透明な組織で、チン小帯によって毛様体に固定されており、光を透過・屈折させるレンズの作用がある。老化などで水分低下が生じると、硬くなり、調節不良（老眼）や白濁（白内障）を起こす。 • **硝子体**（図1-i）：水晶体、毛様体、網膜で囲まれ、眼球容積の2/3を占める大きな腔で、ゼラチン様の透明・粘稠な組織であり、血管や神経がない。 • **眼房**（図1-j）：前房と後房は瞳孔でつながっており、ここには毛様体で産生される**房水**（リンパ液）が満たされている。房水は血管のない水晶体や角膜に栄養や酸素を与え、逆に代謝産物を受け取る。加えて房水は、眼球の保護のための眼圧を保つ働きをしている。
	眼球付属器		**眼瞼、結膜、涙器、6種類の外眼筋、眼窩**からなり、眼球の働きを助け、保護する。
	視覚伝導路		• **視神経**（図1-k） • **視覚中枢**（図2、3）：網膜の視細胞へ入った光刺激は、3つのニューロンを経て、大脳後頭葉の**視覚中枢**に達する（図2）。その際、視交叉において両眼の網膜の内側（鼻側）からきた神経線維は反対側

へ交叉し、外側（耳側）からきた神経線維は交叉せずに同側を進むという半交叉をする（**図3**）。したがって、視交叉のうしろで視覚路が断たれると、障害部位と反対側半分が見えなくなる。

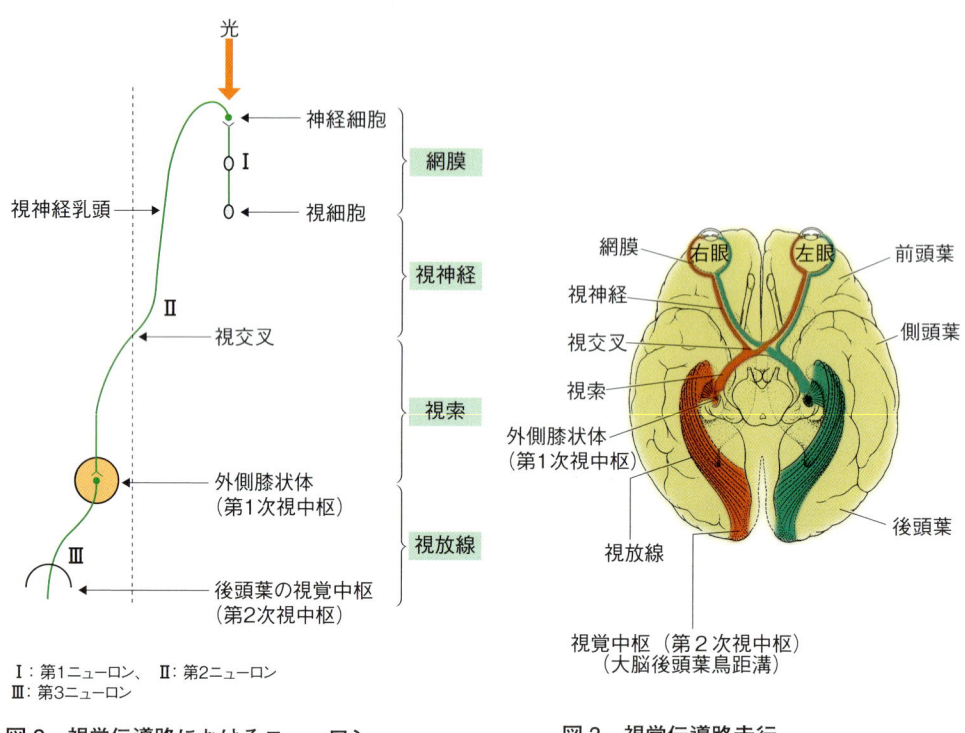

Ⅰ：第1ニューロン、　Ⅱ：第2ニューロン
Ⅲ：第3ニューロン

図2　視覚伝導路におけるニューロン

図3　視覚伝導路走行

3. 視覚障害・視力障害とは

　視覚障害とは、視力、視野、色覚、光覚、屈折、調節および眼球運動などのいずれかの機能が永続的に障害されたものをさす。

　視力障害とは、局所および全身の疾患によって、視覚の感知に必要な角膜、中膜、水晶体、硝子体などの組織、網膜、視神経、視交叉、視索、外側膝状体（第1次視中枢）、視放線から後頭葉（第2次視中枢）までの経路のいずれかの部位に異常が生じて視力が障害された状態をいう。これを**広義の視力障害**といい、屈折異常による裸眼視力の低下を含む。眼鏡やコンタクトレンズによっても矯正できない視力低下があるものを**狭義の視力障害**という。また、心因性の原因で視力障害をきたすこともある。

4. 視力障害の障害部位・原因・誘因ならびにメカニズムと特徴

障害部位	主な原因・誘因	メカニズムと特徴
1）角膜	（1）感染による炎症・潰瘍や外傷などによる角膜の混濁	▶角膜の感染は、炎症や潰瘍を引き起こし、角膜の混濁や穿孔をきたす。また外傷は、角膜の透明を保持している膠質線維を崩壊させ混濁を起こす。これらは眼内に入る光をさえぎるために視力障害をきたす。コンタクトレンズ装着の場合に角膜病変が生じやすい。 ▶症状としては、異物感、疼痛、羞明、流涙などがある。

2）中膜（虹彩・毛様体・脈絡膜・内膜（網膜））

（1）循環障害と出血
　①網膜動脈塞栓（閉塞）症
　②網膜静脈血栓（閉塞）症
　③糖尿病網膜症

▶網膜中心動脈・静脈の塞栓は、網膜への血流を停止し、突然、視力障害を起こす。糖尿病による代謝異常は、網膜毛細血管の狭窄・閉塞を起こし、同じように血流障害による視力障害を起こす。糖尿病網膜症は、高血糖を反映した毛細血管の変化によって発症するが、成人後の失明原因の第1位である。

　④高血圧性網膜症など

▶高血圧性の変性によって動脈が細くなり、部分的に収縮し、網膜血管が**網膜出血**を起こしたり、視神経乳頭の浮腫を出現させて視力障害をきたす。

▶1）-②網膜静脈血栓（閉塞）症、③糖尿病網膜症、④高血圧性網膜症などは、網膜血管からの**網膜出血**を引き起こし、その出血が血管のない硝子体にまで破れ出て**硝子体出血**も起こす。一般に網膜出血と硝子体出血を合わせて**眼底出血**というが、いずれも視力障害をきたす。

（2）炎症
　①網脈絡膜炎
　②ブドウ膜炎（虹彩毛様体炎）

▶炎症により網膜の黄斑部に浮腫を起こし視力障害をきたす。

▶サルコイドーシス、ベーチェット病、原田病、糖尿病、リウマチ、梅毒などに合併するブドウ膜の炎症、ウイルス感染、外傷も原因となりうる。

（3）変性
　①網膜色素変性

▶網膜や黄斑部の萎縮・変性は、視細胞、血管、視神経にも変性を起こし、視力障害をきたす。先天性素因、家族性、血族結婚に多い。

　②黄斑変性
　③近視性の変性など

▶黄斑変性には老人性と遺伝性がある。中心暗点の視力障害があるが、進行しても周辺部は見えることが少なくない。

（4）剥離
　①特発性
　②強度近視
　③高齢者
　④外傷
　⑤眼底腫瘍など

▶網膜が眼底から剥離した状態で、視細胞への血液補給が絶たれ、剥離した部分に相当する視野が欠損する。前駆症状として飛蚊症や視野狭窄などがあり、剥離部分が中心に及んでくると視力障害をきたす。放置すれば失明する。

（5）腫瘍

▶腫瘍は続発性網膜剥離のみならず、その増殖に伴い、血管、視細胞、視神経などを圧迫し、視力を障害する。脈絡膜への眼内転移が最も多い。

　①網膜芽細胞腫
　②肺がん、乳がん、消化管悪性腫瘍の眼内転移

▶乳幼児の網膜に発生する悪性腫瘍で、しだいに硝子体の中へ突出する。

（6）未熟児網膜症

▶未熟児の網膜血管の未熟性とインキュベーター内の高濃度酸素供給により、網膜血管の閉塞や攣縮を起こし、視力が障害されることがある。

3）水晶体

（1）水晶体の混濁（白内障）
　①老人性白内障
　②先天性白内障

▶加齢に伴う水晶体の代謝障害

▶遺伝や妊娠中の風疹などによる水晶体の先天的混濁

3)水晶体	③外傷性白内障		▶水晶体の損傷による
	④併発白内障		▶ブドウ膜炎、網膜剥離、緑内障などに続発する水晶の栄養障害
	⑤糖尿病性白内障		▶糖尿病による水晶体の代謝障害
			▶以上のように種々の原因によって水晶に混濁が生じるが、その混濁は、光の通過や屈折を障害し、網膜への結像を阻害し、視力障害を起こす。
4)硝子体	(1) 硝子体の出血・炎症による混濁		▶動脈硬化、糖尿病、外傷などによる硝子体の出血や炎症は、硝子体を混濁させ、光の通過を妨げる。その結果、網膜への結像を阻害し、視力障害を起こす。
5)視神経	(1) 視神経の圧迫・虚血による視神経の変性・萎縮		▶頭蓋内圧の亢進、眼圧を上昇させる緑内障、虚血性視神経症などは、視神経乳頭の浮腫や血行障害を起こし、視神経線維の変性・萎縮をきたす。これらは、視覚中枢への刺激の伝導を妨げ視力障害を起こす。
	(2) 視神経炎		▶脱髄性の視神経炎として多発性硬化症に伴うものがよく知られている。また、ストレプトマイシン、ポリミキシンB硫酸塩、コリスチンなどの薬物は視神経炎を起こすことがある。
6)眼球	(1) 斜視弱視		▶眼に器質的疾患が認められずに視力の低下が認められるものを**弱視**という。**斜視弱視**とは、斜視の際に起こる複視を避けるため、斜視眼が習慣的にその機能を抑制することにより、視機能が未発達となるものをいう。
	(2) 外傷、眼球内異物		▶眼球打撲によって、虹彩炎、前房出血や眼球破裂が生じる。異物としては、鉄片異物が最も多い。異物の飛入部位のみでなく、細菌感染による全眼球炎や異物の化学変化によって網膜変性を起こし視力障害をきたす。
	(3) 急性緑内障発作		▶**図1**に示す**隅角**が狭くなり、房水の流出が悪くなって全身の血液循環へ入りにくくなることによって房水が増え、眼圧が上昇し視力障害が出現する。眼痛、頭痛、嘔吐などを伴う。
7)その他	(1) 心因性視力障害 (転換性障害)		▶ 10〜30歳の女性に多い。多彩な身体症状のなかに視力障害がみられる場合がある。

5. 視力障害の分類と生活への影響

1) 視力の程度による視力障害の分類 (表1、2)

　小児期の視力の発達期間における発達抑制・阻害によって発生した矯正視力が0.8以下のものを**医学的弱視**という。眼科で弱視というのは、この医学的弱視をさす。これに対して先天性あるいは生後の眼疾患によって視力が医学的弱視よりも相当低いレベルである両眼の矯正視力が0.04以上、0.3未満のものを教育的見地から**社会的弱視・教育的弱視**としている。世界保健機関 (WHO) では、両眼に矯正眼鏡を装用して、視力0.05以上、0.3未満を**ロービジョン**と定義している。視力は、見ようとするものを視野や背景から識別する視覚機能 (コントラスト感度) によっても影響を受ける。

表1　視力障害の分類

視力	程度
0〜0.02 未満	盲
0.02〜0.04 未満	準盲
0.04〜0.3 未満	弱視（社会的弱視）

表2　視力の程度と日常生活の制限・程度

視力	生活の制限・程度
0.8〜0.7　程度	日常生活にほとんど支障はない
0.3〜0.8　程度	詳細な図形や文字の判断には支障があるが、日常生活には支障がない
0.1〜0.3　程度	日常生活に大きな支障はない
0.04　　　程度	屋内での日常生活に支障はなく、戸外でも慣れたところでは自由に歩行可能
0.02　　　程度	社会的に盲

6. 視力障害によって起こりやすい問題

※これらの問題は視力障害の随伴症状でもあり、成り行きでもあることから一緒にして"起こりやすい問題"とする

　人が生活に必要とする情報は、眼・耳などの感覚器を通して得られる。このうち視覚から取り入れられる情報は80％以上といわれている。したがって、視力障害による情報収集困難によって、以下のような多くの問題を引き起こしやすい。

1）危険な諸状況を察知できないことによる**事故・身体損傷**
2）視力の喪失に伴う**悲嘆**
3）視力障害による**日常生活の不便・狭小化・自己制限**
4）視力障害による**対人関係の狭小化（社会的相互作用障害）や役割距離・葛藤・失敗**などの役割問題
5）視力障害による**教育・就職・文化的恩恵などの機会の制限と自己制限**
6）視覚的情報収集困難による**不安・恐怖・無気力・イライラ感**
7）セルフケア不足、コミュニケーション手段・役割・相互依存関係の変化による**自尊感情の低下**など

7. 視力障害に対する主な診察と検査

1）診察
（1）問診：視力障害の訴えのなかには、光をまぶしく感じる「羞明」、視野に黒いものが飛ぶ「飛蚊症」、視野に黒い部分がある「視野狭窄」、稲妻のような光が見える「光視症」、色がついて見える「色視症」、物体がゆがんで見える「変視症」などが含まれる場合がある。これらに加えて、流涙、眼脂、充血などの有無や異物感、瘙痒感、眼痛、眼球突出などの有無ならびに当該症状の発症時期と経過、両眼か片眼かなどについて具体的に聞く。
（2）視診：開瞼法、反転法、斜照法、徹照法、細隙灯顕微鏡検査（スリットランプ）など

2）検査
　全身症状を認める場合は、内科的検査を行う。眼科では以下のような検査が行われる。
（1）視力検査：裸眼視力検査法、矯正視力検査法、他覚的視力検査法
（2）眼底検査：倒像鏡検査、眼底写真撮影、走査型検眼鏡
（3）眼圧測定、視野検査、隅角検査

(4)眼科電気生理検査：網膜電図、視覚誘発電位、眼電位図など

(5)蛍光眼底造影検査、光干渉断層法（OCT）、超音波検査、CT、MRIなど

8. 視力障害に対する主な治療

1)**薬物療法（表3）**：点眼、眼軟膏塗布など

2)**安静療法**

3)**外科的療法**：白内障の手術では、水晶体超音波乳化吸引術と同時に眼内レンズの挿入を行う。

4)**眼表面の洗浄や異物除去**

5)**網膜レーザー光凝固や冷凍凝固**

6)**視力障害のリハビリテーション**：歩行訓練、感覚訓練、日常生活訓練、職業訓練（**表4**）など

表3　眼科領域で用いられる主な点眼薬・眼軟膏

分類	一般名/商品名	効果発現メカニズム	主な副作用と注意事項
抗菌薬	ジベカシン硫酸塩（パニマイシン）	細菌の蛋白合成を阻害し殺菌作用を示す	**禁忌**：本剤成分またはアミノグリコシド系抗生物質、バシトラシン過敏症の既往 **注意**：長期間使用しない **副作用**：瘙痒、結膜充血、刺激感
	オフロキサシン（タリビッド）	DNAジャイレース（トポイソメラーゼⅡ）活性およびトポイソメラーゼⅣ活性の阻害によって細菌のDNA合成阻害する	**禁忌**：本剤成分およびキノロン系抗菌薬過敏症の既往 **注意**：長期間使用しない **重大な副作用**：ショック、アナフィラキシー
	レボフロキサシン（クラビット）		**禁忌、注意、重大な副作用**：「オフロキサシン」参照
副腎皮質ステロイド薬	フルオロメトロン（フルメトロン）	抗炎症作用、抗アレルギー作用を示す	**禁忌**：本剤成分過敏症の既往 **原禁**：角膜上皮剝離または角膜潰瘍患者、ウイルス性結膜・角膜疾患、結核性眼疾患、真菌性眼疾患または化膿性眼疾患患者 **重大な副作用**：緑内障、角膜真菌症、緑膿菌感染症、穿孔、後嚢白内障 **注意**：よく振り混ぜ点眼
	ベタメタゾンリン酸エステルNa（リンデロン）		（眼科疾患使用の場合） **禁忌、原禁、重大な副作用**：「フルオロメトロン」参照 **注意**：長期連用しない
抗菌・ステロイド配合薬	ベタメタゾンリン酸エステルNa・フラジオマイシン硫酸塩（リンデロンA）	蛋白合成阻害による殺菌作用ならびに抗炎症作用、抗アレルギー作用を示す	**禁忌（眼科疾患使用の場合）**：「ジベカシン硫酸塩」参照 **原禁、重大な副作用（眼科疾患使用の場合）**：「フルオロメトロン」参照 **注意**：連用を避け最小限の使用 **その他の副作用**：結膜炎、刺激感
抗ウイルス薬	アシクロビル（ゾビラックス）	ウイルスDNA鎖の伸長を停止させ、ウイルスDNAの複製を阻害する	**禁忌**：本剤成分あるいはバラシクロビル塩酸塩過敏症の既往 **注意**：7日間の使用で改善の兆しがなく、症状悪化ならば他の治療に切り替える **副作用**：角膜炎、結膜炎、蕁麻疹
非ステロイド性抗炎症薬	アズレンスルホン酸ナトリウム水和物（AZ）	結膜のみならず、胃、咽頭、口腔、皮膚などの炎症を抑える	**副作用**：眼瞼の腫脹、発赤、瘙痒感
	プラノプロフェン（ニフラン）	プロスタグランジン生成抑制作用およびライソゾーム膜安定化作用	**禁忌**：本剤成分過敏症の既往 **副作用**：刺激感、結膜充血、瘙痒感
	ジクロフェナクナトリウム（ジクロード）	プロスタグランジン生合成抑制、房水蛋白増加抑制作用がある	**禁忌**：本剤成分過敏症の既往 **重大な副作用**：ショック、アナフィラキシー、角膜潰瘍、角膜穿孔

（つづき）

分類	一般名 / 商品名	効果発現メカニズム	主な副作用と注意事項
ビタミン薬	フラビンアデニンジヌクレオチド （フラビタン）	角膜の酸素消費能を高め組織呼吸を亢進する。ビタミン B_2 欠乏によるびまん性表層角膜炎症状を改善する	副作用：過敏症状、刺激感
ビタミン薬	シアノコバラミン （サンコバ）	調節時間と調節運動を改善し、網膜の酸素消費量を増強して調節性眼精疲労の微動調節を改善する	副作用：過敏症状
角膜治療薬	ホウ酸・無機塩類配合剤 （人工涙液マイティア）	フィブロネクチンと結合し、上皮細胞の接着・伸展を促進すると同時に保水性を高めて角膜創傷治癒作用や角膜上皮伸展促進作用がある	注意：ソフトコンタクトレンズ装着時には使用しない
角膜治療薬	ヒアルロン酸ナトリウム （ヒアレイン）		副作用：眼瞼炎、刺激感、瘙痒感
角膜治療薬	レバミピド （ムコスタ）	角膜上皮細胞のムチン遺伝子発現を亢進し、角結膜上皮障害によるドライアイに効果を現す	禁忌：本剤成分過敏症の既往 注意：🚗（目のかすみ） 重大な副作用：涙道閉塞、涙嚢炎
抗アレルギー薬	クロモグリク酸ナトリウム （インタール）	ヒスタミン等のケミカルメディエーターの遊離を抑制する	禁忌：本剤成分過敏症の既往 重大な副作用：アナフィラキシー様症状
抗アレルギー薬	ケトチフェンフマル酸塩 （ザジテン）		禁忌：本剤成分過敏症の既往 副作用：眼瞼炎、刺激感、発疹
抗アレルギー薬	トラニラスト （リザベン、トラメラス）		禁忌：本剤成分過敏症の既往 副作用：眼瞼炎、刺激感、瘙痒感
緑内障治療薬	チモロールマレイン酸塩 （チモプトール）	β受容体遮断作用があるが、眼圧下降作用は主に房水産生の抑制による	禁忌：本剤成分過敏症の既往、気管支喘息、気管支痙攣またはその既往、重篤な慢性閉塞性肺疾患患者、コンロール不十分な心不全、洞性徐脈、房室ブロック（Ⅱ、Ⅲ度）、心原性ショック患者 注意：β遮断薬全身投与時と同様の副作用が現れることがあり留意する 重大な副作用：眼類天疱瘡、気管支痙攣、呼吸困難、呼吸不全、心ブロック、うっ血性心不全、脳虚血、心停止、脳血管障害、全身性エリテマトーデス
緑内障治療薬	ドルゾラミド塩酸塩 （トルソプト）	毛様体に存在する炭酸脱水酵素を特異的に阻害し、炭酸水素イオンの形成を遅延させ、ナトリウムの液輸送を低下させることにより、房水産生を抑制し、眼圧下降作用を示す	禁忌：本剤成分過敏症の既往、重篤な腎障害患者 注意：スルホンアミド系薬剤全身投与時と同様の副作用が現れることがあり留意する 重大な副作用：皮膚粘膜眼症候群、中毒性表皮壊死症
緑内障治療薬	ラタノプロスト （キサラタン）	プロスタグランジン F2 α誘導体であり、房水の流出経路のうち、ぶどう膜、強膜の流出経路からの流出を促進して眼圧を低下させる	禁忌：本剤成分過敏症の既往 注意：🚗 重大な副作用：虹彩色素沈着
白内障治療薬	ピレノキシン （カタリン、カリーユニ）	有核アミノ酸の代謝異常で生じるキノイド物質が水晶体の水溶性蛋白の変性・不溶性化を起こして白内障を発症させる。本剤はこのキノイド物質の作用を阻害して水晶体の透明性を維持させる作用がある	注意：カタリンは溶解後、遮光して冷所保存（3週間以内に使用） 副作用：眼瞼炎、結膜充血、刺激、眼痛
縮瞳薬	ピロカルピン塩酸塩 （サンピロ）	副交感神経支配の瞳孔括約筋に直接作用して縮瞳を起こす	禁忌：虹彩炎患者 重大な副作用：眼類天疱瘡
散瞳・調節麻痺薬	トロピカミド （ミドリンM）	副交感神経支配の瞳孔括約筋を弛緩させて散瞳を起こす。同時に副交感神経支配の毛様体筋の弛緩ならびに調節麻痺を起こして診断や治療をしやすくする	禁忌：緑内障、狭隅角や前房が浅いなどの眼圧上昇素因患者 注意：🚗 副作用：眼瞼炎、瘙痒感、発疹、眼圧上昇
散瞳・調節麻痺薬	トロピカミド・フェニレフリン塩酸塩 （ミドリンP）	トロピカミドによる瞳孔括約筋の弛緩、フェニレフリン塩酸塩による瞳孔散大筋の収縮によって散瞳を起こす。毛様体筋の調節麻痺作用もあるが、即効性で持続時間が短いという特徴がある	禁忌：「トロピカミド」参照、本剤成分過敏症既往 注意：🚗 重大な副作用：ショック、アナフィラキシー

表2　視覚障害者に対する生活訓練・職業訓練

（日本ライトハウス）

生活訓練	歩行訓練	1人で屋内や屋外を安全に移動する技術を習得する
	コミュニケーション	点字・普通文字・情報機器・点字タイプライターなどを使えるように練習する
	日常生活動作	身のまわりのことを自分でできるように工夫したり、技術を身につける
	感覚	手指を使うことから、各種視覚障害者スポーツを通じ、ほかの諸感覚（聴覚や触覚など）をうまく使って安全で効率的な作業ができるようになる
	ロービジョン	弱視の方に機器類の紹介や使い方の練習を行う
職業訓練	パソコン活用コース	パソコンを活用するための方法を学ぶ。IT パスポートや日商 PC 検定 3 級などの資格取得もめざす
	電話交換コース	電話交換業務を中心とした業務に携わる人材を養成。電話オペレーター技能認定証の取得をめざす
	会計・経営コース	簿記・会計やファイナンシャル・プランナーの知識取得およびエクセル、ワードなどのパソコンスキルを高め、事務職等への就労をめざす。大商ビジネス会計検定 2・3 級やファイナンシャル・プランナー技能士 2・3 級などの資格取得もめざす

● 看護のポイント

第1・2段階　アセスメント・診断

必要な情報	情報分析の視点
1. 視力障害の程度と日常生活の制限・程度（基5の活用）	1. 視力障害の程度の明確化
2. 視力障害の発生時期と経過	2. 視力障害の発生時期と現在までの経過の明確化
3. 視力障害によって起こりやすい問題の有無と程度 （基6の活用）	3. 視力障害の原因・誘因とそのメカニズムの明確化
4. 視力障害の主な原因・誘因と程度　（基4の活用） 　1）角膜の炎症・潰瘍・外傷などによる混濁 　2）虹彩、毛様体、脈絡膜、網膜などの循環障害と出血、炎症、変性、剝離、腫瘍、未熟児網膜症 　3）水晶体の混濁（白内障） 　4）硝子体の出血・炎症による混濁 　5）視神経の変性・萎縮・炎症 　6）眼球の障害としての斜視弱視、外傷、眼内異物、急性緑内障発作 　7）心因性視力障害（転換性障害）	4. 視力障害による問題（随伴症状と成り行き）の明確化 ▶視力障害者のアセスメント・診断に際しては、単にどの程度の視力障害があるかのみでなく、その障害によって日常生活、社会生活、成長発達などに、どのような問題が発生しているか、また発生する危険性があるかを明確にする。さらに視力障害や治療・検査に対する患者や家族の反応、ならびに対処能力、周囲の人々の受け入れ、サポートなどについても明らかにする。
5. 視力障害に対する診察と検査の結果（基7の活用） 　1）診察：問診、視診 　2）検査：視力検査、眼底検査、視野検査、隅角検査、眼圧測定、眼科電気生理検査など	▶起こりやすい問題としては、以下のものがある。
6. 視力障害に対する治療内容と効果・副作用 （基8の活用） 　1）薬物療法：点眼、眼軟膏塗布など 　2）安静療法 　3）外科的療法 　4）眼表面の洗浄や異物除去	1. 危険な諸状況を察知できないことによる**事故・身体損傷** 2. 視力の喪失に伴う**悲嘆** 3. 視力障害による**日常生活の不便・狭小化・自己制限** 4. 視力障害による対人関係の狭小化（社会的相互作用障害）や役割距離・葛藤・失敗などの役割問

5）網膜レーザー光凝固や冷凍凝固

6）視力障害のリハビリテーションなど

7. 視力障害と検査・治療などに対する患者や家族の反応と期待

5. 視力障害による**教育・就職・文化的恩恵などの機会の制限**

6. 視覚的情報収集困難による**不安・恐怖・無気力・イライラ感**

7. セルフケア不足、コミュニケーション手段・役割・相互依存関係の変化による**自尊感情の低下**など

第3段階	看護計画の立案

● **目標設定の視点**

1. 視力障害による事故を起こさない。
2. 歩行、コミュニケーション、日常生活動作行動、感覚などの生活訓練に取り組むことができる。
3. 視力障害をもちながらも安全で、その人らしい生活を営める。
4. 視力障害による不安・恐怖・無気力・イライラ感などを起こさない。
5. 時間を要するが、役割や相互依存の再構築に取り組むことができる。
6. 時間を要するが、視力喪失に適応していくために段階を踏んで悲嘆作業を終結させ、再出発できる。

● **対策の立案**
　対象固有の視力障害の発生時期と経過、対象の対処能力などをふまえて対策を選択・決定する必要がある。なお、ここでは、中途失明者・視力障害者についての一般的対策について述べる。　　　　　　　　　　　　　　　（基1〜8の活用）

	対策の種類	対策の根拠
観察（OP）	1. 視力障害の程度の変化 2. 視力障害に対する対処能力（日常生活の自立の程度） 3. 視力障害の原因・誘因の増減 4. 視力障害に対する診察と検査結果の変化 5. 視力障害に対する治療内容と効果・副作用 6. 視力障害による随伴症状と「成り行き」としての身体的・精神心理的・社会的問題 7. 視力障害と検査・治療に対する患者や家族の反応と期待 ※観察の細かい項目は、アセスメント・診断段階と同じであるため省略する	1〜7の観察項目は、その患者が目標に近づいているか否かを最も端的に表す情報となる。 ▶個別的な短期・長期のケア計画を立案するために、視力障害がライフスタイルや自己概念・役割・相互依存などにどのように影響しているかを観察することが重要である。
看護療法（TP）	1. 事故防止 　1）病室、廊下などの環境整備と視覚的環境を整える	▶視力障害により、自ら危険を回避することができない。さらにバランスを崩しやすく、転倒・転

看護療法（TP）

（1）整理整頓、備品は勝手に動かさない、ベッドの車輪は内側に向け、ストッパーをかける （2）可能な限り、色のコントラストをつけたり、鮮やかな色を使い、見えやすい視覚的環境を整えるなど 2）生活の場のオリエンテーションを十分に行う 3）声をかけたり、必要に応じて介助する 4）単独歩行時の注意 5）照明・光の調節	落の危険性が高くなる。したがって、ぶつかったり、つまずいたり、すべったりしないように、環境を整備したり、オリエンテーションを十分に行う。また、入院後数日間は患者の安全性を十分にアセスメントし、同時に準盲、弱視の患者には見えやすい色の配置などを工夫して、環境への適応を促す。（基6の活用） ▶慣れない場所を1人で歩行する場合は、防御姿勢をとるよう説明する。たとえば、一方の上肢を頭の斜め前方に挙上し、もう一方の手で腹部をかばいながら歩行する。 ▶弱視で眩耀感（げんようかん）が強い場合は、室内を薄暗くしたり、外出時はサングラス、帽子、傘などを使用する。
2. 触覚、聴覚などの代替感覚の活用を勧める 1）移動時には、目印となる備品や段差などに触れてもらい、位置、方向、距離などの目安にする 2）音の近さ・遠さや特徴的に聞こえる音などから、位置や方向、距離などの目安にする 3）必要な情報は積極的に人に尋ね、情報を収集する 4）患者周囲での不必要な会話、騒音を慎むなど	▶視力障害による情報量の低下を補うために、残された触覚、聴覚、嗅覚などの感覚器を活用して外界の情報をとらえることができるように工夫することが重要である。そのためには、これらの残された感覚器による知覚を混乱させるような刺激を極力避ける。 病室・トイレ・洗面所などは、目安になるものを準備し、手の触覚を活用できるようにする。 （基8の活用）
3. 視力障害の程度に応じた日常生活自立への援助 1）食事：食事の献立や温度、食器の位置などについて説明し、患者が自分で確認のうえ、自力で食べられるよう工夫する 2）清潔：洗面や入浴などの際に、熱傷や転倒などの事故を起こさないよう、はじめは介助しながらオリエンテーションを十分に行い、徐々に自立に向けていく 3）排泄：トイレまでの道順、構造とその目印や歩数、ナースコールの位置などを説明し、確認させる 4）運動：危険のないよう可能な運動を計画し、生活に取り入れていく	▶視力障害をもちながらも、自立して日常生活を営むには、場や手順に慣れる必要がある。したがって、左記の項目について繰り返し説明・指導すると同時に他の感覚器の活用を促し、必要時、患者の状態に合わせて介助する。また、患者のプライバシーを守り、それが保たれていることを患者に伝える。（基8の活用） ▶準盲、弱視の患者には、食事内容と食器にコントラストをもたせたり、鮮やかな食器を使用するなどの工夫を行い、見えやすい状況をつくり出す。（基8の活用） ▶寝具・寝衣類・身体・持ち物などの汚れに気づきにくい。したがって、環境調整とともに、清潔に関する習慣を安全に確立できるよう援助する。 ▶排泄の失敗は、恥ずかしさや自尊感情の低下、次回排泄に対する予期的不安などを引き起こしやすい。失敗しないよう左記のケアを行う。（基8の活用）

看護療法（TP）	5）その他：整髪や身じたくなどに気を配り、身だしなみをよく保てるように配慮する	
	4. 感染予防	▶ 眼の手術後は、創部感染予防のために手指の清潔や点眼手技を正しく行う。
	5. 歩行訓練と安全な誘導	▶ 患者を誘導するときは、あらかじめ順路などについて説明し、介助者が半歩前を歩き、介助者の肘の上をうしろから握ってもらうようにして、ゆっくりと歩く。また、狭い場所では前から両手を引いて誘導する。階段の昇降時は、「あと3段のぼります」「6段おります」というように声かけを行う。（基8の活用）
	6. 精神的な支援 　1）喪失に伴う悲嘆作業への支援	▶ 中途失明者や視力障害者は、視力を失ったという喪失体験によって悲嘆反応が出現しやすい。喪失に伴う**悲嘆作業（グリーフワーク）**には段階があることから、いずれの段階にいるかを正しく診断し、その心理段階に応じた対応が重要である。（基6の活用）
	7. 対人関係を発展させたり、レクリエーションなどへの参加を促す 　1）音楽鑑賞、家族・友人との散歩、おしゃべりなど	▶ 視力障害により、対人関係や行動範囲、レクリエーションの機会などが狭小化、あるいは自己制限しがちである。しかも、これらの機会の減少は感覚の遮断をもたらし、抑うつ・イライラ・不眠などの精神症状の原因となる。したがって、患者といつも話し合って患者の好みに合わせた対策を立案する。（基6の活用）
	8. 社会生活への復帰を援助する 　1）医療ソーシャルワーカーなどとの連絡調整 　2）更生施設の紹介 　3）社会復帰をしている視力障害者との接触 　4）視力補助具・日常生活用具などにかかわるロービジョンケア	▶ 社会生活復帰のために必要な技術の習得や情報などの把握には、専門家・専門施設への連絡調整が必要になることがある。また長期にわたる訓練の励みとして、社会生活を営む視力障害者との交流は望ましい。（基6の活用） ▶ 弱視の場合、拡大を目的とした眼鏡利用や対象物そのものの拡大を工夫するなどの検討が必要である。また、白杖、点字器、時計（音声式　感覚式）、音声電卓などの紹介も行う。
教育（EP）	1. 前記の看護療法項目の1〜8について患者・家族に説明する。とくに事故防止のために、その場において具体的に繰り返し説明し、指導する必要がある	▶ 視力障害をもちながらも、危険因子を避けつつその人らしい生活が送れるよう、患者や家族に知識・技術を獲得してもらうことが重要である。
	2. 視力障害の程度により、**身体障害者福祉法・障害者総合支援法**などに制定された社会資源が活用できることを紹介する	▶ 法律によって「身体障害者」と認められると、**身体障害者手帳**や**更生医療**、補装具（盲人用安全杖、眼鏡など）、**自立支援の給付**が受けられることを説明する。これらは、患者・家族の経済的な負担

の軽減や生活上のハンディキャップを緩和する一助となる。

第3・4段階　看護計画の立案・実施時の留意点

1. 患者に接するときの注意

　視力障害のある患者と話をするときは、驚かせたり、とまどわせたり、不信感などをもたせないように、まず、患者の名を呼びかけ、自己紹介をしてから話を進める。会話では「これ」「あそこ」などの指示代名詞を使用せず、具体的な説明を心がける。また、その場を立ち去るときには、黙って立ち去らず、そのことを伝えるなどの配慮が必要である。

2. 中途失明者、視力障害の悲嘆反応に対する援助

　日常生活動作行動の再確立、社会復帰のための人的・物的資源の紹介や接触などのいずれを開始する際にも、失明、視力障害という大きな喪失を体験し、嘆き悲しんでいる患者とその家族の心理状態を正しく判定し、変化する悲嘆段階に応じたアプローチを行うことが重要である。たとえば「ショックと否認の段階」では、決して励ましたりせず、傍らに穏やかに付き添い、何でも話せる雰囲気づくりが大切である。喪失の事実を否認することは、苦しみの感情に圧倒されないように自己防衛をしているのであるから、それを許すことである。ただし患者の発言にむやみに賛同したり、間違っていると批判したりすることは避けなければならない。

3. 退院・社会復帰への援助

　患者の退院・社会復帰に際しては、安全・安楽性を確保するうえで、物理的・人的環境がどのような状況にあるかを十分に調べ、適応を促進するために家族や関係者の問題解決的・情緒的・情報的サポートを求めていく必要がある。

4. 安全の点から配慮する必要性

　視力障害者は、自分の殻に閉じこもりがちとなり、とかく前述した諸問題を自ら引き起こしやすい。これらの諸問題の発生を防止するには、まず周囲の者が安全の点から配慮する必要があるが、失敗を恐れず、あせらず、繰り返しチャレンジすることで、しだいに自信をつけてもらうことが大切である。

5. 周囲の積極的な働きかけの重要性

　必要な情報提供が、自己選択、自己決定の基となることを周囲の人にも理解してもらい、ほかの感覚刺激による積極的な働きかけを促す。また、高齢社会、慢性疾患の増加・重症化に伴い、高齢者の視力障害者が増加しているが、視覚からの情報の減少、視力障害による行動の狭小化や運動不足などは、現在も急速に増加している認知症の発症・悪化の大きな引き金になることから患者、家族とともに防止策を立案・実施する必要がある。

第5段階　評価の視点

1. 目標に近づいたか否か

　1）視力障害による事故を起こさなかったか。

　2）歩行、コミュニケーション、日常生活動作行動、感覚などの生活訓練に取り組むことができたか。

　3）視力障害をもちながらも安全でその人らしい日常生活を営めているか。

　4）視力障害による不安・恐怖・無気力・イライラ感などを起こさなかったか。

　5）時間を要するが、役割や相互依存の再構築に取り組むことができているか。

　6）時間を要するが、視力喪失に適応していくために段階を踏んで前進しているか、さらに悲嘆作業を終結させ、再出発できたか。

2）看護過程、とくに看護計画の評価・修正

　患者や家族の状態や行動が目標に近づいていない場合は、看護過程、とくに看護計画の立案段階のどこに問題があったのか、さらに診断段階に誤りがなかったかなどを追究する必要がある。

引用・参考文献

1）金澤一郎，永井良三編：今日の診断指針．第7版，医学書院，2015.
2）新井三樹編：わたしにもできるロービジョンケアハンドブック．メジカルビュー，2000.
3）所　敬，金井　淳編：現代の眼科学．改訂第8版，金原出版，2002.
4）丸尾敏夫：エッセンシャル眼科学．第7版，医歯薬出版，2000.
5）本田孔士編：目でみる眼救患．文光堂，2009.
6）佐伯由香，北村聖編：カラーで学べる人体の構造と機能．ヌーヴェルヒロカワ，2004.
7）高橋　広，斎藤良子：視覚障害者の転倒・転落予防．ナーシング・トゥデイ，22（12）：91 〜 98，2007.

32 難　聴

deafness

●オリエンテーション・マップ

原因・誘因 (p.502)

(1)外耳・鼓膜・中耳の伝音器の障害
①外耳道：耳垢栓塞、異物栓塞、先天性外耳道閉鎖など、②耳管：耳管狭窄症、耳管炎など、③鼓膜：鼓膜穿孔、④中耳：中耳炎、中耳奇形、腫瘍など

(1)内耳または内耳神経から中枢に至る障害
①内耳炎、内耳神経炎、薬物の副作用、②聴神経腫瘍、内耳奇形、外傷、③老人性難聴、④側頭葉の皮質の障害による皮質性難聴、⑤原因不明の突発性難聴、⑥メニエール病、⑦急性音響外傷、強大な騒音による騒音性難聴など

(1)伝音器と感音器の両方の障害
①進行した中耳炎や耳硬化症、騒音の長期曝露による職業性難聴、側頭骨外傷など

(1)器質的な障害部位がない
①転換性障害、精神的ショックなど

難聴

- 伝音性難聴
- 感音性難聴
- 混合性難聴
- 心因性難聴

随伴症状 (p.503)

1)中耳・内耳刺激症状：耳鳴、めまい、悪心など
2)耳の炎症症状：耳痛、耳閉塞感、耳漏、発赤、熱感、かゆみなど
3)頭痛、顔面神経麻痺など
4)急な聴力喪失に伴う悲嘆反応など

成り行き（二次的問題 p.503)

1)事故（火災、水害、交通事故など）
2)日常生活の不便・狭小化
3)不安、恐怖、イライラ、抑うつ、無気力
4)コミュニケーション障害、不十分な相互依存、とくに孤独
5)自尊感情の低下
6)教育・就職・文化的恩恵などの機会制限
7)構音障害・言語障害

観察OP (p.506)

看護療法TP (p.507)・**教育EP** (p.508)

1. 事故防止

2. 難聴の程度に応じたコミュニケーションの工夫

3. 精神的な支援・支持

4. 社会生活拡大への援助

5. 社会生活復帰への援助

■ 基礎的知識 1：聴覚

1. 聴覚の定義

聴覚とは、空気の振動（音波）を聴覚器（耳）で受け、聴細胞・聴神経を介して**大脳皮質聴覚野**で音として知覚する能力である。

音の高さ（周波数）はヘルツ（Hz）で表され、人の耳は毎秒 16 〜 20,000Hz の振動数の音を聞くことができる。ただし、言語とくに日本語の場合は、300 〜 400Hz といわれている。

音の強弱（音量）はデシベル（dB）で表され、健康な人の**最小可聴閾値**となる音の強さを 0dB と規定しており、通常は 130dB までの音の強さを聞くことができる。なお、普通の会話は約 60dB である。

人間にとっての聴力は、環境からの刺激として音を感じるだけでなく、人と人とのコミュニケーションに重要な役割を果たしている。

注：聴覚障害は、聞こえに関する複聴、錯聴を含むあらゆる障害を意味するが、ここでは難聴と耳鳴に焦点を当てる。

2. 聴覚器の構造と聴覚中枢への刺激の伝わり方

1）聴覚器の構造とその働き

聴覚器は、**外耳・中耳・内耳**に分かれる。外耳・中耳を**伝音器**、内耳を**感音器**という。これらの構造と各部分の働きを示す（**図1、2**）。

	外耳	外耳は、音波を集める働きをする**耳介**と、音波を鼓室へ伝える通路で、かつ中耳を保護している長さ 2.5 〜 3.5cm の**外耳道**からなる。外耳道には、音を約 10dB 程度増幅する働きがある。
伝音器	**中耳**	**鼓膜**：外耳と中耳の境になる厚さ 0.1mm 程度の膜で、音波を受け一様に振動して機械的なエネルギーに変換して振動を鼓室の耳小骨に伝える。
		鼓室：鼓膜の奥にある空洞で、**ツチ骨・キヌタ骨・アブミ骨の3つの耳小骨**がある。ツチ骨は鼓膜に付着し、キヌタ骨・アブミ骨とも互いに接している。アブミ骨の動きは、**前庭窓**の膜の振動を起こし、その振動を内耳に伝える役を担う。耳小骨は、音を 27.5dB 程度増幅させる。
		耳管：鼓室から咽頭へ開く長さ約 3.5cm の管で、中耳の内圧と外気圧とを等しく保つ働きをする。高所では外気圧が中耳の内圧より低くなり、鼓膜が外へ押されて耳が痛くなるが、あくびや食物や唾液を飲み込むと、咽頭収縮によって耳管が開き、内外の圧が等しくなって痛みは消失する。
感音器	**内耳**	内耳は、**半規管・前庭・蝸牛**からなる**骨迷路**と、その中にある同じ形をした**膜迷路**とからなる。半規管と前庭は**平衡覚**を司り、蝸牛は**聴覚**を司っている。蝸牛は、さらに**図2**に示すように前庭階・蝸牛管・鼓室階の3つの管に分かれている。前庭階と鼓室階には**外リンパ液**が含まれており、アブミ骨の振動は、蝸牛にあいた小さな孔である前庭窓を介してリンパ液の振動に変わっていく。この振動は、さらに蝸牛管の中の**内リンパ液**と基底板上の**コルチ器**を振動させる。このコルチ器にある有毛細胞（聴細胞）の振動が、蝸牛神経の末端を刺激する（**図2**）。

2) 聴覚中枢への刺激の伝わり方

　蝸牛のコルチ器にある有毛細胞（聴細胞）の興奮は、**図3**に示すように、蝸牛神経を通り延髄の蝸牛神経核に達する。そこでニューロンを変え、一部は同側を、一部は交叉して反対側を上行し上オリーブ核に入る。ここでニューロンを変え、外側毛帯となって上行し、中脳の下丘、内側膝状体へと進み、さらにニューロンを変えた後、側頭葉にある**聴覚野**に達し、音として知覚される。これを**空気伝導**といい、伝わり方は弱いものの、頭蓋骨を介して直接内耳に伝わる**骨伝導**もある。

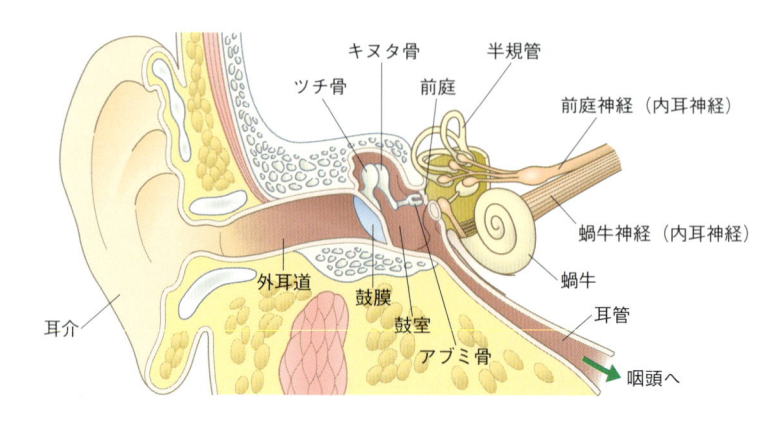

図1　聴覚器の構造

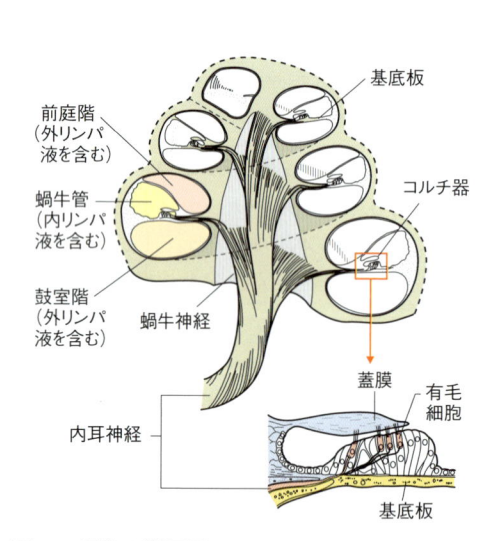

図2　蝸牛の断面図

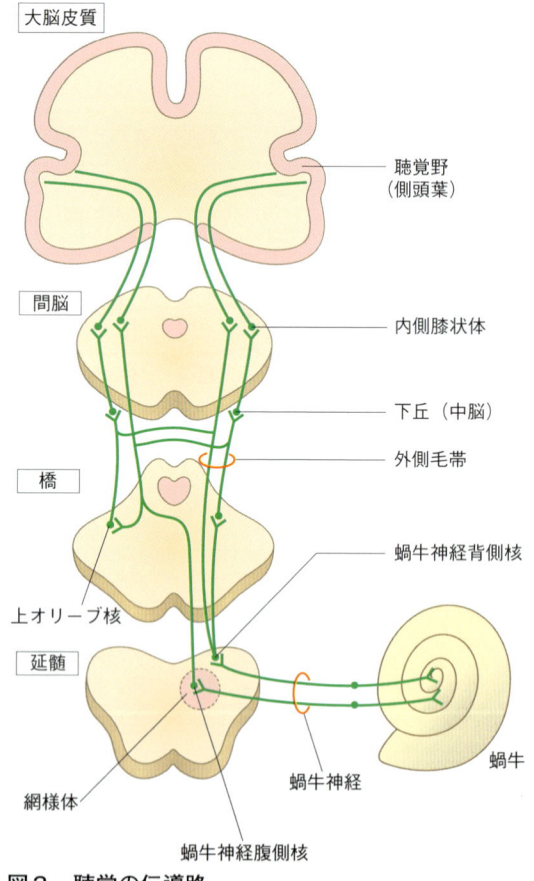

図3　聴覚の伝導路

基礎的知識2：難聴

1. 難聴の定義

難聴（聴力障害）とは、音波の入り口である外耳から音として知覚する大脳皮質聴覚野までの間に、なんらかの障害が加わった場合に現れる症候の1つであり、ある周波数（Hz）における最小可聴閾値（dB）が上昇している状態をいう。すなわち、**最小可聴閾値**の上昇は、難聴の悪化を示す。

2. 難聴の分類と程度

難聴は以下のように分類されている。

1）障害部位による難聴の分類

（1）**伝音性難聴**：音を集め、伝える**外耳から鼓膜、3つの耳小骨、耳管、鼓室を備えている中耳までの障害**によって、内耳の蝸牛に十分音が伝わらずに聞こえにくくなる、つまり、音の増幅機構の障害による難聴である。

（2）**感音性難聴**：音を感じる**蝸牛や聴中枢への聴神経経路の障害**によって聞こえにくくなる、とくに音の波動を電気信号に変換するコルチ器の障害による難聴である。高率で**耳鳴**を合併する。なお、蝸牛神経の末端を刺激するコルチ器の有毛細胞（聴細胞）は、血流が途絶えると、死滅し、再生できないことから、感音性難聴は治りにくいのである。

（3）**混合性難聴**：伝音性障害と感音性障害が同時に存在することによる難聴である。

（4）**心因性難聴**：上記（1）～（3）と異なり、器質的障害部位はなく、精神心理的要因による難聴である。

2）聴力レベルによる難聴の分類

正常な聴力の人が聞きとれる最も小さな音（0dB）に比べて劣った状態の程度を、**表1**のように分類する。

表1　聴力レベルと難聴の程度

難聴の程度	聴力レベル	日常生活上での難聴の程度	
正常	25 dB 未満		
軽度難聴	25～40 dB 未満	ささやき声での会話が聞きとりにくい、1対1の会話はあまり不自由しない	
中等度難聴	40～70 dB 未満	40～50 dB	聞き違えが多くなる、会議での聞きとりが困難になる
		50～70 dB	1mくらい離れた大きな声はわかる、大きい声でも会話の理解ができないことが少なくない
高度難聴	70 dB 以上	40cm 以上離れると会話を聴取できない。非常に大きな声か補聴器の使用で会話の聴取ができる	
社会的ろう	90～100 dB 未満	耳介に接しなければ大きな声でも理解できない、補聴器を使用しても聴覚のみでは理解できないことが多い	
全ろう	100 dB 以上	全くわからない、補聴器をつけてもほとんどわからない	

身体障害者福祉法では、両耳とも70dB以上、あるいは一側耳が90dB以上、他耳が50dB以上の難聴者であれば6級と認定され、80dB以上、あるいは両耳による普通の話し声の最良の明瞭度が50%以下では4級、90dB以上では3級、100dB以上では2級に該当する。ふつうの会話の音は60dB程度といわれている。

3）聴力型による分類

標準純音聴力検査によって得られたオージオグラム（左右の気導聴力と骨導聴力をグラフ化したもの）の形により、水平型、低音障害型、高音漸減（斜降）型、高音急墜型、dip型、谷型、山型、ろう型に分類される。

3. 難聴の分類・原因・誘因ならびにメカニズムと特徴

分類	主な原因・誘因	メカニズムと特徴
1)伝音性難聴	(1) 外耳・鼓膜・中耳の伝音器の障害 ①**外耳道**：耳垢栓塞、異物栓塞、先天性外耳道閉鎖、外耳炎、腫瘍など ②**耳管**：耳管狭窄症、耳管炎など ③**鼓膜**：鼓膜穿孔 ④**中耳**：中耳炎、中耳奇形、腫瘍、耳小骨離断症、耳硬化症など	▶左記の原因により、内耳の聴細胞に達する音エネルギーが減弱するために起こる。感音器の障害はないので、患者は自分の声を骨伝導音（頭蓋骨を伝わって直接蝸牛に入る音）として聞くことができる。通常、最小可聴閾値が60dB を超えることはなく、音の聞こえに歪みもなく明瞭度も悪くない。内耳へ伝わる音を増幅する**補聴器**の使用や大きな声でゆっくり話すなどが効果的である。
2)感音性難聴	(1) 内耳または内耳神経から中枢に至る障害 ①**内耳**：内耳炎、内耳梅毒・急性感染症などによる内耳神経炎、薬物の副作用（ストレプトマイシン硫酸塩、カナマイシン硫酸塩、アルベカシン塩酸塩、シスプラチン、フロセミド、バンコマイシン塩酸塩、抗がん薬など）	▶薬物の副作用としての難聴は、蝸牛のコルチ器の有毛細胞が障害され、蝸牛神経の末端を正常に刺激できなくなることによって発症する。感音器の障害によって起こり、最小可聴閾値も 60dB を超える場合がある。一般に高振動数の領域（高音域）を失っている。また可聴域のなかでも、**補充現象**や**異常順応現象**を生じやすい。高齢化とともに増加傾向にある。 ・**音の大きさの補充現象**：音を徐々に大きくしていくと聞こえるようになるが、ある大きさまでくると、急に異常なうるささとして音を感じる現象 ・**異常順応現象**：一定の強さの音を連続して聞くと、初めは大きく感じたのがしだいに小さく感じるようになり、やがては全く聞こえなくなる現象
	②**聴神経腫瘍、内耳奇形、外傷**	▶内耳道の前庭神経由来の聴神経腫瘍では、平衡障害や顔面神経麻痺、顔面神経の感覚低下などを伴い、谷型の聴力型を呈する。
	③**老人性難聴**	▶50 歳ころからみられる進行性・両側対称性の老人性難聴では、聴覚伝導路や内耳の変性が起こり発症する。音は聞こえているが、話の内容が把握・理解しづらい、また周囲の騒音があると、話が聞きとりにくい。とくに高音が聞きとりにくいなどの特徴がある。薬物療法の効果が低いことから、会話に支障がある時は補聴器が勧められる。
	④**皮質性難聴**	▶側頭葉の皮質の障害によって起こる。
	⑤**突発性難聴**	▶突発性難聴の原因は不明であるが、ウイルス感染や、耳の血液循環の障害が考えられる。突然、片耳に高度の感音性難聴をきたすことが多く、

2) 感音性難聴	⑥メニエール病	耳鳴、めまい、悪心・嘔吐を随伴しやすい。 ▶メニエール病は、**めまい**発作と同時に、または発作前後に**耳鳴**と感音性・低音障害型**難聴**を随伴することが多く、この三主徴が特徴である。
	⑦急性音響外傷、騒音性難聴（**職業性難聴**）など	▶1回の爆発音や落雷音、射撃音などの強大音を予期せずに聞くことによって蝸牛の有毛細胞が障害され急激に難聴になることがある。また長時間にわたり、騒音に曝露されていると、徐々に聴力障害を起こす。4,000Hzに限局した聴力損失が多いといわれている。
3) 混合性難聴	(1) 伝音器と感音器の両方の障害 ①進行した中耳炎、進行した耳硬化症、職業性難聴、側頭骨外傷など	▶伝音器と感音器の両方が障害され、伝音性難聴および感音性難聴の両方の特徴が現れる。
4) 心因性難聴	(1) 器質的な障害部位はない ①転換性障害、精神的ショックなど	▶視野狭窄など他の症状を合併することがある。検査上は感音性難聴に近い結果となる。検査結果が不安定で、アブミ骨筋反射や聴性脳幹反応（ABR）などの他覚的聴力検査が有用である。小学校低学年の女子に起こることが多い。

4. 難聴の随伴症状

1) 中耳・内耳刺激症状：**耳鳴、めまい、悪心**など
2) 耳の炎症症状：耳痛、耳閉塞感、耳漏、発赤、熱感、かゆみなど
3) 頭痛、顔面神経麻痺など
4) 急な聴力喪失の場合は、ショック・否認段階をはじめとする悲嘆反応が出現しやすい。

5. 難聴の「成り行き」
（悪化したときの二次的問題）

1) 警報・サイレン・注意などが聞こえないことによる**事故**（火災、水害、交通事故など）
2) 難聴による**日常生活の不便・狭小化**
3) 聴覚による情報収集困難に起因する**不安、恐怖、イライラ、抑うつ、無気力**など
4) 難聴による**コミュニケーション障害、不十分な相互依存、とくに孤独**
5) コミュニケーション障害と、それに伴う教育・就職などの機会制限による**自尊感情の低下**
6) 難聴による**教育・就職・文化的恩恵などの機会制限**
7) 話し言葉を獲得する以前の難聴発症による**構音障害・言語障害**

6. 難聴に対する主な診察と検査

1) 診察（問診、視診）

　まず難聴の有無を問い、ある人には難聴の出現が突発的か緩徐か、経過は進行性か否か、耳鳴、めまいなどの随伴症状があるか否か、ある場合は各随伴症状の出現の仕方・経過、各症状に対するこれまでの対応方法や困っていることなどについて聞く。また中耳炎や頭部外傷の既往の有無、職業や薬物の服薬についても聞いておく。

2）検査

（1）耳鏡検査

（2）耳管機能検査（ティンパノメトリーなど）

（3）聴力検査

①簡易聴力検査（音叉など）

②純音聴力検査（純音オージオメトリー）（気導聴力・骨導聴力）

③応答困難な小児の場合は、遊戯聴力（遊戯オージオメトリー）検査、条件反射の利用による CORA（条件詮索反応聴力検査）、脳幹障害の有無や聴神経腫瘍の診断に役立つ脳波による ABR検査など

（4）精密聴力検査

①語音聴力（スピーチオージオメトリー）検査

②内耳機能検査（SISI：短時間増強感覚指数、Békésy：ベケシー、ABLB：両耳管の交代性大きさバランス）など

（5）他覚的聴力検査

①アブミ骨筋反射

②聴性誘発電位（ABR 、MLR：聴性中間潜時反応、SVR：頭頂部緩反応など）

③蝸電図など

7. 難聴に対する主な治療

1）安静療法

2）薬物療法（表2）

（1）抗生物質、副腎皮質ステロイド薬など

（2）循環改善薬：内耳の循環障害を改善する。とくにメニエール病の内リンパ水腫の改善に必要

（3）代謝賦活薬：脳の循環障害を改善する。また内耳の血液量も増加させる。

（4）ビタミン薬：ビタミン B 製剤のなかには、末梢血管拡張作用や末梢神経機能の賦活作用をもつものがある。

3）外科的療法

感音性難聴の場合、人工内耳の使用も考えられる。

4）聴力障害のリハビリテーション

補聴器の使用、読唇術、手話など

表2　難聴に用いられる主な薬

分類	一般名（商品名）	効果発現メカニズム	主な副作用と注意事項
副腎皮質ステロイド薬	プレドニゾロン（プレドニゾロン、プレドニン）	必ずしも即効性はないが、アナフィラキシーの遅発型反応を予防したり、体内におけるヒスタミン、プロテオグリカン、ヘパリン、補体、カリクレインなどをはじめとする多くの化学伝達物質の産生を抑制し、加えて炎症を抑制するなどの作用をもっている	禁忌：本剤成分過敏症の既往 原禁：有効な抗菌薬が存在しない感染症、全身真菌症、消化性潰瘍、精神病、結核性患者、単純疱疹性角膜炎、後嚢白内障、緑内障、高血圧症、電解質異常患者、血栓症、最近行った内臓手術創のある患者、急性心筋梗塞患者 注意：他の治療法で十分治療が期待できる場合は、本剤を与薬しない。また局所的与薬で十分な場合には、局所療法にとどめる。連用後の急な与薬中止は、離脱症状出現しやすいため、徐々に減量する 重大な副作用：誘発感染症、感染症の増悪、続発性副腎皮質機能不全、糖尿病、消化管潰瘍、骨粗鬆症、大腿骨および上腕骨等骨頭無菌性壊死、

（つづき）

分類	一般名（商品名）	効果発現メカニズム	主な副作用と注意事項
副腎皮質ステロイド薬			ミオパチー、緑内障、後嚢白内障、血栓症、消化管穿孔、消化管出血、膵炎、精神変調、うつ状態、痙攣
	プレドニゾロンコハク酸エステルナトリウム （水溶性プレドニン）		**禁忌**：本剤成分過敏症の既往、感染症のある関節腔内、滑液嚢内、腱鞘内または腱周囲、動揺関節の関節腔内 **原禁**：「プレドニゾロン」参照、ウイルス性結膜・角膜疾患、結核性眼疾患、真菌性眼疾患および急性化膿性眼疾患の患者に対する眼科的与薬 **注意**：「プレドニゾロン」参照 **重大な副作用**：「プレドニゾロン」参照、ショック、アナフィラキシー、喘息発作の増悪
	ベタメタゾン （リンデロン）		**禁忌**：本剤成分過敏症の既往 **原禁、注意、重大な副作用**：「プレドニゾロン」参照
	ベタメタゾンリン酸エステルナトリウム （リンデロン注）		**禁忌、原禁、注意**：「プレドニゾロンコハク酸エステルナトリウム」参照 **重大な副作用**：「プレドニゾロン」参照
	デキサメタゾン （デカドロン）		**禁忌**：本剤成分過敏症の既往 **原禁、注意、重大な副作用**：「プレドニゾロン」参照
脳循環・代謝改善薬	アデノシン三リン酸二ナトリウム水和物 （アデホスコーワ、トリノシン）	血管拡張作用により内耳の血流量と内耳の代謝活性を増加させる	**注意**：内服は「難聴」適応外使用となる **副作用**：悪心・嘔吐、頭痛、瘙痒感など
	（アデホス-L コーワ注、トリノシン注）		**禁忌**：脳出血直後患者 **重大な副作用**：ショック様症状
ビタミンB₁₂	メコバラミン （メチコバール）	末梢神経障害を改善させる	**注意**：「難聴」適応外使用となる **副作用**：悪心・嘔吐、下痢など
	（メチコバール注）		**注意**：「難聴」適応外使用となる **重大な副作用**：アナフィラキシー様反応

● 看護のポイント

第1・2段階　アセスメント・診断

必要な情報	情報分析の視点
1. 難聴の程度（軽度・中等度・高度・ろう）（基2 2の活用） 2. 難聴の発生時期と経過 3. 難聴の随伴症状の有無と程度（基2 4の活用） 　1）中耳・内耳刺激症状：耳鳴、めまい、悪心など 　2）耳の炎症症状：耳痛、耳閉塞感、耳漏、発赤、熱感、かゆみなど 　3）頭痛、顔面神経麻痺など 　4）急な聴力喪失の場合は、ショック・否認段階をはじめとする悲嘆反応 4. 現在のコミュニケーション手段の種類と有効性 5. 難聴の種類、主な原因・誘因と程度（基2 3の活用）	1. 難聴の程度の明確化 2. 難聴と随伴症状の発生時期と現在までの経過の明確化 3. 難聴の原因・誘因とそのメカニズムの明確化 4. 難聴の「成り行き」の明確化 ▶難聴のアセスメント・診断に際しては、単に難聴の程度の判定にとどまらず、その障害によって日常・社会生活、精神心理面、成長発達などにどのような問題が発生しているか、また発生

1) 伝音性難聴（耳垢・異物栓塞、外耳炎、耳管炎、中耳炎、腫瘍、耳小骨離断症、耳硬化症など）
2) 感音性難聴（内耳炎、内耳梅毒、内耳神経炎、薬物の副作用、聴神経腫瘍、外傷、老人性難聴、皮質性難聴、突発性難聴、メニエール病、騒音性難聴など）
3) 混合性難聴（進行した中耳炎・耳硬化症、職業性難聴、側頭骨外傷など）
4) 心因性難聴（転換性障害、精神的ショックなど）

6. 難聴に対する診察と検査の結果（基2 6の活用）
1) 診察：問診、視診
2) 検査：耳鏡検査、耳管機能検査、聴力検査、精密聴力検査、他覚的聴力検査など

7. 難聴に対する治療内容と効果・副作用（基2 7の活用）
1) 安静療法
2) 薬物療法
3) 外科的療法
4) 聴力障害のリハビリテーションなど

8. 難聴の「成り行き」の有無と程度（基2 5の活用）

9. 難聴と検査・治療などに対する患者や家族の反応と期待

する危険性があるかを明確にする。さらに難聴に対する患者や家族の反応、とくに受け入れ状態ならびに対処能力についても明らかにする。

▶「成り行き」として以下の問題を生じやすい。
1) 警報・サイレン・注意などが聞こえないことによる事故（火災、水害、交通事故など）
2) 難聴による日常生活の不便・狭小化
3) 聴覚による情報収集困難に起因する不安、恐怖、イライラ、抑うつ、無気力など
4) 難聴によるコミュニケーション障害、不十分な相互依存、とくに孤独
5) コミュニケーション障害とそれによる教育・就職などの機会制限による自尊感情の低下
6) 難聴による教育・就職・文化的恩恵などの機会制限
7) 話し言葉を獲得する以前の難聴発症による構音障害・言語障害

第3段階　看護計画の立案

●**目標設定の視点**
1. 難聴による事故を起こさない。
2. 聴力に代わるコミュニケーション手段を習得できる。
3. 難聴をもちながらも、安全で、その人らしい日常・社会生活を営める。
4. 少なくとも「成り行き」にあげた問題を起こさない。

●**対策の立案**
対象固有の難聴と随伴症状の程度・発生時期と経過、対象の難聴に対する対処能力などをふまえて対策を選択・決定する必要がある。ここでは先天的に難聴のある児に対する看護については除き、中途失聴者の看護について述べる。

（基1 1〜2、基2 1〜6の活用）

	対策の種類	対策の根拠
観察（OP）	1. 難聴の程度の変化	1〜8の観察項目は、その患者が目標に近づいているか否かを最も端的に表す情報となる。
	2. 難聴の随伴症状の変化	
	3. 現在のコミュニケーション手段の種類と有効性	▶急な聴力の喪失に伴って悲嘆反応が現れているときは、グリーフワークの各段階に適したケアを立案するために、現在どの段階にいるかを正
	4. 難聴の原因・誘因の増減	
	5. 難聴に対する診察と検査結果の変化	

観察（OP）	6. 難聴に対する治療内容と効果・副作用 7. 難聴の「成り行き」の有無と程度 8. 難聴と検査・治療などに対する患者や家族の反応と期待 ※観察の細かい項目は、アセスメント・診断段階と同じであるため省略する	しく判定する必要がある。 ▶聴力の低下をふまえた代替コミュニケーション手段を工夫し、ゆっくり、落ち着いた情報収集を心がける。
看護療法（TP）	1. 事故防止 　1）警報・サイレンなどの危険を知らせるサインは、別の方法でただちに伝わるよう工夫する 　2）交通量の激しい場所への不慣れな外出には介助者が付き添う 　3）聴覚以外の感覚器（視覚、嗅覚、触覚など）を用いて、危険なサインを認知できるようにする	▶難聴があると、環境からのさまざまな音の質や量の意味を瞬時に判別できず、危険を回避しにくくなりがちである。したがって、他の感覚器である視覚、嗅覚や触覚を活用し、危険を認知できるよう具体的に工夫する必要がある。（**基2** 5 の活用）
	2. 難聴の程度に応じたコミュニケーションの工夫 　1）患者の正面に立ち、大きく口を開閉し、ゆっくりと文節で区切って、明確な発声をする 　2）患者の聞き取りやすい音域で話す 　3）少しでも聞こえる耳の側に立って話す 　4）話の中心的内容や難解な言葉の理解には、筆談を用いる 　5）表情、身ぶり、動作などを交えて話す	▶患者は難聴であることを隠そうとしたり、相手への遠慮で話すことに消極的になりやすく、社会的孤立をきたしやすい。したがって、静かな環境の中で1対1のコミュニケーションに努め、少しでもわかりやすいよう話しかけたり、ゆっくりと聞く姿勢を示すなどの配慮をする。とくに老人性難聴の場合、高音域が聞き取りにくいため、落ち着いた低い声でゆっくりと話す。これらの配慮は、患者を励まし、患者に安心感を与えることになり、お互いの意思の疎通や信頼感を高める第一歩となる。（**基2** 7 の活用）
	6）わかりやすい言葉を選ぶ（例：体温→熱、職業→仕事、年齢→年など） 　7）会話のなかで不明な点があってもイライラしたり、あいまいにせずに、筆談などの方法を用いて伝達に努める 　8）できる限り会話に参加できるよう、積極的に働きかける	▶慣れない言葉は聞き取りにくいので、わかりやすく、使い慣れた言葉を選ぶ。 ▶コミュニケーション障害による情報不足は、患者に誤った判断で行動させたり、焦燥感や不安感を引き起こしやすい。 相手の話した内容を理解できたときは、そのことを伝えて安心させるとともに、こちらの話した内容を理解できたか否かを確認する必要がある。（**基2** 5 の活用）
	9）患者が、必要以上に大声で話をしたり、大きな物音をたてるようなときには、適切な音量に調整できるよう援助する。同時に、恥ずかしがらずに声を出すよう励ます	▶正しい構音を身につけていた中途失聴者でも、声を出す訓練を続けることが構音訓練になることを説明する。
	3. 精神的な支援・支持 　1）できるだけ患者のそばにいて、ゆっくりと話を聞くように努める 　2）会話に参加できるよう積極的に働きかける	▶中途失聴者は、それまでの音のある世界から遮断されることによって、深刻な孤独感や不安感などの**心理的混乱**をきたしやすい。さらに自分から話すことに対して消極的になりやすいため、できる限り話を聞いたり、そばについていられ

<table>
<tr><td rowspan="6">看護療法（ＴＰ）</td><td></td><td>るように努め、精神的に支持していくことが大切である。（基2 5の活用）</td></tr>
<tr><td>4. 社会生活拡大への援助
　1）対人関係を開発・発展させたり、レクリエーションなどへの参加を促す</td><td>▶難聴によって消極的になったり、孤独感を感じやすくなったりする。これらは**感覚遮断**を倍増し、イライラ・不眠・抑うつなどの精神心理的問題の原因となる。とくに高齢者にとっては感覚遮断が認知症発症の引き金になりやすいため、左記のような働きかけが重要である。
（基2 5の活用）</td></tr>
<tr><td>5. 社会生活復帰への援助
　1）補聴器使用患者の援助</td><td>▶補聴器は、30 〜 90dB の伝音性難聴に有効である。補聴器は、音を増幅する器械であるため、騒音や風の音なども大きく聞こえる。これらの音の過剰刺激に慣れ、人の声を聞き分けられるようになるには、静かな音から慣らし、2〜3か月の日数と訓練を必要とする。補聴器には、耳穴型、耳かけ型、チューブ型、バイブ型などがあり（**図 4**）、一般に片耳性で、聴力がよい側の耳に使用する。（基2 7の活用）</td></tr>
<tr><td>　2）医療ソーシャルワーカーなどとの連絡調整
　3）更生施設の紹介
　4）社会復帰をしている難聴者との交流など</td><td>▶社会生活復帰のために必要な技術（手話、読唇術など）の習得、最新情報の入手には、専門家・専門施設への連絡・調整が必要である。また長期にわたる訓練の励みとして社会生活を営む難聴者との交流は望ましい。</td></tr>
</table>

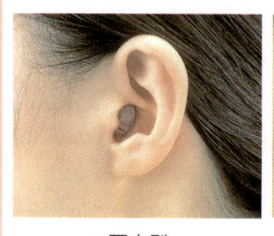
耳穴型

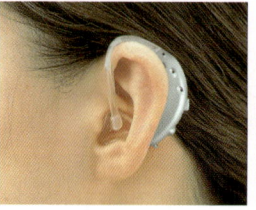
耳かけ型

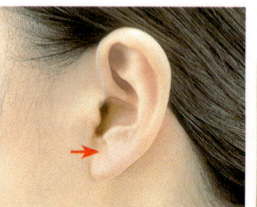
チューブ型

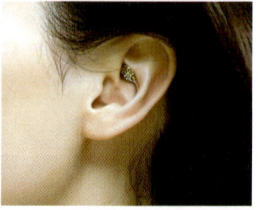
バイブ型

図 4　補聴器

<table>
<tr><td rowspan="2">教育（ＥＰ）</td><td>1. 前記の看護療法項目 1 〜 5 について、患者や家族に説明する。とくに意思疎通の方法や事故防止について十分説明し、指導する</td><td>▶難聴をもちながらも、他者とのコミュニケーションをはかり、安全でその人らしい生活を送るために必要な知識・技術を獲得できるよう指導する。また、補聴器の聞こえ方の特徴をふまえて、使用しやすい環境調整について家族を含め指導する。</td></tr>
<tr><td>2. 難聴の程度によって身体障害者福祉法や障害者総合支援法などにより、社会資源が活用できることを紹介する</td><td>▶法律によって「身体障害者」と認められると、身体障害者手帳や更生医療、補装具（補聴器など）、自立支援のための給付が受けられることを説明する。これらは、経済的な負担の軽減や生活上のハンディキャップを緩和する一助となる。</td></tr>
</table>

<table>
<tr><td>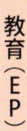
教育
（EP）</td><td>▶難聴によって患者のみならず、家族も苦しみのなかにあり、それが両者の理解や感情の行き違いをはじめとする精神心理的動揺を増大させる。したがって、教育に際しては、両者の精神心理面を十分把握し、行き違いを防ぐよう相談・支持機能を発揮することが大切である。</td></tr>
</table>

第3・4段階　看護計画の立案・実施時の留意点

1. 難聴の程度と対処能力をふまえたケア

中途失聴者の看護にあたっては、難聴の種類や程度、患者と家族の受け入れをはじめとする心理状態と対処能力などを総合的にふまえてケアしていく必要がある。

2. 協力の呼びかけと問題発生の予防

聴覚からの情報の遮断により、代償的に視覚から情報を得ようとして持続的に緊張し、心身ともに疲労しやすくなる。また、対人関係のなかで誤解や無理解を生じる危険性がある。周囲の人々の協力を求め、これらの問題発生の予防・解決に努め、患者が意志の疎通をはかれるよう努める。

3. 患者の思いを取り入れる

検査による客観的な難聴の程度と本人が自覚する難聴の程度は、心理的影響により必ずしも一致しない。したがって観察、看護療法、教育などの対等の立案・実施にあたっては、本人の思い、感じ、考えなどを十分取り入れるよう留意する。

4. 苦痛を伴う症状への対処

難聴のある患者は、単に聞こえないというだけでなく、耳鳴やめまい、悪心・嘔吐、不快な雑音、頭痛などを感じている場合が多い。したがって、これら苦痛を伴う症状の有無にも目を向け、イライラ、睡眠障害などを起こさぬよう対処する必要がある。

5. 最適なリハビリテーション

補聴器（**図4**）などのめざましい発達・改良に関する最新の情報に目を向け、患者が最適なリハビリテーションを享受できるように努める。

6. 適切な情報取得手段の選択

学校や職場などの社会生活への復帰に向け、文字通訳（板書、パソコン要約筆記、ノートテイク）や手話通訳、音声の保障など、適宜手段が確保できるような調整方法を検討する。

7. 自尊感情の低下防止

難聴によるコミュニケーション障害、対人関係上の問題、日常・社会生活上の不自由さや諸問題などは自尊感情を低下させる危険性がある。したがって、障害を自己の全体に広げることなく局所にとどめ、さらにそれを克服する手段について指導し、少しずつ自分自身を肯定的にとらえ、自信をもつことができるよう重要他者、サポートシステムと協力して支援する。

8. 連絡・調整

必要に応じて学校・職場などにおける問題解決的・情緒的サポートの開拓を依頼するなどの連絡・調整をはかる。

第 5 段階　　評価の視点

1. 目標に近づいたか否か

1) 難聴に起因する事故はなかったか。

2) 聴力に代わるコミュニケーション手段を習得できたか。

3) 安全で、その人らしい日常・社会生活が営めているか。

4)「成り行き」にあげた問題 [1) 事故、2) 日常生活の不便・狭小化、3) 不安、恐怖、イライラ、抑うつ、無気力、4) コミュニケーション障害、不十分な相互依存、孤独、5) 自尊感情の低下、6) 教育・就職・文化的恩恵などの機会制限、7) 構音障害・言語障害など] を起こさなかったか。

2. 看護過程、とくに看護計画の評価・修正

患者や家族の状態や行動が目標に近づいていない場合は、看護過程、とくに看護計画立案段階のどこに問題があったのか、さらに診断段階に誤りがなかったかなどを追究する必要がある。

引用・参考文献

1) 金澤一郎, 永井良三編：今日の診断指針. 第 7 版, 医学書院, 2015.

2) 坂下哲史, 柴田敏之：難聴と耳鳴. 臨牀看護, 31 (6)：814 ～ 819, 2005.

3) 熊川孝三：難聴と耳鳴の原因疾患. Clinical Neuroscience, 18 (6)：646 ～ 647, 2000.

4) 石川和夫：耳鳴り・難聴, 反復するめまい. 治療, 85 (増刊号)：743 ～ 745, 2003.

5) 黒野祐一, 出口浩二：私の処方「耳鳴り」. 脳神経外科速報, 13 (1)：109 ～ 111, 2003.

6) 下条文武編：メディカルノート. 症候がわかる, p.89 ～ 91, 西村書店, 2007.

7) 小川聡ほか編［青柳優］：聴覚障害, めまい, 耳鳴. 内科学書. 改訂第 8 版, p.344 ～ 347, 中山書店, 2013.

8) 落合慈之監：耳鼻咽喉科疾患ビジュアルブック. 学研メディカル秀潤社, 2011.

33 耳　鳴

tinnitus

●オリエンテーション・マップ

耳鳴

原因・誘因 (p.512)

1) 外耳性疾患：①鼓膜穿孔

2) 中耳性疾患：①慢性中耳炎、②耳硬化症、③耳管狭窄

3) 内耳性疾患：①内耳炎、②老人性難聴、③騒音性・職業性難聴、④突発性難聴、⑤メニエール病、⑥薬物中毒

4) 中枢性疾患：①聴神経腫瘍、②精神疾患、③頭部外傷

5) 頸部血管病変

6) 全身性疾患：①高血圧・低血圧、②動脈硬化症、③貧血、④腎不全、⑤糖尿病、⑥自己免疫疾患

1) 筋性耳鳴の原因：①軟口蓋痙攣、②耳管周囲筋・アブミ骨・鼓膜張筋などの不随意な収縮

2) 血管性耳鳴の原因：①中耳や中耳付近の血管の血流音、②中耳腔の血管性病変や血管の走行異常

3) その他の原因：①上咽頭雑音や顎関節の雑音

→ 自覚的耳鳴

→ 自覚的・他覚的耳鳴

随伴症状 (p.513)

1) 不快感、イライラ

2) 難聴、めまい、耳痛、耳漏

3) 肩・頸部のこり

4) 睡眠障害

成り行き (二次的問題 p.514)

1) 不安、不眠、食欲不振、頭痛、集中力低下

2) イライラ感、精神的苦痛、抑うつ

3) コミュニケーション障害

4) 作業能率の低下、職業・職場選択の自己制限、対人関係をはじめとする社会生活の狭小化など

33 耳鳴

観察OP (p.516)

看護療法TP・教育EP (p.516) (p.517)

1. 耳鳴音の遮断法・気分転換活動の検討

2. 精神的な支援・支持

3. 生活調整活動（誘発・増悪因子の除去）
　1) 便秘予防
　2) 食事・嗜好品の適正な選択
　3) 喫煙・飲酒・カフェイン摂取の制限
　4) 睡眠への援助

4. 騒音回避方法の工夫

■ 基礎的知識

1. 聴覚の定義　「32 難聴」p.499 参照

2. 聴覚器の構造と聴覚中枢への刺激の伝わり方　「32 難聴」p.499 参照

3. 耳鳴の定義

耳鳴とは、外界ではなんの音もしていないのに、耳の中や周辺でなんらかの音（ジージ、ガー、ゴゥ、キーン、ピー、ザー、ブーンなど）の感覚が生じる異常な聴覚現象をいう。ただし、精神障害、感覚遮断などにより、実際には聞こえないのに、意味のある言葉が聞こえる**幻聴**とは区別される。

耳鳴患者のほとんどは、**伝音性難聴**や**感音性難聴**、**混合性難聴**（32 難聴 p.502 〜 503 参照）を伴い、**無難聴性耳鳴**（聴力が正常範囲にある耳鳴）は全体の 5 〜 15% 程度である。

4. 耳鳴の分類・原因・誘因ならびにメカニズムと特徴

耳鳴には、患者以外の他者でもまれに聴取できる**他覚的耳鳴**と、耳鳴の大部分を占める患者のみに聞こえる**自覚的（真性）耳鳴**がある。

他覚的耳鳴には、口蓋筋・耳小骨筋の痙攣などによる**筋性耳鳴**と、頭蓋内・耳内・頸部の血管の血流音などによる**血管性耳鳴**がある。

自覚的耳鳴は、外耳・中耳・耳管・内耳、中枢までのいずれかの障害により生じる。自覚的耳鳴のなかで最も多いのは、内耳の障害に由来する**蝸牛性耳鳴**である。蝸牛は音の振動波を電気信号に変換する感覚器官であり、低音から高音までの音それぞれに反応する感覚細胞が順序よく並んでいる。ある 1 つの音を感受する蝸牛の神経細胞が障害されると、その部位から過剰な自発放電が持続的に聴中枢に送られるため、それが耳鳴として自覚される。障害が低音域の細胞であれば**低音性耳鳴**、障害が高音域の細胞であれば**高音性耳鳴**が発現する。つまり、耳鳴は、この蝸牛感覚細胞の器質的障害によって起こる異常な自発放電に起因する症状である場合が多い。しかし、耳鳴の病態・発生機序は必ずしも明確ではなく、また心因的要素も影響すると考えられている。

分類	主な原因・誘因	メカニズムと特徴
1) 自覚的耳鳴	（1）外耳性疾患 　①鼓膜穿孔	▶耳痛・耳漏・伝音性難聴を伴いやすい。耳鳴は低音で間欠性である。
	（2）中耳性疾患 　①慢性中耳炎	▶耳漏・めまい、伝音性あるいは混合性難聴を伴いやすい。 ▶伝音性あるいは混合性難聴は進行性であり、妊娠により増悪することが知られている。
	②耳硬化症 　③耳管狭窄	▶慢性中耳炎と耳硬化症は、伝音性難聴を起こし、耳鳴も伴うが、手術による難聴の改善に伴って耳鳴も軽快することが少なくない。
	（3）内耳性疾患 　①内耳炎（細菌性・ウイルス性） 　②老人性難聴	▶感音性難聴、めまい、嘔吐を伴いやすい。 ▶聴覚経路の変性が徐々に進行し、感音性難聴とともに高音の**両側性耳鳴**が起こる。
	③騒音性難聴、職業性難聴	▶騒音に曝露したために発現する。高音の持続性の耳鳴が起こる。
	④突発性難聴	▶原因不明の突然発症する感音性難聴で、めまいや悪心・

⑤メニエール病	嘔吐ならびに顔面神経麻痺などを伴いやすい。 ▶迷路の内リンパ水腫が本態で発症し、三主徴である**回転性めまい**、**耳鳴**、**難聴**などの蝸牛症状の発作が反復し、強くなったり弱くなったりする。
⑥薬物中毒 　抗菌薬（ストレプトマイシン硫酸塩、カナマイシン、ゲンタマイシン硫酸塩など）、抗悪性腫瘍薬（シスプラチン、カルボプラチンなど）	▶めまい、難聴を伴う。

1）自覚的耳鳴

(4) 中枢性疾患
①聴神経腫瘍
▶片側性の進行する感音性難聴。内耳道の拡大を伴うことが多い。腫瘍が脳幹を圧迫すると構音障害、嚥下障害などが起こることもある。

②精神疾患
▶過度のストレスは交感神経を刺激し、血圧上昇、血流増加をまねく。これらの状態は、内耳や脳の血流状態も異常にして耳鳴を引き起こす。

③頭部外傷
▶聴神経が損傷することにより生じる。

(5) 頸部血管病変
▶椎骨脳底動脈血流不全などの頸部血管病変に伴う血流音によって血管性耳鳴が生じる。

(6) 全身性疾患
▶循環器系障害や代謝障害などによって生じる。
①高血圧・低血圧
②動脈硬化症
③貧血
④腎不全
⑤糖尿病
⑥自己免疫疾患（関節リウマチ）

2）自覚的・他覚的耳鳴

(1) 筋性耳鳴
①軟口蓋痙攣
②耳管周囲筋、アブミ骨、鼓膜張筋などの不随意な収縮
▶身体内部に音源があり、他人も聞くことができる。**筋性耳鳴**の場合は"カチカチ"、**血管性耳鳴**の場合は脈拍に一致するような拍動で、"ズーズー"といった低い音になる。外傷や感染が発症の引き金になる場合もある。

(2) 血管性耳鳴
①中耳や中耳付近の血管の血流音
②中耳腔の血管性病変や血管の走行異常

(3) その他
①上咽頭雑音や顎関節の雑音

5. 耳鳴の随伴症状

1) 不快感、イライラ
2) 難聴、めまい、耳痛、耳漏
3) 肩・頸部のこり
4) 睡眠障害など

6. 耳鳴の「成り行き」 （悪化したときの二次的問題）	1) 耳鳴による**不安、不眠、食欲不振、頭痛、集中力低下** 2) 耳鳴自体と他者に理解してもらえないことによる**イライラ感、精神的苦痛、抑うつ** 3) 耳鳴に伴う聞き取り困難による**コミュニケーション障害** 4) 耳鳴とそれに伴う精神心理的な苦痛やコミュニケーション障害などによる**作業能率の低下、職業・職場選択の自己制限、対人関係をはじめとする社会生活の狭小化など**
7. 耳鳴に対する主な診察と検査	**1) 診察** （1）問診：耳鳴の部位（片側か両側か）や種類・音の大きさや性状（キーンやジーンなど）、耳鳴の苦痛度、発症の時期と経過、思いあたる原因、耳疾患の既往の確認、耳の痛みの有無、生活障害度、合併症（高血圧や糖尿病）の有無など （2）視診：耳漏の有無、鼓膜所見（穿孔の有無、内陥・膨隆の有無、色調） （3）触診：頸部 **2) 検査**：「標準耳鳴検査法 1993」（耳鳴研究会作成）に準じて行われる。 （1）音響検査：純音聴力検査（純音オージオメトリー）、耳鳴検査（ピッチマッチ検査、ラウドネス・バランス検査）、遮蔽検査、ABR（聴性脳幹反応）検査、音響インピーダンス検査、OAE（耳音響放射検査）など （2）画像診断：X線検査、CT、MRI、MRA、PET など
8. 耳鳴に対する主な治療	**1) 薬物療法** （1）リドカイン塩酸塩（キシロカイン）：音の振動波を電気信号に変換する内耳の蝸牛の感覚細胞が障害されると、その障害部位から過剰な自発放電や神経の異常な興奮・活動が起こり、それらの刺激が大脳皮質聴覚野の聴中枢へ持続的に送られることによって耳鳴や耳痛を起こす。リドカインは、この過剰な自発放電と異常な神経の興奮・活動を抑制することによって耳痛や耳鳴を止める効果がある。なお、リドカインの静脈注射は、注射数分後に耳鳴を消失させるが、その効果の持続時間は、一般に数時間内である。 （2）脳循環改善薬（ニコチン酸アミド、パパベリン塩酸塩など）：内耳の循環血液量を増加させる。 （3）代謝賦活薬（ATP：アデホス、トリノシンなど）：ATP はビタミン B_{12} 製剤と一緒に蝸牛神経機能の改善に用いられる。また脳や内耳の障害を改善し、血液量を増加させる。 （4）ビタミン薬（メコバラミンなど）：ビタミン B 製剤のなかには、ビタミン B_{12} のように末梢血管拡張作用や末梢神経機能の賦活作用をもつものがある。 （5）抗痙攣薬（カルバマゼピンなど）：三叉神経痛など神経痛に有効である。 （6）筋弛緩薬（エペリゾン塩酸塩など）：筋肉の緊張を和らげる。肩こりや頭痛に伴う耳鳴に使用されることがある。 （7）副腎皮質ステロイド薬中耳腔注入法・内耳麻酔法など **2) 音を利用した治療法** （1）マスカー療法：耳鳴類似音を数時間聞かせて耳鳴を遮蔽する治療法 （2）補聴器療法：周囲の雑音を聞かせて耳鳴を紛らわす治療法 **3) 心理療法** （1）カウンセリング

　　(2)バイオフィードバック法：biofeedback 法（BF）は、身体の内部情報（自律反応）に患者自身が気づき、その反応を自己調節できるよう専用の BF 装置を介して訓練する行動療法の１つである。耳鳴と悪循環する筋緊張、緊張型頭痛などの訓練には筋電図 BF、不眠症には脳波 BF が用いられている。

4）TRT：Tinnitus Retraining Therapy（耳鳴再訓練療法あるいは耳鳴順応療法）

　　耳鳴への順応を目的に、耳鳴より小さい音を聞かせて、耳鳴が段々気にならないようにするための音響療法に合わせて、耳鳴に対する教育的・説明的な指示的カウンセリングを行う療法である。慢性耳鳴に採用されることが多い。

5）その他

　　(1)高圧酸素療法
　　(2)電気刺激法
　　(3)理学療法
　　(4)針治療など

● 看護のポイント

第 1・2 段階　　アセスメント・診断

必要な情報	情報分析の視点
1. 耳鳴の程度・性状・苦痛度など（基 4 ～ 6 の活用）	1. 耳鳴の種類・程度の明確化
2. 耳鳴の随伴症状の有無と程度（基 5 の活用）	2. 耳鳴と随伴症状の発生時期と現在までの経過の明確化
1）不快感、イライラ	3. 耳鳴の原因・誘因とそのメカニズムの明確化
2）難聴、めまい、耳痛、耳漏	4. 耳鳴の「成り行き」の明確化
3）肩・頸部のこり	
4）睡眠障害など	
3. 耳鳴の主な原因・誘因と程度（基 4 の活用）	
1）自覚的耳鳴	
2）他覚的耳鳴	
4. 耳鳴に対する診察と検査の結果（基 7 の活用）	
1）診察：問診、視診、触診	
2）検査：音響検査、画像診断	
5. 耳鳴に対する治療内容と効果・副作用（基 8 の活用）	
1）薬物療法	
2）音を利用した治療法	
3）心理療法など	
6. 耳鳴の「成り行き」の有無と程度（基 6 の活用）	▶耳鳴には心理的要素も関係することから、患者が耳鳴とその苦痛の程度をどのようにとらえているかを把握する。さらに、耳鳴が日常生活ならびに身体的・精神心理的・社会的側面にどのように影響しているかを判定する必要もある。
7. 耳鳴と検査・治療などに対する患者や家族の反応と期待	▶「成り行き」として以下の問題を生じやすい。
	1. 耳鳴による**不安、不眠、食欲不振、頭痛、集**

中力低下

2. 耳鳴自体と他者に理解してもらえないことによる**イライラ感、精神的苦痛、抑うつ**

3. 耳鳴に伴う聞き取り困難による**コミュニケーション障害**

4. 耳鳴とそれに伴う精神心理的な苦痛やコミュニケーション障害などによる**作業能率の低下、職業・職場選択の自己制限、対人関係をはじめとする社会生活の狭小化**など

第3段階　看護計画の立案

●目標設定の視点

1. 耳鳴と随伴症状が軽減・消失する。
2. 耳鳴を増減させる因子を明らかにし、増強因子を除去できる。
3. 耳鳴による身体的・精神心理的苦痛が軽減し、少なくとも増強しない。
4. 耳鳴をもちながらも、その人らしい日常・社会生活を営むことができる。
5. 少なくとも「成り行き」にあげた問題を起こさない。

●対策の立案

対象固有の耳鳴の原因・誘因、悪化のメカニズムをふまえ、対策を選択・決定する。

（難聴の **基** 1、2、耳鳴の **基** 3〜8の活用）

	対策の種類	対策の根拠
観察（OP）	1. 耳鳴の発生時期と経過・性質・程度（ジージというせみの鳴き声、モーターのうなりのような音など） 2. 耳鳴の随伴症状の変化 3. 耳鳴の原因と睡眠不足、過労、ストレス、不適切な生活因子、興奮、イライラ感をはじめとする誘因の増減 4. 耳鳴に対する診察と検査結果の変化 5. 耳鳴に対する治療内容と効果・副作用 6. 耳鳴の「成り行き」の有無と程度 7. 耳鳴と検査・治療などに対する患者や家族の反応と期待 ※観察の細かい項目は、アセスメント・診断段階と同じであるため省略する	1〜7の観察項目は、その患者が目標に近づいているか否かを最も端的に表す情報となる。 ▶必ずしも断定できないが、一般的には、「ガー・サー」という耳鳴は伝音系の障害、「キーン・ヂー」という耳鳴は感音系の障害、「コトコト」「ガタガタ」という特殊な音は、耳小骨脱臼に多いといわれている。音の性質や大きさの程度などを詳しく聞きとることが重要である。 ▶ほとんど耳鳴が気にならない患者や、耳鳴による苦痛が大きい患者がいる。耳鳴は、患者本人にしかわからない苦痛であることから、耳鳴に対する患者の反応を把握することが、個別的な看護対策の立案にとって重要な資料になる。
看護療法（TP）	1. 耳鳴音の遮断方法や気分転換活動の検討 2. 精神的な支援・支持	▶耳鳴は小さくとも、静かな環境のなかにいたり、耳鳴に意識を集中すると気になる。したがって、患者の好みを取り入れて他へ意識を集中する耳鳴遮断法や気分転換活動を計画する。（**基** 8の活用） ▶耳鳴は生命に危険を及ぼすことは少ないが、持

看護療法（TP）		続する不愉快な雑音によってイライラ感や不安を生じさせやすい。したがって、共感的理解に努め、耳鳴とこれらの心理的反応の軽減について患者と一緒に検討して工夫する。（表6,8の活用）
	3. 生活調整活動 　1）耳鳴の誘発・増悪因子の除去	▶精神的ストレスや慢性的な過労は耳鳴を増強させる。したがって、十分な睡眠・休息をはじめ生活全体を規則正しく送れるよう患者と一緒に調整・立案する。（表6、8の活用）
	（1）便秘予防 　　（2）食事・嗜好品の適正な選択 　　　①刺激性食品の制限	▶便秘は、マイナスの内部環境刺激になり、また、刺激性の強い食品は、マイナスの外部環境刺激になって耳鳴を誘発する因子になる。
	②ビタミンB群を多く含む食事	▶ビタミン B_1、B_6、B_{12} には聴覚神経の正常化を促す働きがある。
	（3）喫煙・飲酒・カフェイン摂取の制限	▶ニコチンとカフェインには血管収縮作用が、アルコールには血管拡張作用があり、内耳・脳幹に血液を供給する細い血管にマイナス影響を与える。また、喫煙は一酸化炭素を含み、赤血球と酸素の結合を阻害し、耳鳴を悪化させる。
	（4）睡眠への援助	▶睡眠不足は、耳鳴の誘発因子であり、睡眠不足と耳鳴は悪循環する。耳鳴や難聴による精神的疲労や夜間の静けさは、耳鳴を感じやすくさせることから、深い睡眠がとれるよう工夫する。耳鳴による不眠を訴えるときには医師と相談し、睡眠薬や鎮静薬を与薬する。睡眠薬使用時は、効果と副作用、患者や家族の服用に対する不安、心配事などを十分把握して今後の計画に活かす。
	4. 騒音回避方法の工夫	▶騒音は、耳鳴を悪化させることからイヤホン、ヘッドホンの使用や、パチンコ、コンサートなどの強い音響刺激を避ける。避けられない騒音下では耳栓を使用する。（表4の活用）
教育（EP）	1. 前記の看護療法項目1～4について、患者や家族に説明・指導する	▶耳鳴をもちながらも、安全で安楽なその人らしい生活を送るために必要な知識・技術を獲得できるよう指導する。
	2. 耳鳴は、状況や患者固有の誘因によって変化することの理解を促し、自ら防止対策を立案できるよう具体的に説明・指導する	▶耳鳴は、上記OP-3の誘因に加えて天候、月経、肉体的・精神的疲労、嗜好品など種々のものによって変化しやすいことを説明・指導する。

第3・4段階　看護計画の立案・実施時の留意点

1. 耳鳴の観察時の注意

　耳鳴、難聴、めまいは、同時に発生することが多いことから、いずれの症状も、他の2つの症状の有無と関連性ならびにそれ以外の随伴症状を併せて総合的に観察する必要がある。

2. 会話時の注意

耳鳴のある患者は、難聴であることが多く、二重の聴力阻害要因によってコミュニケーション障害を起こしやすい。したがって、これらによる心身の苦痛を理解し、増強しないようコミュニケーションの工夫を行う。たとえば、難聴がない、あるいは軽度の側でゆっくり話すなどに留意し、関係者にも伝達して注意を促す。加えて、患者自身が話してほしい側を相手に伝える勇気をもつよう話し合う。

3. 家庭での耳鳴音遮蔽方法を指導する

耳鳴による不快感軽減のために、補聴器を使用したり、就寝時にラジオをかけるなどの耳鳴音の遮蔽方法について説明する。専門的な遮蔽方法の学習・訓練も重要であるが、個人差があることから最終的には自分に合った方法を見出せるよう指導・助言する。

4. 患者の症状をはじめ種々の思いをくみとるよう傾聴し、共感的理解に努める

耳鳴には精神心理的要素が大きく関与することから、患者が自分のかかえている種々の悩みや問題に気づき、それらを表出できるよう、ゆっくり十分話し合い、対策立案に活かす。また「成り行き」にあげた諸問題が発現しやすいことに加え、耳鳴が主観的症状で他者に理解されにくいことからも、イライラ感や不安などの精神心理的苦痛が増幅しやすい。したがってこれらに対する精神心理的な支援と同時に、コミュニケーション時の協力が重要であることを、周囲にも理解してもらえるよう援助する必要がある。

第5段階　評価の視点

1. 目標に近づいたか否か

1) 耳鳴や随伴症状が軽減・消失したか。
2) 耳鳴を増減させる因子を明らかにし、増強因子を除去できたか。
3) 耳鳴による身体的・精神心理的苦痛が軽減し、増強しなかったか。
4) 耳鳴をもちながらも、その人らしい日常・社会生活を営むことができたか。
5)「成り行き」にあげた問題 [1) 不安、不眠、食欲不振、頭痛、集中力低下、2) イライラ感、精神的苦痛、抑うつ、3) コミュニケーション障害、4) 作業能率の低下、職業・職場選択の自己制限、対人関係をはじめとする社会生活の狭小化など] を起こさなかったか。

2. 看護過程、とくに看護計画の評価・修正

患者や家族の状態や行動が目標に近づいていない場合は、看護過程、とくに看護計画の立案段階のどこに問題があったのか、さらに診断段階に誤りがなかったかなどを追究する必要がある。

引用・参考文献

1) 金澤一郎、永井良三編：今日の診断指針. 第7版, 医学書院, 2015.
2) 坂下哲史、柴田敏之：難聴と耳鳴. 臨牀看護, 31 (6)：814～819, 2005.
3) 石川和夫：耳鳴り・難聴, 反復するめまい. 治療, 85 (増刊号)：743～745, 2003.
4) 黒野祐一、出口浩二：私の処方「耳鳴り」. 脳神経外科速報, 13 (1)：109～111, 2003.
5) 下条文武編：メディカルノート. 症候がわかる, p.89～91, 西村書店, 2007.
6) 小川聡ほか編 [青柳 優]：聴覚障害, めまい, 耳鳴. 内科学書. 改訂第8版, p.344～347, 中山書店, 2013.
7) 落合慈之監：耳鼻咽喉科疾患ビジュアルブック. 学研メディカル秀潤社, 2011.

34 めまい

vertigo, dizziness

●オリエンテーション・マップ

原因・誘因 (p.521)

（1）メニエール病、（2）前庭神経炎、（3）ラムゼイ・ハント症候群、（4）内耳炎、（5）外リンパ瘻、（6）良性発作性頭位めまい、（7）突発性難聴、（8）薬物による内耳障害、（9）アルコール依存症

（1）椎骨脳底動脈循環不全症、（2）脳幹・小脳疾患（出血、梗塞、炎症など）、（3）脳腫瘍、脳血管奇形、脳膿瘍、多発性硬化症など

（1）心因性めまい（自律神経失調症、パニック障害など）、（2）血圧異常によるめまい（起立性低血圧、高血圧症）、（3）頸性めまい（変形性頸椎症、頸椎捻挫、椎骨動脈圧迫症、バレー - リュー症候群）、（4）視性めまい（視覚屈折異常、外眼筋麻痺、眼振症など）、（5）動揺病（乗り物酔い、加速度病）

前庭性めまい

末梢性めまい

中枢性めまい

非前庭性めまい

随伴症状 (p.524)

1）自律神経症状：（1）悪心・嘔吐、（2）冷汗、（3）動悸、（4）下痢、（5）血圧低下、（6）顔面蒼白、（7）脈拍異常など
2）蝸牛症状：（1）耳鳴、（2）難聴、（3）耳閉塞感、（4）聴覚過敏など
3）脳神経症状：（1）頭痛、（2）脱力感、（3）舌のもつれ、（4）構音障害、（5）複視、（6）異常な眼球運動、（7）口周辺のしびれ、（8）手足のしびれ、（9）嚥下障害、（10）意識障害、（11）平衡障害（起立障害、歩行障害）、（12）眼振など
4）その他：（1）発熱、（2）知的作業の効率低下、（3）不安や恐怖など

成り行き（二次的問題 p.525）

1）転倒・転落などの事故、外傷
2）体動・歩行困難、セルフケア不足、日常生活動作行動の低下
3）めまい発作に対する予期的不安や恐怖
4）対人関係をはじめとする社会活動の低下など

観察OP
(p.529)

看護療法TP・教育EP
(p.529)
(p.531)

1. 救命救急処置
　1）安静
　2）気道確保と酸素療法
　3）静脈路確保

2. 発作時の苦痛緩和と安全確保
　1）環境調整
　2）安静、体位の工夫と変換時、歩行時の援助
　3）不安や恐怖感の軽減

3. 望ましい生活習慣確立への援助
　1）睡眠の援助
　2）めまいの誘発因子の回避
　3）食事・嗜好品の適正な選択
　4）便通の調整
　5）入浴の調整
　6）頸椎に負担をかける姿勢の回避

4. ストレスコントロール

1. 平衡覚の定義

耳は、聴覚と平衡感覚の 2 つの機能を担っている。聴覚は、聴覚器としての外耳、中耳とくに鼓室の**伝音機能**と、内耳とくに蝸牛の**感音機能**によって担われている。また内耳は聴覚器であると同時に、身体の位置やバランスを保つ平衡覚器としての機能も営んでいる。

身体の平衡系は、**内耳前庭系**（前庭迷路、前庭神経）に加えて、視覚や深部知覚系などの感覚器系、脳幹網様体、錐体外路、小脳、大脳皮質などの**中枢統合系**と運動効果器官である四肢や体幹、眼球、自律神経系などの**反射機構**によって維持されている。

2. 平衡覚器の構造とその働き

内耳には骨迷路と膜迷路がある。**骨迷路**とよばれる空洞は、平衡覚を担う**半規管と前庭**ならびに聴覚を担う**蝸牛**の 3 つの部分に分けられ、血漿に似た**外リンパ液**で満たされている。骨迷路の中には、骨迷路と同じ形をした**膜迷路**があり、**内リンパ液**で満たされている（**図 1-a**）。聴覚は、蝸牛にある**ラセン器（コルチ器）**の有毛細胞が感知し、**平衡覚**は、半規管と前庭にある膜迷路の有毛細胞が感知している。有毛細胞の表面には 80 ～ 100 本の不動毛と大きな線毛である動毛が 1 本認められ、ゼラチン様の物質に浮かんでいる（**図 1-b**）。

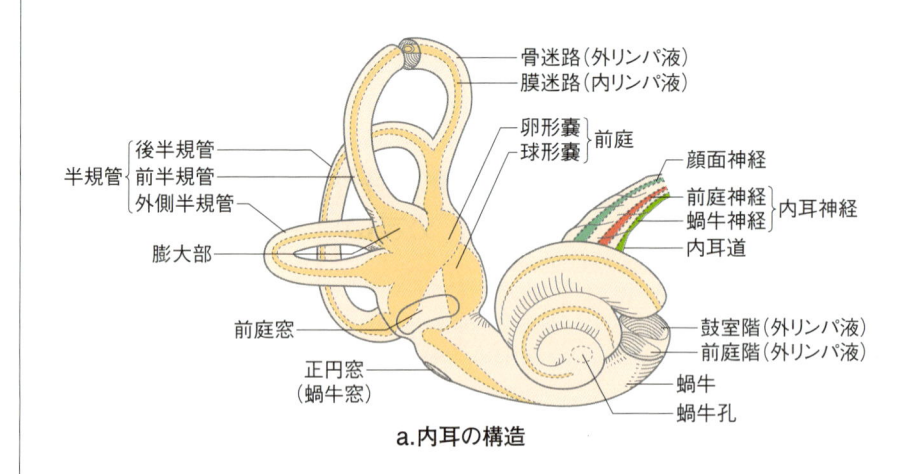

a.内耳の構造

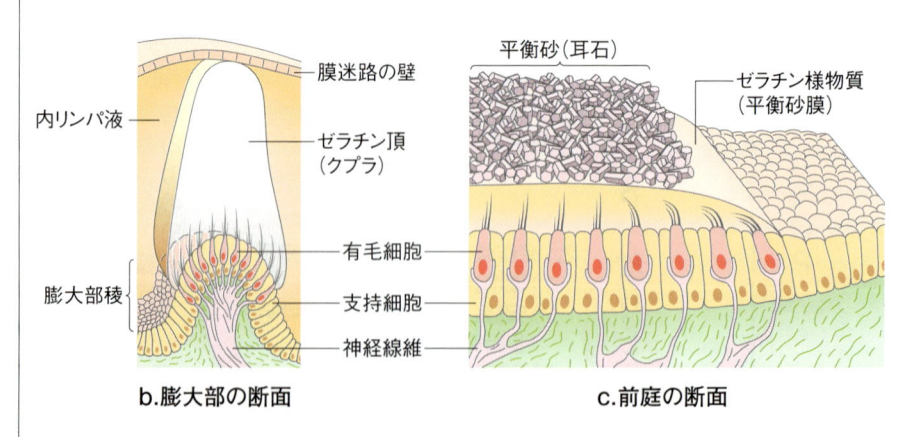

b.膨大部の断面　　　　　c.前庭の断面

図 1　平衡覚をつかさどる内耳

動的平衡覚をつかさどるのは半規管である。すなわち、頭が回転すると、半規管の中の内リンパ液は、その回転と同じ方向に流れ、その流れによってゼラチン頂が傾くと、有毛細胞の線毛と不動毛が傾き、有毛細胞の細胞膜との間にひずみを生み出す。このひずみが機械的刺激になり、それが電気的なインパルスに変換され、平衡覚が中枢へ伝えられる。さらに半規管は、前（上）半規管・後半規管・外側（水平）半規管の3つの部分からなり、運動を3方向に分けて解析できる。「はい」と頷くときには前半規管、「いいえ」と頭を水平に振るときには外側半規管、頭を横に傾けるときには後半規管のそれぞれの有毛細胞が興奮する。

一方、静的平衡覚（身体が静止しているときに、頭が重力に対してどちらを向いているのかを教える働き）をつかさどるのは、前庭の膜迷路の袋状に膨らんだ部分（卵形嚢と球形嚢）である。ここの有毛細胞の線毛も、半規管膨大部と同じように、ゼラチン様の物質の中に浮かんでおり、さらに、その上に平衡砂（耳石）とよばれる炭酸カルシウムの結晶がしきつめられた層がある（図1-c）。頭が前を向いているときは耳石が平均に下向きに押されているが、頭が傾くと耳石が動き端にずれる。すると、このずれを有毛細胞の線毛が感知し、頭が水平でないことを、内耳神経の枝である前庭神経を介して、橋と延髄の境にある前庭神経核に伝える。

前庭神経核の働きは、①頭の左右両側から入力される平衡覚を統合する、②平衡器からの情報を小脳に伝える、③平衡器からの情報を大脳皮質に伝え、身体の位置と動きを認識させる、④脳幹や脊髄にある運動神経核に身体の位置と動きの調整のための指令を伝えることである。

■ 基礎的知識2：めまい

1. めまいの定義

めまいとは、上記の定義で述べた平衡系の神経回路のどこかに障害が生じたときに自分ないし周囲のものが動いていないのに、動いているように錯覚したり、空間において身体の平衡を保つことができないことを自覚する主観的症状である。めまいのタイプと特徴を表1に示す。

表1　めまいのタイプと特徴

タイプ	特徴
回転性（真性）めまい [vertigo]	自分自身や周囲が回転しているように感じる回転感を主とするタイプ。これは眼振が起こっているからであり、「くるくる回る」「ぐるぐる回転する」「ゆれる」などと表現する。病態生理学的には、聴覚症状を伴う場合、頭痛を伴う場合、単独の場合に分類できる
非回転性（仮性）めまい [dizziness]	バランス感覚の障害による不安定感で、「ふわふわする」「酔ったよう」「立ちくらみ」などと表現する動揺感・活動感を主とするタイプ。脳幹や小脳に虚血が起こることによる。目の前が暗くなった感じの眼前暗黒感も含む
漠然としためまい感	「頭がふらふらする」「目がくらむ」「倒れそう」などと表現する。情緒障害（過換気症候群、不安症候群、ヒステリー性神経症、うつ病など）をもつ患者にみられる
前失神、失神	「立ちくらみ」「気の遠くなる感じ」と表現され、失神に進むことが少なくない。冷汗、悪心、不安感、一過性の視力喪失などを伴う。心血管系の機能障害によって、意識中枢がある脳幹網様体が虚血を起こし、酸素が供給されないことによる

2. めまいの分類・原因・誘因ならびにメカニズムと特徴

めまいは、障害部位によって末梢性めまい、中枢性めまいの2つを含む前庭性めまいと、耳疾患以外の原因による平衡機能障害として発症する非前庭性めまいに大別される。末梢性めまいも中枢性めまいも、その原因は、炎症性疾患、血管性疾患、神経疾患、腫瘍性疾患、外傷性疾患、先天性疾患によるものと不明のものがある。

末梢性めまいは、内耳の前庭迷路から前庭神経を通り、前庭神経核までの**末梢前庭系の障害**により起こる。

- **回転性（真性）めまい**が強く出現するが、**一過性**であることが多い。
- 悪心・嘔吐などの自律神経症状が強く、頭痛や意識障害などの中枢神経症状は乏しい。
- めまいは、**頭位・体位**と関係し、それらによって軽快・消失することから、**健側耳**を下にした頭位で休んでいることが多い。
- **蝸牛症状（耳鳴、難聴、耳閉塞感）**を伴うことが多い。なお、中枢神経障害の合併がなく、運動機能にも障害がないことから転倒・転落などを起こしやすい。

分類		主な原因・誘因	メカニズムと特徴
前庭性めまい	1）末梢性めまい	（1）メニエール病	▶ めまい、難聴、耳鳴、耳閉塞感の発作が数日から数年の間隔で出現し、反復するのが特徴であるが、その間は無症状のことが多い。めまいは**回転性めまい**が多く、特別な誘因なしに突然始まり、悪心・嘔吐、冷汗などを伴いながら数分から半日続くが、24時間以上続くことは少ない。また**自発眼振***や**頭位眼振**をみることが多い。病因は、内耳膜迷路内の内リンパ液が病的に増える**内リンパ水腫**であるが、その水腫の原因は不明である。30～50歳代の女性に多い。食生活の変化、心身のストレス、環境ホルモンなどの関与も予想され、増加傾向にある。なお、めまいを訴える患者の5～10％がメニエール病との報告もある。
		（2）前庭神経炎	▶ 突然、悪心・嘔吐を伴う激しい**回転性めまい**が出現し、1～数日間継続し、自然に軽快する。蝸牛症状、中枢神経症状がないのが特徴である。上気道炎をはじめとするウイルス感染に続いて発症することが多い。前庭神経線維の萎縮・変性、神経細胞の減少がみられるが、再発はしにくい。
		（3）ラムゼイ・ハント症候群	▶ 帯状疱疹ウイルスが、顔面神経・聴神経に感染したことによる。耳介や外耳道に水疱がみられ、**回転性めまい**、顔面神経麻痺・難聴・耳鳴・味覚障害などを伴う。
		（4）内耳炎	▶ 内耳炎は、中耳炎ならびに髄膜炎、血行性感染によって発症し、蝸牛症状と前庭症状が現れる。真珠腫性中耳炎に起因することが多く、難聴と**回転性めまい**がみられる。
		（5）外リンパ瘻	▶ 力んだり、重いものを持ち上げたり（脳脊髄圧上昇）、急に大きな音を聞いたり（前庭・蝸牛に対する音圧付加）した際に、突然耳鳴や難聴、耳閉塞感とともに**回転性めまい**が出現する。これは、内耳の外リンパ液が前庭窓や蝸牛窓を介して中耳に漏出するために発症する。潜水、飛行機などによる気圧変動なども誘因になる。
		（6）良性発作性頭位めまい（BPPV：benign paroxysmal positional vertigo）	▶ 起床時、寝返りや動作時に頭を急に動かすと発症するのが特徴で、数秒～数十秒、強い**回転性めまい**を起こすが、約30秒程度でおさまる。蝸牛症状や頭痛はな

*自発眼振とは、自然の状態でみられる病的な眼振である。

いが、悪心を伴うことがあり、再発も多い。40歳以上に多く、末梢性めまいの原因疾患として最も多い。長期臥床の人や頭部外傷、中耳炎、低血圧、アミノグリコシド系抗菌薬使用、音響外傷の既往がある人に多い。寝たときと起きたときで自覚する回転方向が逆になる。耳石器（とくに卵形嚢）の障害、半規管のなかでもとくに後半規管の障害が最も多い。

1)末梢性めまい	(7) めまいを伴う**突発性難聴**	▶突発性難聴は、突然発症する高度な感音性難聴であり、現在のところ、ウイルス感染と血管障害（内耳動脈）が有力な2大病因と考えられている。高度の感音性難聴は一側性のことが多く、その約50%に前庭障害によるめまいが生じ、悪心・嘔吐、ふらつきなどを伴うことが多い。めまいの反復はない。2〜3週間で聴力は固定してしまうので、早期の治療が必要である。
	(8) 薬物による内耳障害	▶アミノグリコシド系抗菌薬などは第Ⅷ脳神経障害により重度のめまいを起こすことがある。その他、ジクロフェナク、ロキソプロフェンなどのNSAIDs（「**35**発熱」p.542 表5参照）、アムロジピン、カンデサルタンなどの降圧薬（「**17**高血圧」p.265 表7参照）、フェニトイン、カルバマゼピンなどの抗てんかん薬（「**29**痙攣」p.456 表4参照）など多くの薬剤でめまいを発現することがある。さらに抗結核薬リファンピシンなどは内耳障害を引き起こす危険性がある。
	(9) アルコール依存症	▶迷路を障害し、徐々に耳鳴・難聴とめまいが発現する。

前庭性めまい

中枢性めまいは、末梢前庭系から中枢へ進む**中枢前庭系・小脳・脳幹の障害**や脳神経の障害により起こる。中枢性めまいの原因疾患と病状は、生命の危機を引き起こすことが少なくない。
- 浮動感やふらつき感が強く、**非回転性（仮性）**めまいがあり、**持続性**であることが多い。
- 中枢神経障害の合併（頭痛、複視、口の周りや手足のしびれ感、手足の運動障害、非共同性異常眼球運動、垂直性眼振）を認めることがあり、運動麻痺や感覚障害、意識障害や構音障害を伴うこともある。
- 中枢性めまいは、**頭位・体位**と関係しない。なお、小脳の血管障害のときには、**患側頭位**を下にして横臥していることがある。
- **蝸牛症状**（**耳鳴、難聴、耳閉塞感**）を伴わないことが多い。

2)中枢性めまい	(1) 椎骨脳底動脈循環不全症	▶椎骨脳底動脈領域の一過性脳虚血によって起こるめまいで、中枢性めまいのなかで最も多くみられる。急激な頭部の回転や起立などで誘発される**回転性めまい**から自分の身体が浮いた感じの**浮動性めまい**まであり、中枢神経症状として突然、頭痛、悪心・嘔吐、一過性意識消失歩行障害、注視眼振、構音障害、運動失調などを伴う。
	(2) 脳幹・小脳疾患（**出血、梗塞、腫瘍、炎症、頭蓋底陥入**など）	▶身体の平衡に大きく関与する脳幹と小脳の虚血は**非回転性めまい**を、またこれらの出血や梗塞では**回転性めまい**を突然発症し、動揺感、酩酊様歩行、構音障害、
	(3) **脳腫瘍、脳血管奇形、脳膿瘍、**	

前庭性めまい	2）中枢性めまい	多発性硬化症など	振戦、姿勢・歩行障害もきたす。小脳出血は強い頭痛、悪心・嘔吐、出血側上下肢失調、意識障害も伴い、また広範な梗塞、嘔吐、頭痛、意識障害を伴う。以上のめまいと随伴症状の原因がとくに出血、梗塞、腫瘍である場合は、救急対応を要する危険性が高いことから注意が必要である。
非前庭性めまい		（1）心因性のめまいの原因 　①自律神経失調症 　②パニック障害 　③広場恐怖症に随伴など	▶頭痛、動悸、倦怠感などの症状とともに、40歳代までの女性に**動揺感**が多くみられる。更年期の内分泌系変化や閉経に伴う心理的影響、精神的ストレスなどが自律神経の機能的障害を引き起こすと考えられる。
		（2）血圧異常によるめまいの原因 　**①起立性低血圧**	▶急に立ち上がったとき、下肢に静脈血が貯留することにより、血圧が低下し、意識中枢がある脳幹網様体の虚血を起こすことによって瞬間的にめまいや立ちくらみ、**眼前暗黒感**などが起こる。背景には自律神経機能の異常があり、臥位から立位になった際に血圧が20mmHg以上下降し、すぐに回復しない。また高齢者では、自律神経中枢のある脳幹部の梗塞が疑われる。
		②高血圧症	▶高血圧症では、脳動脈硬化が起こっており、循環障害から中枢前庭系や迷路に虚血状態を引き起こしているために、めまいが起こりやすいと考えられている。
		（3）頸性めまいの原因 　①変形性頸椎症 　②頸椎捻挫 　③椎骨動脈圧迫症（パワーズ症候群）	▶頸部の疾患によって椎骨動脈が圧迫されて脳幹への虚血が生じ、**回転性**あるいは**非回転性のめまい**を生じる。頸の伸展、屈曲、回旋が誘因となる。
		④バレー‐リュー症候群	▶自分と周囲との距離や位置関係がとらえられず、脳に正確な情報が伝わらないことによってめまいを起こす。
		（4）視性めまいの原因 　①視覚屈折異常 　②外眼筋麻痺 　③眼振症など	
		（5）動揺病（乗り物酔い、加速度病）	▶乗り物による前庭迷路への連続的な加速度刺激は、自律神経系に悪影響を及ぼし、神経機能のアンバランス状態を引き起こしてめまいを発生・増強させる。器質的な病変は認めない。

3. めまいの随伴症状

めまいの原因によって異なるが、一般に以下の症状を伴いやすい。

1）自律神経症状
（1）悪心・嘔吐、（2）冷汗、（3）動悸、（4）下痢、（5）血圧低下、（6）顔面蒼白、（7）脈拍異常など

2）蝸牛症状

（1）耳鳴、（2）難聴、（3）耳閉塞感、（4）聴覚過敏など

3）脳神経症状

（1）頭痛、（2）脱力感、（3）舌のもつれ、（4）構音障害、（5）複視、（6）異常な眼球運動、（7）口周辺のしびれ、（8）手足のしびれ、（9）嚥下障害、（10）意識障害、（11）平衡障害としての起立障害や歩行障害（ふらつく、かたよるなど）、（12）眼振（眼球振盪）など

4）その他

（1）発熱、（2）知的作業の効率低下、（3）不安や恐怖など

4. めまいによる「成り行き」
（悪化したときの二次的問題）

1）平衡障害による**転倒・転落などの事故、外傷**

2）強いめまいや耳鳴などによる**体動・歩行困難**、ならびにこれらによる**セルフケア不足、日常生活動作行動の低下**

3）**めまい発作に対する予期的不安や恐怖**

4）めまいと随伴症状による恐怖体験やめまい発作に対する予期的不安などによる**対人関係をはじめとする社会活動の低下**など

5. めまいに対する主な診察と検査

1）診察

まず、末梢性めまいか中枢性めまいか、あるいは回転性めまいか、非回転性めまいかを鑑別する。自発眼振で一方向性に固定された眼振は末梢性めまいに多く、注視方向に向かう眼振（注視方向性眼振）は中枢性めまいにみられる。

一般内科的には、血圧、脈拍、呼吸などに注意する。耳科的には、聴力障害の有無や鼓膜の状態に注目する。また、神経学的には、意識状態や認知機能、脳神経系では眼球運動障害や眼振の有無に注意する。体幹・四肢の運動障害、感覚障害も調べる。そのほか、歩行など協調運動障害の有無を検査し、自律神経系の異常所見もチェックする。

重要なことは、脳血管障害とくに脳梗塞や脳出血などによって**緊急処置**を要するめまいを見逃さないことである。

（1）問診：めまいの種類、発生時間、持続時間、発症のしかた（突発性か持続性か）、一過性か反復性か、誘因（頭位、起立など）、上記 3-3）の脳神経症状、薬の服用、基礎疾患など

（2）視診：眼振の有無や Frenzel 眼鏡による微細な眼球運動の観察、姿勢・歩行の観察など

2）検査

（1）平衡機能検査：立ち直り反射検査、偏倚検査、異常自発眼運動検査、重心動揺検査、注視眼振検査、自発眼振検査、頭位眼振検査、頭位変換眼振検査、温度眼振検査（カロリックテスト）

（2）内リンパ水腫推定検査：グリセロールテスト、フロセミドテスト、蝸電図検査

（3）前庭誘発筋電位（VEMP）

（4）画像診断：頭部 CT・MRI 検査、頸椎 4 方向Ｘ線撮影など

6. めまいに対する主な治療

末梢性めまいか中枢性めまいかの鑑別診断の後、適切な治療が選択される。

1）安静療法：急性期には静かな環境で安静にする。しかし、末梢性めまいでの長期臥床は悪化させる危険性もあるため症状をよく観察する。

2) **薬物療法**（**表2**）：急性期には鎮暈薬や鎮静薬を与薬する。症例によっては、炭酸水素ナトリウムや低分子デキストランなどの点滴を行う。間欠期の薬物療法としては、鎮暈薬、制吐薬、抗不安薬、抗ヒスタミン薬や昇圧薬などを用いる。病態によっては、浸透圧利尿薬、脳循環代謝改善薬やカルシウム拮抗薬などを与薬する。

3) **理学療法**：急性の末梢前庭性のめまいでは、半規管内に落ちた耳石を耳石器に戻す浮遊耳石置換療法や代償機能を刺激し症状の改善を促すため、早期からの頭位・体位変換、坐位から立位、負荷など積極的に平衡機能のリハビリテーションを行う。なお、中枢性めまいの場合は、一般に代償されにくい。

4) **外科的療法**

5) **心理療法**：めまいの原因として心理的要因も少なくない。必要時、患者の悩みを誠実に受け止め、不安を取り除くと同時に心理的要因を一緒に探り、それらの除去に努め、解決する。

表2 めまいに用いられる主な薬

分類	一般名（商品名）	効果発現メカニズム	主な副作用と注意事項
抗ヒスタミン薬	ジフェンヒドラミンサリチル酸塩／ジプロフィリン （トラベルミン） （トラベルミン注）	内耳迷路の刺激によるめまい、頭痛、悪心・嘔吐などを鎮める興奮鎮静作用と同時に延髄外側網様体の背外側部の嘔吐中枢の興奮を抑制することによって悪心・嘔吐を抑制・軽減する	禁忌：緑内障、前立腺肥大等の下部尿路閉塞性疾患 注意：🚗 副作用：眠気、頭痛、めまい、発疹、口渇
ベンゾジアゼピン系抗不安薬	クロチアゼパム （リーゼ）		禁忌：急性狭隅角緑内障、重症筋無力症 注意：🚗、連用により薬物依存を生じることがあるので、漫然とした長期使用を避ける 重大な副作用：依存性もしくは薬物依存、肝機能障害、黄疸
交感神経刺激薬	dl-イソプレナリン塩酸塩 （イソメニール）	内耳の循環を改善するとともに、ナトリウム・カリウムポンプの働きを亢進し、病的な内耳液の産生・吸収を正常化することによってめまいを改善する	禁忌：重症の冠動脈疾患、頭部および頸部外傷直後、カテコールアミン製剤、エフェドリン、メチルエフェドリンを与薬中 注意：過度の使用による不整脈。場合によっては心停止 併禁：カテコールアミン製剤、エフェドリン、メチルエフェドリン 重大な副作用：重篤な血清カリウム値の低下
その他	ジフェニドール塩酸塩 （セファドール）	平衡感覚に関わる神経の働きをよくしたり、アンジオテンシンⅡの作用によって攣縮した椎骨動脈を緩めて内耳への血流を改善し、めまいを改善する	禁忌：重篤な腎機能障害、本剤成分過敏症の既往 副作用：発疹、蕁麻疹、散瞳、頭痛、傾眠、浮動感
	アデノシン三リン酸二ナトリウム水和物 （アデホスコーワ、トリノシン）	血管拡張作用により内耳の血流量を増加させ、内耳の代謝活性を亢進させてめまいを改善する	副作用：悪心・嘔吐、頭痛、瘙痒感など 禁忌：脳出血直後患者（注射のみ） 重大な副作用：ショック様症状（注射のみ）
	炭酸水素ナトリウム （メイロン）	即効性の制酸作用がある。すなわち胃酸のアルカリ化によるペプシンの失活ならびに炭酸水素ナトリウムによって発生した CO_2 が胃粘膜を刺激して二次的に胃酸分泌を促進させ、結果的に悪心・嘔吐を軽減させる	注意：血管外漏出にて組織の炎症、壊死 副作用：アルカローシス、口唇しびれ感、知覚異常、血管痛、不快感、貧血、悪心、徐脈
	ベタヒスチンメシル酸塩 （メリスロン）	内耳の動脈平滑筋を弛緩させて血流を改善することによって、内耳の働きを改善し、めまいを防止する	副作用：発疹

● 看護のポイント

必要な情報	情報分析の視点

必要な情報

1. **めまいのタイプと発生のしかた**（基2 1、2の活用）
   1）めまいのタイプと程度：回転性・非回転性のいずれか、漠然としためまい感や立ちくらみの有無
   2）発生のしかたと経過：発作性・持続性のいずれか、一過性・反復性のいずれか、頭位・体位との関係性の有無、前駆症状の有無と種類、発生時期と持続時間、誘発によるめまいか自発性のめまいか、など

2. **めまいの随伴症状の有無と程度**（基2 3の活用）
   1）自律神経症状
   　悪心・嘔吐、冷汗、動悸、下痢、血圧低下、顔面蒼白、脈拍異常など
   2）蝸牛症状
   　耳鳴、難聴、耳閉塞感、聴覚過敏など
   3）脳神経症状
   　（1）頭痛、脱力感、舌のもつれ、複視、異常な眼球運動
   　（2）口周辺のしびれ、手足のしびれ、嚥下障害、意識障害
   　（3）平衡障害としての姿勢や歩行運動の異常（ふらつく、かたよるなど）
   4）その他
   　発熱、知的作業の効率低下、不安や恐怖など

3. **めまいの主な原因・誘因と程度**（基1 2、基2 2の活用）
   1）末梢性めまい
   　（1）メニエール病
   　（2）前庭神経炎
   　（3）ラムゼイ・ハント症候群
   　（4）内耳炎
   　（5）外リンパ瘻
   　（6）良性発作性頭位めまい（BPPV）
   　（7）めまいを伴う突発性難聴
   　（8）薬物による内耳障害
   　（9）アルコール依存症
   2）中枢性めまい
   　（1）椎骨脳底動脈循環不全症
   　（2）脳幹・小脳疾患（出血、梗塞、腫瘍、炎症、頭蓋底陥入など）

情報分析の視点

1. めまいのタイプ（回転性か非回転性かなど）と程度の明確化
2. めまいと随伴症状の発生時期、発生のしかたと現在までの経過の明確化
3. めまいの原因・誘因とそのメカニズムの明確化
4. めまいの「成り行き」の明確化

▶患者の自発的な訴えのみでなく、めまいのタイプと程度、急激か緩徐かなどの発生のしかたと持続時間を含む経過、反復性の有無などについて情報収集する必要がある。加えてその患者のめまいが非前庭性めまい、あるいは前庭性めまいの末梢性めまいか中枢性めまいのいずれに該当するかによって随伴症状に違いと特徴があることから、患者と家族の協力を得て、とくに自律神経・蝸牛・脳神経症状などの随伴症状の有無と程度について注意深く聞き出す。随伴症状については、以前からあったのか、それとも「めまい」に随伴して出現したのかについても調べる。

▶身体的疾患のみならず、現在服薬している薬物ならびに飲酒歴、睡眠不足、過労・精神的ストレスの有無と程度などの生活スタイルとの関連性についても詳細な情報収集と分析を行う。

34 めまい

（3）脳腫瘍、脳血管奇形、脳膿瘍、多発性硬化症
　　など
　3）非前庭性めまい
　（1）心因性めまい（自律神経失調症、パニック障害
　　　など）
　（2）血圧異常によるめまい（起立性低血圧、高血圧
　　　症）
　（3）頸性めまい（変形性頸椎症、頸椎捻挫、椎骨動
　　　脈圧迫症［パワーズ症候群］、バレー - リュー
　　　症候群）
　（4）視性めまい（視覚屈折異常、外眼筋麻痺、眼振
　　　症など）
　（5）動揺病（乗り物酔い、加速度病）
4．めまいに対する診察と検査の結果（**基2** 5 の活用）
　1）診察：問診、視診など
　2）検査：平衡機能検査、内リンパ水腫推定検査、前
　　　庭誘発筋電位検査、画像診断など
5．めまいに対する治療内容と効果・副作用
　（**基2** 6 の活用）
　1）安静療法
　2）薬物療法
　3）理学療法
　4）外科的療法
　5）心理療法
6．めまいの「成り行き」の有無と程度（**基2** 4 の活用）
7．めまいと検査・治療などに対する患者や家族の反応
　と期待

▶「成り行き」として以下の問題を生じやすい。
　1）平衡障害による**転倒・転落**などの事故、外傷
　2）強いめまいや耳鳴などによる**体動・歩行困難**、
　　　ならびにこれらによる**セルフケア不足、日常**
　　　生活動作行動の低下
　3）**めまい発作に対する予期的不安や恐怖**
　4）めまいと随伴症状による恐怖体験やめまい発
　　　作に対する予期的不安などによる**対人関係を**
　　　はじめとする社会活動の低下など

第 3 段階	看護計画の立案

● **目標設定の視点**　1．めまいによる事故や外傷を起こさない。
　　　　　　　　　　2．めまいと、その随伴症状による苦痛が軽減し、少なくとも現在より増強しない。
　　　　　　　　　　3．めまいの原因・誘因となる因子を取り除くことができる。
　　　　　　　　　　4．めまいをもちながらも、安全でその人らしい日常・社会生活を営める。
　　　　　　　　　　5．めまいが軽減・消失する。
　　　　　　　　　　6．少なくとも「成り行き」にあげた問題を起こさない。

● **対策の立案**　　　対象固有のめまいの原因・誘因ならびにそれによる発症・悪化のメカニズムをふまえ
　　　　　　　　　たうえで、対策を選択・決定する必要がある。　　　　　（**基1** 1 〜 2、**基2** 1 〜 6 の活用）

対策の種類	対策の根拠
観察（OP） 1. めまいのタイプ・程度と発生のしかた 2. めまいの随伴症状の変化 3. めまいの原因・誘因の増減 4. めまいに対する診察と検査結果の変化 5. めまいに対する治療内容とその効果・副作用の増減 6. めまいと検査・治療などに対する患者や家族の反応と期待 ※観察の細かい項目は、アセスメント・診断段階と同じであるため省略する	1～6の観察項目は、その患者が目標に近づいているか否かを最も端的に表す情報となる。 ▶めまい発生時には、悪心・嘔吐、血圧低下、耳鳴、難聴、頭痛、意識障害などの随伴症状の有無と程度、ならびにそれらの変化にとくに注意する。 ▶めまい発作と、悪心・嘔吐、耳鳴、難聴をはじめとする随伴症状による心身の苦痛と日常生活への悪影響を患者・家族がどのように受け止めているか十分把握する。
看護療法（TP） 1. 救命救急処置 　1）安静 　2）気道確保と酸素療法 　3）静脈路確保	▶中枢前庭系・小脳・脳幹の血管系障害（出血、梗塞など）や急性炎症、脳神経障害などによる中枢性めまいの場合は、左記の**救命救急処置**を必要とすることが多い。
2. 発作時の苦痛緩和と安全確保 　1）環境調整 　2）安静、体位の工夫と変換時、歩行時の援助 　　（1）めまいや耳鳴を悪化させる日常生活動作行動に伴う体位やその変換方法を避ける。 　　（2）臥床安静 　3）不安や恐怖感の軽減	▶音、光、振動は、めまいや耳鳴を増強するので直接日光の入らない部屋で薄暗く・静かな環境を整える。また、安全な環境調整を行う。寝衣はゆったりしたものを、枕の高さと頭の向き方などは好みに合わせて選ぶ。（基2 2～4、6の活用） ▶一般に患者はめまいが消失・軽快する体位を自然にとることから、患者が好む安楽な体位・頭位にする。めまいのあるときは、患側を上にした側臥位にする。なお一般に耳鳴やめまいがあるときは、健側耳を下にした側臥位になりやすい。ベッドを振動させたり、身体を急に起こしたり、頭を無造作に動かしたりしない。目は軽く閉じさせる。起き上がるときには目をつぶるように指導する。また一気に立ち上がらず、坐位で足を動かし、静脈の還流を促してから、ゆっくりと立ち上がるようにする。嘔吐のあるときは、側臥位にして安静を保つ。歩行が必要な場合は、付き添い、ゆっくり支えて歩く。 （基2 2～4、6の活用） ▶発作時には、死への不安や恐怖を抱きやすいので、そばに付き添う。めまいや耳鳴、難聴、悪心などはいずれも自覚症状であり、他者に直接理解してもらえない苦痛である。したがって、患者がこれらの苦痛を表出しやすいよう対応する。とくに、めまいの強さが生命危機度と一致

| | しないことを説明し、落ち着かせる。 |
| | （基2 3、4の活用） |

3．望ましい生活習慣確立への援助	▶激しい症状が治まったら、頭位・体位変換を進めることから始め、安全に留意しながら歩行練習を行う。朝夕の歩行練習・散歩を計画するなど規則的な生活のリズムを調整していく。 （基2 3、6の活用）
1）睡眠の援助	▶めまい発作に対する予期的不安や随伴症状が不眠を引き起こし、不眠とそれによる疲労の蓄積がめまい発作を誘発・増強するというように悪循環する。したがって、睡眠状態の観察と個別的な援助を行う。
2）めまいの誘発因子の回避	▶患者個々によって誘発因子は異なるものの、長時間のスマートフォン使用、細かい字を長時間読む、肩の凝る作業を行うなどは過労を引き起こす。したがって、患者個々の誘発因子を一緒に明らかにし自ら回避するよう援助する。 （基2 2の活用）
3）食事・嗜好品の適正な選択 　（1）刺激性の食品や喫煙・飲酒の制限	▶タバコに含まれるニコチンは、強い血管収縮作用があり、内耳・脳幹に血液を供給する細い血管ほど影響を受ける。さらに一酸化炭素によって、赤血球と酸素の結合を阻害することも考えられる。また、アルコールは小脳の機能を低下させ、めまいを悪化させる要因となる。
（2）脱水の予防	▶悪心・嘔吐と食欲不振、飲食物の摂取量低下がある場合は、脱水や栄養状態に注意し、患者の好みを加味して対応する。（基2 2の活用）
4）便通の調整	▶便秘に伴う排便時のいきみは、めまいの誘発因子になりやすい。
5）入浴の調整	▶熱い湯による長時間の入浴は、血圧の変動、とくに血圧を上昇させ、内耳や脳幹などの血流にも影響を及ぼす。（基2 2の活用）
6）頸椎に負担をかける姿勢の回避	▶首回りのストレッチ、ひじ枕での睡眠やテレビ観賞、長時間のパソコン操作など頸椎に負担をかける姿勢を長時間とることを避ける。 （基2 2の活用）

| 4．ストレスコントロール | ▶心身のストレスや、めまいに対する不安感、解消されない症状に対する焦燥感などが発作を誘発したり、症状を悪化させる危険性がある。心身のストレスは、自律神経系を興奮させ、内耳の血流を異常にして発作を誘発する。ストレスとなっている原因やその対処法について患者とともに探求する。（基2 2、6の活用） |

看護療法（TP）

教育（EP）	1. 前記の看護療法項目1〜4の必要性を説明し、患者や家族が積極的に療法に参加できるよう指導する	▶患者や家族が、自らめまいによる心身の苦痛を緩和し、悪化を防止するには、これらの指導を必要とする。
	2. 自覚症状に関する情報を早期に提供する重要性について説明する	▶めまいのタイプと程度、発生のしかたと経過、随伴症状などは、自覚症状が大部分を占める。したがって、緊急対応と悪化防止にとって正確な情報提供が大切であることを説明・指導する。
	3. 発作時の安全対策について説明する	▶急激な発作による転倒や転落などから身を守る安全対策について具体的に説明する。
	4. めまいの誘因や増悪因子について説明する	▶発作のないときでも、睡眠不足や過労はめまいの誘因になるため、規則的な生活を送れるよう説明・指導する。 ▶長時間乗り物に乗ること、とくに気圧が変化する飛行機に乗ることを控える。 ▶女性の場合は、月経前後、妊娠などでもめまいが起こりやすいことから、不眠や過労などの誘発因子を徹底的に防ぐよう指導する。 ▶また閉経後は、女性ホルモンの分泌低下により、カルシウムの吸収が悪くなり、耳石がもろく剥がれやすくなるためめまいを起こしやすい。小腸におけるカルシウムの吸収には、ビタミンDを必要とする。ビタミンDは、魚、バター、卵などの動物性食品に多く含まれているが、キノコ類以外の植物性食品にはほとんど含まれていない。したがって、それらをふまえてカルシウムと脂溶性であるビタミンDの摂取の必要性と調理法に加えて、適度な運動が必要なことを説明する。

第3・4段階　看護計画の立案・実施時の留意点

1. 退院に向けての具体的指導

退院後、めまいを防ぐためのよりよい生活習慣を確立できるように、いままでの生活習慣を振り返りながら生活の調整を計画する。たとえば、電車やバスでは座らず立っていることが、身体のバランスを保つ訓練にもなることや、熱い湯・長湯を避けるなど具体的に説明する。

2. 主観的な訴えへの傾聴と共感的理解

めまいは、主観的な症状であり、ほかの人に理解されにくい。また、精神的なストレスは症状を悪化させやすい。訴えを傾聴し、共感的理解を示していくことが重要である。

3. めまいに対する現実的知覚と正しい対処方法

持続性あるいは反復性のめまい、随伴症状の激しいめまいなどは、患者のみならず家族をも困惑させ不安に陥れる。したがって、まず正確な医学的診断を受けること、治療薬の確実な内服を守り、記録・報告を行うこと、日常生活を改善すること、どのような時・条件下でめまいが発生したか、またそれらのなかで日常

生活の改善・変更による効果があったか否かなどを記録し、受診時に医師に見せること、発作時の安全対策を事前に習得しておき、あわてず対処することなどを具体的に説明し、患者と家族の不安の軽減に努める。とくにめまいと生命維持との関係性をオーバーに、あるいは歪めて非現実的に知覚している場合は、現実的に知覚できるように修正する。

第5段階　評価の視点

1. 目標に近づいたか否か

1）めまいによる事故や外傷を起こさなかったか。

2）めまいとその随伴症状による苦痛が軽減・消失したか。

3）めまいの原因・誘因となる因子を取り除くことができたか。

4）めまいをもちながらも、安全でその人らしい日常・社会生活を営めているか。

5）めまいが軽減・消失したか。

6）「成り行き」にあげた問題 [1) 転倒・転落などの事故、外傷、2) 体動・歩行困難、セルフケア不足、日常生活動作行動の低下、3) めまい発作に対する予期的不安や恐怖、4) 対人関係をはじめとする社会活動の低下など] を起こさなかったか。

2. 看護過程、とくに看護計画の評価・修正

患者や家族の状態や行動が目標に近づいていない場合は、看護過程、とくに看護計画の立案段階のどこに問題があったのか、さらに診断段階に誤りがなかったかなどを追究する必要がある。

引用・参考文献

1）坂田英治：めまいの臨床．新興医学出版社，2003．

2）金澤一郎，永井良三編：今日の診断指針．第7版，医学書院，2015．

3）石川和夫：耳鳴り，難聴，反復するめまい．治療，85（増刊号）：743 〜 745，2003．

4）高久史麿ほか監：新臨床内科学．第8版，医学書院，2002．

5）河野寛幸，濱元淳子：めまい．Expert Nurse, 24（8）：47 〜 56，2008．

6）坂下哲史，栩野理恵：めまい．臨牀看護，31（6）：808 〜 813，2005．

7）武田憲昭：メニエール病．めまいの up date，クリニシアン，57（587）：248 〜 253，2010．

8）城倉健：めまい診療シンプルアプローチ．医学書院，2013．

9）小田侚：めまい・難聴・耳鳴．日本医事新報社，2005．

10）小川聡ほか編：聴覚障害，めまい，耳鳴．内科学書，改訂第8版，p.344 〜 347．中山書店，2013．

11）落合慈之監：耳鼻咽喉科疾患ビジュアルブック．学研メディカル秀潤社，2011．

35 発 熱

pyrexia

●オリエンテーション・マップ

原因・誘因 (p.539)

1) 感染症、膠原病、悪性腫瘍、梗塞など
　(1) 細菌とその代謝産物、毒素、ウイルスなどによる発熱物質
　(2) 免疫複合体や腫瘍細胞の破壊物質などによる発熱物質
2) 脳出血、脳腫瘍、脳外傷など
3) 薬物による発熱・高体温
　(1) 抗がん薬
　(2) 薬剤に対する過敏反応
　(3) 悪性症候群
　(4) 悪性高熱症
4) 転換性障害、神経症などの精神的刺激
5) 熱中症、うつ熱(熱射病)
6) 不明熱
7) 詐熱

視床下部

体温調節中枢を刺激

発 熱

随伴症状 (p.537)

1) 代謝の亢進(熱感、発汗、顔面紅潮など)
2) 循環器系の変化(心拍数・脈拍数の増加、血流速度の亢進、血圧低下など)
3) 呼吸器系の変化(呼吸数の増加、咳、痰、胸痛)
4) 消化機能の低下(食欲不振、舌苔、悪心・嘔吐、腹痛、便秘、下痢、体重減少など)
5) 脱水(口渇、皮膚・粘膜の乾燥、尿量の減少など)
6) 中枢神経症状(頭重感、頭痛、めまい、悪心・嘔吐、倦怠感、集中力低下、意識障害、痙攣など)
7) 白血球数の増加(または減少)
8) 蛋白尿(熱性蛋白)
9) その他(原因疾患の随伴症状など)

成り行き(二次的問題 p.540)

1) 日常生活動作行動の低下
2) 体液・電解質のアンバランス、とくに脱水、pHの異常
3) 褥瘡や耳下腺炎、肺炎などの二次感染
4) 不穏状態、意識障害、心機能低下、ショックなど
5) 熱性痙攣の反復・重積、意識障害、せん妄、生命危機
6) 急激な解熱による血圧低下、痙攣、ショックならびに解熱鎮痛薬・抗生物質の副作用(アナフィラキシーショック、胃腸粘膜・腎障害など)
7) 持続・反復・原因不明・予測不可の発熱による強い不快感や恐怖、不安など

観察OP (p.545)

看護療法TP (p.545)・教育EP (p.548)

1. 冷罨法の施行
2. 衣類・寝具類の調整
3. 環境調整
4. 水分摂取と食事の援助
5. 清潔の援助
6. 安静の保持と日常生活動作行動の援助
7. 体位の工夫と体位変換
8. 薬物療法の管理
9. 輸液療法の管理
10. 精神心理的支援

■ 基礎的知識 1：体温

1. 体温の定義　体温とは、深部体腔内の温度を意味する。体温は、通常**腋窩温、口腔温、直腸温、鼓膜・外耳温**などで測定する。

2. 体熱の平衡　**体温の恒常性**は、**図1**に示すように、体内の熱の産生と放散のバランスが一定にコントロールされることによって保持される。

1）体熱の産生（化学的調節）

体熱は、摂取した食物が体内で代謝されて産生される。その熱源となるものは、食物中の糖質、脂質、蛋白質である。代謝によって発生する1日のエネルギーの約25〜30%が機械的・化学的・電気的エネルギーとして利用され、残りの70〜75%は、すべて熱に変換されて体温の維持に当てられる。

熱産生に関与する主な因子は、以下の（1）〜（5）である。

（1）**基礎代謝**：基本的な体温は、基礎代謝（生きていくために必要な最小限度の新陳代謝）によって維持されている。青年男子では、体表面積1m²当たり約30〜40kcal/時の熱を産生している。このうち、肝臓がその約20〜30%を、全骨格筋が約25%を、脳が約15%を受け持っている。基礎代謝の亢進は、体熱の産生を高めることになる。

（2）**筋肉運動**：体熱の産生は、肝臓や筋肉などの代謝に加え、筋肉運動によって増大する。すなわち運動時には、全骨格筋の収縮による熱産生が急激に増加し、全熱産生量の大部分を占める。寒いときに筋緊張が高まり、ふるえ（戦慄）などの現象をみるのは、少しでも筋運動によって熱産生を高めようとする努力の現れである。

（3）**甲状腺ホルモンの作用**：甲状腺ホルモンであるサイロキシン（T$_4$）とトリヨードサイロニン（T$_3$）は、全身の体細胞の代謝を促進して熱産生を増大させる。

（4）副腎髄質ホルモンの作用：アドレナリン（エピネフリン）は、糖代謝を促進して熱産生を増大させる。同時に皮膚血管を収縮させて、体熱の放散を抑制する。交感神経系の興奮は、アドレナリンの分泌を増加させ、さらに交感神経系が興奮するという循環過程をとる。

（5）**温度効果**：体温の上昇は、化学反応である代謝を亢進させて、体温をさらに上昇させる。体温が1℃上昇すると、代謝は約13%亢進する。

2）体熱の放散（物理的調節）

体熱の放散は、（1）輻射、（2）伝導および対流、（3）蒸発によって行われる。

（1）**輻射**：輻射は、体熱が赤外線あるいは電磁波の形になって移動する現象をいう。たとえば、室内の壁の温度が低くなると、人の体温が赤外線の形で壁に向かって逃げていくことをいう。**図1**に示すように温和な環境下では、輻射が全放熱量の約60%を占める。したがって、周囲の温度と皮膚温が同じになると0になる。

（2）空気への伝導と対流：伝導とは、体熱が皮膚の表面や気道を通して、これと接する空気中に逃げていく、つまり放散する現象をいう。また対流とは、空気の移動によって生じる熱の移動のことをいう。伝導および対流によって放熱が起こるのは、外気温が皮膚温より低い場合である。身体の周囲の空気が動かないときは、伝導による熱の放散が小さい。しかし、皮膚に接している空気が皮膚温で温められると、空気の対流が起こり、皮膚の周囲の空気が絶えずおきかえられ、伝導による放熱量が大きくなる。したがって、風があったり、身体を動かしたりすると、伝導と対流によって放熱量が

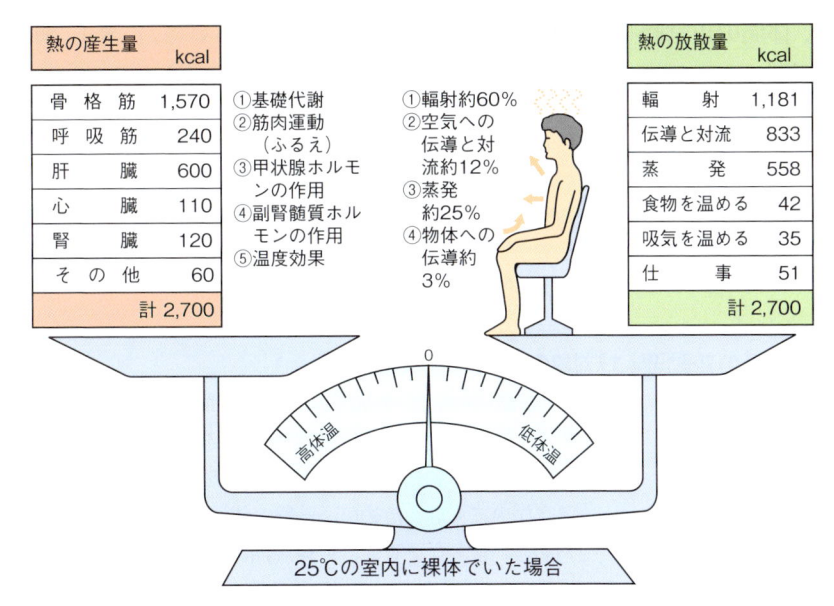

図1　体熱の平衡

大きくなる。

（3）**蒸発**：蒸発とは、水分がその表面で気化する現象をいう。水分が蒸発すると、気化潜熱が奪われ、体熱の放散が行われる。蒸発は不感蒸泄と発汗によって行われる。

　つまり、外気温が低くなると**輻射**、**伝導**、**対流**によって熱放散が亢進し、逆に外気温が高くなると**蒸発**による熱放散が亢進する。

3. 体温調節のメカニズム

　体熱平衡は、**体温調節中枢**によってコントロールされる。体温調節中枢は、間脳の視床下部にあり、その前部は**温中枢**（熱の放散増加）であり、後部は**冷中枢**（熱の産生増加）である。この2つの中枢のバランスによって一定の設定温度が決められ、熱の産生と放散との割合が調節される。

　この体温調節中枢に刺激を送るしくみには、次の2つの機序がある。その1つは、皮膚の温度感覚受容体からくるインパルスであり、求心性の感覚神経を経て、視床下部に伝えられる（**図2**）。もう1つは、視床下部自身の神経細胞に対する血流の温度変化であり、体温調節中枢部を流れる血液の温度が中枢を直接刺激する。

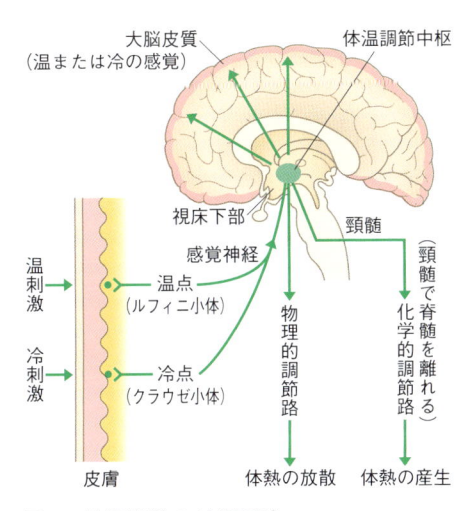

図2　体温調節の神経経路

4. 体温の正常範囲

体温は身体の部位によって差があり、環境温度の影響も受ける。最も低い部位は、四肢の表面である。なお、陰嚢の温度は 32℃ に調節されている。

成人の正常体温の範囲は、**腋窩温**で約 36.0 〜 37.0℃ である。また、**口腔温**では約 36.7 〜 37.0℃ である。**直腸温**は、深部体温の代表であり、環境温度による影響を最も受けにくい。測定部位による体温の差異を**表 1** に示す。

表 1　測定部位による体温の差異

直腸温＞口腔温＞腋窩温
直腸温−口腔温＝ 0.4 〜 0.6℃
直腸温−腋窩温＝ 0.8 〜 0.9℃
口腔温−腋窩温＝ 0.2 〜 0.3℃（臥床時）
　　　　　　　＝ 0.3 〜 0.5℃（起床時）

5. 体温の変動要因

1）対象の特性による変動要因

(1) **年齢差**：新生児・乳児期は、体温調節機能が未発達なために環境条件に影響されやすく、変動が激しい。また一般に成人より体温が高い。

高齢者は、老化現象の 1 つとして皮下組織の血液循環が不良となり、皮膚の熱伝導度が小さくなるために、一般に体温が低くなる。

(2) **性別**：成人女子では、月経周期に伴う変動がある。それは、黄体ホルモン（プロゲステロン）と卵胞ホルモン（エストロゲン）の作用により、比較的規則的な二相性の変化を示す。つまり、月経開始ごろから排卵までは低温相で、排卵後には高温相となる。

妊娠初期の平均体温はやや上昇し、4 か月ごろから徐々に下降する。

(3) **個人差**：自律神経系や内分泌系の機能の違いによる。一般に交感神経系の緊張が強い人ほど高く、副交感神経系の緊張が強い人ほど低くなる。

2）生理的変動要因

(1) **日差（日内変動）**：1 日のうちに 1℃ 以内の変動がみられ、早朝が最低で、しだいに上昇し、午後から夕方にかけて最高となる。

(2) **季節的変動**：一般に 5 〜 9 月が高く、11 〜 4 月が低い。

(3) **食事・飲酒**：一般に食後 30 〜 60 分で軽度上昇するが、上昇しないこともある。飢餓状態では、代謝が低下するため体温が低くなる。

アルコール摂取は、代謝を亢進させて一時的に体温を上昇させるが、血管が拡張して放散が盛んになるとしだいに低下する。

(4) **運動**：運動は、代謝を亢進させて体温を上昇させる。

(5) **入浴**：入浴は、代謝を亢進させて体温を上昇させる。しかし、入浴後は、血管が拡張し放散が盛んになることから体温が低下する。

(6) **精神的興奮**：前述したように、アドレナリンの作用によって体温は上昇する。

■ 基礎的知識 2：発熱

1. 発熱・高体温の定義

発熱とは、体温が 1 日の正常変動（日内変動）の幅を超えて上昇することをいう。**体温調節レベル（セットポイント）**が高温値に移動することによって起こる。

発熱と区別する必要がある**高体温**とは、体温調節レベル（セットポイント）が高温値に移動することなく、体温が体内の熱放散能力を超えて上昇することをいう。

2. 発熱のメカニズムと随伴症状

発熱は、次のメカニズムで起こる（**図3**）。

　脳出血や脳腫瘍などによる体温調節中枢への機械的圧迫、病原微生物の代謝産物が血流を介して体温調節中枢を刺激するなど、なんらかの原因によって視床下部の**体温調節中枢**が刺激されると、体温調節レベル（セットポイント）が正常値から突然上昇し、高温値におきかえられる。しかし、このときの血液の温度は調節レベルより低いため、体温調節中枢は低い温度の血液にさらされている。

　体温調節中枢は、低い温度の血液にさらされるとすぐ反応し、体熱の放散減少と産生亢進を行い、血液温度（体温）の上昇に努める。このときに起こる身体の反応を**悪寒戦慄**といい、以下の反応を伴う。
　①末梢皮膚血管収縮、②立毛（とり肌）、③アドレナリン分泌増加、④ふるえ（戦慄）など

　血液の温度（体温）が体温調節レベルまで上昇し、正常より高い体温において体熱の産生と放散とが平衡する。つまり、**発熱状態**になり、以下の種々の心身の随伴症状を伴う。
　1）代謝の亢進（1℃の上昇ごとに13％の増加）：熱感、発汗、顔面紅潮など
　2）循環器系の変化：心拍数・脈拍数の増加（1℃の上昇で1分間に1～10増加）、血流速度の亢進、血圧低下など
　3）呼吸器系の変化：呼吸数の増加、咳、痰、胸痛
　4）消化機能の低下：食欲不振、舌苔、悪心・嘔吐、腹痛、便秘、下痢、体重減少など
　5）脱水：口渇、皮膚・粘膜の乾燥、尿量の減少など
　6）中枢神経系症状：頭重感、頭痛、めまい、悪心・嘔吐、倦怠感、集中力の低下、意識障害、痙攣など
　7）白血球数の増加（減少するものもある）
　8）蛋白尿（熱性蛋白）
　9）その他：原因疾患により腰背部痛、関節の腫脹や痛み、筋肉痛、皮疹、出血斑などの随伴症状

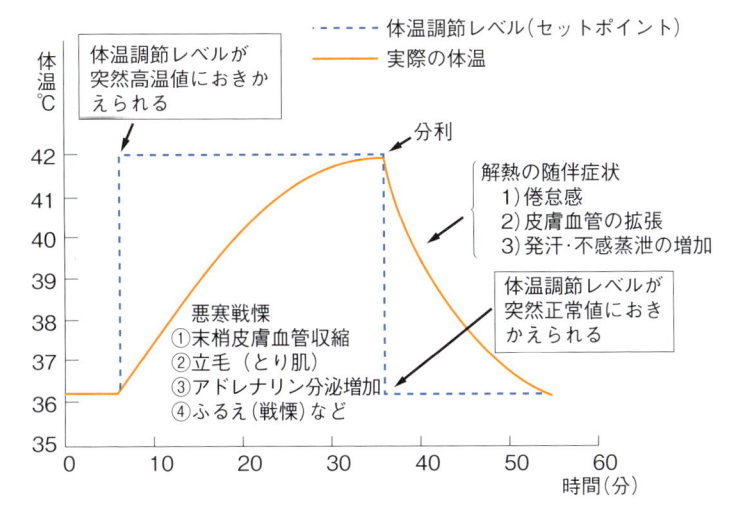

図3　体温調節中枢の調節レベルの切り替えと体温曲線および発熱の症状

3. 解熱のメカニズムと随伴症状

解熱は、次のメカニズムで起こる（**図3**）。

体温上昇の原因が消失すると、体温調節中枢の調節レベルが高温値から突然下降し、正常値におきかえられる。しかし、このときの血液温度はまだ高く、体温調節中枢は高い温度の血液にさらされている。

▼

高い温度の血液にさらされている体温調節中枢は、すぐに反応し、熱の放散亢進と産生低下を起こし、正常の体温に調節しようと努める。
このときの随伴症状としては、
1）倦怠感
2）皮膚血管の拡張
3）発汗・不感蒸泄の増加などをみる。

▼

体温が正常に戻る。

4. 発熱の程度と熱型

1）発熱の程度

腋窩温による発熱は、一般に37℃以上とされ、その程度は以下のように区分されている。

①平　　熱：36 〜 36.9℃

②微　　熱：37 〜 37.9℃

③中等度熱：38 〜 38.9℃

④高　　熱：39℃以上

2）熱型（図4）

疾患によって、特有の熱型を示すことがある。しかしこの熱型は、薬物療法、とくに解熱鎮痛薬の与薬によって著しく変化するため注意を要する。

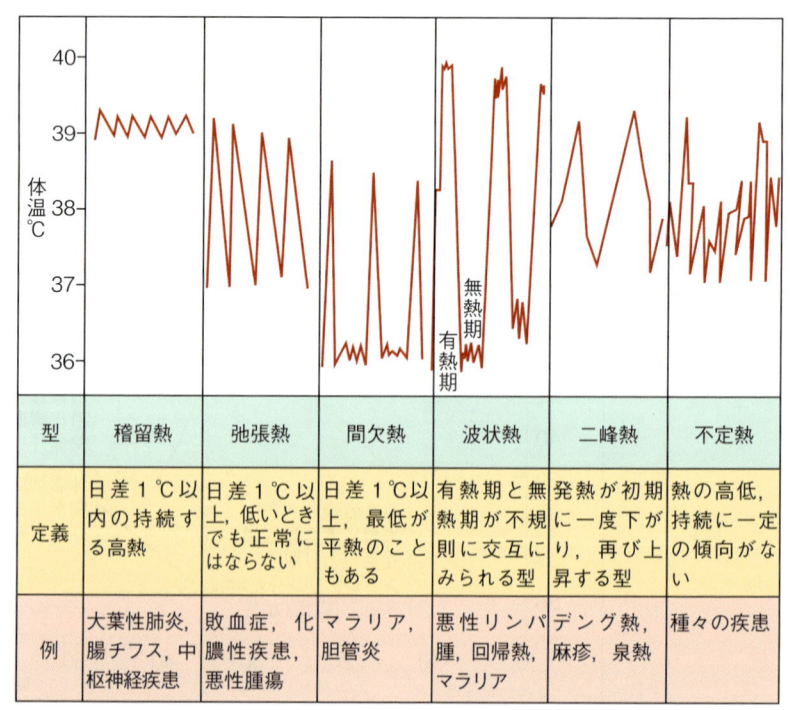

型	稽留熱	弛張熱	間欠熱	波状熱	二峰熱	不定熱
定義	日差1℃以内の持続する高熱	日差1℃以上、低いときでも正常にはならない	日差1℃以上、最低が平熱のこともある	有熱期と無熱期が不規則に交互にみられる型	発熱が初期に一度下がり、再び上昇する型	熱の高低、持続に一定の傾向がない
例	大葉性肺炎, 腸チフス, 中枢神経疾患	敗血症, 化膿性疾患, 悪性腫瘍	マラリア, 胆管炎	悪性リンパ腫, 回帰熱, マラリア	デング熱, 麻疹, 泉熱	種々の疾患

図4　熱型の種類

5. 解熱の型

解熱の型には、分利と渙散（かんさん）がある。

①**分利**：高熱が急激に下降する解熱の型である。大葉性肺炎は、その代表的疾患である。

②**渙散**：熱が徐々に下降し数日で平熱になる。猩紅熱は、その代表的疾患である。

6. 発熱・高体温の原因・誘因ならびにメカニズムと特徴

発熱の原因には、感染症と非感染性の疾患がある。感染症には、細菌、ウイルス、真菌などの病原性微生物感染があり、短時間で生命に危機をもたらす疾患もある（**表2**）。非感染性には、悪性腫瘍、膠原病、その他の疾患や薬物によるものなどがある。

表2　発熱を主症状とし短時間で生命に危機をもたらす疾患

- 髄膜炎・脳炎
- 敗血症
- 毒素性ショック症候群（toxic shock syndrome）
- 劇症型溶血性レンサ球菌感染症
- 壊死性軟部組織感染症
- 急性細菌性心内膜炎
- 劇症型心筋炎
- 急性閉塞性化膿性胆管炎
- 穿孔性腹膜炎
- 急性喉頭蓋炎
- 高体温（熱中症、悪性症候群、セロトニン症候群など）

主な原因・誘因	メカニズムと特徴
1）感染症、膠原病、悪性腫瘍、梗塞など （1）細菌と毒素、ウイルスなどの発熱物質 （2）免疫複合体や腫瘍細胞の破壊物質などの発熱物質	▶外因性発熱物質→血管内→流血中の白血球その他の細胞に作用→内因性発熱物質生成→視床下部の体温調節中枢を刺激→発熱 これを詳述すると、細菌とその代謝産物や毒素、ウイルス、自己免疫疾患を発症させる免疫複合体、腫瘍細胞の破壊物質などが**外因性発熱物質**になる。この外因性発熱物質が体内に入ると、単球やマクロファージ、内皮細胞などから**内因性発熱物質**（**発熱サイトカイン**）である**IL-1**（インターロイキン1）、**IL-6**（インターロイキン6）、**TNF**（腫瘍壊死因子）、**IFN**（インターフェロン）などが産生・放出される。これらの発熱サイトカインは、視床下部の血管内皮細胞に作用して**PGE$_2$**（プロスタグランジンE$_2$）の産生を促す。放出されたPGE$_2$は、**体温調節中枢**を刺激し、体温調節レベル（セットポイント）を上昇させ、それによって**発熱**を発症させることになる。
2）脳出血、脳腫瘍、脳外傷など	▶視床下部の体温調節中枢への機械的圧迫による中枢の障害によって高体温をきたす。
3）薬物による発熱・高体温	▶薬物熱とは、与薬によって発症する発熱で、他に発熱の原因がなく、その与薬の中止によって改善する発熱反応をいう。
（1）抗がん薬	▶抗がん薬により組織が障害されて**発熱**を起こす。
（2）多くの薬剤に対する過敏反応	▶抗菌薬、抗てんかん薬、鎮痛薬を始め、多くの薬剤に

	対する過敏反応の 1 つとして**発熱**を発症する。
（3）悪性症候群	▶抗精神病薬などの神経遮断薬の与薬、抗パーキンソン病薬の中止や急激な減量時に熱産生が異常に亢進して**高体温**、発汗、頻脈、固縮、CK 上昇を認める。
（4）悪性高熱症（悪性高体温症）	▶吸入麻酔薬や骨格筋弛緩薬により熱産生が異常に亢進して高熱、異常な発汗、頻脈、筋硬直、CK 上昇をみる。
4）**転換性障害、神経症などの精神的刺激**	▶大脳皮質からの影響により、交感神経が刺激され、それによって末梢組織の体熱の産生が亢進し、同時に血管平滑筋に作用して末梢血管を収縮させて体熱の放散を抑制することによって**高体温**になる。
5）**熱中症、うつ熱（熱射病）**	▶高温・高熱下の強い運動や労働の持続と同時に、水分や電解質の欠乏などによって体温調節中枢が障害され働かなくなり、高体温をきたす。
	▶体温調節機能が低下する**高齢者**の場合は、外気温の上昇や高温曝露によって身体に熱が蓄積され、容易に 38℃以上の高体温になりやすい。このように放熱量が産熱量より少なくなった状態を**うつ熱**という。
	▶**うつ熱**は、発熱と区別する必要がある。うつ熱の場合は、発熱と異なり、発熱に伴う悪寒戦慄、手足の冷感などがなく、呼吸も促迫するより抑制される傾向がある。
	▶体温が成人よりも高く、かつ体温調節機能が未熟な**乳幼児**の場合も、外気温や衣服環境に容易に影響され、**うつ熱**に陥り、最悪死亡することもある。
6）**不 明 熱**（**FUO**：fever of unknown origin）：発熱が 3 週間以上続き、38℃以上の発熱が数日以上観察される。1 週間の入院検査を行っても診断がつかない原因不明熱をいう。	▶最終的な原因としては、感染症、悪性腫瘍、膠原病が大部分である。
7）**詐熱**	▶患者自身が意図的な行為によりつくり出す発熱や高体温であり、体温計を温めたり、意図的な薬物使用や感冒などの感染を起こすなどの作為的な方法をとる。

7. 発熱の「成り行き」
（悪化したときの二次的問題）

発熱とその随伴症状が悪化すると、次のような「成り行き」を示す。

1) 発熱に伴う頭痛や関節痛、めまい、倦怠感などによる**日常生活動作行動の低下**
2) 不感蒸泄と発汗の増加、経口的水分摂取の不足と嘔吐や下痢などによる**体液・電解質のアンバランス、とくに脱水、pH の異常**
3) 肝臓や筋肉、脳をはじめ全身の代謝亢進に伴うエネルギーと酸素の消費増大と、食欲低下や消化機能低下などに伴う栄養摂取不足に起因する体力と抵抗力の低下による**褥瘡や耳下腺炎、肺炎などの二次感染**
4) 脱水に加え、末梢血管の過度な拡張に伴う循環不全による**不穏状態、意識障害、心機能低下、ショック**など
5) 乳幼児の持続する高熱による**熱性痙攣の反復・重積、意識障害、せん妄、生命危機**

6) 急激な解熱による**血圧低下、痙攣、ショック**ならびに**解熱鎮痛薬・抗生物質の副作用**（アナフィラキシーショック、胃腸粘膜・腎障害など）

7) 持続・反復・原因不明・予測不可の発熱による**強い不快感や恐怖、不安**など

なお、発熱が重症化した際に現れる所見を**表3**に示す。

表3　重症の指標となる所見

①悪寒戦慄、高熱	⑥著明な白血球増加、または減少
②衰弱した外見	⑦血小板減少
③低血圧、頻脈、頻呼吸、乏尿、意識障害（混濁、せん妄）	⑧点状出血
④心肺機能の低下	⑨代謝性アシドーシス
⑤新しい心雑音	

8. 発熱に対する主な診察と検査

発熱のある患者の診断では、まず感染症かそれ以外の原因によるかの鑑別と重症度・緊急度の診断が優先される。

1）診察

　（1）問診（病歴を含む、**表4**）

　（2）視診、聴診、触診、打診、測定（体温、脈拍、呼吸、血圧）など（**表3**、**図5**）

2）検査

　（1）血液検査：血液一般、赤沈、生化学、白血球数・分画、血小板、CRP、血清蛋白、血液培養など

　（2）尿・便検査（培養を含む）

　（3）胸部・腹部X線検査

　（4）穿刺検査（髄液、胸水、腹水など）

　（5）免疫血清学的検査

　（6）画像検査（超音波検査、CT、MRIなど）

　（7）動脈血ガス分析

　（8）組織検査（必要時、表在リンパ節の生検など）

表4　病歴から得られる診断のための情報

①発熱の経過と程度	⑥ペットの飼育：鳥類、犬・猫などの有無、動物実験用動物や家畜との接触の有無
②随伴症状の有無	⑦海外渡航歴、居住地
③年齢（小児の特異的疾患）と既往歴	⑧性行為感染機会の有無
④心臓弁膜症、抜歯、外傷、中絶などの既往	⑨新しい薬物の服用、予防接種の有無
⑤感染症の流行状態（家庭や職場など）	⑩化学療法、静脈カテーテルなどの治療・処置の有無

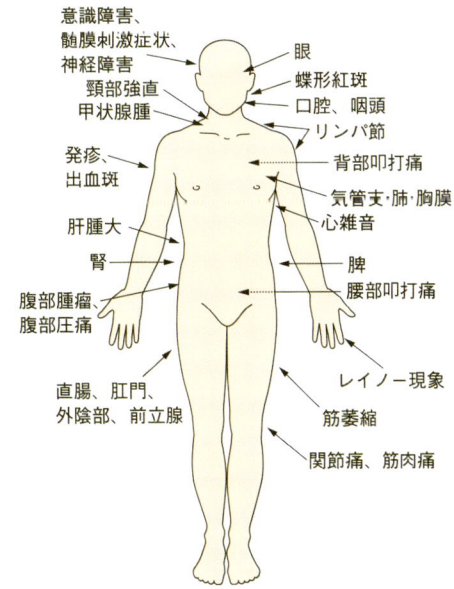

図5　発熱時の診察の要点

9. 発熱に対する主な治療

発熱の原因・誘因はきわめて多様であり、多くの疾患の主要症状の1つである。したがって、一般には、原因疾患に対する治療と同時に以下の1)〜5)治療が行われる。なお、感染性疾患による発熱に加えて、血圧低下、意識障害、痙攣、ならびに嘔吐や下痢などによる脱水がみられるときには、**感染防止対策**と**救急処置**を必要とする。

1) 安静療法
2) 薬物療法：解熱鎮痛薬（**表5**）、抗菌薬など
3) 輸液療法
4) 食事療法
5) 冷罨法など

表5　発熱に用いられる主な解熱鎮痛薬

分類	一般名（商品名）	効果発現メカニズム	主な副作用と注意事項
アニリン系製剤	アセトアミノフェン（アセトアミノフェン、カロナール）	間脳視床下部の体温調節中枢に働きかけて、末梢血管の循環血液量を増加させ、熱放散を促進する	**警告**：重篤な肝障害の発現するおそれ（本剤添付文書参照） **禁忌**：消化性潰瘍、重篤な肝障害、重篤な腎障害、重篤な心機能不全、アスピリン喘息またはその既往、本剤成分過敏症の既往、重篤な血液の異常 **注意**：感染症を不顕性化するおそれ **重大な副作用**：ショック、アナフィラキシー、中毒性表皮壊死融解症、皮膚粘膜眼症候群、急性汎発性発疹性膿疱症、喘息発作の誘発、劇症肝炎、肝機能障害、黄疸、顆粒球減少症、間質性肺炎、間質性腎炎、急性腎障害
サリチル酸系製剤	アスピリン［アセチルサリチル酸］（アスピリン）		**禁忌**：「アセトアミノフェン」参照、サリチル酸系製剤過敏症の既往、出産予定日12週以内の妊婦 **注意**：感染症を不顕性化するおそれ **重大な副作用**：ショック、アナフィラキシー、出血、中毒性表皮壊死融解症、皮膚粘膜眼症候群、剥脱性皮膚炎、再生不良性貧血、血小板減少、白血球減少、喘息発作の誘発、肝機能障害、黄疸、消化性潰瘍、小腸・大腸潰瘍
	アスピリン・ダイアルミネート配合剤（バファリン）		**禁忌**、**注意**、**重大な副作用**：「アスピリン」参照
	スルピリン水和物（メチロン）		**禁忌**：消化性潰瘍、重篤な肝障害、重篤な腎障害、重篤な心機能不全、アスピリン喘息またはその既往、本剤成分またはピラゾロン系化合物過敏症の既往、重篤な血液の異常、先天性 G-6PD 欠乏症 **注意**：感染症を不顕性化するおそれ **重大な副作用**：ショック、皮膚粘膜眼症候群、中毒性表皮壊死症、剥脱性皮膚炎、再生不良性貧血、無顆粒球症、黄疸、急性腎障害
フェニル酢酸系製剤	ジクロフェナクナトリウム（ボルタレン）		**禁忌**：消化性潰瘍、重篤な肝障害、重篤な腎障害、重篤な心機能不全、アスピリン喘息またはその既往、重篤な高血圧症、本剤成分過敏症の既往、重篤な血液の異常、インフルエンザの臨床経過中の脳炎・脳症、妊婦中またはその可能性、トリアムテレンを服用中 **注意**：感染症を不顕性化するおそれ、🚗 **併禁**：トリアムテレン **重大な副作用**：ショック、アナフィラキシー、出血性ショック、穿孔を伴う消化管潰瘍、消化管の狭窄・閉塞、再生不良性貧血、溶血性貧血、無顆粒球症、血小板減少、中毒性表皮壊死融解症、皮膚粘膜眼症候群、紅皮症（剥脱性皮膚炎）、急性腎障害、ネフローゼ症候群、重症喘息発作（アスピリン喘息）、間質性肺炎、うっ血性心不全、心筋梗塞、無菌性髄膜炎、重篤な肝障害、急性脳症、横紋筋融解症、脳血管障害
	（ボルタレンサポ）		**禁忌**：消化性潰瘍、重篤な肝障害、重篤な腎障害、重篤な心機能不全、アスピリン喘息またはその既往、重篤な高血圧症、本剤の成分に対し過敏症の既往、重篤な血液の異常、インフルエンザの臨床経過中の脳炎・脳症、妊婦中またはその可能性、トリアムテレンを服用中、直腸炎、直腸出血または痔疾のある患者 **注意**：感染症を不顕性化するおそれ、🚗 **併禁**：トリアムテレン **重大な副作用**：「ジクロフェナクナトリウム」参照

（つづき）

分類	一般名（商品名）	効果発現メカニズム	主な副作用と注意事項
プロピオン酸系	イブプロフェン（ブルフェン）		**禁忌**：「アセトアミノフェン」参照、重篤な高血圧症、本剤成分過敏症の既往、ジドブジンを服用中、妊娠後期 **注意**：感染症を不顕性化するおそれ **重大な副作用**：ショック、アナフィラキシー様症状、喘息発作、再生不良性貧血、溶血性貧血、無顆粒球症、血小板減少、消化性潰瘍、胃腸出血、潰瘍性大腸炎、皮膚粘膜眼症候群、中毒性表皮壊死症、急性腎障害、間質性腎炎、ネフローゼ症候群、無菌性髄膜炎、肝機能障害、黄疸
	ロキソプロフェンナトリウム水和物（プロドラッグ）（ロキソニン）		**禁忌**：「アセトアミノフェン」参照、妊娠末期 **注意**：感染症を不顕性化するおそれ **重大な副作用**：ショック、アナフィラキシー様症状、無顆粒球症、溶血性貧血、白血球減少、血小板減少、中毒性表皮壊死融解症、皮膚粘膜眼症候群、急性腎障害、ネフローゼ症候群、間質性腎炎、うっ血性心不全、間質性肺炎、消化管出血、消化管穿孔、小腸・大腸の狭窄・閉塞、肝機能障害、黄疸、喘息発作、無菌性髄膜炎、横紋筋融解症
配合剤	イソプロピルアンチピリン.アセトアミノフェン.アリルイソプロピルアセチル尿素.無水カフェイン（SG）	左記4種類の有効成分を含み、解熱・鎮痛効果を発揮する	**警告**：重篤な肝障害が発現するおそれがあるので注意すること。（本剤添付文書参照） **禁忌**：アスピリン喘息（またはその既往）、重篤な肝障害、本剤・ピラゾロン系薬剤またはアミノフェノール系薬剤過敏症の既往 **注意**：🚗 **重大な副作用**：ショック、中毒性表皮壊死融解症、皮膚粘膜眼症候群、急性汎発性発疹性膿疱症、喘息発作（の誘発）、間質性肺炎、間質性腎炎、急性腎障害、劇症肝炎、肝機能障害、黄疸、アナフィラキシー、血小板減少、溶血性貧血
	サリチルアミド.アセトアミノフェン.無水カフェイン.プロメタジンメチレンジサリチル酸塩（PL）	左記4種類の有効成分を含み、感冒・上気道炎に伴う鼻汁、咽頭痛、発熱、関節痛などの症状を改善・緩和する	**警告**：「イソプロピルアンチピリン、アセトアミノフェン、アリルイソプロピルアセチル尿素.無水カフェイン」参照 **禁忌**：アスピリン喘息（またはその既往）、重篤な肝障害、本剤成分・サリチル酸製剤・フェノチアジン系化合物またはその類似化合物に対し過敏症の既往、消化性潰瘍、昏睡状態またはバルビツール酸誘導体・麻酔剤等の中枢神経抑制剤の強い影響下にある者、前立腺肥大等下部尿路に閉塞性疾患、緑内障、2歳未満の乳幼児 **注意**：🚗 **重大な副作用**：アナフィラキシー、剥脱性皮膚炎、再生不良性貧血、汎血球減少、無顆粒球症、溶血性貧血、血小板減少、好酸球性肺炎、乳児突然死症候群（SIDS）、乳児睡眠時無呼吸発作、横紋筋融解症、緑内障

🟠 看護のポイント

第1・2段階　アセスメント・診断

必要な情報	情報分析の視点
1. 発熱の種類・程度・経過（基1 1〜5、基2 1〜7の活用） 　1）健康時と現在の体温、発熱の時期と時刻、程度、持続時間、熱型 　2）発熱以外の全身・局所症状とその経過 　3）体温測定時には、以下の変動要因の有無と程度を同時に調べる。 　　（1）対象の特性による変動要因（年齢、月経周期、妊娠の有無、個人差など） 　　（2）生理的変動要因（運動、入浴、食事・飲酒、精神的興奮、外気温など） 　4）バイタルサイン	1. 発熱の種類・程度の明確化 2. 発熱と随伴症状の発生時期と現在までの経過の明確化 3. 発熱の原因・誘因とそのメカニズムの明確化 4. 発熱の「成り行き」の明確化 ▶最も大切なことは、重症度・緊急度の判定である。とくにショック症状を伴う発熱、熱性痙攣を引き起こしやすい小児の高熱、意識障害を伴う発熱、疾患をもつ高齢者の発熱ならびに発熱と下痢、嘔吐に加え飲水量不足などによる脱水

2. 発熱の随伴症状の有無と程度 （基2 2の活用）

1) 代謝の亢進（熱感、発汗、顔面紅潮など）
2) 循環器系の変化（心拍数・脈拍数の増加、血流速度の亢進、血圧低下など）
3) 呼吸器系の変化（呼吸数の増加、咳、痰、胸痛）
4) 消化機能の低下（食欲不振、舌苔、悪心・嘔吐、腹痛、便秘、下痢、体重減少など）
5) 脱水（口渇、皮膚・粘膜の乾燥、尿量の減少など）
6) 中枢神経症状（頭重感、頭痛、めまい、悪心・嘔吐、倦怠感、集中力低下、意識障害、痙攣など）
7) 白血球数の増加（または減少）
8) 蛋白尿（熱性蛋白）
9) その他（原因疾患の随伴症状など）

3. 発熱の主な原因・誘因と程度

（基1 5、基2 6の活用）

1) 感染症、膠原病、悪性腫瘍、梗塞など
2) 脳出血、脳腫瘍、脳外傷など
3) 薬物の使用（薬剤熱）
4) 転換性障害、神経症などの精神的刺激
5) 熱中症（熱射病）、うつ熱
6) 不明熱
7) 詐熱

4. 発熱に対する診察と検査の結果 （基2 8の活用）

1) 診察：問診、視診、聴診、触診、打診
2) 検査：血液検査（血液一般、赤沈、生化学、白血球数・分画、血小板、CRP、血清蛋白、血液培養など）、尿・便検査（培養を含む）、胸部・腹部X線検査、穿刺検査、免疫血清学的検査、画像検査（超音波、CT、MRIなど）、動脈血ガス分析、組織検査など

5. 発熱に対する治療内容と効果・副作用 （基2 9の活用）

必要時、感染防止対策と救急処置

1) 安静療法
2) 薬物療法
3) 輸液療法
4) 食事療法
5) 冷罨法など

6. 発熱の「成り行き」の有無と程度 （基2 7の活用）

7. 発熱と検査・治療などに対する患者や家族の反応と期待

などの場合は、緊急の対応を必要とする。

▶ 発熱は、感染症によるものが多いが、その他の原因でも発生する。そこで、発熱前の活動状況（海外渡航歴、ペット飼育、野外活動など）や使用薬物などを含む多角的な情報収集と分析が重要である。

▶ 熱型は、解熱鎮痛薬、抗菌薬の与薬などにより変化しやすい。また疾患によっては、特徴的な熱型を示すことがある。そこで、医師の診断や治療効果判定などにも役立つよう体温と与薬について正確に記録する必要がある。

▶ 体温は個人差があることから、各患者が該当する性別・年齢の集団の平均・基準値と、その人の健康時の値とを照合して発熱の程度などを比較・判定することが重要である。

▶「成り行き」として以下の問題を生じやすい。

1) 発熱に伴う頭痛や関節痛、めまい、倦怠感などによる**日常生活動作行動の低下**
2) 不感蒸泄と発汗の増加、経口的水分摂取の不足と嘔吐や下痢などによる**体液・電解質のアンバランス、とくに脱水、pHの異常**
3) 肝臓・筋肉・脳をはじめ全身の代謝亢進に伴うエネルギーと酸素の消費増大と、食欲低下や消化機能低下などに伴う栄養摂取不足に起因する体力と抵抗力の低下による**褥瘡や耳下腺炎、肺炎などの二次感染**
4) 脱水に加え、末梢血管の過度な拡張に伴う循環不全による**不穏状態、意識障害、心機能低下、ショック**など
5) 乳幼児の持続する高熱による**熱性痙攣の反復・重積、意識障害、せん妄、生命危機**
6) 急激な解熱による**血圧低下、痙攣、ショック**ならびに**解熱鎮痛薬・抗生物質の副作用（アナフィラキシーショック、胃腸粘膜・腎障害**など）
7) 持続・反復・原因不明・予測不可の発熱による**強い不快感や恐怖、不安**など

第3段階	看護計画の立案

● **目標設定の視点**　1. その人の健康時の体温に近づき、さらに戻る。
　　　　　　　　　　2. 発熱に伴う随伴症状が軽減・消失する。
　　　　　　　　　　3. 体力の消耗が最小限に抑えられ、安楽になる。
　　　　　　　　　　4. 少なくとも「成り行き」にあげた問題を起こさない。

● **対策の立案**　対象固有の発熱の原因・誘因ならびにそれによる発生・悪化のメカニズムをふまえたうえで対策を選択・決定する。
　　発熱は、エネルギーの消耗が大きいばかりでなく、それ自体が心身に激しい苦痛をもたらす。したがって、原因・誘因が不明であろうとも、まず苦痛を緩和することに重点をおく必要がある。　　　　　　　　　　（基1 1〜5、基2 1〜9の活用）

	対策の種類	対策の根拠
観察（OP）	1. 発熱の程度とバイタルサインの変化 2. 発熱の随伴症状の変化 3. 発熱の原因・誘因の好転・悪化 4. 発熱に対する診察と検査結果の変化 5. 発熱に対する治療内容と効果・副作用 6. 発熱の「成り行き」の有無と程度 7. 発熱と検査・治療などに対する患者や家族の反応と期待 ※観察の細かい項目は、アセスメント・診断段階と同じであるため省略する	1〜7の観察項目は、その患者が目標に近づいているか否かを最も端的に表す情報となる。 ▶ 1、2は、治療・看護の緊急性の判断にとって重要である。発熱の程度の変化は、とくに解熱鎮痛薬、抗菌薬などの与薬と関連づけて観察・記録する。 ▶体温は、個人差のみならず、日内変動、食物摂取、運動、入浴、精神的興奮などの変動要因に影響されるので、これらを配慮して正確に測定する。 ▶発熱による脱水状態を予防・早期発見するには、左記項目に加え、飲水量、食事摂取量、尿量、便量、とくに下痢時の便量（水分量：泥状便80〜90%、水様便90%以上）、発汗などを含む水分出納ならびに体重や血液や尿などの検査値にも注目する。
看護療法（TP）	1. 冷罨法の施行（氷嚢、氷枕の貼用、冷湿布、冷水などによる清拭） 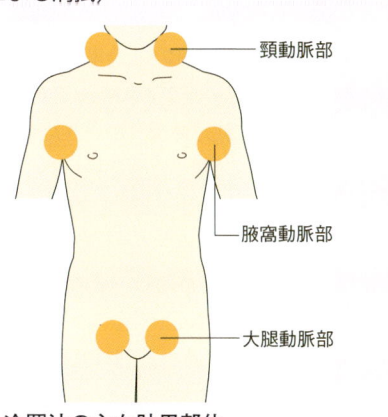 図6　冷罨法の主な貼用部位	▶熱の伝導、すなわち身体の熱は冷たい物体へ向かって移動することから、冷罨法は血液を冷却して体温を下げる効果がある。したがって罨法貼用部位は、動脈が体表面近くに走っている部位を選ぶ（**図6**）。（基1 2、基2 2、9の活用） 　• 冷罨法は、皮膚冷覚の刺激によって局所ならびに全身に気持ちよさを感じさせ、随伴症状を軽減して心身の安楽を促す。 　• 冷却は、痛覚を鈍くしたり、消失させて、頭痛や頭重感などの緩和にも役立つ。

頸動脈部

腋窩動脈部

大腿動脈部

2. 衣類・寝具類の調整	▶体温の変化に応じて衣類・寝具の調整を行うことは、発熱に伴う寒気やふるえを最小限に抑えたり、体温の上昇や不快感を緩和する。3. の部屋の温度・湿度の調節と併せて行うことが大切である。
1）悪寒時には、寝具類、電気毛布、アンカ、湯タンポなどで全身を保温する	
2）体温が上昇したら、1）を取り除く	
3）発汗時には適宜、寝衣・寝具類を交換する	▶発汗による不快感や二次感染を防ぐ。
4）大量の発汗が持続する場合は、肌と寝衣の間にタオルを入れタオルのみを交換する	▶更衣による疲労を防止するための工夫である。
3. 環境調整	
1）悪寒時には、室温をやや高くする	▶悪寒時には、体温調節レベルの高温値に血液温度を近づけ、さらにそのときに生じる悪寒・戦慄を最小限にするために、室温をやや高くする。
2）体温上昇時には、室温をやや低めに調整する	▶高温多湿は、不感蒸泄を妨げ、不快感をもたらし、また体温上昇の原因にもなる。適切な室温調整は、不必要なエネルギーの消耗を防ぎ、さらに精神的鎮静にも役立つ。患者の好みを配慮する。
3）騒音、直射光線、照明、汚れた空気や臭気などによる刺激を避ける	▶発熱は、心身全体に影響し、そのバランスを崩す。したがって、その崩れを最小限にとどめるために、患者の好みを取り入れ、刺激となるものをできる限り避ける。（基1 2、基2 2、7 の活用）
4. 水分摂取と食事の援助	▶発熱時には、エネルギーおよび水分を摂取して肝臓、筋肉、脳をはじめ全身の代謝機能を維持する必要がある。（基2 2、7 の活用）
1）水分・電解質の補給（水分出納や電解質の検査データに基づいて均衡を維持する）	▶発熱時には、発汗や不感蒸泄が増し脱水の危険性が高くなるため、のどの渇きなどの患者の主観的データのみに依存するのではなく、客観的なデータも併せて根拠にし、水や電解質の補給を行う。水分を一度に多く飲むと、排尿を促し有効利用されにくいので、少量ずつ頻回に飲むことが望ましい。したがって、飲み物の量の目安、飲水にかける時間を提示し、同時に好みの温度の維持の工夫なども行って、飲みやすくする。
2）高蛋白、高エネルギーで消化しやすいもの	▶高熱時の蛋白質の燃焼率は、健康時の3～4倍となる。糖質でエネルギーをカバーしようとすると代謝が増し、体重減少をきたしやすい。脂質は、消化機能の低下、食欲不振があって摂取しにくい。これらのことから、高エネルギーならびに良質な蛋白質を十分摂取する必要がある。さらに、消化機能が低下するため、その負担を増さないよう、残渣の少ない食品を選ぶ。
3）ビタミン類の補給	▶代謝が亢進すると、ビタミンの消耗も大きくなる。

<table>
<tr><td rowspan="6">看護療法（TP）</td><td>4）食欲を増す工夫（患者の嗜好、分食、温度、味付け、盛り付けなど）</td><td>▶発熱は、消化機能の低下や食欲不振を引き起こすため、左記のような工夫が大切である。</td></tr>
<tr><td>5. 清潔の援助
　1）口腔内の清潔
　　（1）歯みがき、口腔清拭、含嗽など

　2）口唇、鼻腔、眼瞼の清潔と保護
　　（1）口唇乾燥にはホウ砂グリセリン、ワセリン、リップクリームを塗布する
　　（2）眼瞼はホウ酸綿で清拭する
　3）陰部、殿部および全身の清潔</td><td>▶細菌の繁殖を防ぎ、口内炎、耳下腺炎、呼吸器系などの二次感染を予防する。また、発熱による口腔の乾燥を頻回な含嗽で予防する。
▶皮膚や粘膜は、発熱により乾燥し傷つきやすくなる。また眼脂の分泌増加は、眼の炎症を起こしやすい。

▶発汗による不快感を軽減し、皮膚呼吸を促し、皮膚を保護する。また、二次感染や褥瘡を予防する。（基2 2、7の活用）</td></tr>
<tr><td>6. 安静の保持と日常生活動作行動の援助</td><td>▶1℃上昇するごとに、代謝は約13％増加する。安静は、代謝を最小限にし、エネルギーの消耗を防ぎ、病状の悪化を防ぐのに有効である。したがって、発熱の状態、随伴症状、バイタルサイン、患者の訴えなどを総合して判断し、適切に援助する。（基1 2、5、基2 2の活用）</td></tr>
<tr><td>7. 体位の工夫と体位変換
　1）枕、離被架、ギャッチベッドなどを使用し、安楽な体位にする
　2）適時、体位変換を行う</td><td>▶発熱時は、腰背部痛、関節痛、倦怠感、心悸亢進などのような多様な全身・局所の症状を伴いやすいため、できる限り安全、安楽な体位を工夫する。さらに、高熱が長時間持続すると、自力による体位変換が困難となり、沈下性肺炎、褥瘡、腸蠕動低下などの合併症を起こしやすい。したがって、体位変換も重要となる。（基2 2の活用）</td></tr>
<tr><td>8. 薬物療法の管理</td><td>▶発熱時に生じやすい頭痛や関節痛は、発熱による末梢血管の拡張や呼吸数の増加が、中枢神経や末梢神経を刺激して発生・増強する。したがって、血管の収縮を促す冷罨法に加え、解熱鎮痛薬などが使用される。しかし、解熱鎮痛薬の乱用は、熱型を乱して診断を妨げたり、熱の急激な上昇・下降による体力消耗を増大させる。また、急激な解熱に伴い血圧低下や、ショックを引き起こすこともある。そのためこれらの薬物の使用時には全身状態を観察することが重要である。とくに乳幼児、重症患者や高齢者の場合は、より厳重な観察を要する。（基2 2、7〜9の活用）</td></tr>
<tr><td>9. 輸液療法の管理</td><td>▶発汗や不感蒸泄などによって、体液や電解質の平衡が乱れ、かつ経口摂取が困難な場合は、輸液療法が行われるため、その準備と観察・記録・管理を十分行う。（基2 2、7〜9の活用）</td></tr>
</table>

35
発熱

看護療法（TP）	10. 精神心理的支援	▶長期にわたり発熱が持続する場合は、身体的問題のみならず不安や治療への不信などの精神心理的問題が生じやすい。患者の苦悩を考慮した対応と医療情報の適切な提供が重要である。
教育（EP）	1. 体温の測定値やその変化、および随伴症状などの主観的データを報告できるように指導する	▶発熱の経過観察のみにとどまらず、発熱による心身の苦痛を取り除くには、患者の主観的情報の提供が重要になる。また、不明熱の場合には、原因疾患の最終的な診断へと導く有効な資料になる。（基2 2、4、5の活用）
	2. 前記の看護療法項目 1 〜 10 の必要性を説明し、患者や家族が自ら積極的に療法に参加できるよう指導する。とくに脱水の危険性については十分に説明し、その徴候の見方や水分摂取の重要性と摂取方法について指導する	▶患者や家族が自ら発熱による心身の苦痛を緩和し、悪化を防止するためには、これらの指導を必要とする。（基1 2、5、基2 2、7の活用） ▶脱水症予防の指導は、乳幼児や高齢者の家族にはとくに徹底し、水分出納の記録と報告について協力を求める。

第3・4段階　看護計画の立案・実施時の留意点

1. 総合的な観察の重要性

　発熱は、一種の防御的な生理的反応であるが、感染や炎症およびその他の疾病の重要な徴候でもある。したがって観察時は、現病歴の情報や発熱の程度と持続時間、熱型などに加え、全身・局所の症状ならびに検査値などを総合的に把握・検証し、必要時医師に報告する必要がある。

2. 正確な体温測定と記録の指導

　患者の条件に応じて最も適した体温測定法を用いる。食事・運動・入浴直後を避け、また片麻痺の患者では、麻痺側の腋窩温が低いことから、健側の腋窩を選ぶなど、各患者の留意事項も事前にチェックし、さらに測定条件を一定にして正確に測定する。患者や家族にも、測定方法や記録方法について具体的に説明・指導する。

3. 高熱時は解熱を積極的に

　40℃を超える高熱では、合併症を起こす危険性が高いことから積極的に解熱をはかるのが一般的である。とくに、乳幼児の熱中症によるうつ熱、年齢を問わず発症する脳疾患、薬物によって熱産生が異常に亢進する悪性高熱症などは、体温調節機能の未熟あるいは障害による高体温症であり、早期に適切な治療・全身管理を行わないと、ときとして死をまねくこともあるため注意する。

4. とくに注意を要する対象者

　高齢者は、体温調節機能の低下によって発熱しにくい傾向がある。加えて口渇を感じる感受性が低下しているために脱水を自覚しにくい。また肝臓や腎臓の機能低下、循環器系の予備能力の低下がある。したがって、体温のみでなく全身を観察し、脱水をはじめとする「成り行き」に留意する。加えて解熱鎮痛薬使用時は、血圧低下やショックに留意した観察とケアが重要である。

　乳幼児についても高熱になる危険性が高いうえに、訴えることができないなどから脱水に陥ったり、熱性痙攣を起こしやすいので、総合的な観察と同時に早目に適切な予防的ケアを行うことが重要である。

　妊婦やてんかん、重篤な心肺疾患、悪性腫瘍などの患者も、発熱の影響を大きく受けるため、早めの対応が重要である。

5. 安静保持

　安静の保持は、発熱による不安や苦痛などが緩和され、さらに発汗による皮膚、衣類・寝具類などの湿潤や不適切な環境などが調整されたときに、はじめて可能となる。したがって、安静の保持をはかるには、ま

ずこれらの援助に目を向ける必要がある。

6. 感染症への対応

　感染症が疑われる患者に接する場合は、病原菌・感染経路によりそれぞれ的確な感染防止対策をとることが自己への感染防止にとどまらず、自己を介して他患者、職員、面会人などへの感染拡大・集団感染を防止するうえで最も重要である。

　感染防止対策の第1は、医療従事者が自己の着用すべき PPE（personal protective equipment、**個人防護具**）について事前に確認し、正しく着用することである。

　第2は、感染の機会になりやすい個々の患者の看護ケア場面を明らかにすることである。とくにおむつ交換や膀胱留置カテーテル装着を含む排泄ケア、口腔・鼻腔ケア、気管吸引、点滴静脈内注射や血管内留置カテーテルなどによる輸液の管理、清拭、さらにベッド、リネン類、床頭台、カーテン、床、ドアノブなどの清掃・消毒をはじめとする環境整備などについて各患者ごとに必要項目を明らかにし、ケアの前・中・後の具体策を立案・実施・評価する必要がある。その際用いる消毒薬とその濃度についても、各施設における取り決めを感染対策マニュアルに沿って、誰でも、いつでも事前に確認できるようにしておく必要がある。

　第3は、感染予防に関する教育・指導を職員のみならず、患者と家族、面会人などが実践できるよう具体的に実演を含めて行うことが重要である。

第5段階　評価の視点

1. 目標に近づいたか否か

　1）その人の健康時の体温に近づき、さらに戻ったか。

　2）発熱に伴う随伴症状が軽減・消失したか。

　3）体力の消耗を最小限に抑え、かつ安楽になったか。

　4）「成り行き」にあげた問題［1）日常生活動作行動の低下、2）体液・電解質のアンバランス、とくに脱水、pHの異常、3）褥瘡や耳下腺炎、肺炎などの二次感染、4）不穏状態、意識障害、心機能低下、ショックなど、5）熱性痙攣の反復・重積、意識障害、せん妄、生命危機、6）急激な解熱による血圧低下、痙攣、ショック、ならびに解熱鎮痛薬・抗生物質の副作用など、7）持続・反復・原因不明・予測不可の発熱による強い不快感や恐怖、不安など］を起こさなかったか。

2. 看護過程、とくに看護計画の評価・修正

　患者や家族の状態や行動が目標に近づいていない場合は、看護過程、とくに看護計画の立案段階のどこに問題があったのか、さらに診断段階に誤りがなかったかなどを追究する必要がある。

引用・参考文献
1）吉利和ほか編：内科診断学．第9版，金芳堂，2004.
2）矢﨑義雄ほか編：内科学．第11版，朝倉書店，2017.
3）小川聡ほか編［内藤俊夫］：発熱．内科学書，第8版，p.312〜317，中山書店，2013.
4）寺田浩明ほか：特集 発熱の診かた．救急受診時のアプローチ，診断と治療，95（7）：1001〜1006，2008.
5）野口善令：特集 発熱の診かた．原因不明の急性熱性疾患へのアプローチ，診断と治療，95（7）：979〜985，2007.
6）小濱啓次編：救急マニュアル．第3版，医学書院，2005.
7）井村裕夫編：発熱．わかりやすい内科学．第4版，p.931〜932，文光堂，2014.

36 出血傾向

bleeding tendency

●オリエンテーション・マップ

出血傾向の4大要因とその障害疾患 (p.553)

1) 先天性・後天性の血管とその支持組織の障害
- (1) 血管壁の脆弱性亢進
- (2) 血管壁の透過性亢進
- (3) 血管に対する外力などの刺激の増大

2) 血小板の異常
- (1) 血小板数の減少(産生低下、崩壊亢進、消費亢進など)
- (2) 血小板機能の異常(先天性、後天性)

3) 血液凝固障害(先天性、後天性)
- (1) 血液凝固因子の生成異常
- (2) 血液凝固因子の過剰消費

4) 線溶系の異常
- (1) 線溶抑制の低下
- (2) 線溶活性化の亢進

誘因 (p.558)

- 1) 物理的刺激
- 2) 運動
- 3) かたい食物の摂取やかたい毛の歯ブラシ使用
- 4) 激しい咳嗽、くしゃみ・強い鼻かみや努責
- 5) 温熱刺激、飲酒
- 6) 薬物の副作用
- 7) 注射や採血
- 8) 皮膚・粘膜の乾燥

出血傾向

随伴症状 (p.559)

- 1) 出血部位の熱感、疼痛、腫脹、不快感など
- 2) 紫斑
- 3) 出血に対する恐怖・不安など

成り行き(二次的問題 p.559)

- 1) 貧血
- 2) 全身の感染
- 3) 主な局所出血による問題
  - (1) 気道閉塞、呼吸困難
  - (2) 意識障害、痙攣、運動・感覚麻痺
  - (3) 視野狭窄、視力低下
  - (4) 血尿、排尿時痛、腹痛
  - (5) 吐血、下血、腹痛、食欲不振
  - (6) 関節の腫脹・圧痛・可動域制限
- 4) 出血性ショック
- 5) DIC(播種性血管内凝固症候群)、死など

観察OP (p.564)

看護療法TP (p.564)・教育EP (p.567)

発症・再発・増悪予防
1. 心身の安静
2. 転倒・打撲・外傷の予防
3. うっ血の防止
4. 皮膚・粘膜の保護と保清
5. 感染予防
6. 薬物療法の管理
7. 補充療法の管理
8. 食事の援助
9. 排泄の援助

処置
1. 心身の安静
2. 冷罨法
3. 圧迫法
4. 体位の工夫
5. 薬物療法の管理
6. 補充療法の管理
7. 大量出血時の救急処置

■ 基礎的知識

<table>
<tr><td>

1. 出血傾向の定義

</td><td>

出血とは、血管の破綻によって液体成分である血漿と細胞成分である赤血球、白血球、血小板などが血管外に出ることをいう。

出血傾向（出血素因）とは、これといった外傷や出血をきたす病変などの原因がなくとも出血したり、わずかな外力で多量に出血したり、あるいはなかなか止血しない状態、またはいったん止血しても再び出血する状態などを総称している。

</td></tr>
<tr><td>

2. 止血のメカニズム

</td><td>

健康な身体では、止血機構によって容易に出血せず、また出血してもすぐ止血する。その止血のメカニズムについて、以下に述べる。

1）血小板の産生と崩壊

止血には、血液成分のうちの**血小板**が重要な役割を果たしている。血小板は、骨髄の血小板の細胞から生成される直径 $2 \sim 5 \mu m$ の不整形の小体で、循環血液 $1 \mu L$ の中に 15 万～ 35 万個存在している。この血小板は、赤血球や白血球と同様に血漿中の液性因子（トロンボポエチン）によって調節されていると考えられている。血小板の寿命は 8 ～ 10 日間で、脾臓において壊される。

2）止血のメカニズム

止血は、一次止血と二次止血に分けられる。**一次止血**は、出血が起こったとき最初に作動する止血機序で、主として血管壁・周囲支持組織と血小板が関与している。**二次止血**は、一次止血に後続する血液凝固のメカニズムが関与している。つまり、止血は、**(1) 血管と周囲支持組織**、**(2) 血小板**、**(3) 凝固因子**の**三大要因**ならびに**(4) 線溶系**などの協同作用によって行われる。

＜一次止血＞

①血管壁は、損傷すると反射的に収縮し、出血をくい止めるように働く。細小血管からの出血時は、**血管収縮**が血液量を減少させ、それによって止血する（**図 1 -ⓐ**）。

②さらに、血管内皮細胞がはがれて血管腔内に血管内皮からのコラーゲン線維が露出すると、血小板はそれに付着する。これを**血小板粘着**という。この血小板粘着には、血漿中の**フォン・ウィルブランド因子**（**vWF**：von Willebrand factor）を必要とし、これによって**血小板凝集**を起こす。続いて**アデノシン二リン酸**（**ADP**：adenosine diphosphate）および血小板表面でつくられる微量の**トロンビン**によって血小板の粘液変性が起こる（**図 1 -ⓑ**）。

③血小板の粘液変性により、互いの血小板は凝集し、**血小板血栓形成**を起こす。こうしてできた血小板血栓は機械的にもろく、血流・外力などにより再び崩壊しやす

</td></tr>
</table>

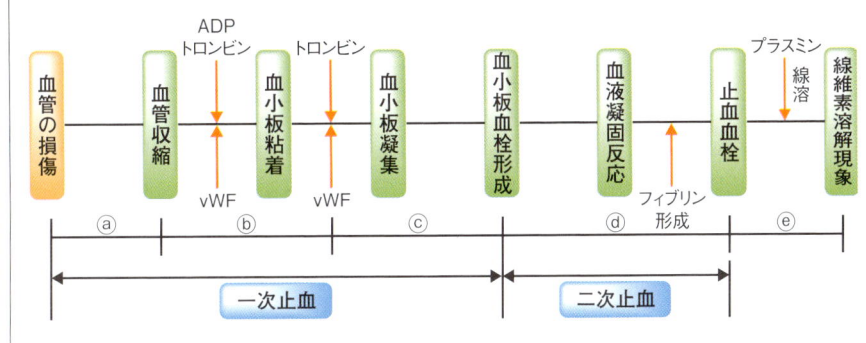

図1　止血のメカニズム（一次止血と二次止血）

いため、次のステップで補強される（**図1-ⓒ**）。

＜二次止血＞

一次止血を補強して止血を完成させるために局所に血液凝固が起こり、血小板その他の細胞間に**フィブリン**が析出し、あたかも石垣の石の間をセメントで補強するように**止血血栓**を強固にする。

④血液凝固のメカニズムは、**図2**に示すように凝固因子が複雑に関係し合っている。そのしくみは、内因系と外因系の2つに大きく分けられる。

内因系は、障害された血管の血液が異物、主に血管内皮のコラーゲンなどに接触すると、5〜10分後には血管内皮の表面で第Ⅻ因子が活性化され、活性化第Ⅻ因子（第Ⅻa因子）となり、**図2**のように次々とほかの凝固因子を活性化する。

外因系では、損傷後15秒以内に、その組織から遊離した組織トロンボプラスチン（第Ⅲ因子）が血液中の第Ⅶ因子、カルシウムイオン（第Ⅳ因子）と複合体をつく

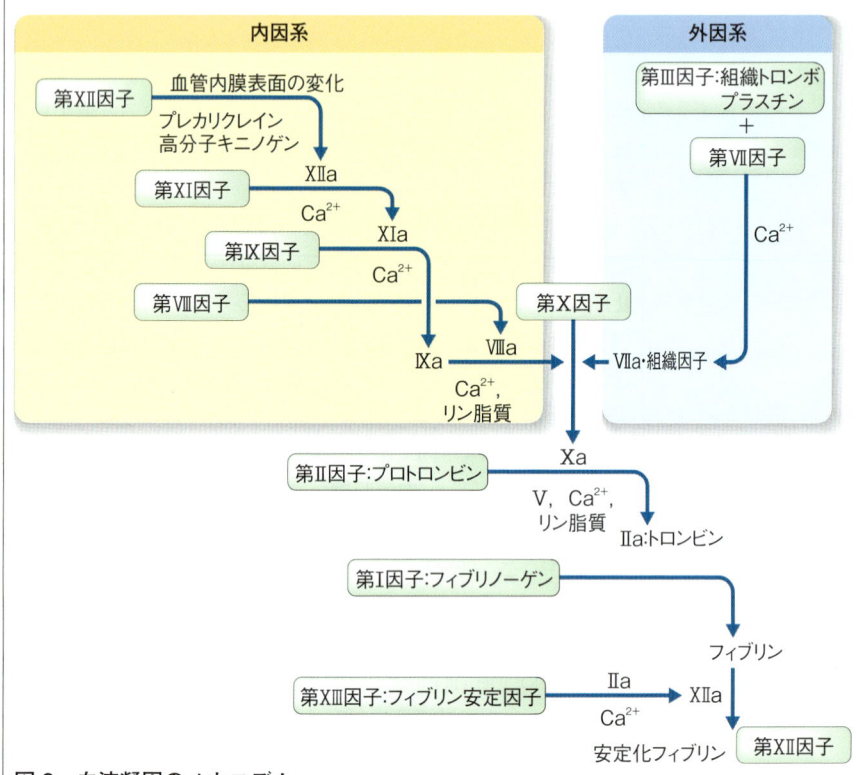

図2　血液凝固のメカニズム

表1　血液凝固因子の名称

国際命名法	慣用語	国際命名法	慣用語
第Ⅰ因子	フィブリノーゲン	第Ⅸ因子	血漿トロンボプラスチン因子（PTC）
第Ⅱ因子	プロトロンビン	第Ⅹ因子	ステュアート-プロア因子
第Ⅲ因子	組織トロンボプラスチン	第Ⅺ因子	血漿トロンボプラスチン前駆因子（PTA）
第Ⅳ因子	カルシウムイオン（Ca^{2+}）		
第Ⅴ因子	不安定因子	第Ⅻ因子	接触因子
第Ⅵ因子	（欠番）	第ⅩⅢ因子	フィブリン安定因子
第Ⅶ因子	安定因子	プレカリクレイン	フレッチャー因子
第Ⅷ因子	抗血友病因子（AHG）	高分子キニノゲン	フィッツジェラルド因子

り、第Ⅹ因子を活性化する。内因系、外因系とも第Ⅹ因子活性化後は同じ過程をたどる。すなわち活性化第Ⅹ因子（第Ⅹa因子）は、ほかの因子と複合体をつくり第Ⅱ因子（**プロトロンビン**）を**トロンビン**に活性化する。このトロンビンは、第Ⅰ因子（**フィブリノーゲン**）に作用し、**フィブリン**（線維素）が形成され凝固が完成する。トロンビンは凝固反応を促進する重要な働きを担っている（**図1-ⓓ**、**図2**、**表1**）。

⑤止血が終わったのち、不要となった不溶性フィブリンは、蛋白分解酵素の1つである**プラスミン**によって溶解され除去される。この止血のメカニズムの仕上げが、線溶系の亢進による**線維素溶解（線溶）現象**である。この機能が適切に作用する必要があるが、行き過ぎると、できあがったフィブリンが十分固まらないうちに溶解されることになり、**再出血**を起こすことになる（**図1-ⓔ**）。

3. 出血傾向の分類・原因・誘因ならびにメカニズムと特徴

出血傾向の発生機序は、1）血管・周囲支持組織の障害による出血、2）血小板の異常による出血、3）血液凝固障害による出血、4）線溶系の異常による出血、の4つである。これらの出血を引き起こす代表疾患とそのメカニズムならびに特徴を以下に述べる。

大分類	小分類	主な原因・誘因	メカニズムと特徴
1）血管・周囲支持組織の障害による出血		健全な血管は、種々の物質交換を行うが、赤血球や白血球、血小板は通さない。また血管は、破綻しても損傷血管壁への血小板の付着と凝集によって自ら修復して止血する機能（**一次止血**）をもっている。しかし、血管壁の構造上の変化や血管周囲支持組織に異常が生じると、血管壁の透過性が亢進したり、血管壁がもろくなって出血が起こる。	
		①先天性の血管障害 　a. 遺伝性出血性末梢血管拡張症（オスラー病）	▶遺伝性の血管形成異常（血管内皮障害）。常染色体優性遺伝で、末梢血管拡張が全身あるいはさまざまな臓器に生じると同時に蛇行がみられ、その部分の血管壁がきわめて薄くなる。そのため脆弱な部位が破綻して出血を繰り返すとともに、破綻しても血管が収縮しないために出血が持続する。
		②後天性の血管や周囲支持組織の障害 　a. アレルギー性紫斑病（シェーンライン-ヘノッホ紫斑病）	▶食物（ミルク、卵、魚肉など）や感染（溶連菌、アデノウイルス、B型肝炎ウイルスなど）、薬物（抗生物質など）のアレルゲンに対する過敏反応によって血管内皮の脆弱性が亢進する。小児に多く、上気道感染症に続いて多発性関節炎、腹痛とともに点状出血斑をみる。血尿、蛋白尿を伴う糸球体腎炎を併発することもあるが、多くは数週間で改善する。
		b. 単純性紫斑（病）、老人性紫斑（病）	▶血管の抵抗性の低下により、赤血球が漏れて紫斑を生じる。単純性紫斑病は女性に多く、過労時や月経時などに多発しやすい。予後良好であるが、再発しやすい。老人性紫斑病では、老化に伴うコラーゲンなどの血管支持組織の脆弱性が亢進して血管が破れやすくなり、物理的刺激を受けるなどによって不整形の紫斑・点状出

血が手関節、手背などの露出部に生じる。

<table>
<tr><td rowspan="3">1)
血管・周囲支持組織の
障害による出血</td><td>c. 壊血病（ビタミンＣ欠乏症）</td><td>▶ビタミンＣの欠乏によりコラーゲン合成が障害され、結合組織、コラーゲン線維などの生成に支障をきたし、毛細血管内皮細胞結合力の低下によって血管が脆弱になり、出血しやすくなる。ビタミンＣの摂取不足が主な原因であるために徐々に発症する。皮膚・粘膜に点状出血をきたし、筋・骨膜にも出血する。</td></tr>
<tr><td>d. ステロイド紫斑病</td><td>▶中等度以上の副腎皮質ステロイド外用薬の長期連用やステロイド長期全身与薬によって血管支持組織と血管壁の脆弱性が亢進すると、外力を受けやすい手背・前腕などに点状あるいは不整形斑状の紫斑を生じる。</td></tr>
<tr><td>e. クッシング症候群</td><td>▶副腎皮質ステロイドホルモンの１つであるコルチゾールが過剰に分泌されることにより、副腎皮質ステロイド薬の長期与薬と同様のメカニズムで皮下出血する。</td></tr>
</table>

血小板は、骨髄の巨核球から生成される核がなく不整形の小体である。血小板の崩壊は主に脾臓で行われ、その寿命はおおよそ８〜10日である。健康な人の血小板数は15万〜35万/μLである。

血小板の異常には、数的異常である血小板数の減少と、質的異常である血小板機能異常があり、これらによって血小板機能の粘着能、凝集能、放出能（線溶系）のいずれかが障害されて凝固過程に支障をきたし、出血が起こる。

①血小板産生能の障害

<table>
<tr><td rowspan="2">2)
血小板の異常による出血</td><td rowspan="2">(1)
血小板数の減少</td><td>a.ファンコニー症候群、遺伝性血小板減少症</td><td>▶血小板減少の原因は明らかでない。多くは、新生児期にみられ、骨、腎臓、心臓などの先天性奇形を併発することが多い。</td></tr>
<tr><td>b.再生不良性貧血
c.骨髄異形成症候群
d.急性白血病
e.悪性腫瘍の骨髄浸潤
f. 放射線障害
g.薬物（抗がん薬など）
h.栄養障害（ビタミン B_{12}・葉酸欠乏など）
i. ウイルス感染</td><td>▶原因となる疾患や物質により、骨髄の造血機能が障害され、血小板の産生能が低下する。</td></tr>
</table>

②血小板の崩壊亢進

a.特発性血小板減少性紫斑病（ITP：idiopathic thombocytopenic purpura）

▶自己免疫機序の関与により血小板の寿命が短縮すると考えられている。病型は６か月以内に治癒する急性型と６か月以上に経過が遷延する慢性型がある。急性型は小児に多く、性差はみられない。また、ウイルス感染症が主な原因とされる。慢性型は思春期以降の女性に好発する（**表2**）。また、一部はヘリコバクター・ピロリ菌が原因といわれている。本症は、厚生労働省の指定難病の１つになっている。

表2 急性ITPと慢性ITPの比較

	急性型	慢性型
起始	急激	緩徐
先行する感染症	しばしばあり	まれ
好発年齢	小児	思春期以降
性別（男性：女性）	1：1	1：3
血小板数2万/µL以下	63%	46%
経過	6か月以内に治癒	6か月以上遷延
自然寛解	80〜90%	まれ

（堀田知光：出血性疾患の治療と看護. 血液・造血器疾患の治療と看護［堀田知光, 横田弘子編］. p.156, 2002. 南江堂より許諾を得て転載）

2）血小板の異常による出血

(1)血小板数の減少

b. 血栓性血小板減少性紫斑病（TTP：thrombotic thrombocytopenic purpura）
▶血管壁に一次的に障害が起こり、血管内皮細胞が欠損して、そこに血小板が粘着・凝集する。それによって凝固過程が進行し、多数の血栓を生じる。つまり血小板が大量に消費され、結果的に血小板数が減少する。新生児から高齢者まですべての年齢に発症するが、20〜40歳にとくに多い。TTPには血小板減少症、溶血性貧血、精神神経症状の三大徴候のほかに発熱、腎障害を伴う。

c. 薬物性血小板減少症
▶薬物添加により抗血小板抗体が出現し、血小板が崩壊ないし障害されるために血小板数の減少が生じると考えられている。血小板数の減少は、与薬開始後一定期間（少なくとも1〜2週間）をおいてから起こる。

(2)血小板機能の異常

①先天性血小板機能異常
▶血小板数は正常であるが、出血時間の延長、血餅退縮時間の障害、血小板凝集の低下などがみられる。

a. 血小板無力症
▶血小板の数および形態、ADPなどによる血小板凝集の欠如を特徴とする常染色体性劣性遺伝である。出血症状は、表在性で皮膚・粘膜に多くみられ、軽度である。問題になりやすいのは、外傷や手術後の止血不全である。

b. ベルナール - スーリエ症候群
▶本症候群は常染色体劣性遺伝病で、血小板の粘着能の障害によって出血傾向を示す。

②後天性血小板機能異常
a. 尿毒症
b. 肝疾患
c. 薬物（アスピリン、チクロピジン塩酸塩など）
▶血小板の機能自体は正常であるが、腎機能・肝機能不全などによって血中に蓄積する物質が血小板機能を障害する。

3）血液凝固障害による出血

(1)血液凝固因子の生成異常
先天性・後天性の血液凝固因子の欠如、凝固機能をもたない凝固因子の産生、凝固因子の生成低下、あるいは凝固因子の過剰消費、凝固因子の溶解による凝固因子の減少などによる血液の凝固障害である。なお、血液凝固障害による出血時の圧迫止血は、下記の出血のメカニズムからみて効果が低い（**図2**、**表1**参照）。

①フォン・ウィルブランド病
▶粘膜出血を特徴とする常染色体優性遺伝の疾患であり、血小板数は正常である。血漿中のvWF因子の量的欠損

（1型）または質的異常（2型）が原因であり、これらは血小板粘着および血小板血栓形成などの一次止血に重要な役割を果たしているため、その欠乏により血小板機能に障害をきたす。

a. その他の凝固因子欠乏症

▶第Ⅴ・Ⅶ・Ⅷ・Ⅱ（プロトロンビン）因子および第Ⅰ（フィブリノーゲン）因子などの欠乏により、血液凝固障害をきたす。

②先天性凝固障害
a. 血友病

▶血液凝固因子の**第Ⅷ因子**（血友病 A）あるいは**第Ⅸ因子**（血友病 B）の先天的欠乏ないし低下は、内因性凝血過程の遅延をまねくとともに、第Ⅹ因子の活性化が遅れ、さらにはフィブリノーゲンからフィブリンへの転換に必要なトロンビンの生成を障害する。凝固時間は延長するが、出血時間は正常である。血友病 A・B ともに**伴性劣性遺伝**であり、男性に発病し、女性は保因者となることが多い。深部組織への出血が特徴的で、関節・後腹膜・筋肉内出血、皮下血腫などが現れる。

③後天性凝固障害
a. ビタミン K 欠乏（新生児の授乳量の減少、抗生物質の長期服用）
b. 肝疾患

▶**ビタミン K** は、肝臓でのプロトロンビン、第Ⅶ（安定因子）・Ⅸ・Ⅹ因子などの凝固因子の産生に関与する。ビタミン K は、腸内細菌によって盛んに産生されるため、食事摂取不良のみでは不足しない。しかし、天然のビタミン K は、脂溶性で腸管より吸収されるため胆汁を必要とすることから、肝・胆道系疾患、とくに胆道閉塞時は吸収不全によって不足しやすい。また、肝疾患による蛋白合成能の低下は、凝固因子の血中濃度を低下させ、出血傾向をまねく。

新生児のビタミン K の供給源は哺乳によるが、母乳中のビタミン K の含有量は牛乳の 1/4 程度にすぎず、加えて生後 24 時間で母体からのプロトロンビン（第Ⅱ因子）はほとんど失われる。したがって、新生児の出血による障害の予防には、ビタミン K の与薬が必要となる。また、抗生物質の内服で腸内細菌叢が抑制されると、ビタミン K の不足が生じ凝固障害をきたすこともある。

①**播種性血管内凝固症候群**（**DIC**：disseminated intravascular coagulation）
a. 進行期悪性腫瘍
b. 重症感染症、敗血症
c. ショック
d. 急性前骨髄球性白血病
e. 常位胎盤早期剥離
f. 外傷、広範囲熱傷など

▶なんらかの原因によって凝固機能の生理的平衡が破られ、全身の血流中に微小血小板血栓が多発する。これらの過程で血小板、凝固因子が大量に消費され、さらに線溶現象も亢進し、止血機能が破綻し、出血傾向が出現する。DIC における出血は、紫斑・注射痕の止血困難で初発し、しだいに鼻出血、口腔内出血、下血、喀血、血尿などを起こし、全身に及び、**多臓器障害**を引き起こす。中枢神経系の出血は致命的である。血小板数の低下とフィブリン分解産物（FDP）の増加が診断に重要である。

左端（縦書き）：
(1) 血液凝固因子の生成異常
3) 血液凝固障害による出血
(2) 血液凝固因子の過剰消費

線溶（線維素溶解）現象は、凝固によって生じた不必要な血栓を処理する機能であるが、その処理が過剰に生じると線溶亢進となり、出血傾向を示す（**図1**参照）。線溶系の異常は、**再出血**を起こしやすく、**圧迫止血**の効果が低いという特徴がある。

4）線溶系の異常による出血	**(1)線溶抑制の低下**	**①先天性異常** a. プラスミンインヒビター（PI：plasmin inhibitor）欠乏症 **②後天性異常** a. 肝障害（肝硬変、劇症肝炎など）	▶ PIの欠乏によって線維素溶解酵素であるプラスミンが不活化されず、線溶が過剰に亢進することによって出血傾向が出現する。
	(2)線溶活性化の亢進	**①後天性異常** a. 肝障害（肝硬変、劇症肝炎など） b. 悪性新生物（白血病、前立腺がん）、前立腺・肝・肺の手術時 c. 血栓溶解療法（ウロキナーゼ、組織型プラスミノーゲンアクチベータ製剤）	▶ プラスミノーゲンアクチベータは、肝で生成されるプラスミノーゲンをプラスミンに変換する。これらの肝疾患は、プラスミノーゲンアクチベータ処理能力を低下させ、結果的に出血傾向を亢進する。 ▶ プラスミノーゲンアクチベータの産生増加と大量放出をまねき、結果的にプラスミンのフィブリン溶解を促進して出血傾向を促進する。 ▶ 線溶因子製剤の与薬によって線溶が亢進し、出血傾向になることがある。

4. 出血の分類・しかた・状況ならびに血液の色

1）出血の分類

（1）出血部位による分類

①出血した血液の流血部位

a. 外出血：血液が体外へ出血（創傷、鼻出血、喀血、吐血、下血、血尿、性器出血など）

b. 内出血：体腔・臓器内・組織内に起きる出血（皮下・皮内出血、筋肉内、頭蓋内、胸腔内、腹腔内など）

②出血が発症する部位

a. 表在性出血：皮膚・粘膜

b. 深部性出血：皮下・関節・筋肉、深部組織

c. 全身性出血：皮膚・粘膜に広汎な出血があり、全身性の深部出血を伴う。

（2）出血形式による分類

出血傾向の原因と出血形式を**図3**に示す。

①**点状出血**：表在性の皮膚毛細血管からの出血で、大きさは直径2mm以下である。血小板の量的減少時に特徴的に現れる。静脈圧の亢進部位や衣服による緊縛・圧迫・摩擦部位に発生しやすい。

②**斑状出血**（溢血斑）：点状出血より深部の血管からの出血で、大きさは直径1〜10mmくらいのものを斑状出血、10mm以上の広範囲の出血を**溢血斑**（出血斑）という。斑状出血は、しばしば疼痛を伴い、発生直後に赤色を帯びているが、しだいに紫色に変化してやがて消退する。外傷を受けた血管から発生することが多い。点状出血と斑状出血を合わせて**紫斑**とよぶ。

③**血腫**：比較的大きな血管が破綻して生じる。いわゆるコブである。大きな血腫は、血管や神経を圧迫して循環障害、疼痛や感覚障害を起こすこともある。

④**後出血**：血管・血小板の異常による出血傾向は、皮膚・粘膜の擦過傷などのわずかな創傷によっても出血を起こしやすい。また止血が困難であったり、再出血を起こしてじわじわと持続的に出血することが多い。

⑤**粘膜出血**（口腔内・鼻粘膜・眼球結膜）：物理的刺激により粘膜から出血する。

⑥**関節内出血**：四肢の関節内に出血を起こし、その結果腫脹し、激しい疼痛を伴う。関節内への出血が持続すると疼痛は増強し、ひいては関節変形、運動制限を起こすこともある。

2）**出血のしかた**：持続的、断続的、徐々、突発的

3）**出血状況**：自然出血か否か、打撲・外傷後の出血か否かなど

4）**色**：鮮紅色（動脈性出血）、暗赤色（静脈性出血）（**表3**）

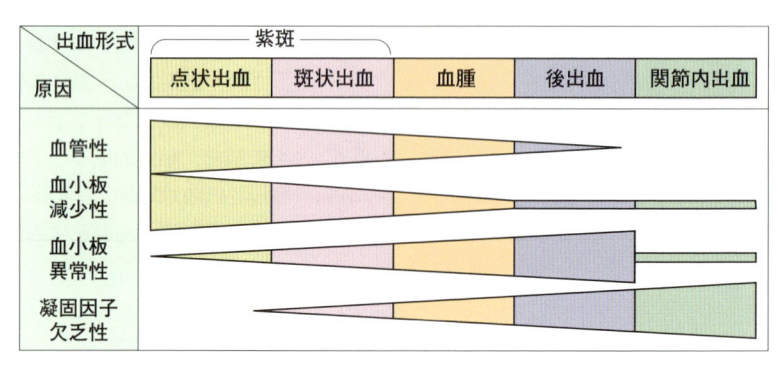

図3　出血傾向の原因と出血形式

表3　血管の種類による出血

	色	拍動	出血量	止血
動脈性出血	鮮紅色	拍動性	短時間で多量	自然止血困難、緊急止血操作
静脈性出血	暗赤色	非拍動性	—	圧迫止血
毛細血管性出血	中間	—	—	自然止血
実質性出血	—	—	—	外科的止血

5. 出血の誘発因子

1）**物理的刺激**：転倒、打撲、外傷や衣服類による摩擦・圧迫・緊縛など

2）**運動**：出血傾向の程度に合わない過剰な動作・行動・運動など

3）**かたい食物の摂取やかたい毛の歯ブラシ使用**：口腔、とくに歯肉の出血を起こしやすい。

4）**激しい咳嗽・くしゃみ、強い鼻かみや努責**：眼球結膜出血、鼻出血、肺出血をはじめとする気道の出血、消化管、とくに肛門部出血、頭蓋内出血などの誘発因子になりやすい。

5）**温熱刺激、飲酒**：ともに血管拡張を促し、出血させやすい。

6）**薬物の副作用**：血小板の数減少・破壊・消費亢進・機能抑制を引き起こす薬物

7）**注射や採血**：血管に対する直接的な侵襲であると同時に疾患の性質上、止血困難になりやすい。

8）**皮膚・粘膜の乾燥**：乾燥は亀裂を生じさせやすい。

6. 出血時の随伴 症状	1）出血部位の熱感、腫脹、疼痛、不快感など 2）紫斑。なお紫斑は、血液の異常、血管障害を引き起こす多くの疾患・障害に随伴するが、原因不明の場合も少なくない 3）出血に対する恐怖・不安など
7. 出血の「成り行き」 （悪化したときの二次的問題）	1）急性・慢性の失血による**貧血**（末梢組織と脳細胞の低酸素状態によって生じる顔面蒼白、呼吸・脈拍の増加、息切れ、めまい、立ちくらみ、動悸、頭痛、全身倦怠感など） 2）失血に伴う血液の生理機能（ガス・栄養素・ホルモンの運搬、体温調節、抗体産生と感染防御など）の低下と出血部位からの細菌侵入などによる**全身の感染** 3）**主な局所出血による問題** （1）喀血による**気道閉塞、呼吸困難**など （2）頭蓋内出血による**意識障害、痙攣、運動・感覚麻痺**など （3）眼底出血による**視野狭窄、視力低下**など （4）泌尿器出血による**血尿、排尿時痛、腹痛**など （5）消化管出血による**吐血、下血、腹痛、食欲不振**など （6）関節内出血による**関節の腫脹・圧痛・可動域制限**など 4）急激な大量出血に伴う循環血液量の減少と心拍出量の低下による**出血性ショック** 5）血小板の再生能低下をきたす急性白血病、悪性腫瘍、重症感染症、ショック時などに発症しやすい**DIC（播種性血管内凝固症候群）、死**、など
8. 出血傾向に対する主な診察と検査	**1）診察**：問診、視診、触診、測定（体温、脈拍、呼吸、血圧など） とくに問診が重要である。出血傾向が急性か慢性か、先天性か後天性かを鑑別するために、病歴と家族歴の聴取が必要である。また、基礎疾患や先行感染があるか否か。さらにアスピリンや鎮痛解熱薬ならびに抗血小板薬を内服しているか否かなどを聞くことも重要である。 **2）検査** （1）血液一般検査：血小板数、赤血球数、白血球数、血色素量（ヘモグロビン濃度）、ヘマトクリット値など （2）血小板および血管に関する検査：出血時間、血小板粘着能、血小板凝集能、毛細血管抵抗試験（ターニケットテスト） （3）凝固能に関する検査：プロトロンビン時間（PT）、活性化部分トロンボプラスチン時間（APTT）、トロンビン時間（TT）、フィブリノーゲン定量、vWF因子活性 （4）線溶系に関する検査：FDP、D-ダイマー （5）血液生化学検査 （6）尿・便潜血検査 （7）骨髄穿刺：ただし、高度の出血傾向の場合は避ける。 一般に出血傾向の原因・誘因識別のためには**表4**のような検査をスクリーニングとして行う。

表4　出血性疾患のスクリーニング検査

疾患		検査項目	出血時間	プロトロンビン時間	活性化部分トロンボプラスチン時間	トロンビン時間	血小板	血餅退縮
血小板性		血小板減少症	延長	正	正	正	減少	不良
		血小板機能異常	延長	正	正	正	正	正
凝固異常	外因性	第VII因子欠損	正	延長	正	正	正	正
		第II・V・X因子欠損	正	延長	延長	正	正	正
	内因性	第VIII・IX因子欠損	正	正	延長	正	正	正
		フォン・ウィルブランド病	延長	正	延長	正	正	正
		無フィブリノーゲン（異常フィブリノーゲン）血症	不定	正	正	延長	正	正
		DIC、肝不全	延長	延長	延長	延長	減少	不良
血管性		血管障害	延長	正	正	正	正	正

9. 出血傾向に対する主な治療

　まず第1に気道閉塞、呼吸困難、意識障害、痙攣、激しい吐血・下血、血圧低下、ショックなどに対応する予防、ならびに早期発見と緊急処置・対応を最優先する。

　同時に出血傾向の原因・誘因が明らかな場合は、それらに対する原因治療が行われるが、一般的には以下の治療がある。

1）安静療法：出血の危険のある患者には運動制限を行い、出血および再出血を予防する。

2）薬物療法：止血薬（**表5**）。凝固障害・DIC には抗凝固療法など

3）補充療法：血小板輸血新鮮凍結血漿、凝固因子製剤など

表5　出血傾向に用いられる主な止血薬

大分類	小分類	一般名（商品名）	効果発現メカニズム	主な副作用と注意事項
血管強化薬	カルバゾクロム製剤	カルバゾクロムスルホン酸ナトリウム水和物（アドナ）	毛細血管に作用して血管の透過性亢進を抑制し、血管抵抗性を増強する。血液凝固・線溶系に影響を与えることなく出血時間を短縮し、止血作用を示す	注意：代謝物により、尿ウロビリノーゲン試験が陽性となることがある。橙黄色がかった着色尿 副作用：発疹、瘙痒、胃部不快感、食欲不振
		（アドナ注）		重大な副作用：ショック、アナフィラキシー
凝固因子補強薬	ビタミンK製剤	メナテトレノン（ケイツー）	ビタミンKは、肝臓でプロトロンビン、第VII・IX・X因子の生成に関与し、血液凝固を起こす。したがって、ビタミンKが不足すると血液凝固に必要な凝固因子が生成されなくなるため、本剤の補給により凝固因子の生成を促進し、凝固機能を正常化する	副作用：悪心・嘔吐、下痢
		（ケイツーN）		副作用：過敏症
	抗プラスミン薬	トラネキサム酸（トランサミン）	血栓を溶かす物質であるプラスミンやプラスミノーゲンがフィブリンに結合するのを阻止する。また、何らかの原因で異常に亢進したプラスミンは、血小板の凝集阻止、凝固因子の分解などを起こすが、軽度な亢進でもフィブリン分解が起こる。本剤はこのフィブリン分解を阻止して止血する	禁忌：トロンビンを投与中 併禁：トロンビン 注意：血栓のある患者および血栓症が現れるおそれのある患者には慎重に与薬 重大な副作用：痙攣
		（トランサミン注）		禁忌：トロンビンを服用中、本剤成分過敏症の既往 併禁：トロンビン 注意：「トランサミン」参照 重大な副作用：ショック、痙攣
	血漿分画製剤	乾燥濃縮人血液凝固第VIII因子	血液凝固系の第VIII因子を補い、出血傾向を抑制する	注意：人血液を原料としていることによる感染症伝播のリスクを完全に排除することはできないため疾病の治療上の必要性を十分に検討のうえ、必要最小限の使用にとどめる 重大な副作用：アナフィラキシー

（つづき）

大分類	小分類	一般名（商品名）	効果発現メカニズム	主な副作用と注意事項
凝固因子補強薬	血漿分画製剤	乾燥濃縮人血液凝固第IX因子 乾燥人血液凝固第IX因子複合体	血液凝固系の第IX因子を補い、出血傾向を抑制する	注意：「乾燥濃縮人血液凝固第VIII因子」参照 重大な副作用：アナフィラキシー、DIC
		乾燥濃縮人血液凝固第XIII因子製剤	血液凝固系の第XIII因子を補い、出血傾向を抑制する	禁忌：本剤成分過敏症の既往 注意：「乾燥濃縮人血液凝固第VIII因子」参照 重大な副作用：ショック
	遺伝子組換製剤	遺伝子組換え血液凝固第VIII因子 エフラロクトコグ アルファ	血液凝固系の第VIII因子を補い、出血傾向を抑制する	注意：血友病の治療経験をもつ医師のもとで開始 重大な副作用：ショック、アナフィラキシー
		オクトコグ ベータ		
		ツロクトコグ アルファ		重大な副作用：ショック、アナフィラキシー
		ルリオクトコグ アルファ ペゴル		注意：血友病の治療経験をもつ医師のもとで開始 副作用：頭痛、注射部位疼痛、関節痛
		遺伝子組換え血液凝固第IX因子 エフトレノナコグ アルファ	血液凝固系の第IX因子を補い、出血傾向を抑制する	注意：血友病の治療経験をもつ医師のもとで開始 副作用：頭痛、口の錯感覚、閉塞性尿路疾患、浮動性めまい、味覚障害
		ノナコグ ガンマ		注意：血友病の治療経験をもつ医師のもとで開始 副作用：味覚異常、出血性貧血、四肢痛、抗フーリン抗体陽性
		ノナコグ アルファ		原禁：本剤成分またはハムスター蛋白質に過敏症の既往 注意：血友病の治療経験をもつ医師のもとで開始 重大な副作用：ショック、アナフィラキシー様症状、血栓症
		遺伝子組換え活性型血液凝固第VII因子製剤 エプタコグ アルファ	活性型第VII因子（FVIIa）は、組織因子と複合体を形成し、この複合体が直接あるいは活性化血小板上で第IX因子（FIX）を活性型第IX因子（FIXa）に、第X因子（FX）を活性型第X因子（FXa）に変換するため、FVIIIまたはFIXに対するインヒビター（抑制物質）の存在に関係なく局所で止血効果を示す	原禁：敗血症（とくに、重度のグラム陰性菌感染に伴う敗血症）、本剤成分過敏症の既往 注意：動物由来の原料を製造工程に使用していることから感染症伝播の危険性を完全には排除することができないことを患者に対して説明し、理解を得るよう努める。本剤と他の血液凝固因子製剤との相互作用が生じるリスクについては不明であるため、併用は避けること 重大な副作用：（動脈、静脈）血栓塞栓症、DIC
	酵素止血薬	ヘモコアグラーゼ （レプチラーゼ）	フィブリノーゲンに作用してフィブリンを析出させるトロンビン、トロンボプラスチン様作用がある。ヘパリンに拮抗されることなく、止血効果を発現する	禁忌：トロンビンを服用中 併禁：トロンビン 注意：血栓のある患者および血栓症が現れるおそれのある患者には慎重に与薬 重大な副作用：ショック
	その他	トロンビン （トロンビン）	血液を固まりやすくする酵素で、血中のフィブリノーゲンに作用しフィブリンに転化することによって血液を凝固することから出血傾向を改善する	警告：本剤は血液を凝固させるので、血管内には注入しないこと 禁忌：本剤または牛血液を原料とする製剤過敏症の既往、凝血促進薬（ヘモコアグラーゼ）、抗プラスミン剤（トラネキサム酸）、アプロチニン製剤を服用中 併禁：ヘモコアグラーゼ、トラネキサム酸、アプロチニン 重大な副作用：ショック、凝固異常、異常出血
		ゼラチン （スポンゼル、ゼルフォーム）	創傷の表面に強く付着し、フィブリンとほぼ同等の止血効果を現す	禁忌：本剤成分過敏症の既往、血管内 注意：殺菌作用をもたないので、感染の可能性が高い場合には、適切な処置を考慮 重大な副作用：ショック、アナフィラキシー（両者）巨細胞肉芽腫、神経障害（ゼルフォームのみ）

● 看護のポイント

必要な情報	情報分析の視点
1. 出血の有無・部位・形式・量・範囲・回数・しかた（持続的・断続的・徐々・突発的）、出血状況（自然出血や打撲・外傷後の出血か否か）・色（鮮紅色、暗赤色）（基 4 の活用）	1. 出血の有無・程度の明確化
2. 血圧、脈拍、呼吸、体温、皮膚・粘膜の色や冷感などの全身状態	2. 出血と随伴症状の発生時期と現在までの経過の明確化
3. 出血の誘発因子（基 5 の活用）	3. 出血傾向の原因・誘因とそのメカニズムの明確化
4. 出血時の随伴症状の有無と程度（基 6 の活用）	4. 出血した場合の「成り行き」の明確化

1. 出血の有無・部位・形式・量・範囲・回数・しかた（持続的・断続的・徐々・突発的）、**出血状況**（自然出血や打撲・外傷後の出血か否か）・**色**（鮮紅色、暗赤色）

（基 4 の活用）

2. 血圧、脈拍、呼吸、体温、皮膚・粘膜の色や冷感などの全身状態

3. 出血の誘発因子（基 5 の活用）

4. 出血時の随伴症状の有無と程度（基 6 の活用）

　1）出血部位の熱感、腫脹、疼痛、不快感など

　2）紫斑

　3）出血に対する恐怖・不安など

5. 過去の抜歯・手術・外傷・月経時・分娩・鼻出血・血尿などの出血状況および止血困難の有無と程度

　（基 3、4 の活用）

6. 遺伝性素因の有無（基 3 の活用）

　• 家族および血族内での異常出血の有無とその状況

7. 出血傾向の主な原因・誘因と程度（基 3、5 の活用）

　1）血管・周囲支持組織の障害

　　　①先天性の血管障害（遺伝性出血性末梢血管拡張症）

　　　②後天性の血管や周囲支持組織の障害（アレルギー性紫斑病、単純性紫斑病、老人性紫斑病、壊血病、ステロイド紫斑病、クッシング症候群など）

　2）血小板異常

　（1）血小板数の減少

　　　①血小板産生能の障害（ファンコニー症候群、遺伝性血小板減少症、再生不良性貧血、骨髄異形成症候群、急性白血病、悪性腫瘍の骨髄浸潤、放射線障害、薬物、栄養障害、ウイルス感染症）

　　　②血小板の崩壊亢進（特発性血小板減少性紫斑病、血栓性血小板減少性紫斑病、薬物性血小板減少症）

　（2）血小板機能の異常

　　　①先天性血小板機能異常（血小板無力症、ベルナール - スーリエ症候群）

　　　②後天性血小板機能異常（尿毒症、肝疾患、薬物）

　3）血液凝固障害

情報分析の視点

1. 出血の有無・程度の明確化

2. 出血と随伴症状の発生時期と現在までの経過の明確化

3. 出血傾向の原因・誘因とそのメカニズムの明確化

4. 出血した場合の「成り行き」の明確化

▶出血している患者の情報収集に際しては、出血傾向をもっているか否かを見きわめることが重要である。そのためにも左記の 5、6 について調べると同時に、出血部位が複数であるか否かに注意する。

▶薬物には、副作用として血小板の数の減少・機能抑制・血管性紫斑などを引き起こすものがあることから、現在服用している薬物について調べる必要がある。

▶緊急対応を要する気道閉塞、血圧低下、意識障害、痙攣、吐血、下血ならびに感染徴候などの早期発見と医療チームへの報告に努める。

(1) 血液凝固因子の生成異常

　　①フォン・ウィルブランド病（その他の凝固因子
　　　欠乏症）

　　②先天性凝固障害（血友病）

　　③後天性凝固障害（ビタミンK欠乏、肝疾患）

(2) 血液凝固因子の消費過剰

　　①播種性血管内凝固症候群（DIC）（進行期悪性
　　　腫瘍、重症感染症、敗血症、ショック、急性
　　　前骨髄球性白血病、常位胎盤早期剥離、外傷、
　　　広範囲熱傷など）

4) 線溶系の異常

(1) 線溶抑制の低下

　　①先天性異常（プラスミンインヒビター欠乏症）

　　②後天性異常（肝障害）

(2) 線溶活性化の亢進

　　①後天性異常（肝障害、悪性新生物、前立腺・肝・
　　　肺の手術時、血栓溶解療法）

8. 出血傾向に対する診察と検査の結果（基8の活用）

1) 診察：問診、視診、触診、測定（体温、脈拍、呼吸、
　　血圧）

2) 検査：血液一般検査、血小板および血管に関する検
　　査、凝固能に関する検査、線溶系に関する検査、血
　　液生化学検査、尿・便潜血検査、骨髄穿刺など

9. 出血傾向・出血に対する治療内容と効果・副作用（基9
の活用）

　　1) 安静療法、2) 薬物療法、3) 補充療法

10. 出血の「成り行き」の有無と程度（基7の活用）

**11. 出血傾向・出血と検査・治療などに対する患者や家
族の反応と期待**

▶「成り行き」として以下の問題を生じやすい。

1. 急性・慢性の失血による**貧血**

2. 失血に伴う血液の生理機能の低下と出血部位
　からの細菌侵入などによる**全身の感染**

3. 主な局所出血による問題

　　1) 喀血による**気道閉塞、呼吸困難**など

　　2) 頭蓋内出血による**意識障害、痙攣、運動・
　　　感覚麻痺**など

　　3) 眼底出血による**視野狭窄、視力低下**など

　　4) 泌尿器出血による**血尿、排尿時痛、腹痛**
　　　など

　　5) 消化管出血による**吐血、下血、腹痛、食
　　　欲不振**など

　　6) 関節内出血による**関節の腫脹・圧痛・可動
　　　域制限**など

4. 急激な大量出血に伴う循環血液量の減少と心
　拍出量の低下による**出血性ショック**

5. 血小板の再生能低下をきたす急性白血病、悪
　性腫瘍、重症感染症、ショック時などに発症
　しやすい**DIC（播種性血管内凝固症候群）、
　死**など

第3段階　　看護計画の立案

●**目標設定の視点**　1. 出血の誘発因子を自ら除去し、出血を予防できる。

　　　　　　　　　　2. 出血の量・範囲・回数・時間が減少する。

　　　　　　　　　　3. 患者および家族が出血による恐怖、不快感、不安などを軽減できる。

　　　　　　　　　　4. 治療の種類と程度が減少する。

　　　　　　　　　　5. 患者や家族が止血のための緊急処置を身につけることができる。

　　　　　　　　　　6. 少なくとも「成り行き」にあげた問題を起こさない。

●**対策の立案**　　　　対象固有の出血傾向の原因・誘因と、それによる発生・悪化のメカニズムをふまえた
　　　　　　　　　　うえで、出血の発生・悪化予防と出血時の救急処置に視点をおく。

（基1〜9の活用）

対策の種類	対策の根拠
観察（OP） 1. 出血の有無・部位・形式・量・範囲・回数・しかた、出血状況、血液の色、拍動性ならびに全身状態 2. 出血時の随伴症状の変化 3. 対象固有の出血の誘発因子の増減 4. 出血傾向に対する診察と検査結果の変化 5. 出血・出血傾向に対する治療内容と効果・副作用 6. 出血の「成り行き」の有無と程度 7. 出血傾向・出血と検査・治療に対する患者や家族の反応と期待 ※観察の細かい項目は、アセスメント・診断段階と同じであるため省略する	1～7の観察項目は、その患者が目標に近づいているか否かを最も端的に表す情報となる。 ▶出血は患者や家族を驚かせたり、恐怖・不安を抱かせるので、彼らがどのように反応しているかを観察し、下記の療法、教育を個別化するための資料にする。また、出血部位のみでなく、全身状態を経時的に観察する。
看護療法（TP） **A. 出血の発症・再発・増悪の予防** 1. 心身の安静 　1）身体の安静 　　①制限に応じた日常生活の援助 　　②血小板数による安静の目安 　　　絶対安静：3万/μL。自然に出血をきたしやすい 　　　全面介助：3～5万/μL。自覚なく紫斑が生じる 　　　部分介助：5～8万/μL。打撲により紫斑が生じる 　2）精神心理的安静	▶運動・労作による出血部位への物理的刺激を避けて出血を予防するとともに、出血部位の血液凝固を促進させ止血を助長するために安静を保持する。さらに、貧血を伴っている場合は、組織細胞が酸素不足を起こしていることから、酸素消費を少なくするためにも安静にする。（**基**9の活用） ▶出血や止血遅延は、生命の危機を感じさせ、恐怖・不安、さらにパニック状態を引き起こす。これらの精神心理的状態は、思考を混乱させたり、自制心を失わせたり、悪心・嘔吐、胸部圧迫感なども引き起こし、安静を阻害し出血を増強する。したがって、患者・家族の恐怖・不安を軽減する援助、とくにそばに付き添い安心感を与えたり、日常生活活動の制限によるストレスを軽減する援助が重要となる。
2. 転倒・打撲・外傷の予防 　1）環境整備や履物の注意 　2）ベッド、トイレなどの設備・備品の整備	▶転倒、打撲、外傷などは致命的な出血を誘発する危険性がある。（**基**2、3、5の活用） ▶転倒や打撲などを予防するために、ベッド周囲の環境整備をするとともに、移乗時の履物に注意をはらう。 ▶出血傾向の患者は、打撲などの物理的刺激によって思わぬ出血をきたすことがある。したがって、廊下やトイレの床に滑り止めをしたり、ベッドや椅子の角などをシーツやタオルなどで覆うなどして十分注意する。（**基**2、3、5の活用）

3) 寝具、寝衣などの調整	▶寝具や寝衣のシワ、あるいはゴワゴワした布地は、皮膚への圧迫、過度な摩擦による出血を生じさせるので、シーツのシワを伸ばしたり、やわらかい素材の布地を選択する。(基5の活用)
4) 爪の手入れ、必要に応じて手袋の着用	▶出血部位の不快のために、その部位を痒くなどによって出血・再出血、さらに感染をきたすことがある。(基2、3、6の活用)
3. うっ血の防止 　1) 衣服の緊縛防止 　2) 処置による圧迫(駆血帯、血圧測定など)防止	▶衣服の緊縛や駆血帯、マンシェットの長時間の圧迫は、血行を妨げてうっ血を生じさせ、その結果、**皮下出血**を起こしやすくさせる。(基2、3の活用)
3) 長時間の起立や同一体位の防止	▶これらの体位は、**うっ血**や**出血斑**を発生させやすいので避ける。(基2、3の活用)
4. 皮膚・粘膜の保護と保清 　1) 方法・物品の選択 　2) 口腔・鼻腔内の清拭、含嗽	▶わずかな物理的刺激によっても出血を増強する危険性があるので、皮膚・粘膜の保清にあたっては、細心の注意をはらい、力の入れ方、摩擦抵抗の少ない物品・材質の選択などを心がける。とくに口腔・鼻腔粘膜は出血しやすいことから、やわらかい歯ブラシや口腔ケア用スポンジなどを使用したり、必要に応じて綿棒や洗口液などを用いる。(基2、3、4、5の活用)
3) 口腔内・口唇の乾燥予防	▶鼻出血を伴うときは、口呼吸になるため口腔内が乾燥しやすい。口腔内・鼻腔内・口唇の乾燥は、粘膜の亀裂をきたし、出血・感染を起こしやすい。
5. 感染予防	▶血液疾患の患者は、成熟顆粒球数が減少し、殺菌能の低下とともに免疫グロブリンの産生が低下しているために生体防御能が減退し、易感染の状態となっている。さらに出血創がある場合には、そこからの細菌侵入が考えられる。したがって、感染予防のための対応が重要となる。(基7の活用)
1) 口腔および上気道の清潔	▶口腔および上気道は常に開放状態にあり、そのうえに温度・湿度が細菌増殖に適している。したがって、口腔および上気道を常に清潔に保つことが感染予防の第一歩となる。(基5の活用)
2) 陰部の清潔	▶血尿および性器出血などで陰部が汚染された場合も、細菌の侵入、さらに尿路感染を防ぐために頻回に陰部を温水などで洗浄、あるいは清拭する。(基5の活用)
3) 環境整備	▶咳嗽やくしゃみが持続すると、眼球結膜や肺の出血、再出血のきっかけになることがあるので、室温、湿度、空気清浄などに留意し、同時に上

看護療法（ＴＰ）

36 出血傾向

		気道感染を予防する。(基5の活用)
看護療法（TP）	**6. 薬物療法の管理** 1）副作用の観察	▶ 止血薬は、副作用として血栓形成を起こす危険性がある。したがって、正確に与薬すると同時に血栓の症状（疼痛、皮膚の色・硬さ・知覚、動脈拍動の有無など）を健側と比べながら注意して観察する。(基9の活用)
	2）頻回の注射・採血の回避	▶ 筋肉内注射、皮下注射などによる薬物療法あるいは採血を行う場合は、注射針の挿入部位に血腫をつくりやすいので、できる限り避けるか最小限にとどめることが望ましい。採血する場合は、細い針を用い、採血後は十分止血できるよう適度な圧力で圧迫し、マッサージはしない。(基3の活用)
	7. 補充療法の管理	▶ 大量の輸血は、逆に出血を引き起こすことがある。したがって副作用と同時に、出血傾向の増悪について観察する必要がある。(基9の活用)
	8. 食事の援助 1）高エネルギー・高蛋白質・高ビタミン食の提供	▶ 止血に関わる血管、血小板、血液凝固因子などを正常な状態に戻すとともに、出血による抵抗力の低下、感染を防ぐために嗜好をふまえて高エネルギー・高蛋白・高ビタミン食の摂取を勧める。(基2、3の活用)
	9. 排泄の援助 1）便秘の予防	▶ 排便時の**努責**は、肛門部位の出血にとどまらず、他の臓器、とくに脳出血、胸腔内出血などをきたしやすいため、便秘予防の対処が必要となる。(基5の活用)
	B. 出血時の処置 **1. 心身の安静** 1）身体の安静	▶ A-1に同じ（p.564参照）
	2）精神心理的安静	▶ A-1に同じ（p.564参照）
	3）環境の調整 （1）出血した血液の除去 （2）血液付着物の交換（寝衣、寝具など）	▶ 患者や家族には少量の出血でも、かなりの出血に見え、死に対する恐怖や不安が増大しやすい。したがって、出血した血液は、目に触れないよう、すばやく取り除く。
	（3）換気	▶ 血液臭は、不快を与え嘔吐などを誘発しやすいので、出血した血液や血液が付着した物は、すみやかに始末すると同時に換気を十分に行い、環境の調整を行う。
	4）食事の制限	▶ 消化器や呼吸器の出血時は、安静にして止血を促すために経口的食事摂取を制限する。
	2. 冷罨法	▶ 出血部位を氷嚢や氷枕で冷やして血管を収縮させ、止血をはかる。(基2の活用)

看護療法（TP）	3. 圧迫法 　1）タンポンやオキシフル綿、滅菌ガーゼ、ボスミン綿球、手指などによる圧迫	▶破綻した血管壁の収縮を促し、血流を減少させ、かつ凝固を促進する。なお、圧迫止血は血管壁や血小板の異常による出血時には有効であるが、凝固系や線溶系の異常による出血時には効果を期待できないこともある。（基2の活用）
	4. 体位の工夫 　1）患部の挙上	▶出血部位を心臓より高くし、出血部位の血流を減少させる。四肢からの出血では患部を挙上し、鼻出血の場合は頭部を高くして安静を保ち、鼻翼を圧迫する。（基2の活用）
	5. 薬物療法の管理	▶A-6 に同じ（p.566 参照）
	6. 補充療法の管理	▶A-7 に同じ（p.566 参照）
	7. 大量出血時の救急処置 　1）出血部圧迫・冷罨法 　2）静脈路確保 　3）止血薬・輸血・輸液・凝固因子製剤などの与薬と管理 　4）必要時、外科的治療の介助（縫合、結紮術、経皮的動脈塞栓術など）	▶ショック時のケアについては「41 ショック」p.657 ～参照
教育（EP）	1. 前記の観察項目のうち主観的情報を報告できるよう指導する 　1）出血の部位・形式・量・範囲・回数・しかた、血液の色 　2）出血しはじめた時期・状況 　3）熱感、疼痛、腫脹、不快感や出血に対する恐怖・不安などの随伴症状	▶患者の苦痛や出血増悪を防止するには、出血の早期発見が非常に大切である。とくに外から観察しにくい皮膚・粘膜などの出血状態は、発見しだい報告するよう指導する。
	2. 前記の看護療法項目のA-1 ～ 5、8、9、B-1 ～ 4 を自己管理できるよう患者や家族に指導する	▶出血傾向をもつ患者は、わずかな外力で出血やその増悪・再出血を起こし、しかも止血しにくい。したがって、出血の予防手段、緊急処置などを患者や家族が自ら習得しなければ効果を上げることができず、「成り行き」にあげた問題をも引き起こしかねない。（基2、3の活用）

第3・4段階　看護計画の立案・実施時の留意点

1. 総合的なデータ収集

　出血傾向をもつ患者は、出血以外は無症状である場合が多く、出血傾向に対する自覚に乏しい面がある。したがって、自分では見えにくい部位の点状出血や出血斑に気づかない場合もあるため、全身の皮膚・粘膜の観察を怠らないよう家族にも協力を求める。また、出血斑などをもつ患者は、逆に出血に対して神経過敏になりやすい。これらの患者の出血についての情報は、患者の訴えのみならず、客観的データを慎重に収集し、総合的に分析する必要がある。

2. 関節の変形、機能障害に注意

　出血傾向をもつ患者は、一般に長期間の身体的安静を必要とする。とくに凝固系の異常に発生しやすい関

節内への出血時には、疼痛緩和ならびに出血増悪の予防のために、シーネなどで厳重に固定することがある。このような場合には、関節の変形、機能障害などを起こさないよう観察を十分行う。

3. 駆血帯の使用は避ける

注射や採血時は、圧迫を避けるため、駆血帯を使用しないほうが望ましい（**図4**）。また、血圧測定時は、すばやく短時間で行い、マンシェットによる圧迫をできる限り避ける。

4. 環境調整

咳嗽や発熱などを伴う上気道感染は、腹腔内圧の上昇、血管拡張などを引き起こし、その結果、出血しやすくさせる。したがって、環境の調整、とくに清拭時などは保温に留意する。

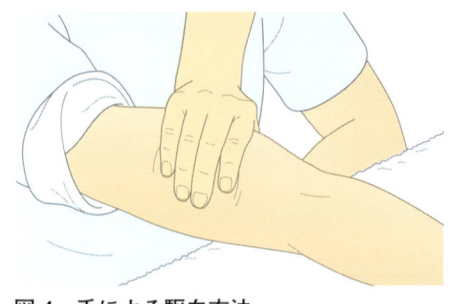

図4 手による駆血方法

5. 再出血に注意

口腔・鼻腔内の凝血は、無理にはがすと再出血する。また、患者は不快なため取りたがるので、はがさないよう十分に説明しておく。

6. 清拭時の留意点

皮膚は、通常 pH4.5 ～ 6.0 の弱酸性に保たれることによって保護・保湿・分泌機能や体温調節をはじめとする数多くの生理的機能を発揮できている。したがって、清拭には刺激の少ない弱酸性の洗浄剤や石けんを用い、摩擦を少なくするためによく泡立てて、泡で汚れを包み込むようにして洗う方法が望ましい。とくに便や尿で汚れた皮膚や粘膜は、アルカリ性への傾きが強くなり、放置すると尿素の増加によってさらにアルカリ性に傾くことから、洗浄剤の選択、清拭の時間・回数・方法、肛門や陰部の拭き方（アルカリ性によっていっそう損傷しやすくなる角質層を守るためにも、こすらず、軽く押さえ拭きする方法が望ましい）などに留意して、皮膚や粘膜を保護することが重要である。これらについては、入浴する患者や家族をはじめとする介護関係者にも事前に説明しておく必要がある。

7. 口腔・鼻腔内出血時の対応

口腔・鼻腔内に出血がある場合には、少量でゆるやかな出血であっても患者は非常に不安に陥ることが少なくない。また、口腔内の不快感によって食欲が極度に低下し、消化機能も低下することがある。したがって、不安を軽減し、嘔吐の発生・再発防止のために出血した血液を飲み込まず吐き出すことの重要性について説明すること、出血した血液をすばやく処理すること、食欲増進のために患者の好みを取り入れたり、刺激の少ないものを摂取できるよう工夫することなどが重要である。

8. 十分な精神心理的援助

人間にとって血液は生きていくことの象徴であり、出血は生命に対する危険信号として強烈な不安・恐怖を起こしかねない。とくに、小児や高齢者は、出血によりパニック状態に陥り、思考が混乱したり、自制心を失ってしまうことがあるので、精神心理的援助を十分に行う。

9. 冷静沈着な態度・行動と十分な説明

大量出血時における看護職者の沈着冷静で機敏な態度・行動は、患者・家族に大きな安心感を与える。したがって、常日頃から出血のみならず、それによる気道閉塞、呼吸困難、血圧低下、ショックなどに対する応急処置が迅速に行えるよう知的技能、技術的技能を高めておく必要がある。また、患者・家族に今後の見通しについて過大・過小な期待を与えないよう現実的に説明することも重要である。

10. 再出血の予防と早期発見

出血を予防するための日常生活、環境調整などについて具体的に指導する。また、外からは見えない部位の再出血を早期発見するには、注意深い観察とともに患者の協力が重要である。再出血を疑わせる前駆症状・徴候を自覚したときは遠慮せず報告するように説明する。

第5段階	評価の視点

1. 患者・家族が目標に近づいたか否か

1）出血の誘発因子を自ら除去し、出血を予防できるようになったか。

2）出血の量・範囲・回数・時間が減少したか。

3）患者・家族の出血による不快・不安・恐怖などを軽減できたか。

4）治療の種類と程度が減少したか。

5）患者・家族が止血のための緊急処置を身につけられたか。

6）「成り行き」にあげた問題［1）貧血、2）全身の感染、3）主な局所出血による問題（気道閉塞、呼吸困難、意識障害、痙攣、運動・感覚麻痺、視野狭窄、視力低下、血尿、排尿時痛、腹痛、吐血、下血、腹痛、食欲不振、関節の腫脹・圧痛・可動域制限など）、4）出血性ショック、5）DIC、死亡など］を起こさなかったか。

2. 看護過程、とくに看護計画の評価・修正

患者や家族の状態や行動が目標に近づいていない場合は、看護過程、とくに看護計画の立案段階のどこに問題があったのか、さらに診断段階に誤りがなかったかなどを追究する必要がある。

引用・参考文献

1）浅野茂隆ほか監：三輪血液病学．文光堂，2006．

2）高久史麿監：血液内科診療マニュアル．日本医学館，2004．

3）橘 敏也：新・病態生理―生体の機能とその失調．薬業時報社，1994．

4）中野昭一ほか編：図説からだの事典．朝倉書店，1992．

5）堀田知光，横田弘子編：血液・造血器疾患エキスパートナーシング．南江堂，2015．

6）東原正明ほか編：血液内科クリニカルスタンダード．第3版，文光堂，2015．

7）井村裕夫ほか編：わかりやすい内科学．第4版，文光堂，2014．

8）小川 聡ほか編：血液・造血器疾患・神経疾患．内科学書 改訂第7版，中山書店，2009．

9）松下 正：出血傾向（紫斑，点状出血）．症状からアプローチするプライマリケア．日本医師会雑誌，140（特2）：s159 ～ s163，2011．

37 貧 血
anemia

原因・誘因 (p.574)

1) **赤血球生成能の障害**
   - (1) 造血必須物質の欠乏：①鉄欠乏、②蛋白質欠乏、③ビタミン B_{12} 欠乏、④葉酸欠乏
   - (2) 造血器の障害（骨髄の造血機能の低下）
2) **赤血球崩壊亢進**
   - (1) 赤血球自体の欠陥
   - (2) 赤血球を取り巻く環境の異常
3) **失血（赤血球の喪失）**：①急性出血、②慢性出血
4) **貧血にかかわる家族歴・既往歴や患者と家族の食生活、嗜好品など**

貧血

随伴症状 (p.579)

1) 組織の酸素不足状態による倦怠感、易疲労感、めまい、傾眠、頭痛など
2) 臓器や組織の酸素欠乏状態を代償するために心拍出量や心拍数と呼吸数の増大を促す循環調節による動悸、頻脈、息切れ、頻呼吸、起坐呼吸など
3) 注意力・集中力・作業能力の低下など
   なお 1)〜3) の自覚症状は、運動時や労作時に多くなる
4) 他覚症状としての皮膚・粘膜・結膜・爪の蒼白、心拡大、浮腫など
5) 自覚・他覚症状の詳細（p.582 表6 参照）

成り行き（二次的問題 p.579）

1) 転倒・転落、外傷
2) 日常生活動作行動の低下
3) 皮膚・粘膜の脆弱化、損傷、褥瘡
4) 気道・尿路系などの感染
5) 学業・就業における諸問題
6) 無月経や ED
7) 浮腫、呼吸困難、心拡大・心不全、ひいては昏睡
8) 再生不良性貧血では、出血傾向とくに脳・消化管出血、易感染傾向とくに脳炎や敗血症などによる生命危機

観察 OP (p.584)

看護療法 TP (p.584)・教育 EP (p.586)

1. 食事療法（高蛋白・高エネルギー・高鉄分・高ビタミン食）の管理
2. 安静療法の管理
3. 保温
4. 皮膚・粘膜の清潔・感染予防
5. 転倒や外傷の予防
6. 薬物療法の管理
7. 輸血療法の管理
8. 酸素療法の管理
9. 行動療法・カウンセリング

■ 基礎的知識

1. 貧血の定義

健康成人の血液細胞成分の基準値を**表1**に示す。

表1　健康成人の血液細胞成分の基準値

		男性	女性
赤血球数		440〜560万/μL	380〜520万/μL
ヘモグロビン濃度		14〜18g/dL	12〜16g/dL
ヘマトクリット値		42〜45%	38〜42%
白血球数		3,200〜8,500/μL	
白血球	好中球	40〜60%	
	好酸球	0〜6%	
	好塩基球	0〜2%	
	単球	3〜7%	
	リンパ球	26〜46%	
血小板		15〜46万/μL	

貧血とは、全血液量と全赤血球量が絶対的に減少した状態をいう。日常臨床では、**表1**に示す末梢血液の単位容積当たりの**赤血球数**、**血色素（ヘモグロビン：Hb）濃度**や全血液中で赤血球が占める容積比である**ヘマトクリット（Ht）値**が基準値を下回った状態をいう。

ヘモグロビン濃度およびヘマトクリット値は、年齢・性によって異なる。WHOでは、年齢・性によるヘモグロビン濃度の差異を考慮に入れ、**表2**の判定基準を定めている。

表2　貧血の判定基準（WHO）

年齢・性別	ヘモグロビン濃度（Hb）（g/dL）	ヘマトクリット値（Ht）（%）
6か月〜4歳	11.0以下	33以下
5〜11歳小児	11.5 〃	34 〃
12〜13歳小児	12.0 〃	36 〃
非妊娠女性	12.0 〃	36 〃
妊娠女性	11.0 〃	33 〃
男性	13.0 〃	39 〃

2. 血液の生理

血液は、**表3**に示す成分からなり、体重の7〜8%を占めている。

血液の主な生理的機能は、①ガスの運搬、②栄養素の運搬、③ホルモンの運搬、④老廃物や余分な水分などの排泄、⑤体温の調節、⑥免疫や白血球などによる感染防御、⑦酸塩基平衡の維持などである。

さらに、血液の各成分ごとの生理的機能を**表4**に示す。

表3　血液の成分

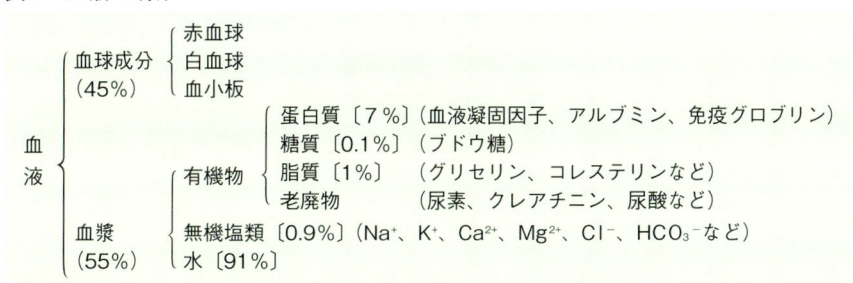

表4　血液の各成分の生理的機能

血液成分	生理的機能
赤血球	酸素（O_2）・二酸化炭素（CO_2）の運搬、pH調節
白血球	感染防御、異物処理、抗体産生
血小板	血液凝固（出血阻止）
水分	物質運搬の基体である。血圧調節、体温調節
無機塩類	浸透圧調節、pH調節、CO_2運搬、興奮性維持（その組成は海水によく似ている）
有機物	栄養物および代謝産物、膠質浸透圧調節
血液凝固因子	血液凝固、創傷癒着

3. 赤血球の生成と崩壊のメカニズム（図1）

1）赤血球生成のメカニズム

赤血球は、胸骨、骨盤・脊椎や長骨の両端のような平らな骨の**赤色骨髄**で生成される。**図1**に示すように、骨髄にある赤血球の幼若細胞である**赤芽球**（赤芽細胞）は、腎臓でつくられる**エリスロポエチン**によって前赤芽球から成長するが、その成長のための細胞分裂に必要なDNA合成には**ビタミンB_{12}、葉酸**が必須である。ビタミンB_{12}は、胃壁細胞から分泌される**内因子**と結合し、回腸末端部で内因子から分離して吸収される。葉酸は、空腸上部で最も盛んに吸収される。

赤血球のヘモグロビン（血色素）の合成には、**2価鉄（Fe^{2+}）と蛋白質**が必要である。**鉄**は、食物から3価鉄（Fe^{3+}）として摂取され、胃液中の塩酸により2価鉄に還元され、主に十二指腸から吸収される。**ビタミンC**や良質の蛋白質は、この鉄の吸収を促進する。これら赤血球の生成にあたって必要となる鉄、蛋白質、ビタミンB_{12}、葉酸などの物質を**造血必須物質**という。

健康成人の体内には、鉄が約4〜5gあり、そのうちの60〜70%は**ヘモグロビン**にあり、残りは肝臓や脾臓に**貯蔵鉄**として蓄積されている。つまり、1日約10〜20mgの鉄が食物から摂取され、腸管より2価鉄として吸収された鉄の一部が、鉄結合蛋白である**トランスフェリン**に結合して骨髄を主とする造血組織に運ばれ、赤血球造血に利用される。残りは**フェリチン**として造血組織で蓄積され、必要に応じてヘモグロビン合成にかかわる。トランスフェリンの1/3は2価鉄と結合する。これを**血清鉄（SI）**とよび、残り2/3の結合していないものを**不飽和鉄結合能（UIBC）**とよぶ。また、両者を合わせて（SI＋UIBC）**総鉄結合能（TIBC）**、さらにSI/TIBCを**鉄飽和率（sat%）**とよび、正常では約33%となる（**図1**）。

2）赤血球崩壊のメカニズム

赤血球の寿命は約120日である。**図1**に示すように、赤血球の崩壊は主に**脾臓と肝臓**で行われ、**ヘモグロビン**は鉄を失って**ビリルビン**（胆汁色素）となる。ビリルビンは、胆汁に含まれて腸内に排泄される。さらに腸内で**ウロビリノーゲン**となって大部分は便中に排泄され、便の色を形成する。ウロビリノーゲンの一部は、腸壁から再吸収されて血行に入る。このウロビリノーゲンの一部は尿中に排泄されるが、大部分は肝臓で再びビリルビンとなって腸内に排泄される。このようにして、ビリルビンとウロビリノーゲンの間には**腸肝循環**が成立する。これを**ビリルビン代謝**という。

また、赤血球が脾臓や肝臓で崩壊されたとき遊離した鉄は、脾臓や肝臓に蓄えられ、必要に応じて骨髄に運ばれて新しい**赤血球の生成**に利用される。

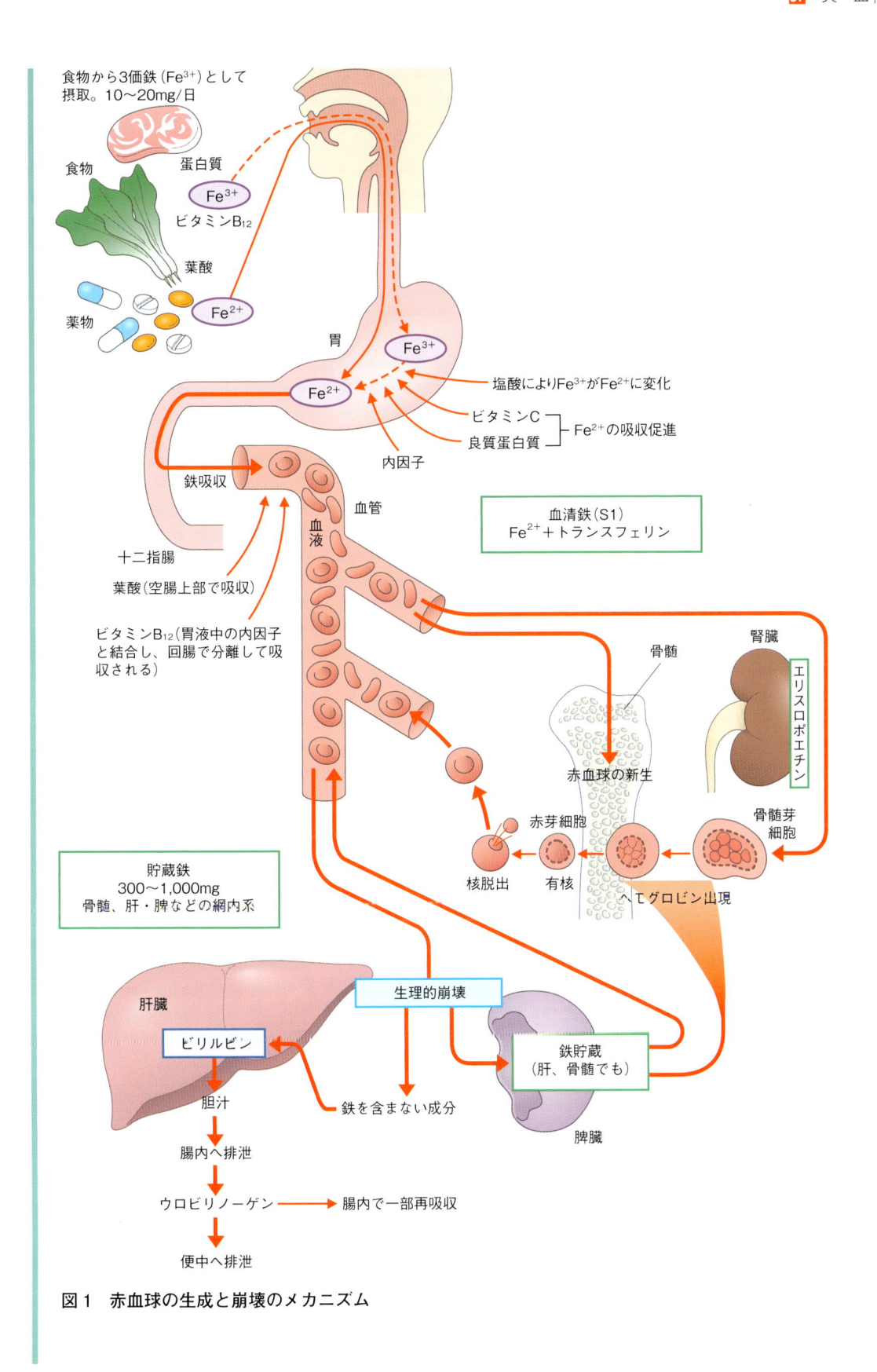

図1 赤血球の生成と崩壊のメカニズム

4. 貧血の分類・原因・誘因ならびにメカニズムと特徴

貧血の分類は、一般に形態学的分類と発生機序による。

形態学的分類は、末梢血、ヘモグロビン濃度、ヘマトクリット値の数値を組み合わせた赤血球恒数による分類法で、**表5**のように分類される。なお、**平均赤血球容積（MCV）**は赤血球1個あたりの平均容積の絶対値、**平均赤血球ヘモグロビン濃度（MCHC）**は赤血球の一定容積中に含まれているヘモグロビン量の濃度比、**平均赤血球ヘモグロビン量（MCH）**は赤血球1個に含まれている平均ヘモグロビン量の絶対値である。

表5 赤血球の形態からみた貧血の分類・検査所見・代表的疾患

分類	平均赤血球恒数		検査所見			代表的疾患
	MCV (fL)	MCHC (%)				
基準値	80〜100	31〜36	血清鉄	UIBC	フェリチン	
小球性貧血	低下 (80以下)	低下 (30以下)	↓	↑	↓	鉄欠乏性貧血、慢性出血
						慢性の血管内溶血[注1]
			↓	↓	↑	慢性感染症、慢性炎症
			↑	↓	↑	一部の鉄芽球性貧血 まれにサラセミア
正球性貧血	正常 (80〜100)	正常 (31〜36)	網赤血球	白血球	血小板	
			↓	↓	↓	**再生不良性貧血**
			＊	↓	↓	脾機能亢進症
			＊	＊	↓	急性白血病
			＊	↑	＊	慢性白血病
			＊	＊	＊	種々の続発性貧血
						骨髄線維症
正球性または大球性貧血	正常 (80〜100) または上昇 (101以上)[注2]	正常 (31〜36)	網赤血球	抗グロブリン試験		
			↑	＋		自己免疫性溶血性貧血 ときに薬剤性溶血性貧血
			↑			遺伝(先天)性溶血性貧血
				－		微小血管性溶血性貧血
						発作性夜間ヘモグロビン尿症[注3]
大球性貧血	上昇 (101以上)	正常 (31〜36)	骨髄巨赤芽球	血清ビタミンB₁₂	葉酸	
						悪性貧血
						胃全摘後巨赤芽球性貧血
						回腸切除後巨赤芽球性貧血
			＋	→	↓	葉酸欠乏性巨赤芽球性貧血
			＋	＊	＊	赤白血病
			－	＊	＊	肝硬変、甲状腺機能低下症
						高度の寒冷凝集や連銭形成

＊特異的な変動なく、さまざま
(注1) とくに発作性夜間ヘモグロビン尿症　　(注2) 網赤血球の著増時　　(注3) 小球性低色素性のことが多いが、発作時に大球性

MCV：平均赤血球容積 $= \dfrac{Ht}{RBC} \times 10\,fL$（基準値：80〜100 fL、$fL = 10^{-15}\,L$）

MCHC：平均赤血球ヘモグロビン濃度 $= \dfrac{Hb}{Ht} \times 100\%$（基準値：31〜36%）

Hb：ヘモグロビン濃度(g/dL)、Ht：ヘマトクリット値(%)、RBC：赤血球数($\times 10^4 / \mu L$)

＊平均赤血球血色素量（MCH）は、MCVとほぼ平行して上下に変動するが、MCHCが基準値を超えて上昇することはない。これは、赤血球が生理的にすでにヘモグロビンで飽和されているためと考えられる。

発生機序による貧血の分類は、以下の3つである。

1）赤血球生成能の障害

 （1）造血必須物質（鉄、蛋白質、ビタミンB_{12}、葉酸など）の欠乏

 （2）造血器の障害（骨髄の造血機能の低下）

2）赤血球崩壊亢進

 （1）赤血球自体の欠陥

 （2）赤血球を取り巻く環境の異常

3）失血（赤血球の喪失）

上記の発生機序による貧血の3つの分類ごとの代表的な貧血とその原因・誘因ならびに発生メカニズムと特徴を以下にあげる。

大分類	小分類	主な原因・誘因	メカニズムと特徴
1）赤血球生成能の障害	(1) 造血必須物質の欠乏	①鉄欠乏性貧血	骨髄の造血能は正常であるが、ヘモグロビンの合成に必要な鉄が不足することによって起こる**低色素性小球性貧血**であり、**表5**のMCV（80 fL以下）、MCHC（30％以下）がともに低値となる。**鉄欠乏性貧血**は、最も頻度の高い貧血であり、全貧血の70％を占め、成人女性では、4人に1人にみられるという。**図2-B**のように貯蔵鉄が減少し、続いて血清鉄の減少と不飽和鉄結合能（UIBC）の増加がみられる。やがて**低色素性小球性貧血**が起こる（**図2-C**）。さらに進行すると**組織鉄の減少**が起こり、爪の変形（さじ状爪［スプーンネイル］）、舌乳頭の萎縮、舌炎、口角炎、嚥下障害や異食症（pica）などが出現する（**図2-D**）。

a. **鉄の排出の増加**［慢性出血（消化管出血、悪性腫瘍）］、月経過多および性器出血など

▶生理的な鉄の吸収量と排泄量は、ともに1日当たり約1mgであり、バランスがとれている。

出血により鉄が失われると貯蔵鉄が動員される。しかし、その動員にも限界があり、結果的に赤血球やヘモグロビンが減少する。月経による出血では、0.4〜1.0mg/日の鉄が喪失するといわれるが、1日の出血量が多い、あるいは月経持続日数が長い場合などは、排出量が多くなる。

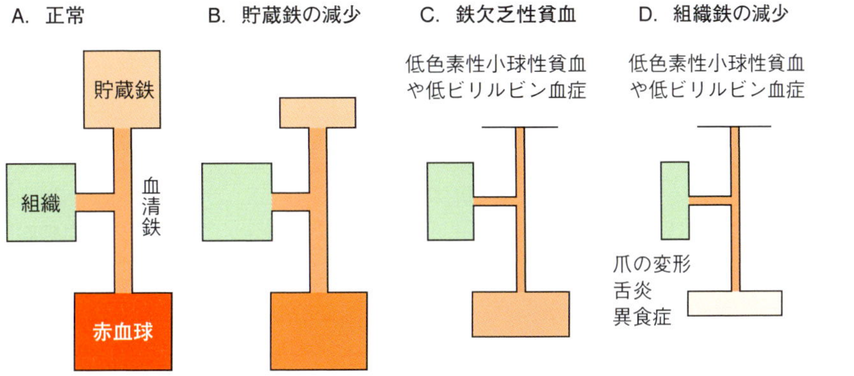

A. 正常　　B. 貯蔵鉄の減少　　C. 鉄欠乏性貧血　　D. 組織鉄の減少

C. 低色素性小球性貧血や低ビリルビン血症

D. 低色素性小球性貧血や低ビリルビン血症

貯蔵鉄

組織　　血清鉄

赤血球

爪の変形
舌炎
異食症

（堀田知光：貧血性疾患の治療と看護，血液・造血器疾患の治療と看護［堀田知光，横田弘子編］，p.74，2002，南江堂より許諾を得て改変し転載．）

図2　鉄欠乏の進行

1）赤血球生成能の障害	**（1）造血必須物質の欠乏**		b. **鉄の需要増大**（妊娠、授乳期、成長が著しい乳児期や思春期など）	▶胎児の発育や母体の循環血液量の増加により、赤血球需要の絶対量が上昇する。とくに妊娠中期・後期には、母体の循環血漿量が血球量の増加を上回るため、相対的に貧血状態（**生理的貧血**）となる。

1）赤血球生成能の障害

（1）造血必須物質の欠乏

b. **鉄の需要増大**（妊娠、授乳期、成長が著しい乳児期や思春期など）
▶胎児の発育や母体の循環血液量の増加により、赤血球需要の絶対量が上昇する。とくに妊娠中期・後期には、母体の循環血漿量が血球量の増加を上回るため、相対的に貧血状態（**生理的貧血**）となる。

c. **鉄の摂取障害**（食欲不振、偏食、粗食、いきすぎたダイエット、咀嚼・嚥下障害など）
▶極端な偏食やいきすぎたダイエット・粗食、あるいは高齢者の咀嚼・嚥下困難などで、体内への鉄の供給量が低下することにより、ヘモグロビンの生成が障害される。

d. **鉄の吸収障害**（胃の全摘出・部分切除後、慢性下痢などの吸収不全症候群）
▶胃酸は、食物鉄の溶解性を高めるとともに、3価鉄から2価鉄への還元に関与し、腸粘膜での吸収を促進する。そのため、胃液の不足および腸粘膜の吸収障害は、鉄の体内への供給量を不足させる。

②蛋白質の欠乏による貧血

a. **蛋白質の消費増大・需要増大・摂取障害**（これらの原因・誘因は、鉄欠乏性貧血と同じ）
▶蛋白質の不足は、赤血球、ヘモグロビンの減少につながる。しかし、この貧血は、日本ではほとんどみられない。

③ビタミン B₁₂ の欠乏による巨赤芽球性貧血

ビタミン B_{12} は、骨髄での赤芽球の分裂における DNA 合成に必須である。貧血が進行すると、舌乳頭の萎縮、舌炎、疼痛とそれによる摂食困難、白髪、歩行障害（深部知覚異常）などをきたす（**表5**）。

a. **内因子欠乏**
- 胃の全摘出後
▶ビタミン B_{12} は、胃壁細胞から分泌される**内因子**と結合することによって回腸末端部から吸収される。したがって、胃を全摘出すると、ビタミン B_{12} の吸収に必要な内因子を胃液中に分泌する胃壁細胞がなくなることになる。しかし、全摘出後 3〜4 年間は、肝臓に貯蔵された約 5mg のビタミン B_{12} がそれを補うため、すぐには発症しない。なおビタミン B_{12} の 1 日の必要量は 2μg 程度である。

- 胃の細胞に対する自己抗体（**悪性貧血**）
▶胃液中に**内因子**が分泌されないために、ビタミン B_{12} の吸収ができず、その欠乏によって造血細胞は DNA 合成が障害され、形態的に病的な巨赤芽球性変化を起こし、**表5**の MCV が 101fL 以上の高値となり、MCHC が基準値である**正色素性大球性貧血**を発症する。北欧系人種に多い。

(1)造血必須物質の欠乏		b. **小腸の異常によるビタミンB₁₂の吸収障害**（腸内寄生虫、小腸憩室、原発性吸収不全症候群など）	▶小腸の障害あるいは小腸内細菌叢の繁殖などにより、ビタミンB₁₂の吸収が阻害される。

1) 赤血球生成能の障害

(1) 造血必須物質の欠乏

b. **小腸の異常によるビタミンB₁₂の吸収障害**（腸内寄生虫、小腸憩室、原発性吸収不全症候群など）
▶小腸の障害あるいは小腸内細菌叢の繁殖などにより、ビタミンB₁₂の吸収が阻害される。

c. **菜食主義によるビタミンB₁₂の摂取障害**
▶ビタミンB₁₂は、魚・肉類に含まれているため、菜食主義者では欠乏しやすい。

④葉酸の欠乏による巨赤芽球性貧血
　ビタミンB複合体の1つである葉酸は、ビタミンB₁₂と同じく、骨髄での赤芽球の分裂におけるDNA合成に必須である。葉酸は、主に肝臓に貯蔵されている。新鮮な野菜や果物に多く含まれているが、加熱により破壊されやすい。しかし、通常の食生活で欠乏することはまれである（**表5**）。

a. **葉酸の摂取障害**
▶食事性の葉酸欠乏は、日本ではまれである。しかし、葉酸は調理に対してきわめて不安定で利用率も悪いため、食事量の少ない高齢者や、食糧事情が悪い地域などでは起こることがある。

b. **小腸の異常による葉酸の吸収障害**
▶繁殖した腸内細菌の葉酸吸収や腸管からの葉酸の吸収障害などにより欠乏をきたす。

c. **薬物やアルコールによる葉酸の吸収障害**（抗痙攣薬、経口避妊薬、アルコール依存症など）
▶薬物が葉酸吸収酵素を阻害するのではないかと考えられている。アルコール依存症でも吸収障害が認められるが、機序ははっきりしていない。

d. **葉酸の需要増大**（白血病やその他の悪性腫瘍、溶血性貧血、妊娠期、授乳期など）
▶成人の葉酸の1日必要量は、約200μgであるが、左記の場合には、赤血球生成が亢進するため1日の推奨量は240μgとなる。また、妊娠・授乳期にはさらに推奨量は、340〜440μgとなる。

(2) 造血器の障害（骨髄の造血機能の低下）

①再生不良性貧血
　骨髄組織が萎縮し、造血機能全体が低下することによって発症する**正色素性正球性貧血**であり、**表5**のMCV、MCHCがともに基準値である。造血機能全体の低下によって血液のすべての細胞成分が減少し、貧血に加えて皮膚や粘膜の点状出血、紫斑をはじめとする出血傾向がみられ、重症時は脳や消化管などに出血が出現し、生命危機に陥ることがある。また、好中球の減少による易感染性に伴う発熱を起こしやすく、重症時は敗血症や肺炎を発症することがある。わが国では比較的多く、難病の1つである。

a. **先天性**→原因不明
▶遺伝的要因があるともいわれている。

b. **後天性**
・放射線
・薬物（抗がん薬、抗生物質、代謝拮抗薬、ヒ素、抗痙攣薬、解熱鎮痛薬、抗甲状腺薬など）
▶放射線、薬物、ウイルスなどは、いずれも骨髄細胞を傷害する。

		・感染症など	
		①溶血性貧血	先天性・後天性のなんらかの原因で赤血球の崩壊が亢進して、赤血球自体の寿命が短縮することによって生じる**正色素性正球性貧血**であり、**表5**のMCV、MCHCがともに基準値である。黄疸、脾腫、ヘモグロビン尿（血管内溶血）などを伴う。
2）赤血球崩壊亢進	(1)赤血球自体の欠陥	②**先天性溶血性貧血**（大部分は**遺伝性球状赤血球症**）	a. **赤血球膜の異常**：遺伝性球状赤血球症 ▶通常は楕円形で中心がくぼんだ赤血球が、膜を構成する蛋白の異常で球状になっているために、より短い期間で崩壊してしまうことにより生じる。日本の溶血性貧血のなかで最も多く、常染色体優性遺伝のため、男女いずれにも発症する。
			b. **ヘモグロビン異常**：サラセミア ▶ヘモグロビン生成過程で、グロビンの生成が遺伝的に抑制されるために生じる溶血性貧血であり、**表5**のMCV、MCHCがともに低値となる**低色素性小球性貧血**である。地中海沿岸から東南アジアにかけて多くみられる。常染色体優性遺伝である。
			c. **赤血球酵素の異常**：グルコース-6-リン酸脱水素酵素欠損症 ▶常染色体劣性遺伝で、血族結婚で出現しやすい。
	(2)赤血球を取り巻く環境の異常	①**後天性溶血性貧血**	赤血球生成は正常であるが、赤血球を取り巻く後天的な環境の異常によって崩壊が起こる。黄疸、脾腫などを伴う。
			a. **脾機能亢進症**：肝硬変、バンチ症候群、門脈血栓症、感染症（マラリア、結核、梅毒など）、白血病、悪性リンパ腫などに続発する続発性脾機能亢進症 ▶脾機能が亢進すると、血球処理能力が増す。バンチ症候群は本態不明の脾機能亢進症で、貧血、脾腫を伴う。
			b. **抗体の産生**：主として自己免疫性溶血性貧血 ▶赤血球に対する自己抗体が赤血球の膜に付着し、早期に赤血球の崩壊をきたす。抗体の反応温度と種類によって常温型自己免疫性溶血性貧血、寒冷凝集素症、発作性寒冷色素尿症の3つのタイプがある。
3）失血（赤血球の喪失）		①**急性出血後貧血**	a. **外傷、出血**：消化管出血、動脈・静脈瘤破裂、手術、分娩などによる多量の急性出血 ▶体内や体外へ血液が排出されて赤血球を急激に失う。急性出血では、赤血球量と血漿量が同じ割合で減少するため、失血直後には血液検査上で貧血の所見を認めないことが多い。
		②**慢性出血後貧血**	「鉄欠乏性貧血」のa.と同じ ▶1)-(1)-①「鉄欠乏性貧血」全般と①-aの「メカニズムと特徴」と同じ

5. 貧血の随伴症状

貧血が続くと、ヘモグロビンの不足によって全身のガス運搬が障害され、各組織や臓器における O_2 と CO_2 の交換不全が生じて CO_2 が蓄積し、酸素欠乏状態に陥る。その結果、以下の自覚・他覚症状が生じる。

1) 組織の酸素不足・低酸素状態による倦怠感、易疲労感、めまい、傾眠、頭痛など
2) 全身の臓器や組織の酸素欠乏状態に対する代償作用として、心拍出量や心拍数の増大ならびに呼吸数の増加を促す循環調節が働き、それによって発症する動悸、頻脈、息切れ、頻呼吸、起坐呼吸など
3) 注意力・集中力・作業能力の低下など
   なお 1)～3)の自覚症状は、運動時や労作時に気づくことが多い。
4) 他覚症状としての皮膚・粘膜・結膜・爪の蒼白、心拡大、浮腫など

系統別の貧血の自覚・他覚症状を**表6**に示す。なお、貧血の随伴症状は、軽度あるいはその進行が緩慢な場合には自覚されにくく、受診が遅れることが少なくない。一方、心肺機能が低下している場合はより強く自覚される。

表6　貧血の自覚・他覚症状

系統	自覚・他覚症状
全身症状	微熱
皮膚および粘膜	顔面蒼白、眼瞼結膜・口腔粘膜・爪甲部の蒼白、スプーンネイル（さじ状爪）、扁平な爪、舌炎、脱毛、黄疸など
呼吸・循環器系	動悸、息切れ、呼吸困難、頻脈、静脈雑音（コマ音）、浮腫
精神・神経系	頭痛、頭重感、易疲労感、倦怠感、耳鳴、めまい、傾眠、失神、注意力・集中力の低下
消化器系	食欲不振、便秘、下痢、腹部不快、放屁
泌尿・生殖器系	無月経、ED（勃起機能の低下）

6. 貧血の「成り行き」
（悪化したときの二次的問題）

貧血によって血液の酸素運搬能が低下した場合は、酸素の需要度が高い脳、心筋、筋肉などをはじめ**表6**に示す多くの系統に種々の症状が出現し、それらの複合によってさらに以下の二次的問題が生じやすくなる。

1) 貧血に伴うめまい、立ちくらみ、失神発作などによる**転倒・転落、外傷**
2) 貧血に伴うめまい、立ちくらみ、頭痛、耳鳴や貧血の代償作用としての心肺負担の増大に伴う頻脈、動悸、息切れ、頻呼吸、起坐呼吸などによる**日常生活動作行動の低下**
3) 末梢循環不全に伴う酸素・栄養・エネルギーの供給不足による**皮膚・粘膜の脆弱化、損傷、褥瘡**
4) 貧血に伴う組織への酸素・栄養・エネルギーの供給不足に伴う体力・抵抗力の低下による**気道・尿路系などの感染**
5) 貧血に伴う頭痛、頭重感、易疲労性、全身倦怠感ならびに注意力・集中力の低下による**学業・就業における諸問題**
6) 貧血の悪化・長期化と、それに付随する不安・悩みなどの精神心理的問題による**無月経やED**
7) 貧血の悪化と、それに伴う組織への酸素不足を代償するための心負担の増大・長期化などによる**浮腫、呼吸困難、心拡大・心不全、ひいては昏睡**

8）骨髄造血機能全体が低下する再生不良性貧血では、血小板減少による**出血傾向とくに脳や消化管の出血**、好中球減少による**易感染傾向とくに肺炎や敗血症などによる生命危機**

7. 貧血に対する主な診察と検査

1）**診察**：問診、視診、触診、聴診、測定（体温、脈拍、呼吸、血圧、皮膚・粘膜・爪の蒼白、出血傾向、黄疸の有無など）

2）**検査**
　（1）血液一般検査：赤血球数、ヘモグロビン濃度、ヘマトクリット値、赤血球恒数（MCV、MCHC、MCH）、網赤血球数、白血球数、血小板数など
　（2）凝固学的検査：出血時間、凝固時間など
　（3）血液生化学検査：血清鉄（SI）、血清フェリチン、総鉄結合能（TIBC）、不飽和鉄結合能（UIBC）、血清ビリルビン値、血清総蛋白、A/G比、葉酸、ビタミンB_{12}、血清銅など
　（4）検便：潜血反応、虫卵など
　（5）検尿：蛋白、ウロビリノーゲン、ビリルビン、潜血反応など
　（6）骨髄穿刺・生検
なお、貧血がみられる際に全例に実施するのは、（1）、（2）、（3）である。

8. 貧血に対する主な治療

1）**安静療法**
2）**酸素療法**
3）**止血術**
4）**食事療法**：高蛋白・高エネルギー食、高鉄分食、高ビタミン食など（**表7**、**表8**、**図3**）
5）**薬物療法**（**表9**）（補充療法、造血刺激療法、免疫抑制療法）
6）**輸血療法**
　（1）成分輸血（赤血球 M.A.P.、洗浄赤血球、白血球除去赤血球など）
　（2）全血輸血：成分輸血では対応できない大量失血の場合に限る。
7）**脾臓摘出術**：遺伝性球状赤血球症などの溶血性貧血には脾臓摘出を行うこともある。
8）**同種造血幹細胞移植**：再生不良性貧血や骨髄異形成症候群の根治療法として行われる。

表7　ビタミンB_{12}および葉酸を多く含む食品

ビタミンB_{12}	牛・豚・羊などのレバー、カキ（貝）、魚肉（ニシン、イワシ、サバ）、牛肉、豚肉、羊肉、ミルク、鶏卵（卵黄）、チーズ
葉酸	牛、豚、羊などのレバー、アスパラガス、ホウレンソウ、クルミ、ピーナッツ、ブロッコリー、パセリ、白米、食パン、タラ類、サケ、カキ（貝）、大豆

表8　鉄を含む食品の例

食品名	含有量（mg/100g）	食品名	含有量（mg/100g）
豚レバー	13.0	ホウレンソウ	3.7
アユ（養殖・内臓）	8.0	煮干し	18.0
鶏レバー	9.0	いんげん豆	6.0
ヤツメウナギ	9.0	ごま（いり）	9.9
シジミ	10.0	ごま（乾燥）	9.6
ひじき（乾燥）	55.0	鶏卵（卵黄）	4.6
アサリ	7.0	牛肉	2.8
牛レバー	4.0	いわし（丸干）	4.4
切り干し大根	9.5	小麦	1.0
大豆（国産）	9.4	米	0.1
凍り豆腐	9.4		

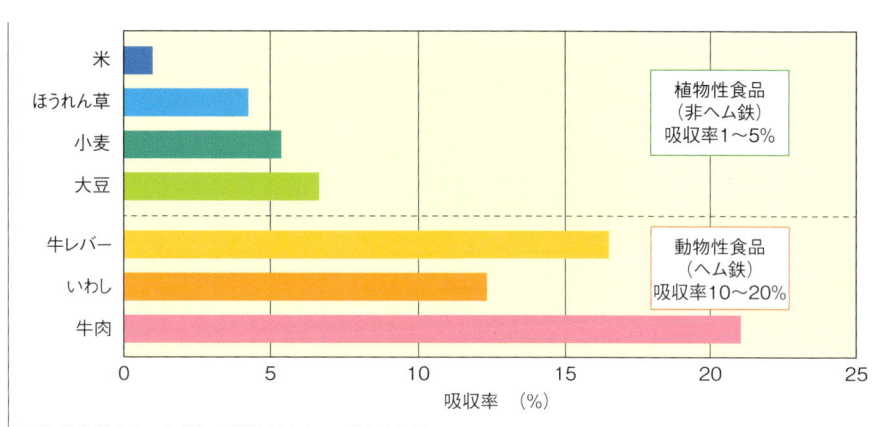

植物性食品（非ヘム鉄）：吸収率は 1 ～ 5%である。

動物性食品（ヘム鉄）：吸収率は 10 ～ 20%である。

図 3　各種食品の鉄吸収率

表 9　貧血に用いられる主な薬

分類	一般名（商品名）	効果発現メカニズム	主な副作用と注意事項
鉄化合物製剤	乾燥硫酸鉄 （フェロ・グラデュメット）	赤血球の大部分は、鉄を含むヘムとグロビンからなるヘモグロビンである。内服された鉄は、十二指腸と空腸から吸収され、その鉄はトランスフェリンと結合して、骨髄で赤血球に取り込まれ、ヘモグロビン合成に利用される	禁忌：鉄欠乏状態にない患者 注意：潜血反応で偽陽性となることがある。便が黒色を呈することがある 副作用：発疹、蕁麻疹、悪心、嘔吐、食欲不振
鉄化合物製剤	クエン酸第一鉄ナトリウム （フェロミア）		禁忌、注意：「乾燥硫酸鉄」参照 副作用：発疹、瘙痒感、悪心、嘔吐、食欲不振、AST（GOT）、ALT（GPT）上昇
鉄化合物製剤	含糖酸化鉄 （フェジン）		禁忌：鉄欠乏状態にない患者、重篤な肝障害、本剤成分過敏症の既往 注意：経口鉄剤の与薬が困難または不適当な場合に限り使用 重大な副作用：ショック、骨軟化症
補酵素型ビタミンB₁₂製剤	メコバラミン （メチコバール注）	赤芽球は分裂して成長することにより赤血球になる。VB₁₂と葉酸は、この分裂に必要な DNA 合成の必須物質であることから、赤血球の生成を増やして貧血を改善する	注意：本剤与薬で効果が認められない場合、月余にわたって漫然と使用しない 重大な副作用：アナフィラキシー様反応
葉酸製剤	葉酸 （フォリアミン）	「補酵素型ビタミン B₁₂ 製剤」参照	注意：葉酸の欠乏や代謝障害が関与する疾患に効果を認めないのに漫然と長期に使用してはならない。また悪性貧血患者の血液状態は改善できるが，神経症状には効果が期待できないため、その補完目的で VB₁₂ 製剤を併用すること 副作用：紅斑、瘙痒感、全身倦怠、浮腫、体重減少
蛋白同化ステロイド薬	メテノロン酢酸エステル （プリモボラン）	蛋白合成促進と同時に、骨髄の造血細胞を刺激し、腎臓のエリスロポエチン産生促進などによって赤血球数を増やし貧血を改善する	禁忌：アンドロゲン依存性悪性腫瘍（例えば前立腺がん）およびその疑いのある患者、妊婦または妊娠している可能性 注意：男性：定期的に前立腺の検査を行う。女性：変声の可能性のあることを告げておく 重大な副作用：肝機能障害、黄疸
男性ホルモン薬	テストステロンエナント酸エステル （エナルモンデポー、テスチノンデポー）	赤血球の鉄の摂取率を増やし、赤血球のヘモグロビン含有量を増加させると同時に新しく生成される網赤血球数を増加させ、結果的にヘマトクリット値を上昇させる	禁忌、注意：「メテノロン酢酸エステル」参照 副作用：過敏症状、肝機能検査値の異常、多幸症状、脱毛、（男性）陰茎肥大、持続性勃起、（女性）回復しがたい嗄声・多毛、月経異常、陰核肥大、性欲亢進

（つづき）

分類	一般名（商品名）	効果発現メカニズム	主な副作用と注意事項
エリスロポエチン製剤	エポエチン アルファ（遺伝子組換え）（エスポー）	血中の酸素不足、とくに腎血流中の酸素不足は、腎臓におけるエリスロポエチンの産生を促進することによって赤血球数を増加させて貧血を改善する。このエリスロポエチンというホルモンは、骨髄における赤芽球の分裂を促進し、赤血球数を増加させて貧血を改善する。この群の薬物は、腎のエリスロポエチンの産生障害などによって生じる腎性貧血治療薬として使用される	**禁忌**：本剤成分または他のエリスロポエチン製剤・ダルベポエチン アルファ製剤過敏症 **注意**：本剤の効果発現には鉄の存在が重要であり、鉄欠乏時には鉄剤の与薬を行う、腎性貧血であることを確認し他の貧血症（失血性貧血、汎血球減少症、アルミニウム蓄積症等）には与薬しない **重大な副作用**：脳出血、心筋梗塞、高血圧性脳症、ショック、アナフィラキシー、赤芽球癆、肺梗塞、脳梗塞、肝機能障害、黄疸
エリスロポエチン製剤	エポエチンベータ（遺伝子組換え）（エポジン）		**禁忌**：「エポエチンアルファ」参照 **注意**：本剤の効果発現には鉄の存在が重要であり、鉄欠乏時には鉄剤の与薬を行う、必要以上の造血を認めた場合は、休薬するなど適切な処置をとること **重大な副作用**：肺梗塞、脳梗塞、肝機能障害、黄疸
ダルベポエチン製剤	ダルベポエチン アルファ（遺伝子組換え）（ネスプ）	エリスロポエチン受容体に結合し、ヒト骨髄造血前駆細胞に対して後期赤芽球系前駆細胞（CFU-E）および前期赤芽球系前駆細胞（BFU-E）由来のコロニー形成を濃度依存的に促進させる	**禁忌**：本剤成分またはエリスロポエチン製剤過敏症患者 **注意**：「エポエチンアルファ」参照 **重大な副作用**：脳梗塞、脳出血、肝機能障害、黄疸、高血圧性脳症、ショック、アナフィラキシー、赤芽球癆、心筋梗塞、肺梗塞
免疫抑制薬	シクロスポリン（サンディミュン）	T 細胞においてシクロフィリンと複合体を形成し、T 細胞活性化のシグナル伝達において重要な役割を果たしているカルシニューリンに結合し、カルシニューリンの活性化を阻害する。これにより、脱リン酸化による転写因子 NFAT の細胞質成分の核内移行が阻止され、インターロイキン-2 に代表されるサイトカインの産生が抑制される。直接的な細胞傷害性によるものではなく、リンパ球に対し特異的かつ可逆的に作用し、強力な免疫抑制作用を示す	**警告**：添付文書参照 **禁忌**：本剤成分過敏症の既往、下記併禁与薬中、妊婦または妊娠している可能性、肝臓または腎臓障害患者でコルヒチン服用中 **注意**：感染症の発現または増悪に十分注意すること **併禁**：生ワクチン、タクロリムス（外用薬を除く）、ピタバスタチン、ロスバスタチン、ボセンタン、アリスキレン、アスナプレビル、バニプレビル、グラゾプレビル **重大な副作用**：腎障害、肝障害、肝不全、可逆性後白質脳症症候群、高血圧性脳症等の中枢神経系障害、神経ベーチェット病症状、感染症、進行性多巣性白質脳症（PML）、BK ウイルス腎症、急性膵炎、血栓性微小血管障害、溶血性貧血、血小板減少、横紋筋融解症、悪性リンパ腫、リンパ増殖性疾患、悪性腫瘍（とくに皮膚）
副腎皮質ステロイド薬	プレドニゾロン（プレドニゾロン、プレドニン）	抗炎症作用、抗アレルギー作用を示す他、生体における諸種の代謝作用、生体免疫反応への作用を現す	**禁忌**：本剤成分過敏症の既往 **注意**：適応、症状を考慮、他の治療法によって十分に治療効果が期待できる場合には、本剤を与薬せず、また、局所的与薬で十分な場合には、局所療法を行うこと。連用後の急な与薬中止は、離脱症状があらわれることがあり、徐々に減量するなど慎重に行う **重大な副作用**：誘発感染症、感染症の増悪、続発性副腎皮質機能不全、糖尿病、消化管潰瘍、骨粗鬆症、大腿骨及び上腕骨等骨頭無菌性壊死、ミオパチー、緑内障、後嚢白内障、血栓症、消化管穿孔、消化管出血、膵炎、精神変調、うつ状態、痙攣、中心性漿液性網脈絡膜症、多発性後極部網膜色素上皮症、心筋梗塞、脳梗塞、動脈瘤、硬膜外脂肪腫、腱断裂

※その他の副腎皮質ステロイド薬については「41 ショック p.655 表 6」を参照.

● 看護のポイント

第1・2段階	アセスメント・診断

必要な情報	情報分析の視点

必要な情報

1. 貧血の種類・程度・発生時期と持続期間

2. 貧血の随伴症状の有無と程度（基5、表6の活用）
1) 組織の酸素不足・低酸素状態による倦怠感、易疲労感、めまい、傾眠、頭痛など
2) 全身の酸素欠乏状態を代償するために心拍出量や心拍数の増大、ならびに呼吸数の増加が生じ、それによって発症する動悸、頻脈、息切れ、頻呼吸、起坐呼吸など
3) 注意力・集中力・作業能力の低下など
4) 他覚症状としての皮膚・粘膜・結膜・爪の蒼白、心拡大、浮腫など

3. 貧血の主な原因・誘因と程度
（基4の活用）
1) 赤血球生成能の障害
　(1) 造血必須物質の欠乏：①鉄欠乏、②蛋白質欠乏、③ビタミン B_{12} 欠乏、④葉酸欠乏
　(2) 造血器の障害（骨髄の造血機能の低下）
2) 赤血球崩壊亢進
　(1) 赤血球自体の欠陥
　(2) 赤血球を取り巻く環境の異常
3) 失血（赤血球の喪失）：①急性出血、②慢性出血
4) 貧血に関わる家族歴・既往歴や患者と家族の食生活、嗜好品などの実態

4. 貧血に対する診察と検査の結果（基7の活用）
1) 診察：問診、視診、触診、聴診、測定（体温、脈拍、呼吸、血圧、皮膚・粘膜・結膜・爪の蒼白、出血傾向、黄疸の有無など）
2) 検査：血液一般検査、凝固学的検査、血液生化学検査、検便、検尿、骨髄穿刺・生検など

5. 貧血に対する治療内容と効果・副作用（基8の活用）
1) 安静療法、2) 酸素療法、3) 止血術、4) 食事療法、5) 薬物療法（補充療法、造血刺激療法、免疫抑制療法）、6) 輸血療法（成分輸血、全血輸血）、7) 脾臓摘出術、8) 同種造血幹細胞移植など

6. 貧血の「成り行き」の有無（基6の活用）

7. 貧血と検査・治療などに対する患者や家族の反応と期待

情報分析の視点

1. 貧血の有無・種類・程度・持続期間の明確化
2. 貧血と随伴症状の発生時期と現在までの経過の明確化
3. 貧血の原因・誘因とそのメカニズムの明確化
4. 貧血の「成り行き」の明確化

▶ 情報収集・分析に際しては、貧血とその随伴症状がその人の日常・社会生活にどのような影響を及ぼしているかを見きわめてケア計画の立案に活かすことが大切である。

▶「成り行き」としては、以下の問題を生じやすい。
1. 貧血に伴うめまい、立ちくらみ、失神発作などによる**転倒・転落、外傷**
2. 貧血に伴うめまい、立ちくらみ、頭痛、耳鳴ならびに貧血の代償作用としての心肺負担の増大に伴う頻脈、動悸、息切れ、頻呼吸、起坐呼吸などによる**日常生活動作行動の低下**
3. 末梢循環不全に伴う酸素・栄養・エネルギーの供給不足による**皮膚・粘膜の脆弱化、損傷、褥瘡**
4. 貧血に伴う組織への酸素・栄養・エネルギーの供給不足に伴う体力・抵抗力の低下による**気道・尿路系などの感染**
5. 貧血に伴う頭痛、頭重感、易疲労性、全身倦怠感ならびに注意力・集中力の低下による**学業・就業における諸問題**
6. 貧血の悪化・長期化と、それに付随する不安・悩みなどの精神心理的問題による**無月経やED**
7. 貧血の悪化と、それに伴う組織への酸素不足を代償するための心負担の増大・長期化などによる**浮腫、呼吸困難、心拡大・心不全、ひいては昏睡**
8. 骨髄造血機能全体が低下する再生不良性貧血では、血小板減少による**出血傾向**とくに脳や消化管の出血、好中球減少による**易感染傾向**とくに肺炎や敗血症などによる生命危機

●**目標設定の視点**　1. 指示された療法とくに食事・安静・薬物療法を守ることができる。
2. 貧血の程度を示す検査値、とくに赤血球数、ヘモグロビン濃度やヘマトクリット値が基準値に近づく。
3. 貧血の随伴症状が軽減、消失する。
4. 治療の種類と量、とくに薬物量が減少する。
5. 少なくとも「成り行き」にあげた問題を起こさない。

●**対策の立案**　対象固有の貧血の原因・誘因ならびにそれによる発生・悪化のメカニズムをふまえたうえで、対策を選択・決定する必要がある。　（基1、4〜8の活用）

	対策の種類	対策の根拠
観察（OP）	1. 貧血の程度の変化 2. 随伴症状の変化 3. 貧血に影響する疾患ならびに生理的条件などの変化 4. 貧血に対する診察と検査結果の変化 5. 貧血に対する治療内容と効果・副作用の増減 6. 貧血の「成り行き」の有無と程度 7. 貧血と検査・治療などに対する患者や家族の反応と期待 ※観察の細かい項目は、アセスメント・診断段階と同じであるため省略する	1〜7の観察項目は、その患者が目標に近づいているか否かを最も端的に表す情報となる。 ▶貧血の経過は、治療とのかかわりが深く、また検査結果によりその治療効果が明確になることから、関連づけて総合的・経時的に観察する。 ▶慢性の貧血では症状を自覚しにくく、逆に急性貧血では過度に症状を自覚しやすい。とくに急性失血では、赤血球と血漿が同時に失われることから、直後の検査結果に変化が現れにくい。したがって主観的データと客観的データを対応させて把握すること、またいつの検体の検査結果であるかなどに注意する必要がある。
看護療法（TP）	1. 食事療法の管理 　1）高蛋白・高エネルギー食 　　（1）蛋白質 85〜100g/日、エネルギー 2,000〜2,400kcal/日、脂質 50〜60g/日、糖質 300〜400g/日を一応の目安にする 　2）高鉄分食 　　（1）鉄 20〜25mg/日を一応の目安にする	▶蛋白質は、赤血球、ヘモグロビン生成の必須物質である。蛋白質の欠乏は、腎臓の赤血球生成促進因子であり、骨髄を刺激するエリスロポエチンの産生を減少させて、骨髄の赤血球産生能を低下させる。したがって、必須アミノ酸を多く含む動物性蛋白質を補うことが望ましい。また、蛋白質の十分な働きは、糖質・脂質によるエネルギーの十分な補給があってはじめて可能となる。（基3、4、8の活用） ▶鉄は、蛋白質とともにヘモグロビン生成の必須物質であり、健康な成人では1日 10〜20mg を必要とする。したがって、貧血時は、それ以上の十分な摂取が必要となる。鉄を多く含む食品の摂取にあたっては、その吸収率を考慮する

看護療法（TP）	3）高ビタミン食 　（1）ビタミンB₁₂、葉酸、ビタミンC	（**表8**，**図3**参照）。（**基**3、4、8の活用） ▶ビタミンB₁₂、葉酸は、赤芽球の分裂に必要なDNA合成必須物質である。ビタミンCは、十二指腸からの鉄の吸収を促進する。ただし、ビタミンB₁₂と葉酸は不安定で、加熱や水に長時間浸すことで失われやすいため調理方法に注意する。（**基**3、4、8の活用）
	2. 安静療法の管理 　（1）運動・行動制限に応じた日常生活の援助	▶運動は、組織細胞の酸素不足を助長し、さらに赤血球の崩壊を促進させる。したがって、貧血の程度に応じた運動・行動制限をふまえ、日常生活の援助を行う。なお、運動制限は、動悸、息切れ、めまいなどが出現しない程度が一応の目安になる。（**基**3、5、6、8の活用）
	3. 保温 　1）室温の調節、保温器具の使用 　　（1）電気アンカ、カーペット 　2）寝具・衣類の調整 　　（1）電気毛布、靴下・手袋の使用、衣類の重ね着など 　3）就寝前の足浴、手浴など	▶貧血時は、末梢の血液循環が減少して体温、新陳代謝が低下するために全身、とくに四肢の冷感を訴えやすい。高齢者は、感覚受容器の興奮を起こさせる感覚閾値の上昇によって寒さを自覚するまでに時間を要するため、周囲の人が保温や低温熱傷の防止に気を配る必要がある。（**基**5の活用）
	4. 皮膚・粘膜の清潔・感染予防	▶末梢循環不全によって、皮膚・粘膜・上気道・尿路などの感染を引き起こしやすい状態にある。また、口腔内の不快感は、食欲を減退させ全身状態の悪化につながる。（**基**5の活用）
	5. 転倒や外傷の予防 　1）ゆっくりした動作誘導 　2）歩行時の付き添い 　3）履物および環境の調整 　　（1）危険物の除去 　　（2）すべり止めの工夫など	▶重症貧血患者では、脳への酸素供給が不足し、貧血の随伴症状であるめまい、立ちくらみ、失神発作などを起こしやすい。とくにベッドやトイレなどで急に立ち上がったときに起こしやすい。したがって、ある動作から次の動作に移る際には、一呼吸おくようにする。（**基**5の活用）
	6. 薬物療法の管理 　1）鉄剤、葉酸製剤、ビタミン製剤、蛋白同化ステロイド薬、男性ホルモン薬、エリスロポエチン製剤、副腎皮質ステロイド薬など	▶エリスロポエチン製剤、副腎皮質ステロイド薬などは副作用が強く、ときにショック、感染などによって生命危機さえまねく。 ボディイメージを変化させる副作用の出現時や薬物の長期服用時は、服薬の自己調節や中断を起こしやすいことから、家族の協力を得て十分管理する。（**基**8、とくに**表9**の活用）
	7. 輸血療法の管理	▶血液成分の補給と同時に、正常血液に含まれる造血因子・免疫抗体・凝固因子を補給し、骨髄の造血機能を刺激する。しかし、輸血にはさまざまな副作用（悪寒・戦慄、発熱、発疹など）があり、また貧血患者は**易感染傾向**にあることか

ら、とくに**無菌操作**を厳守する必要がある。最近では成分輸血が一般的となり、赤血球濃厚液を用いることが多い。血液型や血液製剤の有効期限の確認、輸血（流量）速度の調節、感染防止などに留意する。

▶宗教上の理由で**輸血拒否**する患者、家族とは医療チームとして対応し、代替案などについても提案する。最終的な決定内容については、患者、家族と医療チーム側の両者がサインをしておくことが後々の問題防止にとって望ましい。（基8の活用）

▶**異型輸血**を防止するために左記の(1)(2)の血液型検査が行われる。異型輸血を確実に防ぐためには、**ABO式血液型検査**のオモテ検査とウラ検査の結果の一致が必須条件となる。

▶**Rh式血液型検査**における日本人のRh陽性率（D抗原陽性率）は99.5％であり白人よりも多い。なお、本検査においてRh陰性の場合は、さらに陰性確認のための検査が追加される。

看護療法（TP）

1）輸血前
（1）ABO式血液型検査
①オモテ検査：患者血球の抗原を調べる
②ウラ検査：患者血清中の抗A・抗B抗体の存在を調べる

ABO血液型判定（ランドシュタイナーの法則）

オモテ検査			ウラ検査			血液型の総合判定
抗A血清	抗B血清	判定	A血球	B血球	判定	
＋	－	A型	－	＋	A型	A型
－	－	O型	＋	＋	O型	O型
－	＋	B型	＋	－	B型	B型
＋	＋	AB型	－	－	AB型	AB型

（2）Rh式血液型検査
Rh式には5種類の抗原があるが、輸血の場合にはD抗原が選ばれ、その有無を調べる。検査の結果、D抗原をもっている場合をRh陽性とし、もっていない場合をRh陰性と判断する

2）輸血中
▶輸血量と流量速度に対する注意。副作用の早期発見と報告。とくに輸血による**即時型アレルギー反応**

3）輸血後
▶遅発型アレルギー反応の早期発見と報告。**水・電解質異常の早期発見と報告**

8. 酸素療法の管理
▶貧血による酸素運搬機能の低下により組織細胞の酸素欠乏が強くなると酸素療法が行われるため、十分管理する。（基8の活用）

9. 行動療法・カウンセリング
▶過剰なダイエット、偏食、菜食主義、あるいは多忙、貧困などでインスタント食品中心の食生活などが原因と考えられる貧血の場合は、単なる食事指導では食行動の変容を起こすことが困難である。必要に応じて、生活全般に関する情報収集を行うとともに、心理療法・カウンセリングやソーシャルワーカーの指導・相談などの協力を得て、患者が行動や生活を変容できるよう支援する。（基4の活用）

教育（EP）

1. 患者が前記症状のうちの自覚的症状（倦怠感、傾眠、めまい、耳鳴、食欲不振、動悸、息切れ、
▶これらの主観的情報は、貧血の程度や治療の効果を判定する重要な資料になる。（基5、6の活用）

教育〈EP〉	頭重感、頭痛など）を報告できるよう指導する	
	2. 貧血改善のための前記の看護療法項目 1 〜 6 を自己管理できるよう患者や家族に指導する	▶貧血は一般に長期療養を必要とし、その改善には生活のしかたが大きく影響する。 　1. 鉄剤服用時は、便が黒色に変化することを説明し、不安を除去する。 　2. 患者や家族が、報告を必要とする薬物の副作用とその対処方法を事前に理解していると、異常の早期発見や事故防止に役立つ。 　（基 8 の活用）
	3. 貧血に影響する生活条件・習慣を自ら改善するよう、患者や家族に説明、指導する	▶貧血の発生予防、改善、再発予防などには、まず生活条件・習慣を整えるための指導が必要である。（基 4 の活用）

第3・4段階　看護計画の立案・実施時の留意点

1. 食事療法の留意点

1) 貧血のある患者は、食欲不振などの消化器症状を訴えることが多い。したがって、造血に必須である高蛋白・高エネルギー・高鉄分・高ビタミン食をふまえて目先を変えた献立、消化がよく、栄養を損失させない調理法、盛り付けなどに留意する必要がある。患者の積極的な参加を促すと同時に、調理を担当する家族の協力を得る。

2) 茶のタンニン酸は、鉄を不溶性・不活化する。したがって、高鉄分食を摂取している患者には、食事の前後に緑茶、紅茶、コーヒーなどの摂取を控えるよう指導する。

3) 胃液は、3 価鉄を吸収のよい 2 価鉄に変える。したがって、胃液の分泌促進のために可能な場合は、適度の食前酒を勧めたり、あるいは酢、香辛料を用いて調理を工夫するとよい。

4) 野菜は、赤芽球の分裂に必要な DNA 合成の必須物質である葉酸や鉄吸収を促すビタミン C を多く含むが、これらは熱に弱いため、調理の際に工夫が必要である。

2. 皮膚損傷の防止

　貧血のある患者は、皮膚や粘膜の抵抗力が低下しているため、罨法実施時や保清時に傷つけたり、熱傷させないように注意する。とくに高齢者は、皮膚層の菲薄化、乾燥、弾力性の低下などがあり、褥瘡ができやすいので注意する。

3. 薬物療法の留意点

1) 鉄剤の服用時は、副作用である悪心・嘔吐、食欲不振、下痢・便秘などの消化器症状が出現しやすいので、食直後または食後の服用が望ましい。

2) 鉄剤服用時は、タンニン酸が鉄の不溶性・不活化をきたすため、緑茶やコーヒー、紅茶などを控えることが望ましい。しかし、現在の鉄剤は、徐放性で吸収がよく、鉄の吸収を低下させることが少ないと考えられるため、鉄剤を服用しているからといって緑茶やコーヒー、紅茶などを中止する必要はないことを指導する。なお、服用薬剤の効果と同時に副作用、留意事項などを患者と家族が一緒に理解し、協力し合えるように指導する。

3) 鉄剤服用中は、便が黒くなったり便潜血反応も陽性になることから、消化管出血と誤認しやすい。また逆に、消化管出血を見逃す危険性があるため注意する。

4) 鉄欠乏性貧血では、赤血球数やヘモグロビン濃度が基準値に回復したからといって、即座に鉄剤の服用を中止するのではなく、再出血などによって鉄が失われたときに動員される貯蔵鉄を増やすために医師の処方下で、鉄剤の服用を必要期間継続する必要があることを十分説明する。

4. 出血、感染傾向へのケア

　貧血患者では、しばしば出血傾向や感染傾向を認めることから、これらについても総合的に把握し、患者や家族が自ら予防と早期発見に努める必要性と方法について説明・指導する。また検査が頻回に実施されることから、検査後は確実に止血するまで観察することに加えて、患者や家族が身体各部からの出血時に対処できるおのおのの止血方法についても実演などによって具体的に指導する。

第5段階　評価の視点

1. 目標に近づいたか否か

1) 患者や家族が指示された療法、とくに食事・安静・薬物療法を守ることができたか。
2) 貧血の程度を示す検査値、とくに赤血球数、ヘモグロビン濃度が基準値に近づいたか。
3) 貧血の随伴症状が軽減、消失したか。
4) 治療の種類と量、とくに薬物量が減少したか。
5)「成り行き」にあげた問題 [1) 転倒・転落、外傷、2) 日常生活動作行動の低下、3) 皮膚・粘膜の脆弱化、損傷、褥瘡、4) 気道・尿路系などの感染、5) 学業・就業における諸問題、6) 無月経やED、7) 浮腫、呼吸困難、心拡大・心不全、ひいては昏睡、8) 再生不良性貧血では、出血傾向とくに脳・消化管出血、易感染傾向とくに脳炎や敗血症などによる生命危機など] を起こさなかったか。

2. 看護過程、とくに看護計画の評価・修正

　患者や家族の状態や行動が目標に近づいていない場合は、看護過程、とくに看護計画の立案段階のどこに問題があったのか、さらに診断段階に誤りがなかったかなどを追究する必要がある。

引用・参考文献

1) 猿田享男ほか編：症状・症候 (1)，図説病態内科講座．メジカルビュー社，2000．
2) 富野康日己ほか編：症状・疾患別 食事指導の看護へのいかしかた．第2版，医歯薬出版，2005．
3) 矢﨑義雄ほか編：内科学．第11版，朝倉書店，2017．
4) 今野武津子：Helicobacter pylori と鉄欠乏性貧血．小児科臨床，68 (10)：1853 ～ 1859，2015．
5) 北村聖：診療別臨床検査のガイドライン．36 貧血，宇宙堂八木書店，2003．
6) 斎藤宣彦：症状から見る病態生理の基本．改訂版，照林社，2009．
7) 日本食品標準成分表 2015 年版（七訂），文部科学省科学技術・学術審議会・資源調査分科会，2015．
8) 井村裕夫ほか編：貧血．わかりやすい内科学，第4版，文光堂，2014．
9) 別所正美：貧血．日常診療に使えるガイドライン特集—より良い診療をめざして，綜合臨床，59 (増刊)：780 ～ 783．2010．
10) 金倉譲監，中尾眞二ほか編：血液診療のエキスパート貧血，中外医学社，2010．
11) 日本鉄バイオサイエンス学会ガイドライン作成委員会編：鉄欠乏・鉄欠乏性貧血の予防と治療のための指針，響文社．2004．

38 低血糖

hypoglycemia

●オリエンテーション・マップ

原因・誘因 (p.592)

(1) インスリノーマ
(2) 膵外腫瘍
(3) 内分泌疾患
(4) 肝障害 (肝不全)
(5) 腎障害 (腎不全)
(6) インスリン自己免疫症候群

(1) 胃切除後ダンピング症候群
(2) 特発性低血糖症

(1) 医原性 (薬物性)
(2) アルコール性
(3) 詐病性

低血糖 (症)

1) 空腹時低血糖

2) 食後低血糖症

3) 誘発性低血糖症

随伴症状 (p.594)

1) 副交感神経刺激症状
・空腹感、悪心、生あくび、傾眠など

2) 交感神経刺激症状
・動悸、手指振戦、冷汗、顔面蒼白、収縮期血圧上昇、頻脈、過呼吸、イライラ感など

3) 中枢神経系症状
・頭痛、無表情、情緒不安定、不安、自発会話の減少、記憶力・注意力・集中力・判断力の低下、生あくび、視力低下、知覚運動障害、奇異行動、痙攣、意識障害、低血糖性昏睡など

4) 無自覚性低血糖

成り行き (二次的問題 p.595)

1) 低血糖発作、さらに重症低血糖性昏睡

2) 転倒・転落などの事故と身体損傷。無自覚性低血糖患者に生じやすい交通事故や身体損傷の危険性の増大

3) 次回発作に対する予期的不安・恐怖

4) 日常の運動・労作・行動範囲などの自己制限や血糖降下薬の自己調整、過食などのノンコンプライアンス、対人関係や役割遂行の自己制限

5) 自分の身体能力への自信喪失、ボディイメージの混乱、血糖コントロールの失敗による自尊感情の低下

6) 脳障害ひいては遷延性意識障害 (植物状態) など

7) 家族の精神心理的負担、夜間発作の心配による慢性的不眠などの身体的負担、検査や治療にかかわる経済的負担の増大など

観察OP (p.597)

看護療法TP (p.598)・教育EP (p.598)

1. 低血糖発作時の緊急処置
   1) ブドウ糖の補給
   2) グルカゴンの皮下・筋肉注射
   3) 必要時気道確保と酸素療法など
   4) 不安の軽減をはじめとする精神心理的サポート

2. 低血糖の予防・早期発見・対処のための指導

3. 食事療法の説明・指導

4. 運動療法の説明・指導

5. 薬物療法の説明・指導と管理

6. 精神的・社会的支援

1. 血糖と血糖値の「正常型」の定義

血糖には、乳糖やガラクトースなどがわずかに含まれているが、大部分がブドウ糖（グルコース）であることから、一般に血糖といえば、血中ブドウ糖を指し、その濃度を**血糖値**という。

日本糖尿病学会では、**血糖値の「正常型」**を、空腹時 110mg/dL 未満、および 75g 経口ブドウ糖負荷試験（75gOGTT）後 2 時間値 140mg/dL 未満と定義している。

2. 血糖の供給と消費のメカニズム

1）血糖の供給（血糖値の上昇）

（1）血糖を供給する最大因子は食物摂取である。摂取した食物は、消化酵素によってブドウ糖、果糖などの単糖類に分解され、腸管から血中に吸収され血糖になって門脈を経て肝臓や各組織に運ばれる。

（2）血糖値が低下すると、肝臓に貯蔵されているグリコーゲンが分解されてブドウ糖になり、血中に放出され血糖になる。

（3）血糖値が低下すると、筋肉や結合組織の蛋白質からブドウ糖が合成（**糖新生**）されて血糖になる。

（4）腎機能が正常な場合、糸球体で濾過された原尿中のブドウ糖は、そのほとんどが尿細管から血中に再吸収される。

2）血糖の消費（血糖値の低下）

（1）血糖は、脳、筋肉、赤血球などをはじめとする全身の需要に応じて、酸素の供給（酸化）を受けながらエネルギーになって消費される。

（2）エネルギー消費に使われなかった余分なブドウ糖は、インスリンの作用によって肝臓や筋肉に取り込まれてグリコーゲンに生成・貯蔵されることによって血糖は消費される。

（3）脂肪組織におけるブドウ糖の脂肪への転化が行われ、脂肪の中に貯蔵されることによって血糖は消費される。

（4）血糖値が一定時間以上にわたって腎の糖排泄閾値（血糖 160 〜 180mg/dL）を超えると、過剰なブドウ糖は尿中に排泄される。

このように血糖値は、血中に入るブドウ糖（供給）と、血中から出て行くブドウ糖（消費）のバランスによって成り立っており、**健康な人の血糖値**は通常 100 ± 30mg/dL の範囲に維持されている。

3. ホルモンと自律神経による血糖調節機構

血糖値の恒常性維持には、まず第一に、上記の血糖の供給と消費のバランスが重要であるが、加えて内分泌器官から分泌される**ホルモン（インスリンとインスリン拮抗ホルモン）**と**自律神経**による**血糖調節機構**も大きく関与している（**表1**）。

1）血糖値を低下させるホルモンは、ランゲルハンス島のβ細胞から分泌される**インスリン**であり、主導的役割を担っている。

インスリンは、上記 2-2）の血糖の消費を促す。すなわちインスリンは、（1）末梢組織におけるブドウ糖の酸化（エネルギー産生）、（2）肝臓や筋肉にブドウ糖を取り込みグリコーゲンを生成・貯蔵、（3）脂肪組織におけるブドウ糖から脂肪への転化などの作用をもっている。つまり、インスリンは、（1）血糖の直接消費と（2）、（3）の貯蔵を促進することによって血糖値を低下させている。加えて（4）肝臓に貯蔵されているグリコーゲンからブドウ糖への分解の抑制、（5）蛋白質からの糖新生の阻害などによって

表1 血糖調節にかかわるホルモンとその作用

ホルモン名		分泌器官	作用	血糖の変化
インスリン		膵臓ランゲルハンス島のβ細胞	①ブドウ糖の酸化 ②肝臓や筋肉にブドウ糖を取り込みグリコーゲンの生成促進 ③脂肪組織におけるブドウ糖の脂肪への転化と貯蔵促進 ④蛋白質の合成促進 ⑤肝臓に貯蔵されているグリコーゲンのブドウ糖への分解抑制 ⑥蛋白からの糖新生の阻害	低下↓
インスリン拮抗ホルモン	ソマトスタチン	膵臓ランゲルハンス島のδ細胞	①成長ホルモン(GH)、甲状腺刺激ホルモン(TSH)分泌抑制 ②インスリンの分泌抑制	上昇↑
	グルカゴン	膵臓ランゲルハンス島のα細胞	①肝臓でのグリコーゲンからブドウ糖への分解促進 ②蛋白質からの糖新生の促進	
	カテコールアミン(アドレナリン・ノルアドレナリン)	副腎髄質	①インスリンの分泌抑制と肝臓や筋肉のグリコーゲンの分解促進 ②ランゲルハンス島のα細胞からのグルカゴンの分泌促進	
	糖質コルチコイド(コルチゾール)	副腎皮質	①体蛋白の分解促進 ②アミノ酸からの糖新生の促進 ③ブドウ糖分解の抑制(細胞の糖利用を抑えて血糖値を維持しようとする) ④インスリン感受性の低下(インスリン抵抗性の増大)	
	成長ホルモン(GH)	下垂体前葉	①蛋白質の合成促進 ②脂肪分解作用の促進 ③グルカゴンの分泌促進	
	甲状腺ホルモン	甲状腺	①インスリンに拮抗(インスリン分泌低下) ②腸管からの糖吸収を増加させて食後高血糖をまねく ③肝臓におけるグリコーゲンの分解促進	

も血糖値を低下させる作用をもっている。**インスリンの分泌調節**は、まず血糖濃度によって行われる。たとえば、高血糖になるとインスリンの分泌は促進される。

2)血糖値を上昇させるホルモンは、表1に示すインスリン以外のすべてのホルモンであり、**インスリン拮抗ホルモン**とよばれている。

　血糖が低下すると、その刺激が直接、視床下部を刺激して、**副腎皮質刺激ホルモン放出ホルモン(CRH)**と**成長ホルモン放出ホルモン(GHRH)**が放出される。

(1)**CRH**は、下垂体前葉の**副腎皮質刺激ホルモン(ACTH)**の分泌を促進させ、ACTHは、副腎皮質の**コルチゾール(糖質コルチコイド)**の分泌を促進する。このコルチゾールは細胞における糖の利用を抑制したり、筋肉・肝臓の蛋白質(アミノ酸)からの**糖新生**を促進して血糖値を維持したり、上昇させる。また、コルチゾールは、**インスリン感受性の低下(インスリン抵抗性の増大)**を引き起こし、インスリンが作用しにくい状態を生じさせて血糖値を上昇させるなどの作用をもっている。

(2)**GHRH**は、下垂体前葉からの**成長ホルモン(GH)**や下垂体後葉からの**抗利尿ホルモン(ADH)**の分泌を促進する。これらのホルモンは、糖新生、蛋白合成、脂肪分解などを促進し、インスリンのブドウ糖低下作用に拮抗するなどして血糖値を上昇させる作用をもっている。

3)自律神経による血糖調節は、次のように行われる。すなわち、視床下部には、体液組成や体温などの身体内部環境の維持・調節を担う自律神経の中枢(交感神経・副交感

神経中枢）がある。内部環境の変化である血糖値の低下という刺激は、視床下部の**交感神経中枢**に伝えられ、遠心性に大内臓神経を経て副腎髄質を刺激し、**カテコールアミン（アドレナリン、ノルアドレナリン）**を分泌させる。

アドレナリンとノルアドレナリンは、ランゲルハンス島β細胞に直接働きかけてインスリンの分泌を抑制するばかりでなく、肝臓や筋肉のグリコーゲンを分解する作用をもっている。また、アドレナリンは、ランゲルハンス島α細胞からの**グルカゴン**の分泌を促進する。

グルカゴンは、インスリン拮抗ホルモンの代表であり、その作用によって肝臓に貯蔵されていたグリコーゲンからブドウ糖への分解が促進される。これらは、いずれも血糖値を上昇させることになる。なお、肝臓のグリコーゲンがなくなったときには、筋肉などの蛋白質が分解されて生じたアミノ酸が肝臓に運ばれ、ブドウ糖とグリコーゲンに変換されて（糖新生）血糖値を上昇させる。また、遊離脂肪酸からケトン体が生成されてエネルギー源になる。

アドレナリンは、インスリンの分泌を抑制するα_2受容体を介してランゲルハンス島のβ細胞からのインスリン分泌を抑制して血糖値を上昇させるなどの重要な血糖調節を担っている。

4. 低血糖と低血糖症の定義

低血糖とは、一般に血糖値の生理的下限である 50 ～ 60mg/dL 以下に血糖値が低下した状態をいう。**低血糖症**とは、血糖値のみでは定義できず、低血糖とそれに伴うさまざまな自律神経の乱れ、とくに交感神経刺激症状や脳症状などの神経症状が現れた状態をいう。なお、急激に血糖値が低下した場合は、血糖値が正常範囲にとどまっていても低血糖症状が誘発されることがある。

5. 低血糖の分類・原因・誘因ならびにメカニズムと特徴

低血糖は、ホルモンと自律神経による血糖調節機構のいずれかに障害が起こり、ブドウ糖の供給と消費のバランスが崩れ、低下の方向に傾いたときに起こる。

低血糖の発症要因には、ⓐインスリンおよびインスリン様物質の過剰、ⓑ血糖上昇ホルモン（インスリン拮抗ホルモン）の減少、ⓒ肝臓での糖新生や糖放出の減少、ⓓ末梢組織での糖利用の増加、ⓔ腸管からの吸収障害、などがあげられる。

	分類	主な原因・誘因	メカニズムと特徴
1）空腹時低血糖	（1）インスリノーマ	膵臓にインスリン分泌性の腫瘍（インスリノーマ）の発生	▶インスリンおよびインスリン様物質分泌の増加によってインスリン作用が高まり、血糖値を低下させる。
	（2）膵外腫瘍	中胚葉系腫瘍（線維肉腫、平滑筋肉腫など）	▶腫瘍によるブドウ糖消費の増大、インスリン様物質の分泌も考えられるが不明な点が多い。
	（3）内分泌疾患	副腎皮質機能不全、下垂体機能不全	▶インスリン拮抗ホルモンのコルチゾールや成長ホルモンが不足することによって血糖値が低くなる。
	（4）肝障害（肝不全）	肝硬変、肝腫瘍など	▶肝機能であるグリコーゲンの分解や糖新生が著しく低下することによってブドウ糖を供給できず、血糖値を低下させる。
	（5）腎障害	腎不全	▶腎臓は、肝臓とともに糖新生を担っている。しかし、腎不全になると腎機能が著しく低下するために、この機能を担うことができなくなり、

1)空腹時低血糖	(6)インスリン自己免疫症候群	インスリンまたはインスリンレセプター自己抗体をもっている。	血糖値を低下させる。 ▶インスリン注射を受けたことがないにもかかわらず、血中にインスリン結合抗体をもっており、食前または食後に強い**自発性低血糖**を生じる症候群である。なお、この発生機序は不明である。
2)食後低血糖症	(1)胃切除後ダンピング症候群	胃切除によって摂取した食物が急速に小腸内に落下し、吸収速度も急激に速まることによる。	▶胃切除後患者のダンピング症候群には、食後20〜30分以内に発汗、頻脈、めまいなどをはじめとする全身症状と下痢、腹痛、悪心などの消化器症状がみられる**早期ダンピング症候群**と**後期ダンピング症候群**がある。後期ダンピング症候群では、食後2〜3時間に低血糖症状が発現する。この発生メカニズムは、摂取食物が急速かつ短時間に小腸へ移行して吸収されるために**食後急峻型高血糖**をきたし、これに反応してインスリンが過剰に分泌され、相対的に高インスリン血症になって低血糖を起こすのである。
	(2)特発性低血糖症（ロイシン過敏性低血糖症）	原因不明。ロイシンによって血中インスリン値が高まり、低血糖を起こすという説が有力	▶哺乳後あるいは食後に、痙攣、意識障害などの低血糖発作が繰り返し出現するが、4〜6歳ごろに自然に消失する。
3)誘発性低血糖症	(1)医原性（薬物性）低血糖	インスリン注射、経口血糖降下薬、抗不整脈薬、解熱鎮痛薬など	▶薬物の過量使用に加え、食事摂取量の不足、食事時間の遅れ、激しい運動や労作などによる相対的なインスリン過剰から低血糖となる（**表2**）。 ▶高齢者は低血糖を感知する閾値が低いために低血糖に気づきにくいので注意を要する。 ▶1型糖尿病ではコントロールのよい患者、あるいは自律神経障害進行患者に解熱鎮痛薬などの薬物を使用したときに無自覚性低血糖が起こることがある。なお、**無自覚性低血糖**の場合は、低血糖の発症に伴う自覚症状がないまま、**突然に意識障害、痙攣、昏睡**をきたす。 ▶肝・腎不全患者では、経口血糖降下薬の代謝が遅延することによって低血糖を起こしやすい。
	(2)アルコール性低血糖症	アルコール摂取	▶肝における糖新生が阻害され、血糖の供給が不足して血糖値を低下させる。栄養不良状態であったり、食事を摂取せずに飲酒するときには、とくに低血糖を起こしやすく、栄養不良時は昏睡に陥る危険性が高い。また、糖尿病治療薬とアルコールには相乗効果があり、**重症低血糖症**を誘発しやすい。
	(3)詐病性低血糖症	わざと低血糖症を起こすために、インスリンや	▶困難や責任などからの回避、生活保護などの経済的利得、他者の気を引いたり、他者に対する

経口血糖降下薬を増量したり、秘密裏に使用したりすることによる。

恨み、報復などのための詐病の1つである。

表2は、糖尿病の治療中に引き起こされやすい低血糖の誘発因子である。

表2 高血糖・糖尿病治療中に生じる低血糖誘発因子

過量与薬と与薬方法の問題	・血糖降下薬を誤って多量内服 ・インスリンを誤って多量注射 ・早すぎた内服時間 ・早すぎたインスリン注射時間 ・誤って筋肉ではなく血管に注入されたインスリン ・運動、入浴などによるインスリンの速い吸収
食事の問題	・糖質の摂取不足 ・食事摂取の遅れ ・摂取総エネルギーの不足
飲酒	・多量飲酒による肝臓における糖新生の抑制 ・酩酊状態による低血糖の認識不可
運動・労作の問題	・空腹時の運動 ・過剰・過激な運動 ・いつもと違う運動・活動の追加
インスリン作用の改善	・肥満の改善によるインスリン抵抗性の低下 ・副腎皮質ステロイド薬の減量 ・低血糖の原因・誘因の改善
薬物の副作用	・副作用として血糖降下作用の強い薬物（抗精神病薬、降圧薬、抗菌薬など）

3）誘発性低血糖症

6. 低血糖の随伴症状

低血糖の症状は、低血糖の程度や血糖低下の速度、さらに個人差があるため、必ずしも血糖値と一致しない。血糖の供給と消費のバランスが崩れて血糖が低下すると、ホルモンと自律神経による**血糖調節機構**が活発に働き血糖を上昇させようとする。しかし、血糖の材料になる糖・蛋白・脂質の不足や血糖調節機構が減弱すると、低血糖がすみやかに回復せず遷延し、とくにブドウ糖に対する依存性が高い脳神経組織に大きく悪影響し、取り返しのつかない不可逆的なダメージを与える。低血糖の随伴症状としては、血糖値の低下レベルに応じて以下の1）～4）の特徴的な諸症状がみられる。

1）急激に血糖値が基準範囲以下（60mg/dL以下）に近づくと、空腹感、悪心、生あくび、傾眠などの副交感神経刺激症状が現れやすい。

2）血糖値が50mg/dL以下になると、アドレナリンの分泌が亢進し、交感神経刺激症状である動悸、手指振戦、冷汗、顔面蒼白、収縮期血圧上昇、頻脈、過呼吸、ならびにイライラなどの典型的な低血糖症状が出現する。

3）さらに血糖値が低下すると、中枢神経系症状である頭痛、無表情、情緒不安定、不安、自発会話の減少、記憶力・注意力・集中力・判断力の低下、生あくび、視力低下、知覚運動障害、奇異行動、ひいては痙攣、意識障害、低血糖性昏睡などが出現する。

4）無自覚性低血糖（低血糖自覚低下症）では、低血糖初期の上記自覚症状を感じにくくなっているために、血糖値が30mg/dL以下になって突然、意識障害、痙攣、昏睡などの重篤な症状が出現しやすい。

7. 低血糖の「成り行き」
（悪化したときの二次的問題）

1) 血糖降下薬の過量使用、食物摂取不足、過剰な運動量ならびに低血糖の原疾患の悪化などで血糖値が 50mg/dL 以下に低下することによる**低血糖発作**、さらに低下することによる**重症低血糖性昏睡**

2) 低血糖に伴う振戦、動悸、注意力や視力の低下、知覚運動障害などの随伴症状による**転倒・転落などの事故と身体損傷**。とくに低血糖初期の自覚症状を感じづらい無自覚性低血糖（低血糖自覚低下症）では、血糖値が 30mg/dL 以下になって気づくことが多く、すでに筋力低下、思考力や判断力が低下し、自力で緊急対応が困難になることによる**交通事故や身体損傷の危険性の増大**

3) 低血糖発作に伴う心身の疲労・不快感、腹立たしさなどの苦痛体験による**次回発作に対する予期的不安・恐怖**

4) 低血糖発作体験と再発作に対する予期的不安・恐怖による**日常の運動・労作・行動範囲などの自己制限や血糖降下薬の自己調整、過食などのノンコンプライアンス**、さらに**対人関係や役割遂行の自己制限**

5) 低血糖発作による**自分の身体能力への自信喪失、ボディイメージの混乱**、ならびに血糖コントロールの失敗による**自尊感情の低下**

6) 肝臓、腎臓などの機能低下に伴う糖・蛋白・脂質代謝や水・電解質の異常、呼吸機能障害などに起因する高度な低血糖の著しい回復遅延による**脳障害**、ひいては**遷延性意識障害（植物状態）**など

7) 低血糖の原疾患の多くは、生涯にわたる患者と家族の管理を要し、加えて突発する低血糖発作に伴う精神的緊張・警戒感の連続などによる**家族の精神心理的負担**、夜間発作の心配による**慢性的不眠**などの身体的負担、**検査や治療にかかわる経済的負担の増大**など

8. 低血糖に対する主な診察と検査

低血糖症は早急な治療が必要であり、症状と血糖値の両方を総合し迅速に診断する。**ウィップルの 3 主徴**「①低血糖の症状がある、②そのときの血糖値が低く（50mg/dL 以下）、低血糖の症状がある、③ブドウ糖投与で低血糖症状が消失する」が診断の手がかりになる。

1) **診察**：問診（糖尿病歴・治療歴・処方内容、既往歴、胃切除術既往の有無、飲食内容・時間など）、視診、触診、測定（体温、脈拍、呼吸、血圧、意識レベル）
   ※飲酒で酩酊状態にあると低血糖を見逃しやすいので注意が必要である。

2) **検査**：血糖、尿糖、尿ケトン、75gOGTT、インスリン、絶食試験、C-ペプチド（CPR）、インスリン抗体検査、内分泌ホルモン測定、超音波検査、CT、シンチグラフィー、MRI、選択的血管造影（腹部血管造影など）

9. 低血糖に対する主な治療

1) **低血糖の補正（緊急処置）**
   （1）意識障害がある場合は、静脈路を確保し、ブドウ糖液の静脈注射、必要時、副腎皮質ステロイド薬の与薬
   （2）ブドウ糖を経口的に与えたり、静脈注射を行う。必要時グルカゴン皮下・筋肉注射

2) **原因疾患の治療**

3) 高血糖・糖尿病患者には、**低血糖症と対処法の教育の強化（表3）**

4) 胃切除後ダンピング症候群の患者には、**食事の分割摂取や食事内容・摂取方法の指導など**

表 3　低血糖の治療・予防のために患者・家族に教育しておくべき事項

1．低血糖症状の認知方法と、その適切な対処方法（とくに初期症状の認知方法）
2．ブドウ糖（グルコース錠など）の携帯とその利用法
3．重症低血糖の対処法（グルカゴンを家族全員が使用できるように指導）
4．無自覚性低血糖への対処方法
5．運動時の予防法（補食とインスリン減量）
6．非日常的な生活（宿泊など）での低血糖予防法
7．糖尿病患者用 ID カードの携帯

（日本糖尿病学会・日本小児内分泌学会編・著：小児・思春期糖尿病コンセンサス・ガイドライン，p.165，南江堂，2015.）

● 看護のポイント

第 1・2 段階　アセスメント・診断

必要な情報	情報分析の視点
1. 日常ならびに現在の血糖値	1. 低血糖の程度の明確化
2. 低血糖の随伴症状の有無と程度（基 6 の活用）	2. 低血糖と随伴症状の発生時期と現在までの経過の明確化
1）副交感神経刺激症状：低血糖初期症状として空腹感、悪心、生あくび、傾眠など	3. 低血糖の原因・誘因とそのメカニズムの明確化
2）交感神経刺激症状：血糖値が 50mg/dL 以下になると、アドレナリン分泌増加による動悸、手指振戦、冷汗、顔面蒼白、収縮期血圧上昇、頻脈、過呼吸、イライラ感など	4. 低血糖の「成り行き」の明確化
3）中枢神経症状：血糖値が 50mg/dL 以下からさらに低下すると、頭痛、無表情、情緒不安定、不安、自発会話の減少、記憶力・注意力・集中力・判断力低下、生あくび、視力低下、知覚運動障害、奇異行動、ひいては痙攣、意識障害、昏睡など	
4）無自覚性低血症の場合：突然の意識障害、痙攣、昏睡など	
3. 低血糖の主な原因・誘因と程度（基 5 の活用）	
1）空腹時低血糖：（1）インスリノーマ、（2）膵外腫瘍、（3）内分泌疾患（副腎皮質機能不全、下垂体機能不全）、（4）肝障害（肝不全）、（5）腎障害（腎不全）、（6）インスリン自己免疫症候群	▶「成り行き」として以下の問題を生じやすい。
2）食後低血糖：（1）胃切除後ダンピング症候群、（2）特発性低血糖	1）血糖降下薬の過量使用、食物摂取不足、過剰な運動量ならびに低血糖の原疾患の悪化などで血糖値が 50mg/dL 以下に低下することによる**低血糖発作**、さらに低下することによる**重症低血糖性昏睡**
3）誘発性低血糖症：（1）医原性（薬物性）、（2）アルコール性、（3）詐病性	
4. 低血糖に影響する因子の有無と程度（基 5 の活用）	2）低血糖に伴う振戦、動悸、注意力や視力の低下、知覚運動障害などの随伴症状による**転倒・転落などの事故と身体損傷**。とくに無自覚性低血糖（低血糖自覚低下症）では、血糖値が
1）使用薬物の種類・量・時間・方法・副作用など	
2）食事（エネルギー）摂取内容・量・時間	
3）アルコール摂取	

4）運動や労作の強度

5）体調変化（感染症、発熱、下痢、嘔吐、睡眠不足など）

6）インスリン作用の改善の有無

7）患者・家族の低血糖に関する認識ならびに予防・早期発見・対処にかかわるセルフケア能力のレベル

5. 現在まで患者・家族が行ってきた血糖コントロール法とその効果、問題点の認識の度合

6. 低血糖に対する診察と検査の結果（基8の活用）

1）診察：問診（糖尿病歴・治療歴・処方内容、既往歴、胃切除術既往の有無、飲食内容・時間など）、視診、触診、測定（体温、脈拍、呼吸、血圧、意識レベル）

2）検査：血糖、尿糖、尿ケトン、75gOGTT、インスリン、絶食試験、CPR、インスリン抗体検査、内分泌ホルモン測定、超音波検査、CT、シンチグラフィ、MRI、選択的血管造影（腹部血管造影など）

7. 低血糖に対する治療内容の効果と副作用（基9の活用）

1）低血糖の補正（緊急処置）

2）原因疾患の治療

3）高血糖・糖尿病患者には、低血糖症と対処法の教育の強化

4）胃切除後ダンピング症候群の患者には、食事の分割摂取や食事内容・摂取方法の指導など

8. 低血糖の「成り行き」の有無と程度（基7の活用）

9. 低血糖と検査・治療などに対する患者や家族の反応と期待

30mg/dL以下になって気づくことが多く、すでに筋力低下、思考力や判断力が低下し、自力で緊急対応が困難になることによる**交通事故や身体損傷の危険性の増大**

3）低血糖発作に伴う心身の疲労・不快感、腹立たしさなどの苦痛体験による**次回発作に対する予期的不安・恐怖**

4）低血糖発作体験と再発作に対する予期的不安・恐怖による**日常の運動・労作・行動範囲などの自己制限や血糖降下薬の自己調整、過食などのノンコンプライアンス**、さらに対人関係や役割遂行の自己制限

5）低血糖発作による自分の**身体能力への自信喪失、ボディイメージの混乱**、血糖コントロールの失敗による**自尊感情の低下**

6）肝臓、腎臓などの機能低下に伴う糖・蛋白・脂質代謝や水・電解質の異常、呼吸機能障害などに起因する高度な低血糖の著しい回復遅延による**脳障害ひいては遷延性意識障害（植物状態）**など

7）低血糖の原疾患の多くは、生涯にわたる患者と家族の管理を要し、加えて突発する低血糖発作に伴う精神的緊張・警戒感の連続などによる**家族の精神心理的負担**、夜間発作の心配による**慢性的不眠**などの身体的負担、検査や治療にかかわる**経済的負担の増大**など

第3段階　　看護計画の立案

●**目標設定の視点**　1. 低血糖からすみやかに回復する。

2. 血糖がコントロールされ、正常範囲内で安定する。

3. 低血糖の随伴症状が改善・消失する。

4. 患者・家族が低血糖の予防・早期発見・応急処置に必要な知識、技術を習得できる。

5. 少なくとも「成り行き」にあげた問題を起こさない。

●**対策の立案**　　　対象固有の低血糖の原因・誘因と、それらによる発症・悪化・回復のメカニズムをふまえたうえで、対策を選択・決定する必要がある。　　　　　　　　　　（基3〜9の活用）

	対策の種類	対策の根拠
観察（OP）	1. 血糖値の変化 2. 低血糖の随伴症状の変化	1〜8の観察項目は、その患者が目標に近づいているか否かを最も端的に表す指標となる。

観察（OP）	3. 低血糖の原因・誘因の変化	▶空腹感、悪心、生あくび、眠気などが低血糖の初期症状であることから、患者・家族のそれらの報告が得られるよう事前に説明・指導しておく。このことが、低血糖の早期発見・救急処置にとって最も有効である。（基6の活用）

<table>
<tr><td rowspan="2" style="writing-mode:vertical">観察（OP）</td>
<td>

3. 低血糖の原因・誘因の変化

4. 低血糖の影響因子の変化

5. 低血糖に対する診察と検査結果の変化

6. 低血糖に対する治療内容と効果・副作用の変化

7. 低血糖の「成り行き」の有無と程度

8. 低血糖と検査・治療などに対する患者や家族の反応と期待

※観察の細かい項目は、アセスメント・診断段階と同じであるため省略する

</td>
<td>

▶空腹感、悪心、生あくび、眠気などが低血糖の初期症状であることから、患者・家族のそれらの報告が得られるよう事前に説明・指導しておく。このことが、低血糖の早期発見・救急処置にとって最も有効である。（基6の活用）

▶実施した救急処置内容と低血糖に至った影響因子を含めた経過と随伴症状、検査結果ならびに回復経過などについて総合的に観察・記録する。これらは、低血糖の再発防止、各患者に応じた低血糖の補正（緊急処置）などにかかわる今後の対策立案の最も有効な資料にできる。（基5、9の活用）

▶低血糖の発症には、個人差や性差があることから、対象個々の疾患や病態、随伴症状、血糖・尿糖などの検査値ならびに日常生活における低血糖への影響因子の有無程度などを総合して観察・判断する必要がある。（基5、8の活用）

</td></tr>
</table>

看護療法（TP）・教育（EP）		

<table>
<tr><td rowspan="2" style="writing-mode:vertical">看護療法（TP）・教育（EP）</td>
<td>

1. 低血糖発作時の緊急処置

  1）ブドウ糖の補給

    （1）意識があり経口摂取が可能な場合は経口的補給：ブドウ糖10gまたはブドウ糖を含む飲料水（150～200mL）をとる。砂糖の場合は倍量の20gをとる。αグルコシダーゼ阻害薬（アカルボース、ボグリボース、ミグリトール）を服用中の場合は必ずブドウ糖にする。なお、チョコレートは溶けるのに時間を要し、かつ、含まれている脂肪が糖の吸収を遅らせることから緊急食としては好ましくない

    （2）意識がない場合や経口摂取ができない場合は、静脈注射、輸液：静脈路を確保し、50％ブドウ糖液20～40mLを静脈注射する。脱水があるときなど必要に応じて輸液も用いられる

    （3）必要時（1）（2）のあとに、食事摂取あるいはブドウ糖の持続点滴

  2）グルカゴンの皮下・筋肉注射：意識がない場合や経口摂取ができない場合に、血糖上昇作用をもつグルカゴン1mgの皮下・筋肉注射を行う

</td>
<td>

▶迅速な低血糖の是正が最優先される。患者の状態に応じたブドウ糖の補給方法や与薬方法を判断する必要がある。適切なタイミングで適切な緊急処置が行われれば、通常は短時間（15分以内）で回復することが多い。（基9の活用）

▶グルカゴンの皮下・筋肉注射は、在宅での発作時に家族により行われることもある。それを想定して必要時、家族や職場、学校、所属クラブなどの適任者に注射の手技や観察点などの指導を行う。（基9の活用）

</td></tr>
</table>

	3) 上記 1)、2) で意識が回復しない場合は、気道確保と酸素療法、モニタリングなどの救急処置が行われる。また、副腎皮質ステロイド薬、抗生物質などの与薬による合併症の予防も行うことから、これらの準備・援助・管理を行う。	▶ 意識が回復しない場合は、低血糖による脳浮腫を疑い、その治療と合併症予防のための救急処置的対応が必要になる。(基9の活用)
看護療法（TP）・教育（EP）	4) 不安の軽減をはじめとする精神心理的サポート	▶ 意識がある場合、あるいは意識消失から回復した患者は、不安や発作を起こしてしまった失敗感や後悔の念、自尊心の低下などをまねく可能性があることから、患者や家族の精神心理的サポートを行うことが大切である。
	2. 低血糖の予防・早期発見・対処のための指導 1) 低血糖とそれが及ぼす心身への影響の理解促進	▶ 低血糖について正しい知識を身につけ、自分のこととして認識することが重要である。血糖変動と低血糖の起こる機序ならびに心身に及ぼす影響や危険性について指導する。(基5、7の活用)
	2) 低血糖の初期症状の報告の必要性 とくに初期症状は、警告反応でもあることから空腹感、悪心、生あくび、眠気などの副交感刺激症状の気づきと報告の必要性	▶ これらの自覚症状への気づきは、低血糖の早期発見・対処にとって最も重要であることから、その説明・指導を行い、医師、看護職者などへの報告の必要性の理解を促す。ただし、症状の出方には個人差があり、1型糖尿病患者では無自覚性低血糖もあることから、患者個々の疾患や病態に合わせた助言・指導が重要である。 (基5、6の活用)
	3) 自分の低血糖の原因・誘因・影響因子の理解と改善策の立案 4) 低血糖の予防 (1) 食事・運動・薬物療法に関する指導（3.〜5. p.601〜602 を参照）	▶ 低血糖の予防には、低血糖を引き起こす原因や誘因・影響因子の除去、あるいは回避が必要である。とくに自分の病状と実践している食事・運動・薬物療法などとを関連づけて、自分にとっての低血糖を誘発する影響因子を見出し、除去・回避するための具体策を立案できるよう助言する。低血糖発作は、患者にとってつらい体験であるが、絶好の学習機会にできるよう低血糖から回復し、落ち着いた時点で指導を行うのが効果的である。ただし、1型糖尿病や病状進行患者などでコントロールが不安定な場合には、予測が不可能なこともあるので留意する。(基5、9の活用)
	(2) 血糖自己測定（SMBG）の意義と方法の説明（**表4**）と具体的な測定方法の指導 ①とくに低血糖初期の自覚症状と同時に血糖値を重視する必要性について説明・指導 ②測定前に自分の血糖値を予測して測定 5) 低血糖発作時の対処 前記「1. 低血糖発作時の緊急処置」に加え、以下のケアを行う	▶ 測定値の予測と測定値の一致度をみる。この体験の積み重ねが自分のそのときどきの血糖値の把握につながる。

表4 血糖の自己測定（SMBG*）の意義

1. 自分の食事、飲酒、運動などの日常生活習慣がどのように血糖値に反映するかを理解することによって、治療への主体的な取り組みを動機づけ、これまでの日常生活習慣・行動を自ら変容させるのに役立つ。これは、疾患や治療（低血糖発作時の緊急処置など）に対する自己管理能力育成の第一歩になる
2. 血糖値に基づききめ細かく適正にコントロールできることによって合併症をはじめとする二次的問題の発症・進展を防ぐことができる
3. 数値でわかる目安により、食事療法をはじめとする療法に対する理解が深まり、療法に伴う過度なストレスを軽減できる
4. 低血糖の回避のみならず、低血糖に対する予期的不安や恐怖を軽減できる
5. 血糖日内変動を知り、より積極的なインスリン療法などの動機づけを可能にできる
6. 医師の事前指導に基づいて血糖値に見合ったインスリン注射量を自己管理するなど、シックデイへの的確な対応を可能にできる
7. 通院や入院回数を減らし、経済的、時間的節約とQOLの拡大を可能にできる

* SMBG（self-monitoring of blood glucose）は、低血糖の回避、低血糖の早期発見に役立ち、それらによって低血糖に対する不安も軽減できる。インスリン注射をしている患者や血糖値の変動が大きくコントロール困難な患者、シックデイの管理にはとくに有用である。測定には、知識と手技の習得が必要であり、患者個々の理解力、年齢、視力や手指の巧緻性などを評価しながら、段階的あるいは反復しながら指導する。針を刺さなければならず、その侵襲に抵抗を感じる患者もいるので、理解や受け入れについてアセスメントした後に指導を進めることが大切である。

看護療法（TP）・教育（EP）		
	（1）主治医との事前の相談	▶低血糖になった場合の対処法やインスリンの調整法を患者が前もって主治医に相談し、確認をとるように調整・指導する。自分にとっての低血糖の基準についても相談し見当がつくように指導しておくとよい。（基9の活用）
	（2）ブドウ糖や角砂糖などの常時携帯、必要時は即時摂取	▶低血糖を起こした場合は、ただちにブドウ糖または代替品（砂糖、清涼飲料水など）を摂取できるよう常時携帯するように指導する。（基9の活用）
	（3）患者カードや糖尿病手帳などの携帯	▶意識障害があるときに、周囲の人の協力を得られるよう低血糖発作の危険性があることを明記した患者カードや身分証、あるいは糖尿病手帳などの携帯を勧める。
	（4）運動、仕事や車の運転などの注意	▶運動、車の運転、機械を使用したり、高所での作業などを行っている患者の場合は、徴候を感じたらすぐに中止し、ブドウ糖補給後に血糖値が確実に上がっていることを確認して、再開するように指導する。無自覚性低血糖のある患者には、定期的あるいは随時の血糖値測定を勧め、慎重に対応するよう助言する。

6）ライフスタイルと生活上のその他の留意点
 （1）規則正しい生活
 （2）指示された治療の遵守・継続受診
 （3）ストレスへの対応
 （4）感染予防、発熱や下痢、嘔吐などへの早期対応
 （5）睡眠の確保（「47 不眠」p.771～）

▶血糖のバランスは、日常生活習慣や体調と密接に関係している。したがって、原疾患の治療や指示された食事・運動・薬物療法に加えて、左記の項目に留意した生活が大切である。低血糖の多くは、慢性疾患に伴って生じやすいことから、患者の日常生活のセルフケアと継続的な療養行

(6) 特別なイベント時の対処、その他の健康管理	▶ 動が重要になる。したがって個々の患者と家族が実施できる個別的で具体的な助言や指導を行う。(基9の活用)

3. 食事療法の説明・指導

1) 食事時間・量、間食のとり方などを計画的に規則正しく実践	▶ 食事摂取の遅れ、エネルギーや糖質の不足が低血糖の要因になる。疾患により食事療法は異なるので、食事療法の意義を説明したうえで指示を守るための工夫について話し合い実践計画を立案してもらう。(基5、9の活用)
2) 禁酒または飲酒のしかたの指導	▶ アルコールは、肝での糖新生を阻害することから血中への糖供給が不足し、血糖値を低下させる。食事を摂取しないで飲酒する場合はとくに低血糖を起こしやすい。糖尿病治療薬を服用している場合の飲酒は、相乗効果によって**重症低血糖症**を誘発しやすくする。また、酔っていると患者自身が低血糖を認識できなくなる危険性もある。(基5、9の活用)
3) 後期ダンピング症候群の場合の留意事項	▶ 分割摂取にし、1回の食事量を少なく、ゆっくりと時間をかけて食べるように指導する。 ▶ 糖質を過剰摂取して急速な血糖上昇を起こし、それによって過剰なインスリンの分泌を促して低血糖を起こすことがないよう摂取量・方法に留意する。また、自分の低血糖の初期症状と起こりやすい時間帯を把握し、あらかじめ準備・携帯している糖分を初期症状が現れたときに少量摂取することで治まることを理解し、安心できるよう助言する。

4. 運動療法の説明・指導

1) 空腹時は避ける 2) 疾患や病状による血糖変動、血糖降下薬やインスリンの薬効動態に応じた運動を行う	▶ 空腹時の運動、過剰な運動、いつもと違う運動・労作などは、低血糖の要因になるが、疾患や病状、個人差などによっても食後どの程度の時間で血糖値が下がるかは異なる。また、使用している薬物によっても異なるため、患者個々について医師と相談のうえ、具体的に指導・助言する。(基5、9の活用)
3) 運動量が多い場合は、医師と相談しインスリンの量や注射部位などを調整する	▶ インスリンを使用している場合は、相対的な高インスリン血症状態にあり、肝臓からのブドウ糖供給が十分に得られないため、運動による低血糖が誘発されやすい。また、インスリン注射を大腿部に打って運動をすると吸収が促進されて低血糖を起こしやすいため、運動前は腹部に行うように指導する。(基5、9の活用)
4) 長時間の運動においては、遅発性の低血糖	▶ 登山などの長時間の運動では、十数時間後に低

看護療法（TP）・教育（EP）

に注意する	血糖が起こることがまれにみられることから注意を促しておく。できる限り単独での運動は避けることが望ましい。
5）運動後の補食	▶運動後には低血糖発作の予防として**補食**を勧める。
5. 薬物療法の説明・指導と管理 　1）適切な時間に適切な量を使用 　2）使用する薬物の薬効動態を基に低血糖になりやすい時間を知る 　3）食事摂取ができない場合や検査などで空腹状態が長くなる場合の対応	▶インスリン注射や経口的血糖降下薬などの薬物は、低血糖の主な原因にもなる。とくに臨床現場での低血糖症の多くは、糖尿病の薬物療法に関連して起こっており、「薬物の過剰使用量、与薬時間が早すぎる、運動により吸収が速くなった、食事をとっていなかった」などが要因になっている。インスリンは、主として肝臓や腎臓で代謝されるために、これらの臓器に機能低下がある場合は、インスリンの代謝が低下し、空腹時の血中インスリン値が高くなり、低血糖のリスクを高めることになる。したがって、自分の病状や治療を理解し、指示に従い適切に使用、あるいは対応できるよう指導する。
4）他剤併用に関する留意点	▶糖尿病治療薬以外の薬物にも副作用として低血糖のリスクのあるものが多くある。併用による低血糖のリスクを軽減・回避するには、患者に相乗作用の危険性を説明し、他を受診したときは糖尿病治療薬を使用していることを必ず伝えるように指導する。（**基** 5、9 の活用）
6. 精神的・社会的支援 　1）家族、周囲の人、職場関係者に対する指導と協力要請	▶低血糖発作に備えて、家族および職場などの関係者に原疾患、低血糖発作、食事・運動・薬物療法などについて正しい理解をもってもらい、救急処置を含む適切な協力とサポートが得られるようにすることが重要である。 ▶家族は、低血糖発作とその対応に不安を感じていることが多いことから、必要な知識とブドウ糖補給やグルカゴン注射の具体的な手技などについて説明・指導する。併せて家族の不安を軽減する適切なサポートが大切である。（**基** 5、9 の活用） ▶低血糖症は多くの場合、慢性疾患に伴って生じる症状であることから患者が原疾患とその治療ならびに低血糖に対して自己管理ができるようセルフケア能力、セルフケアマネジメント能力を段階的に高められるよう一緒に検討することが重要である。
2）医療職者との信頼関係の形成	▶患者が「その行為を行うと望ましい結果を得ることができる」、すなわち、患者自身が食事・運動・薬物療法をはじめとする生活を正しく自己管理

看護療法（TP）・教育（EP）

3) 患者会などのネットワークの紹介や活用可能な社会資源に関する情報の提供や紹介

すれば、安心できる日常・社会生活を営むことができるという**結果期待**をもち、「自分にはその行為をとることができる」、すなわち、自己管理できるという**自己効力感**を高めることができるよう、関係者と協力して患者のよき理解者・支持者・協力者・相談者・情報提供者になり、支援することが大切である。

▶ 療養行動を継続しながら、QOL に配慮した生活をおくるには、社会的支援システムを有効に活用することが大切であることから、次第に増えつつある**患者会**、とくに**セルフ・ヘルプ・グループ**などの資源を紹介し、その利用を勧める。

第3・4段階　看護計画の立案・実施時の留意点

1. 低血糖の患者教育と支援について

　低血糖の発症には個人差があるため、個々の患者に起こる低血糖の特徴を把握する必要がある。また、低血糖への不安から食事を過剰摂取したり、自己判断で薬量を変更してしまうなどさまざまな患者がいることを認識し、個別的な対応を原則とした教育と支援を行うことが重要である。なお、低血糖発作を繰り返し起こすことにより、合併症が進行しやすくなるなどの悪影響が指摘されていることから、これらに関する患者・家族の理解を促し、予防に焦点をあてた指導を行う。

2. 患者、家族のストレス・コーピングの解明と援助

　低血糖患者と家族のストレッサーの有無と程度は、個々人によって異なり、当然看護職者の想定とも必ずしも一致しない。したがって、現時点での彼らのストレッサーの順位づけと、それらに対するコーピングについて途中で批判することなく受け止め、その後に彼らの適切なコーピングには根拠を明確にして肯定・賛同し、不適切あるいは不足しているコーピングについては、資料・材料を提供しながら一緒に検討し、患者や家族が自ら適切なコーピング行動がとれるよう導くことが重要である。

3. 家族への思いやりと支援

　低血糖発作を引き起こす患者の家族は、長期にわたって患者の血糖値の上昇と下降、低血糖発作に伴う身体的・精神心理的随伴症状ならびにこれらによる社会的問題、さらに脳障害や遷延性意識障害（植物状態）などの後遺症、加えて体重管理、食事・運動・薬物療法の実施などに警戒しながら協力していかなければならない。その終わることない緊張感に、家族は心身ともに疲れ果てていることを配慮して、患者と同時に家族への精神心理的サポートと、少しでも警戒心をとくことができる具体的な提案を行うことが重要である。

第5段階　評価の視点

1. 目標に近づいたか否か

1) 低血糖からすみやかに回復したか。
2) 血糖がコントロールされ、正常範囲内で安定したか。
3) 低血糖の随伴症状が改善・消失したか。
4) 患者・家族が低血糖の予防・早期発見・応急処置に必要な知識、技術を習得できたか。
5) 少なくとも「成り行き」にあげた問題 [1) 低血糖発作、さらに重症低血糖性昏睡、2) 転倒・転落などの事故、身体損傷、交通事故や身体損傷の危険性の増大、3) 次回発作に対する予期的不安・恐怖、4) 日

常の運動・労作・行動範囲の自己制限や血糖降下薬の自己調整、過食などのノンコンプライアンス、対人関係や役割遂行の自己制限、5) 自分の身体能力への自信喪失、ボディイメージの混乱、血糖コントロールの失敗による自尊感情の低下、6) 脳障害ひいては遷延性意識障害 (植物状態)、7) 家族の精神心理的負担・慢性的不眠・経済的負担の増大など] を起こさなかったか。

2. 看護過程、とくに看護計画の評価・修正

患者や家族の状態や行動が目標に近づいていない場合は、看護過程、とくに看護計画の立案段階のどこに問題があったのか、さらに診断段階に誤りがなかったかなどを追究する必要がある。

引用・参考文献

1) 井村裕夫ほか編：わかりやすい内科学. 第4版, 文光堂, 2014.
2) 石井 均, 辻井 悟編：ホップステップ！糖尿病教室. 南江堂, 2004.
3) 岡田節朗：運動からみる高血糖と低血糖. 糖尿病ケア, 5(7). メディカ出版, 2008.
4) 金沢一郎ほか編：内科学. 医学書院, 2006.
5) 日本糖尿病学会編：糖尿病治療ガイド 2016-2017. 文光堂. 2016.
6) 日本糖尿病学会編著：糖尿病食事療法指導のてびき. 改訂第5版, 南江堂, 2015.
7) 福田哲也編：糖尿病ナーシング. Nursing Mook 12, 学研メディカル秀潤社, 2002.
8) 金澤一郎, 永井良三編 [内藤安子]：低血糖. 今日の診断指針, 第7版, p.100〜101, 医学書院, 2015.
9) 日本糖尿病学会・日本小児内分泌学会編著：小児・思春期糖尿病コンセンサス・ガイドライン. p.165, 南江堂, 2015.

39 浮 腫

edema

●オリエンテーション・マップ

原因・誘因 (p.612)

1) **心臓性**：心筋や刺激伝達系の障害、心不全など
2) **ネフローゼ性**：ネフローゼ症候群など
3) **腎不全性**：急性糸球体腎炎、急性・慢性腎不全など
4) **肝性**：肝硬変、肝腫瘍、肝炎など
5) **内分泌性**：粘液水腫、クッシング症候群、月経前浮腫
6) **栄養障害性**：飢餓、悪性腫瘍、貧血、慢性下痢、吸収不良症候群、ビタミン B_1 欠乏
7) **妊娠**
8) **特発性**
9) **局所性**：局所のリンパ流障害・循環障害・炎症・アレルギーなど
10) **薬物性**：薬物によるアレルギー反応、薬物による肝・心・腎機能の障害

浮 腫

随伴症状 (p.616)

1) **炎症による限局性浮腫**
　発赤、局所熱、疼痛ならびに下記の皮膚・皮下の変化
2) **全身性浮腫**
　(1) 皮膚・皮下の変化：チアノーゼ、皮膚温低下、冷感、乾燥、弾力性低下、皮膚線条、浮腫感覚など
　(2) 消化器症状：食欲低下、悪心・嘔吐、便秘、下痢、腹部膨満感など
　(3) 全身症状：体重増加、倦怠感、脱力感など
　(4) 呼吸・循環器症状：咳嗽、喀痰、喘鳴、息切れ、息苦しさ、起坐呼吸、血圧上昇など
　(5) 尿の変化：尿量減少、蛋白尿など
　(6) 運動障害：四肢の屈曲や手指把持の困難など
　(7) 精神症状：不安、不快感、イライラ感、不眠など

成り行き(二次的問題 p.617)

1) 日常生活動作行動の低下、転倒・転落
2) 褥瘡、尿路や口腔・気道の感染・炎症・損傷
3) 食事摂取不足、栄養状態の悪化
4) 呼吸困難と主観的随判症状による睡眠障害、死への恐怖や不安
5) ボディイメージの混乱
6) 睡眠障害や低カリウム血症、低ナトリウム血症や脱水
7) 長期療養家族の身体的・精神心理的・経済的負担の増大
8) 全身水腫、とくに脳浮腫、心不全など

39 浮腫

観察 OP (p.621)

看護療法 TP・教育 EP (p.622) (p.624)

1. 救命救急処置
　1) 上体挙上と安静療法
　2) 気道確保と酸素療法
　3) 静脈路の確保
　4) 利尿薬・強心薬・血管拡張薬の与薬

2. 心身の安静と体位の工夫
　1) 安静の保持
　2) 不安の軽減、ボディイメージへの配慮
　3) 体位の工夫

3. 食事療法
　1) 塩分制限、水分制限
　2) 蛋白質の補給あるいは制限
　3) エネルギー補給

4. 保温

5. 皮膚・粘膜の清潔と保護

6. 緊縛・圧迫の除去と褥瘡の予防

7. 便通の調整

8. 薬物療法の管理

1. 体液の定義と 組成

　体液とは、細胞の内外を満たしている電解質、非電解質を含む水溶液の総称であり、成人では体重の約60％、小児では成人より多く、とくに新生児では体重の約80％を占めている（**図1**）。女子や肥満者は、脂肪のために体重当たりの水分含有量が少なく、全体の体液含有率が低い。また高齢者も、体液含有率が約50％と少なくなる。

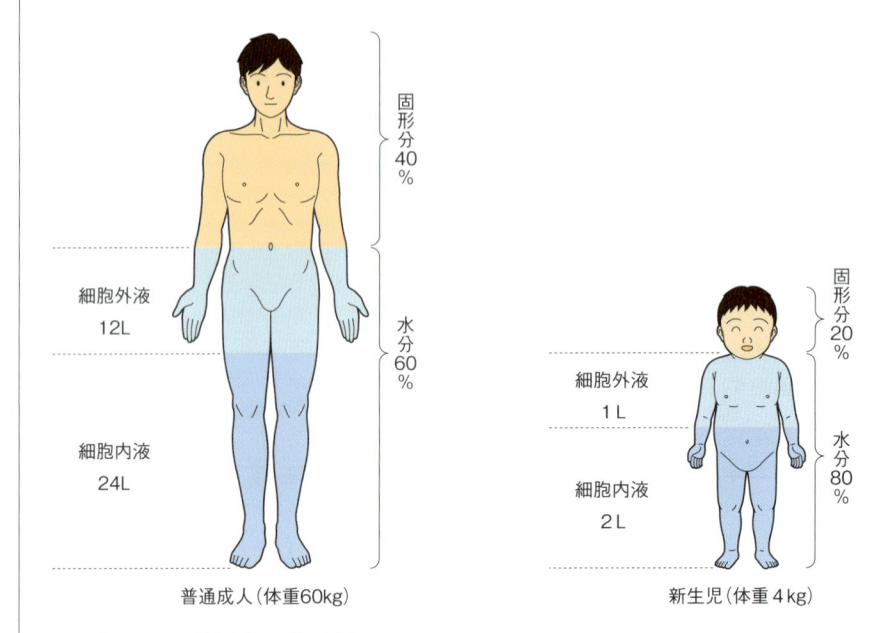

普通成人（体重60kg）　　　新生児（体重4kg）

図1　成人および新生児の体液量

　体液は、分布場所によって**細胞外液**と**細胞内液**に大別される。
　細胞外液は、**管内液**（血漿、リンパ、脳脊髄液）と**管外液**（組織間液または間質液）に分けられる。その割合を下に示す。

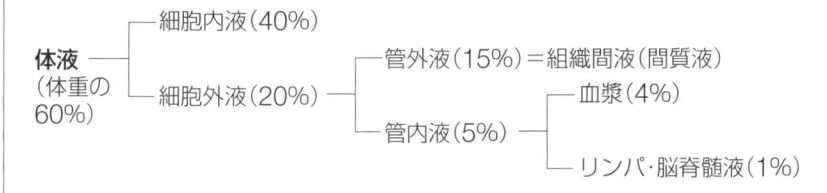

　体液には、次の水と電解質ならびに非電解質が含まれている。
電解質：Na^+（ナトリウムイオン）、K^+（カリウムイオン）、Ca^{2+}（カルシウムイオン）、Mg^{2+}（マグネシウムイオン）、Cl^-（塩素イオン）、HCO_3^-（炭酸水素イオン）、HPO_4^{2-}（リン酸水素イオン）、SO_4^{2-}（硫酸イオン）、有機酸イオン（乳酸基・尿酸基）、蛋白イオンなど
非電解質：ブドウ糖、蛋白質分解産物（尿素・クレアチニン）など
電解質は、生命維持にとって欠くことのできない次の4つの重要な機能を担っている。
①体液量を調節すると同時に、その分布を正常化する。
②体液の浸透圧を正常に保ち、細胞内外の浸透圧の変動の平衡維持をはかる。
③酸塩基平衡を維持し、体液が酸性あるいはアルカリ性に傾き過ぎないよう、pHを

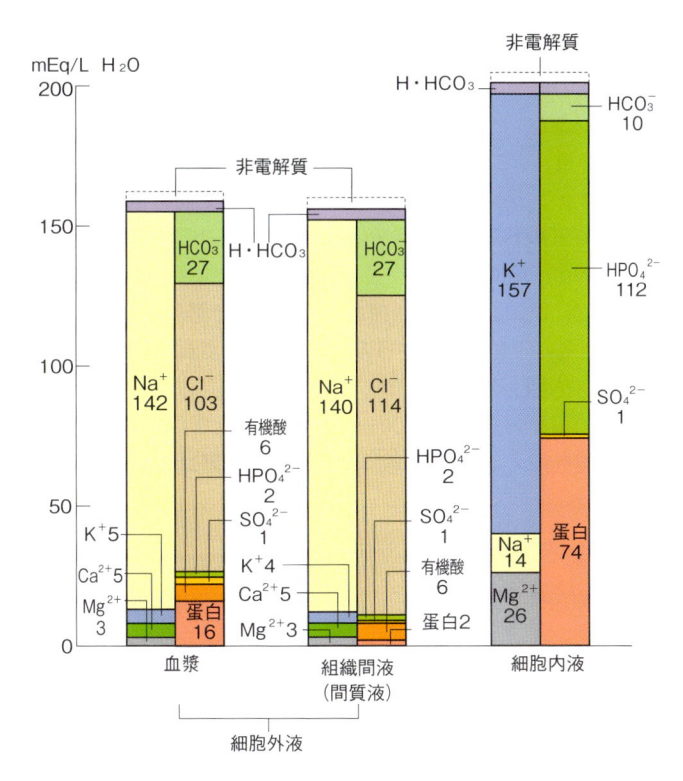

表1 細胞内・外液の最も主要なイオンの比較

	陽イオン	陰イオン
細胞外液	Na⁺	Cl⁻
細胞内液	K⁺	HPO₄²⁻

表2 血漿・血清の電解質

陽イオン		陰イオン	
Na²⁺	142	HCO₃⁻	27
K⁺	5	Cl⁻	103
Ca²⁺	5	HPO₄²⁻	2
Mg²⁺	3	SO₄²⁻	1
		有機酸イオン	6
		蛋白イオン	16
合計 155mEq/L		合計 155mEq/L	

図2 体液の種類と組成

7.36〜7.44の狭い範囲に維持するよう調節している。

④神経や筋肉の被刺激性が正常に保たれるよう働いている。

図2、表1に示すように、**電解質**は、細胞外液では Na^+、Cl^- が、細胞内液では K^+、Mg^{2+}、HPO_4^{2-} が多く含まれているという特徴がある。しかし**陽イオン**の和と**陰イオン**の和は、それぞれ細胞外液、細胞内液ともに同じになっている。たとえば、細胞外液の血漿で示すと、陽イオンの和と陰イオンの和は**表2**のように同じになる。蛋白質の含有量は、細胞内液に多い。また、細胞外液のうち血漿と組織間液（間質液）とでは、前者のほうが蛋白質の含有量が多い。その他の組成は、ほとんど同じである。

2. 体液の量や浸透圧の調節メカニズム

体液の濃度や量に変化が起こると、腎臓や腎機能に関与する内分泌系である副腎皮質の**電解質コルチコイド（アルドステロン）**、下垂体後葉の**抗利尿ホルモン（ADH：バソプレシン）**ならびに神経系などの働きにより、これらが自動的に調節される。この体液の**自動調節機構**には次の2つの機序がある（図3）。

1）浸透圧調節機構

血漿浸透圧濃度の基準値は $289 \pm 4mOsm/kg \cdot H_2O$ である。血漿の浸透圧が上昇すると、まず間脳の浸透圧受容体が反応し、**渇中枢**を刺激して飲水行動をとらせる。その結果、血漿の浸透圧が低下して正常になる。同時に浸透圧受容体が浸透圧の上昇を感受すると、下垂体後葉から ADH の血中への分泌を促して、腎臓における水の再吸収を促進させ尿量を減少させて身体の水分量を調節し、浸透圧を正常に保とうとする。つまり、水代謝系は、渇中枢と ADH の二重の防御機構を備えている。

2）細胞外液量調節機構

細胞外液量（循環血漿量）が減少すると、①血管系の圧受容体からのインパルスが減

少して ADH の分泌を促し、尿量を減少させる。②細胞外液量の減少は、腎血流量減少を引き起こし、腎の傍糸球体細胞からレニンの分泌を促す。血中に入った**レニン**は、血中のアンジオテンシンノーゲンに作用して**アンジオテンシン I**を遊離させる。このアンジオテンシン I は、アンジオテンシン変換酵素（ACE）によって**アンジオテンシンII**になる。アンジオテンシンIIは、細動脈の収縮を促して血圧を上昇させると同時に、副腎皮質に作用して**アルドステロン**を分泌させる。アルドステロンは、遠位尿細管から集合管における Na^+ の再吸収を促すことから、Na^+ と同時に水も再吸収し、結果として尿量を減少させ、循環血漿量を増加させ、加えて血管の抵抗性を高めるなどによって血圧を上昇させる。下垂体前葉からの **ACTH**（副腎皮質刺激ホルモン）は、このアルドステロンの分泌を助ける。

このように腎血流量を感知し、その血流量が少ないときに、腎からレニンを分泌することによって尿量を抑える液性の調節機構を**レニン-アンジオテンシン-アルドステロン系**という。

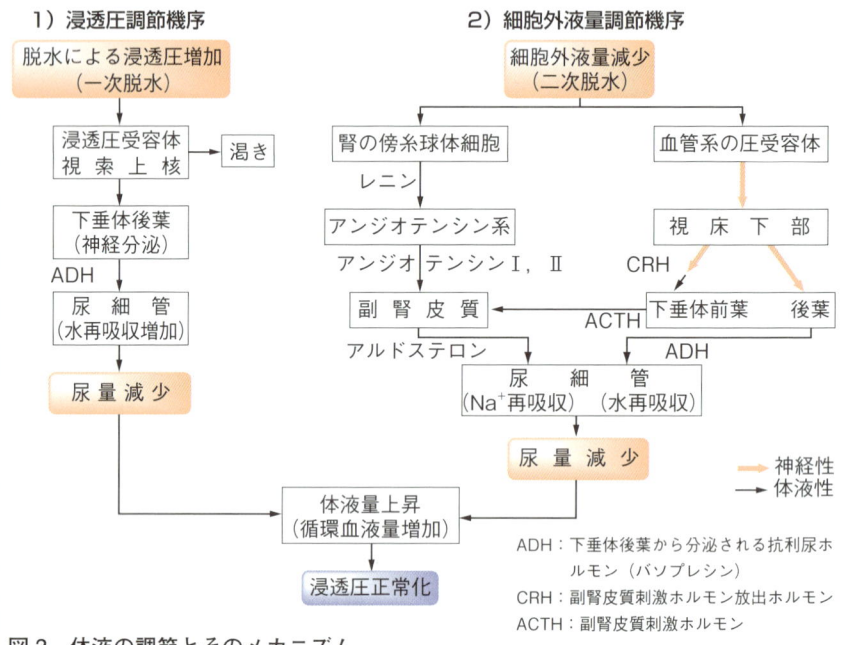

図3　体液の調節とそのメカニズム

このほか、体液量は、腎臓の糸球体濾過値や近位尿細管において Na^+ の排泄を調節する第3因子、腎内循環系の変化、交感神経系などの働きによっても調節されている。水と電解質の1日の正常な出納を**図4**に示す。

3. 酸塩基平衡の調節

体液の pH を適切に保つには、次の3つの働きが必要である。①血漿中の H_2CO_3（炭酸）や蛋白質、Hb などは、体内外からの過剰な酸やアルカリと結合して、それらを中和する作用がある（**血漿の緩衝作用**）、②血漿中の H_2CO_3 は、$H_2O + CO_2$ に分解され、CO_2 は肺から排出される（**肺性調節**）、③ CO_2 以外の H^+、Na^+、Cl^-、HCO_3^- などは尿中に排出され、血液中のイオン濃度が一定に保たれている（**腎性調節**）。

血液の pH の基準値は、7.35 〜 7.45 の範囲にある。pH が 7.35 以下は**アシドーシス**の状態であり、7.45 以上は**アルカローシス**の状態である。pH が 6.8 以下、あるいは 7.8 以上になることは死を意味する。

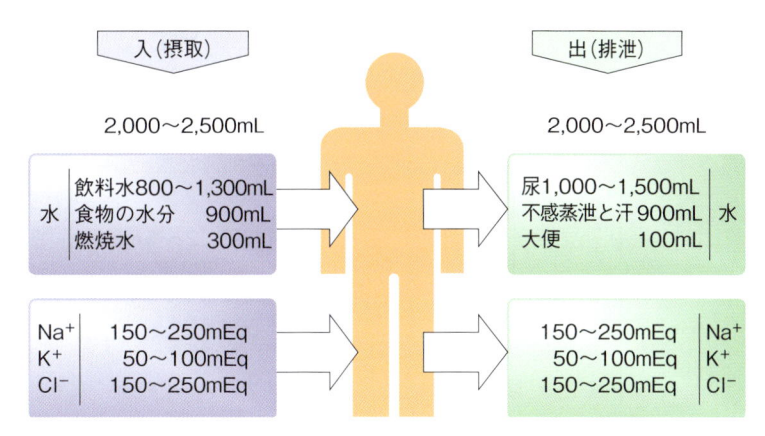

図4　1日の水と電解質の出納

基礎的知識2：浮腫

1. 浮腫の定義

　浮腫とは、細胞外液、とくに**組織間液**（間質液）（図2）が異常に増加・貯留し、全身あるいは局所組織が腫脹した状態をいう。通常、組織間液（間質液）の貯留により体重が2〜3kg以上増加しないと、浮腫を他覚的に診断することは難しい。

　浮腫の分類には、外から観察できる**顕性浮腫**と外から観察できない**潜在性浮腫**がある。後者では**圧窩**を残すことが少ない。なお低アルブミン血症やうっ血性心不全による浮腫は、蛋白濃度が低い体液の貯留によることから圧窩が生じやすく、戻りも速い。それに対してリンパ性浮腫や炎症性浮腫にみられる蛋白濃度が比較的高い体液の貯留時では圧窩が生じにくく、戻りも遅い。つまり、圧窩は貯留する体液中の蛋白濃度に影響されるという特徴がある。

　浮腫のもう1つの分類には、うっ血性心不全やネフローゼ症候群にみられるように全身性に起こる**全身性浮腫**と、血栓性静脈炎や慢性リンパ管炎のように限局して生じる**限局性（局所性）浮腫**がある。とくに胸水、腹水を伴う全身性浮腫を**全身水腫**という。

2. 浮腫発生のメカニズム

　浮腫の発生には、浮腫部位における毛細血管内水分の間質への移動という**局所性因子**と、腎臓を介する水・Na^+貯留という**全身性因子（または腎性因子）**の2つが関与する。一般に浮腫の発生の根底には局所性因子があり、それに全身性因子が関与して浮腫を助長するなど悪循環することが多い。

1）局所性因子による浮腫のメカニズム（図5、6）

　毛細血管部における血漿と組織間液（間質液）の間では常に体液交換が行われているが、それに関与している因子は、**スターリング（Starling）の法則**として知られ、（1）毛細血管壁の透過性、（2）毛細血管内圧、（3）血漿と組織間液（間質液）の膠質浸透圧、（4）組織圧、（5）リンパの流れである。これらの因子のいずれかが障害されると、毛細血管内から組織間隙に体液が漏出して浮腫を発生させる。

（1）**毛細血管壁の透過性亢進**：毛細血管壁を構成する内皮細胞は、直径6〜9nmの細孔をもった半透過性の膜を有しており、血漿中の水や電解質は、この膜を通して組織間液（間質液）と自由に交流するが、蛋白質などの高分子物質は通過できない。したがって、蛋白質濃度が組織間液（間質液）より血漿のほうが高くても蛋白質は組織間液（間質液）に移動できず、血漿中の膠質浸透圧は一定（25mmHg）に維持

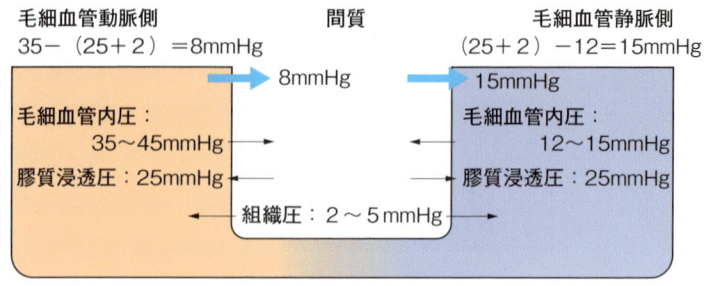

毛細血管動脈側
35－（25＋2）＝8mmHg

間質

毛細血管静脈側
（25＋2）－12＝15mmHg

8mmHg　　　15mmHg

毛細血管内圧：
　　35～45mmHg

膠質浸透圧：25mmHg

毛細血管内圧：
　　12～15mmHg

膠質浸透圧：25mmHg

組織圧：2～5mmHg

組織の膠質浸透圧は無視し，リンパ流および
毛細血管壁透過性は正常と仮定する

図5　局所性浮腫発生のメカニズム

される。

しかし、この毛細血管壁の内皮細胞が傷害されると、血管壁の透過性が亢進し、血漿中の蛋白質が組織間液（間質液）に移動する。その結果、血漿中の膠質浸透圧が低下して血漿中の水が組織間隙に移動し、浮腫を引き起こす。また、組織間液（間質液）中の蛋白質が増加すると、その膠質浸透圧が上昇することによって静脈側への水の還流が阻害されることから浮腫が増強する。

この毛細血管壁の透過性の亢進により浮腫をきたす原因には、炎症、外傷、蕁麻疹、アレルギー反応などがある。

(2) **毛細血管内圧の上昇**：毛細血管内圧は、動脈側で約 35 ～ 45mmHg である。この血圧は静脈側へ移行するにしたがって漸次低下し、静脈側移行部では組織圧 2 ～ 5mmHg と等しくなり、さらに、静脈側では 12 ～ 15mmHg となる。

動脈側での体液の移動は、血圧 35 ～ 45mmHg が、血管内に水を引き止める力（膠質浸透圧）25mmHg と組織から押しとどめる力（組織圧）2 ～ 5mmHg の和よりも大きいために、血管内の水は組織間液（間質液）のほうへ移動する。たとえば、35 － (25 + 2) ＝ 8mmHg で、水が組織間隙へ移動する。

逆に静脈側では、血圧 12 ～ 15mmHg は、膠質浸透圧 25mmHg と組織圧 2 ～ 5mmHg の和より小さくなるために、組織間液（間質液）の水が血管内へ移動する。たとえば (25 + 2) － 12 ＝ 15mmHg で、水が血管内へ引き込まれる。したがって、この毛細血管内の血圧が上昇すると、組織間隙に水が貯留し浮腫を引き起こす。一般には、血圧が上昇しても毛細血管の動脈側の血圧は上昇しないために（**Laplace [ラプラス] の法則**）、静脈側の血圧が上昇することによって浮腫が起こる。

静脈圧が上昇する主な原因には、循環障害によるうっ血がある。

(3) **血漿膠質浸透圧の低下と組織間液（間質液）の膠質浸透圧の上昇**：膠質浸透圧は、血液中の水を血管内に引き止めておく、あるいは、血管内に水を引き入れるよう働く圧である。血漿膠質浸透圧 (25mmHg) は、血漿中の蛋白質、ことにアルブミンの量によることから、アルブミンが減少すると、膠質浸透圧が低下し、血管内に水を引き止めることができず、水は組織間隙に移動し、浮腫を引き起こす。

一方、組織間液（間質液）中の蛋白質も同様の働きをもつが、その含有量が少ないためにあまり問題にならない。しかし、毛細血管壁の透過性が亢進した場合には、血漿中の蛋白質が組織間隙に漏出するため、組織間液（間質液）の膠質浸透圧が上昇し、血漿の膠質浸透圧が低下する。これらの結果、組織間隙に水が貯留して浮腫を引き起こす。

膠質浸透圧低下の主な原因には、蛋白質の摂取障害による栄養失調、蛋白質を大量に排出するネフローゼ症候群、肝硬変などがある。

(4) **組織圧の低下**：組織圧とは、結合組織および弾性線維などによる圧力で、皮下組織における組織圧は約 2 ～ 5mmHg である。とくに眼瞼部、足背、陰嚢などでは、組織が粗で弾性線維が少ないために組織圧が低く、これらの部位には浮腫が起こりやすい。また高齢者や栄養状態の悪い人は、一般に組織圧が低い。

(5) **リンパ流のうっ滞・阻止**：毛細血管の動脈側から濾過された液の約 10%は、リンパ管を通り静脈系に戻る。したがって、静脈血管のみならずリンパ管が圧迫・閉塞されると、その流れが障害され、組織間隙にリンパが漏出する。組織間隙に蛋白質を含むリンパが貯留すると組織間液（間質液）の膠質浸透圧が上昇し、浮腫を引き起こす。リンパ流のうっ滞を引き起こす主な原因には、悪性腫瘍、リンパ管炎、がんのリンパ節転移、リンパ節郭清、放射線治療、フィラリアによる象皮病などがある。

2) 全身性因子による浮腫のメカニズム（図 6）

身体全体の体液量の調節は、主として腎臓における水と Na^+ の代謝によって行われている。

(1) **腎機能の低下**：糸球体における水や Na^+ の濾過機能ならびに尿細管における再吸収機能のいずれかが障害されると、体内の水分代謝が障害され、浮腫を引き起こす。その主な原因には急性糸球体腎炎、腎不全、心不全などがある。

(2) **水・Na^+ 代謝に関与するホルモンの分泌異常**：水・Na^+ の代謝に関与する主なホルモンは、アルドステロンと ADH である。

副腎皮質ホルモンである**アルドステロン**は、遠位尿細管から集合管における Na^+ と水の再吸収、K^+ の排泄を促進する。下垂体後葉ホルモンである **ADH** は、集合管からの水の再吸収を促進する。したがって、これらのホルモンが多量に分泌されると、循環血液量を増やして浮腫を引き起こす。

(3) **第 3 因子の減少**：第 3 因子は、近位尿細管での Na^+ の再吸収を調節する因子の総

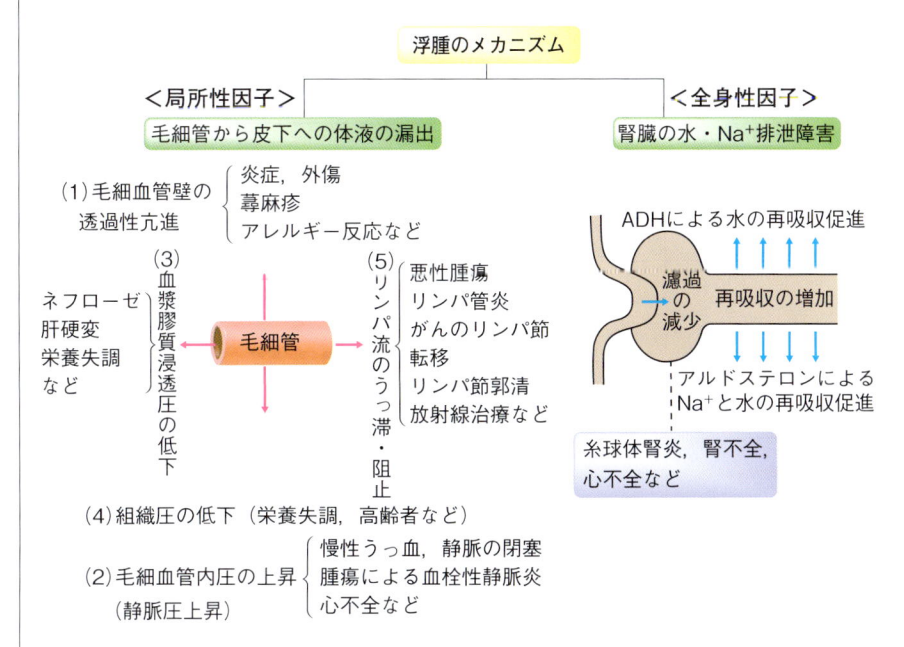

図 6　浮腫のメカニズム

称である。これらの因子にはナトリウム利尿ホルモンなどの病性因子と尿細管糸球体フィードバックなどの物理因子がある。この因子が減少すると近位尿細管での Na^+ の再吸収が増加し、浮腫が起こる。

（4）**腎臓の血流分布異常：出血性ショック**や**心不全**などによってネフロンの血流が減少すると、腎からのレニンの分泌が促進され、結果的にアルドステロンの分泌が増加して遠位尿細管から集合管における Na^+ と水の再吸収が亢進して浮腫を引き起こす。

3. 浮腫の分類・原因・誘因ならびにメカニズム

全身性浮腫と局所性浮腫の原因・誘因とその発生メカニズムならびに発生部位と時期、特徴、尿と血漿の変化について以下に述べる。

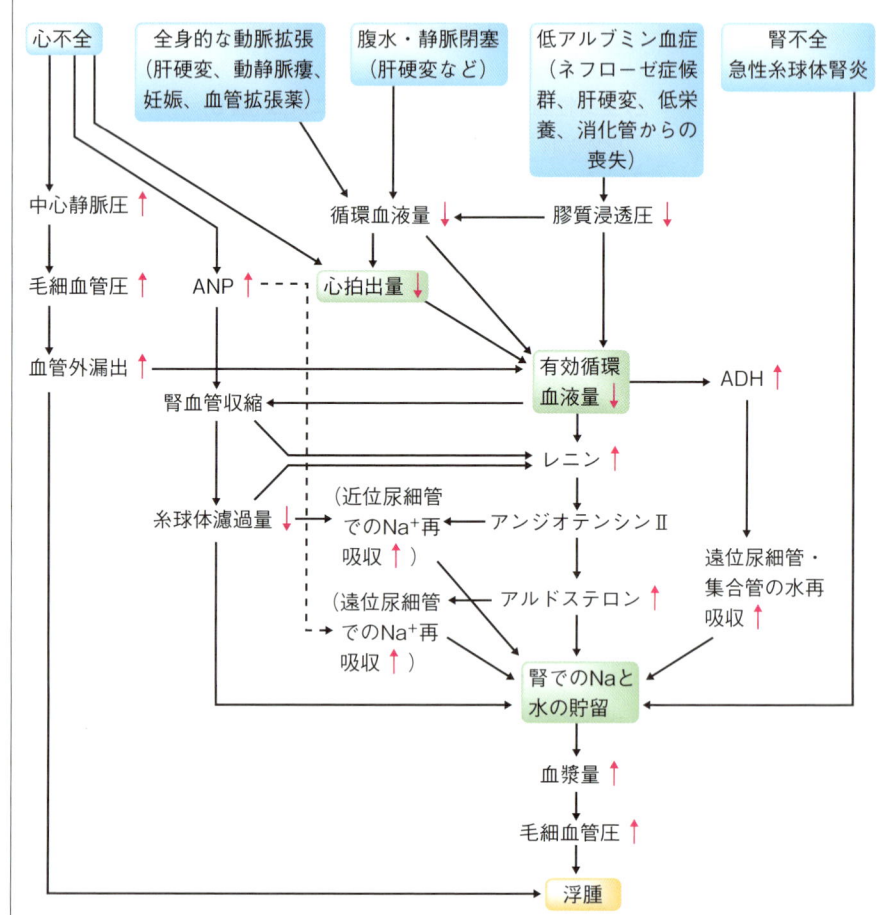

全身的な浮腫の原因は腎からの Na^+ 排泄低下による細胞外液量の増加である。この原因は、腎自体の障害（腎不全、腎炎など）と有効循環血液量減少（心不全、肝硬変、ネフローゼ症候群など）によるレニン-アンジオテンシン-アルドステロン系の亢進が主たるものである。

図7　全身性浮腫の機序

図7は代表的な全身性浮腫の発生メカニズムの図示であるが、図に用いている専門用語をごく簡単に説明しておきたい。

1）**レニン**：腎の傍糸球体細胞から放出される蛋白分解酵素で、血中のアンジオテンシノーゲンに作用してアンジオテンシンⅠを遊離（分解）する。

2）**アンジオテンシンⅠ**：血管内皮や血中のアンジオテンシン変換酵素（ACE）によってアンジオテンシンⅡに変換される。

3）**アンジオテンシンⅡ**：強力な血管収縮による血圧上昇、加えて副腎皮質ホルモンのアルドステロンの分泌を促し、尿細管の Na^+ の再吸収を促進させる。

4）**アルドステロン**：腎の遠位尿細管や集合管において Na^+ の再吸収を促し、血中の浸透圧を上昇させて間質から水を血管内へ引き入れて循環血漿量を増加させ、加えて血管の抵抗性を高めることなどによって血圧を上昇させる。

5）**ADH**：下垂体後葉の抗利尿ホルモンADH（バソプレシン）は血漿の浸透圧上昇や循環血液量の減少によって分泌され、腎の遠位尿細管から集合管に作用して水分の再吸収を促し、抗利尿作用を発揮する。また細動脈を収縮させて血圧を上昇させる。

6）**ANP**：心不全時には、心房性ナトリウム利尿ペプチド（ANP）の血中濃度が上昇し、利尿作用や血管拡張作用、レニン-アンジオテンシン-アルドステロン系の抑制作用、交感神経系の抑制作用などを介して心臓への前・後負荷を軽減して心機能を改善する。

なお、血圧調節を担う体液性因子の重要な１つである上記 1）～ 4）のレニン-アンジオテンシン-アルドステロン系のメカニズムについては、**図3** ならびに「**17** 高血圧 p.255 ～ p.256」も参照されたい。

分類	主な原因・誘因とメカニズム	発生部位	発生時期	特 徴	尿の変化	血漿の変化
1）心臓性浮腫	心筋障害や刺激伝導系などの障害によって心機能が低下すると、心拍出量が低下する。心拍出量が低下すると、糸球体濾過量が減少してアルドステロンの分泌を促す。その結果、尿細管での水と Na^+ 再吸収は上昇する。その結果、組織間隙に水が貯留し、浮腫を引き起こす。一方、心不全、とくに右心不全の場合は、静脈系のうっ血をまねき、静脈圧を上昇させ、浮腫を引き起こすが、初期では**下腿の浮腫**が夕方強く現れるのが特徴である。　心臓性の浮腫は、浮腫そのものが心負担を増大させて、心機能低下を増悪させ、その結果、浮腫が増強するといった悪循環をまねく（**図7**）。	夕方、足踝に初発。立位では下肢に、坐位では下腹部に、仰臥位では背部に出現、つまり身体の下部、下側に発生しやすい。胸水も出現	後期	咳嗽、喀痰、呼吸困難、倦怠感、易疲労感、四肢冷感、頸静脈の怒張、肝腫脹など	蛋白尿を欠くか軽度。尿比重増加	Na^+↓ 蛋白↓
2）ネフローゼ性浮腫	糸球体の基底膜の障害によってその透過性が亢進し、血漿中の蛋白質が尿中に漏出する。その結果、**低蛋白血症**をきたし、血漿の膠質浸透圧が低下し水分が間質に移行して、高度の全身性浮腫が起こり、**腹水**や**胸水**が出現しやすい。また、	全身（腹水、胸水）に高度に出現	後期	蛋白尿高度	蛋白尿	蛋白↓ コレステロール↑ 中性脂肪↑

分類	主な原因・誘因とメカニズム	発生部位	発生時期	特　徴	尿の変化	血漿の変化
2) ネフローゼ性浮腫	組織間液（間質液）の増加は、循環血液量を減少させるために、アルドステロンの分泌が亢進する。その結果、水とNa$^+$が再吸収されて浮腫を増強させる。急性腎症よりも高度の浮腫を起こすのが特徴である。					
3) 腎不全性浮腫	急性腎炎や腎不全では、糸球体における濾過機能が障害されるために、血漿中の水とNa$^+$が濾過されず、その結果、組織間隙に水が移行し、全身性浮腫が起こる。とくに**眼瞼・顔面の浮腫**が目立つのが特徴である。 　急性腎炎は、毛細血管の炎症を引き起こし、毛細血管壁の透過性を亢進させて浮腫を助長する。	主に顔・眼瞼に出現、移動性	初期	蛋白尿、血尿、高血圧	蛋白尿、赤血球	蛋白↓ 血清クレアチニン↑ 尿素窒素↑
4) 肝性浮腫	肝臓は、アルブミンを合成する働きをもっている。したがって、肝臓の機能が低下すると、血漿の膠質浸透圧が低下して浮腫が起こる。また、肝内血管の閉塞などによって門脈圧が亢進すると、血漿中の水分やリンパが腹腔内に漏出して**腹水**をまねく。そこで**両下肢の浮腫**と腹水が特徴になる。 　大量の腹水貯留は、有効循環血漿量を減少させて腎血流量の低下をまねき、ADHやアルドステロンの分泌を促進させてNa$^+$と水の貯留をきたし、全身に浮腫を引き起こす。	肝硬変では、全身性浮腫とともに腹水が著明に出現	肝炎では初期 肝硬変では後期	黄疸がときに出現、肝腫脹	ビリルビン尿	蛋白↓ Na$^+$↓ K$^+$↓ グロブリン↑ 肝機能↓
5) 内分泌性浮腫	（1）**粘液水腫**：甲状腺機能低下によって起こる。組織間液（間質液）にムコ蛋白が増加するために組織間液（間質液）の浸透圧が上昇し、浮腫をきたす。 （2）**クッシング症候群**：副腎皮質の機能が亢進し、アルドステロンの分泌が増加して、水分やNa$^+$の貯留を引き起こす。ただ	緊満性で、指圧による圧窩が著明でないのが特徴 下半身に出現		知的発達の障害、遅脈、肥満	正常 正常	コレステロール↓ T$_4$（甲状腺ホルモンのサイロキシン）↓

分類	主な原因・誘因とメカニズム	発生部位	発生時期	特 徴	尿の変化	血漿の変化
5) 内分泌性浮腫	し、持続性の高血圧による血管性因子も関与するらしい。 (3) **月経前浮腫(周期性浮腫)**：卵胞ホルモンのエストロゲン、黄体ホルモンのプロゲステロンの分泌増加やバランスのくずれによると考えられている。	月経の10日前より発生し、月経開始で消失				
6) 栄養障害性浮腫	(1) 飢餓、悪性腫瘍、貧血、慢性下痢、吸収不良症候群などによる**低蛋白血症**：血漿膠質浸透圧を低下させて、浮腫を起こす。指圧による圧窩が著明であるのが特徴である。	下半身、臥位時は下側に出現	4〜5か月間の飢餓後		正常	蛋白↓コレステロール↓
	(2) **ビタミン B₁ 欠乏**：毛細血管の透過性亢進や心肥大による心臓性浮腫などの共存によって起こると考えられているが、明らかではない。	下半身、臥位時は下側に出現	かなり早期	脈圧増大、速脈、頻脈	正常	
7) 妊娠時浮腫	妊娠による副腎機能亢進や胎盤機能亢進によって、副腎皮質ホルモンのアルドステロンやアンドロゲンなどの分泌が増加する。また、子宮増大による血行障害や毛細血管壁の透過性の亢進、腎機能の低下などによっても起こると考えられている。	下半身、臥位時は下部に出現	妊娠末期		正常、ときに蛋白尿	正常
8) 特発性浮腫	原因不明の浮腫で、顔面あるいは下肢に出現する浮腫をいう。20〜40歳の女性に多い。月経とは無関係。立位による下肢への血流のプーリングの関与が考えられている。浮腫をきたす器質的疾患がなく、体重の日内変動が大きく、夕方には2kg以上増加し、精神・情緒的症状があることが特徴。摂食障害との関連も指摘されている。**起立性水貯留型**と**起立性ナトリウム貯留型**がある。		顔面あるいは下肢に出現			
9) 局所性浮腫	(1) **局所のリンパ流障害**：リンパ	四肢(腋窩	緩徐	痛みは少な		

分類	主な原因・誘因とメカニズム	発生部位	発生時期	特　徴	尿の変化	血漿の変化
9）局所性浮腫	管やリンパ節の先天性の発育不全、または二次性の圧迫、狭窄、閉塞などによって、リンパの輸送機能が障害されて生じる浮腫。原因不明の**原発性リンパ浮腫**と発症原因が明らかな**続発性リンパ浮腫**に分けられ、後者で最も多いのはがんの術後に発症するもので、とくに乳がん、子宮がん患者に多い。 （2）**局所の循環障害**：末梢血管の異常、とくに血栓性静脈炎、静脈血栓症、静脈病など腫瘍や動脈瘤による静脈の圧迫	のリンパ節郭清術後では上肢、骨盤内リンパ郭清術後では下肢）、片側性または左右差のある両側性、終末期では体幹を含めた全身性浮腫が起こる。血管そのものの異常による循環障害や静脈の圧迫によって静脈圧が上昇し、浮腫が生じる		い、利尿薬の効果は少ない		
	（3）**局所の炎症・アレルギー**			炎症の三大症状である局所の発赤・発熱・疼痛を生じる		
10）薬物性浮腫	薬物によるアレルギー反応と同時に、薬物による肝・心・腎機能の障害などによって浮腫を起こすことがある。副腎皮質ステロイド薬、性ホルモン製剤（経口避妊薬など）、非ステロイド性抗炎症薬、降圧薬（β遮断薬、カルシウム拮抗薬など）、甘草、グリチルリチン製剤などを与薬しているときにも浮腫を生じやすい。					

4. 浮腫の随伴症状

1）炎症による限局性浮腫

　　発赤、局所熱、疼痛ならびに下記の皮膚・皮下の変化

2）全身性浮腫

（1）皮膚・皮下の変化：チアノーゼ、皮膚温低下、冷感、乾燥、弾力性低下、皮膚線条、浮腫感覚など

（2）消化器症状：食欲低下、悪心・嘔吐、便秘、下痢、腹部膨満感など

（3）全身症状：体重増加、倦怠感、脱力感など

（4）呼吸・循環器症状：咳嗽、喀痰、喘鳴、息切れ、息苦しさ、起坐呼吸、血圧上昇など

（5）尿の変化：尿量減少、蛋白尿など

（6）運動障害：四肢の屈曲や手指把持の困難など

（7）精神症状：不安、不快感、イライラ感、不眠など

5. 浮腫の「成り行き」 （悪化したときの二次的問題）	1) 浮腫に伴う四肢の屈曲・手指の把持困難、全身倦怠感、息苦しさなどによる**日常生活動作行動の低下、転倒・転落**など

2) 浮腫に伴う皮膚・粘膜の伸展と脆弱化、汗腺・脂腺の機能低下、循環障害に伴う組織細胞の酸素・栄養不足、ならびに体動困難・制限などによる**褥瘡、尿路や口腔・気道の感染・炎症・損傷**など

3) 消化器系の浮腫に伴う食欲不振・悪心・嘔吐・消化吸収障害・排便障害と、食事療法（減塩・高蛋白・高エネルギー）、安静療法に伴う運動不足などによる**食事摂取不足、栄養状態の悪化**

4) 腹水や胸水、肺うっ血などによる**呼吸困難**に加え、数多くの主観的な随伴症状による**睡眠障害、死への恐怖や不安**

5) 浮腫や腹水とそれに伴う**体重増加、顔貌や皮膚の変化**、運動障害などによる**ボディイメージの混乱**

6) 利尿薬の不適切な使用による**睡眠障害や低カリウム血症**、また、水分・塩分の厳密な制限、下痢、嘔吐、多量の発汗などによる**低ナトリウム血症や脱水**

7) 浮腫の原疾患の多くは慢性疾患であり、長期療養を要することによる**家族の身体的・精神心理的・経済的負担の増大**

8) 浮腫の急激な悪化による**全身水腫、とくに脳浮腫、心不全**など

6. 浮腫に対する主な診察と検査

1) 診察

(1) 問診：発症の時期、経過（急性、慢性、潜在性）、浮腫の分布部位・程度とその変化、増悪要因の有無、随伴症状、心・肝・腎・内分泌疾患などの既往歴[※1]、治療歴、服薬歴、月経歴と妊娠の有無、食習慣など

(2) 視診：浮腫の分布部位・程度、栄養状態など

(3) 触診、とくに圧窩[※2]の有無と程度

(4) 聴診

(5) 打診

(6) 測定：体重、水分出納[※3]、四肢周囲径、腹囲、体温、脈拍、呼吸、血圧など

※1 浮腫の原因疾患は、慢性疾患が多いので、既往歴を注意深く収集する。

※2 圧窩のアセスメントの方法：脛骨、腓骨、仙骨、足背、額部のような骨質表面の皮下組織を指先で5～10秒間強く押す。指を離し陥凹の程度を観察する。＋1～＋4で表示することがあるが、その程度は文献により必ずしも一致していない。

※3 急激な体重増加や尿量減少時は水分貯留を疑う。

2) 検査

(1) 血液検査：総蛋白、アルブミン、電解質、赤血球、白血球、Hb、Ht、赤沈、CRP、クレアチニン、BUN（血中尿素窒素）、浸透圧、pH、AST（GOT）、ALT（GPT）、血漿 BNP など

(2) 腎機能検査：PSP（フェノールスルホンフタレイン）、クレアチニンクリアランス、尿検査（蛋白、電解質、比重など）など

(3) 循環機能検査：胸・腹部X線検査、CT検査、心電図、静脈圧測定、心臓超音波検査など

(4) 下肢静脈造影

(5) 内分泌機能検査など

図8に浮腫診断の手順を示す。さらに、主な浮腫性疾患の所見の特徴を**表3**に示す。

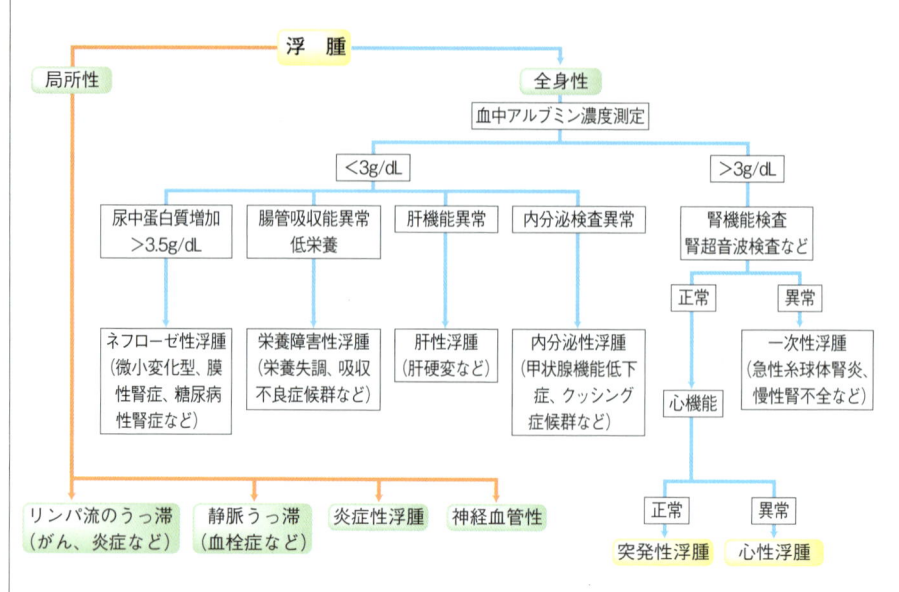

図8　浮腫診断の手順

表3　主な浮腫性疾患の所見の特徴

浮腫性疾患（症候群）	肺水腫	中心静脈圧	腹水・下腿浮腫
左心不全	あり	さまざま	なし
右心不全	なし	増加	あり
肝不全	なし	さまざま	あり
糸球体腎炎・腎不全	伴うこともある	増加	あり
ネフローゼ症候群	なし	さまざま	あり
特発性浮腫	なし	減少ないし変化なし	あり

（玉置清志，奥田誠也：浮腫の診断と検査の進め方．綜合臨牀，55（11）：2598，2006．）

7. 浮腫に対する主な治療

1) 安静療法とその主要な効果
（1）全身、とくに心臓の負担を軽減して、有効循環血漿量を増大させる。
（2）腎臓の負担を軽減する。
（3）有効循環血漿量の増大は、アルドステロンの分泌を抑制し、遠位尿細管から集合管における Na^+ と水の再吸収を低下させる。
（4）前記の（1）〜（3）によって、尿量の増加をはかり浮腫を軽減させる。
（5）臥床により、末梢静脈の血液貯留を減少させるなど

2) 食事療法
（1）塩分制限：原因のいかんを問わず Na^+ の排泄障害があるため、浮腫の種類と程度に応じて制限し、浮腫の増強を防止する。
（2）水分制限：原則として尿量程度に制限する。
（3）高蛋白食：低蛋白血症が浮腫の原因となっている場合は、高エネルギー・高蛋白

食とする。
（4）低蛋白食：腎機能が高度に障害されている場合は、蛋白代謝産物を最小限にするために低蛋白食とする。

3）薬物療法 「**21** 乏尿・無尿」の表1（p.316〜317）参照
（1）利尿薬：主として腎尿細管におけるNa$^+$の再吸収を抑えることによる利尿促進
（2）心臓性浮腫に対してジギタリス製剤（強心配糖体）：強心作用による二次的結果としての利尿促進
（3）膠質浸透圧上昇による利尿促進
　①蛋白質の補給：アミノ酸製剤、アルブミン、ヒト血漿蛋白など
　②浸透圧性利尿薬：D-マンニトール、イソソルビドなど

● 看護のポイント

第1・2段階　アセスメント・診断

必要な情報	情報分析の視点
1. 浮腫の部位と程度（基2 2〜5の活用） 1）部位 　眼瞼、顔面、上肢、下肢、足背、胸部、背部、腹部、殿部、陰部。出現部位の左右対称性など 2）程度 　① 皮膚の圧窩・色・つや、汗腺・脂腺機能低下による皮膚の乾燥状態・チアノーゼなど 　② 食物摂取状況、とくに飲水量、食塩摂取量など 　③ 体重、四肢や腹部の周囲径、尿量や尿蛋白など 　④ 自覚症状：顔がはれぼったい、瞼が重い、物が握りにくい、指輪をはずしにくい、靴が履けないなど 3）血圧、脈拍、心音、呼吸、体温、SpO$_2$などの全身状態 **2. 浮腫の発生時期と経過**（基2 3の活用） **3. 浮腫の随伴症状の有無と程度**（基2 4の活用） 1）炎症による限局性浮腫 　発赤、局所熱、疼痛ならびに下記の皮膚・皮下の変化 2）全身性浮腫 　（1）皮膚・皮下の変化：チアノーゼ、皮膚温低下、冷感、乾燥、弾力性低下、皮膚線条、浮腫感覚など 　（2）消化器症状：食欲低下、悪心・嘔吐、便秘、下痢、腹部膨満感など 　（3）全身症状：体重増加、倦怠感、脱力感など 　（4）呼吸・循環器症状：咳嗽、喀痰、喘鳴、息切れ、	1. 浮腫の有無・部位・程度の明確化 2. 浮腫と随伴症状の発生時期と現在までの経過の明確化 3. 浮腫の原因・誘因とそのメカニズムの明確化 4. 浮腫の「成り行き」の明確化 ▶全身性浮腫は左右対称性であり、限局性因子による浮腫は一般に片側性である。したがって、浮腫の出現部位とその左右対称性の観察は、両者の鑑別にとって重要である。 ▶一般に、両下肢に強い圧窩を残す場合は、2〜3Lの水が体内に貯留していることを示す。したがって、浮腫の程度を判断するには、水分出納、とくに尿量や飲水量ならびに体重測定と、浮腫を示す左記の患者の自覚症状などを総合的に把握する必要がある。 ▶浮腫の特徴は、疾患によって異なる。急性腎炎ではまず両眼瞼や顔に出現し、右心不全の初期では夕方、下腿に増強し、低蛋白血症では圧窩が著しく、肝性浮腫では両下肢の浮腫と腹水がみられるなどである。したがって、原因疾患をふまえて浮腫の発生のしかたをはじめとする特徴的な所見について観察する必要がある。

息苦しさ、起坐呼吸、血圧上昇など

　　(5) 尿の変化：尿量減少、蛋白尿など

　　(6) 運動障害：四肢の屈曲や手指把持の困難など

　　(7) 精神症状：不安、不快感、イライラ感、不眠など

4. 浮腫の主な原因・誘因と程度 基2 3 の活用)

1) 心臓性浮腫：心筋障害や刺激伝導系の障害、心不全など

2) ネフローゼ性浮腫：ネフローゼ症候群など

3) 腎不全性浮腫：急性糸球体腎炎、急性・慢性腎不全

4) 肝性浮腫：肝硬変、肝腫瘍、肝炎など

5) 内分泌性浮腫：粘液水腫、クッシング症候群、月経前浮腫など

6) 栄養障害性浮腫：飢餓、悪性腫瘍、貧血、慢性下痢、吸収不良症候群などによる低蛋白血症、ビタミン B_1 欠乏など

7) 妊娠時浮腫

8) 特発性浮腫

9) 局所性浮腫：局所のリンパ流障害、局所の循環障害、局所の炎症・アレルギー

10) 薬物性浮腫：副腎皮質ステロイド薬、性ホルモン製剤、非ステロイド性抗炎症薬、降圧薬、甘草、グリチルリチン製剤などによるアレルギー反応、肝・心・腎機能の障害など

5. 浮腫に対する診察と検査の結果 基2 6 活用)

1) 診察

　　(1) 問診、(2) 視診、(3) 触診、(4) 聴診、(5) 打診、(6) 測定（バイタルサイン、水分出納、腹囲など）の結果

2) 検査

　　(1) 血液検査：総蛋白、アルブミン、電解質、赤血球、白血球、Hb、Ht、赤沈、CRP、クレアチニン、BUN、浸透圧、pH、AST（GOT）、ALT（GPT）、血漿 BNP など

　　(2) 腎機能検査：PSP（フェノールスルホンフタレイン）、クレアチニンクリアランス、尿検査（蛋白、電解質、比重など）など

　　(3) 循環機能検査：胸・腹部X線検査、CT 検査、心電図など

　　(4) 下肢静脈造影

　　(5) 内分泌機能検査など

6. 浮腫に対する治療内容と効果・副作用 基2 7 の活用)

1) 安静療法

2) 食事療法

▶「成り行き」として以下の問題を生じやすい。

1) 浮腫に伴う四肢の屈曲・手指の把持困難、全身倦怠感、息苦しさなどによる**日常生活動作行動の低下、転倒・転落**など

2) 浮腫に伴う皮膚・粘膜の伸展と脆弱化、汗腺・脂腺の機能低下、循環障害に伴う組織細胞の酸素・栄養不足、ならびに体動困難・制限などによる**褥瘡、尿路や口腔・気道の感染・炎症・損傷**など

3) 消化器系の浮腫に伴う食欲不振、悪心・嘔吐、消化吸収障害・排便障害と食事療法（減塩・高蛋白・高エネルギー）、安静療法に伴う運動不足などによる**食事摂取不足、栄養状態の悪化**

4) 腹水や胸水、肺うっ血などによる**呼吸困難**に加え、数多くの主観的な随判症状による**睡眠障害、死への恐怖や不安**

5) 浮腫や腹水とそれに伴う**体重増加、顔貌や皮膚の変化**、運動障害などによる**ボディイメージの混乱**

6) 利尿薬の不適切な使用による**睡眠障害や低カリウム血症**、また、水分・塩分の厳密な制限、下痢、嘔吐、多量の発汗などによる**低ナトリウム血症や脱水**

7) 浮腫の原疾患の多くは慢性疾患であり、長期療

3）薬物療法など
7. 浮腫の「成り行き」の有無と程度（基2 5の活用）
8. 浮腫と検査・治療などに対する患者や家族の反応と期待

養が必要であることによる**家族の身体的・精神心理的・経済的負担の増大**

8）浮腫の急激な悪化による**全身水腫**、とくに**脳浮腫、心不全**など

● **目標設定の視点**
1. 圧窩、浮腫の部位の周囲径、体重、尿量と自覚症状などの値や状態像が好転する。
2. 治療の種類と量の減少、とくに利尿薬の使用量が減少する。
3. 患者・家族が食事療法をはじめとする治療を生活に取り入れ、自己管理できるようになる。
4. 少なくとも「成り行き」にあげた問題を起こさない。

● **対策の立案**
対象固有の浮腫の原因・誘因ならびにそれによる発生のメカニズムをふまえ、浮腫の増強因子を取り除き、浮腫に伴う不快、苦痛の軽減に視点をおく必要がある。

（基1 1～3、基2 1～7の活用）

対策の種類	対策の根拠
観察（OP） 1. 浮腫の部位と程度の変化 　1）部位 　2）程度（圧窩、皮膚粘膜の状態、四肢や腹部の周囲径、体重、水分出納などと自覚症状） 2. 血圧、体温、呼吸、脈拍、心音、呼吸音、SpO$_2$（経皮的酸素飽和度）など 3. 浮腫の随伴症状の変化 4. 浮腫の原因・誘因の増減 5. 浮腫に対する診察と検査結果の変化 6. 浮腫に対する治療内容と効果・副作用 7. 浮腫の「成り行き」の有無と程度 8. 浮腫と検査・治療などに対する患者や家族の反応と期待 ※観察の細かい項目は、アセスメント・診断段階と同じであるため省略する	1～8の観察項目は、その患者が目標に近づいているか否かを最も端的に表す情報となる。 　とくに1～7の観察項目は、浮腫の経過を最も端的に表すことから、定期的にかつ正確に観察する。また、重症例では呼吸・循環機能への影響の有無・程度を観察する。なお、浮腫の程度の変化を正確に観察・記録するには、観察・測定部位を定め、測定方法も同一にすること、さらに変化を把握しやすい記録方法を決定しておく。 ▶浮腫が軽度の場合は、骨に接した脛骨前面、足背などを約1分間押し続けて判定する必要がある。 ▶高齢者、著しくやせている人、脛骨前面の皮膚の薄い人では、大腿屈側の皮膚をつまみ、指圧痕が残るか否かで判定する。 ▶利尿薬を使用しているときは、体重の変化、水分出納の変化、ならびに尿の排泄に伴う疲労感、倦怠感、めまいの有無と程度などに注意して観察・記録する。

1. 救命救急処置 　1）上体挙上と安静療法 　2）気道確保と酸素療法 　3）静脈路の確保 　4）利尿薬、ジギタリス製剤などの強心薬、血管 　　　拡張薬の与薬など	▶**急性うっ血性心不全**によって急激な心拍出量の低下と肺うっ血を引き起こし、呼吸困難、浮腫、胸内苦悶、チアノーゼ、不整脈などを呈している患者には、左記の救命救急処置の準備、援助、管理を行い、生命危機から守る必要がある。
2. 心身の安静と体位の工夫 　1）安静の保持	▶**運動**は、酸素やエネルギーの消費量のみならず、心臓の負担を増加させる。また、蛋白代謝産物を増加させる。これらは、いずれも心臓、腎臓をはじめ全身の負担を増大させて浮腫を増強する。また、運動によって腎血流量が減少すると、アルドステロンの分泌が亢進し、尿細管での水や Na^+ の再吸収が促進され、尿量が減少し、結果として、身体に水分を貯留させ浮腫を増強する。 ▶**安静**は、間質液の血管内への移動を促進する。その結果、循環血液量が増加し、腎血流量と糸球体濾過量を増やして利尿効果を上げ、浮腫を減じる。（**基2** 2、3、7の活用）
2）不安の軽減、**ボディイメージ**への配慮	▶**精神的苦痛**や**不安**は、身体的運動と同じように代謝を亢進させる。患者は浮腫によるボディイメージの変容、安静や制限食に伴う精神的苦痛、長期療養に伴う社会的問題などをもちやすいことから、不安の軽減と精神的支援が重要である。とくにボディイメージの障害を防ぐために患者の好みを取り入れて整容や清潔に留意する。
3）**体位の工夫**	▶**腹水**、**胸水**、**肺水腫**などがある場合は、呼吸面積を広げて呼吸運動をしやすくするために、原則として坐位、半坐位にする。上下肢など末梢部位に浮腫がある場合は、その部位を挙上する。いずれも患者の好みを取り入れ、最も安楽な体位が取れるよう時間毎の体位変換を試み援助する。長時間の同一体位は心身の苦痛を増強し、さらに肺合併症や褥瘡などの発症要因になることから避ける。（**基2** 2、3、7の活用）
3. 食事療法 　1）塩分制限、水分制限	▶浮腫がある場合は、その原因のいかんを問わず、腎臓からの水や Na^+ の排泄が障害されているため、これらの摂取を制限する。ただし、過度の制限により**脱水**のおそれもあるため、浮腫の程度や尿量などにより詳細に指示されることから塩分摂取量、水分出納について正確に記録・報告する。水分制限による口渇に対して氷片を含

（左欄縦書き）看護療法（TP）

看護療法（TP）	2）蛋白質の補給あるいは制限	ませるなどの工夫を行うが、水分出納に追加する必要がある。（**基2** 2、3、7の活用） ▶血漿蛋白の減少は、血漿の膠質浸透圧を低下させ、浮腫を増強させる。ただし、急性腎炎による浮腫の場合は、蛋白代謝産物の排泄が障害されるため蛋白質が制限される。とくに**尿毒症**の前兆がある場合には蛋白質を厳重に制限する。（**基2** 2、3、7の活用）
	3）エネルギー補給	▶**エネルギー不足**は、体蛋白の崩壊を起こし、結果的に蛋白代謝産物を増加させ、腎臓に負担をかける。腹水貯留時は、腹部膨満感による食欲不振とエネルギー代謝亢進のために、**蛋白エネルギー栄養障害**（PEM：protein-energy malnutrition）に陥ることがあるため留意する。
	4. 保温 　1）環境調整 　2）衣服・寝具の調節 　3）罨法など	▶浮腫をきたしている皮膚は、血行が障害されているために蒼白で冷たい。保温によって皮膚血管を拡張させ循環をよくし、組織間液（間質液）の毛細血管内への還流を促す。また、皮膚血管の拡張と同時に腎内血管も拡張させるため利尿を促すことになる。（**基2** 2、3の活用）
	5. 皮膚・粘膜の清潔と保護 　1）口腔、眼瞼、陰部などの清潔保持	▶循環障害によって酸素や栄養が不足している組織は、抵抗力が弱く感染しやすい。また、眼瞼の浮腫は、分泌物を増し、結膜炎を起こしやすい。口腔粘膜の浮腫は、口内炎、耳下腺炎などを起こしやすい。これらの感染や炎症は、毛細血管壁の透過性を亢進させ、組織間液（間質液）を増やして局所性の浮腫を増強するのみならず、全身の代謝を亢進させ、酸素やエネルギーなどの消費も増大させる。（**基2** 4、5の活用）
	2）皮膚の擦過傷、打撲傷、外傷などの予防 　　（1）やわらかい寝衣・寝具類の選択 　　（2）爪の手入れ	▶浮腫のある皮膚は、一般に薄く伸展し、傷つきやすい。また、汗腺・脂腺の機能が低下し乾燥していることが多い。掻傷や外傷などのある皮膚は、浮腫液の漏出によって治りにくく、また感染や炎症を続発させやすい。清潔ケア時は皮膚を傷つけないように十分に注意する。（**基2** 4、5の活用）
	6. 緊縛・圧迫の除去と褥瘡の予防 　1）緊縛や圧迫のない衣服の選択 　2）体位変換 　3）特殊マットレスの使用 　4）マッサージなど	▶衣服による緊縛や長時間の同一体位は、循環障害を引き起こし、浮腫を増強させる。とくに重力の関係で、下になっている部分に水が貯留しやすい。その結果、組織細胞への酸素や栄養の供給を低下させ、褥瘡の原因となる。したがって、左記のケアと 5. の「皮膚・粘膜の清潔と保護」を

39 浮腫

看護療法（TP）		厳守して褥瘡を予防する。（**基2** 4、5の活用）
	7. 便通の調整	▶ 浮腫は皮膚のみならず、消化管にも現れる。そのために食欲不振のみならず、消化・吸収機能を障害し、排便異常をきたしやすい。陰部、肛門部の拭き方は、前から後ろへ拭くというより、ペーパーでゆっくり、軽く押さえるようにして擦過傷をつくらないよう留意する。
	8. 薬物療法の管理（とくに利尿薬）	▶ 利尿薬使用時は、低カリウム血症などの電解質のアンバランスを引き起こすことがある。とくに利尿薬の経時的な効果の発現状態と患者の自覚症状を含む副作用の観察・記録は、今後の治療計画の修正に役立つ情報になる。また、これらは利尿作用による睡眠障害を防ぐ与薬時間の調整にとっても有効な情報になる。（**基2** 7の活用）
教育（EP）	1. 前記の観察項目のうち、浮腫に伴う皮膚の状態、水分出納、体重、随伴症状などの情報を報告できるよう指導する	▶ 浮腫の要因となる運動や食事、とくに水・塩分摂取のコントロールは、患者および家族自らが主体的に継続して行わなければ効果が上がらない。また、水分出納や体重測定についても自己管理できることが望ましい。体重測定は、同じ条件（時間・着衣）で行うようにする。慢性疾患患者には、バイタルサインの測定方法や薬物の自己管理についても指導する必要がある。
	2. 前記の看護療法項目2〜8を自己管理できるよう患者および家族に説明・指導する	

第3・4段階　看護計画の立案・実施時の留意点

1. 定期的な主観的・客観的データの観察

顕性浮腫のみならず、潜在性浮腫を見逃さないためには、定期的な体重測定や水分出納のチェックと同時に、患者の訴えをはじめとする自覚症状の変化を観察する必要がある。

浮腫は、起床時や夕方のみに現れることもあるため、時刻、体位、飲水との関連などを明確にできるよう詳細に観察・記録し、分析する必要がある。

2. 月経周期との関連

女性では、月経との関連で浮腫が現れることがあるため、いずれの原因・誘因による浮腫であろうとも、月経周期や時期について確かめておくことが大切である。

3. 安静と適切な活動計画

安静は、自覚症状があるときは守りやすいが、自覚症状が消失すると守りにくい。したがって、治療上必要な安静の程度を明確にし、許された範囲のレクリエーションや日常生活動作行動などを患者とともに具体的に計画する必要がある。

4. 減塩食の工夫と家族の協力依頼

減塩食は、食欲を減退させて栄養不足を発生させやすい。したがって、できる限り患者の嗜好にあった食品選択、献立、調理を行い、盛り付けも食べやすく工夫する。とくに味付けの工夫については、家族の調理担当者を含めて指導する必要がある。

5. 高蛋白・高エネルギー食の工夫

蛋白質の不足は、異化作用を引き起こし、血中に蛋白代謝産物を蓄積させる。血漿蛋白が低下した患者は食事により蛋白の補充を必要とするが、一般に食欲不振、悪心・嘔吐などがあることから、高蛋白・高エネルギーの食事は摂取しにくい場合が多い。したがって、前記の減塩食に対する配慮に加え、高蛋白・高エネルギー食の摂取の必要性を十分に説明すると同時に食べやすくする工夫が必要である。一方、腎機能障害による浮腫の場合は、治療上、低蛋白・高エネルギー食を必要とするので注意する。

6. 皮膚の保護

浮腫のある皮膚は、外傷、感染、炎症を起こしやすい状態にある。したがって、注射などの処置時は無菌操作に留意すると同時に、絆創膏の使用などはできるだけ控える。また、熱傷を起こすと治りにくいため、やや低い温度の罨法が望ましい。

7. リンパ性浮腫のケアとその指導

リンパ性浮腫の緩和には、リンパ液の流れを改善する目的で**複合的理学療法**を中心としたケアを行う。複合的理学療法は、①感染予防のための皮膚保護とスキンケア、②用手的リンパドレナージ、③圧迫療法（弾性包帯、弾性スリーブ・弾性ストッキングなど）、④圧迫下での運動の4要素からなる。加えて患肢の挙上、きつい下着や靴下をつけない、上肢の浮腫では腕への負担を避けるために重い荷物を持たない、下肢の浮腫では長時間の立位や坐位、正座を避けるなどの日常生活管理を含め、個々の症状に応じた適切な方法と工夫を指導する必要がある。

8. 異常な徴候への対応

重症な患者では病状が急激に進行し、全身水腫を起こす場合がある。その徴候を早期に発見し、迅速な対応ができるように常に注意深く観察し、処置の準備を整えておく。

9. 特発性浮腫患者への対応

特発性浮腫は、神経質な人に多くみられることがあるが、このような人のなかには、ボディイメージの改善のために安易に利尿薬や下剤を自己内服して浮腫を軽減しようとすることがある。したがって、このような人に対しては、生命に危険を及ぼす浮腫ではないこと、ストレス解消方法の工夫、正しい減量方法、体位の定期的変換の工夫、減塩食などについて説明・指導する。

第5段階	評価の視点

1. 目標に近づいたか否か

1）圧窩、浮腫の部位の周囲径、体重、尿量と自覚症状などの値や状態像が好転したか。

2）治療の種類と量の減少、とくに利尿薬の使用量が減少したか。

3）患者・家族が食事療法をはじめとする治療を積極的に取り入れ、自己管理できるようになったか。

4）「成り行き」にあげた問題［(1) 日常生活動作行動の低下、転倒・転落、2）褥瘡、尿路や口腔・気道の感染・炎症・損傷、3）食事摂取不足、栄養状態の悪化、4）呼吸困難、主観的な随判症状による睡眠障害、死への恐怖や不安、5）ボディイメージの混乱、6）睡眠障害、低カリウム血症、低ナトリウム血症、脱水、7）家族の身体的・精神心理的・経済的負担の増大、8）全身水腫、脳浮腫、心不全など］を起こさなかったか。

2. 看護過程、とくに看護計画の評価・修正

患者や家族の状態や行動が目標に近づいていない場合は、看護過程、とくに看護計画の立案段階のどこに問題があったのか、さらに診断段階に誤りがなかったかなどを追究する必要がある。

引用・参考文献

1) 高久史麿ほか監：新臨床内科学．第8版，医学書院，2002.

2) 井村裕夫ほか編：わかりやすい内科学．第4版，文光堂，2014.

3) 玉置清志，奥田誠也：浮腫の診断と検査の進め方．総合臨牀，55(11)：2594～2600，2006.

4) 矢﨑義雄ほか編［安田　隆］：浮腫，内科学．第10版，p.75．朝倉書店，2013.

40 脱 水

dehydration

●オリエンテーション・マップ

原因・誘因 (p.629)

(1) 水分の摂取不足（天災、遭難、意識障害、嚥下障害、渇中枢障害など）
(2) 水分の過剰喪失（腎・肺・皮膚からの喪失）
(3) 不適切な輸液・経管栄養・中心静脈栄養

(1) 消化液の大量喪失（大量の嘔吐や下痢、大量吸引、消化管瘻からの排出など）
(2) 皮膚・粘膜からの Na^+ 喪失（大量の発汗、熱傷・創傷からの滲出液排泄）
(3) Na^+ 喪失性の疾患（副腎皮質不全やナトリウム喪失性腎炎、腎動脈硬化など）
(4) 利尿薬＋低塩食
(5) Na^+ の体内貯留（腸閉塞、腹膜炎など）
(6) Na^+ 輸液の不足

(1) 消化液の喪失
(2) 嘔吐
(3) 下痢
(4) 糖尿病
(5) 手術
(6) 広範な熱傷など

脱水

1) 高張性（水欠乏性）脱水

2) 低張性（ナトリウム欠乏性）脱水

3) 等張性（混合性）脱水

随伴症状 (p.631)

口渇、粘膜・皮膚乾燥、ツルゴール低下、唾液・涙の減少、尿量減少から濃縮尿・乏尿、体温上昇、ひいては興奮、幻覚、錯覚、嗜眠など

血圧は正常から次第に低下大、脈拍は正常から頻脈へ、意識は軽度から昏睡へ、頭痛、食欲不振、悪心・嘔吐、倦怠感、めまい、立ちくらみ、体温下降、皮膚粘膜乾燥、ツルゴール低下、尿量減少から無尿など

口渇（場合による）、体重減少、低血圧、倦怠感、脱力感、尿量減少、ツルゴール低下など

成り行き（二次的問題 p.633)

1) 日常生活動作行動の低下
2) 転倒・転落とそれに伴う身体損傷
3) 呼吸器系・尿路系などの感染や褥瘡
4) 低ナトリウム性アシドーシス
5) 内臓諸器官の重篤な機能障害、ショック、腎不全など
6) 高張性脱水による興奮、幻覚、傾眠、ひいては昏睡、低張性脱水の悪化による痙攣、無欲状態、嗜眠、ひいては昏睡など
7) 原疾患に加えて脱水や浮腫を起こしやすい患者を介護する家族の身体的・精神心理的・経済的負担の増大など

観察OP (p.640)

看護療法TP・教育EP (p.641) (p.643)

1. 水分の補給
2. Na^+ の補給
3. 輸液療法の管理
4. 水分と塩分とくに Na^+ の喪失防止
5. 皮膚・粘膜の保護

6. 褥瘡予防
7. 精神心理面への援助
8. 事故防止
9. 救命救急処置
   1）気道の確保と酸素療法
   2）静脈路の確保と循環動態回復のための輸液の管理

■ 基礎的知識

1. 体液の定義と組成　「39 浮腫」p.606 参照

2. 体液の量や浸透圧の調節メカニズム　「39 浮腫」p.607 参照

3. 酸塩基平衡の調節　「39 浮腫」p.608 参照

4. 脱水の定義

脱水とは、水分摂取量の低下あるいは体液排出量の増加、さらに両方によるなど、なんらかの原因で体液量（水と電解質）が減少している状態をいう。

5. 脱水の分類と特徴

※体液の生理については「39 浮腫」、p.606 参照

脱水は、その発生機序によって大きく次の3タイプに分類され、それぞれ特有な病態を示す。臨床では、純粋の**高張性（水欠乏性）脱水**や**低張性（ナトリウム欠乏性）脱水**に遭遇することはまれであり、多くは水とナトリウム（Na^+）が同じ割合で同時に欠乏する**等張性（混合性）脱水**である。なお、等張性脱水においても、どちらのタイプに近いかによって病態と治療方針が異なる。

1）高張性（水欠乏性）脱水（図1、3-㋑、表1）

高張性脱水とは、体液中の水欠乏が Na^+ 欠乏を上回る脱水（水欠乏＞Na^+の欠乏）をいう。このことから**水欠乏性脱水**ともよばれている。

高張性脱水の目安は、血漿（血清）中の Na^+ が145mEq/L 以上、Cl^- 110mEq/L 以上、浸透圧 300mOsm/L 以上であり、これらが**図1**の正常な血漿に比べて、すべて上昇していることが特徴である。なお、**血漿の浸透圧の基準値**は285 ± 5mOsm/L である。

高張性脱水は、細胞外液中の溶質、とくに Na^+ に対する水の量が減少し、その結果、血漿中の Na^+ 値が上昇して血漿浸透圧を上昇させる。

血漿浸透圧が上昇すると、細胞内の水は細胞外（血漿）へ移動するため、**細胞内脱水**の状態になる。しかし、軽症のときの循環血漿量は、細胞内の水が移動してくるために減少することは少ない。したがって高張性脱水では、循環障害による症状よりも、細胞内脱水による症状が先行して現れ、とくに**口渇**が早期に現れるのが特徴である。

2）低張性（ナトリウム欠乏性）脱水（図2、3-㋒、表1）

低張性脱水とは、体液中の Na^+ 欠乏が水欠乏を上回る脱水（Na^+ 欠乏＞水欠乏）をいう。このことから**ナトリウム欠乏性脱水**ともよばれている。

低張性脱水の目安は、血清（血漿）中の Na^+ が135mEq/L 以下、Cl^- 110mEq/L 以

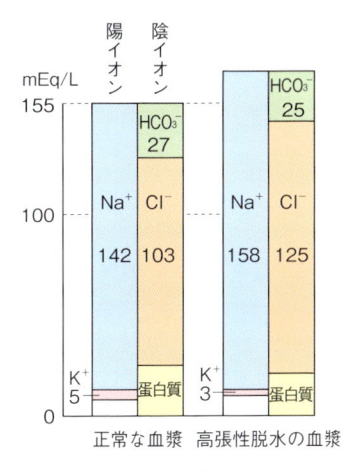

図1　正常な血漿と高張性（水欠乏性）脱水

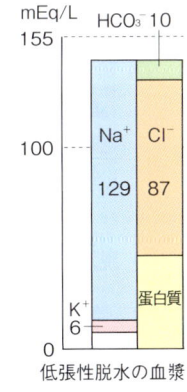

図2　低張性（ナトリウム欠乏性）脱水

40
脱水

下、浸透圧 280mOsm/L 未満であり、**図1** の正常な血漿と比べると理解しやすいように、これらすべての低下が特徴である。

　低張性脱水では、体液中の Na⁺の喪失あるいは摂取不足によって細胞外液の Na⁺に対する水の量が増加することによって血漿浸透圧が低下する。

　図3- ⑦に示すように細胞外液である血漿の浸透圧が低下すると、細胞外液の水が細胞内へ移動するために循環血漿量は減少し、逆に細胞内液は増加（**細胞内溢水**）し、体液全体が希釈された状態になる。細胞内溢水に加えて血漿浸透圧が低下すると、下垂体後葉からの ADH（抗利尿ホルモンのバソプレシン）の分泌が抑制され、尿を多く排泄するために、循環血漿量の減少が著明になる。したがって、低張性脱水では、高張性脱水と異なり、**口渇**はなく、循環血漿量減少による**血圧低下**、**頻脈**などの症状が先行して現れ、**末梢循環不全**をきたしやすい。

3) 等張性（混合性）脱水（図3- ⑨、表1）

　等張性脱水は、体液中の水と Na⁺が同じ割合で同時に減少して起こる脱水（水欠乏 ≒ Na⁺欠乏）をいう。このことから、**混合性脱水**ともよばれている。臨床では、このタイプの脱水が最も多くみられる。

　等張性脱水の目安としては、血漿 Na⁺値が 135 〜 145mEq/L の基準値にある脱水である。すなわち、体液中の水と Na⁺の同時的喪失のために、血漿浸透圧はとくに変化しないという特徴がある。しかし、この脱水では、便・尿・汗などと不感蒸泄による多量の水分喪失が加わった場合には、高張性脱水に近づき、細胞内脱水による症状が

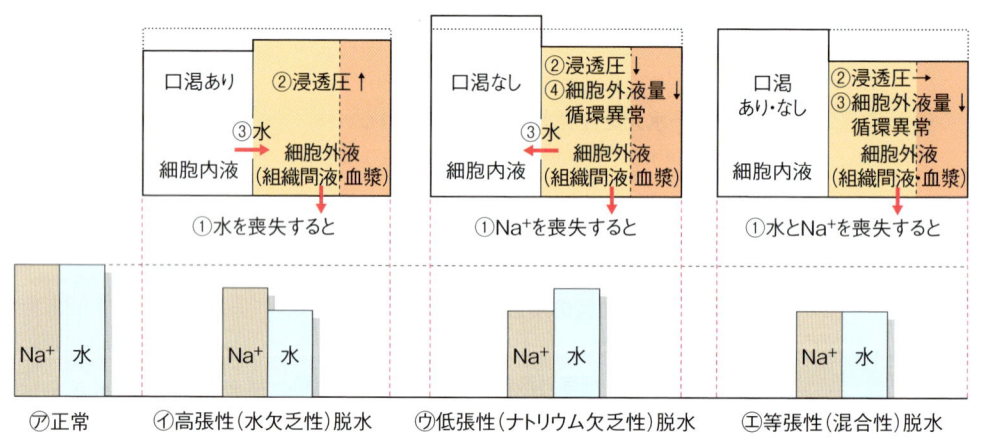

（山西文子編：注射・輸液ナーシング．Nursing Mook 23，p.164，学研メディカル秀潤社，2004．より一部改変）

図3　脱水の種類と体液の量・濃度の変化

表1　脱水の特徴的な検査所見

		高張性（水欠乏性）脱水	低張性（ナトリウム欠乏性）脱水	等張性（混合性）脱水
体液量	細胞外液	減少↓	減少↓	減少↓
	細胞内液	減少↓	増加↑	不変→
血液検査値	血清ナトリウム（Na⁺）	上昇↑	低下↓	不変→
	血清クロール（Cl⁻）	上昇↑	低下↓	不変→
	血清総蛋白	上昇↑	上昇↑	上昇↑
	浸透圧	上昇↑	低下↓	不変→
	ヘマトクリット値（Ht）	上昇↑	上昇↑	上昇↑

出現するようになる。逆に、低張性脱水に近づいた病態では、循環血漿量減少による症状が出現するようになる。

6. 脱水の分類・原因・誘因ならびにメカニズムと特徴（図1～3、表1～4）

分類	主な原因・誘因	メカニズムと特徴
1）高張性（水欠乏性）脱水	**（1）水分の摂取不足** ①水の供給がない：天災、遭難など ②水が飲めない：意識障害、嚥下障害、強度の全身衰弱など ③渇感の障害：脳腫瘍、脳外傷などによる渇中枢障害	▶体内への水分の供給が絶たれても、尿、便、汗や不感蒸泄などによって体内の水分は毎日排出されている。したがって、左記のような原因で水分排出量を上回る水分摂取不足が生じたときには、直結して脱水を引き起こす。
	（2）水分の過剰喪失 ①腎臓からの喪失 　a. 真性（中枢性）尿崩症	▶この場合には、**Na^+を含んでいる低張液の喪失と純粋な水の喪失**とがある。 ▶尿量の増加によって低張液を失う。 ▶ADH欠乏により、遠位尿細管や集合管からの水の再吸収が阻害されることによって尿量が増加する。加えて、尿崩症に伴う意識障害の発生時には、水分摂取不足が生じ、さらに脱水が起きやすくなる。
	b. 腎性尿崩症	▶腎尿細管のADHに対する反応性の欠如により、水の再吸収が障害されて尿量が増加する。
	c. 腎不全の利尿期	▶腎機能低下により尿濃縮力が障害され、尿量が増加する。
	d. 高血糖、浸透圧利尿薬、造影剤の与薬など	▶血漿浸透圧の上昇によって腎臓に対する溶質負荷が増加して尿の浸透圧上昇による浸透圧利尿を引き起こし、尿量が増加する。
	②肺や皮膚からの腎外性喪失：過呼吸、気管切開、発熱、発汗、高温下に長時間さらされるなど	▶不感蒸泄の増加によって純粋の水を失う。肺からの不感蒸泄量は、換気量と並行して増加する。たとえば、脳障害などで過換気がある場合は、正常呼吸時の22%の増加がみられる。また気管切開が行われている場合には、一回換気量の死腔の割合が減少するために水の喪失量が増加する。 ▶皮膚からの不感蒸泄量は，外界の気温が30℃以上になると気温が1℃上昇するごとに15%増加する。
	（3）不適切な輸液・経管栄養・中心静脈栄養	▶等張性脱水をきたしたときに、生理食塩液、リンゲル液などの等張液のみを輸液すると、相対的に水欠乏が助長され、高張性（水欠乏性）脱水に陥る。溶質過多の栄養法による利尿で水分が失われたときも高張性脱水に陥る。
2）低張性（Na欠乏性）脱水	**（1）消化液の大量喪失** ①大量の嘔吐や下痢 ②消化液の大量吸引	▶消化液中には多量の電解質が含まれており、なかでもNa^+、Cl^-、HCO_3^-（炭酸水素イオン）がその大部分を占めている（**表2**）。したがって消化液の大量喪失は、

③消化管瘻からの排出

水の喪失とともに大量の電解質を喪失することになり、血漿浸透圧の低下をまねく。その結果、細胞外液の水が細胞内へ移動するために循環血漿量が減少し、循環障害による症状が出現する。

表 2　各種消化液および下痢便の電解質組成

	Na^+ mEq/L	K^+ mEq/L	Cl^- mEq/L	HCO_3^- mEq/L	量（成人）mL/ 日	pH
唾液	10 ～ 15	0 ～ 10	10 ～ 20	10 ～ 15	1,500	6 ～ 7
胃液	20 ～ 120 正酸：70	5 ～ 25 10	90 ～ 160 100	0 ～ 5	2,500	1 ～ 3
胆汁	120 ～ 160	3 ～ 12	70 ～ 130	30 ～ 50	500	7.8
膵液	110 ～ 160	4 ～ 15	30 ～ 80	70 ～ 130	700	8.0 ～ 8.3
十二指腸吸引	20 ～ 140	3 ～ 30	30 ～ 120	10 ～ 50		
小腸吸引	85 ～ 150	2 ～ 8	45 ～ 125	30	3,000（ただし小腸液のみ）	7.8 ～ 8.0
水様下痢便	50 ～ 100	20 ～ 40	40 ～ 80		500 ～ 8,000	
小児下痢便	40mEq/500mL	20/500mL	25/500mL		500	
小児重症下痢便	9.5mEq/kg 体重	10/kg 体重	9.0/kg 体重		125mL/kg 体重	

2）低張性（ナトリウム欠乏性）脱水

（2）皮膚・粘膜からの Na^+ 喪失
　①大量の発汗
　②熱傷・創傷からの滲出液排泄

▶通常、汗のなかの Na^+ 量は少量であるが、大量の発汗があると Na^+ の排泄が増加する。その Na^+ 喪失に対して、水分だけ補給すると、細胞外液はそれだけ薄められるために、血漿浸透圧は低下し、細胞外液が細胞内に移動して循環血漿量の減少をきたす。

（3）Na^+ 喪失性の疾患
　①副腎皮質不全（アジソン病）

▶副腎皮質ホルモン（主としてアルドステロン）の分泌が低下すると、腎尿細管での Na^+ の再吸収が障害され、Na^+ の尿中への排泄が促進される。

　②腎障害
　　a. 急性腎不全の利尿期
　　b. ナトリウム喪失性腎炎
　　c. 腎動脈硬化
　　d. 糖尿病アシドーシスなど

▶腎臓は Na^+ 調節の主要臓器である。すなわち、正常腎は、Na^+ が欠乏すると、Na^+ の排泄を抑制して体液中の Na^+ 量を調節する。したがって、このような調節機能が障害されると、尿中への Na^+ の排泄が増加する。

▶大量の溶質（ケトン体など）の排泄によって浸透圧利尿を引き起こし尿量が増加する。

（4）利尿薬＋低塩食

▶ Na^+ の排泄を増やす利尿薬は、尿の浸透圧を高めて遠位尿細管や集合管からの水の再吸収を妨げて尿量を増やし、それによって循環血漿量を減少させる。さらに低塩食によって Na^+ 摂取量が制限されると、細胞外液中の Na^+ が減少して浸透圧を低下させ、その結果細胞外液の水が細胞内へ移動して、細胞外液量の減少をまねき脱水が発生する。

（5）Na^+ の体内貯留
　①腸閉塞、腹膜炎

▶大量の体液が腸管腔あるいは腹腔内に貯留する。

　②重度熱傷による浮腫・水疱形成など

▶体液が皮下に貯留する。これらはいずれも、血漿中の Na^+ が血管外に移動するため低ナトリウム血症をきた

2)低張性（ナトリウム欠乏性）脱水	(6) Na⁺輸液の不足	し、循環血漿量の減少を起こす。 ▶下痢、嘔吐などによって水とNa⁺を喪失したときに、水のみを補給するような不適切な輸液を行った際にNa⁺欠乏性の低張性脱水が生じる。
3)等張性（混合性）脱水	(1) 消化液の喪失 (2) 嘔吐 (3) 下痢 (4) 糖尿病 (5) 手術 (6) 広範な熱傷など	▶一般に脱水が起こる場合には、程度の差はあっても水とNa⁺がともに失われる。したがって、すべての脱水は**等張性（混合性）脱水**であるともいわれている。通常、純粋のNa⁺欠乏は原則的には起こらない。また純粋の水欠乏が生じても生体の浸透圧や細胞外液量の調節機構によってNa⁺が排泄されるため、結果的にその病態は、等張性脱水を示すことになる。軽症では、細胞外液と細胞内液の浸透圧が同じであることから細胞内と細胞外の間における水の移動がみられない。しかし、進行すると細胞内脱水と循環血漿量の減少が相まって口渇、体重減少、血圧低下などを引き起こす。 ▶**下痢**による脱水のうちで最も多いのは等張性脱水であり、その約7割を占めている。また、激しい下痢によって極度に水分を喪失し、体液濃度が上昇して高張性脱水となる割合は約2割である。さらに下痢による低張性脱水は約1割といわれている。

7. 脱水の程度と随伴症状

脱水の重症度は3段階に区分され、水分喪失による体重減少が、軽症では0～4%（1～2Lの水欠乏）、中等症では4～8%（2～4Lの水欠乏）、重症では8～12%（4L以上の水欠乏）を基準にしていることが多い。ここでは、まず最初に高張性・低張性・等張性脱水の3型に共通する所見をあげ、その後に各脱水の随伴症状と検査所見について述べる。

1）3タイプの脱水に共通する所見
(1) 身体所見：皮膚・粘膜の乾燥、血圧低下、頻脈など
(2) 検査所見：ヘマトクリット（Ht）値上昇、血中尿素窒素（BUN）や血漿レニン活性上昇、糸球体濾過量低下など
(3) 3タイプの脱水の重症化による症状：種々の精神神経症状、不可逆的なショック、昏睡など

2）高張性（水欠乏性）脱水（図1、3-④、表3）
(1) 随伴症状
意識障害や疾病などによる水分摂取不能、不感蒸泄増加、渇中枢障害、尿崩症による多尿などによって水欠乏がNa⁺欠乏を上回ると、細胞外液（血漿）の浸透圧が上昇し、それによって細胞内液が細胞外へ移動し、**細胞内脱水**の状態になる。それらによる症状としては、口渇感、唾液・涙の減少、皮膚・粘膜の乾燥、ツルゴール低下、尿量減少、濃縮尿、血清Na⁺濃度が154mEq/L以上の高ナトリウム血症、体温上昇などが起こる。脱水が重症になると身体全体が水欠乏状態になり、精神神経症状である不安、興奮、幻覚、錯乱、嗜眠などが生じ、やがては**昏睡**に至る。

表3　高張性（水欠乏性）脱水

重症度	水欠乏量	症状
軽症	体重の0～4%（約1～2L）の水欠乏	口渇感、唾液減少、尿量減少
中等症	体重の4～8%（約2～4L）の水欠乏	口渇感の増強、唾液と涙の減少、口腔とくに舌の乾燥、眼球陥没、乏尿、尿比重上昇、血清Na^+上昇、（ただし、通常の心身活動は可能）
重症	体重の8～12%（4L以上）の水欠乏	高ナトリウム血症（154mEq/Lを上回る）著しい血液濃縮を示す血清総蛋白とHt値の上昇。精神神経症状として無関心、錯乱、不安、興奮、幻覚、嗜眠→昏睡

（2）検査
　　①尿：RAA（レニン-アンジオテンシン-アルドステロン）系とADHがともに活性化して尿量減少・乏尿を起こし、尿中Na^+上昇（20mLEq/L以上）、尿比重上昇（濃縮尿）、尿浸透圧上昇を多くみる。
　　②血液：血清Na^+上昇、Ht値上昇、血清蛋白・BUN値上昇など

3) 低張性（ナトリウム欠乏性）脱水（図2、3-ⓦ、表4）

（1）随伴症状
　　①嘔吐・下痢、吸引などによる消化液の喪失、腎のナトリウム保持機構障害による身体のNa^+欠乏に加え、水のみの補給などによってNa^+欠乏が水欠乏を上回ると、細胞外液（血漿）の浸透圧低下によって細胞外液が細胞内へ移動して**細胞内溢水**を起こし、細胞外液を減少させる。それによる症状としては、頭痛、悪心・嘔吐、食欲不振などが起こる。
　　②細胞外液の減少による循環障害の症状としては、血圧低下、頻脈、立ちくらみ、全身倦怠感、体温下降、皮膚乾燥、ツルゴール低下などを起こし、次第に強くなる。とくに細胞内溢水を含む脱水の進行は、①の症状に加えて脱力感、無欲状態、失見当識、無関心、痙攣、嗜眠ひいては昏睡を引き起こす。

表4　低張性（ナトリウム欠乏性）脱水

重症度	塩分欠乏量	症状
軽症	体重1kg当たり0.5g以下のNaCl水欠乏（体重減少約3%）	血圧正常、脈拍正常、軽度意識障害、口渇感なし、倦怠感、頭痛、脱力感、立ちくらみ、尿中NaCl減少
中等症	体重1kg当たり0.5～0.75gのNaCl水欠乏（体重減少約6%）	収縮期血圧90mmHg程度、脈拍増加、嗜眠レベルの意識障害、めまい、悪心・嘔吐、ツルゴール低下、尿Na^+低下、血清Na^+低下、NPN（非蛋白窒素）・BUN上昇、Ht値上昇
重症	体重1kg当たり0.75～1.25gのNaCl水欠乏（体重減少約9%）	収縮期血圧90mmHg以下、脈拍増加大、尿中NaCl欠如、無尿、精神神経症状として無欲状態、混迷→昏睡→死亡

（2）検査
　　①尿：ADHの分泌抑制によって尿量は末期まで正常、尿中Na^+の著しい低下、尿比重・尿浸透圧低下など
　　②血液：血清Na^+値低下、Ht値高度上昇、血清蛋白・BUN値上昇など

4) 等張性（混合性）脱水（図3-ⓔ）

(1) 随伴症状

水と電解質を同じ割合で同時に失うために血漿の浸透圧は保たれる。しかし、水分摂取がなくとも、尿、汗、便と不感蒸泄による水分喪失はあることから、容易に高張性脱水へ移行しやすい。現れる症状は、細胞内脱水症状に、細胞外液である循環血漿量減少に伴う循環障害による症状が加わって初期から口渇、体重減少、血圧低下、起立性低血圧、めまい、倦怠感、脱力感、尿量減少、ツルゴール低下などが現れる。

8. 脱水の「成り行き」
（悪化したときの二次的問題）

1) 脱水に伴う著しい体重減少、倦怠感、立ちくらみ、悪心、頭痛などによる**日常生活動作行動の低下**
2) 高張性脱水では細胞内脱水をはじめ脱水の重症化による不安・興奮・錯乱・幻覚・傾眠などによって、また低張性脱水では循環血漿量の低下と細胞内溢水による血圧低下やめまい、立ちくらみ、ふらつき、脱力感などによる**転倒・転落とそれに伴う身体損傷**
3) 循環血液量低下に伴う組織細胞への酸素・栄養の供給不足と代謝産物の排出不足、皮膚・粘膜の乾燥や弾力性低下、ならびに尿量減少などに伴う抵抗力・自浄作用の低下による**呼吸器系・尿路系などの感染や褥瘡**
4) 慢性腎障害に伴う血漿の Na^+ 減少に合わせた HCO_3^- と Cl^- の減少などによる**低ナトリウム性アシドーシス**など
5) 高度な水・電解質の喪失による**内臓諸器官の重篤な機能障害**、さらに不可逆的な**ショック、腎不全**など
6) 高張性脱水に伴う細胞内脱水による**興奮、幻覚、傾眠**、ひいては**昏睡**、また細胞内溢水を含む低張性脱水の悪化による**痙攣、無欲状態、嗜眠**、ひいては**昏睡**など
7) 長期療養を要する原疾患と、長期の輸液や経管栄養などの自宅療法によって脱水や浮腫を起こしやすい患者を介護する**家族の身体的・精神心理的・経済的負担の増大**など

9. 脱水に対する主な診察と検査

1) **診察**（問診、視診、触診、聴診、計測など）
   (1) バイタルサイン
   ① 意識、血圧、脈拍、呼吸数、心拍数、体温
   ② 体位変換における血圧低下（循環血液量低下を反映）
   (2) 全身状態
   ① 体重：健康時（普段）と測定時における体重の比較
   ② 水分出納：水分摂取量と水分排泄量（尿量＋発汗量＋便の性状、とくに下痢便＋不感蒸泄、とくに頻呼吸など）
   (3) 神経系
   ① 精神症状（錯乱、幻覚、せん妄、昏睡などの意識状態）
   ② 筋力、筋痙攣
   (4) 皮膚、粘膜
   ① 皮膚（腋窩がよい）・粘膜の乾燥
   ② ツルゴール（皮膚の緊張度・弾力性）低下の有無と程度
   (5) 頭頸部
   ① 眼球陥凹

　　　　② 口腔粘膜・舌の乾燥、舌の溝
　　(6) 胸部
　　　　① 呼吸音（肺炎症状）とくに頻呼吸の有無
　　(7) 腹部
　　　　① 腸蠕動、消化器症状
　　(8) 四肢
　　　　① 表在性静脈の虚脱
　　(9) 上記以外の嘔吐、発熱、発汗、出血、熱傷、熱中症、吸引などによる体液の喪失状況
　(10) 腎・内分泌・消化器疾患などの基礎疾患の有無や薬物服用歴など

2) 検査

　　(1) 血液検査、血液ガス分析：赤血球、Hb、Ht、血清総蛋白、Na^+、K^+、Cl^-、Ca、BUN（血中尿素窒素）、クレアチニン、血糖、浸透圧、pH ならびに O_2、CO_2 などの組成（%）と分圧（mmHg）など
　　(2) 尿検査：量、比重、蛋白、糖、沈渣、Na^+、K^+、Cl^-、浸透圧など
　　(3) 心電図、心臓超音波検査
　　(4) 胸部 X 線検査
　　(5) 循環動態の評価（CVP：中心静脈圧、MAP：肺動脈圧、PCWP：肺毛細血管楔入圧など）

10. 脱水に対する主な治療

1) 救命救急処置（図 4、表 5）

　脱水の重症化は致命的になることから、素早く、かつ必要最小限の診察と検査項目、とくにバイタルサインによって救命救急処置の要否が判定される。脱水の重症化による意識障害やショック状態、事故や手術などによる突然の大量出血、広範な熱傷による大量の体液喪失などには救命救急処置が必須になる。

　救命救急処置としては、**気道確保**と**酸素療法**に加え、体液と同じ浸透圧の生理食塩液、5% ブドウ糖液や**表 5** の 1 号液（開始液）などを用いて**静脈路の確保**を行い、**急速輸液**を開始して、一刻も早く有効循環血液量を増やして**循環動態の安定化**を図ることが最も重要になる。

　加えて、これらの救命救急処置を行いながら、脱水の原因、脱水の随伴症状（p.631 の 7. 参照）、診察と検査の所見（p.633 の 9. 参照）、水分欠乏量・血漿欠乏量の推定（p.637 参照）などの情報を総合的に分析して**脱水のタイプと重症度**が判定され、その判定に基づいて**治療方針**と**治療計画**（補給液の量・内容・補給方法・輸液速度など）が立案・実施される。治療開始後の水・電解質などの是正効果は、バイタルサイン、自覚症状、診察・検査所見、水分出納とくに尿量などによって経時的・継続的に評価され、必要に応じて補給内容・量と補給方法などが修正されていくことになる。

2) 脱水に対する水・電解質補給の基本

　上記の救命救急処置を必要とした状態からの脱出が確認されると、水・電解質と、必要に応じて加えられる栄養とエネルギーの補給方法と補給内容が再確認され、これらの補給計画が再設計・立案される。水・電解質ならびに栄養とエネルギーの補給方法には、**経口的補給法**、**経管的補給法**、**輸液療法**が用いられる。

　経口的・経管的補給には、血液の浸透圧（285 ± 5mOsm/L）とほぼ同じ浸透圧の**等張液**や浸透圧の低い**低張液**、浸透圧の高い**高張液**が患者個々の病態に合わせて選択される。

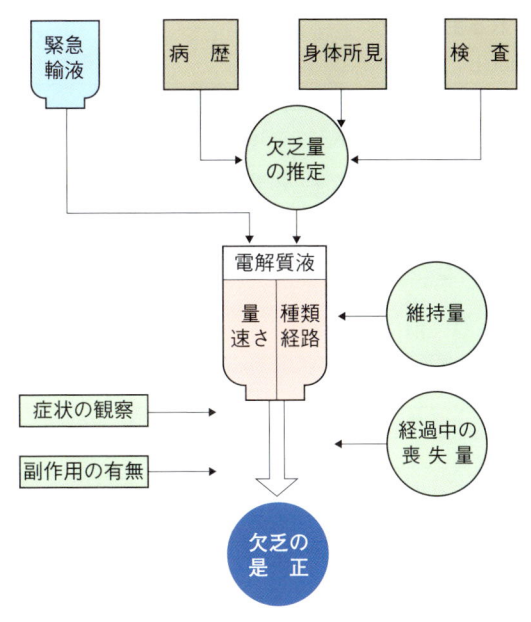

図4　輸液の進め方

（1）経口的補給法（経口摂取方法）

　　経口摂取は、意識があると同時に嚥下機能と消化吸収機能に問題がない限り、患者にとって最も生理的に優れ、副作用がない水・電解質と栄養・エネルギーの補給方法である。したがって可能な限りこの方法を採用し、患者が摂取意欲をもつことができるように個人的な嗜好である食形態、色彩、香り、味付け、温度などを重視した援助が重要になる。

（2）経管的補給法（経腸的補給法）

　　意識障害、食欲不振、嘔気、嚥下障害など、なんらかの原因で経口摂取が不十分あるいは不可能な患者には、経管的補給法あるいは輸液療法が併用あるいは単独に用いられる。

　　経腸的補給には、**経鼻胃管法**（鼻→食道→胃内に経腸用チューブ留置）あるいは**経鼻空腸法**（鼻→食道→胃→十二指腸→空腸内に経腸用チューブ留置）などが採用される。なお、すでに胃瘻あるいは腸瘻などが造設されている患者には、これらも活用される。

　　経口摂取あるいは経腸的補給が長期に不可能になると、消化器系とくに腸管に対する刺激が少なくなることによって腸管粘膜が萎縮し、栄養吸収能を低下させたり、腸内細菌叢を変化させて、病原体に対する**腸管の免疫能・防御能**を低下させる。これらを防止するためにも経口的補給に次いで経腸的補給が望ましいが、腸管の吸収能などに問題があり、水・電解質や栄養・エネルギーの補給が不十分あるいは不可能な患者には、次の輸液療法が併用あるいは単独で用いられることになる。

（3）輸液療法に用いる電解質輸液の2大分類と種類

　　輸液療法は、救命救急処置として欠くことのできない最も優れた水・電解質の急速補給に活用できる。また輸液療法は、経口的あるいは経管的補給が不可能な場合やそれらによって補給されていても、それらのみでは不十分な場合にも欠くことができない補給方法である。

表5 脱水に用いられる主な輸液

＊Ｐの単位は、mmol/L

	薬品名	電解質量（mEq/L）							Glu（%）	浸透圧比（生理食塩液に対する比）（約）	pH
		Na⁺	K⁺	Ca²⁺	Mg²⁺	Cl⁻	P*	Lact⁻			
低張電解質輸液	**1号液：開始液（脱水症で原因が明らかでない場合に、体液量の欠乏に対し水分を補充）**										
	ソリタT1号輸液	90				70		20	2.6	1	3.5〜6.5
	KN1号輸液	77				77			2.5	1	4.0〜7.5
	2号液：脱水補給液（脱水症および手術後の水分・電解質の補給）										
	KN2号輸液	60	25		2	49	6.5	25	2.35	1	4.5〜7.0
	ソリタT2号輸液	84	20			66	10	20	3.2	1	3.5〜6.5
	3号液：維持液（排尿や不感蒸泄などによって喪失した水分・電解質の補給・維持）										
	ソリタT3号輸液	35	20			35		20	4.3	1	3.5〜6.5
	アクチット注	45	17		5	37	10	20Ⓐ	5.0Ⓜ	1	4.3〜6.3
	ヴィーン3G注	45	17		5	37	10	20Ⓐ	5	1.5	4.3〜6.3
	KN3号輸液	50	20			50		20	2.7	1	4.0〜7.5
	ソリタT3号G輸液	35	20			35		20	7.5	2	3.5〜6.5
	フィジオゾール3号輸液	35	20		3	38		20	10	2〜3	4.0〜5.2
	KNMG3号輸液	50	20			50		20	10	3	3.5〜7.0
	4号液：術後回復液（術後の尿量不足時の水分・電解質の維持）										
	ソリタT4号輸液	30				20		10	4.3	1	3.5〜6.5
	KN4号輸液	30				20		10	4	1	4.0〜7.5
等張電解質輸液	**細胞外液補充液（大量の血漿・体液喪失時の細胞外液の補充）**										
	生理食塩液	154				154				1	4.5〜8.0
	乳酸リンゲル液	130	4	3		109		28		0.9	6.0〜8.5
	酢酸リンゲル液	130	4	3		109		28Ⓐ		1	6.5〜7.5
	重炭酸リンゲル液	135	4	3	1	113	HCO₃⁻ 25	Citrate 5	Glu —	0.9〜1.0	6.8〜7.8
	ブドウ糖加乳酸リンゲル液	131	4	3		110		28	5	2	4.5〜7.0

　　　輸液療法は、脱水によって生じた循環動態の回復と維持、体液（血漿）の浸透圧の正常化と維持ならびに酸塩基平衡の回復と維持などを目的とし、その目的達成のために**表5**にあげた輸液をはじめとする種々の電解質輸液が用いられている。電解質輸液は、**低張電解質輸液**と**等張電解質輸液**の2つに大きく分類されている。

　　　低張電解質輸液は、電解質濃度が血漿より低いためにブドウ糖液を配合にして**等張液**に製剤されている輸液であり、**表5**の**1号液〜4号液**がこれに該当する。なお、このブドウ糖は代謝されて水になるため、結果的に低張液の与薬になる。

①**1号液：開始液**は、細胞外液よりもNa⁺濃度が低く、K⁺を含まないことから、心不全・腎不全患者をはじめ、3タイプのいずれの脱水患者にも用いることができるという特徴を備えている。この特徴は、脱水のタイプの確定診断には時間を要することが多いことから、まず全ての脱水患者の循環動態の回復をはかり、生命維持できるという大きな利点になっている。なお、血漿中のK⁺が5mEq/L以上になると筋肉・神経・腎障害を起こす危険性があることから、排尿を見届けるまでは開始液にK⁺を加えないのが原則である。

②**2号液：脱水補給液**は、Na⁺、Cl⁻、Lact⁻（乳酸イオン）に、K⁺、Mg²⁺などの**細胞内電解質**を加えて、高張性脱水時に出現しやすい**細胞内脱水**の予防・改善を図るための**細胞内脱水補充液**である。つまり、2号液は、細胞外液のみならず細胞内液を含めた身体全体の脱水の回復を促す**脱水補給液**である。

③**3号液：維持液**は、5%ブドウ糖液によって生理食塩液を30%に希釈し、血漿の

主要電解質であるNa^+、K^+、Cl^-などと同じ電解質を配合した**体液の維持液**である。人は、水・電解質を体内に予備的に蓄積しておくことができないことから、毎日の水分排泄量と同じ量の水分を摂取して水分出納のバランスを保つ必要がある。3号液は、この目的に最も適した輸液であり、1日2Lの輸液によって、成人の1日分の水と電解質を補給できるという特徴をもっている。

④ **4号液：術後回復液**は、術後早期の脱水や乳幼児の手術後に尿量減少が発生したときなどに、主として**水分補給**のために用いられている。K^+が0か少量であることから、腎不全患者、新生児、高齢者にも適しており、細胞内まで水と電解質を補充できるという特徴がある。

⑤電解質輸液の2大分類の1つは、上記の1号液〜4号液が該当する低張電解質輸液であるが、もう1つは電解質濃度が血漿とほぼ同じの**等張電解質輸液**であり、**表5**の細胞外液補充液がこれに該当する。

　輸液療法では、まず第一に細胞外液の確保が最も重要になる。とくに事故や手術などで急激な大量出血があった場合は、その失血量に組織間液の喪失量を加えた量以上の細胞外液を喪失することが多い。その結果、循環血液量の減少と循環動態の不安定化、さらに組織間液の減少が加わることになり、その結果すべての身体機能が障害され、それらによって脱水の悪化と全身状態の悪化が加速化する。一方、急激な大量の体液喪失による脱水に対して行われる大量の輸液療法は、細胞外液のHCO^{3-}（炭酸水素イオン）を希釈することによって**代謝性アシドーシス**を起こす危険性もある。しかし、**表5**の細胞外液補充液はこの代謝性アシドーシスを補正して**酸塩基平衡の回復や維持**を図るよう製剤されているという特徴も備えている。

（4）輸液量、血漿欠乏量の算出

　輸液量の算出方法は種々あるが、その1つの方法をあげる。

①**輸液量＝水分欠乏量×安全係数（1/2 〜 1/3）＋維持量の補正－経口・経管摂取量**

注1）安全係数は不確実係数あるいは安全率

注2）維持量＝尿意＋不感蒸泄（15mL/kg/日）＋便－代謝水（成人：5mL/kg）

注3）維持量の補正：次のような排泄量の増加時は、当該項目の量を加えて維持量を補正して輸液量を増やす。①発熱1℃につき100mL。②発汗、下痢、嘔吐は、軽症500mL、中等症1,000mL、重症1,500mL

注4）水・電解質・エネルギーの経口的・経管的摂取量は差し引いて輸液量算出

②下記の「血漿欠乏量の概算」をもとに、輸液量の算出を行う施設も少なくない。

　血漿欠乏量（L）－普段の体重× 0.2 ×（測定時の Ht 値 / 普段の Ht 値－1）]

例 A氏、女性、50歳の血漿欠乏量の推定：普段の体重53kg × 0.2 ×（測定時のHt50% /1か月前の職場検診時のHt42%－1=0.190）= 2.014
つまり、A氏の血漿欠乏量は、約2Lと推定できる。

　輸液量の算出は、脱水のタイプ・重症度、随伴症状の発症と経過、診察と検査所見、血漿欠乏の推定量あるいは水分欠乏量、加えて経口・経管摂取量などの複数の指標を用いた総合的判断に基づいて行われているのが実態である。

3）3タイプの脱水に対する基本的な治療

　救命救急処置を要する状態から脱した脱水患者には、いまだ欠乏している水・電解質の補充あるいは回復した状態の維持を目的に各タイプごとに一般に以下の治療が行われる。

(1) 高張性（水欠乏性）脱水に対する治療

　　水喪失が Na^+ 喪失を上回ることによって、血漿中の Na^+ 値上昇とそれによる浸透圧上昇を特徴とする高張性脱水には、**低張液**を経口的あるいは経管的に補給したり、それらが不可能あるいは不十分な場合は輸液療法が行われる。

　　輸液療法には、細胞内の水が細胞外へ移動することによって生じる**細胞内脱水**を予防・改善できるように細胞内まで水と電解質を補充できる**低張電解質輸液**である表5の**2号液**（**脱水補給液**）や回復状態の維持を目的に**3号液**（**維持液**）などの等張液が用いられる。

(2) 低張性（ナトリウム欠乏性）脱水に対する治療

　　Na^+ 喪失が水喪失を上回ることによる血漿中の Na^+ 値低下とそれに伴う浸透圧低下を特徴とする低張性脱水には、**高張液**を経口的あるいは経管的に補給する。

　　経口的・経管的補給が不可能あるいは不十分な場合は、細胞外液の電解質を補充できる表5の**細胞外液補充液**の輸液療法が行われる。この細胞外液補充液は、浸透圧が体液とほぼ同じの**等張電解質輸液**であるために、水が細胞内へ移動せずに、細胞外液である**血漿**と**組織間液**（**間質液**）の量を増やすことができる。

(3) 等張性（混合性）脱水に対する治療

　　等張性脱水は、臨床で最も多く遭遇するタイプであり、水と電解質とくに Na^+ をほぼ同じ割合で同時に喪失するために、血漿浸透圧には変化がないことを特徴とする。この特徴から等徴性脱水には、**等張液**の経口的・経管的補給や表5の**等張電解質輸液**である**細胞外液補充液**の輸液が行われる。なお、既述したように等張性脱水は、高張性脱水あるいは低張性脱水に容易に傾きやすいことから各患者のその傾きの程度に応じた水と電解質の輸液がテーラーメイドされる。

4）輸液療法の実際と看護の役割

　　医師が主導する脱水患者への輸液療法は要約すると、①静脈路の確保と開始液による輸液の開始、②複数の指標の分析による脱水のタイプと重症度の診断、③診断に基づく輸液の内容・量・方法の決定をふまえた輸液計画の立案、④輸液計画の実施、⑤実施と同時に病態の経過を的確に把握するための継続的な情報収集と分析による輸液計画の修正から成り立っている。看護職者は、この問題解決過程を進める医療チームにおいて、看護の独自的活動である**生活の援助**と主体的活動である**診療の補助**ならびに**連絡調整役**や**情報的サポート役**などを担う必要がある。

🟡 看護のポイント

第1・2段階	アセスメント・診断

必要な情報	情報分析の視点
1. 脱水の種類と程度（基 4〜7の活用） 　1）体重の変化、体温、呼吸、脈拍、血圧、意識レベル、皮膚・口腔内の状態、とくに口渇の有無、尿量、比重、水分出納など **2. 脱水の随伴症状の有無と程度**（表3、4参照） 　（基 7の活用） 　1）高張性（水欠乏性）脱水：口渇感、皮膚・粘膜乾燥、	1. 脱水の種類と程度の明確化 2. 脱水と随伴症状の発生時期と現在までの経過の明確化 3. 脱水の原因・誘因とそのメカニズムの明確化 4. 脱水の「成り行き」の明確化 ▶アセスメントでは、まず意識障害の有無と程度、

唾液・涙の減少、ツルゴール低下、尿量減少、濃縮尿、高ナトリウム血症、体温上昇、脱水の重症化による不安、興奮、幻覚、錯覚、傾眠、ひいては昏睡

2) 低張性（ナトリウム欠乏性）脱水：頭痛、悪心・嘔吐、食欲不振、血圧は正常から著しい低下、立ちくらみ、めまい、頻脈、体温下降、皮膚の乾燥とツルゴール低下、加えて細胞内溢水による嘔気、脱力感、無欲状態、失見当識、頭痛発作、痙攣、ひいては昏睡

3) 等張性（混合性）脱水：口渇はあることも、ないこともある、体重減少、血圧低下、起立性低血圧、めまい、倦怠感、脱力感、尿量減少、ツルゴール低下など

3. 脱水の発生時期と経過

4. 脱水の主な原因・誘因と程度（基 6の活用）

1) 高張性（水欠乏性）脱水
  （1）水分の摂取不足
    ①水分の供給がない、②水が飲めない（意識障害、嚥下障害、強度の衰弱など）、③渇感の障害：脳腫瘍、脳外傷などによる渇中枢の障害
  （2）水分の過剰喪失
    ①腎臓からの喪失（尿崩症、腎障害、浸透圧利尿薬、造影剤の与薬など）、②皮膚や肺からの喪失：過呼吸、気管切開、発熱、高温環境など
  （3）不適切な輸液・経管栄養・中心静脈栄養

2) 低張性（ナトリウム欠乏性）脱水
  （1）消化液の大量喪失：①大量の嘔吐や下痢、②消化液の大量吸引、③消化管瘻からの排出など
  （2）皮膚・粘膜からの喪失：①大量の発汗、②熱傷・創傷からの滲出液排泄
  （3）Na^+喪失性の疾患：①副腎皮質不全、②腎障害など
  （4）利尿薬＋低塩食
  （5）Na^+の体内貯留：①腸閉塞、腹膜炎、②重度熱傷による浮腫・水疱形成など
  （6）Na^+輸液の不足

3) 等張性（混合性）脱水
  （1）消化液の喪失
  （2）嘔吐
  （3）下痢
  （4）糖尿病
  （5）手術

バイタルサインの観察・測定によって現在の状態の緊急度を判定し、関係者に報告することが大切である。とくに高齢者や小児、訴えることのできない状態にある患者の場合は、体重減少の程度と左記の随伴症状ならびに診察結果や諸検査の結果に注目して脱水のタイプと程度の判定にかかわる情報に注目して収集・記録・報告を行う必要がある。

▶ **「成り行き」**として以下の問題を生じやすい。

1. 脱水に伴う著しい体重減少、倦怠感、立ちくらみ、悪心、頭痛などによる**日常生活動作行動の低下**

2. 高張性脱水では細胞内脱水をはじめ脱水の重症化による不安・興奮・錯乱・幻覚・傾眠などによって、また低張性脱水では循環血漿量の低下と細胞内溢水による血圧低下やふらつき、めまい、立ちくらみ、脱力感などによる**転倒・転落とそれに伴う身体損傷**

3. 循環血液量低下に伴う組織細胞への酸素・栄養の供給不足と代謝産物の排出不足、皮膚・粘膜の乾燥や弾力性低下、ならびに尿量減少などに伴う抵抗力・自浄作用の低下による**呼吸器系・尿路系などの感染や褥瘡**など

4. 慢性腎障害に伴う血漿の Na^+ の減少に合わせた HCO_3^- と Cl^- の減少などによる**低ナトリウム性アシドーシス**など

5. 高度な水・電解質の喪失による**内臓諸器官の重篤な機能障害**、さらに**ショック、腎不全**など

6. 高張性（水欠乏性）脱水に伴う細胞内脱水をはじめとする脱水の重症化による**興奮・幻**

(6) 広範な熱傷など

5. 脱水に対する診察と検査の結果（基9の活用）

1) 診察：問診、視診、触診、聴診、計測など

2) 検査：血液検査、尿検査、心電図、胸部Ｘ線検査、CVP など

6. 脱水に対する治療内容と効果・副作用（基10の活用）

1) 救命救急処置

2) 水・電解質の補給

7. 脱水の「成り行き」の有無と程度（基8の活用）

8. 脱水と検査・治療などに対する患者や家族の反応と期待

覚、傾眠、ひいては**昏睡**、また低張性（ナトリウム欠乏性）脱水に伴う細胞内溢水を含む低張性脱水の悪化による痙攣、無欲、嗜眠、ひいては**昏睡**

7. 長期療養を要する原疾患と、長期の輸液や経管栄養などの自宅療法によって脱水や浮腫を起こしやすい患者を介護する**家族の身体的・精神心理的・経済的負担の増大**など

第 3 段階	看護計画の立案

●目標設定の視点
1. 脱水の随伴症状が軽減する。
2. 脱水が軽減、消失する。
3. 患者・家族が脱水の予防策を習得できる。
4. 少なくとも「成り行き」にあげた問題を起こさない。

●対策の立案　脱水はさまざまな疾患の経過と予後の良否に重要な影響をもたらすことから、対策の立案に際しては脱水の原因・誘因とそのメカニズムならびに脱水のタイプと重症度をふまえたうえで脱水の悪化防止と早期回復に視点をおく必要がある。（基4～10の活用）

対策の種類	対策の根拠
観察（OP） 1. 体温、呼吸、脈拍、血圧、意識レベルの変化 2. 口腔内の状態（とくに舌や粘膜の乾燥）、口渇、皮膚の乾燥とツルゴールなどの変化 3. 水分出納バランス（体重、飲水量、食事摂取量、補液量、尿の量・比重、発汗、便の性状・量、排液量など）の変化 4. 脱水の随伴症状の変化 　1) 高張性（水欠乏性）脱水、2) 低張性（ナトリウム欠乏性）脱水、3) 等張性（混合性）脱水の各随伴症状の変化（基7 参照） 5. 脱水の原因・誘因の増減 6. 脱水に対する診察と検査結果の変化（表 1） 7. 脱水に対する治療内容と効果・副作用 8. 脱水の「成り行き」の有無と程度 9. 脱水と検査・治療などに対する患者や家族の反応と期待	1～9の観察項目は、その患者が目標に近づいているか否かを最も端的に表す情報となる。 　とくに1～7の観察項目は、脱水の程度・経過を最も端的に表すことから、経時的にかつ正確に観察・記録する。体液量と電解質の変化を Hb、Ht、BUN、血清総蛋白、浸透圧、Na^+、Cl^-、HCO_3^-、K^+、$Lact^-$ などの検査値と水分出納などによって把握する必要があるが、輸液療法時にはとくに大切である。 ▶各脱水症の軽症、中等症、重症を示す特徴的な随伴症状を理解し、各患者に現在出現している症状や検査値などを把握し、各脱水の改善のためのケア・キュアの立案や治療効果の評価に活かす。加えて今後出現する危険性の高い症状をはじめ病態を予測して、その予防に努めるためにも左記の観察項目を頻回に、かつ経時的に観察・測定し、記録・報告することが医療・看護チームにとって重要である。

観察（OP）	※観察の細かい項目は、アセスメント・診断段階と同じであるため省略する	
看護療法（TP）	**1. 水分の補給** 　1）経口摂取の場合 　　（1）手軽に摂取できるようセットしておく 　　（2）摂取しやすい温度に調整 　　（3）食事時間との調整 　2）経管的補給法の場合 　　（1）胃粘膜を刺激しない温度（体温程度）に調整 　　（2）注入速度の調整 　　（3）胃の洗浄	▶高張性・低張性・等張性脱水のいずれであろうとも、体内の水分は減少していることから、まず水分の補給が必要となる。（基5、6、10の活用） ▶経口摂取は患者の摂取意欲に左右されることから、個人的な嗜好である色彩・香り・味付け・温度などを重視した工夫が必要である。 ▶下痢・嘔吐を誘発すると、さらに脱水を悪化させることになる。患者の好みとともに温度、注入速度ならびに注入中や注入後の姿勢や体位を安楽にするよう患者と一緒に工夫する。 （基6、10の活用） ▶胃管を清潔に保ち、さらに二次的問題を防止するために生理食塩水で洗浄する。
	2. Na$^+$の補給 　1）調理・献立の工夫 　2）脱水を起こしやすい諸症状の予防 　3）利尿薬与薬時の管理	▶脱水は大量の嘔吐や下痢、利尿薬の大量与薬などでも生じることから、その予防には、脱水の初期症状の早期把握と患者の自覚症状、水分出納、治療効果と副作用や検査結果などを総合的に観察・検討する必要がある。
	3. 輸液療法の管理 　1）輸液計画の確認（輸液の内容・量・方法・所用時間など） 　2）輸液の注入速度の管理 　3）尿量・尿比重測定 　4）バイタルサインとCVP測定 　5）水分出納：経口的・経管的摂取を含む水・電解質の摂取と頻呼吸・汗・便尿・吐物などの排泄とのバランス状態の把握	▶輸液による循環血漿量の増加は、心・腎臓への負担を増す。とくに**過剰輸液**は、肺浮腫などを引き起こしやすい。したがって、注入速度に十分注意する。（基5、6、10の活用） 1. 輸液の内容・量や注入速度は、脱水のタイプと重症度、発症原因、心・腎機能、年齢などで異なるが、通常の注入速度は100〜500mLの輸液を15〜60分かけて行う。 2. 脱水の重症度によっては、中心静脈圧（大動脈内あるいは右心房圧を指す）や、バルーンカテーテル留置による尿の量・比重の経時的測定が必要になる。**CVP**の基準値は約30〜100mmH$_2$Oであるが、その上昇は心不全の有無と程度や循環血液量の増加を、逆に低下はショックとそのレベルや循環血液量の減少を示唆する。脱水と輸液療法はともにこれらの問題を引き起こす危険性が高いことから、正しく計測・記録・報告する。
	4. 水分・塩分とくにNa$^+$の喪失防止 　1）環境調整：室温、湿度 　2）寝衣や寝具類の調整 　3）心身の安静	▶室温や体温の上昇は、頻呼吸による不感蒸泄や発汗による水・電解質とくにNa$^+$の喪失を増強する。

	▶ 運動は、呼気蒸泄量を増す（安静時の約 1.5 ～ 2 倍）。また精神緊張によっても不感蒸泄や発汗による水・電解質の喪失をまねく。（**基**6 の活用）
5. 皮膚・粘膜の保護 　1）含嗽 　2）口唇にワセリン、リップクリームなどを塗布 　3）皮膚にオリーブ油などを塗擦（とくに腋窩、膝窩部） 　4）陰部の洗浄・清拭	▶ いずれの脱水がある場合も皮膚・粘膜は、一般に乾燥し、ツルゴール低下を起こす。とくに低張性脱水では、循環血液量が減少し、組織への酸素、栄養の供給が低下することも加わって皮膚・粘膜が傷つきやすく、口腔、気道、尿路などの感染を引き起こしやすい。 ▶ いずれの脱水でも、尿量減少、濃縮尿などによって陰部が刺激されやすく、また尿流出の減少は自浄作用を低下させ、尿路感染を起こしやすくする。（**基**8 の活用）
6. 褥瘡予防 　1）体位変換 　2）清拭、マッサージ 　3）褥瘡予防具の使用	▶ いずれのタイプの脱水でも末梢循環障害による組織への酸素と栄養の供給不足と同時に組織で生じた代謝産物の円滑な排泄が妨げられ、加えて呼吸・循環・神経系の随伴症状などによって褥瘡を形成しやすく、同時にその治癒も困難になる。したがって予防に重点をおいたケアが最も大切になる。（**基**8 の活用）
7. 精神心理面への援助 　1）環境の調整 　2）指圧やマッサージによるリラクセーション	▶ 脱水の症状、検査・治療の繰り返し、病態の長期化などによる身体的・精神的苦痛は著しく大きい。したがって、十分に訴えを聴き対応する必要がある。加えて、高張性脱水では興奮状態から昏睡へ、低張性脱水では嗜眠状態から昏睡へと最悪の神経系症状が進行することがあるので、これらに先行する初期症状を早期に発見し医師と相談する必要がある。（**基**8 の活用）
8. 事故防止と日常生活動作行動の援助	▶ 脱水患者は、頭痛、全身倦怠感、血圧低下、立ちくらみなどを随伴しやすいことから体位変換やベッドや椅子から立ち上がるときに転倒しやすい。したがって日常生活動作行動は、これらの随伴症状を判定してから開始し、患者の希望も取り入れて介助の程度を変えていく必要がある。とくに 1 つの動作から他の動作に移るときに一息入れるよう助言し、一緒に声かけを行う。（**基**8 の活用）
9. 救命救急処置 　1）気道の確保と酸素療法 　2）静脈路の確保と循環動態回復のための輸液の管理	▶ いずれの脱水も高度になると意識障害、ショック、腎不全などの重篤な状態になる。したがって、緊急事態を想定した事前準備を常に行い、輸液をはじめとする救命救急処置を敏速に行う必要がある。（**基**10 の活用）

教育（EP）	1. 前記の観察項目のうち、次の項目を報告できるよう指導する。 　1）食事摂取量、飲水量、発汗の状態、排尿・排便の状態など 　2）随伴症状の有無・程度（基7 **表3**、**4** 参照） 　3）薬物の副作用など	▶これらの主観的情報は、脱水の原因・誘因ならびに重症度を判断し、ケアするための重要な資料になる。随伴症状については、初期対応の重要性を説明し、遠慮なく話してくれるように協力を求める。
	2. 必要時、水分出納に関するバランスシートの必要性と記入のしかたについて指導する	▶正確な水分出納の情報は、脱水の予防、原因・誘因の判定、治療やケアの評価とそれらの再立案などにとって重要な資料になる。また水分喪失量や補液量の算定の目安になる。したがって、必要時、患者と家族にこれらを説明・指導して協力を依頼する。
	3. 前記の看護療法項目の1、2、4～6、8～9について自己管理できるよう指導する	▶これらのケア項目を患者や家族が実施できるようにするには、患者・家族の準備状態に合わせて段階的・具体的に指導する。

第3・4段階　看護計画の立案・実施時の留意点

1. 救命救急処置への対応

　脱水は、その重症度によって救命救急処置を必要とする場合が少なくない。とくに小児や高齢者の場合には、急激に悪化しやすいことから、各患者の脱水の原因と増強因子を落ち漏れなく追求すると同時に全身状態の観察を密にすること、救急処置に必要な物品や輸液などを常に準備・点検しておくことが大切である。

2. 初発症状の早期発見と予防、とくに飲水の勧め

　飲食物の摂取が不足している患者や消化液の大量喪失、大量出血、広範な熱傷などによって体液を大量に喪失している患者、とくに高齢者や小児、術後患者などは、脱水を起こしやすい。また、利尿薬や輸液の不適切さ、たとえば内容・量・注入速度などの問題により医原性の脱水を起こすこともある。したがって、まず脱水の予防と同時に脱水の初発症状の早期発見に努める必要がある。とくに頻尿、失禁、床上排泄の患者は、頻回の排尿で迷惑をかけるのではないかという不安や排尿介助への遠慮のあまり、水分摂取をがまんすることがある。したがって、経口的水分摂取の重要性と具体的な飲水量の目安を患者や家族、とくに高齢者や乳幼児の家族に十分説明すると同時に、飲みものの種類、温度や容器などの工夫を一緒に行う。小児は、生理的に細胞外液の割合が多く、そのうえ腎機能が未熟なために尿の濃縮力が低い。これらの生理的条件に発熱、嘔吐、下痢などが加わると容易に脱水に陥るという特徴がある。また高齢者は、渇中枢の感受性の低下によって口渇を感じづらくなり、結果的に飲水量が不足しやすい。したがって、水分出納のチェックと同時にいつでも飲むことができるよう治療範囲内で患者が好む飲み物を手の届くところに置いておくなどの配慮を行う。

　経口的な補液溶液の市販品は、水1Lに砂糖20～40gと塩2gを加えた濃度のものが一般的であるが、スポーツドリンクは、これより少し濃度が低いものが多い。これらを医師・患者・家族と相談したうえで活用するのも手軽く便利であるうえに、家族の心身の負担を軽減できる利点がある。

3. 水中毒の防止

　低張性脱水の患者に水分のみを与えると、水が Na^+ に比して著しく増加した病態である**水中毒**を起こすことがある。したがって、血清・尿中 Na^+ 値、BUN、Ht 値、血清蛋白値などの検査値の変化と特有の皮膚湿潤、血圧上昇、脈拍緊張、筋肉痙縮、傾眠などの症状の発現に注意する。なお、Ht 値と血清蛋白値の上昇は、脱水による血液濃縮を端的に示す検査値であり、脱水の重症度の変化の把握に役立つ。

40
脱
水

4. 輸液療法時の注意点

急速な輸液の注入は、心臓や腎臓への負担が大きい。とくに予備力が低下している高齢者や、衰弱している患者は、不整脈や肺水腫などの合併症を起こしやすい。したがって、輸液の注入温度や注入速度に注意し、同時にバイタルサインをはじめ全身の観察を頻回に行う。なお輸液の温度は刺激を減じるために室温程度が望ましい。

5. 体力の消耗防止

高張性脱水の場合は、体温上昇を伴いやすい。脱水熱を起こしている場合には、体力の消耗を最小にとどめるようケアのしかたを工夫する。

6. 尿検査時の注意点

尿の pH は、酸塩基平衡障害の診断にとって重要である。すなわち、持続的な酸性尿はアシドーシス、アルカリ尿はアルカローシスが疑われるが、排尿後、室温に尿を放置すると細菌が繁殖してアンモニアを発生させて、アルカリ尿になるので、新鮮尿で検査できるよう留意する。

7. 輸液療法から経口摂取への回復促進

輸液療法は医師が主導するが、24時間継続して患者の傍にいる看護職者は、脱水（排泄）と輸液（摂取）がもたらす種々の危険性、たとえば副作用として上記4.で述べた不整脈や肺水腫のみならず、電解質の異常、うっ血性心不全、酸塩基平衡の乱れであるアシドーシスなどを予防すると同時にこれらの初期症状を早期に見出し、対処することによって患者の安全性を守る役割を担う必要がある。加えて看護職者は、患者の脱水を含む病態の変化を示すデータを継続して収集・記録・分析し、それを基盤にして水・電解質・栄養・エネルギーの補給方法を輸液療法から、生理的に最も優れ同時に回復意欲や自尊感情までをも高める効果がある経口的補給方法へと移行・回復できるよう日常生活援助を通して舌運動、嚥下運動などをはじめとする各患者に必要な訓練を患者と一緒に積み重ね、心身の準備を整える役割を担うことが重要である。

第5段階　　評価の視点

1. 目標に近づいたか否か

1) 脱水の随伴症状が軽減したか。

2) 脱水症状が軽減・消失したか。

3) 患者・家族が脱水とその再発の予防策を習得できたか。

4)「成り行き」にあげた問題 [1) 日常生活動作行動の低下、2) 転倒・転落とそれに伴う身体損傷、3) 呼吸器系・尿路系などの感染や褥瘡、4) 低ナトリウム性アシドーシス、5) 内臓諸器官の重篤な機能障害、ショック、腎不全、6) 高張性脱水による興奮・幻覚、傾眠、昏睡、ならびに低張性脱水の悪化による痙攣、無欲状態、嗜眠、昏睡、7) 家族の身体的・精神心理的・経済的負担の増大など] を起こさなかったか。

2. 看護過程、とくに看護計画の評価・修正

患者や家族の状態や行動が目標に近づいていない場合は、看護過程、とくに看護計画の立案段階のどこに問題があったのか、さらに診断段階に誤りがなかったかなどを追究する必要がある。

引用・参考文献

1) 矢﨑義雄ほか編：内科学. 第11版, 朝倉書店, 2017.

2) 高久史麿, 尾形悦郎ほか監：新臨床内科学. 第8版, 医学書院, 2002.

3) 金澤一郎, 永井良三編：今日の診断指針. 第7版, 医学書院, 2015.

4) 山西文子編：注射・輸液ナーシング. Nursing Mook 23, 学研メディカル秀潤社, 2004.

5) 富野康日己編：腎疾患・水電解質異常. よくわかる病態生理4, 日本医事新報社, 2006.

41 ショック

shock

●オリエンテーション・マップ

原因・誘因 (p.646)

- 出血、広範な熱傷、激しい下痢・嘔吐など

- 心筋梗塞、心筋炎、心筋症、心膜炎、発作性頻拍症、重症不整脈など

- グラム陰性桿菌のエンドトキシン、グラム陽性菌のエキソトキシンなど

- 脊髄の損傷、脊椎麻酔、強い精神的衝撃、疼痛など

- アナフィラキシー誘発物質になる異種蛋白、抗生物質など

- 急性肺塞栓、心タンポナーデ、緊張性気胸、下大静脈閉塞、急性大動脈瘤解離など

ショック

1）循環血液量減少性ショック

2）心原性ショック

3）血液分布異常性ショック
　（1）敗血症性ショック

　（2）神経原性・外傷性ショック

　（3）アナフィラキシーショック

4）心外閉塞・拘束性ショック

ショックの経過に伴う徴候 (p.648)

1）**意識**：不穏、興奮→無欲・無関心、昏迷、昏睡
2）**心拍・脈拍**：頻脈・微弱・不整脈・触知不能
3）**呼吸**：頻呼吸、浅呼吸、呼吸困難
4）**血圧**：維持→低下
5）**皮膚・粘膜・筋肉**：蒼白、冷感、湿潤、チアノーゼ、筋力減弱
6）**尿量**：乏尿・無尿

成り行き：二次的問題 (p.651)

1）気道や尿路などをはじめとする感染、褥瘡
2）神経・心血管・血液系ならびに肺・肝・腎のいずれかの障害の進行、ひいては機能不全
3）多臓器不全(MOF、MODS)
4）代謝性アシドーシス、ひいては細胞自体の傷害
5）虚血性臓器障害と出血傾向を呈する播種性血管内凝固症候群(DIC)
6）昏睡、ひいては死
7）意識のある患者では、恐怖・不安の増大、ボディイメージの混乱、自尊感情の低下
8）病状悪化・死に対する家族の恐怖、不安、予期的悲嘆など

観察OP (p.657)

看護療法TP・教育EP (p.658) (p.661)

1．一次救命処置
　1）気道の確保
　2）人工呼吸
　3）心臓マッサージ
　4）AEDによる電気ショック

2．静脈路の確保

3．輸液・輸血の準備・開始・維持と管理

4．薬物療法の管理

5．呼吸管理

6．検査・治療処置時の援助

7．苦痛や不安に対する援助

8．安楽な体位の援助

9．褥瘡予防

10．事故防止

11．感染予防

12．保温と寝衣交換

13．栄養管理と飲水の援助

14．排泄の援助

15．リハビリテーション

1. ショックの定義	正常な血流維持には、①十分な循環血液量、②正常な心臓のポンプ機能、③正常な血管の緊張を必要とする。 　**ショック**とは、これらのいずれかの破綻によって急激に生じた全身性の末梢循環不全による症候群である。すなわち、ショックとは、末梢組織への有効な循環血流量の減少によって臓器・組織の生理機能が正常に維持できなくなった状態である。 　ショックの初期段階では回復が可能であるが、進行すると不可逆性の細胞障害に陥り、**多臓器不全**（**MOF**：multiple organ failure、**MODS**：multiple organ dysfanction syndrome）を起こして死に至る。なお、多臓器不全（MOF、MODS）とは、肺、肝、腎、消化器系、凝固系の障害が関連し合って発生し、これらの著しい機能障害が生じている状態である。

2. ショックの分類	ショックは、原因によって**表1**に示すように、**1）循環血液量減少性ショック**、**2）心原性ショック**、**3）血液分布異常性ショック**、**4）心外閉塞・拘束性ショック**の4つに分類できる。 　このほかに、**低容量性ショック**、**心原性ショック**、**細菌性ショック**、**血管運動性ショック**などの分類もある。

表1　ショックの分類

分　類	機　序	臨床状態
1）循環血液量減少性ショック （hypovolemic shock）	循環血液量の減少	血液・血漿の喪失、体液・電解質喪失、熱傷など
2）心原性ショック （cardiogenic shock）	心ポンプ機能不全 不整脈	心筋梗塞、不整脈、心内血流遮断など
3）血液分布異常性ショック （distributive shock） 　高～正常血管抵抗 　低血管抵抗	静脈容量の増加 動静脈シャント	（1）敗血症性ショック（グラム陰性桿菌の感染など） （2）神経原性・外傷性ショック（脊髄損傷、強い精神的衝撃など） （3）アナフィラキシーショック（薬物中毒・異種蛋白など）
4）心外閉塞・拘束性ショック （extracardiac obstructive shock）	心外血流路の遮断	急性肺塞栓、心タンポナーデ、緊張性気胸、下大静脈閉塞、急性大動脈解離

3. ショックの分類・原因・誘因ならびにメカニズムと特徴

分類	主な原因・誘因	メカニズムと特徴
1）循環血液量減少性ショック	• 出血	▶循環血液量が急激に減少してショックを生じる。**乏血性ショック**ともよばれるように、循環血液量の絶対的低下をきたした状態である。一般に循環血液量が20％以上失われると血圧が低下する。
	• 広範な熱傷	▶広範な熱傷では、全身の毛細血管の透過性が亢進し、血漿成分が血管外へ漏出し、加えて創部からの滲出液の増加によって循環血漿量が減少し、ついにはショックに至る。
	• 激しい下痢・嘔吐など	▶消化液の大量喪失は、水分と同時に大量の電解質（Na^+、

1)循環血液量減少性ショック		Cl⁻、HCO₃⁻など）を喪失させて細胞外液の浸透圧を低下させる。この浸透圧を等張性にするために細胞外液の水の一部は細胞内液へ移って細胞内溢水を起こし、また一部の水は抗利尿ホルモン（ADH）の分泌減少による利尿によって失われる。その結果、細胞外液とくに血漿は濃縮され、循環血液量が減少して血圧降下、末梢循環不全に向かい、ついにはショックに至る。 ▶特徴は、血圧の低下、頻脈、中心静脈圧の低下、末梢血管抵抗の増大などである。

1)循環血液量減少性ショック

Cl^-、HCO_3^-など）を喪失させて細胞外液の浸透圧を低下させる。この浸透圧を等張性にするために細胞外液の水の一部は細胞内液へ移って細胞内溢水を起こし、また一部の水は抗利尿ホルモン（ADH）の分泌減少による利尿によって失われる。その結果、細胞外液とくに血漿は濃縮され、循環血液量が減少して血圧降下、末梢循環不全に向かい、ついにはショックに至る。

▶特徴は、血圧の低下、頻脈、中心静脈圧の低下、末梢血管抵抗の増大などである。

---

2)心原性ショック

・心筋梗塞、心筋炎、心筋症、心膜炎、発作性頻拍症、重症不整脈など

▶心筋症とは、原因不明の心筋疾患をいう。ポンプ機能障害、不整脈、塞栓症などを起こす重篤な疾患が多い。

▶心臓のポンプ機能異常（心筋の収縮力障害や調律異常）は、心拍出量を低下させる。心筋梗塞や心筋炎では、左室からの拍出量の急激な減少でショックが起こる。

▶心拍量の減少によって静脈側にうっ血をきたし、中心静脈圧や末梢静脈圧が上昇する。その程度は、心筋障害の部位や程度によって異なる。

▶特徴は、胸痛、意識障害や末梢循環の不全徴候（浮腫、チアノーゼなど）である。

---

3)血液分布異常性ショック

（1）**敗血症性ショック**（感染性・細菌性・エンドトキシンショックともいう）

・グラム陰性桿菌のエンドトキシン、グラム陽性菌のエキソトキシン

▶細菌からのエンドトキシンやその他の血中の有害物質によって発生し、急激な**悪感戦慄**後に発熱し、呼吸困難、頻呼吸、頻脈などが出現する。

▶これらの物質は、血管の透過性を亢進したり、血管拡張を起こして血漿を組織間隙へ移動させ、末梢循環血液量を減少させる。特徴は、ほかのタイプのショックと異なり、末梢血管の虚脱によって血圧は低下するが、初期には末梢循環を維持しようとする心拍出量の増加によって皮膚が温かいことから **warm shock**（ウオーム・ショック）とよばれることである。ほかのショックと同様に頻脈になる。血管透過性の亢進は、**播種性血管内凝固症候群**（**DIC**：disseminated intravascular coaglation）や**肺水腫**をまねきやすい。

（2）**神経原性・外傷性ショック**

・脊髄損傷、脊椎麻酔、強い精神的衝撃、疼痛など

▶脊髄損傷、痛み、不安などにより、交感神経系が抑制され、反射的に副交感神経系が優位となって末梢血管が著しく拡張し、血液が末梢にプールされる結果、静脈還流が低下して心拍出量が減少し、ショックに陥る。つまり、循環血液量減少性ショックの際の循環血液量の絶対的低下と異なり、血管拡張による相対的循環血液量の低下によって生じるショックである。この場合、それらの原因が取り除かれると比較的早期に回復するのが特徴である。

（3）**アナフィラキシーショック**

▶異種蛋白、抗生物質などのアナフィラキシー誘発物質

- **表2**に示す各種薬物などによって生じる

によるIgE抗体を介した激しい抗原抗体反応の結果、生じるショックである。ヒスタミンなどの化学伝達物質が血管に作用して、毛細血管の拡張、透過性の亢進を起こし、その結果、循環血液量の減少による血圧低下を起こす。アナフィラキシー反応は、抗原負荷から症状発現までの時間が短く、通常5分以内に生じ、激しい**気管支攣縮**を伴い、呼吸困難を起こしやすいのが特徴である。つまりアナフィラキシー反応には、発疹、皮膚紅潮に加え、上気道粘膜の浮腫や気管攣縮によって**窒息**に至る**気道閉塞型**と、脳循環障害によって脳が酸素不足に陥り、呼吸中枢を障害して呼吸抑制を起こす**血圧低下型**がある。いずれも救命救急処置を必要とする。

表2　アナフィラキシーショックの原因・誘因となる主な薬物

分　類	薬物名
抗生物質	ペニシリン系製剤、セフェム系製剤、マクロライド系製剤、アミノグリコシド系製剤、クロラムフェニコール系製剤、ポリペプチド系製剤、テトラサイクリン系製剤
麻酔薬	プロカイン塩酸塩、リドカイン塩酸塩、ジブカイン塩酸塩
解熱鎮痛薬	ピラゾロン系製剤、アニリン系製剤、インドメタシン製剤、サリチル酸系製剤
ホルモン薬	インスリン、オキシトシン、ACTH、副腎皮質ステロイド薬
ワクチン・抗毒素	各種ワクチン、各種ウマ抗毒素
血液製剤	アルブミン製剤、グロブリン製剤、アンチトロンビンⅢ製剤
抗がん薬	白金製剤、タキサン系製剤
その他	ヨード造影剤、ICG（インドシアニングリーン、色素の一種）

① 急性肺塞栓
② 心タンポナーデ
③ 緊張性気胸
④ 下大静脈閉塞
⑤ 急性大動脈解離など

▶ 心臓以外の原因によって心臓のポンプ機能や血流が阻害されて生じるショックである。左記の原因・誘因によるショックの場合は、ショックの病態よりも原疾患のほうが臨床上重要である。

▶ 急性肺塞栓では、急な肺動脈圧の上昇に伴って、右心不全を呈する。

▶ 急性心タンポナーデは、心膜腔内に体液がたまり、それによる物理的圧迫によって心室拡張障害と静脈還流量減少が生じ、ショックに陥る。

▶ 緊張性気胸は胸部外傷や人工呼吸中にきたすことがあり、胸腔内圧の進行性増大に伴って縦隔の健側への圧排が心臓への血液の還流を阻害し、ショックに陥る。

4. ショックの経過に伴う徴候

ショックの初期には、血液循環を自力で維持し、回復しようとするメカニズムが強く働く。つまり、血行動態の異常に対して**恒常性維持機構（ホメオスタシス：homeostasis）**を最大限に働かせて回復しようとする。しかし、原因となる侵襲を取り除くことができず、その状態がいつまでも続くと、恒常性維持機構も破綻し、種々の重大な臓器障害を起こし、それがさらに新しい侵襲になって付加されるという悪

循環をたどってショック状態に陥り、究極においては死に至る。

　ショックの徴候は、発生原因によって異なり、また生体の防御反応の程度によっても一様でないが、代表的な徴候をあげる。なお、下記のＰのつく単語の５つの症状は、代表的なショック症状であることから、一般に「**ショックの5P**」とよばれている。

●**ショックの徴候**（図1）

1) 意識：意識レベルの低下（不穏・興奮、無欲・無関心、昏迷、昏睡）
2) 心拍・脈拍：心拍・**脈拍微弱**または**脈拍触知不能**（**p**ulselessness）、不整脈、頻脈、心拍出量低下、**循環虚脱**（**p**rostration）
3) 呼吸：頻呼吸、浅呼吸、呼吸困難、**呼吸不全**（**p**ulmonary insufficiency）
4) 血圧：血圧低下、脈圧減少
5) 皮膚・粘膜・筋肉：**顔面・粘膜・皮膚蒼白**（**p**allor）、**冷汗**（**p**erspiration）、皮膚の湿潤・チアノーゼ、体温低下、四肢冷感、筋力減弱
6) 尿量：尿量減少（乏尿・無尿）

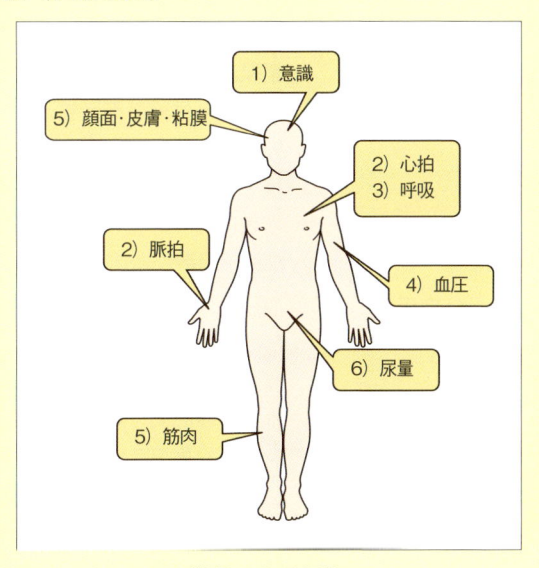

図1　ショックの徴候の出現部位

　ショックの経過に伴って現れる徴候を以下に示す。

1) **意識**　▶精神的衝撃や疼痛などによるショック以外のショック初期の意識状態は、一般に清明であるが、落ち着きがなく**不穏状態**を示す。これは、副腎髄質から分泌されるカテコールアミンが循環血液中に増加し、交感神経を刺激するためである。さらに**低酸素症状**として興奮、多幸性などの徴候が現れてくる。

> ショック状態が悪化すると、**意識障害**が進行し、**感覚の鈍麻**や**無欲・無関心**、**昏迷**、さらに**昏睡**に至る。

2) **心拍・脈拍**　▶循環血液量が減少すると、副腎

髄質から血中に放出されるカテコールアミンが交感神経を刺激し、脈拍数が増加する。同時に心筋の収縮力も高まり、心拍出量が増加し、循環血液量の不足によって生じた組織への酸素不足を改善しようとする。

さらに循環血液量が減少すると、**心筋虚血**に伴う酸素不足をまねき、ポンプ機能が障害され、循環血液量の減少に拍車をかける。同時にカテコールアミンによって末梢血管が収縮するため、脈は**不整脈、頻脈**になり、しだいに微弱になって、ついには**循環虚脱（P）** とそれに伴う**脈拍触知不能（P）** となる。なお、脊髄損傷の神経原性ショックでは**徐脈**になることもある。

3）**呼吸**

▶ 循環血液量が減少すると、組織への酸素供給が不足する。それによって生体は、まず過換気を起こし、できるかぎり多くの酸素を体内に取り入れようとするため呼吸数が増加する。

脳が酸素不足に陥ると、呼吸中枢が障害されて**呼吸抑制**、さらに**呼吸不全（P）** を起こす。

4）**血圧**

▶ 血圧は、末梢循環虚脱が相当進行するまで維持されていることが多い。これは、生体の恒常性維持機構により副腎髄質からのカテコールアミンの分泌が亢進し、それによって末梢血管が収縮したり、心拍出量が増加するためである。

循環血液量が限度を超えて減少すると、**恒常性維持機構（ホメオスタシス）** にも限界が生じて循環血液量を維持できなくなり、結果的に血圧低下を引き起こす。

5）**皮膚・粘膜・筋肉**

▶ 初期は、交感神経が強く刺激され、手足や皮膚の血管が強く収縮する。つまり、この部分の血液を身体の中心部に移動させて、脳や心臓、肝臓、腎臓などの生命維持に欠かせない臓器の循環血液量の不足を補おうとする（**血液の中心化**）。このため、四肢や皮膚の血流が著しく少なくなり、蒼白、冷感となる。また皮膚は、汗腺が開き、分泌が亢進するために湿潤し、立毛筋の緊張によって立毛が起こる。粘膜は蒼白になり、口腔粘膜、歯肉、眼瞼

粘膜などに著明に現れる。

▶ 敗血性ショックの初期には、末梢血管が拡張し、それに続いて心拍出量が増加するために、皮膚は温かくピンク色で乾燥していることが多い（warm shock）。

▶ アナフィラキシーショックでは、**皮膚の紅潮、眼球結膜の充血、浮腫**などもみられる。

> ショックが進行すると酸素不足、静脈のうっ滞などによって**粘膜・皮膚蒼白（P）、チアノーゼ、四肢の冷感（P）**や **湿潤** が 現 れ る（cold shock）。

6）**尿量**

▶ 循環血液量の減少は、ただちに腎血流量を低下させ、その結果、尿量は減少する。

> 尿量は、循環血液量の減少、組織の酸素不足による腎機能低下などによって著しく減少し**乏尿**、さらに**無尿**になる。

5. ショックの「成り行き」
（悪化したときの二次的問題）

1）循環障害に伴う全身の低酸素状態・乏尿・無尿・電解質異常・低栄養状態に伴う体力と抵抗力の著しい低下、加えて侵襲的治療処置の増加ならびに不動状態などによる**気道や尿路などをはじめとする感染、褥瘡**

2）循環血液量の低下に伴う酸素と栄養の供給不足による**神経・心血管・血液系ならびに肺・肝・腎のいずれかの障害の進行、ひいては機能不全**

3）酸素と栄養の供給不足による上記の２つ以上の系・臓器の同時あるいは短時間内の連続した機能不全を惹起する**多臓器不全（MOF 、MODS）**

4）血液還流の悪化に伴い細胞における代謝が好気性から嫌気性に変わり、内因性酸である乳酸などの代謝老廃物が組織に蓄積することによる**代謝性アシドーシス、ひいては細胞自体の傷害**

5）大量の出血や輸血・輸液に伴う低体温による血液粘度の亢進に伴う全身の細小血管の血栓の多発，加えて血栓形成への凝固因子と血小板の多量消費に伴う二次線溶亢進による**虚血性臓器障害と出血傾向を呈する播種性血管内凝固症候群（DIC*）**

6）循環虚脱に伴う脳への酸素・栄養供給不足による**昏睡、ひいては死**

7）意識のある患者では、ショックに伴う重篤な自覚症状、多種多様な検査・治療、ICU などの外部環境の大きな変化などによる**恐怖・不安の増大、ボディイメージの混乱、自尊感情の低下**

8）患者の意識障害をはじめとする**病状悪化・死に対する家族の恐怖、不安、予期的悲嘆**など

*DIC：トロンボプラスチンが血中に流入し、全身の血管に作用して血液の凝固を生じさせる。急性白血病、悪性腫瘍、重症感染症、ショックなどでみられる

6. ショックに対する主な診察と検査

　診断にあたっては、①ショックかどうかを判定し、次いで②ショックの原因を探索する。さらに③ショックの程度（重症度）をショック係数（**表3**）やショックスコア（**表4**）などを用いて評価する。

表3　ショック係数による出血性ショックの重症度判定

ショック係数	成人男性の体重から推定する出血量
1.0	約1.0Lの推定出血量
1.5	約1.5Lの推定出血量
2.5	約2.0Lの推定出血量

- **ショック係数＝心拍数／収縮期血圧**
  基準値は〈0.54 ± 0.07〉である
- 心拍数と収縮期血圧のみで簡単に出血量を推定できる。また、外から観察できない部位の出血量も推定できる利点がある

表4　ショックスコア

項目 ＼ スコア	0	1	2	3
収縮期血圧 [BP] (mmHg)	100 ≦ BP	80 ≦ BP < 100	60 ≦ BP < 80	BP < 60
脈拍数（回／分）	脈拍数≦ 100	100 <脈拍数≦ 120	120 <脈拍数≦ 140	140 <脈拍数
過剰塩基 [BE] (mEq/L)	－ 5 ≦ BE ≦＋ 5	± 5 < BE ≦± 10	± 10 < BE ≦± 15	± 15 < BE
尿量 (mL／時)	50 ≦尿量	25 ≦尿量< 50	0 <尿量< 25	0
意識状態	清明	興奮から軽度の応答の遅延	著明な応答の遅延	昏睡

非ショックから重症ショックまでの程度：非ショック（0～4点）、軽度および中等度ショック（5～10点）、重度ショック（11～15点）

1）診察：問診、視診、触診、聴診、測定など

- （1）意識（不穏・興奮、無欲・無関心、ならびに呼名反応、瞳孔の状態など）
- （2）血圧
- （3）心拍・脈拍（数、リズム、緊張、不整の有無など）
- （4）呼吸（数、リズム、深さ、呼吸音など）、SpO_2（動脈血酸素飽和度）
- （5）体温（表面体温、深部体温）
- （6）皮膚・粘膜・筋肉（顔面・皮膚の色、チアノーゼ、冷汗、湿潤、温感、筋力減弱など）
- （7）尿量（時間尿量）
- （8）CVP（中心静脈圧）など

2）検査

- （1）血液一般検査（Ht値、赤血球数、白血球数、Hb値、ビリルビン、血小板数など）
- （2）血液生化学検査（Na^+、K^+、Cl^-、Ca^{2+}、CK、LDH、AST［GOT］、乳酸、クレアチニン、BUN、HCO_3^-、血糖値、血中ケトン対比など）
- （3）動脈血ガス分析（$PaCO_2$*、PaO_2*、pH*など）
- （4）尿検査（尿糖、沈渣、浸透圧、電解質など）
- （5）心電図
- （6）胸・腹部X線検査、CT、MRI、超音波検査（出血の部位と程度の確認）
- （7）右心カテーテル（スワン-ガンツカテーテル）留置による循環動態の測定（**図2**、**3**）
- （8）動脈圧測定
- （9）血管造影検査など

＊ $PaCO_2$：動脈血炭酸ガス分圧　PaO_2：動脈血酸素分圧　pH：水素イオン濃度、酸塩基平衡

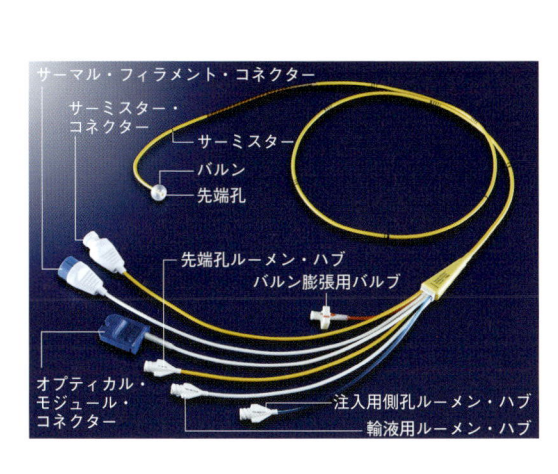
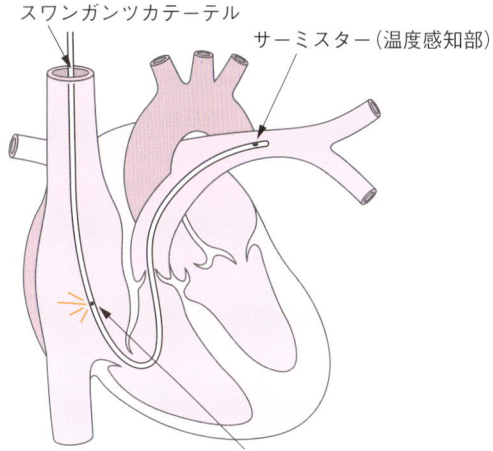

スワンガンツカテーテル

サーミスター（温度感知部）

近位孔から冷生理食塩液を注入

静脈穿刺後、スワン - ガンツカテーテルを下大（上大）静脈→右房→三尖弁→右室→肺動脈弁→肺動脈まで到達させる。そして肺動脈楔入圧（PCWP）、肺動脈圧、右室圧、右房圧を測定する。

スワン - ガンツカテーテルの先端を肺動脈に置くと右房にあたる部位に近位孔があり、近位孔から冷生理食塩液を急速に注入し、先端にあるサーミスター（温度感知部）で血液温度の変化を感知し、心拍出量を測定する。これらの心腔内圧と心拍出量から、心臓の病態把握が可能となる。

図2　スワン - ガンツカテーテル、心拍出量の測定

Subset Ⅰ 肺うっ血なし 心拍出量正常	**Subset Ⅱ** 肺うっ血あり 心拍出量正常 利尿薬と血管拡張薬の治療	
Subset Ⅲ 肺うっ血なし 心拍出量の低下 脱水による低心拍出量状態 輸液が必要	**Subset Ⅳ** 肺うっ血あり 心拍出量の低下 重症左心不全状態 カテコールアミン製剤 IABP,PCPSなどが必要	

心係数 2.2（L/分/m²）

0　　　　18　　肺動脈楔入圧（mmHg）

心拍出量を体表面積で割った値（心係数：CI）と肺動脈楔入圧による病態分類が Forrester 分類である。病態により 4 群に分けられ、それぞれの病態に応じた治療法が選択される。

図3　フォレスター（Forrester）分類

7. ショックに対する主な治療

ショック状態の改善には**呼吸管理**（ventilation）、**体液補充**（infusion）、**心血管系の補助**（pumping）からなる **VIP 治療**が行われる。同時にショックの発生要因になっている疾患・障害に対する治療を行う。すなわち、呼吸と循環動態を確保し、生命維持に欠くことができない臓器の機能維持のために、以下の**救命救急処置**を行う。

1）一次救命処置（心肺蘇生法：呼吸と循環動態の確保）

気道閉塞、呼吸抑制、心停止を認めた場合は、**気道確保**、**人工呼吸**、**心臓マッサージ**、**自動体外式除細動器**（**AED**）などによる一次救命処置を行う。

2）ショックの改善

（1）静脈路の確保：補液や与薬および**中心静脈圧測定**などのために、最低 2 本以上の静脈路の確保が必要とされる。できるだけ心臓に近い部位にとることで、効果的な輸液・輸血が行え、中心静脈圧の測定にも使用できる。

（2）輸液および輸血：乳酸リンゲル液（低分子デキストラン L 注、サヴィオゾール輸液）、代用血漿薬（ボルベン輸液）、血液などにより循環血液量を補う。

（3）薬物療法（**表 5**）：

①心血管作動薬：収縮期血圧の上昇、尿量維持のためにドパミン塩酸塩、ドブタミン塩酸塩、ジゴキシンなどを使用する。

②血管収縮薬：収縮期血圧が改善しないときは、ノルアドレナリンなどを使用する。

③利尿薬：尿量の維持のためにフロセミド、D- マンニトール（「 21 乏尿・無尿」の項の p.317、**表 1** 参照）などを使用する。

④副腎皮質ステロイド薬（**表 6**）：心拍出量増加、末梢血管拡張などの目的で使用される。

⑤**炭酸水素ナトリウム**（メイロン）：アルカリ化剤を与薬して**代謝性アシドーシス**の予防・改善をはかる。

⑥グルコン酸カルシウム水和物：低カルシウム血症の治療に使用するなど。

（4）呼吸管理：①酸素吸入、②必要に応じて気管挿管、気管切開、人工呼吸と一時的吸引などを行う。③**アナフィラキシーショック**では、気道の狭窄や気管攣縮を起こしやすいため、咽頭浮腫などで気管内挿管が困難なときは、緊急輪状甲状間膜穿刺の迅速な準備を行う。

（5）循環管理：

①必要時ショック体位（水平仰臥位で下肢のみ 20 〜 30° 挙上）

②動脈ライン、スワン - ガンツカテーテルの挿入

③バルーンカテーテルの挿入

④心電図モニタ装着

⑤保温（高体温時は冷却）

（6）機械的サポート：薬物療法による治療効果がないときは、①大動脈内バルーンパンピング法（IABP：intra-aortic balloon pumping）、②左室補助器（LVAD：left ventricular assist device）、③経皮的心肺補助（PCPS：percutaneous cardio-pulmonary support）を使用する。

（7）外科的治療など：心室中隔穿孔などの機械的合併症による心原性ショックや持続的な出血では、時機を逸することなく外科的治療や内視鏡的止血術などを行う。

3）原因病変に対する治療

表5　ショックに用いられる主なカテコールアミン

一般名（商品名）	効果発現メカニズム	主な副作用と注意事項
アドレナリン （ボスミン）	アドレナリン受容体に作用し、血管の収縮と拡張の両作用をもっている。心臓の冠動脈を拡張し、心筋収縮力を高める。また、皮膚・粘膜の血管を収縮させ、末梢抵抗を高め、血圧を上昇させる	**禁忌**：ブチロフェノン系・フェノチアジン系等の抗精神病薬、α遮断薬、イソプロテレノール等のカテコールアミン製剤、アドレナリン作動薬（ただし、蘇生等の緊急時はこの限りでない）、を与薬中の患者、狭隅角や前房が浅いなど眼圧上昇の素因のある患者 **原禁**：本剤成分過敏症の既往、交感神経作動薬に対し過敏な反応を示す患者、動脈硬化症、甲状腺機能亢進症、糖尿病、心室性頻拍等の重症不整脈、精神神経症、コカイン中毒 **併禁**：ブチロフェノン系薬剤、フェノチアジン系薬剤、α遮断薬、イソプロテレノール等のカテコールアミン製剤、アドレナリン作動薬 **重大な副作用**：肺水腫、呼吸困難、心停止
ノルアドレナリン （ノルアドリナリン）	血管平滑筋のα受容体に作用し、血管を収縮させることによって昇圧効果を示す	**禁忌**：ハロゲン含有吸入麻酔薬と与薬中、他のカテコールアミン製剤与薬中 **原禁**：コカイン中毒、心室性頻拍 **併禁**：ハロゲン含有吸入麻酔薬、他のカテコールアミン製剤 **重大な副作用**：徐脈
ドパミン塩酸塩 （イノバン）	心拍出量の増加により血圧を上昇させる	**禁忌**：褐色細胞腫 **重大な副作用**：麻痺性イレウス、四肢冷感等の末梢虚血

表6　ショックに用いられる主な副腎皮質ステロイド薬

一般名（商品名）	効果発現メカニズム	主な副作用と注意事項
プレドニゾロンコハク酸エステルナトリウム （水溶性プレドニン）	心臓の収縮力を高め、拍動数を増加させ、血管の収縮も亢進させることなどから著しい血圧低下を特徴とするショック時にしばしば使用される。 必ずしも即効性はないが、アナフィラキシーの遅発型反応を予防したり、体内におけるヒスタミン、プロテオグリカン、ヘパリン、補体、カリクレインなどをはじめとする多くの化学伝達物質の産生を抑制し、加えて炎症を抑制するなどの作用をもつ	**禁忌**：本剤成分過敏症の既往、感染症のある関節腔内、滑液嚢内、腱鞘内または腱周囲、動揺関節の関節腔内 **原禁**：有効な抗菌薬の存在しない感染症、全身真菌症、消化性潰瘍、精神病、結核性疾患患者、単純疱疹性角膜炎、後嚢白内障、緑内障、高血圧症、電解質異常患者、血栓症、最近行った内臓手術創のある患者、急性心筋梗塞患者、ウイルス性結膜・角膜疾患、結核性眼疾患、真菌性眼疾患および急性化膿性眼疾患の患者に対する眼科的与薬 **注意**：適応、症状を考慮、他の治療法によって十分に治療効果が期待できる場合には、本剤を与薬せず、また、局所的与薬で十分な場合には、局所療法を行うこと。連用後の急な与薬中止は、離脱症状が現れることがあり、徐々に減量するなど慎重に行う **重大な副作用**：誘発感染症、感染症の増悪、続発性副腎皮質機能不全、糖尿病、消化管潰瘍、骨粗鬆症、大腿骨及び上腕骨等骨頭無菌性壊死、ミオパチー、緑内障、後嚢白内障、血栓症、ショック、アナフィラキシー、消化管穿孔、消化管出血、膵炎、精神変調、うつ状態、痙攣など
デキサメタゾンリン酸エステルナトリウム （デカドロン、オルガドロン）		**禁忌**：「プレドニゾロンコハク酸エステルナトリウム」参照 **原禁**：「プレドニゾロンコハク酸エステルナトリウム」参照、コントロール不良の糖尿病 **注意、重大な副作用**：「プレドニゾロンコハク酸エステルナトリウム」参照
ベタメタゾンリン酸エステルナトリウム （リンデロン）		**禁忌、原禁、注意、重大な副作用**：「プレドニゾロンコハク酸エステルナトリウム」参照
ヒドロコルチゾンリン酸エステルナトリウム （水溶性ハイドロコートン）		**禁忌**：本剤成分過敏症の既往 **原禁**：有効な抗菌薬の存在しない感染症、全身真菌症、急性心筋梗塞患者 **重大な副作用**：「プレドニゾロンコハク酸エステルナトリウム」参照
メチルプレドニゾロンコハク酸エステルナトリウム （ソル・メドロール）		**警告**：血清クレアチニンの高値（＞2.0mg/dL）を示す敗血症症候群および感染性ショックの患者で本剤の大量与薬により死亡率を増加させたとの報告がある。与薬に際しては患者の選択、用法・用量にとくに留意すること **禁忌**：本剤成分過敏症の既往、生ワクチンまたは弱毒生ワクチンの与薬 **原禁**：有効な抗菌薬の存在しない感染症、全身真菌症、急性心筋梗塞患者、腎機能低下および慢性腎不全のある重症感染症 **重大な副作用**：「プレドニゾロンコハク酸エステルナトリウム」参照

第 1・2 段階　アセスメント・診断

必要な情報	情報分析の視点
1. ショックの徴候の有無と程度ならびにその発生時期と経過（基1〜6の活用） 　1）意識状態（不穏、興奮、無欲・無関心、ならびに呼名反応、瞳孔の状態など） 　2）血圧 　3）脈拍・心拍（数、リズム、緊張、不整の有無など） 　4）呼吸（数、リズム、深さ、呼吸音［狭窄音、喘鳴など］、ならびに呼吸困難、努力呼吸の有無など）、SpO₂ 　5）体温（表面体温、深部体温） 　6）皮膚・粘膜の状態（色、チアノーゼ、湿潤、温感、冷感、発汗など） 　7）尿量（時間尿量） 　8）CVPなど 　9）以上に加え、水分出納、出血量と止血状態、下痢や嘔吐の回数・量、腸蠕動など **2. ショックの主な原因・誘因と程度**（基2、3の活用） 　1）循環血液量減少性ショック：大量の外・内出血、広範な熱傷、激しい下痢・嘔吐など 　2）心原性ショック：心筋梗塞、心筋炎、心筋症、重症不整脈など 　3）血液分布異常性ショック 　　•グラム陰性桿菌のエンドトキシン、グラム陽性菌のエキソトキシンなど 　　•脊髄損傷・脊椎麻酔、強い精神的衝撃、疼痛など 　　•アナフィラキシー誘発物質になる異種蛋白、抗生物質など 　4）心外閉塞・拘束性ショック：急性肺塞栓、心タンポナーデ、緊張性気胸、下大静脈閉塞、急性大動脈解離など **3. ショックに対する診察と検査の結果**（基6の活用） 　下記の各診療・検査項目の細項目は基6（p.608）を活用されたい。 　1）診察 　　（1）意識、（2）血圧、（3）心拍・脈拍、（4）呼吸、（5）体温、（6）皮膚・粘膜・筋肉、（7）尿量、（8）CVPなど 　2）検査	1. ショックの有無と程度の明確化にあたっては表3、4参照 2. ショックの発生時期と現在までの経過の明確化 3. ショックの原因・誘因とそのメカニズムの明確化 4. ショックの「成り行き」の明確化 ▶ショックの改善と悪化防止には、早急に血圧上昇を図り、血液循環動態を安定させることが最も重要である。そのためにもショックの重症度と緊急度の判定と同時にすみやかに原因・誘因に対処する必要がある。原因・誘因については、ショック症状の発現のしかた、ならびに現症、既往歴、薬物などと関連づけて詳しく収集する必要がある。 ▶ショックが悪化したときの「成り行き」としては、以下の問題を生じやすい。 　1）循環障害に伴う全身の低酸素状態・乏尿・無尿・電解質異常・低栄養状態に伴う体力と抵抗力の著しい低下、加えて侵襲的治療処置の増加ならびに不動状態などによる**気道や尿路などをはじめとする感染、褥瘡** 　2）循環血液量の低下に伴う酸素と栄養の供給不足による**神経・心血管・血液系ならびに肺・肝・腎のいずれかの障害の進行、ひいては機能不全** 　3）酸素と栄養の供給不足による上記の2つ以上の系・臓器の同時あるいは短時間内の連続した機能不全を惹起する**多臓器不全（MOF、MODS）** 　4）血液還流の悪化に伴い細胞における代謝が好気性から嫌気性に変わり、内因性酸である乳酸などの代謝老廃物が組織に蓄積することによる**代謝性アシドーシス、ひいては細胞自体**

（1）血液一般検査、（2）血液生化学検査、（3）動脈血ガス分析、（4）尿検査、（5）心電図、（6）胸・腹部X線検査、CT、MRI、超音波検査、（7）右心カテーテル、（8）動脈圧測定、（9）血管造影検査など

4. ショックに対する治療内容と効果・副作用

（基7の活用）

1）一次救命処置（心肺蘇生法）

2）ショックの改善、（1）静脈路の確保、（2）輸液・輸血、（3）薬物療法、（4）呼吸管理、（5）循環管理、（6）機械的サポート、（7）外科的治療など

3）原因病変に対する治療

5. ショックの「成り行き」の有無と程度 （基4、5の活用）

6. ショックと検査・治療などに対する患者や家族の反応と期待

の傷害

5）大量の出血や輸血・輸液に伴う低体温による血液粘度の亢進に伴う全身の細小血管の血栓の多発、加えて血栓形成への凝固因子と血小板の多量消費に伴う二次線溶亢進による**虚血性臓器障害と出血傾向を呈する播種性血管内凝固（DIC）**

6）循環虚脱に伴う脳への酸素・栄養供給不足による**昏睡**、ひいては**死**

7）意識のある患者では、ショックに伴う重篤な自覚症状、多種多様な検査・治療、ICUなどの外部環境の大きな変化などによる**恐怖・不安の増大**、ボディイメージの混乱、自尊感情の低下

8）患者の意識障害をはじめとする**病状悪化・死**に対する家族の恐怖、不安、予期的悲嘆など

第3段階	看護計画の立案

● **目標設定の視点**　1. 不可逆性ショックへの移行を回避できる。
　　　　　　　　　　　2. ショックの徴候や検査値が改善（軽減、消失）する。
　　　　　　　　　　　3. 苦痛や不安が軽減する。
　　　　　　　　　　　4. 少なくとも「成り行き」にあげた問題を起こさない。

● **対策の立案**　　　対象固有のショックの種類・程度（重症度）に応じた緊急処置ならびにショックの改善、原因・誘因に対処するための対策を選択・決定する。　　　　　　（基1〜7の活用）

対策の種類	対策の根拠
1. ショックの徴候の変化 　1）意識状態（不穏、興奮、無欲・無関心、ならびに呼名反応、瞳孔の状態など） 　2）血圧 　3）脈拍・心拍（数、リズム、緊張、不整の有無など） 　4）呼吸（数、リズム、深さ、呼吸音［狭窄音、喘鳴など］、ならびに呼吸困難、努力呼吸の有無など）、SpO₂ 　5）体温（表面体温、深部体温） 　6）皮膚・粘膜の状態（色、チアノーゼ、湿潤、温感、冷感、発汗など） 　7）尿量（時間尿量） 　8）CVPなど 　9）以上に加え、水分出納、出血量と止血状態、	1〜6の観察項目は、その患者が目標に近づいているか否かを最も端的に表す情報となる。 ▶ショックの経過は、治療とのかかわりが深く、その治療効果はショック徴候の変化、検査結果などによって明確になりやすいため、これらを関連づけて総合的・経時的に観察する。なお、経過中に緊急事態を早期発見するためには、とくに血圧、呼吸、心拍、脈拍、意識レベル、水分出納に常時注目し、観察・測定・記録する必要がある。 ▶血圧、尿量、中心静脈圧などは、ショックの重症度の判定のみならず、輸液量の調整にとっても重要であることから、ショックの徴候ととも

観察（OP）

<table>
<tr><td rowspan="3">観察（OP）</td><td colspan="2">下痢や嘔吐の回数・量、腸蠕動など</td><td>に経時的な変化を判定できるよう継時的に観察・記録・報告する。</td></tr>
</table>

観察（OP） 下痢や嘔吐の回数・量、腸蠕動など 2. ショックの原因・誘因の増減 3. ショックに対する診察と検査結果の変化 4. ショックに対する治療内容と効果・副作用 5. ショックの「成り行き」の有無と程度 6. ショックと検査・治療などに対する患者や家族の反応と期待 ※観察の細かい項目は、アセスメント・診断段階と同じであるため省略する	に経時的な変化を判定できるよう継時的に観察・記録・報告する。
看護療法（TP） 1. 一次救命処置 　1）気道の確保 　　（1）**エアウェイ挿入**、頭部後屈、下顎挙上 　　（2）一時的吸引 　　（3）**緊急輪状甲状間膜穿刺**など	▶舌根沈下、気管内分泌物、気管支攣縮などによる気道の閉塞を防止する。すなわち、舌根沈下による**気道閉塞**の危険性があるときは、エアウェイの挿入が望ましい。また、嘔吐の危険性があるときは、顔を横に向けて**誤嚥**を防ぐ。同時に安心感を与える冷静な言動によって嘔気を極力鎮めるよう努める。外傷患者などで頸椎損傷が疑われるときは、頭部後屈は行わず、**下顎挙上**を行う。（**基**4～7の活用） ▶緊急輪状甲状間膜穿刺は、咽頭浮腫などで気管挿管が困難になったアナフィラキシーショックなどの患者に緊急採用されるため、準備しておく。
2）**人工呼吸** 　　（1）呼気吹き込み人工呼吸法 　　　（口対口、口対鼻など） 　　（2）バッグバルブマスクを用いた補助換気	▶呼吸が停止していれば**人工呼吸**をする。バッグバルブマスクを用いた**補助換気**は、呼気よりも酸素濃度の高い大気を肺に送り込むことができる。さらに酸素ボンベに連結すれば、酸素を直接供給できる。（**基**4～7の活用）
3）心臓マッサージ	▶心停止、または、それに近い状態のときは、ただちに**心臓マッサージ**を開始し、血液循環の回復をはかる。（**基**4～7の活用）
4）AED	▶ **AED**は重症不整脈による心停止にとくに有効であり、心原性ショックに陥るのを防止する。（**基**4～7の活用）
2. **静脈路の確保**	▶循環虚脱が進行すると静脈路確保が困難になることから、十分な循環血液量を補充できるよう静脈路の確保をできる限り素早く上記の一次救命処置と同時に行う必要がある。とりあえず、乳酸リンゲル液、生理食塩液などの輸液を緊急に開始する。
3. **輸液・輸血の準備・開始・維持と管理**	▶輸液速度は、血圧、脈拍、CVP、尿量などを指

標として行う。ただし、心原性ショックなどでは、輸液量・速度は慎重を要する。また、輸液の内容・量は、検査結果や徴候と関連づけて観察し、医師と連絡・調整する。輸液・輸血の際は、患者の体力や免疫力が低下していることから、とくに感染予防に注意する。(基4〜7の活用)

看護療法（TP）	4. 薬物療法の管理	▶ショックの種類・重症度に応じて、使用される薬

4. 薬物療法の管理
　1）薬物は、ショックの種類・重症度などによって選択される。いずれの場合も、血管を収縮させるカテコールアミン（アドレナリン、ノルアドレナリン）や血管拡張薬や抗不整脈薬などの準備は必須である（表5、6参照）

▶ショックの種類・重症度に応じて、使用される薬物を予測し、すみやかに準備する。各種薬物の使用目的・効果・副作用などを熟知し、検査結果と徴候を観察しながら介助・管理する。なかには微量で効果を現す薬物もあるので、指示量を正確に与薬する。(基3〜7の活用)

5. 呼吸管理
　1）酸素吸入
　2）必要に応じて気管内挿管、気管切開などを行うので、その準備と管理を行う

▶一次救命処置の人工呼吸に加え、左記の呼吸管理を行い、全身の組織への酸素供給をはかる。(基4〜7の活用)

6. 検査・治療処置時の援助
　1）動脈ライン、スワン-ガンツカテーテル［肺動脈圧（PAP：pulmonary arterial pressure）、肺動脈楔入圧（PAWP：pulmonary arterial wedge pressure）、心拍出量、収縮期血管抵抗などの測定や採血ができる］、バルーンカテーテルなどの挿入、心電計装着など

▶ショックが進行すると、非観血的血圧測定が不可能になる。しかし、ショックの治療には循環動態の観察が重要なため、モニタリングに必要な処置が行われる。すばやく実施できるよう準備、介助し、管理する。(基4〜7の活用)

7. 苦痛や不安に対する援助
　1）検査、治療、処置に対する説明
　2）不安を取り除くための言葉かけや励まし
　3）疼痛などの苦痛の緩和ケア、治療に伴う苦痛などの増強要因の軽減
　4）プライバシーへの配慮
　5）家族の不安の緩和

▶不安や疼痛などは、交感神経系を興奮させることによって酸素消費量を増加させてショックを悪化させる。したがって、処置やケアについては、簡潔に説明し、不要な不安が生じないよう配慮する。(基3〜7の活用)

▶家族も不安、動揺、混乱をきたしやすく、患者の不安と悪循環することから、必要な説明と配慮のある言葉かけを行う。患者と同時に家族の不安や心身の疲労などへの心配りが大切である。

8. 安楽な体位の援助
　1）体位は原則、水平仰臥位をとる

▶出血性ショックで輸血が間に合わない場合は、下肢のみ20〜30°挙上した体位をとり、下半身の静脈血の心臓への還流を促すことがある。このときは嘔吐や呼吸抑制に注意する。(基3、4、7の活用)

　2）移動は患者の状態を観察しながら静かに行う

▶急激な体位変換や体動は、循環動態を変動させてショックを増悪させるので、モニターなどで状態を観察しながら極力静かに行う。(基3、4、7の活用)

9. 褥瘡予防	▶治療に伴う身体的拘束、体力と免疫力の低下などから、褥瘡発生の危険性が高い。したがって、血行動態の変動防止をふまえたうえで、体位変換と同時に行う褥瘡の好発部位の観察、ならびに保清、マッサージなどの回数・時間・方法などを計画し、実施する。(基 5の活用)
10. 事故防止	▶ショック初期にみられやすい興奮・不穏状態の患者や意識障害のある患者は、転落やカテーテル抜去などの危険性がある。したがって、照明や音響に注意して静かで安全な環境を整え、また刺激を最小限にとどめたケアを配慮するなどして、これらの事故防止をはかる。なお、なんらかの身体的抑制・拘束を必要とする場合は、原則として家族の理解と了承を得る必要がある。(基 3、4の活用)
11. 感染予防 　1) 輸液・輸血のルートのみならず、創部とその処置や尿路などの無菌操作 　2) 口腔、鼻腔、陰部をはじめとする全身の保清 　3) 室温と湿度、臭気、保清などの管理 　4) 関係者全員の手洗いの励行とマスク着用 　5) 面会人の制限など	▶ショック時の患者は侵襲的な処置・治療が多く、加えて免疫力や体力の低下もあることから感染しやすい状態にある。したがって、左記の予防対策が最も大切であり、関係者全員に周知徹底させる必要がある。
12. 保温と寝衣交換	▶末梢のみ保温すると末梢血管の拡張をきたし、血液が末梢にプールされ症状を悪化させるため、全身を保温する必要がある。しかし、過剰な保温は、血管を拡張させて血圧を下げることがあるので注意する。(基 3、4の活用) ▶冷汗、吐物や便尿などで寝衣が濡れているときは、温めた寝衣と交換する。
13. 栄養管理と飲水の援助	▶栄養補給は、経口摂取ができない限り、経腸栄養法や経静脈栄養法などによって行われる。その際エネルギーや栄養素の補給のみならず、水・電解質・pH などの異常を改善することも重要な目的にしていることから、これらの検査値にも注目する必要がある。なお、**経腸的栄養法**は、消化器とくに腸管粘膜を刺激して、その萎縮を防いで栄養吸収能を維持するばかりでなく、腸内細菌叢の変化を抑えて病原体に対する腸管の免疫・防御能の低下を防ぐという視点からも重要になる。 ▶意識障害、悪心、内臓出血などがある場合を除いて、飲水が可能な場合は、温かい白湯、番茶などを少量からはじめ、嘔気などを観察しなが

左端縦書き：看護療法（TP）

看護療法（TP）		ら増量していく。飲水の増量に伴って、味、香り、温度など患者の嗜好を取り入れた飲み物を工夫し、変化をもたせることも大切である。
	14. 排泄の援助	▶ ショックによる乏尿あるいは無尿などの観察と、意識障害による失禁に備えてカテーテルを留置するので、その援助を行う。 腎臓はショックの影響を受けやすい臓器であることから、時間尿量、尿比重などが重症度の指標になる。1mL/kg/時以上の尿量維持が目標になる。（基 4、5の活用）
	15. リハビリテーション	▶ ショックからの回復をみはからってバイタルサインの変動を観察しながら四肢の自動・他動運動から始める。その際、患者が不安や恐怖を抱かないよう声かけしながら一緒に行ったり、見守る。
教育（EP）	1. 家族に対して、心身の安静をはかる必要性を説明し、指導する	▶ 不安、恐怖などの精神的衝撃は、ショックの悪化因子になる。したがって、不安は、相互に循環する性質があることから、不安の強い人の面会を制限する必要性を説明し、協力を求める。（基 5の活用）
	2. 感染防止のために面会の制限が必要な場合は、家族にその必要性を説明し、指導する	▶ 感染を起こすと、病状は一気に悪化する危険性がある。（基 5の活用）

第3・4段階　看護計画の立案・実施時の留意点

1. 早期発見、適切な初期治療

　患者をすばやくショックから離脱させるか、そのまま不可逆性ショックに進行させるかは、早期発見と適切な初期治療にかかっている。したがって、刻々と変化するショックの病態を正確にとらえ、迅速に対処することが重要である。観察と多くの処置を同時に進行しなければならないことから、知識、技術を十分習得しておくと同時に、できる限り十分な人員を確保して対応にあたる。

2. 輸血時の注意点

　緊急の輸血が必要な場合は、過誤が生じないよう、必ず2名以上で血液型交差試験を確認する。また、大量の輸血を行う場合は、体温程度に加温する。

3. 救急時の処置

　ショックが悪化すると、末梢血管が収縮して静脈確保が困難になるため、医師不在時はとりあえず生理食塩液などによって血管確保をしておくことも必要になる。なお、心停止を起こした場合は、高血糖が神経学的予後を悪化させることから、ブドウ糖液含有輸液は用いないほうがよいといわれている。したがって、このような緊急時の処置の内容や方法に看護職者がどこまでどのようにかかわるかについては、あらかじめ看護部や医師と相談しておくことが望ましい。

4. 万全な準備体制

　ショックの種類・重症度をすばやくアセスメントし、行われる検査、治療、処置を予測して、いつでも応じられる状態に準備を整えることが重要である。たとえば、心原性ショックのときには、除細動器を準備する。手術によって原因を除去する必要のある場合には、手術に向けての連絡調整をはじめとする準備をすみやかに行う。

5. 精神心理面のケア

　重症なショックでは、患者は生命危機に直面することになる。危機理論などを基盤にして、適切な心理的ケアを行うようにする。また、回復後も心的外傷としてダメージが残る患者がいるので継続的な援助を行う。家族に対しても同様のケアを行う。

第5段階　　評価の視点

1. 目標に近づいたか否か

　1）不可逆性ショックへの移行を回避できたか。

　2）ショックの徴候や検査値が回復（軽減、消失）したか。

　3）苦痛や不安が軽減できたか。

　4）少なくとも「成り行き」にあげた問題 [1）気道や尿路などをはじめとする感染、褥瘡、2）神経・心血管・血液系ならびに肺・肝・腎のいずれかの障害の進行、ひいては機能不全、3）多臓器不全（MOF、MODS）、4）代謝性アシドーシス、ひいては細胞自体の傷害、5）虚血性臓器障害と出血傾向を呈する播種性血管内凝固症候群（DIC）、6）昏睡、ひいては死、7）恐怖・不安の増大、ボディイメージの混乱、自尊感情の低下、8）病状悪化・死に対する家族の恐怖、不安、予期的悲嘆など] を起こさなかったか。

2. 看護過程、とくに看護計画の評価・修正

　患者や家族の状態や行動が目標に近づいていない場合は、看護過程、とくに看護計画の立案段階のどこに問題があったのか、さらに診断段階に誤りがなかったかなどを追究する必要がある。

引用・参考文献

1）　高久史麿編：新臨床内科学. 第9版, 医学書院, 2009.

2）　矢﨑義雄ほか編：内科学. 第11版, 朝倉書店, 2017.

3）　井村裕夫ほか編：わかりやすい内科学. 第4版, 文光堂, 2014.

4）　稲田英一編：呼吸・循環イラストレイテッド－病態生理とアセスメント. p.145, 学研メディカル秀潤社, 2010.

5）　落合慈之監：循環器疾患ビジュアルブック. 第2版, p.57, 学研メディカル秀潤社, 2017.

42 頭　痛

headache

●各疼痛のアセスメント・診断とスケールの活用について (p.664)

●オリエンテーション・マップ

頭　痛 (p.668〜)

1) 一次性頭痛
(1) 片頭痛
(2) 緊張型頭痛
(3) 群発頭痛
(4) その他

2) 二次性頭痛
(1) 頭頸部外傷・傷害
(2) 頭頸部血管障害
(3) 非血管性頭蓋内疾患
(4) 物質またはその離脱
(5) 感染症
(6) ホメオスタシスの障害
(7) 顔面・頭蓋の構成組織の障害など

原因・誘因 (p.668)
(1) 頭蓋・項部・肩甲部の筋肉の持続的収縮
(2) 動脈あるいは静脈洞の牽引・圧迫などの機械的刺激
(3) 脳神経、頸髄神経への直接圧迫・牽引
(4) 頭蓋内外の血管の異常収縮と血管拡張
(5) 頭蓋内外の炎症

誘発・増悪因子 (p.675)
(1) 特定の飲食物：チーズ、チョコレート、ヨーグルト、ソーセージ、コーヒー、紅茶、赤ワイン、アルコールなど
(2) 身体的状況：体位、運動、入浴、過労、睡眠不足・過多、咀嚼、月経、便秘、咳、発熱、努責など
(3) 精神心理的状況：ストレスや精神心理的緊張とそれらからの解放、恐怖、心配、暗示、性格など
(4) 環境的状況：強い光・音・臭気、気温、気圧、天候の変化、低酸素、人混みなど
(5) 薬物：経口避妊薬、血管拡張薬など

前駆症状 (p.675)
・閃輝暗点、一過性半盲など
・食欲不振、悪心・嘔吐など
※前駆症状がない場合もある

随伴症状 (p.675)
1) 動悸、発汗、血圧上昇、脈拍数・呼吸数増加
2) 発熱、悪心・嘔吐、食欲不振
3) めまい、眼球振盪、その他眼症状 (p.675参照)
4) 涙・鼻汁分泌、顔面紅潮
5) しびれ感、項部硬直、肩こり、ケルニッヒ徴候
6) 不眠、不安、イライラ感、抑うつ
7) 集中力や意欲の低下と、それらによる作業効率の低下
8) 痙攣、見当識障害、てんかん、意識障害、運動障害、言語障害など

成り行き（二次的問題 p.675）
1) 日常生活動作行動の低下、ひきこもり傾向
2) 死への恐怖、不安、原疾患に伴う生命危機
3) 食事摂取困難や睡眠障害、さらにボディイメージの混乱
4) 対人関係の狭小化、教育・職業の選択制限や能率低下
5) 薬物依存、服薬の自己調整・中断などのノンコンプライアンス

観察 OP (p.683)

看護療法 TP (p.683)・教育 EP (p.686)

1. 安静・休息・睡眠の保持	7. 圧迫
2. 体位の工夫、寝具などの調整	8. 適度の運動
3. 環境調整と協力要請	9. 排泄のコントロール
4. 気分転換	10. 食品・嗜好品の調整
5. 温・冷罨法	11. 薬物療法の管理
6. マッサージ、スキンシップ	12. 精神心理的安定への援助

42
頭痛

■ 基礎的知識１：各疼痛のアセスメント・診断とスケールの活用について

　本書にとりあげている「**42** 頭痛」「**43** 腹痛」「**44** 胸痛」「**45** 関節痛」「**46** がん疼痛」などの身体部位別疼痛のある患者の看護について述べる前に、これらの疼痛を含むいかなる疼痛であろうとも、看護の視点からアセスメント・診断する際に、共通して留意しなければならない２つの点について以下に述べておきたい。

１．疼痛に関する主観的な訴えと客観的な反応を対応させてアセスメント・診断する必要性

　疼痛は、発生のしかた、強弱、持続時間などの差はあるものの、誰もが人生のなかで体験する安楽を阻害する最大の症状である。この疼痛は、悪心、倦怠感、瘙痒感、灼熱感などと同じように、生理的症状であると同時に、「自分の身体が、自分の身体をどのように感じるか」という自己概念に含まれる身体感覚の１つである。

　客観的に疼痛の有無や程度について見当をつけようとする場合は、以下の**１）〜４）**の徴候・反応を意図的に収集する必要がある。

１）自律神経系の反応として現れる生理的徴候：意識障害、血圧・脈拍数・呼吸数の上昇、冷汗、筋緊張、悪心・嘔吐、散瞳、食欲不振、不眠など

２）情動的徴候：苛立つ、泣く、うめく、叫ぶ、怒る、落ち着きのなさ、心配、恐怖、身体的・精神的コントロール感の欠如、抑うつ、特徴的な顔貌（歯をくいしばる、額にしわを寄せる、目を大きく見開くかかたく閉じる、うつろ、かたい、疲れきった）など

３）認知的徴候：疼痛と自分のみに集中し、それ以外への注意力・集中力の低下、狭い視野、時間認知の変化、思考妨害など

４）その他の特徴的な徴候：痛みをかばう姿勢や体位、運動・活動の低下・自己制限、七転八倒、腕の連打、疼痛部位をなでたり、さするなど

　これらの徴候・反応によって、疼痛の有無や程度について客観的に見当をつけることはできる。しかし、疼痛は、その人固有の身体感覚であり、あくまでも主観的症状であるがゆえに、他者がその有無や程度をむやみに判定することはできないし、また判定すべきでもない。つまり、疼痛に関しては、主観的な疼痛の訴えのみでも、また疼痛を表す客観的な徴候・反応のみでも確実な診断は困難であり、不確実になることから、これらの主観的訴えと客観的情報を対応させて意図的に収集する必要がある。

　患者が体験している疼痛とそれに対する看護職者の把握とのずれを最小にするためのみならず、主観的・客観的情報を対応させて意図的に収集する必要性の主な根拠を以下のⒶ〜Ⓔにあげておきたい。

Ⓐ疼痛には、疾患や治療などによって生じる**器質的疼痛**と、なんらかの精神心理的要因によって生じる**心因性疼痛**がある。しかし、実際に誰かの身体に疼痛が現れる場合は、これら２つの疼痛は別々ではなく、一緒に混じりあって疼痛として現れる場合がほとんどであることから、これらの状況を把握するためにも対応させる必要がある。したがって、患者の主観的な疼痛の訴えの程度と同時に、客観的な生理的・情動的・認知的徴候ならびに疼痛の発生のしかた・性質、持続時間・期間、反復性の有無、随伴症状などの情報を総合的に収集する必要がある。

Ⓑその人が疼痛による苦しさを訴える限界点（最小値）を**疼痛閾値**といい、その人が耐えられる疼痛の程度と持続時間の限界を**疼痛耐性**というが、これらはともに個人差が大きい。疼痛によって生じる生理的・情動的・認知的徴候の出現は、実際の疼痛の強さよりも、その人の疼痛耐性と、「この疼痛はいったいいつまで続くのか」という持続期間・時間に大きく影響を受ける。

Ⓒなんらかの理由によって、主観的な**疼痛の強さや持続時間を実際よりも過小に訴える患者**が少なくない。その代表例をあげる。

例1：鎮痛薬の効果よりも、副作用としての傾眠傾向、身体的・精神的コントロール能力の低下、便秘、下痢、悪心・嘔吐、口渇、呼吸抑制などを恐れる患者

例2：痛みは耐えるべきという文化のなかで育っている患者、痛みの訴えは恥ずかしいと考えている患者

例3：家に乳幼児を残し、退院を急がねばならない母親、入院によって不利益を被るサラリーマンや経営者、学業の遅れを恐れる患者

例4：自分自身の身体の異常や病状の悪化を認めたくないことから、それらの象徴ともいえる疼痛を否定し、過小に訴える患者

例5：痛みに対する治療処置を恐れる患者

例6：痛みを予期し、受け入れている患者など

Ⓓ なんらかの理由によって、主観的な**疼痛の強さや持続時間を実際よりも過大に訴える患者**も少なくない。その代表例をあげる。

例1：医師や看護職者、あるいは家族が自分の疼痛を理解してくれていないのではないかと疑惑、不信、不安をもつ患者

例2：自分の疼痛の原因を知らない、あるいは知らされていない患者

例3：鎮痛薬以外の除痛方法を知らない患者、たとえば、疼痛から意識をそらす気晴らし、ヨガや瞑想、漸進的リラクセーション運動、温・冷罨法やマッサージ、メントール外用薬などによる皮膚刺激方法などを説明・指導されていない患者

例4：どんなに軽い痛みでも感じたくない患者

例5：予期しない痛みで、痛みを受け入れていない患者

例6：恐怖、不安などのように自己概念が脅かされている患者

例7：重要他者やサポートシステムとの相互依存関係が阻害され、孤独に陥っている患者、など

Ⓔ 言語的コミュニケーション能力が未熟な小児、あるいは疾患や治療によってコミュニケーション能力が障害されている患者、自国語しか話せない外国人患者など、これらの患者は、自分の疼痛に関する主観的情報を十分訴えることができない。したがって、このような患者の観察に際しては、主観的情報の不足部分を十分カバーできるまで客観的情報を収集する必要がある。

2．疼痛に関する主観的な訴えをスケールで測定する必要性と主な疼痛スケール

疼痛に関するアセスメントに際しては、発症経緯、前駆症状、部位、程度、種類、性質、頻度、持続時間ならびに随伴症状、加えて誘発・増強・軽快因子などについて情報収集する。また、これらの情報収集に際しては、前述したように患者の主観的な疼痛の訴えと、疼痛を表す客観的な徴候・反応を対応させて収集することが重要である。

とくに疼痛の程度を測る**疼痛スケール**の活用は、患者が疼痛をどのように感じ、それがどのように変化しているかを経時的に、かつ客観的にみることができる。したがって、疼痛スケールによる測定結果は、その人に合った個別的な治療・ケアの選択・決定に役立つばかりでなく、疼痛の経過に基づいてその治療やケアを柔軟に評価・修正できる有効な資料を得るための優れた手段にもなる。加えて、疼痛スケールの活用は、患者が自分の疼痛と現在行われている治療やケアについて理解したり、それらの効果を自ら評価できることから、主体的に疼痛管理に参加できるよう導く手段にもできる。

なお、アセスメントに際しては、好転・悪化の判定をしやすくするために同じ疼痛スケールを一貫して用いる必要がある。

ここでは、臨床で頻繁に活用されている代表的な疼痛スケールをあげることにする。

代表的な疼痛スケール

VAS（visual analogue scale）[10cm]

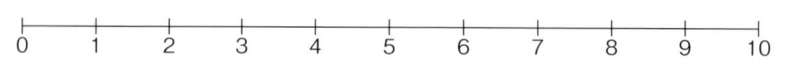

痛みなし　　　　　　　　　　　　　　　　　　　　　　　　　　　　　最大の痛み

痛みの程度を目盛りのない100mmのスケールを用いて測定する。スケールの左端を「痛みなし」、右端をいままで経験した「最大の痛み」と設定し、患者に現在の痛みがスケールのどのあたりに相当するか印（例：垂直線）をつけてもらう。その後、スケールの左端から印までの距離を測定し、その長さ（mm）を痛みの程度として表す。

NRS（numeric rating scale）[0-10]

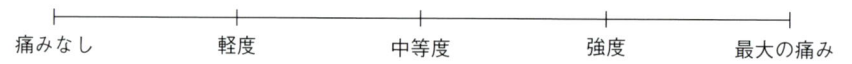

痛みの程度を0点（痛みなし）から10点（最大の痛み）で表す。患者に最大の痛み段階を設定してもらい（必ずしも10点でなくてもよい）、現在感じている痛みが何点か表す。痛みの程度は3/10（現在の痛み/最大の痛み）と表記する。VASに比べてスケールを用意する必要がなく、簡易に測定できる利点がある。

簡易表現スケール

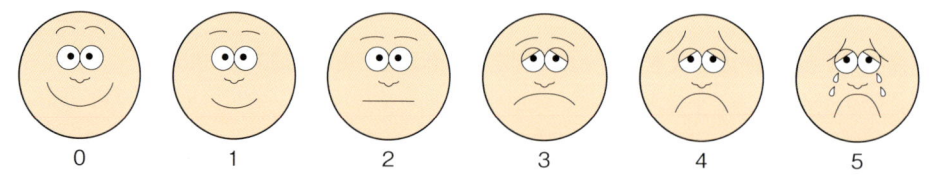

痛みなし　　　　　軽度　　　　　中等度　　　　　強度　　　　　最大の痛み

痛みの程度を図のように5段階に分けて評価する。痛みの選択肢は5つなので、痛みの微妙な違いを評価することが難しい。

フェイススケール

| 0 | 1 | 2 | 3 | 4 | 5 |

0：痛みが全くないので、とても幸せな顔をしている
1：ほんの少し痛い
2：もう少し痛い

3：もっと痛い
4：とっても痛い
5：これ以上の痛みは考えられないほどの痛み

現在の痛みの程度を表情（フェイスマーク）で表す。それぞれの表情の順位が均等ではないため、あくまでも感覚尺度となる。疼痛スケールは、患者自身に答えてもらうものであり、他者が勝手にあてはめてはならない。

■ 基礎的知識 2：頭痛

1. 頭痛の定義

　頭痛とは、頭部の全体あるいは一部に感じる深部痛であり、外傷や炎症、化膿などによる頭皮表面の痛みは含めない。痛みの自覚は、有痛性の鋭い「痛み」から無痛性の「不快感」として表現されるものまで多彩である。なお、頭痛は脳神経領域において最も多く訴えられる症状である。

2. 頭痛のメカニズム

　痛みとは、内的あるいは外的な刺激が生体に加わってなんらかの異常が発生していることを知らせる一種の**生体防御反応**である。その痛みを感じる一連の反応は、**1）痛み刺激の発生、2）痛み刺激の受容、3）痛み刺激の伝達、4）中枢における受容**の4つのプロセスである。以下、頭痛のメカニズムを示すが、その詳細は次の「3．メカニズムと特徴」を参照されたい。

1）痛み刺激の発生

▶**頭痛を発生させる刺激**
（1）頭部や頸部などの筋肉の持続的収縮
（2）動脈あるいは静脈洞の牽引・圧迫などの機械的刺激
（3）脳神経、頸神経への直接圧迫・牽引
（4）頭蓋内外の血管の異常な収縮や拡張
（5）頭蓋内外の炎症

2）感覚受容器

▶**頭痛の痛覚感受部位（図1）**
（1）硬膜
（2）硬膜動脈
（3）頭蓋内静脈洞（上矢状静脈洞）
（4）脳動脈（内頸動脈、中大脳動脈、前大脳動脈の近位部など脳底部の主幹動脈）
（5）中大脳動脈の海綿静脈洞付近など

　なお、頭蓋骨、脳実質、軟膜には痛覚線維が分布していないので、痛覚受容器は存在しない。

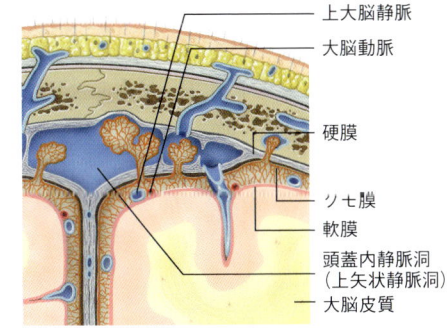

　　　　　　　　上大脳静脈
　　　　　　　　大脳動脈
　　　　　　　　硬膜
　　　　　　　　クモ膜
　　　　　　　　軟膜
　　　　　　　　頭蓋内静脈洞
　　　　　　　　（上矢状静脈洞）
　　　　　　　　大脳皮質

図1　頭痛の痛覚感受部位

▶**伝達経路**
（1）三叉神経（頭部前2/3の頭蓋内外の血管・硬膜）
（2）顔面神経
（3）舌咽神経
（4）迷走神経
（5）第2・3頸神経
（6）動脈周囲の交感神経

3）伝達経路

4）中枢の受容

▶**大脳皮質**（痛みを感じる）

3. 頭痛の分類・原因・誘因ならびにメカニズムと特徴

現在、頭痛の分類は、国際頭痛学会により2013年に改訂された**ICHD-3β**（International Classification of Headache Disorders 3rd Edition beta version：**国際頭痛分類 第3版 beta版**）に基づき行われている（**表1**）。

表1　国際頭痛分類第3版beta版（ICHD-3β）による頭痛の大分類

> **一次性頭痛**
> 　1.片頭痛
> 　2.緊張型頭痛（TTH）
> 　3.三叉神経・自律神経性頭痛（TACs）
> 　4.その他の一次性頭痛疾患
> **二次性頭痛**
> 　5.頭頸部外傷・傷害による頭痛
> 　6.頭頸部血管障害による頭痛
> 　7.非血管性頭蓋内疾患による頭痛
> 　8.物質またはその離脱による頭痛
> 　9.感染症による頭痛
> 　10.ホメオスターシス障害による頭痛
> 　11.頭蓋骨、頸、眼、耳、鼻、副鼻腔、歯、口あるいはその他の顔面・頭蓋の構成組織の障害に起因する頭痛あるいは顔面痛
> 　12.精神疾患による頭痛
> **有痛性脳神経ニューロパチー、他の顔面痛およびその他の頭痛**
> 　13.有痛性脳神経ニューロパチーおよび他の顔面痛
> 　14.その他の頭痛性疾患

（国際頭痛分類第3版 beta 版　ICHD-3β，2014．）

以下の頭痛の大分類に用いている**一次性頭痛**とは、頭痛の原因となる身体疾患がないにもかかわらず、慢性的に繰り返し発現する頭痛をいう。また、**二次性頭痛**とは、国際頭痛学会の分類によると、①その頭痛の原因として他の疾患がある、②原因疾患と頭痛が同時に発生するか、因果関係を証明できる、③原因疾患の治癒後3か月以内に大幅な軽減か消失を認める頭痛をいう。

分類		主な原因・誘因	メカニズムと特徴
1)一次性頭痛	(1)片頭痛		**片頭痛**の確定的な発生機序はいまだ明らかにされていないが、血管説、神経説、セロトニン学説、三叉神経血管説が考えられていた。しかし、最近では三叉神経血管説が主流になっている。 　**三叉神経血管説**：硬膜血管や脳血管には、三叉神経由来の神経線維が分布している。したがって、なんらかの刺激によって三叉神経が活性化すると、血管拡張物質であるCGRP（カルシトニン遺伝子関連ペプチド）などの炎症性ペプチドが放出され、脳・硬膜血管と三叉神経終末に神経原性炎症を発生させて血管を拡張させる。これがさらに刺激となって三叉神経を活性化させ、神経原性炎症を拡大・悪化させることによって片頭痛を発生・増強させるという説である。 　この頭痛は、頭蓋内外の血管の異常収縮が先行し、その後にその血管が拡張するときに、血管に分岐した感覚神経を刺激することによって発生することから、**血管性頭痛**とよばれ、**前兆のない片頭痛**と**前兆のある片頭痛**に分けられる。前兆のない片頭痛は4〜72時間の持続時間があり、片側性、拍動性で中等度から重度の強さの痛みがある。この頭痛は日常動作により増悪し、悪心・嘔吐や光・音過敏などを随伴する。前兆のある片頭痛は片側性に**閃輝暗点**（両眼に同様の暗点が、視野の中心付近に発作性に現れ、視野全体に拡散するようにキラキラ広がっていく）や嘔吐などが前兆として現れ、その後60分以内に頭痛が出現する。また、悪心・嘔吐、光・音過敏など多彩な随伴症状が認められる。

片頭痛は、男性よりも 20 〜 30 歳代の女性に多く発症するという特徴がある。

1) 一次性頭痛

(1) 片頭痛

・**片頭痛の誘発因子**

①特定の飲食物（チーズ、チョコレート、ヨーグルト、ソーセージ、オレンジ、コーヒー、紅茶、赤ワイン、アルコールなど）

②精神心理的緊張やストレスならびにそれらからの解放（週末）

③睡眠不足・過多

④環境：強い光・音・臭気、天候の変化、温度差、気圧、人混みなど

⑤薬物（経口避妊薬、血管拡張薬など）

⑥心身の疲労

⑦月経周期（ホルモン）

⑧その他：脳血管造影、人工透析、運動、高地など

▶ 血管の異常反応に関与する**セロトニン**（**5-HT**）などの物質の発現には、左記の①〜⑧の因子が大きく関与するといわれている。なお、セロトニンは、血管壁の平滑筋に対する強力な収縮作用をもっている。またセロトニンは、精神・神経機能にも関与している。

▶ 女性ホルモンのエストロゲンは、血管の緊張性に大きく関与する。思春期以降の女性には、エストロゲンの分泌量が変化する性周期における月経の随伴症状や月経前緊張症として頭痛が発生しやすい。

(2) 緊張型頭痛

緊張型頭痛は、**図 2** に示す悪循環によって発生する。精神心理的緊張により頭蓋骨をとりまく頸部筋、側頭筋などの頭蓋筋および項部・肩甲部筋、背筋の持続的収縮は、筋肉内の循環障害を引き起こす。その結果、虚血状態になった筋肉内に**乳酸**や**セロトニン**、**ブラジキニン**、**サブスタンス P** などの**発痛物質**が発生して蓄積され、これが感覚神経を刺激して頭痛を発生させる。

この頭痛が、さらにストレスになり、筋肉の持続的収縮を起こすなどの悪循環を起こす。したがって、いったん悪循環が完成するとなかなか治りにくく長期間持続する。

緊張型頭痛は、**稀発反復性緊張型頭痛**、**頻発反復性緊張型頭痛**、**慢性緊張型頭痛**に分類されるが、発生・経過による分類では、**慢性頭痛**に属する。頭痛のなかで最も多く、さまざまな調査における一般集団の生涯有病率は 30 〜 78％であるが、男女差はあまりない。また、頭部筋群の異常を伴うものが**筋収縮性頭痛**に相当する。

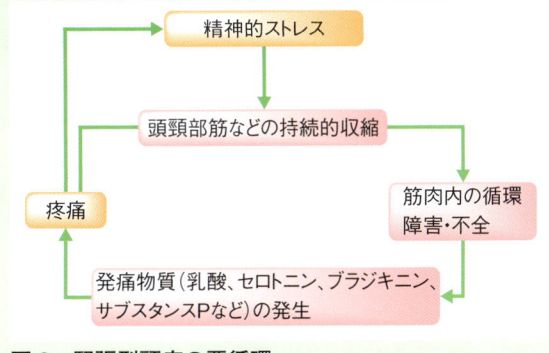

図 2 緊張型頭痛の悪循環

患者の多くは、筋肉が過緊張しやすく、精神的緊張などに対して過敏に反応してしまう。この頭痛は、両側性で、後頭部から項部を中心とした非拍動性の圧迫されるような、またはベルトで締めつけられる痛み（鈍痛）で肩こりや吐き気を伴うこともあるが、実際に吐くことは少ない。（**図3**）。

緊張型頭痛の発生頻度と痛みの持続時間は、稀発反復性緊張型頭痛は頻度がまれであり（1か月に1日未満）30分～7日間持続する。頻発反復性緊張型頭痛は頻度が高く（1か月に1～14日以上）30分～7日間持続する。また、慢性緊張型頭痛は、数時間～数日間、または絶え間なく持続する頭痛が3か月を超えて、平均して1か月に15日以上の頻度で起こる。

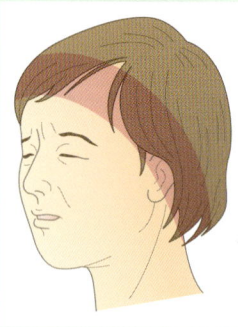

痛みが首筋から頭のまわりに広がり、帽子をかぶせられた、あるいは締めつけられる感じ

図3 緊張型頭痛

①心身のストレス	▶	寒冷刺激をはじめ心身のストレスや心理的葛藤があると、頭を支えている頸部や肩甲部、背部の筋肉が持続的に過度に収縮して、筋肉内の循環障害や神経圧迫などによって**筋収縮性頭痛**が発生する。後頭部の疼痛とともに、頸・肩の重苦しさを伴うことが多い。
②うつ状態、心因性	▶	鈍痛、午前中に強く、午後には軽快する。
	▶	精神疾患に伴う頭部全体の痛み
③頸椎の支持性障害 うつむき姿勢（パソコン作業）、高い枕の使用、首が細く長い	▶	頸椎を支持する筋・靱帯が長時間にわたり屈曲、あるいは伸展をきたすことにより、筋緊張が亢進する。

（左端縦書き）(2) 緊張型頭痛　1) 一次性頭痛

①心身のストレス、アルコール、血管拡張薬など	▶	**群発頭痛**は、その原因が明らかにされていないが、一側の眼窩部、眼窩上部、前頭部、側頭部に発生し、15分～3時間持続する（発作頻度は1回/2日～8回/日である）。多くはキリキリと突き刺すような激痛であり、同時に同側の結膜充血や流涙、鼻閉、鼻漏、眼瞼浮腫などの症状を伴う。これらの症状から、**三叉神経第一枝**〔(眼神経〔上眼窩裂〕) および **副交感神経線維**の関与が示唆されている。また、疼痛発作は、ある一定期間連日、夜間、睡眠時等の一定時刻に起こる。数か月ないし数年の間欠期をおいて反復する。したがって、視床下部のサーカディアンリズムのペースメーカーの障害の関与も考えられている。女性よりも20～30歳代の男性に多く発症すること、また発作中は、片頭痛と大きく異なり、激痛にもかかわらず興奮気味、不穏となり、落ち着かず、歩き回ったり、壁に頭をぶつけた

（左端縦書き）(3) 群発頭痛

* ICHD-3β（表1）では群発頭痛は三叉神経・自律神経性頭痛（TALs）とカテゴリーが改められた。TALsのなかに群発頭痛群が含まれて分類されている。

りする患者が多いなどの特徴がある。

1）一次性頭痛

（4）その他

① 一次性の咳嗽性頭痛

▲咳やいきみにより誘発される頭痛で、突発的に起こり、1秒〜2時間程度持続する。

② 一次性運動時頭痛

▲身体的な運動中、または運動後にのみ誘発されて起こる。48時間未満持続する頭痛が2回以上ある。

③ 性行為に伴う頭痛など

▲性行為中に起こり、性的興奮で増強する。疼痛は両側性、全体ないし後頭部にみられ、拍動性であることが多い。

2）二次性頭痛

二次性頭痛を引き起こす原因疾患には、生命の危険や重篤な後遺症を残す疾患が少なくない。その代表疾患としては、クモ膜下出血、脳腫瘍、脳出血、脳梗塞、髄膜炎などがあげられる。

（1）頭頸部外傷・傷害による頭痛

① 頭部外傷および頭部外傷後遺症

② 頭頸部外傷（むち打ち症）

▲頭頸部外傷では、頭蓋内外の局所損傷、頸椎周辺の損傷が起こる。頭痛は、機械的刺激のほかに血管性頭痛や筋収縮性頭痛が組み合わさって生じる。後頭部や頸部の疼痛のほかに悪心、めまい、耳鳴、上肢脱力感などの自律神経症状を伴うことが多い。

③ 硬膜下血腫

▲頭蓋骨内面と硬膜の間にできた血腫が、硬膜動脈や硬膜を圧迫・牽引することにより頭痛が生じる。頭重感にはじまり頭痛を訴えるようになって、見当識障害、記銘力の低下を伴うことが多い。

慢性硬膜下血腫は頻度が高く、外傷後数週間から数か月後に**慢性持続性頭痛**を呈するようになる。すでに脳萎縮があったり認知障害を起こしている慢性硬膜下血腫の高齢者の場合は、病状の進行が遅いことと相まって、老年性認知症として見過ごされることが少なくないことから注意を要する。

④ 開頭後頭痛など

▲術後に起こる頭痛で、開頭術後の患者の80％に発生する。ほとんどの患者は7日以内に消失するが、長期に及ぶこともある。

（2）頭頸部血管障害による頭痛

① クモ膜下出血

▲脳動脈瘤、脳動静脈奇形などの血管破裂によるクモ膜下腔への出血は、脳の虚血を起こす。さらに脳の虚血は、脳浮腫を引き起こし、頭蓋内への圧迫・牽引の原因になる。この場合の頭痛は、急激に出現する突発性の激しい頭痛（**雷鳴頭痛**）に特徴があり、意識障害、悪心・嘔吐、他覚的には項部硬直、ケルニッヒ徴候などを伴う。ただし、これらの症状が頭痛の直後ではなく、遅れてはっきりすることもある。

② 脳出血

▲脳実質中の血管が、硬膜や血管を伸展・牽引するために生じる頭痛で、突発的に起こり、頭頂部、後頭部に生じやすい。小脳出血では、めまい、嘔吐が著明である。

③ 脳梗塞

▲脳底部領域の脳梗塞に多くみられる。脳出血と同じく**急性の頭痛**である。

④ 一過性脳虚血発作（TIA：tran-

▲脳底部領域のTIAのほうに頭痛が現れやすいが、まれ

2)二次性頭痛	**(2)頭頸部血管障害による頭痛**	sient ischemic attack)	である。
		⑤側頭動脈炎	▶片側または両側の側頭部の拍動性疼痛で、側頭動脈の圧痛、硬結を認める。60〜70歳の高齢者に多く、微熱、全身倦怠感、体重減少などを伴うことがある。側頭部の強い頭痛を訴え、視力低下や視力障害を起こし、悪化すると失明に至ることもある。

脳腫瘍や頭蓋内血腫などの頭蓋内占拠性病変による頭痛は、頭蓋内の痛覚受容器への機械的刺激によって発生する。また、水頭症、脳浮腫などによる頭蓋内圧亢進は、遠隔の痛覚受容器を圧迫・牽引するなどの機械的刺激となり、頭痛を引き起こす。

そのほか、低髄液圧、非感染性炎症性疾患、髄膜注射、てんかん発作による頭痛も含まれる。

(3)非血管性頭蓋内疾患による頭痛	①脳腫瘍	▶脳腫瘍は、頭蓋内圧を亢進させて、硬膜、硬膜動脈、脳血管などを圧迫・牽引することによって**牽引性頭痛**を引き起こす代表疾患である。腫瘍が小さく限局している場合の頭痛は一側性の限局性頭痛を特徴とするが、腫瘍の増大に伴って頭痛の程度・持続時間は増し、長期化するものが多い。 脳腫瘍の頭痛は、嘔吐、うっ血乳頭を随伴する場合が多く、眼の奥のうずくような痛みや圧迫感が特徴である。早朝起床時から頭痛があり、努責や咳・振盪で増強する。
	②頭蓋内圧亢進	▶代謝・中毒・内分泌に起因したり、水頭症に起因する頭蓋内圧亢進などがある。 ▶頭蓋内圧亢進は、頭蓋内の痛覚感受性組織である血管や脳神経を牽引して頭痛を発症させる。頭蓋内圧亢進の所見としては、乳頭浮腫、盲点拡大、視野欠損、外転神経麻痺などが認められる。腰椎穿刺による髄液圧が 200mmH$_2$O 以上、肥満患者では 250mmH$_2$O 以上に亢進しやすい。頭痛は減圧（120〜170mmH$_2$O）によって軽快する。 ▶特発性頭蓋内圧亢進症：若年肥満女性にみられる原因不明の頭蓋内圧亢進症による連日性・持続性・非拍動性の頭痛が特徴である。体重コントロールと炭酸脱水酵素阻害薬であるアセタゾラミドが効果を奏することがある。
	③低髄液圧（硬膜穿刺後頭痛）	▶穿刺孔からの髄液の漏出によって脳脊髄液圧が下降し、頭蓋内圧が低下するために、上矢状動脈洞に架橋している静脈が牽引されたり、脳血管が拡張したりすることによって頭痛が起こる。腰椎穿刺後6〜48時間で始まり、多くは1〜2日続き、ときには1週間以上に及ぶこともある。この頭蓋内圧低下による頭痛は、前頭部に多く発生するが、全体に及ぶこともある。上体を起こしたときが最も強いことから**起立性頭痛**とよば

2) 二次性頭痛	(3) 非血管性頭蓋内疾患による頭痛	④脳脊髄液減少症	
			れるが、臥位により軽減する。 ▶脳脊髄液減少症は、低髄液圧症と類似した病態であり、**起立性頭痛**を認めるが、多くの症例で髄液圧は正常範囲であり、原因は髄液圧の低下ではなく、脳脊髄液の減少によるものであり、硬膜外自家血注入療法により改善がみられる。
		⑤非感染性炎症性（頭蓋内）疾患	▶神経サルコイドーシスや無菌性（非感染性）髄膜炎による頭痛で、頭部全体に疼痛が起こる。
		⑥髄注	▶髄腔内に薬物を注入した後、4日以内に頭痛が出現し、14日以内に消失する。
		⑦てんかん発作	▶てんかん発作と同時に額から前頭部を圧迫するような頭痛が起こる。てんかんの発作後に頭痛が起こるものもある。
	(4) 物質またはその離脱による頭痛	①薬物乱用（エルゴタミン、トリプタン、鎮痛薬） ②薬物離脱 ③薬物（アンフェタミン、エフェドリン、ニトログリセリン、末梢血管拡張薬、降圧薬など）	▶慢性頭痛で鎮痛薬を長期間服用している場合、血管性と緊張型の医原性頭痛混在型の頭痛が起こる。 ▶カフェイン、エルゴタミンなどを長期間服用後中止すると、頭痛を誘発する。
		④中毒（一酸化炭素、アルコール、有機溶剤、鉛、ホルムアルデヒドなど）	▶これらによって頭蓋内外の血管が拡張するために頭痛が起こる。なお、ホルムアルデヒドは、シックハウス症候群の主原因である。
	(5) 感染症による頭痛	①髄膜炎（真菌、ウイルス、がん性）	▶炎症によって、髄膜と脳底部血管に分布する神経終末が刺激されるために頭痛が起こる。また、炎症により頭蓋内圧が上昇すると、脳底部の血管が圧迫されるために頭痛が生じる。この髄膜刺激による頭痛は、通常、急性の頭部全体の激烈な頭痛を特徴とし、首を動かすと増強し、安静にしていると軽減する。一般に、発熱、悪心・嘔吐、光や音への過敏、ならびに項部硬直やケルニッヒ徴候、うっ血乳頭、意識障害などの髄膜刺激症状を伴う。
	(6) ホメオスタシスの障害による頭痛	①高山性、潜水時、睡眠時無呼吸症候群	▶低酸素血症あるいは高炭酸ガス血症による頭痛
		②透析	▶低血圧や透析不均衡症候群（透析性脳症）による頭痛
		③高血圧	▶高血圧性脳症では脳浮腫による頭痛
		④子癇 ⑤甲状腺機能低下 ⑥絶食	▶子癇、甲状腺機能低下、絶食による頭痛。その機序は不明だが、患者の約30%にみられる。
	(7) 顔面・頭蓋の構成組織の障害による頭痛	①頭蓋骨疾患（骨髄炎、多発性骨髄腫）	▶急性増悪期に頭痛あるいは顔面痛が起こる。
		②顎関節症	▶咬合不全、開口制限などを認め、顎関節の痛みのほか、

2) 二次性頭痛	**(7) 顔面・頭蓋の構成組織の障害による頭痛**	③眼疾患（急性緑内障、屈折異常、斜視） ④耳鼻疾患 ⑤副鼻腔炎

緊張型頭痛、肩こりなどの多彩な全身症状を示す。

▶緑内障は、前頭部に強い発作性の疼痛を起こすことがある。また、遠視・乱視・近視は、内眼筋の過緊張を起こし、二次的に周囲の頭蓋筋の収縮を起こして頭痛を発症させる。

▶耳・副鼻腔の疾患は、周囲筋の二次的収縮を起こして、頭痛を発生させる。

4. 頭痛の特性

1) 頭痛の発生部位（図4）

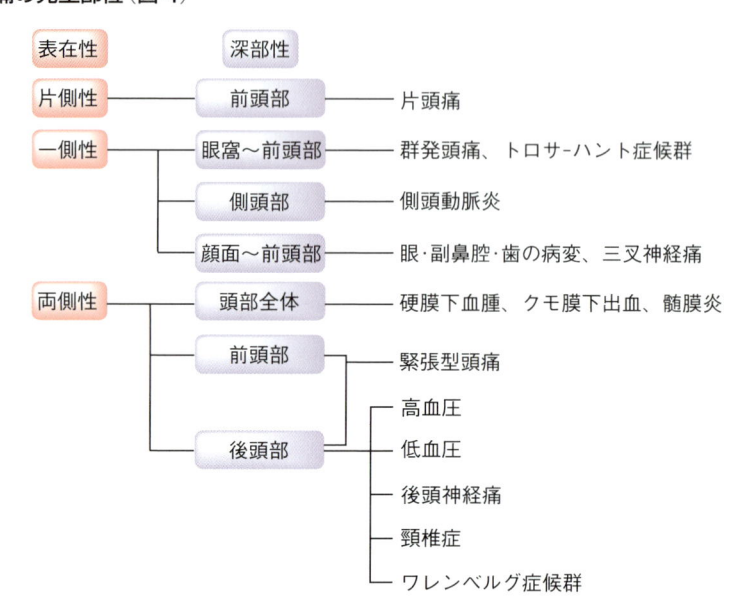

図4　頭痛の発生部位と主要疾患

2) 痛みの性質・特徴と頭痛の識別（表2）

表2　痛みの性質・特徴と頭痛の識別

頭痛の種類	痛みの性質・特徴	頭痛の識別
拍動性頭痛	脈を打つような痛み	片頭痛、群発頭痛、血管腫、動静脈奇形、高血圧性頭痛など
圧迫性・絞扼性・被帽性頭痛	帽子を被ったような、ベルトで締められるような痛み	緊張型頭痛、眼精疲労、副鼻腔炎、頸椎異常など
電撃性・刺痛性・灼熱性頭痛	電気が走るような、刺すような、灼けつくような痛み	三叉神経痛、舌咽神経痛など
激烈な頭痛	頭が割れるような、ハンマーで殴られたような、ズキズキと錐で揉まれるような痛み	クモ膜下出血、急性緑内障、急性髄膜炎、脳腫瘍など

3) 頭痛の発生様式と経過（表3）

　急激に発症する代表は**クモ膜下出血**であり、**急性髄膜炎**、**片頭痛**も急性発症の傾向がある。片頭痛は、4〜72時間程度続き、間欠期には全く頭痛がなく、これを繰り返すという特徴がある。慢性で不規則に発症し進行しない頭痛には、緊張型頭痛、片頭痛以外の血管性頭痛などがある。

表3　頭痛の発生様式

急性の激しい頭痛	クモ膜下出血、小脳出血、化膿性髄膜炎、急性緑内障、高血圧性脳症など
一過性頭痛	発熱、急性アルコール中毒、一酸化炭素中毒、低髄圧症候群など
亜急性の進行性頭痛	脳腫瘍、慢性硬膜下血腫、亜急性髄膜炎（結核性、真菌性）、副鼻腔炎・中耳炎の急性増悪期、側頭動脈炎など
慢性の頭痛	a．反復性：片頭痛型血管性頭痛、群発頭痛、高血圧性頭痛、慢性呼吸器疾患に伴う頭痛など b．持続性：緊張型頭痛、混合性頭痛、心因性頭痛、眼精疲労、慢性副鼻腔炎、頸椎症など

4）痛みの程度

　(1) 強度（高度）：日常生活動作行動が著しく障害される。

　(2) 軽度：日常生活動作行動にあまり支障をきたさない。

5）頭痛の誘発・増悪因子

　(1) 特定の飲食物：チーズ、チョコレート、ヨーグルト、ソーセージ、オレンジコーヒー、紅茶、赤ワイン、アルコールなど

　(2) 身体的状況：体位（臥位、坐位、立位）とその急激な変換、運動（歩行、前傾など）、入浴、過労、睡眠不足・過多、咀嚼、月経、便秘、咳、発熱、努責など

　(3) 精神心理的状況：ストレスや精神心理的緊張とそれらからの解放、恐怖、心配、暗示、性格など

　(4) 環境的状況：強い光・音・臭気、気温、気圧、天気の変化、低酸素、人混みなど

　(5) 薬物：経口避妊薬、血管拡張薬など

6）前駆症状の有無

　(1) 食欲不振、悪心・嘔吐、発熱、めまい、立ちくらみ、しびれ、項部痛、閃輝暗点、一過性半盲など。片頭痛や緊張型頭痛時の閃輝暗点は典型的である。

　(2) 前駆症状がない場合もある。

5. 頭痛の随伴症状

1）動悸、発汗、血圧上昇、脈拍数・呼吸数増加

2）発熱、悪心・嘔吐、食欲不振

3）めまい、眼球振盪、その他眼症状（眼痛、視力障害、視野狭窄、複視、眼瞼下垂）

4）涙・鼻汁分泌、顔面紅潮

5）しびれ感、項部硬直、肩こり、ケルニッヒ徴候

6）不眠、不安、イライラ、抑うつ

7）集中力や意欲の低下と、それらによる作業効率の低下

8）痙攣、てんかん発作、意識障害、運動障害、言語障害、見当識障害など

6. 頭痛の「成り行き」
（悪化したときの二次的問題）

1）頭痛とその身体的・精神心理的・環境的増悪因子ならびに随伴症状などによる**日常生活動作行動の低下、ひきこもり傾向**

2）脳出血、クモ膜下出血、急性髄膜炎などに発症する急激な激しい頭痛による**死への恐怖、不安**、ならびに**原疾患に伴う生命危機**

3）急激な激しい頭痛、あるいは進行性・反復性・慢性・持続性頭痛による**食事摂取困難や睡眠障害**、さらに**ボディイメージの混乱**

7. 頭痛に対する主な診察と検査

1）診察

（1）問診、視診：頭痛はいつから始まったか、過去に経験しているか、頻度、性質とくに持続性か間欠性か、部位（片側、頭全体など）、どのように痛むか、前兆や随伴症状の有無と特徴、どのようにすれば軽減あるいは治ったかなど。その他、内服中の薬剤やアルコール摂取量など

（2）神経学的診察：意識障害、項部硬直、neck flexion test、ケルニッヒ徴候、バレー徴候、四肢の麻痺、眼底うっ血乳頭、脳局所症状の有無など

（3）体温、脈拍、呼吸、血圧などの測定

片頭痛や緊張型頭痛などの一次性頭痛と他の原因疾患による二次性頭痛との鑑別が重要である。頭痛の鑑別診断を**図5、6**に示す。

2）検査

（1）血液検査

（2）頭蓋および頸椎X線検査

（3）画像診断：CT、MRI、MRA（MRアンギオグラフィ）

（4）脳波

（5）腰椎穿刺、髄液検査

（6）脳血管撮影

（7）耳鼻咽喉科・眼科・整形外科・歯科・精神科による診察

（8）心理・人格テストなど

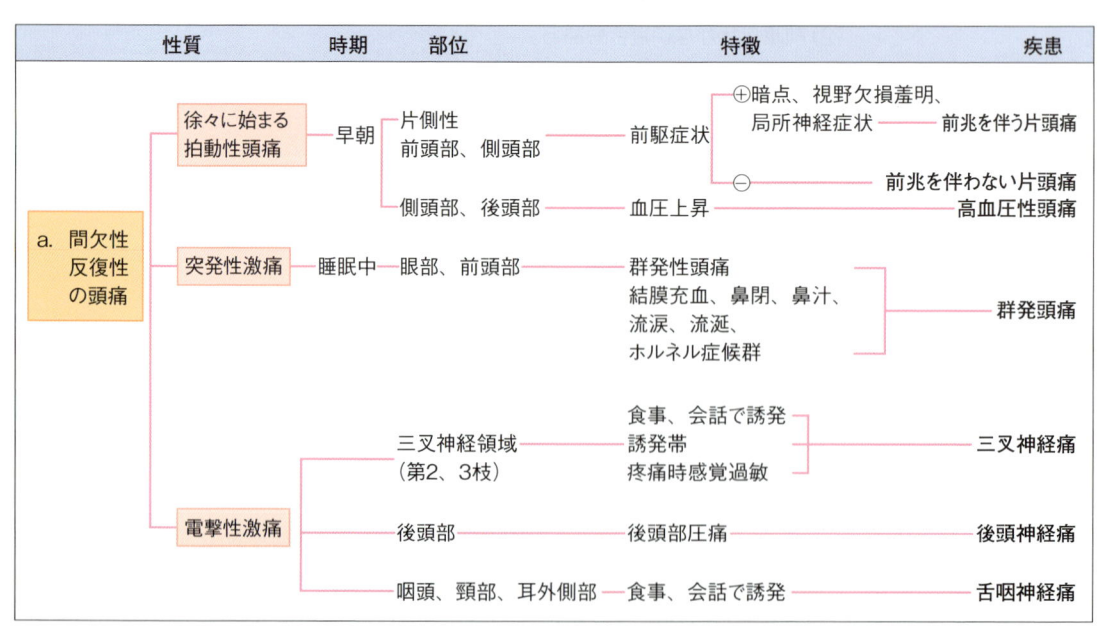

（水野美邦編［鈴木啓二］：頭痛. 神経内科ハンドブック, 第4版, p.332, 医学書院, 2010. より改変）

図5　間欠性反復性の頭痛の鑑別診断

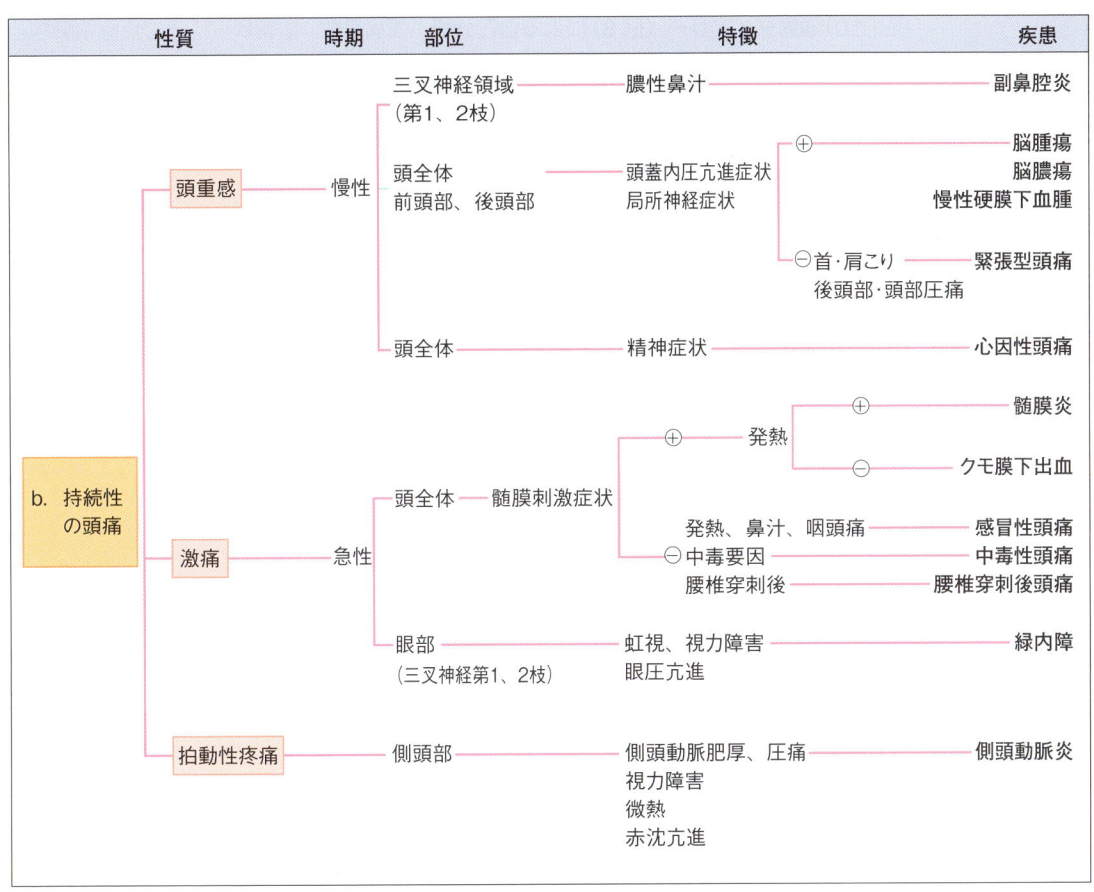

（水野美邦編［鈴木啓二］：頭痛．神経内科ハンドブック，第4版，p.232，医学書院，2010．図3-14の一部を転載）

図6 持続性の頭痛の鑑別診断

8. 頭痛に対する主な治療

原疾患の治療が第一義的であるが、以下のような対症療法も同時に行われる。

1) **安静療法**
2) **薬物療法（表4）**：頭痛の重症度によって治療薬が選択される。軽度〜中等度の頭痛ではアセトアミノフェンや非ステロイド性抗炎症薬（NSAIDs）、中等度〜重度の頭痛では、トリプタン系薬剤が推奨される。なお、予防療法としては、カルシウム拮抗薬やβ遮断薬が用いられる。
3) **局所浸潤療法**：疼痛部位に局所麻酔薬を繰り返して注入する方法で、痛覚を遮断すると同時に、筋攣縮を取り除くことによって頭痛の軽減をはかる。
4) **神経ブロック療法**：局所麻酔薬などを用いて、末梢神経または神経節を一時的あるいは半永久的に遮断する方法
5) **東洋医学的治療**：電気鍼、鍼麻酔などによる方法
6) **硬膜外自家血注入療法**
7) **心理療法、催眠療法**
8) **理学療法**：マッサージ、温熱療法、超音波療法、入浴療法、体操療法（**図7**）など
9) **患者教育**：不安、抑うつなどの心理的要因が、片頭痛や緊張型頭痛の発症や経過に密接に関与していることは以前から指摘されている。したがって、患者自身が自己の頭痛について正しく理解するとともに、予防的対応が行えるようにする。

10）頭痛ダイアリー（図8）による自己分析：頭痛日数、服薬状況、その治療効果などの情報の他に、日常生活上のイベントや心理的変化など、頭痛の背景にあるストレスなどを知るのに有効となる。

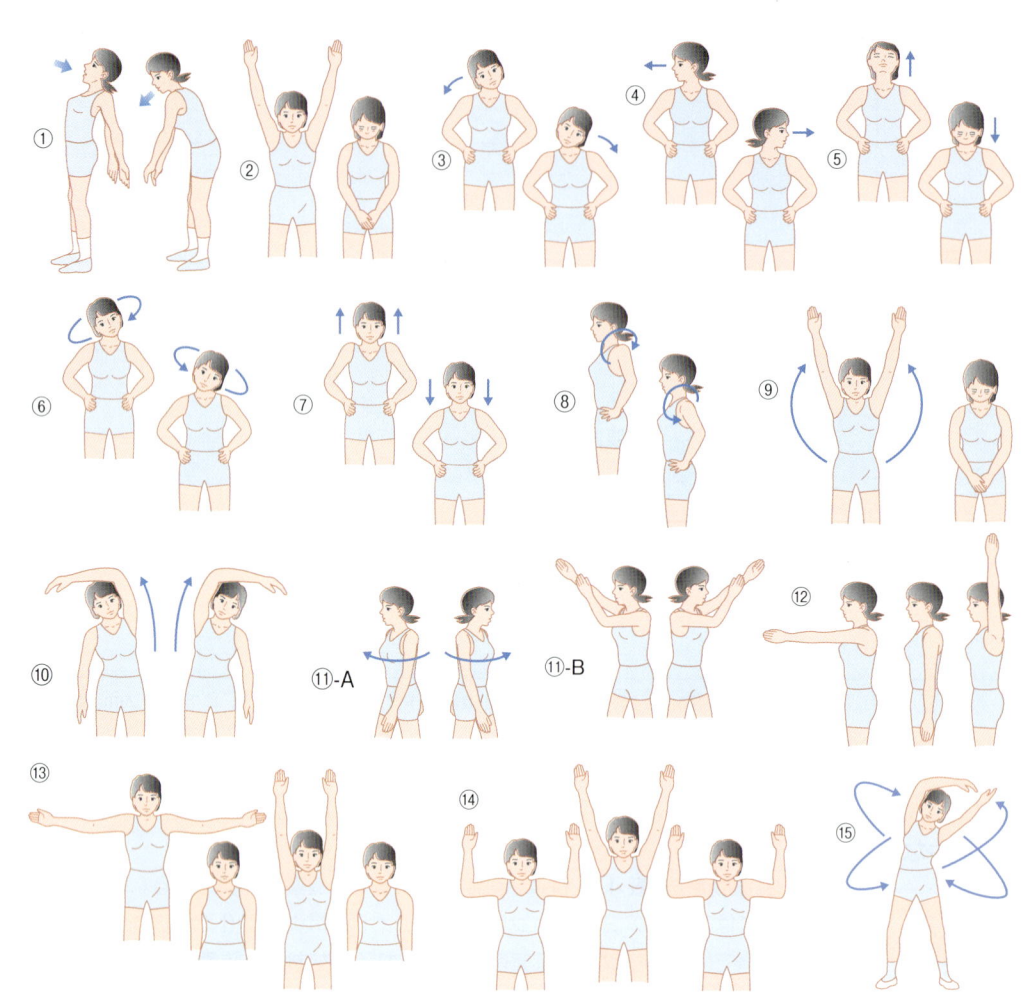

①両手を後ろへ引き、ぐっと胸を反らせて深く息を吸う。背中を丸くし、両手を前で交差するようにして静かに息を吐く

②大きく呼吸をしながら、両手を上に振り上げたり前で組んだりする

③手を腰に当て、頸を左右に曲げる

④顔を左右に向ける

⑤顔を上下に向ける

⑥頭を右、左と順に回旋させる

⑦両肩を同時にもち上げたり、下ろしたりする

⑧両肩を前、後ろに回す

⑨両腕を大きく側方から頭の上に振り上げ、振り下ろす。下ろした腕は身体の前で交差する

⑩側胸部の筋肉を思いきり伸ばすようにして、左腕を上に上げながら身体を右に曲げ、次いで反対側を行う

⑪身体全体を左、右と交互にねじる。このとき両腕を下に垂らして行い、次に身体と一緒に振り上げて行う

⑫両腕を前方に水平に伸ばしてから下ろし、次に両腕を前方から頭の上に垂直に伸ばして振り下ろす

⑬両腕を横に上げて下ろし、次に横から垂直になるまで振り上げてから下ろす

⑭両腕を横に上げて肘を曲げ、曲げた肘から先が垂直になるように構えてから、両腕を上に伸ばし、もとの姿勢に戻す

⑮身体全体をひねりながら右、左へ大きく回す

図7　緊張型頭痛に対する体操（立位）

表4　頭痛に用いられる主な薬

分類	一般名（商品名）	効果発現メカニズム	主な副作用と注意事項
トリプタン系薬（セロトニン受容体作動薬）	スマトリプタンコハク酸塩（イミグラン）	トリプタン系薬物は、血管収縮に関与する選択的セロトニン（5-HT）受容体作動薬であり、**片頭痛**や**群発頭痛**を改善する	**禁忌**：本剤成分過敏症の既往、心筋梗塞の既往、虚血性心疾患またはその症状・兆候のある患者、異型狭心症（冠動脈攣縮）、脳血管障害や一過性脳虚血性発作の既往、末梢血管障害、コントロールされていない高血圧症、エルゴタミン・エルゴタミン誘導体含有製剤・他の 5-HT$_{1B/1D}$ 受容体作動薬を与薬中、重篤な肝機能障害、モノアミンオキシダーゼ阻害剤（MAO 阻害薬）与薬中 **併禁**：エルゴタミン、エルゴタミン誘導体含有製剤、5-HT$_{1B/1D}$ 受容体、MAO 阻害薬 **注意**：🚗 **重大な副作用**：不整脈、狭心症あるいは心筋梗塞を含む虚血性心疾患様症状、ショック、アナフィラキシー、てんかん様発作
	ゾルミトリプタン（ゾーミッグ）		**禁忌、併禁、注意**：「スマトリプタンコハク酸塩」参照 **重大な副作用**：アナフィラキシーショック、アナフィラキシー、頻脈（WPW 症候群における）、てんかん様発作
サリチル酸系製剤	アスピリン（アスピリン）	過剰な筋疲労に伴う疼痛物質の放出や局所炎症に伴う発熱や疼痛、循環障害などの末梢性要素ならびにストレスや局所あるいは全身の疼痛などによって引き起こされる**緊張型頭痛**を改善する	**禁忌**：①消化性潰瘍、重篤な肝障害、重篤な腎障害、重篤な血液の異常、重篤な心機能不全、アスピリン喘息またはその既往、②本剤酸系製剤過敏症の既往、出産予定日 12 週以内の妊婦 **注意**：感染症を不顕性化するおそれがある **重大な副作用**：ショック、アナフィラキシー、出血、中毒性表皮壊死融解症、皮膚粘膜眼症候群、剥脱性皮膚炎、再生不良性貧血、血小板減少、白血球減少、喘息発作の誘発、肝機能障害、黄疸、消化性潰瘍、小腸・大腸潰瘍
	アスピリン・ダイアルミネート配合剤（バファリン）		**禁忌、注意、重大な副作用**：「アスピリン」参照
アニリン系製剤	アセトアミノフェン（アセトアミノフェン、カロナール）		**警告**：重篤な肝障害が発現するおそれ（本剤添付文書参照） **禁忌**：消化性潰瘍、重篤な肝障害、重篤な腎障害、重篤な血液の異常、重篤な心機能不全、アスピリン喘息またはその既往、本剤成分過敏症の既往 **重大な副作用**：ショック、アナフィラキシー、中毒性表皮壊死融解症、皮膚粘膜眼症候群、急性汎発性発疹性膿疱症、喘息発作の誘発、劇症肝炎、肝機能障害、黄疸、顆粒球減少症、間質性肺炎、間質性腎炎、急性腎不全
ピリン系配合剤	イソプロピルアンチピリン・アセトアミノフェン・アリルイソプロピルアセチル尿素・無水カフェイン（SG 顆粒）	4 種類の有効成分からなる配合剤であり、解熱・鎮痛効果を発揮して**緊張型頭痛**を改善する	**警告**：重篤な肝障害が発現するおそれ（本剤添付文書参照） **禁忌**：アスピリン喘息（またはその既往）、重篤な肝障害、本剤成分・ピラゾロン系薬剤またはアミノフェノール系薬剤過敏症の既往 **注意**：🚗 **重大な副作用**：「アセトアミノフェン」参照（顆粒球減少症を除く）、血小板減少、溶血性貧血
カルシウム拮抗薬	ロメリジン塩酸塩（ミグシス）	選択的に脳血管の収縮を抑制し、脳血流量も増加させるなどの作用によって**片頭痛**を予防する	**禁忌**：本剤成分過敏症の既往。頭蓋内出血またはその疑いがある患者、脳梗塞急性期、妊婦または妊娠の可能性 **注意**：🚗 **重大な副作用**：抑うつ

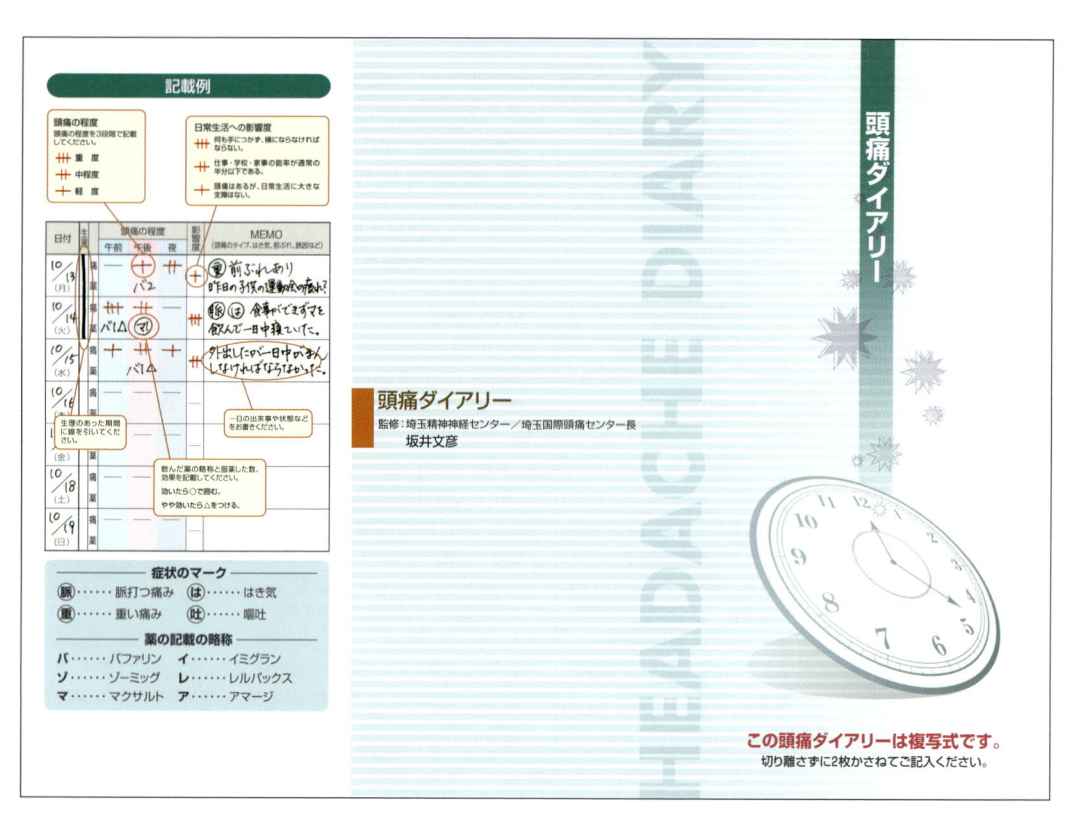

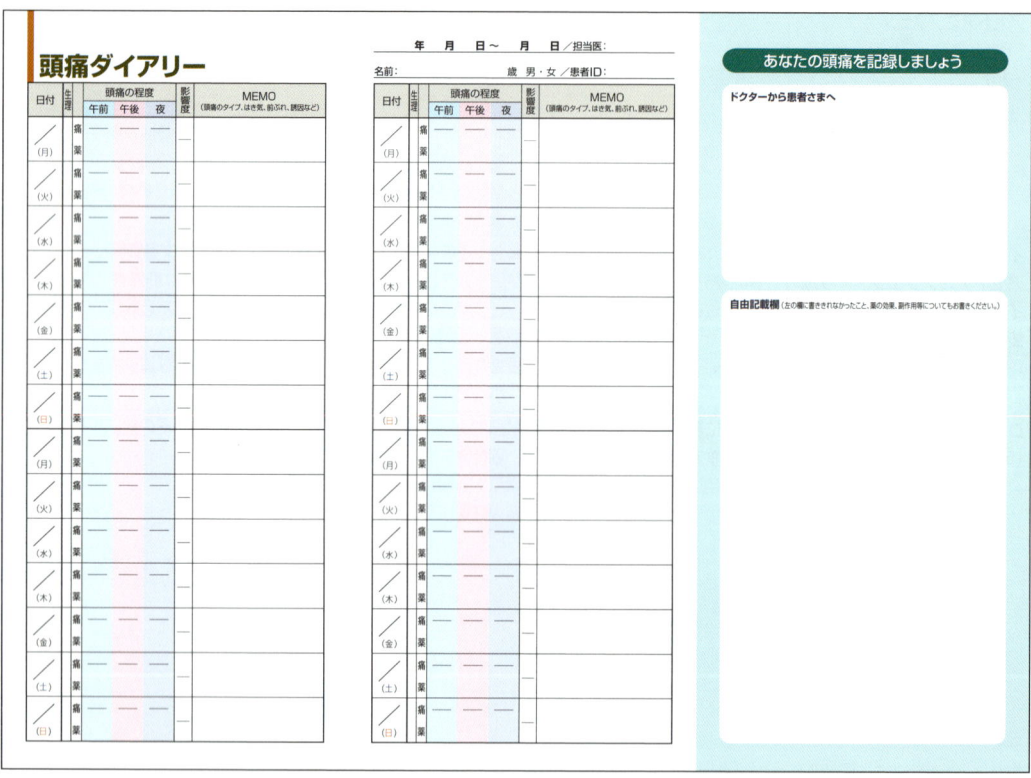

日本頭痛学会（www.jhsnet.org/dr_medical_diary.html）より転載

図8　頭痛ダイアリー

●看護のポイント

必要な情報	情報分析の視点

必要な情報

1. **頭痛の特性**（基2 4 の活用）
   1) 発生部位：頭のどの部分がとくに痛むか、表在性、深部性、片側性、一側性、両側性など
   2) 性質：拍動性、圧迫性、絞扼性、被帽性、電撃性、刺痛性、灼熱性、激烈な頭痛
   3) 発症のしかたと経過時間：いつからどのように始まったか、以前に同じ頭痛があったか。急性の激しい頭痛、一過性頭痛、亜急性の進行性頭痛、慢性、反復性・持続性の頭痛など。頭痛の持続時間と経過
   4) 程度：強度か軽度（仕事ができない、差しつかえる、差しつかえないなど）
   5) 誘発・増悪因子（特定の飲食物、身体的・精神心理的・環境的状況、薬物など）
   6) 前駆症状の有無：食欲不振、悪心・嘔吐、発熱、めまい、立ちくらみ、しびれ、項部痛、閃輝暗点、一過性半盲など
   7) 既往歴：外傷、眼・耳鼻・歯疾患、頸椎症など
   8) 家族歴：家族に頭痛のある人がいるか。
2. **頭痛の随伴症状の有無と程度**（基2 5 の活用）
   1) 動悸、発汗、血圧上昇、脈拍数・呼吸数増加
   2) 発熱、悪心・嘔吐、食欲不振
   3) めまい、眼球振盪、その他眼症状（眼痛、視力障害、複視、視野狭窄、眼瞼下垂）
   4) 涙・鼻汁分泌、顔面紅潮
   5) しびれ感、項部硬直、肩こり、ケルニッヒ徴候
   6) 不眠、不安、イライラ、抑うつ
   7) 集中力や意欲の低下ならびにそれらによる作業効率の低下
   8) 痙攣、てんかん、意識障害、運動障害、言語障害、見当識障害など
3. **頭痛の主な原因・誘因と程度**（基2 3 の活用）
   ＜一次性頭痛＞
   1) 片頭痛：特定の食物、精神的緊張やストレスからの解放（週末）、睡眠不足・過多、強い光・音・臭気、薬物（経口避妊薬、血管拡張薬など）、心身の疲労、月経周期（ホルモン）など
   2) 緊張型頭痛：心身のストレス、うつ状態、心因性、頸椎の支持性障害

情報分析の視点

1. 頭痛の部位・性質・程度の明確化
2. 頭痛と前駆症状ならびに随伴症状の発生時期・発現様式と現在までの経過の明確化
3. 頭痛の原因・誘因とそのメカニズムの明確化
4. 頭痛の「成り行き」の明確化

▶ 左記の 1、2 の観察結果は、次に進めるべき診察と検査に役立つばかりでなく、原因疾患の診断にも大いに役立つ情報になる。

▶ 1 ～ 4 にかかわる情報収集と、その分析にあたっては、以下のことを念頭におく必要がある。頭痛の訴えは日常頻繁に聞かれるため安易に聞き流してしまいやすい。しかし、頭痛は、それ自体が苦痛の最大要因であるばかりでなく、疾患の診断、とくに緊急処置を必要とする生命にかかわる下記の疾患の診断や急変などの異常の早期発見にとって重要な情報になるので、表現しにくい場合もあることをふまえて、せかさず慎重に情報収集する。
危険信号としての頭痛には、以下のものがある。これらの頭痛は、片頭痛、緊張型頭痛、動脈瘤や脳腫瘍、多発性硬化症などに続発する症候性三叉神経痛を除く本態性三叉神経痛などと異なり、**生命危機のサイン**になることから、観察・判別できなければならない。

1. **意識障害を伴う頭痛**（脳出血、脳動脈奇形、脳腫瘍）
2. **項部硬直を伴う頭痛**（頭蓋内出血、または炎症）
3. **嘔吐を伴う頭痛**（髄膜炎、クモ膜下出血、脳腫瘍）
4. **高熱を伴う頭痛**（感染症など）

3）群発頭痛：心身のストレス、アルコール、血管拡
　　張薬など
　4）その他：一次性の咳嗽性頭痛、一次性運動時頭痛、
　　性行為に伴う頭痛など
＜二次性頭痛＞
　1）頭頸部外傷・傷害による頭痛：頭部外傷および頭
　　部外傷後遺症、頭頸部外傷（むち打ち症）、硬膜下
　　血腫、開頭後頭痛など
　2）頭頸部血管障害による頭痛：クモ膜下出血、脳出
　　血、脳梗塞、一過性脳虚血発作（TIA）、側頭動脈
　　炎
　3）非血管性頭蓋内疾患による頭痛：脳腫瘍、頭蓋内
　　圧亢進、低髄液圧（硬膜穿刺後頭痛）、脳脊髄液減
　　少症、非感染性炎症性（頭蓋内）疾患、髄注、てん
　　かん発作
　4）物質またはその離脱による頭痛：薬物乱用、薬物
　　離脱、薬物、中毒
　5）感染症による頭痛：髄膜炎（真菌、ウイルス、が
　　ん性）
　6）ホメオスタシス障害による頭痛：高山性、潜水時、
　　睡眠時無呼吸症候群、透析、高血圧、子癇、甲状
　　腺機能低下、絶食
　7）顔面・頭蓋の構成組織の障害に起因する頭痛：頭
　　蓋骨疾患（骨髄炎、多発性骨髄腫）、顎関節症、眼
　　疾患（急性緑内障、屈折異常、斜視）、耳鼻疾患、
　　副鼻腔炎

4. 頭痛に対する診察と検査の結果（基2 7の活用）
　1）診察
　　（1）問診、視診
　　（2）神経学的診察
　　（3）体温、脈拍、呼吸、血圧などの測定
　2）検査：血液検査、頭蓋および頸椎X線検査、CT、
　　MRI、MRA、脳波、腰椎穿刺、脳血管撮影、耳
　　鼻咽喉科・眼科・整形外科・歯科・精神科による診
　　察、心理・人格テストなど

5. 頭痛に対する治療内容と効果・副作用（基2 8の活用）
　1）安静療法、2）薬物療法、3）局所浸潤療法、4）神
　経ブロック療法、5）東洋医学的治療、6）硬膜外自家
　血注入療法、7）心理療法、催眠療法、8）理学療法、9）
　患者教育、10）頭痛ダイアリーによる自己分析

6. 頭痛の「成り行き」の有無と程度（基2 6の活用）

**7. 頭痛と検査・治療などに対する患者や家族の反応と
　期待**

▶「成り行き」として以下の問題を生じやすい。

　1. 頭痛とその身体的・精神心理的・環境的増
　　悪因子ならびに随伴症状などによる**日常生
　　活動作行動の低下、ひきこもり傾向**

　2. 脳出血、クモ膜下出血、急性髄膜炎などに
　　発症する急激な激しい頭痛による**死への恐
　　怖、不安**、ならびに**原疾患に伴う生命危機**

　3. 急激な激しい頭痛、あるいは進行性・反復性・
　　慢性・持続性頭痛による**食事摂取困難や睡眠
　　障害**、さらに**ボディイメージの混乱**

　4. 片頭痛、緊張型頭痛、三叉神経・自律神経
　　性頭痛による**対人関係の狭小化、教育の機
　　会や職業選択の自己制限ならびに能率低下**

　5. 鎮痛薬の長期使用による**薬物依存、服薬の
　　自己調整や中断などのノンコンプライアン
　　ス**

第3段階　　看護計画の立案

● **目標設定の視点**　
1. 頭痛と随伴症状が軽減・消失する。
2. 患者・家族が、頭痛の誘発・増悪因子を自ら見出し、予防・除去を実践できる。
3. 日常生活動作行動を拡大できる。
4. 患者・家族が、個別的な頭痛コントロール法を見出し、実践できる。
5. 少なくとも「成り行き」にあげた問題を起こさない。

● **対策の立案**　対象固有の頭痛の原因・誘因ならびにそれによる発生・悪化のメカニズムをふまえたうえで、対策を選択・決定する必要がある。　　（基2 1〜8の活用）

対策の種類	対策の根拠
1. 頭痛の特性の変化 　1）発生部位、2）性質、3）発症のしかたと経過、4）程度、5）誘発・増悪因子、6）前駆症状の有無 **2. 頭痛の随伴症状の変化** **3. 頭痛の原因・誘因の増減** **4. 頭痛に対する診察と検査結果の変化** **5. 頭痛に対する治療内容と効果・副作用の増減** **6. 頭痛の「成り行き」の有無と程度** **7. 頭痛と検査・治療などに対する患者や家族の反応と期待** ※観察の細かい項目は、アセスメント・診断段階と同じであるため省略する	1〜7の観察項目は、その患者が目標に近づいているか否かを最も端的に表す情報となる。と同時に、頭痛の前駆症状を早期に発見し、早期に対処できるよう努める。 ▶アセスメント・診断段階にあげた「生命危機のサイン」になる頭痛の発症、経過については、継続的に観察・記録・報告する必要がある。 ▶冒頭にあげた「疼痛スケール」（p.666）を用いて、頭痛の程度の変化、そのときどきの誘発・増悪因子、軽減因子について継続的に観察する。一次性頭痛が考えられる場合は、患者に頭痛日記（「頭痛ダイアリーによる自己分析」p.680）を記載するよう指導・依頼すると、頭痛の病型判定のみならず、誘発・増悪・軽減因子を明確にする重要な資料を得ることに役立つ。とくに、鎮痛薬の効果と副作用の継続観察によって、対象に適した疼痛コントロール法を患者・家族が自ら見出す有効な資料になる。
1. 安静・休息・睡眠の保持 　1）安静臥床 　2）適度の休息・睡眠 　3）リラクセーション	▶運動は、血液中の酸素を消費し、循環を促進させて血管の拡張に伴う頭痛を引き起こす。また読書、裁縫・編物などの手芸、執筆あるいはコンピューターなどの仕事を長時間続けると、頭部・頸部・肩甲部の筋肉を収縮させて血流障害を招くことによって、緊張型頭痛を引き起こす。 頭痛と睡眠不足は悪循環に陥りやすい。したがって、睡眠の確保を優先した**鎮痛薬**の内服調整を患者と一緒に検討する。（基2 4、8の活用） ▶緊張型頭痛や片頭痛は、精神心理的ストレスや

観察（OP）

看護療法（TP）

	身体的ストレスとの関係が強い。これらを解消するには、心と身体の英気を養える患者に合ったリラクセーション（自律訓練法、漸進的筋弛緩法、アロマテラピー）が望ましい。（**基2** 4、8の活用）
2. 体位の工夫、寝具などの調整	▶虚血による脳血管の収縮・拡張を緩和するために頭部を低くし、脳への血液循環を促進させる。ただし、頭蓋内圧亢進による頭痛の場合は、頭部および肩を高位にして静脈血の還流を促して頭蓋内圧の低下をはかる。（**基2** 3、4の活用）
1）寝具の調整	▶一般に、高すぎたり、やわらかすぎる枕、沈みが深いベッドや布団は、体位変換を阻害するばかりでなく筋肉への負担を大きくする。枕と睡眠や寝返りなどとの関係を十分説明し、個人の好みも取り入れてバスタオルなどで高さを調整する。（**基2** 3の活用）
2）作業姿勢の調整	▶物理的に筋緊張を起こしやすい姿勢があるので、椅子や机が作業姿勢に無理がないか否かを確認する。（**基2** 3、4の活用）
3. 環境調整と協力要請 1）落ち着いた雰囲気 2）照明、騒音、臭気、温度、湿度などの調整	▶イライラや緊張は、血管性頭痛を誘発・増悪しやすい。したがって、病室の採光を調整したり、ドアの開閉音、足音、話し声などの騒音や消毒薬・強い香りの花などの臭気、あるいは高温多湿などの刺激を避けるための環境調整を関係者の協力を得て行う必要がある。（**基2** 3、4の活用）
3）人的環境調整（面会人・同室者との人間関係）	▶人的環境も心理的緊張を誘発することがある。したがって、同室患者との人間関係や雰囲気を十分に把握し、調整をはかる。また、面会人と患者との人間関係は、緊張度を左右するので患者と相談して面会人を調整する。頭痛は、主観的な苦痛であり、周囲の人にはその苦痛が理解しにくいことをふまえて、重要他者、サポートシステムの協力を要請する。（**基2** 3、4の活用）
4. 気分転換 1）適度な趣味（音楽鑑賞など） 2）適度のスポーツ 3）散歩や外出	▶緊張型頭痛を長期に訴える患者は、物ごとにこだわり、潔癖、完全主義などの性格傾向がある。このような人にとっては、ふつうストレスになりえないような刺激がストレッサーになり、頭痛を誘発・増悪し、それがまたストレッサーになり、頭痛を悪化させるという悪循環に陥りやすい。この悪循環を断ち切るには趣味やスポーツなどによって気分転換をはかることが有効である。それらを行う場合も少しずつ反応を本人と

		確かめながら実施し、失敗感をもたせないよう留意する。（**基2** 3、4の活用）
	5. 温・冷罨法	
	1）冷罨法	▶血管性頭痛の場合は、冷却することによって血管を収縮させたり、痛覚閾値を上昇させて痛みに対する感じ方を鈍くさせる。しかし、冷罨法は、筋を収縮させ、筋収縮性頭痛を引き起こすこともあるので注意する。とくに肩は冷やさないなどに留意する。（**基2** 3、4の活用）
	2）温罨法	▶緊張・不安などによる緊張型頭痛に対しては、項部・肩などを温めることにより筋肉の収縮を緩和する。（**基2** 3、8の活用）
	6. マッサージ、スキンシップ	▶マッサージは、筋肉への血液循環を促し、筋肉の収縮を緩和させる。それとともに、温かく・優しい人の手によって触れられるスキンシップは精神的緊張を和らげる。（**基2** 3、8の活用）
看護療法（TP）	**7. 圧迫**	
	1）総頸動脈、側頭動脈などの圧迫	▶血管性頭痛とくに片頭痛の場合は、左記の動脈を圧迫し、血管の拡張を一時的に抑える。（**基2** 3の活用）
	8. 適度の運動	
	1）頸腕体操など	▶緊張型頭痛の場合は、頭部や頸部の筋肉の異常緊張をやわらげ、血液の循環をよくするような体操を行う。（**基2** 3、8の活用）
	9. 排泄のコントロール	▶便の停滞により発生した有害物質が、痛覚を刺激するといわれている。また、努責時は血圧が急激に上昇するため、血管壁の受容器が刺激され、頭痛を引き起こすとも考えられている。（**基2** 3の活用）
	10. 食品・嗜好品の調整	▶チラミン、亜硝酸塩を含む食品（p.675）は、頭痛を誘発しやすいため避ける。また、カフェインの多量飲用者がその飲用を中断すると中断性の頭痛を生じることがある。（**基2** 3の活用）
	11. 薬物療法の管理	▶鎮痛効果の高い薬物は、副作用も強いことが多いため、与薬後も十分観察する。とくに表4にあげた鎮痛薬の中には、呼吸抑制、過呼吸、ショック、代謝性アシドーシスをはじめ重大な副作用を引き起こす薬物も少なくない。したがって、与薬前・中・後の呼吸、血圧、心拍・脈拍、電解質、ならびに関連する患者の主観的症状などを十分観察すると同時に、緊急対応についても常に心がけておく必要がある。また慢性頭痛などによる長期間の与薬は、薬物依存を起こし

看護療法（TP）		やすい。したがって、連用を避けるための工夫を患者や家族と一緒に行う。（基2 8の活用）
	12．精神心理的安定への援助 　1）疾病、検査、治療などの十分な説明 　2）頭痛の訴えに対する理解と支持的態度、ゆとりある対応	▶精神的緊張、恐怖、不安、興奮などは、全身の緊張、とくに頸部、肩甲部、背部の筋肉を収縮させ、頭痛を誘発・増悪させるため、それらを引き起こしている因子を除去する。 （基2 3、4、8の活用）
教育（EP）	1．前記観察項目のうち1〜4の主観的情報を報告できるよう指導する	▶頭痛の原因・誘因や頭痛の状況を判断するための重要な主観的情報となる。 ▶患者が自ら頭痛による心身の苦痛を緩和し悪化を防止できるよう、これらの指導を必要とする。 （基2 3、4、8の活用） ▶患者が自ら頭痛の実態を把握できるよう「疼痛スケール」の用い方について、説明・指導する。
	2．看護療法項目1〜12の必要性を説明し、患者自ら積極的に療法に参加できるよう指導する	▶患者が自分に合った「頭痛のコントロール法」を見出すことができるよう、具体的な方法について話し合い、助言する。

第3・4段階　看護計画の立案・実施時の留意点

1．生活習慣および環境のアセスメントと支援

　頭痛の誘発・増悪因子の多くは、日常生活や環境のなかに潜んでいる。そのため、一時的に頭痛を消失・軽減させても再発・増強しかねない。したがって、患者が自分自身の日常生活や環境ならびに性格などをアセスメントして、誘因・増悪因子を見出し、自ら予防行動、さらに応急処置がとれるよう指導する。

2．幼児の頭痛の把握

　幼児は「頭が痛い」と訴えることができず、機嫌が悪かったり、「お腹が痛い」などと表現することもある。したがって、痛い部位を指で示してもらうなどによって正確に疼痛部位を把握することが大切である。

3．患者の疼痛耐性のアセスメントと援助

　患者の疼痛とその原因・誘因に対する知識、疼痛や鎮痛薬などに対するとらえ方、対処能力、疼痛による心身への影響などに関するアセスメントを行い、それらの強みを活かし、弱点を解消できる指導を行う。

4．総合的なアセスメントと援助

　激しい頭痛は、器質的な病変によって発生しやすいが、心因性疼痛と一緒に現れて増強することが多い。したがって、頭痛のある患者のアセスメント・診断ならびに援助においては、局所のみならず、精神心理的状態も含めて総合的にみる必要がある。

5．頭頸部諸筋の持続的緊張の防止

　軽い労作であっても同一体位や同一動作の長時間の繰り返しは、頭部や頸部、肩甲部などの諸筋の緊張を増し緊張型頭痛を引き起こす。とくに視覚集中を必要とする動作では、1〜2時間に1回、2〜3分から数分間休み、眼を閉じて外界からの刺激を避けるようにする。また、深呼吸を数回行うと、一般に血圧が20〜30mmHg下がるため、筋緊張および血管への負担が軽減される。なお、頸部・肩甲部の筋肉がかたくなり「肩こり」状態になる原因については、近年、これらの局所ではなく、遠く離れた横隔膜から骨盤底筋の間の腹筋や背筋、つまり体幹筋肉に問題がある場合が多いことが明らかにされている。これらの場合は頸部・肩甲部のマッサージや体操よりも、専門医の下での体幹運動・体操が有効とされていることも念頭に

おく必要があろう。

6. 鎮痛薬使用時の注意

　頭痛に用いられる鎮痛薬は、血管拡張、血圧下降、筋弛緩、鎮静・催眠などの副作用を伴うものが多い。したがって、自動車の運転、危険を伴う機械の操作などには十分注意するよう指導する。また、副作用の消化器症状として食欲不振、悪心・嘔吐、便秘・下痢、胃痛などを伴いやすいことから、食事や排泄などを含む総合的な観察と援助を行う。脳から疼痛を軽減するエンドルフィン（アヘン様の性質をもつ）の分泌を促すプラシーボを用いる場合は、その効果を詳細に記録し、次のケアにつなげていく必要がある。

7. 鎮痛薬とその他のケアの総合的な活用

　気分転換、罨法、マッサージなどの非侵襲的疼痛軽減法は、鎮痛薬の効果を高める。状態によっては鎮痛薬を使用しなくてもよいほど効果がある。

8. 人間関係の調整

　精神的に安定した状態を保つためには、社会生活、病院内生活の人間関係を調整する必要がある。しかし、これらは至難であることが多いので、根気よく行うと同時に、患者を取り巻く周囲の人々の協力が十分に得られるよう働きかけることも大切である。

9. 低酸素状態の緩和

　冷暖房中には、定期的な換気によって低酸素状態の緩和をはかることも頭痛の予防にとって大切である。人混みやビルの中のような不十分な換気状況では、一過性の二酸化炭素中毒などを起こすことがあるので、ときどき外気にふれて酸素を補うことが必要である。

第5段階	評価の視点

1. 目標に近づいたか否か

1）頭痛と随伴症状が軽減・消失したか。

2）患者・家族が頭痛の誘発・増悪因子を自ら見出し、予防・除去を実践できるようになったか。

3）日常生活行動が拡大したか。

4）患者、家族が個別的な頭痛コントロール法を見出し、実践できるようになったか。

5）「成り行き」にあげた問題 [1) 日常生活動作行動の低下、ひきこもり傾向、2) 死への恐怖、不安、ならびに原疾患に伴う生命危機、3) 食事摂取困難や睡眠障害、さらにボディイメージの混乱、4) 対人関係の狭小化、教育・職業の選択制限や能率低下、5) 薬物依存、服薬の自己調整や中断などのノンコンプライアンスなど] を起こさなかったか。

2. 看護過程、とくに看護計画の評価・修正

　患者や家族の状態や行動が目標に近づいていない場合は、看護過程、とくに看護計画の立案段階のどこに問題があったのか、さらに診断段階に誤りがなかったかなどを追究する必要がある。

引用・参考文献

1）水野美邦編：神経内科ハンドブック．第4版，医学書院，2010.

2）間中信也：ねころんで読める頭痛学 診断と治療．メディカ出版，2013.

3）東儀英夫編：よくわかる頭痛・めまい・しびれのすべて．鑑別診断から治療まで，永井書店，2003.

4）作田 学：頭痛．Primary care note，日本医事新報社，2004.

5）鈴木則宏編：頭痛診療ハンドブック．中外医学社，2009.

6）坂井文彦編：片頭痛へのアプローチ よりよい日常生活を配慮した診療を目指して．先端医学社，2004.

7）小川 聡総編：頭痛．内科学書，改訂第7版，中山書店，2009.

8）日本頭痛学会編：慢性頭痛の診療ガイドライン．医学書院，2014.

9）端詰勝敬ほか：心身症の最新ガイドラインの動向 慢性頭痛の診療ガイドライン．心身医学，(56)2，2016.

10）荒木信夫編：神経内科外来シリーズ 頭痛外来．メジカルビュー社，2015.

42
頭痛

43 腹 痛
abdominal pain

●オリエンテーション・マップ

原因 (p.691)

1) 腹腔内臓器疾患
（1）食道・胃疾患、（2）十二指腸疾患、（3）胆道疾患、（4）肝疾患、（5）膵疾患、（6）腸疾患、（7）脾疾患、（8）泌尿器疾患、（9）生殖器疾患

2) 腹腔外疾患
（1）胸部疾患、（2）その他

3) 急性腹症（汎発性腹痛）
（1）急性腸閉塞、（2）急性重症膵炎、（3）胃・十二指腸潰瘍の穿孔、（4）腸重積症、（5）胆嚢穿孔、（6）急性穿孔性虫垂炎、（7）子宮外妊娠破裂（腹腔内出血）、（8）卵巣嚢腫茎捻転、（9）腹部大動脈破裂、（10）急性大動脈解離など

腹痛の発生・悪化の引き金要因 (p.699)

①食事の時間・内容
②姿勢と体位
③体動・運動・長時間の乗り物
④排便・排尿
⑤月経
⑥心身の疲労・緊張・不安・恐怖などの精神心理的要因など

腹 痛

内臓痛
体性痛
関連痛
混合痛

随伴症状 (p.697)

1) 発熱
2) 悪心・嘔吐
3) 溜飲症状（胸やけ、噯気）
4) 吃逆（しゃっくり）
5) 下痢・便秘
6) 黄疸
7) 吐血・下血
8) 性器出血
9) 排尿障害など

成り行き（二次的問題 p.698）

1) 日常生活とそれに必要な動作行動や社会活動の低下
2) 体液量・電解質・pH の平衡異常
3) 急激な乏血、呼吸困難、意識障害、さらにショック
4) 患者と家族の死への恐怖・不安の増大など

観察 OP (p.703)

看護療法 TP (p.704)・教育 EP (p.705)

1. 救命救急処置
1) バイタルサインの確認（ショック・意識レベルの判定）
2) 気道確保と酸素療法
3) 血管確保（輸液・輸血の準備）
4) 鎮痛薬の与薬と管理
5) 水分出納の管理
6) 悪心・嘔吐時は胃管留置
7) 緊急手術への対応

2. 安静および体位の工夫

3. 薬物療法の管理

4. 食事療法の管理

5. 環境調整と保温・罨法

6. マッサージ

7. 排泄のコントロール

8. 精神的安定への援助

■ 基礎的知識

1. 腹痛の定義

腹痛とは、心窩部から恥骨上部までの腹部の全体あるいは限局した痛みをいう。一般に腹腔内臓器の器質的・機能的障害により発生するが、体壁組織や腹腔外臓器の病変によっても発症する。

2. 腹痛のメカニズム

腹痛は、病態生理学的に**1）内臓痛（内臓痛性腹痛）**、**2）体性痛（体性痛性腹痛）**、**3）関連痛**の３つに分類されるが、これらの腹痛が混じり合った**混合痛**も出現することがある。

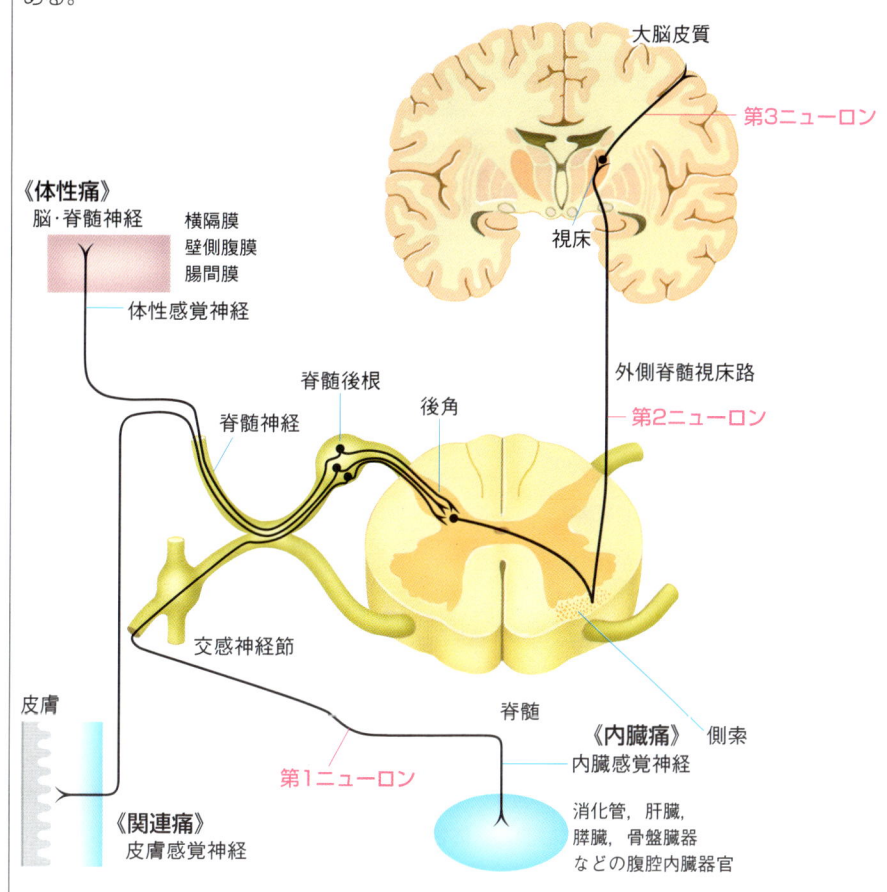

図1　痛覚路

1）内臓痛

図1に示すように、**第1ニューロン**として、消化管や膀胱などの腹腔内臓器官の平滑筋の攣縮、管腔臓器の拡張・伸展・牽引などが発生させる機械的刺激や消化液などの化学的刺激、あるいは血行障害や炎症による刺激などは、おのおのの内臓器官に分布している自由神経終末（痛みの受容器）を刺激して興奮させる。その刺激は感覚（知覚）神経を求心性に上行して脊髄神経節の神経細胞を経て**脊髄後根**に入る。次に**第2ニューロン**が左右に交叉して外側脊髄視床路を上行し、脳幹を通って視床に達し、さらに**第3ニューロン**が視床皮質路を経て大脳皮質の中心後回の感覚領域に達して**内臓**

痛を発生させる。

　内臓痛は、**表1**にも示すように機械的刺激や化学的刺激、内臓の乏血などによって間欠的・周期的に発生することが特徴である。**痛みの性質**は、鈍痛から仙痛までさまざまであるが、差し込むような痛みが多い。自律神経が両側支配であることから、原因臓器の部位に関係なく、疼痛は身体の正中線に沿った領域に、両側対称性に発生することが多い。また、伝導路が自律神経と反射弓を形成するため、悪心・嘔吐、顔面蒼白、発汗、頻脈などの**自律神経症状**を伴う。体動・体位変換により痛みが軽快することもある。とくに激しく差し込むような内臓痛を**仙痛（colic）**といい、管腔臓器の平滑筋の強い攣縮によって発症する。この仙痛は、胆石症、尿管結石症、急性胃腸炎、イレウスなどで発症しやすい。

表1　内臓痛・体性痛・関連痛の特徴

	内臓痛	体性痛	関連痛
発生機序	管腔や嚢状器官の痙攣・拡張・伸展・牽引などの機械的刺激、化学的刺激、血行障害や血管の牽引	壁側腹膜、横隔膜、腸間膜などの感覚（知覚）神経に対する機械的刺激や化学的刺激、炎症などによって発生	内臓知覚神経刺激
知覚受容部位	粘膜・粘膜下層・粘膜筋板・漿膜・腸間膜	壁側腹膜	脊髄後根体性知覚神経
痛みの部位	正中付近、両側対称性に発生	刺激された部位に局在性に発生	内臓知覚神経と同じ脊髄レベルの皮膚知覚帯、表面または深部に局在
痛みの性質	緩徐に発生、漠然とした鈍痛〜仙痛	急速に発生、鋭く強い刺すような痛み、限局性	鋭い痛み、放散痛
持続時間	間欠的・周期的	持続的	
姿勢体位	体動で不変あるいは軽快	前屈曲で動かない、体動で増強	
随伴症状	自律神経症状（悪心・嘔吐、顔面蒼白、発汗、頻脈など）	腹膜刺激症状（腹痛、悪心・嘔吐、便秘など）を呈することが多い	皮膚知覚過敏や筋肉の硬直を伴うこともあり

2）体性痛

　体性痛は**図1**、**表1**に示すように、体壁内面から発生する痛みであることから**腹膜痛**ともよばれる。**体性痛**は壁側腹膜、横隔膜、腸間膜などに分布する感覚（知覚）神経が、圧迫、牽引、捻転などの機械的刺激や管腔臓器の穿孔などで漏出した消化液などの化学的刺激を受け、その刺激が脳・脊髄神経求心路を通って大脳皮質の中心後回の感覚領域に達して発生する。体性痛は、持続する鋭く刺すような痛みが特徴である。また原因になる部位に限局した痛みである。**腹膜炎**を起こすと、体動、とくに腹部の伸展によって痛みが増強するために常に身体を丸くした体位をとったり、背筋を伸ばした歩行が困難になる。触診により**筋性防御**（壁側腹膜の炎症時に腹部触診によって腹筋が緊張し硬く触れる状態をいう）や、**反跳痛**（いったん腹部を圧迫した後に急に手を離すと、その局所に感じる強い痛みで**ブルンベルグ徴候**ともよび、炎症が腹膜まで波及していることを示す）も認められる。

3）関連痛

　図1、**表1**に示すように、刺激が加えられた部位のみに痛みを感じるのではなく、それより離れた皮膚・皮下組織・筋肉などの特定部位にも疼痛が発生することがあり、

これを**関連痛**という。すなわち、内臓痛が激しくなると、脊髄内で近くの神経線維に伝達されることによって、その内臓と同じ帯にある皮膚領域に放散する痛みを生じさせる。たとえば胆石症では、肝臓に分布している内臓神経が第8・9胸髄の後根に入ることから、同じ第8・9胸髄の後根に入る皮膚領域に疼痛を生じさせ、特徴的な右肩への**放散痛**になって現れる。そのほか、虫垂炎初期での心窩部痛、尿管結石時の鼠径部への放散痛、加えて狭心症発作時の左肩・左上腕・左手への放散痛なども代表的な関連痛である。

3. 腹痛の分類・原因・誘因ならびにメカニズムと特徴

腹痛の分類は、原因や性状による分類（**表2**）、腹痛部位による分類など、さまざまである。

腹痛部位による分類では、一般に**図2**に示すように、①心窩部、②右上腹部、③左上腹部、④臍部、⑤右下腹部、⑥左下腹部、⑦下腹部などの腹腔内臓疾患による腹痛に分けられている。

表2　原因と性状による腹痛の分類

原因による分類	
腹腔内性	消化管、実質臓器、腹膜、支持組織、血管などの病変
腹腔外性	心臓、肺、皮膚の病変
代謝性	尿毒症、ポルフィリン症、夜間血色素尿症、重金属中毒
神経性	中枢性（脳卒中）、神経根幹痛（脊髄癆）
心因性	神経性、転換性障害
性状による分類	
痙攣性（仙痛性）	管腔臓器平滑筋の攣縮による
炎症性	腹腔臓器の腹膜の炎症による
緊張性	腹腔臓器の被膜や腸管の過伸展による
塞栓性	腹腔内血管の塞栓時の突発性激痛
神経性	中枢性、末梢性および心因性による

（安部喬樹ほか編［周防武昭ほか］：症状別 看護アセスメント．JJNブックス，p.60，医学書院，1993．より改変）

以下は、1) **腹腔内臓器疾患による腹痛**、2) **腹腔外疾患による腹痛**、3) 腹部全体の激痛と急激な全身状態の悪化をまねき緊急手術の適応となる**急性腹症（汎発性腹痛）**のおのおのの主な原因・誘因ならびに腹痛の発生メカニズムと特徴を示す。

分類	主な原因・誘因	メカニズムと特徴
1) 腹腔内臓器疾患	**(1) 食道・胃疾患** ① 食道裂孔ヘルニア	▶左胸部、左肩部への放散痛、あるいは胸骨後面への放散痛を起こす。したがって、狭心症・心筋梗塞と誤る場合がある。
	② 胃炎	▶暴飲暴食または抗炎症性の解熱鎮痛薬などの薬物によって発生する急性胃炎。とくに急性胃粘膜病変は、持続的で灼けるような疼痛を訴える。慢性胃炎で高酸の場合は、胃潰瘍のような症状を示すこともある。サバ、アジ、イカなどの生魚を食べて2～3時間後に起こる急激な上腹部痛は、胃のアニサキス症を疑う必要もある。内視鏡検査で、アニサキス幼虫を摘出する

①心窩部
- ●食道疾患：食道下部の潰瘍、食道がん、逆流性食道炎
- ●胃・十二指腸疾患：急性胃炎（とくに急性胃粘膜病変）、慢性胃炎、胃潰瘍、胃がん
- ●膵疾患：急性膵炎、慢性膵炎、膵臓がん
- ●肝・胆道疾患：胆石症、胆嚢炎、肝炎
- ●急性虫垂炎の初期

②右上腹部
- ●胆道疾患：胆石症、胆嚢炎、胆嚢または胆道がん
- ●肝疾患：肝炎、肝がん
- ●胃・十二指腸疾患：十二指腸潰瘍
- ●腸疾患：腸がん（肝彎曲部）、虫垂炎、過敏性腸症候群
- ●膵疾患：膵頭部がん
- ●右腎疾患：腎・尿管結石、腎盂炎

③左上腹部
- ●膵疾患：急性膵炎、慢性膵炎、膵がん
- ●胃疾患：瀑状胃、胃がん
- ●腸疾患：過敏性腸症候群、腸がん（脾彎曲部）
- ●脾疾患：脾梗塞
- ●左腎疾患：腎・尿管結石、腎盂炎

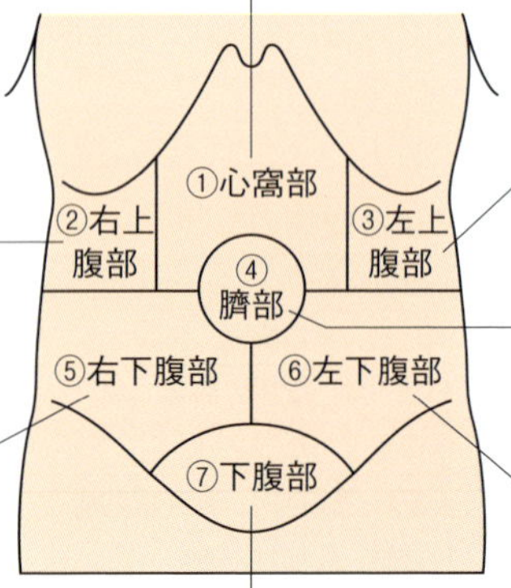

④臍部
- ●腸疾患：腸閉塞、腸間膜血管の血栓および閉塞、急性小腸炎、急性大腸炎、虫垂炎、腹膜炎
- ●胃疾患：胃潰瘍、胃がん

⑤右下腹部
- ●腸疾患：急性虫垂炎、慢性虫垂炎、小腸炎（回腸炎）、大腸炎、クローン病、腸結核症、移動盲腸、腸がん（盲腸および上行結腸）
- ●右尿管疾患：尿管結石
- ●生殖器疾患：卵巣嚢腫の茎捻転、付属器炎、子宮外妊娠

⑥左下腹部
- ●腸疾患：急性大腸炎、潰瘍性大腸炎、大腸がん、過敏性腸症候群、憩室炎
- ●左尿管疾患：尿管結石
- ●生殖器疾患：卵巣嚢腫の茎捻転、付属器炎、子宮外妊娠

⑦下腹部
- ●膀胱疾患：膀胱炎、膀胱結石、膀胱がん
- ●男性生殖器疾患：前立腺炎、精嚢炎
- ●女性生殖器疾患：付属器炎、子宮内膜症、卵巣嚢腫の茎捻転、子宮外妊娠
- ●腸疾患：急性大腸炎、S状結腸の憩室炎
- ●腹膜炎：骨盤腹膜炎、骨盤膿瘍

急性腹症（汎発性腹痛）＝腹部全体の急激な激痛
- ●食道疾患：特発性食道破裂
- ●胃・腸疾患：潰瘍やがんなどの穿孔、急性腸炎、食中毒、腸重積症など
- ●腹膜疾患：急性腹膜炎など
- ●血管系疾患：腸間膜血栓症など
- ●肝・胆道疾患：急性胆嚢炎、胆石症、急性閉塞性化膿性胆管炎など
- ●膵疾患：急性重症膵炎など
- ●泌尿器疾患：尿管結石、急性腎盂炎など
- ●婦人科疾患：卵巣嚢腫の茎捻転、子宮外妊娠など

図2　部位からみた主な腹腔内臓器疾患による腹痛

まで疼痛が継続するのが特徴である。

③胃潰瘍

▶ 胃潰瘍と十二指腸潰瘍の発症のメカニズムは、外的攻撃因子としての**ヘリコバクター・ピロリ菌**の感染・増殖、あるいは**非ステロイド性消炎鎮痛薬（NSAIDs）**の服薬、またはこれらの両方による胃粘膜の防御機構の破壊に加えて、内的攻撃因子として、胃液に含まれている塩酸（HCl）とペプシンが一緒になって組織を自己消化して上皮組織を壊死に陥らせることによって発症するという説が主流になっている。以下は胃潰瘍の疼痛の特徴である。

胃潰瘍の疼痛の発生メカニズムは、**図1**と**表1**に示した内臓痛の発生メカニズムに該当し、時に左上方に放散する関連痛も出現することがある。疼痛の部位は、**図2-**①の心窩部の鈍痛が多いが、触診では潰瘍の位置に一致した限局性の圧痛が認められる。胃潰瘍の疼痛は、食事摂取と時間的関係が強く、ⓐ食後1時間以内の**早期疼痛**、ⓑ食後2～3時間後の**後期疼痛**、ⓒそれ以後の**空腹時・夜間時の疼痛**、ならびにⓓ**食後軽快する疼痛**がある。食後1時間以内の早期疼痛は噴門部潰瘍に多く、また幽門部潰瘍では、**表1**の内臓痛の特徴に一致して心窩部正中線に沿った領域に両側対称性の圧痛を認めることが多い。

④幽門狭窄

▶ 強い疼痛を示すこともあるが、胃が拡張すると疼痛は軽減する。

⑤早期胃がん・進行性胃がん

▶ 必ずしも疼痛は強くない。

（2）十二指腸疾患

①十二指腸潰瘍とその穿孔

▶ 十二指腸潰瘍の初期症状は、心窩部中央に疼痛を訴える。十二指腸潰瘍の発生メカニズムは、ほぼ胃潰瘍と同じであるが、ヘリコバクター・ピロリ菌感染による酸分泌抑制機構の欠如、炭酸水素塩分泌低下などが発生機構に関与していると考えられている。十二指腸潰瘍の疼痛の特徴は、空腹時に発症・増悪することであるが、心窩部不快感、胸やけ、げっぷなどの症状にとどまることも少なくない。疼痛が出現するときは、**図2-**①の心窩部の正中線あるいはややその右方に**表1**の内臓痛としての圧痛が出現することが多い。また疼痛が放散するときは右上方に向かう。

（3）胆道疾患

①胆石症

▶ 不快感、腹部膨満感で始まり、耐え難い激痛へと痛みが増強する。はじめは心窩部中央に生じ、さらに右上腹部に移動し右鎖骨上部への**放散痛**となる（**図3**）。呼吸困難、悪心を伴うこともある。胆石症は、超音波診断で確実に診断できる。

1）腹腔内臓器疾患

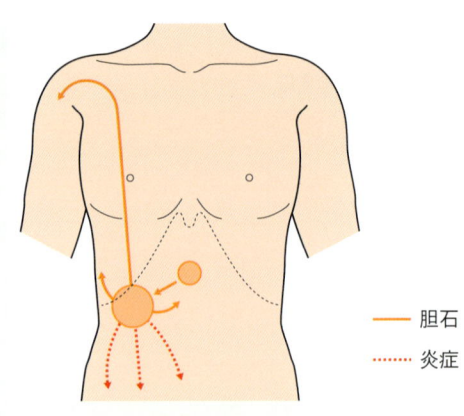

図 3　胆道疾患の疼痛の特徴

― 胆石
…… 炎症

<table>
<tr><td rowspan="20">1)腹腔内臓器疾患</td></tr>
</table>

② 胆嚢炎

▶持続性の炎症性疼痛で、**図 2-①心窩部**、**②右上腹部**に出現し、放散痛は右肩・右背部へ向かって出現する。また胆嚢周囲炎を併発して、小網に炎症をきたすと肩甲部へ放散する痛みとなる（**図 3**）。

(4) 肝疾患
① 肝炎

▶肝の実質には痛覚はないが、肝皮膜の緊張や伸展によって疼痛が生じる。肝炎では、初期に肝肥大のため緊張性の疼痛を起こすことがある。横隔膜下膿瘍では、激痛となる。

(5) 膵疾患

▶膵管がなんらかの原因で圧迫され、膵液の流れが障害されると、膵臓が腫れ、膵液が組織に染み出すことによって膵臓自体を消化する。そのため持続性であり、かつ激痛である疼痛を発症するが、疾患とその病変部位によって疼痛部位が**図 2-②**、**③**、**①**のように異なり、膵頭部では右側へ、膵尾部では左側へ偏った痛みとなり、背部へ及ぶことも多い。

① 急性膵炎

▶自己の産生・分泌する消化酵素によって膵組織を消化し、それによって生じた物質が腹膜腔、後腹膜腔、血中などに出現して重要臓器を障害し、心窩部の激痛ならびに膵臓を中心に左方、右方、左胸部、左肩部、腹部へ痛みが放散する関連痛を起こす。加えて発病初期にはショック（循環不全）、急性腎不全をはじめ生命を危険にさらす合併症を引き起こすことがある。

② 慢性膵炎

▶発症後 10 年前後にわたる腹痛は、上腹部にさまざまな程度で発生する。

③ 膵石症

▶激しい仙痛発作を示す。

(6) 腸疾患（図 4）

▶正常な腸の蠕動運動では疼痛を感じることはないが、炎症あるいは蠕動運動の亢進・痙攣は疼痛を発症させる。とくに通過障害は強い痛みを引き起こす。また機械的イレウスでは疼痛を起こすが、麻痺性イレウスでは疼痛があまり強くない。

① 小腸炎

▶通常は下痢や便秘などのトラブルが生じる。臍周囲の

疼痛や腹部の膨満を感じる。

② 大腸炎

▶ ウイルスや細菌が原因の感染性大腸炎や原因不明で慢性的に炎症が起こる潰瘍性大腸炎などにより、下痢と強い疼痛が起こる。

③ 過敏性腸症候群

▶ 原因は不明であるが、ストレスが加わると脳下垂体からホルモンが放出されることにより、腸が機械的痙攣を起こし激しい疼痛が起こる。食物摂取によって腹痛が増強することもある。これは胃・結腸反射によって腸管運動が亢進し、下痢や腹部膨満などを起こすことによる。

④ 大腸の各症候群に基づく疼痛

▶ 脾彎曲症候群、肝彎曲症候群、盲腸部ガスと機械的障害症候群、過敏性腸症候群、S状結腸炎症疾患

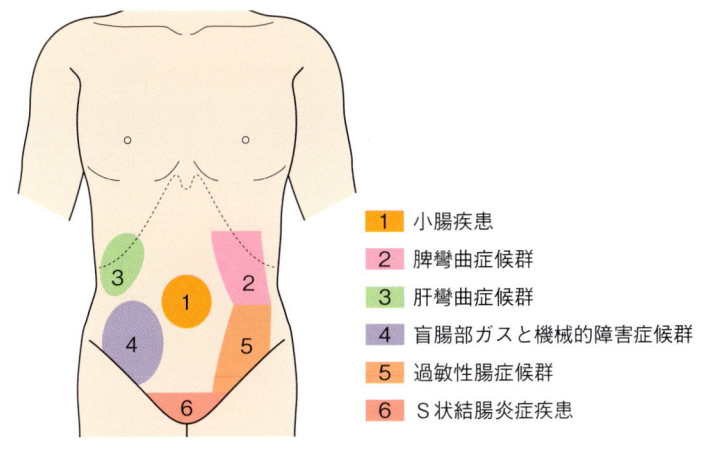

1 小腸疾患
2 脾彎曲症候群
3 肝彎曲症候群
4 盲腸部ガスと機械的障害症候群
5 過敏性腸症候群
6 S状結腸炎症疾患

図4　腸疾患における疼痛(Palmer による，改変)

1)腹腔内臓器疾患

⑤ 虫垂炎

▶ 初期には**図2**-④の臍部の内臓痛や周辺の内臓痛と、関連痛ならびに悪心を示す。その後、痛みが**図2**-⑤の下腹部の回腸部に限局した体性痛となり、前屈曲の体位をとって動けなくなることが多い。痛みが小骨盤にあるときは腹膜炎症状を示さない。

⑥ クローン病

▶ 発症が主として小腸・大腸またはその両者に多いことから**図2**-⑤の右下腹部に分類されている。しかし、現在では口腔から肛門までの全消化管のいずれの部位にも発症すると考えられている。消化管全層に及ぶ炎症性変化、非連続性の潰瘍ができ、激しい腹痛、激しい下痢を起こす。原因は不明だが、遺伝・環境因子の複雑な関与が考えられている。

(7)**脾疾患**

▶ 脾臓は肥大しても疼痛を示さない。脾梗塞、脾出血、脾破裂などで腹膜炎を併発すれば左肩に放散する痛みが生じる。

(8)**泌尿器疾患**

① 腎盂炎

▶ 炎症、拡張によって病側の**図2**-②または③の上腹部に

<table>
<tr><td rowspan="9">1)腹腔内臓器疾患</td><td>② 尿管結石</td><td>鈍い痛みを示す。また、腰部への軽い叩打でも疼痛を生じる。</td></tr>
</table>

鈍い痛みを示す。また、腰部への軽い叩打でも疼痛を生じる。

② 尿管結石
▶ 小さなものでは疼痛がないが、膀胱に結石があると、**図 2**-⑤または⑥の下腹部に痛みを生じることがある。また、尿管や腎盂などが結石で塞がれると、背部への激しい放散痛を生じる。また、**図 2**-⑦の下腹部や鼠径部、陰唇に放散する痛みが生じることもある。

③ 膀胱炎
▶ **図 2**-⑦の鈍く慢性的な下腹部痛あるいは激しい下腹部痛になる。一般に、排尿時に下腹部痛が増強しやすい。

（9）生殖器疾患
① 女性生殖器の炎症
▶ 子宮疾患、付属器炎などがあると**図 2**-⑤、⑥、⑦に疼痛を起こす。さらに炎症が腹膜に及ぶと腹膜刺激症状を伴う。疼痛は、一般的に持続性で腹部、殿部に放散する。

② 卵巣嚢腫の茎捻転、子宮外妊娠
▶ 茎捻転が起こると、血管が圧迫され卵巣への血流が滞り、炎症が起こることによって、**図 2**-⑤、⑥、⑦の下腹部に激痛が生じるとともに発熱、嘔気、出血なども出現する。また子宮外妊娠でも**図 2**-⑤、⑥、⑦の下腹部に、間欠的な痛みや突然の激痛などのさまざまな痛みを起こすが、いずれの場合も通常、性器出血を伴う。

③ 排卵痛
▶ 月経周期の中間期に起こる排卵時の痛みである。

④ 男性生殖器の炎症
▶ 前立腺炎、精嚢炎などは陰嚢から下腹部にかけての疼痛を生じる。

2) 腹腔外疾患

　腹痛は、必ずしも腹腔内臓器の疾患が原因で起こるとは限らず、腹腔外の疾患でも腹痛として知覚されることがある。胸腔内器官、胸壁に病変があると、心窩部は第 6 〜 9 胸神経の分節に支配されているので**心窩部痛**が起こる。また胸部に病変があると、第 9 〜 12 胸神経の分節によって支配されていることから**側腹部痛**が生じる（**図 5**）。

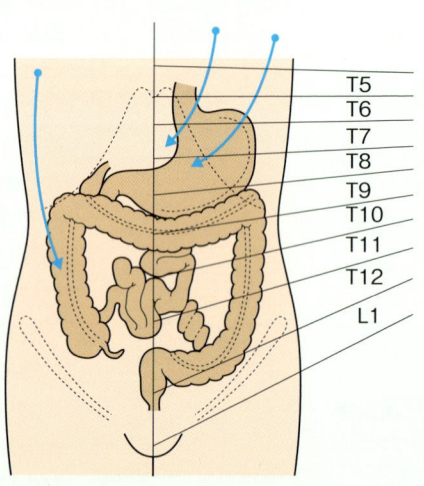

T5
T6
T7
T8
T9
T10
T11
T12
L1

T：胸神経　L：腰神経

図 5　脊髄神経支配と疼痛の特徴
(Smith and Rivers による，改変)

2)腹腔外疾患	
(1) **胸部疾患**	▶心筋梗塞では**胆石様の腹痛**を示すことがある。
① 心筋梗塞、心外膜炎、肋骨骨折、肺炎、胸膜炎など	
(2) その他	
① 脊髄癆、ポルフィリン症、糖尿病性アシドーシス、鉛中毒、全身疾患など	

3)急性腹症(汎発性腹痛)

(1) **急性腸閉塞**
(2) **急性重症膵炎**
(3) **胃・十二指腸潰瘍の穿孔**
(4) **腸重積症**
(5) **胆嚢穿孔**
(6) **急性穿孔性虫垂炎**
(7) **子宮外妊娠破裂(腹腔内出血)**
(8) **卵巣嚢腫茎捻転**
(9) **腹部大動脈瘤破裂**
(10) **急性大動脈解離**など

▶**急性腹症**とは、急激な腹部全体の激痛が発症し、急速に全身状態が悪化していくことから、手術をはじめ緊急治療処置を必要とする病態をいう(**表3**)。主な病態としては、**臓器破裂、消化管の穿孔・閉塞、臓器の血行障害・出血、重症炎症**などである。なお、詳細な診断の余裕がなく、確定診断が得られないまま開腹手術を行うこともある。

急性腹症の原因には、左記(1)〜(10)などの他にも、多くの疾患がある。たとえば、胃潰瘍、虫垂炎、腸チフスあるいは胃がんなどの穿孔による**急性化膿性腹膜炎**、肺炎球菌・ブドウ球菌・淋菌・大腸菌などによる**化膿性腹膜炎**がみられる。また胆嚢の穿孔は、**胆汁性腹膜炎**を起こす。さらに、子宮外妊娠破裂では、腹腔内出血のために急激な乏血が生じ**ショック状態**に陥る危険性もある。加えて、ヘノッホ‐シェーンライン紫斑病、ポルフィリン症、腸間膜血管の血栓・栓塞、腸間膜動脈硬化症、解離性大動脈瘤(大動脈解離)などでも激しい**汎発性腹痛**が生じる。遊走腎、大網の捻転、回虫症も汎発性の激痛を起こすことがあるが、多くは限局性で移動する。

最も重要な治療は、手術を含む緊急治療処置と呼吸・循環を中心とした全身管理である。

表3 急性腹症の重症度分類

Ⅰ度(軽症)	患者を移動させて検査を行いうる状態
Ⅱ度(中等度)	必要最小限度の検査ができる状態。患者を移動させずに実施できる検査を行う
Ⅲ度(重症)	ショック状態。バイタルサインをみて、気道および血管の確保を優先する

(橋本信也:症状の起こるメカニズム.JJNブックス,p.96,医学書院,2002.)

4. 腹痛の随伴症状

腹痛の随伴症状は、腹痛の鑑別診断にとって重要である。

1)発熱

炎症性病変では発熱を伴う。また、胃・肝・腎臓がんなどでも、発熱(腫瘍熱)を伴う。急性腹症でも発熱するが、ショック状態では逆に体温が下降する。

2)悪心・嘔吐

胃炎、胃がん、幽門狭窄、胃軸捻転症などでは、悪心・嘔吐を伴いやすい。また虫垂炎、十二指腸潰瘍、胆囊穿孔、膵壊死などでは、腹膜刺激症状として激しい悪心・嘔吐を伴いやすい。

3) 溜飲症状（胸やけ、曖気）
　食道・胃の疾患では、げっぷ（おくび）などが現れやすい。

4) 吃逆（しゃっくり）
　横隔膜の筋群が不規則・急激に痙攣を繰り返す現象が吃逆であるが、頻回に、かつ長期に続くと疲労、飲食や睡眠の阻害要因になる。

5) 下痢・便秘
　下痢は、感染性腸疾患に多い。便秘は、腸狭窄・腸閉塞、腸腫瘍に多い。過敏性腸症候群では、下痢と便秘が交互に起こることが多い。

6) 黄疸
　肝臓、胆道および膵臓の疾患にみられる。

7) 吐血・下血
　吐血は、上部消化管（食道・胃・十二指腸）の出血による。下血は、消化管のいずれの部位の出血でも起こる。胃・十二指腸潰瘍、食道静脈瘤破裂ではタール便、潰瘍性大腸炎、虚血性腸炎では新鮮血便、腸重積、潰瘍性大腸炎では粘血便になる。

8) 性器出血
　子宮外妊娠、子宮体部腫瘍などの疾患に生じることが多い。

9) 排尿障害
　頻尿・排尿困難を伴う場合は、腎・尿管・膀胱などの病変が考えられる。また、女性生殖器疾患、虫垂炎、直腸疾患などによる病変がダグラス窩へ波及すると、頻尿が起こりやすい。

5. 腹痛の「成り行き」
（悪化したときの二次的問題）

1) 急性・慢性疼痛による食事や睡眠をはじめとする日常生活とそれに必要な動作行動の低下、ならびに身体的・精神心理的・社会活動の低下
2) 腹痛に伴う嘔吐・下痢の持続による体液量・電解質・pH の平衡異常
3) 消化管や尿管の平滑筋、血管などの攣縮に伴う仙痛発作、炎症性疼痛などの激しい腹痛ならびに急性腹症の原因疾患（腹膜炎、腹部大動脈瘤破裂、大量下血、腹腔内大量出血など）による急激な乏血、呼吸困難、意識障害さらにショック
4) 激しい腹痛が引き起こす苦痛と緊急治療処置による患者と家族の死への恐怖・不安の増大など

6. 腹痛に対する主な診察と検査

1) 診察（問診、視診、触診、打診、聴診、直腸診、バイタルサインの測定）
　腹痛の診断で重要なことは、緊急治療処置が必要か否かの判断である。とくに急性腹症とその重症レベルならびに急速な呼吸・循環器系をはじめとする全身状態の悪化を早期に発見し、適切な緊急治療処置につなげる診断が重要である。

　（1）問診
　　①既往歴：過去に同じ腹痛を経験したか。口腔から肛門・生殖器に至る既往歴とその経過についても調べる。手術歴と薬物の服用歴の有無とその種類は、腹痛の診断の重要な手がかりになる。
　　②腹痛の部位と範囲：腹痛の部位が汎発性（腹部全体）か、限局性か、痛み出した部位はどこか、その腹痛の発生の仕方は、次のいずれか（図2、表1）。

　　　　突然の発生：とくに重要な要因がなく、突然に激痛を訴える。

　　　　急速な発生：1時間ないし30分前から痛み出し、急速に痛みが最高に達する。

　　　　緩徐な発生：しばらく前から慢性的な痛みを訴える。

　③腹痛の性質：**鈍痛、激痛、仙痛**（差し込むような強い痛み）、**放散痛**、触診の際に生じる**圧痛、ブルンベルグ徴候**の有無。

　④腹痛の発生時期と経過：腹痛がいつから始まったか、そして現在までの腹痛の頻度を含め、どのような経過をたどっているか、とくに**持続性**か、**間欠性**か、**発作性**か、とくに時間的経過のなかで**増強したか否か**など。

　⑤腹痛の発生・悪化の引き金要因：腹痛を発生・悪化させる要因は、患者個々によって異なるが、一般に以下のものが引き金要因になりやすい。

　　・食事の時間・内容

　　・姿勢と体位

　　・体動・運動・長時間の乗り物

　　・排便・排尿

　　・月経

　　・心身の疲労・緊張・不安・恐怖などの精神心理的要因

　⑥随伴症状の有無・種類・程度：「4. 腹痛の随伴症状」参照。

（2）視診：姿勢、体位、顔貌、貧血、黄疸の有無、呼吸運動、腹部膨満感の有無

（3）触診：圧痛点の確認、筋性防御、腹部腫瘤、抵抗性、ブルンベルグ徴候など

（4）打診：腹水の有無、叩打痛

（5）聴診：金属性グル音（腸閉塞）、大動脈血管雑音（大動脈瘤）、腸雑音の消失（麻痺性イレウス）

（6）直腸診：腫瘤の触知、圧痛

（7）バイタルサインの測定：とくに血圧測定

2）検査（図6）

（1）血液一般検査：末梢血液検査（貧血の有無、白血球数）、血液生化学検査（血糖、アミラーゼ、肝機能、BUN、クレアチニン、電解質、CRPなど）

（2）尿検査：尿糖、尿混濁、尿潜血、ケトン体、尿中ビリルビン、ウロビリノーゲン、尿沈渣

（3）便検査：潜血反応、寄生虫卵および原虫の検鏡、培養など

（4）胸部・腹部単純X線検査、上部消化管造影検査、注腸造影検査など

（5）腹部エコー検査

（6）消化管内視鏡検査

（7）腹部CT検査

（8）MRI検査

（9）腹腔鏡検査

（10）心電図検査

7. 腹痛に対する主な治療

1）救命救急処置

急性腹症患者の場合は、ただちに全身状態の把握と救命救急処置を開始する。

（1）気道の確保と酸素療法、必要時、気管挿管、気管切開など

（2）静脈路の確保

（3）鎮痛薬の与薬と管理

（4）輸液・輸血の準備と管理（必要時）

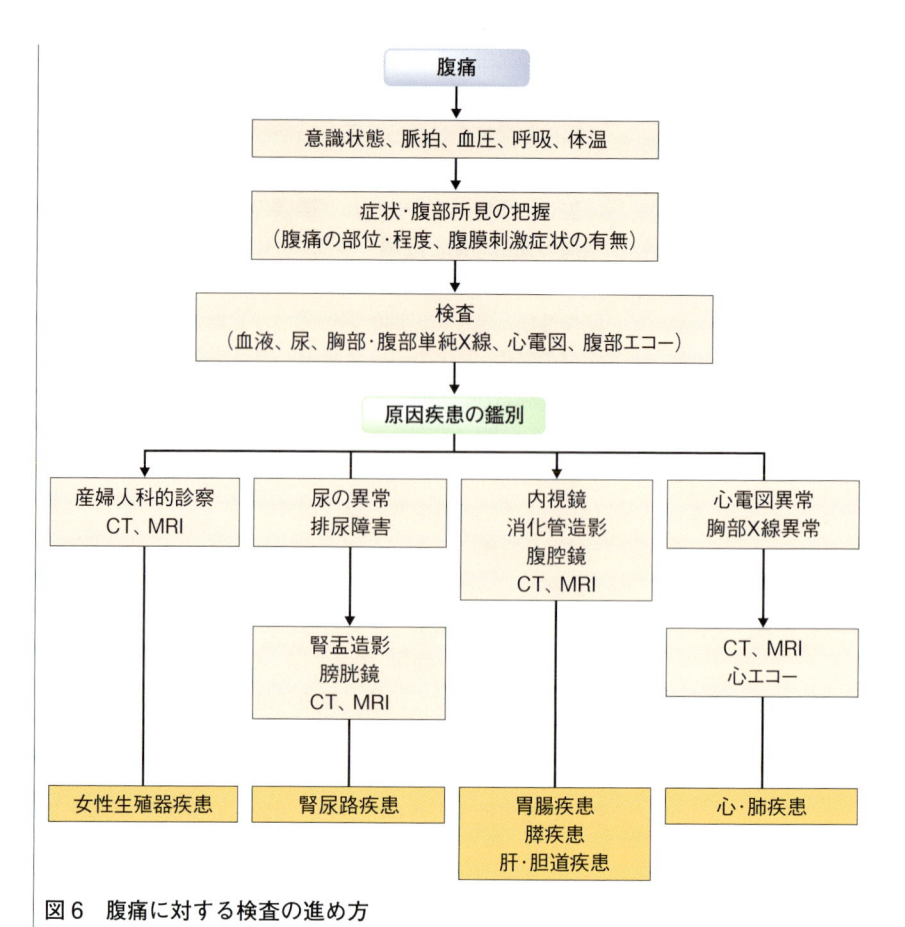

図6　腹痛に対する検査の進め方

（5）胃管の留置（必要時）

（6）心電図モニターの装着（必要時）

（7）水分出納計測のの開始。必要時、バルーンカテーテル留置

（8）緊急手術への対応

　ショック状態であれば、呼吸と循環動態をはじめとする全身状態の改善が最優先となる。また病態によっては緊急手術の準備と連絡調整を行う必要があるが、とくに急性腹症の場合は一刻も早く緊急手術ができるよう、対応することが重要である。

2）安静療法

　痛みの程度に応じて、心身の安静が保てるよう環境を整える。

3）薬物療法

　（1）鎮痛薬の与薬と管理：消炎鎮痛薬、非麻薬性オピオイド鎮痛薬、麻薬性鎮痛薬（これら薬物は、「**35** 発熱」p.542 **表5**、「**45** 関節痛」p.736 **表4** 参照）

　（2）鎮痙薬（**表4**）

4）内視鏡治療、手術療法

5）食事療法

　原因疾患が判明するまでは、絶飲食にすることもある。原因疾患が判明したら適切な食事療法を開始する。

表4 腹痛に用いられる主な薬

分類	一般名（商品名）	効果発現メカニズム	主な副作用と注意事項
四級アンモニウム塩合成抗コリン薬	ブチルスコポラミン臭化物 （ブスコパン）	神経伝達物質であるアセチルコリンを抑えて、副交感神経の刺激を弱めると、消化管の蠕動運動が低下し、それによって痛みが和らぐ	禁忌：緑内障、前立腺肥大による排尿障害、重篤な心疾患、麻痺性イレウス、出血性大腸炎、本剤成分過敏症の既往 原禁：細菌性下痢患者 注意：🚗 副作用：発疹、口渇、視調節障害、排尿障害、便秘、蕁麻疹、頭痛
	チメピジウム臭化物水和物 （セスデン）	迷走神経刺激による消化管の平滑筋の異常な痙攣を緩め、胃液の分泌を抑制する。とくに空腸、オッディ括約筋、膀胱の自動運動および骨盤神経刺激による大腸の痙攣を抑制する	禁忌：緑内障、前立腺肥大による排尿障害、重篤な心疾患、麻痺性イレウス、本剤成分過敏症の既往 注意：🚗 副作用：発疹、口渇、視調節障害、排尿障害、便秘、頭痛、めまい、羞明
胃粘膜局所麻酔薬	オキセサゼイン （ストロカイン）	消化管粘膜に直接作用し、ガストリン遊離抑制、胃酸分泌抑制、胃腸管運動抑制作用を現す。胃炎・消化性潰瘍などの疼痛や悪心、胃部不快感などに有効である	禁忌：本剤成分過敏症の既往 副作用：過敏症、便秘、食欲不振、口渇、悪心、下痢、頭痛、めまい、眠気
その他	トリメブチンマレイン酸塩 （セレキノン）	胃腸のオピオイド受容体に作用して胃腸運動を調整する。胃腸運動の亢進時には抑制的に働き、低下時には促進するよう働き、胃腸の蠕動運動を規則的にさせる	重大な副作用：肝機能障害、黄疸 副作用：発疹、蕁麻疹、心悸亢進、排尿障害、眠気、めまい、悪心、嘔吐
	イトプリド塩酸塩 （ガナトン）	ドパミン D_2 受容体拮抗作用によりアセチルコリン遊離を促進することで胃腸運動を促進する。また、アセチルコリンエステラーゼ阻害作用によってアセチルコリンの分解を阻害して消化管蠕動運動を亢進する	禁忌：本剤成分過敏症の既往 重大な副作用：ショック、アナフィラキシー、肝機能障害、黄疸 副作用：発疹、瘙痒感、振戦、プロラクチン上昇、女性化乳房、血小板減少、頭痛、睡眠障害
	ドンペリドン （ナウゼリン）	消化管運動改善薬であり、胃運動促進作用、胃・十二指腸の協調運動促進作用、胃排出能の正常化作用などによって悪心・嘔吐を抑制・軽減・消失させる。	禁忌：本剤成分過敏症の既往、妊婦または妊娠している可能性、消化管出血、機械的イレウス、消化管穿孔患者、プロラクチン分泌性の下垂体腫瘍（プロラクチノーマ）患者 注意：内分泌機能調節異常、錐体外路症状等の副作用があらわれることがある、🚗 重大な副作用：ショック、アナフィラキシー、錐体外路症状、意識障害、痙攣、肝機能障害、黄疸
蛋白分解酵素阻害薬	カモスタットメシル酸塩 （フオイパン）	膵液の自己消化作用による膵臓自体の傷害は、他臓器にも波及して腹痛を増強する。本剤は、膵液の蛋白分解酵素であるトリプシンなどの消化酵素の働きを阻害して腹痛や嘔気などを改善する	禁忌：本剤成分過敏症の既往 重大な副作用：ショック、アナフィラキシー様症状、血小板減少、肝機能障害、黄疸、高カリウム血症
	ガベキサートメシル酸塩 （エフオーワイ）	蛋白分解酵素の活性を阻害するとともに出口のオッディ括約筋を弛緩させて、膵疾患による腹痛を緩和する	禁忌：本剤成分過敏症の既往 重大な副作用：ショック、アナフィラキシーショック、アナフィラキシー様症状、注射部位の皮膚潰瘍・壊死、無顆粒球症、白血球減少、血小板減少、高カリウム血症
	ナファモスタットメシル酸塩 （フサン）	蛋白分解酵素を強力に阻害し、また α_2-マクログロブリンに結合したトリプシンを遊離型トリプシンと同様に阻害することで、膵炎の急性症状である腹痛の改善を図る	禁忌：本剤成分過敏症の既往 重大な副作用：ショック、アナフィラキシー様症状、高カリウム血症、低ナトリウム血症、血小板減少、白血球減少、肝機能障害、黄疸

第1・2段階	アセスメント・診断

必要な情報	情報分析の視点

1. 腹痛の部位と範囲・性質・程度ならびにその発生時期と経過（基 1～3、6の活用）

　腹痛をきたす疾患はきわめて多く、内科的疾患のみならず緊急手術を要する急性腹症もある。したがって、その判断には既往歴、手術歴と薬物の服用歴や現病歴が非常に重要である。

　1）既往歴と腹痛：胃・十二指腸潰瘍の既往があれば消化管の穿孔、腹部手術の既往があればイレウスを疑うなど既往歴から推測されるものも多い。

　2）腹痛の部位と範囲：とくに汎発性（腹部全体）か限局性か、初発部位はどこか。

　3）腹痛の性質：鈍痛、激痛、仙痛、放散痛、触診による筋性防御や反跳痛（ブルンベルグ徴候）のいずれか。

　4）腹痛の発生時期と経過：いつから痛み出したか、発生は緩徐か急速か、持続時間は持続性か、間欠性か、発作性か。

　5）腹痛の発生・悪化の引き金要因：食事の時間・内容、姿勢と体位、体動・運動・長時間の乗り物、排便・排尿、月経、心身の疲労・緊張・不安・恐怖などの精神心理的要因

2. 腹痛の随伴症状の有無・種類・程度（基 4の活用）

3. 腹痛の主な原因・誘因と程度（基 2、3の活用）

4. 腹痛に対する診察と検査の結果（基 6の活用）

　1）診察：問診、視診、触診、打診、聴診、直腸診、バイタルサインの測定

　2）検査：血液検査、尿検査、便検査、胸部・腹部単純X線検査、腹部超音波検査、CT、MRI、腹腔鏡、心電図など

5. 腹痛に対する治療内容と効果・副作用（基 7の活用）

　1）救命救急処置

　2）安静療法

　3）薬物療法

　4）食事療法など

6. 腹痛の「成り行き」の有無と程度（基 5の活用）

7. 腹痛と検査・治療などに対する患者や家族の反応と期待

1. 腹痛の部位と範囲・性質・程度の明確化

2. 放散痛の有無

3. 腹痛と随伴症状の発生時期と現在までの経過の明確化

4. 腹痛の原因・誘因とそのメカニズムの明確化

5. 腹痛の「成り行き」の明確化

▶ アセスメント・診断に際して最も留意すべきポイントは、ショック状態か否か、急性腹症、とくに重症炎症による発熱があるか否かの観察と判断である。これらの場合は、情報収集と同時に救命救急処置を予測し、その準備を行う。

▶ 痛みの表現は、文化や個人による差が大きいことから、患者の訴えのみでなく表情、姿勢と体位、痛みとバイタルサインの関連性なども含めて観察する。また、本人のみでなく、家族からも患者の痛みの過去体験とそれに対する反応や行ってきた対処方法、とくに最も効果のあった対処方法などについて情報収集する。これらを参考にすると同時に、「42 頭痛」p.666 にあげたいずれかの疼痛スケールを活用して最初の疼痛の程度を判定しておくことも、今後の経過判定のために必要である。

▶「成り行き」として以下の問題を生じやすい。

　1）急性・慢性疼痛による日常生活とそれに必要な動作行動の低下、ならびに身体的・精神心理的・社会活動の低下

　2）腹痛に伴う嘔吐・下痢の持続による体液量・電解質・pH の平衡異常

　3）消化管や尿管の平滑筋、血管などの攣縮に伴う仙痛発作、炎症性疼痛などの激しい腹痛、ならびに急性腹症の原因疾患（腹膜炎、腹部大動脈瘤破裂、大量下血、腹腔内大量出血など）による急激な乏血、呼吸困難、意識障害さらにショック

　4）激しい腹痛が引き起こす苦痛と緊急治療処置

による患者と家族の死への恐怖・不安の増大
など

第3段階	看護計画の立案

● **目標設定の視点**　1. 腹痛の発生頻度と強さが減少・低下する。
　　　　　　　　　　　2. 腹痛の随伴症状が軽減・消失する。
　　　　　　　　　　　3. 患者と家族の腹痛に伴う不安や恐怖が軽減する。
　　　　　　　　　　　4. 少なくとも「成り行き」にあげた問題を起こさない。

● **対策の立案**　　　対象固有の腹痛の原因・誘因と、それによる発生・悪化のメカニズムをふまえたうえで、対策を選択・決定する。患者は、腹痛の発生のしかた・性質・程度ならびに随伴症状、加えて検査、治療などによって身体的苦痛のみならず不安や恐怖心などの精神心理的苦痛を抱きやすい。したがって、患者の訴えに耳を傾け、腹痛の緩和をはじめとする心身の苦痛の緩和をはかることがきわめて重要である。　　　　　　　　　　（基 1〜7の活用）

対策の種類	対策の根拠
1. 腹痛の部位と範囲・性質・程度ならびにその発生時期と経過 2. 腹痛の随伴症状の変化 3. 腹痛の原因・誘因の増減 4. 腹痛に対する診察と検査結果の変化 5. 腹痛に対する治療内容と効果・副作用の増減 6. 腹痛の「成り行き」の有無と程度 7. 腹痛と検査・治療などに対する患者や家族の反応と期待 ※観察の細かい項目は、アセスメント・診断段階と同じであるため省略する	1〜7の観察項目は、その患者が目標に近づいているか否かを最も端的に表す情報になる。 ▶ 1〜3の情報は医師の治療の方針・計画立案や看護ケアにとって重要なデータになる。 ▶腹痛による患者の心身の苦痛をできる限り早く取り除くには、治療と患者の訴えや客観的情報を関連づけて観察・記録し、その総合的な分析結果を基盤にして、今後の治療・ケアの方針を計画に活かす必要がある。 ▶腹痛が食事の時間・内容、姿勢と体位、体動、排便、排尿、月経、ならびに緊張、恐怖、不安、心配事などのいずれの誘因で発生・悪化するかを見極めることは、患者、家族と一緒にその防止対策を立案するための有効な資料になる。 ▶腹痛が日常生活動作行動にどのように影響しているか総合的に観察し、介助の種類・程度・方法などを患者と一緒に決定する。 ▶腹痛は、あくまでも主観的なデータであることから、腹痛を表す客観的な徴候・反応と対応させて収集する。また、患者の腹痛の訴えとその経

観察（OP）

	時的変化を客観的に把握するには、フェイススケール、VAS、NRS、簡易表現スケールなどの**疼痛スケール**（「**42** 頭痛」p.666）のいずれかを用い、さらに一目瞭然の記録用紙への記載方法についても必要時指導し、協力を求める。加えて、記載への協力によって得たメリットについては、必ず患者に報告して継続意欲を強化する。
1. 救命救急処置への対応 1）バイタルサインをはじめショック徴候の観察・測定 ①意識レベルの低下、②心拍・脈拍微弱・頻脈、③頻呼吸、浅呼吸、④血圧低下、脈圧低下、⑤顔面、粘膜・皮膚蒼白、⑥冷汗、⑦四肢冷感、⑧体温低下など 2）気道確保と酸素療法 3）静脈路の確保 4）鎮痛薬の与薬と管理 5）水分出納の管理 6）悪心・嘔吐時は胃管留置 7）緊急手術への対応	▶急性腹症の患者では、ショック状態あるいはプレショック状態であることが多い。したがって、**ショック徴候**の観察・測定と同時にその緊急処置への対応に努める。なお、ショック状態への対応は「**41** ショック」（p.653）を参照されたい。（基 3 の活用） ▶急性腹症では、ほとんどの患者が緊急手術を必要とすることから、手術室との連絡を密にすると同時にあらゆる術前準備をととのえる。（基 3 の活用） ▶緊急時は、患者・家族の不安・恐怖が強いので、検査や治療処置などのあらゆる場面にできるだけ付き添い、常に経過の報告・説明を行い、精神心理的苦痛の予防・軽減に努める。（基 3、7 の活用）
2. 安静および体位の工夫	▶痛みの強さや腹痛の原因疾患に応じた安静が必要となる。とくに消化管や腹腔内に出血がある場合は、止血のために絶対安静が重要になる。（基 3、7 の活用） ▶**体性痛**では、腹部伸展によって痛みが増強するため、常に身体を丸くしたり、背筋を伸ばした歩行が困難になりやすい。したがって、枕やギャッチベッドなどを使用して、患者が好む体位や**ファウラー位**などの体位の工夫を行う。移動時は、車椅子、ストレッチャーなどを用いて安全・安楽な体位を保持する。（基 2、3 の活用）
3. 薬物療法の管理	▶腹痛の原因は非常に多彩であるため初期からむやみに強力な鎮痛・鎮静をはかると、腹腔内に生じている重大な危険状態を隠蔽し、誤診をまねく危険性を高める。そのため初期では、一般にこれらをふまえた与薬方法が採用されることが多い。使用薬の効果と副作用の観察、記録とそれらの患者・家族への説明や医師への報告が重要である。（基 3、7 の活用）
4. 食事療法の管理	▶原因疾患によって食事療法の内容は異なる。消化器疾患の場合は、消化管の消化吸収に負担が

かからない食事内容に、また胆石症・胆嚢炎などの場合は、激しい胆石痛の発作や胆嚢炎による持続性の炎症性疼痛の防止あるいは軽減のために脂肪の多い食物や刺激物の摂食を避ける必要がある。これらの具体的な指導には必要時、栄養士と連携して患者や家族の学習を支援する。（基7の活用）

看護療法（TP）	5. 環境調整と保温・罨法	▶不快感、疲労や睡眠障害などを引き起こす不適切な室温、照明、騒音などの環境要因は、患者の好みを取り入れて常にコントロールする必要がある。 ▶寒冷は、全身の筋緊張をもたらし、腹痛を増強する危険性があることから室温や寝衣・寝具類に注意し、保温に努める。 ▶疾患や症状によって温・冷罨法のいずれが適するか、その判定が困難なときには、医師と相談し決定する。とくに炎症部位の温罨法は、炎症の悪化をまねく危険性が高いことから注意する。（基3の活用）
	6. マッサージ	▶緊張不安、恐怖、あせりなどの精神心理的要因は、疼痛の閾値を低下させて疼痛を感じやすくさせるばかりでなく、疼痛が精神心理的要因をさらに増強するという悪循環を起こしやすい。したがって身体的安楽のみならず、精神心理的要因を軽減させるためにも、マッサージなどによる**タッチングケア**が重要であり、とくに小児では有効とされている。（基3の活用）
	7. 排泄のコントロール 　1）腹部マッサージ 　2）薬物療法 　3）浣腸、摘便など	▶消化管の蠕動運動の低下によって、排泄物が停滞すると、消化管が拡張・伸展する。その拡張・伸展が腹痛の発生・悪化要因になることが少なくない。この視点からも排泄のコントロールとケアが重要になる（基2、3の活用）
	8. 精神的安定への援助 　1）腹痛・疾病・検査・治療などの十分な説明 　2）腹痛の訴えに対する理解と支持的態度 　3）ゆとりある対応	▶自律神経系の支配を受けている消化器は、精神的緊張や不安によって消化液の分泌異常や消化管の蠕動運動の亢進あるいは停滞を起こし、腹痛の発症・悪化につながる。したがって、上記1～7のケアを的確に行うと同時に、常時落ち着いた態度と声かけを心がけて、訴えやすい雰囲気づくりと傾聴に努めて緊張や不安の緩和をはかる必要がある。（基3の活用）
教育（EP）	1. 前記観察項目の1～7の主観的情報を報告できるように説明・指導する	▶腹痛の原因・誘因ならびに治療や看護の効果などの判定にとって重要な主観的情報になる。

| 教育（EP） | 2. 看護療法項目2～8の必要性を説明し、自ら積極的に療法に参加できるよう患者・家族に説明・指導する | ▶患者・家族が、自ら腹痛の再発・悪化を予防したり、腹痛による心身の苦痛を緩和できるよう具体的な方法について指導する。 |

第3・4段階　看護計画の立案・実施時の留意点

1. 触診部位の注意

腹痛の触診では、患者が強い痛みを訴えている部位は後にまわす。それは、疼痛の強い部位を触診すると、それによって関連する部位や周囲の痛みが連鎖反応的に増強してしまうことがあるからである。したがって、触診部位の順序は、患者の訴えを十分に確認したのちに行うことが望ましい。そして、触診による圧痛の程度を患者が発する言葉で記録する。

2. 触診時の緊張・不安の緩和

触診時は腹壁の緊張を緩めるために、軽く膝を屈曲させ、楽に口呼吸するよう患者に説明する。また、緊張・不安の緩和のみならず、腹部への気持ちの集中を避けるために患者との会話を心がける。

3. 効果的な鎮痛薬の与薬方法

鎮痛薬は、腹痛が激しくなってからの与薬よりも、それ以前の与薬の方が効果を発揮し、患者の苦痛を少なくできる。したがって、患者自身がこのことを理解し、自分で感じる前兆あるいはそれに該当する変化や動機などがあった場合は、遠慮なく鎮痛薬を要求できるよう、あらかじめ十分説明し、協力を依頼しておく必要がある。

4. 腹痛に対するペインコントロール法の評価・修正の必要性

腹痛は、主観的症状であることから、客観的な疼痛スケールの活用と同時に、患者の言語的表現を重視し、さらに随伴症状・表情・姿勢・体動ならびに鎮痛薬の種類（オピオイド・非オピオイド鎮痛薬、鎮痛補助薬など）・与薬量・回数ならびにその患者の腹痛を少しでも緩和できる薬物以外のもの（例：マッサージ、指圧、罨法、音楽）などを総合的に把握・記録し、それらを分析・評価して腹痛のコントロール法を常に最も効果的なものに修正していく必要がある。

5. 食事再開への慎重な対応

腹痛が消失すると、原因・誘因とそのメカニズムが判明しなくても、食物摂取の早急な再開を希望する患者がいる。したがって、食事の再開や進め方には、腹痛の発生経過や程度を考慮して、慎重さと同時に咀嚼や嚥下の円滑化をはじめとする適切な食べ方や進め方が重要であることを患者・家族に説明し、必要に応じて具体的に指導・訓練する。

6. 患者・家族による予防対策の立案・実施への指導

急性の胃腸炎や胃・十二指腸潰瘍の患者のなかには、日常の食生活や嗜好品などに問題が潜んでいることが少なくない。したがってこれらに関する情報収集を行い、暴飲暴食、不規則な食事時間、欠食や誤った食事療法、誤った服薬、過剰な飲酒、喫煙ならびにストレスなどをはじめとする問題も患者・家族と一緒に検討し、彼ら自身が全体的に予防対策を立案・実施できるように導くことが重要である。

第5段階　評価の視点

1. 目標に近づいたか否か

1）腹痛の発生頻度と強さが減少・低下したか。

2）腹痛の随伴症状が軽減・消失したか。

3）患者と家族の腹痛に伴う不安や恐怖が軽減したか。

4）「成り行き」にあげた問題［1］日常生活とそれに必要な動作行動の低下ならびに身体的・精神心理的・社

会活動の低下、2) 体液量・電解質・pH の平衡異常、3) 急激な乏血、呼吸困難、意識障害さらにショック、
4) 患者と家族の死への恐怖・不安の増大など] を起こさなかったか。

2. 看護過程の各段階、とくに看護計画の評価・修正

患者や家族の状態や行動が目標に近づいていない場合、つまり目標の未達成・部分達成の場合は、看護過程、とくに看護計画の立案段階のどこに問題があったのか、さらに診断段階に誤りがなかったかなどを追究する必要がある。

引用・参考文献

1) 横田千津子ほか監：病気と薬．パーフェクト BOOK 2010．薬局，61 (4)，2010.
2) 高橋章子監：救急領域における主要症状のアセスメントと看護 Basic．エマージェンシーナーシング夏季増刊，メディカ出版，2003.
3) 瀧 健治ほか編：症候からの鑑別診断の進めかた．羊土社，2003.
4) 金井弘一編：病態生理 I，症候編，臨牀看護セレクション 1．へるす出版，1996.
5) 上野文昭：腹痛の病態とメカニズム．治療，90 (9)：2443 〜 2446，2008.
6) 安部喬樹ほか編 (周防武昭ほか)：症状別 看護アセスメント．JJN ブックス，医学書院，1993.
7) 橋本信也：症状の起こるメカニズム．JJN ブックス，医学書院，2002.
8) 跡見 裕監 [布施明，木村理]：実践救急医療 [腹痛]．日本医師会雑誌，135 (1)：184 〜 189，2006.
9) 小川 聡ほか編：内科学書．改訂第 7 版，中山書店，2009.
10) 眞部紀明ほか：腹痛．診断と治療，101 (11)：1613 〜 1618，2013.

44 胸　痛

chest pain

●オリエンテーション・マップ

原因・誘因 (p.710)

1) **心血管系疾患**
（1）狭心症、（2）心筋梗塞、（3）急性大動脈解離、（4）急性心膜炎、（5）心筋炎など
2) **呼吸器系疾患**
（1）自然気胸、（2）急性肺炎、（3）胸膜炎、（4）肺塞栓症、（5）肺高血圧症など
3) **神経・筋・骨格系疾患**
（1）肋間神経痛、（2）帯状疱疹、（3）筋炎・筋肉痛、（4）肋骨骨折・胸骨骨折など
4) **消化器系疾患**
（1）逆流性食道炎、（2）胆石症、（3）急性胆嚢炎、（4）胃・十二指腸潰瘍など
5) **精神心理的要因**
（1）心臓神経症、（2）過換気症候群など

胸　痛

随伴症状 (p.714)

1) 悪心・嘔吐、胸やけ、嚥下困難、吐血
2) 発熱、冷汗
3) 動悸、不整脈、頻脈
4) 咳嗽、喀痰、呼吸困難、嗄声、喘鳴
5) チアノーゼ、喀血
6) 胸水、浮腫
7) 脱力感、意識障害など
8) 死への恐怖や不安

成り行き（二次的問題 p.714）

1) 食事摂取や睡眠などの障害、日常生活動作行動の低下
2) 胸痛再発に対する予期的不安と、それによる社会生活行動の自己制限
3) 患者の苦痛と死に対する家族の不安・恐怖と患者の不安・恐怖の悪循環、ならびにそれらによる胸痛の再発・悪化
4) 患者と家族の無力感、絶望感
5) 低酸素血症、呼吸困難、ショック、ひいては死など

観察 OP (p.721)

看護療法 TP (p.721)・教育 EP (p.723)

1. **救命救急処置**
   1）バイタルサインの確認
   2）気道の確保と酸素療法
   3）静脈路の確保
   4）心電図モニターの装着
2. 心身の安静
3. 口腔ケアと環境調整
4. 薬物療法の管理
5. 酸素療法
6. 罨法
7. 体位の工夫
8. 寝衣・寝具類の工夫
9. 食事療法の援助
10. 排泄の援助
11. 禁煙

■ 基礎的知識

1. 胸痛の定義

　胸痛とは、胸部に起こる疼痛ないし不快感の総称である。胸部は、上方では肩、頸部と接し、下方では横隔膜を境に腹部と接している。そのため、胸痛の原因が必ずしも胸部に存在するとは限らない。

　胸痛には、全身状態にほとんど影響しない軽微なものから、「胸が締めつけられる」「胸が苦しい」「息が止まりそう」「胸がえぐられる」などのように表現される重篤なものまでさまざまである。胸腔内には、肺、心臓、大動脈など生命維持にとって重要な臓器があるため、対応が遅れると致死的な結果をまねきかねない。したがって、胸痛が発生した場合は、その原因を迅速かつ的確に判断して、対応しなければならない。

2. 胸痛の分類とメカニズムならびに特徴

　胸痛は、その原因が痛覚神経末端を刺激し興奮させ、そのインパルスが最終的には大脳皮質の中心後回に存在する感覚領域に達して発生する。なお、症状の中に記載している「内臓痛」「体性痛」「関連痛」の**痛覚路**と各々の特徴の詳細については「**43** 腹痛」（p.689 〜、とくに**図 1**、**表 1**）を参照されたい。

　胸痛の分類方法は多種あるが、以下代表的な 8 つの分類方法について述べる。

1）刺激を受ける神経による胸痛の分類（図 1）

　（1）**肋間神経**：胸部・背部の痛みは第 2 〜 9 胸髄から胸神経およびその分枝の肋間神経で、壁側胸部の痛みは第 1・2 胸髄〜肋間神経で、横隔膜の後部と周辺部および壁側胸膜下部の痛みは第 7 〜 12 胸髄からの肋間神経で、横隔膜の中心と前部の痛みは第 3 〜 5 頸髄から横隔神経によって、それぞれ感知される。これらは皮膚や骨膜などに由来する**体性痛**である。

　（2）**気管、気管支、食道からの迷走神経**：食道の痛みは、第 5 〜 7 胸髄の求心性線維によって感知される。この疼痛は、胸骨、剣状突起、心窩部、肩甲部への**放散痛**となる**内臓痛**の一種である。

　（3）**心臓・大動脈の交感神経**：心臓、大動脈の求心性線維は交感神経節第 8 頸髄、第 1 〜 5 胸髄により伝達される。したがって、狭心症、心筋梗塞では、前胸部、胸骨部に絞扼性の疼痛を感じるとともに、左肩、左上腕、左手などへの**放散痛**を生じることが多い。また、大動脈下部の疼痛は、第 3 〜 6 胸椎で感知される

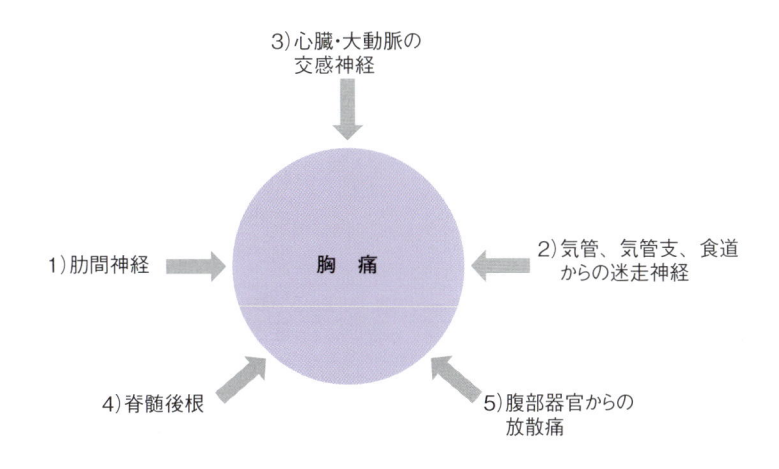

図 1　刺激を受ける神経による胸痛の分類

こともある**内臓痛**である。

(4)**脊髄後根**：そのほか脊髄後根の刺激によって、絞扼性の胸痛が起こる。

(5)**腹部器官からの放散痛**：腹部器官の疾患である胃・十二指腸疾患でも、胸部・背部への放散痛が多くあり、**内臓痛**の1つである。

2）発生部位による分類

(1)前胸部（右側、左側、中央）、胸骨下、側胸部、心窩部

3）発生状況による分類

(1)**発作性**か**非発作性**か。**安静時発生**か**労作時（活動時）発生**か。

4）深さによる分類

(1)**表在性胸痛**：胸壁の皮膚や筋肉から生じる限局性の痛みで、病変の位置を容易に確認できる。主な原因は、外傷、感染、腫瘍、炎症などである。

(2)**深部性胸痛**：深部の臓器から生じる痛みで、その部位は限局せず、不明瞭であることが多い。また、病変臓器の領域にとどまらず、離れた部位に疼痛を感じる**関連痛**や**放散痛**を伴うこともある。

5）強さと性質による分類

(1)**激痛、鈍痛、絞扼感、圧迫感、灼熱感**など

6）持続時間と頻度による分類

(1)**持続性胸痛**か否か。

(2)**反復性胸痛**か否か、など

7）硝酸薬舌下錠の効果の有無による分類

(1)ニトログリセリンや硝酸イソソルビドなどで治まる胸痛か否か。

8）胸痛の発生・悪化の引き金要因（誘因）の有無による分類

(1)労作・疲労・食事・入浴・寒冷・喫煙ならびに恐怖・不安・心配事などの精神心理的要因が誘因になって発生する胸痛か否か。

(2)安静によって消失する胸痛か否か、など

3. 胸痛の原因疾患による分類と各疾患の胸痛発生メカニズムと特徴

上記の8つの分類方法以外に、胸痛を**原因疾患によって分類**する場合は、1）心血管系、2）呼吸器系、3）神経・筋・骨格系、4）消化器系、5）精神心理的要因などに分けることができる。ここでは、この分類方法を採用して各系統における主な原因・誘因と発生メカニズムならびに特徴を示す。

分類	主な原因	メカニズムと特徴
1）心血管系疾患	(1)狭心症	▶突然に前胸部、左胸部、心窩部に圧迫感、重圧感、絞扼感、灼熱感などとして感じられる胸痛にみまわれ、さらに左肩、左腕内側、下顎に**放散痛**を感じる。これらの痛みは、死への恐怖を感じさせることが多いが、持続時間は3〜4分と短い。狭心症には、**労作性狭心症**と**安静時狭心症**がある。 **労作性狭心症**は、労作や情緒的緊張・興奮、寒冷などで誘発されることが多く、器質的冠動脈狭窄によって労作時の心筋の酸素需要に対して酸素供給が不足することによって発症する。つまり、健康な人の場合はも

っている冠動脈血流予備力の不足によって発症する。

安静時狭心症は、比較的太い冠動脈の攣縮による心筋への虚血によって、夜半から明け方近くに発作を起こしやすい。加えて冠動脈狭窄の進行によって胸痛発作が昼間の労作時から安静時の就眠中にも起こるようになったり、昼間の軽労作時の発作回数も増加してくることに特徴がある**不安定狭心症**もある。この狭心症で動脈硬化性プラークが破綻した場合は、血栓を形成して冠血流を途絶するために心筋は壊死に陥り、**急性心筋梗塞**に移行する。いずれも**ニトログリセリン舌下**により症状の軽快ないし消失がみられるが、状態によっては静注を行う必要もある。

1）心血管系疾患

（2）心筋梗塞

▶本疾患の胸痛は、突然に発症し、前胸部中央の重圧感・圧迫感・絞扼感・灼熱感と強い不安感や死への恐怖心を抱かせることが多い。痛みは、左肩、左上肢へ放散する。また、歯が浮く感じも生じやすい。持続時間は30分～1時間に及ぶ。原因は、血栓により冠動脈が閉塞（**冠動脈血栓症**）し、心筋への血流障害により酸素の供給を受けられず心筋が壊死に陥るためである。発汗・嘔吐・脱力感を伴うことが多い。

（3）急性大動脈解離

▶解離性大動脈瘤は、大動脈の内膜に亀裂が生じ、そこから血液が流れ込み、内膜と外膜を2層に解離させることによって発症する。この**急性大動脈解離**が生じたときには、突如、引き裂かれるような激烈な胸痛が背部から前胸部にかけて出現し、背部や肩甲部へ放散する。解離が大動脈弓部を越えて下行大動脈に及ぶと、痛みは頸背部、とくに両肩甲骨間付近に移動する。急性大動脈解離ではショック症状を呈していても血圧が正常か高めのことが多い。しかし病態が進行して大動脈瘤が破裂すると**循環血液量減少性ショック**に陥り、血圧低下とそれによる頻呼吸、頻脈、冷汗、意識障害、乏尿などのショック症状が出現する。

（4）急性心膜炎

▶表在性で鋭く擦られるような胸痛で、体位や呼吸・咳嗽によって痛みが変動する。仰臥位、左側臥位の体位では増強し、前屈の坐位で軽減する。また、吸気、咳嗽、体動、嚥下でも増強する。通常、数時間から数日間持続する。心膜炎の痛みのメカニズムは、心膜の炎症とそれに伴う滲出液の貯留による心膜の伸展による。心膜炎の原因は主にウイルスによるものが多く、細菌（結核菌）、真菌などの感染症やリウマチ熱、膠原病、腫瘍、外傷など多種多様である。

（5）心筋炎など

▶胸痛をきたすことは非常にまれであるが、心膜炎を伴うと胸痛を起こすことがある。

	(1) 自然気胸	▶本疾患の胸痛は、突然発症する胸部片側の痛みで、「ひきつるような」「刺すような」痛みと表現され、呼吸困難を伴うことが多い。聴診によって患側の呼吸音の低下を認める。胸痛は、大きな声の発声、楽器を強く吹くなどの機械的刺激により、肺に生じた「嚢胞」が破裂して空気が胸膜腔に漏れることによって生じる。漏れた空気量によりその重症度は異なる。若いやせ型の男性ならびに 50 歳以上の年齢層に好発する。
2)呼吸器系疾患	(2) 急性肺炎	▶本疾患は、ウイルス・細菌などにより発生し、咳や発熱とともに胸膜炎を併発すると胸痛を起こす。
	(3) 胸膜炎	▶本疾患の胸痛は、比較的浅い部分の痛みで、多くは胸膜の中にある血管から血液中の蛋白や血漿成分が胸腔内に染み出して、胸水が溜まった状態になることにより、胸全体の痛みとして感じられる。炎症性では鋭い痛みが吸気時に起こる。うっ血性心不全、低蛋白血症などの胸水貯留では、胸痛を引き起こすことはほとんどない。
	(4) 肺塞栓症	▶本疾患の胸痛は、壁側胸膜の突然の激痛で、ショック、呼吸困難、チアノーゼ、血痰を伴いやすい。長期臥床患者や骨折でギプス固定をしている患者などの静脈に生じた血栓、とくに下肢静脈血栓が肺動脈に塞栓を起こして生じる。塞栓部位によって胸痛の程度は異なるが、太い肺動脈の塞栓の場合には**瞬間死**となる。
	(5) 肺高血圧症	▶本疾患の初期では労作時の息切れ程度であるが、重症化すると胸骨下に鈍痛・圧迫感を訴える。**心不全**や**突然死**を起こしやすい。
3)神経・筋・骨格系疾患	(1) 肋間神経痛	▶肋骨下の肋間神経の末梢に沿って局在性・表在性の痛みを訴え、深呼吸や咳嗽、体動などで増悪し、圧痛点を認めることが多い。
	(2) 帯状疱疹	▶肋間神経が**ヘルペスウイルス**によっておかされ、特定神経の走行に沿って発疹が帯状に生じ、激しい神経痛を伴う。胸部の片側に生じるその強い痛みは、治癒後も残ることがある（**疱疹後神経痛**）。
	(3) 筋炎・筋肉痛	▶筋炎・リウマチ性筋炎では胸痛がみられる。とくに肋間筋のリウマチ性筋肉炎では痛みが激しい場合が多い。いずれの疾患でも激しい咳嗽が持続する場合は、筋肉の収縮によって胸痛が生じやすい。
	(4) 肋骨骨折・胸骨骨折など	▶直達外力によるものが大部分で、好発部位は第 5 ～ 8 肋骨であり、胸痛とくに圧痛を伴う。胸郭を動かしたり咳嗽やくしゃみで痛みが増す。
4)消化器系疾患	(1) 逆流性食道炎	▶食道には迷走神経と交感神経の知覚枝が分布している。そこで、胃酸と消化酵素が混ざった酸性の胃内容物の

4)消化器系疾患		逆流によって食道粘膜に炎症が生じると、前胸部に焼けるような痛み（**灼熱感**）や胸やけ、つかえ感などの症状を起こす。胸痛は、嚥下によって増強し、局在性であり、疼痛部位と食道病変の高さが一致することが多いが、ときには首、咽喉、顔面にまで広がることもある。
	(2)胆石症	▶ 胆石の**仙痛発作**は、胆石が胆嚢頸部・胆嚢管・総胆管末端部に嵌頓したり、それらを通過するときに起こり、胆石症の90%にみられる。上腹部の発作性激痛は、右背部や右肩に**放散**するという特徴がある。発作の頻度や間隔は一定せず、反復することが多い。
	(3)急性胆嚢炎	▶ 本疾患の90～95%以上が胆石症に合併して発生する。持続性の炎症性疼痛が心窩部や右上腹部や右季肋部に現れ、腹壁緊張・圧痛が認められる。発熱、悪心・嘔吐を伴いやすい。また、触診では右季肋部に圧痛がみられる。
	(4)**胃・十二指腸潰瘍**など	▶ 疼痛は、上腹部に限局し、心窩部痛を訴えることが多い。疼痛は、食事摂取と関係があり、①噴門部潰瘍に多くみられる食事後1時間以内に起こる**早期疼痛**、②2～3時間後に起こる**後期疼痛**、③十二指腸潰瘍に多くみられるそれ以後に起こる**空腹時・夜間時疼痛**ならびに、④**食後軽快する疼痛**などがある。疼痛は、胃潰瘍では左上方へ、十二指腸潰瘍では右上方へ放散することが多い。悪心・嘔吐、出血、胸やけ、心窩部不快感、酸性噯気などの症状を伴いやすい。
5)精神心理的要因	(1)心臓神経症	▶ 胸痛、動悸や息切れ、呼吸困難、めまいなどの心臓疾患に多くみられる症状があるにもかかわらず、心臓を検査しても特別な異常が認められないものを総称した疾患である。心臓に対する不安に起因する漠然とした痛みで、長時間続く場合もあれば、すぐに消失することもある。精神的ストレスや心臓死に対する不安を抱いている場合が多い。
	(2)**過換気症候群**など	▶ 心臓に器質的疾患がないにもかかわらず、心配事や不安、いやなことなどの精神心理的ストレスによって発作性の**過呼吸**を起こす。過呼吸状態が30～60分程度持続すると、過換気のために CO_2 が過度に取り去られて、血漿中の H_2CO_3（炭酸）が欠乏することによって血液の pH が上がり、**呼吸性アルカローシス**に陥る。胸部圧迫感、胸痛、心悸亢進と同時に、呼吸困難、空気飢餓感、手足のしびれなどを訴えることが多い。

図2に、狭心症や心筋梗塞、肋間神経痛、心臓神経症の疼痛部位とその特徴を示す。

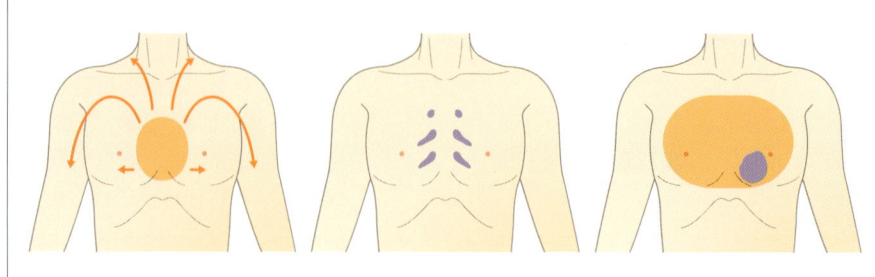

| ■ | 部位が同定されない疼痛 | ■ | 部位を同定できる疼痛 | ↑ | 放散痛 |

狭心症、心筋梗塞……内臓痛
大部分が胸骨裏面に感じる圧迫感・絞扼痛である。咽頭部、腕（左上腕）への放散痛を多く認める

肋間神経痛……体性痛
痛みを認める肋間に沿った圧痛点がある。胸骨縁に最も強い圧痛を認めることが多い。問診で1、2日前に前胸部をひねる運動（ゴルフ、テニスなど）の既往があることが多い

心臓神経症
前胸部に広く重苦しい痛みがある。自分では、心臓があると思う部位（多くは心尖部）にチクチクした痛みを安静時に感じる。他の不定愁訴も多く、持続時間も数秒～数日と幅がある

図2 胸痛の部位

---

4. 胸痛の随伴症状

1) 悪心・嘔吐、胸やけ、嚥下困難、吐血
2) 発熱、冷汗
3) 動悸、不整脈、頻脈
4) 咳嗽、喀痰、呼吸困難、嗄声、喘鳴
5) チアノーゼ、喀血
6) 胸水、浮腫
7) 脱力感、意識障害など
8) 死への恐怖や不安

---

5. 胸痛の「成り行き」
（悪化したときの二次的問題）

1) 胸痛と随伴症状による**食事摂取や睡眠などの障害**と、**日常生活動作行動の低下**
2) 胸痛再発に対する**予期的不安**と、それによる**社会生活行動の自己制限**
3) 患者の苦痛と死に対する**家族の不安・恐怖**と**患者の不安・恐怖の悪循環**、ならびにそれらによる**胸痛の再発・悪化**
4) 胸痛の発生・悪化をコントロールできないことによる**患者と家族の無力感、絶望感**
5) 生命危機をまねく緊急性の高い疾患による胸痛、救命救急処置の遅れなどによる**低酸素血症、呼吸困難、ショック、ひいては死など**

---

6. 胸痛に対する主な診察と検査

1) 診察
　(1) 問診
　　①既往歴・生活歴など
　　②胸痛の部位と範囲、放散痛の有無と放散方向・範囲・強さなど。
　　③胸痛の性質：・圧迫感、絞扼感、鈍痛、激痛、仙痛、灼熱感などのいずれか。
　　　　　　　　　・表在性・深部性胸痛のいずれか。
　　　　　　　　　・発作性か非発作性か。

- 持続性胸痛か否か、反復性胸痛か否か。

④胸痛の発生・悪化の引き金要因：

- 安静時発生か、入浴・運動・仕事などの労作時発生か。
- 寒冷・喫煙・飲酒など
- 心身の疲労・心配・不安・恐怖・興奮などの精神心理的要因などとの関係性の有無。

⑤胸痛の発生時期と経過：胸痛がいつから始まったか、胸痛の頻度を含む経過

⑥随伴症状の有無と程度：（上記 4. p.714 参照）

⑦ニトログリセリンの効果：

- 舌下溶解後、数分以内に症状が消失したか、無効か。
- 静脈内注射を必要とし、それによって消失したか否か。

（2）視診

　頸静脈の怒張の有無と拍動状態。肺塞栓症などによる右心不全では頸静脈の怒張。胸郭運動の左右差や胸部の皮膚の変化などによる外傷や帯状疱疹の確認

（3）触診

　胸部の皮下気腫や圧痛の有無。腹部の肝腫大、腹水の貯留や圧痛の有無。季肋部の圧痛の有無。心不全などでは下肢をはじめ全身の浮腫の有無とその程度

（4）聴診、打診

　心音と心雑音の有無と程度。呼吸音の左右差、ラ音の有無、呼気の延長などの異常呼吸の有無など

（5）体温、脈拍、呼吸、血圧の測定：とくにショックの初期徴候の早期把握に努める。

2）検査

　胸痛の検査は、随伴症状としてのショックの有無とその重症度により進め方が異なる。しかし、胸痛を起こす疾患の 90%は心臓・肺に起因するので、胸痛の診断において、はじめに心電図と胸部X線撮影を実施することが多い（**図 3**）。

（1）血液検査：血液一般検査、血液生化学検査（AST［GOT］、ALT［GPT］、LDH 、アミラーゼ、Ca^{2+}、Na^+、K^+、Cl^-、血糖など）、動脈血ガス分析

（2）心電図

（3）胸部X線検査

（4）腹部X線検査

（5）超音波検査（心臓、腹部）

（6）心血管造影、冠動脈造影

（7）胸部 CT 、MRI

（8）気管支鏡検査

（9）喀痰検査

（10）胸腔穿刺など

　胸痛でとくに**緊急性の高い疾患**は、急性心筋梗塞、不安定狭心症、急性大動脈解離、肺塞栓症などである。とくに、これらの疾患の悪化は、ショック状態をまねく危険性が高いことから、自覚症状に加え、バイタルサイン、意識、皮膚・粘膜、水分出納などの観察・測定と同時に以下の検査が重要になる。不安定狭心症は、既述（p.711）したように急性心筋梗塞に移行しやすい疾患であることを心得ておく必要がある。なお、ショックの初期徴候から経過に伴う徴候の変化、さらに成り行きならびに観察視点などについては、「41 ショック」（p.645）を参照されたい。

①急性心筋梗塞：心電図、血液検査（白血球、CK、AST［GOT］、LDH、CK-MB、心臓型脂肪酸結合蛋白、ミオグロビン、トロポニン -T）、心臓超音波検査

②急性大動脈解離：緊急 CT 検査、経食道超音波検査

③肺塞栓症：動脈血ガス分析、酸素飽和度、肺シンチグラム、造影 CT、肺動脈造影

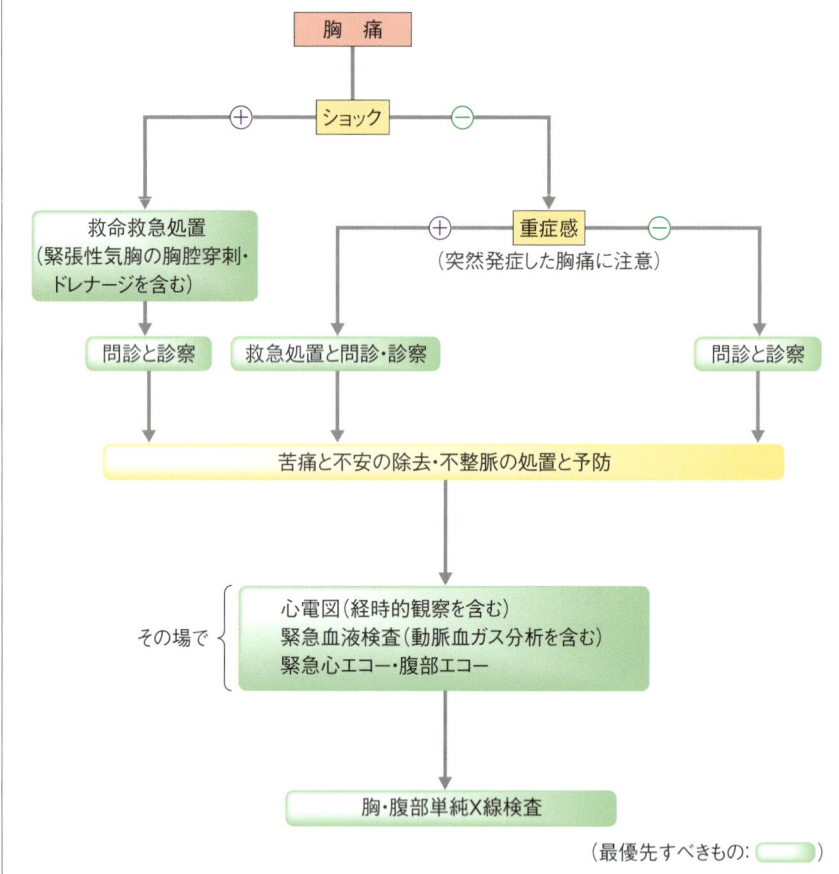

（上嶋権兵衛編［長尾 建ほか］：主要症候別内科救急救命と看護．p.68, メディカ出版，1996. より改変）

図3　診断確定に必要な緊急検査

7. 胸痛に対する主な治療

胸痛の治療は、その原因となる疾患によりさまざまな対応が考えられるが、一般に以下の治療が行われる。

1) 救命救急処置

発作性胸痛の場合は、ただちに全身状態の把握と救命救急処置を行う。

（1）バイタルサインの確認

（2）気道の確保と酸素療法

（3）静脈路の確保

（4）鎮痛薬の与薬と管理

（5）輸液・輸血の準備と管理（必要時）

（6）心電図モニターの装着

（7）胃管の留置（必要時）

（8）水分出納計測の開始。必要時、バルーンカテーテル留置

(9) 緊急手術への対応（必要時）

2）安静療法

3）薬物療法（表1）

4）酸素療法

表1　胸痛に用いられる主な薬

分類	一般名（商品名）	効果発現メカニズム	主な副作用と注意事項
硝酸薬	ニトログリセリン （ニトログリセリン「NK」、ニトロペン）	冠動脈を拡張して血流量を増やすことによって心筋の虚血部分への酸素不足や栄養不足を改善する。また、末梢血管の拡張により静脈還流量を減少させて、心臓の負担を軽減する。さらに肺うっ血を軽減させる	禁忌：硝酸・亜硝酸エステル系薬剤過敏症の既往、閉塞隅角緑内障、ホスホジエステラーゼ5阻害作用を有する薬剤またはグアニル酸シクラーゼ刺激作用を有する薬剤を与薬中 注意：🚗（注射薬は除く） 併禁：ホスホジエステラーゼ5阻害作用を有する薬剤、グアニル酸シクラーゼ刺激作用を有する薬剤 副作用：血圧低下、頭痛、脳貧血、動悸
	（ニトロダームTTS、バソレーターテープ、ミリステープ）		禁忌、注意、併禁：「ニトログリセリン」参照 副作用：血圧低下、頭痛、脳貧血、動悸、接触皮膚炎
	硝酸イソソルビド （ニトロール）、（ニトロールR、フランドル）		禁忌、注意、併禁：「ニトログリセリン」参照 副作用：発疹、血圧低下、頭痛、めまい、動悸
	（フランドルテープ）		禁忌、注意、併禁：「ニトログリセリン」参照 副作用：発疹、血圧低下、頭痛、動悸、皮膚の刺激感
	（ニトロール注）		禁忌、注意、併禁：「ニトログリセリン」参照 重大な副作用：ショック、心室細動、心室頻拍
カルシウム拮抗薬	ニフェジピン （アダラート）	冠血管および末梢血管などの平滑筋細胞へのCa^{2+}流入を抑制することによって血管を拡張させ、血圧を下げる。また、心筋の虚血状態を改善する作用もあり、狭心症などにも用いられる	禁忌：妊娠中またはその可能性のある婦人（ただし、妊娠20週未満）、本剤成分過敏症の既往、心原性ショック、急性心筋梗塞 注意：🚗（徐放錠を除く） 重大な副作用：紅皮症（剝脱性皮膚炎）、無顆粒球症、血小板減少、ショック、意識障害、肝機能障害、黄疸
	ニフェジピン徐放錠 （アダラートL）		
	（アダラートCR）		禁忌：注意：「ニフェジピン」参照 重大な副作用：「ニフェジピン」からショックを除く
	アムロジピンベシル酸塩 （アムロジン、ノルバスク）		禁忌：妊娠中またはその可能性のある婦人、ジヒドロピリジン系化合物過敏症の既往 注意：「ニフェジピン」参照 重大な副作用：劇症肝炎、肝機能障害、黄疸、無顆粒球症、白血球減少、血小板減少、房室ブロック、横紋筋融解症
α・β遮断薬	アロチノロール （アロチノロール塩酸塩「DSP」）	末梢血管のα受容体を遮断して交感神経刺激が伝わらないようにし、末梢血管を拡張させてその抵抗を減少させて血圧を下げる。さらに心臓の$β_1$受容体を遮断して心拍数と心収縮力を低下させることで心拍出量が減少し、血圧を下げる	禁忌：高度の徐脈（著しい洞性徐脈）、房室ブロック（Ⅱ、Ⅲ度）、洞房ブロック、糖尿病性ケトアシドーシス、代謝性アシドーシス、心原性ショック、肺高血圧による右心不全、気管支喘息、気管支痙攣のおそれのある患者、うっ血性心不全、洞不全症候群、未治療の褐色細胞腫、本剤成分過敏症の既往、妊婦中またはその可能性のある人 注意：🚗 重大な副作用：心不全、房室ブロック、洞房ブロック、洞不全症候群
	カルベジロール （アーチスト）		警告：慢性心不全患者に使用する場合には、慢性心不全治療の経験が十分にある医師のもとで使用する 禁忌：「アロチノロール」参照、強心薬または血管拡張薬を静脈内投与する必要のある心不全患者、非代償性の心不全患者 注意：🚗 重大な副作用：高度な徐脈、ショック、完全房室ブロック、心不全、心停止、肝機能障害、黄疸、急性腎不全、中毒性表皮壊死融解症、皮膚粘膜眼症候群、アナフィラキシー

（つづき）

分類	一般名（商品名）	効果発現メカニズム	主な副作用と注意事項
β遮断薬	アテノロール （テノーミン）	心臓のβ₁受容体を遮断することによって心拍数と心収縮力を低下させ、心拍出量が減少し血圧が下がる。狭心症や不整脈にも用いられる	**禁忌**：糖尿病性ケトアシドーシス、代謝性アシドーシス、房室ブロック（Ⅱ、Ⅲ度）、洞房ブロック、心原性ショック、肺高血圧による右心不全のある患者、未治療の褐色細胞腫患者、本剤成分過敏症の既往、高度または症状を呈する徐脈、洞不全症候群、うっ血性心不全、低血圧症、重度の末梢循環障害 **注意**：🚗 **重大な副作用**：徐脈、心不全、心胸比増大、房室ブロック、洞房ブロック、失神を伴う起立性低血圧、呼吸困難、気管支痙攣、喘鳴、血小板減少症、紫斑病
β遮断薬	プロプラノロール塩酸塩 （インデラル）		**禁忌**：「アテノロール」参照、高度の徐脈（著しい洞性徐脈）、洞不全症候群、異型狭心症、長期間絶食状態患者、気管支喘息・気管支痙攣のおそれのある患者、リザトリプタン安息香酸塩を与薬中の患者 **注意**：🚗 **併禁**：リザトリプタン安息香酸塩 **重大な副作用**：うっ血性心不全（またはその悪化）、徐脈、末梢性虚血（レイノー様症状等）、房室ブロック、失神を伴う起立性低血圧、無顆粒球症、血小板減少症、紫斑病、気管支痙攣、呼吸困難、喘鳴
β遮断薬	カルテオロール塩酸塩 （ミケラン）		**禁忌**：本剤成分過敏症の既往、気管支喘息・気管支痙攣のおそれのある患者、高度の徐脈（著しい洞性徐脈）、洞不全症候群、うっ血性心不全、低血圧症、妊婦中またはその可能性 **注意**：🚗 **重大な副作用**：房室ブロック、洞不全症候群、洞房ブロック、洞停止等の徐脈性不整脈、うっ血性心不全（またはその悪化）、冠攣縮性狭心症、失神
β遮断薬	ビソプロロールフマル酸塩 （メインテート）		**警告**：慢性心不全患者に使用する場合には、慢性心不全治療の経験が十分にある医師のもとで使用する **禁忌**：「アテノロール」参照（低血圧症を除く）、妊婦中またはその可能性。強心薬または血管拡張薬を静脈内投与する必要のある心不全患者、非代償性の心不全患者 **注意**：🚗 **重大な副作用**：心不全、完全房室ブロック、高度徐脈、洞不全症候群
その他	ニコランジル （シグマート）	亜硝酸薬と同様に冠血管平滑筋のグアニル酸シクラーゼを活性化して、サイクリックGMP依存性プロテインキナーゼの産生量を増大させることによって冠血管を拡張させる	**禁忌、併禁**：ホスホジエステラーゼ5阻害作用を有する薬剤またはグアニル酸シクラーゼ刺激作用を有する薬剤と与薬中 **重大な副作用**：肝機能障害、黄疸、血小板減少、口内潰瘍、舌潰瘍、肛門潰瘍、消化管潰瘍
その他	（シグマート注）		**禁忌**：上記のほか、重篤な肝・腎機能障害、重篤な脳機能障害、重篤な低血圧または心原性ショックのある患者、Eisenmenger症候群または原発性肺高血圧症、右室梗塞、脱水症状、神経循環無力症、閉塞隅角緑内障、本剤または硝酸・亜硝酸エステル系薬剤過敏症の既往 **併禁**：「ニコランジル」参照 **重大な副作用**：肝機能障害、黄疸、血小板減少

● 看護のポイント

第1・2段階　　アセスメント・診断

必要な情報	情報分析の視点
1. 胸痛の種類と特性（基2の活用） 　1）胸痛の部位と範囲、放散痛の有無と放散方向・範囲・強さなど 　2）胸痛の性質： 　　（1）圧迫感、絞扼感、鈍痛、仙痛、灼熱感などのいずれか 　　（2）表在性痛か深部性痛か 　　（3）発作性か非発作性か 　　（4）持続性胸痛か否か、反復性胸痛か否か、いずれもその経過を調べる 　3）胸痛の発生・悪化の引き金要因： 　　（1）安静時発生か、労作時発生か 　　（2）飲酒・喫煙・寒冷などによる発生か 　　（3）心身の疲労・心配・不安・恐怖・興奮などの精神心理的状態における発生か 　　（4）硝酸薬舌下錠（ニトログリセリン、硝酸イソソルビドなど）の効果の有無 **2. 胸痛の随伴症状の有無と程度**（基4の活用） 　1）悪心・嘔吐、胸やけ、嚥下困難、吐血 　2）発熱、冷汗 　3）動悸、不整脈、頻脈 　4）咳嗽、喀痰、呼吸困難、嗄声、喘鳴 　5）チアノーゼ、喀血 　6）胸水、浮腫 　7）脱力感、意識障害など 　8）死への恐怖や不安 **3. 胸痛の主な原因・誘因と程度**（基3の活用） 　1）心血管系疾患：狭心症、心筋梗塞、急性大動脈解離、急性心膜炎、心筋炎など 　2）呼吸器系疾患：自然気胸、急性肺炎、胸膜炎、肺塞栓症、肺高血圧症など 　3）神経・筋・骨格系疾患：肋間神経痛、帯状疱疹、筋炎・筋肉痛、肋骨骨折・胸骨骨折など 　4）消化器系疾患：逆流性食道炎、胆石症、急性胆嚢炎、胃・十二指腸潰瘍など 　5）精神心理的要因：心臓神経症、過換気症候群など **5. 胸痛に対する診察と検査の結果**（基6の活用） 　1）診察：問診、視診、触診、聴診、打診、体温、脈拍、	1. 胸痛と放散の発現部位・範囲・方向・強さ・性質・持続時間と頻度の明確化 2. 胸痛と随伴症状の発生状況と現在までの経過の明確化 3. 胸痛の原因・引き金要因とそのメカニズムの明確化 4. 胸痛の「成り行き」の明確化 ▶胸痛は、生命危機への不安を抱かせやすいことから、それらへの思いの表出を促し、傾聴して気持ちを受け止めることが患者・家族の正確な情報提供につながる。 ▶左記の1-1）、2）、3）の胸痛の種類と特性にかかわる訴えは、疾患の診断および異常の早期発見にとってとくに重要な情報になるので、客観的データと対応させて収集する。 ▶情報収集とその分析に際しては、生命危機、身体的苦痛のみでなく、胸痛が精神心理的・社会的側面、とくに日常生活動作行動にどのように影響しているかも明らかにする。 ▶生命危機への危険信号としての胸痛の場合は、情報収集をしながら、必要な救命救急処置を想定して準備を怠らない。

呼吸、血圧の測定

2）検査：血液検査、動脈血ガス分析、心電図、胸部X線検査、腹部X線検査、超音波検査（心臓、腹部）、心血管造影、冠動脈造影、胸部CT、MRI、気管支鏡検査、喀痰検査、胸腔穿刺など

6. 胸痛に対する治療内容と効果・副作用（基7の活用）

1）救命救急処置

2）安静療法

3）薬物療法

4）酸素療法

7. 胸痛の「成り行き」の有無と程度（基5の活用）

8. 胸痛と検査・治療などに対する患者や家族の反応と期待

▶「成り行き」として以下の問題を生じやすい。

1）胸痛と随伴症状による**食事摂取や睡眠などの障害と日常生活動作行動の低下**

2）胸痛再発に対する予期的不安と、それによる社会生活行動の自己制限

3）患者の苦痛と死に対する家族の不安・恐怖と患者の不安・恐怖の悪循環、ならびにそれらによる胸痛の再発・悪化

4）胸痛の発生・悪化をコントロールできないことによる患者と家族の無力感、絶望感

5）生命危機をまねく緊急性の高い疾患による胸痛、救急救命処置の遅れなどによる**低酸素血症、呼吸困難、ショック、ひいては死**など

第3段階　看護計画の立案

●**目標設定の視点**　1. 胸痛の発生・悪化の引き金要因を見出し、除去できる。
2. 随伴症状、とくに恐怖や不安が軽減する。
3. 胸痛が軽減・消失する。
4. 少なくとも「成り行き」にあげた問題を起こさない。

●**対策の立案**　　対象固有の胸痛の原因・誘因による発生・悪化のメカニズムをふまえたうえで、個別的な対策を選択・決定する。患者は、驚くほどの部位と範囲に発生した激しい胸痛、絞扼感、放散痛におそわれ、しかもそれらが持続・反復し、加えて検査、治療による身体的苦痛が加わることによって、混乱、不安や恐怖などの精神心理的苦痛が著しく増大する危険性にさらされやすい。したがって、救命救急処置と同時に患者の訴えに適切に対応し、胸痛緩和をはじめとする心身の苦痛緩和に焦点を当てた対策の立案・実施を急ぐ必要がある。　　　　　　　　　　　　　　　　（基1〜7の活用）

対策の種類	対策の根拠
1. 胸痛の種類と特性 　1）胸痛と放散痛の部位と範囲・強さ 　2）胸痛の性質 　3）胸痛の発生・悪化の引き金要因の増減 観察（OP）　2. 胸痛の随伴症状の変化 3. 胸痛の原因・誘因の増減 4. 胸痛に対する診察と検査結果の変化 5. 胸痛に対する治療内容と効果・副作用の増減 　とくに硝酸薬舌下錠の効果の有無	1〜7の観察項目は、その患者が目標に近づいているか否かを最も端的に表す情報となる。 　とくに1〜5は看護のみならず、医師の診断と今後の治療上の重要なデータにもなる。 ▶胸痛が続いている場合は、その程度や変化を把握するために「42 頭痛」（p.666）にあげた代表的な**疼痛スケール**である簡易表現スケール、ビジュアルアナログスケール（VAS）、フェイススケールなどを用いることが望ましい。これらのスケールは患者の主観的情報である胸痛を客観

観察（OP）	6. 胸痛の「成り行き」の有無と程度 7. 胸痛と検査・治療などに対する患者や家族の反応と期待 ＊観察の細かい項目は、アセスメント・診断段階と同じであるため省略する	視でき、治療やケアの効果判定を容易にすると同時に患者・家族の胸痛の実態の理解を促すなどによって今後の治療や看護の改善に大いに役立つ資料にできる。
看護療法（TP）	**1. 救命救急処置** 　1）バイタルサインの確認 　2）気道の確保と酸素療法 　3）静脈路の確保 　4）心電図モニターの装着 　5）鎮痛薬の与薬と管理 　6）輸液・輸血の準備と管理（必要時） 　7）水分出納計測のの開始。必要時、バルーンカテーテル留置 　8）救急処置としても下記の2〜7のケアを行う 　9）緊急手術への対応（必要時）	▶突発性胸痛の患者では、呼吸困難や**ショック状態**あるいは**プレショック状態**になっていることが多い。したがって、ショック徴候の観察と同時にその対応に努める。呼吸困難・ショック状態への対応は「**13** 呼吸困難」（p.191）、「**41** ショック」（p.645）をそれぞれ参照されたい。 （**基**2、3の活用）
	2. 心身の安静	▶胸痛の程度や原因疾患の病状に応じた安静が必要となる。とくに狭心症や心筋梗塞では、心臓への負担を軽減することが重要である。心筋梗塞の場合は、心筋の壊死、周辺の虚血により心筋の収縮力が低下していることから、発作直後には心臓の仕事量を増やさないよう絶対安静とする。また大動脈瘤解離やその破裂では、出血の増強を防ぐために安静が重要である。なお、睡眠を含む安静の確保には、安静の必要性への患者の理解と納得が重要であることから、不安や恐怖を増強させないよう留意して説明・指導する。（**基**2、3の活用）
	3. 口腔ケアと環境調整	▶胸痛は呼吸に大きく影響して口腔内の乾燥や汚染にもつながり、それによる感染にも進展しやすい。また胸痛は死への不安から心身の緊張を高め、それがストレスとなって胸痛の再発・悪化要因になるという悪循環起こしやすい。したがって、まず口腔の状態を常に把握し、ケアすることが大切であるが、環境調整に際しては病室の空気を清浄に保ち、室温や湿度の調整のみならず、精神心理的安寧を保持できる人的環境の調整にも注意する。不安は人から人に伝播しやすいので患者の不安の増強を防ぐために、とくに不安や恐怖をもっている人を近づけないよう家族の協力を得る必要がある。 （**基**2、3、5〜7の活用）

4. 薬物療法の管理	▶胸痛の原因は非常に多様である。したがって、その原因疾患に応じた薬物療法が必要である。 ▶激しい胸痛の発生時に、即効性の硝酸薬を舌下投与すると、狭心症では1〜2分で胸痛が消失するが、副作用にも注意した管理が必要である。発作が反復する患者とその家族には、携帯方法や舌下投与方法について十分説明する。また、狭心症の発作予防を目的とした持続的効果のある軟膏薬や貼付薬の使用にあたっては、一般的な副作用と同時に、貼付部位の発赤、かゆみなどにも注意する。鎮咳薬や**鎮痛薬**を同時に与薬する際には、副作用としての呼吸抑制について観察する。(基2、3、7の活用) ▶胸痛による不安や恐怖を軽減するために、鎮静薬を用いることがある。しかし、薬物のみに頼らず、不安や孤独感、無力感の軽減・防止のために絶えずそばに看護師あるいは家族が付き添い、1人にしないことが大切である。その際、重要なことは、患者の言葉のみでなく気持ちを聴くことである。そして安易な批判や否定は避けることが望ましい。(基3、7の活用)
5. 酸素療法	▶呼吸器系疾患による胸痛は、胸郭運動を抑制し、それによって呼吸機能をさらに低下させ、呼吸困難の増悪をまねくことから、酸素を持続的に投与することが少なくない。また、心筋梗塞では、壊死の拡大や再梗塞を防ぎ、虚血心筋を保護するために高濃度の酸素を心筋に供給できるように酸素療法を行う。なお、酸素の取り扱い方法と注意点については家族にも十分説明し、事故防止をはかる。(基2、3、7の活用)
6. 罨法	▶胸痛部位の温罨法が効果的なこともあるが、原因疾患によっては禁忌の場合もあるため、医師と相談する。(基2、3の活用)
7. 体位の工夫	▶自然気胸、狭心症、心筋梗塞などでは、心臓への負担を軽減したり、逆流性食道炎の発症・悪化防止などのために、患者の好みも取り入れて上体を軽度高くする体位をとる。ベッド上安静の患者には、気道内分泌物貯留、呼吸抑制を防止するために、定期的に咳嗽や深呼吸を促すと同時に体位変換を行う。(基2、3の活用)
8. 寝衣・寝具類の工夫	▶寒冷の刺激や掛け物の重量は、胸痛時の圧迫感を増強させる要因になることから、患者の好み

看護療法（TP）

看護療法（TP）		にあわせて適切な厚さや重量の寝具を選択する。また、胸部の圧迫を避けるようゆったりとした寝衣を選択する。（基2、3の活用）
	9. 食事療法の援助	▶持続的な胸痛や咳嗽がある場合は、食事の摂取困難や食欲低下をきたしやすい。したがって、栄養・エネルギーと水分・電解質の摂取不足を防ぐために、患者の嗜好と原因疾患に応じた食事療法と水分補給の援助を行う。なお、脂肪や炭水化物は胃内容物の食道への逆流による食道炎や胸痛、胸やけなどを、また脂肪食や不規則な食生活は胆石症発作を起こしやすくすることから注意する。（基2、3の活用）
	10. 排泄の援助	▶排泄時の怒責や腹圧は、胸痛の増強因子になると同時に心負荷量を増やすことになる。安静療法による消化管の蠕動運動の低下は、便秘傾向をまねきやすいので、食事の工夫やマッサージなどで、排便のコントロールができるように援助する。（基2、3の活用）
	11. 禁煙	▶喫煙は呼吸器系の炎症を起こし、肺組織の障害を促進するなど、すべての呼吸器系疾患の発生・悪化要因になる。また、循環器系にも悪影響を及ぼし、血圧上昇、冠血流の減少、血栓形成などを引き起こす。これらはいずれも結果的に胸痛の発生・悪化因子になることから禁煙を奨励する。必要に応じて禁煙外来の紹介を行う。
教育（EP）	1. 前記の観察項目のうち1～5の主観的情報を報告できるよう指導する。とくにどのような引き金要因によって胸痛が発生・悪化しやすいかを患者自らが見極め、それらを避けるように指導する	▶胸痛の原因・誘因や随伴症状を判定し、それらに応じた援助を行うための重要な主観的情報となるため、報告の必要性について十分指導する。（基2～4の活用）
	2. 前記の看護療法項目1～11の必要性を説明し、患者および家族が治療に自ら参加できるよう指導する	▶患者や家族が胸痛による心身の苦痛を自ら緩和し防止できるよう、これらの指導を必要とする。（基2、3の活用）
	3. 胸痛を軽減する呼吸や咳嗽・喀痰喀出などの方法について指導する	▶患部を中心に患側胸部を手掌で圧迫したり、患側を下にした側臥位が安静に役立ち、効果的なことがある。とくに呼吸は、胸痛があると浅くなりがちだが、ゆっくり深くするように一緒に声をかけながら指導する。

1. 十分な説明と付き添い

　胸痛は、死の不安を患者・家族にもたらしやすいので、検査や治療処置などのあらゆる場面にできる限り付き添い、また常に事前説明と経過報告を行い、精神心理的苦痛を最小限にとどめると同時に患者・家族が積極的に治療に参加できるよう導く必要がある。

2. 早期発見と適切な処置

　突発的な胸痛の大半は、緊急度や重症度が高い疾患であることが多い。したがって、胸部の痛みの観察のみならずバイタルサインの測定と全身のフィジカルアセスメントを迅速に行い、総合的に判断する。同時に、心電図の波形や非観血的に動脈血の酸素飽和度を測定できる**パルスオキシメーター**（**図4**）の装着とともに胸部X線検査などを準備する。

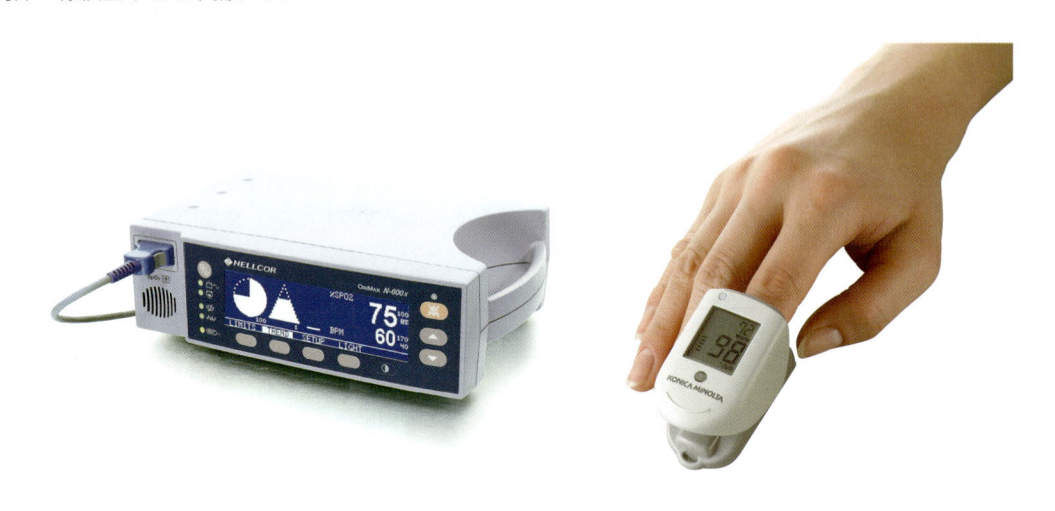

図4　パルスオキシメーター

3. 緊急時の対応への準備

　突発性胸痛では、緊急手術が必要となる場合があることから、常々から手術を想定した準備を行うと同時に手術室への連絡などを密にする必要がある。

4. 安静保持による腰痛・背部痛など筋緊張の緩和

　患者は、胸痛の再発への不安から過度に安静を保持することによって、腰痛・背部痛などを発生させる筋緊張を生じやすい。したがって、安楽な体位を工夫するとともに許容範囲での体位変換や体動、運動について十分説明する。また、マッサージや指圧などにより腰痛・背部痛などの緩和をはかる。

5. 不安、ストレスへの配慮

　重症度の高い胸痛では、集中治療室や特別な病室で治療を行うことが多い。こうした環境は、患者にとってきわめて拘束感が強い非日常的なものであることから、不安やストレスを増強し、それが胸痛を誘発するといったように悪循環に陥りやすい。したがって、こうした患者の精神心理状態を理解し、許容範囲で患者が日常身近に使用していた物品、写真、枕などの使用によって日常的な状況に近づけ、少しでも拘束感を軽くできるように努める。

6. 効果的な鎮痛薬の与薬方法

　「**43** 腹痛」（p.706）を参照されたい。

7. 胸痛に対するペインコントロール法の評価・修正の必要性

　この項目に関する考え方は同じであることから、「**43** 腹痛」（p.706）を参照されたい。

第5段階　評価の視点

1. 目標に近づいたか否か

1) 胸痛の発生・悪化の引き金要因を見出し、除去できるようになったか。

2) 随伴症状、とくに不安や恐怖を軽減できたか。

3) 胸痛が軽減・消失したか。

4) 「成り行き」にあげた問題 [1) 食事摂取や睡眠などの障害、日常生活動作行動の低下、2) 胸痛再発に対する予期的不安、それによる社会的生活行動の自己制限、3) 家族と患者の不安・恐怖の悪循環、ならびにそれらによる胸痛の再発・悪化、4) 患者・家族の無力感、絶望感、5) 低酸素血症、呼吸困難、ショック、ひいては死など] を起こさなかったか。

2. 看護過程、とくに看護計画の評価・修正

　患者や家族の状態や行動が目標に近づいていない場合は、看護計画の立案段階のどこに問題があったのか、さらに診断段階に誤りがなかったかなどを追究し、修正する必要がある。

引用・参考文献

1) 名尾良憲編著：主要症候からみた鑑別診断学．第2版，金芳堂，2011.

2) 高橋章子監：救急救命領域における主要症状のアセスメントと看護 Basic．エマージェンシーナーシング夏季増刊，2003.

3) 齋藤宣彦：看護につなげる病態生理．照林社，2016.

4) 瀧 健治ほか編：症候からの鑑別診断の進めかた．羊土社，2003.

5) 内藤俊夫編著：原因不明の胸痛診断ガイドブック．エクスナレッジ，2010.

6) 篠崎 毅，白土邦夫：胸痛．臨床ナースのための症状からみた緊急検査値の意味．臨牀看護，27(6)増刊：833～835，2001.

7) 堀 正二：胸痛．日本医師会雑誌，135 特別号(1)：180～183．2006.

8) 井村裕夫ほか編：わかりやすい内科学．第4版，文光堂，2014.

9) 糀谷枝美：初療看護のおさえどころを厳選！救急患者の観察・問診ポイントはやわかりガイド．症状別のポイントをおさらい！胸痛．エマージェンシー・ケア，(27)2：161～163，2014.

10) 池松裕子ほか編：症状・徴候別アセスメントと看護ケア．医学芸術社，2008.

11) 稲田英一編：呼吸・循環イラストレイテッド．p.161，学研メディカル秀潤社，2010.

45 関節痛
arthralgia

●オリエンテーション・マップ

原因 (p.730)

1) 炎症
（1）関節リウマチ、（2）リウマチ熱、（3）成人スチル病、（4）全身性エリテマトーデス、（5）全身性強皮症、（6）リウマチ性多発筋痛症、（7）感染性関節炎（化膿性関節炎、結核性関節炎）

2) 腫瘍
（1）関節周辺の骨腫瘍や腫瘍の関節周辺骨への転移

3) 外傷
（1）肩関節周囲炎（五十肩）、（2）膝の靱帯損傷、（3）使いすぎ症候群（野球肘、テニス肘、肩関節腱板損傷）

4) 関節面不適合
（1）変形性関節症（股関節、膝関節など）、（2）大腿骨頭壊死

5) 関節腔内の微小結晶
（1）痛風、仮性痛風

6) 関節内貯留液の増大・出血
（1）血友病

関節痛の誘発・増強因子 (p.728)

1) 寒冷・気候の変化
2) 同一・誤った姿勢・体位・肢位の継続
3) 長時間の運動、不適切な用具や履物、着地面など
4) 不適切な食生活・飲酒、喫煙
5) 肥満
6) 過剰・不適切な運動療法
7) 鎮痛薬の不適切な服用
8) 精神心理的問題（悲しみ、怒り、孤独、不安、恐怖など）

関節痛

随伴症状 (p.733)

1) 関節の症状
・腫脹、熱感、発赤、こわばり、変形、運動制限、機能障害、可動性低下、不安定性など

2) 全身症状
・悪寒、発熱、倦怠感、食欲不振、悪心・嘔吐、呼吸・循環器症状、皮膚症状など

3) 精神心理的症状
・イライラ、不安、抑うつ、不眠など

成り行き（二次的問題 p.734）

1) 筋萎縮、筋力低下、さらに関節拘縮・骨萎縮・局所変形へと悪化
2) 身体可動性の障害、日常生活動作行動の低下
3) 食欲不振、褥瘡、便秘、尿路・呼吸器感染
4) ボディイメージの混乱、自尊感情の低下、これらによる引きこもり
5) 役割や人間関係上の問題など

観察OP (p.743)

看護療法TP・教育EP (p.743)

1. 食事療法と嗜好品の制限
2. 安静療法と同一体位の防止
3. 理学療法時の援助
4. 薬物療法時の援助
5. 外科的治療の準備
6. 日常生活の援助
7. 環境調整

■ 基礎的知識

1. 関節痛の定義

関節痛とは、さまざまな原因による関節の障害によって生じる疼痛をいう。関節は、骨、関節軟骨、滑膜、関節包、関節腔、靱帯、腱、筋膜から成り立っており、関節痛は、これらの部位に生じるすべての疼痛を含む。最も多い関節痛の部位は膝関節である。

2. 関節の種類と構造

関節は、ほとんど動きのない「**不動関節**」、わずかに動きのある「**半関節**」、ふつうに動く「**可動関節**」に大別される。

可動関節は、2つ以上の骨が連結して形成されているが、**図1**に示すように、骨の一方を**関節頭**あるいは**骨頭**とよび、骨頭を受ける骨を**関節窩**とよぶ。骨頭と関節窩の表面はともに**関節軟骨**で覆われているため滑らかな関節運動が可能になる。骨の表面は**骨膜**で覆われている。関節には、**関節包**とその内壁を包む**滑膜**がある。滑膜は、半粘稠性の滑液を**関節腔**に分泌し関節を潤滑にするほか、軟骨の栄養に関与している。さらに関節には、その外側あるいは内側を走り、関節と骨を連結し関節を補強する**靱帯**がある。加えて関節裂隙には、膝関節のように関節頭と関節窩のかみ合わせをよくするために軟骨の板である**半月（ディスク）**が介在することもある。

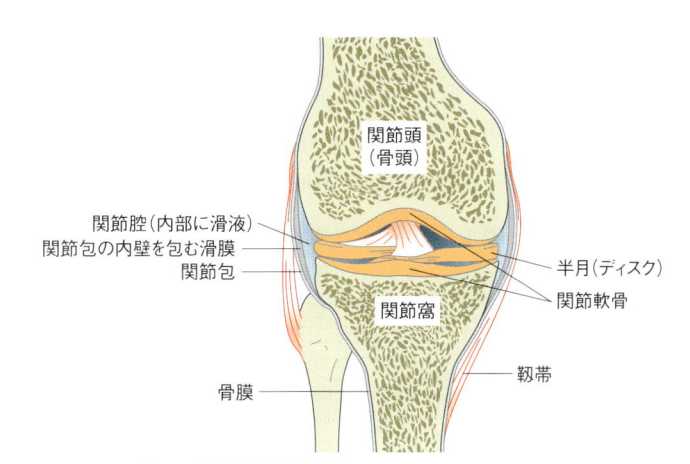

図1　関節の基本構造

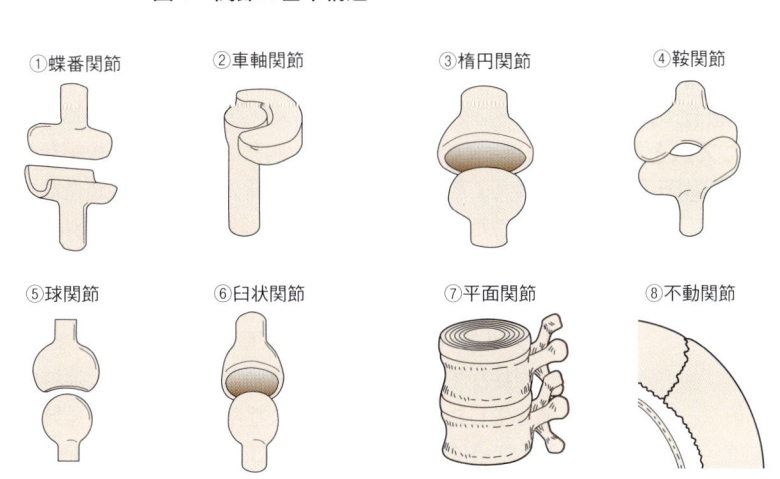

図2　関節の種類（タイプと働きによる分類）

2つの骨が連結して形成される関節（股関節、肩関節など）を**単関節**とよび、3つ以上の関節の組み合わせで構成されている関節（肘関節は腕尺・腕橈・上橈尺関節からなる）を**複（合）関節**とよぶ。

単関節、複（合）関節をタイプと働きによって分類すると、**図2**のようになる。

(1) **蝶番関節**：関節頭が円柱状で、その軸が骨の長軸と直角になっている。関節頭は関節窩に入り込み、軸のまわりのみ（一軸性）に動く……**腕尺関節、指節間関節**など

(2) **車軸関節**：円筒状の関節頭が、車の軸受け状の形をした関節窩に支えられて骨の長軸のまわりのみ（一軸性）に回転する……**上橈尺関節**

(3) **楕円関節**：楕円形の関節頭とそれに合わせてくぼんだ関節窩で形成されており、関節頭の長軸と短軸のまわりに動く（二軸性）……**橈骨手根関節**

(4) **鞍関節**：関節面が鞍状で、2つの互いに直角な方向に回転する（二軸性）……**母指の手根中手関節**

(5) **球関節**：半球状の関節頭、浅いくぼみの関節窩で構成されており、三次元の方向に自由に動く（多軸性）……**肩関節**

(6) **臼状関節**：球関節の一種で、関節窩が深くその中に関節頭の半分が入り込む関節である。多軸性であるが、球関節に比べて運動にやや制限がある……**股関節**

(7) **平面関節**：関節頭と関節窩がともに平面であり、動きが少ない……**椎間関節**

(8) **不動関節**：相対する関節面に小さな凹凸があり、それによってぴったりと線維性結合されており、動きが著しく制限される……**頭骨の縫合**

3. 関節の運動

関節の運動方向・機能と**可動域**（ROM：range of motion）は、上記「2. 関節の種類と構造」で述べたように関節の構造によって異なる。**表1**に関節の主な運動を示す。

表1　関節の主な運動

屈曲	骨どうしの角度を小さくする運動
伸展	骨どうしの角度を大きくする運動
外転	体肢を身体の正中面から遠ざける方向の運動
内転	体肢を身体の正中面に近づける方向の運動
外旋	上腕部や大腿部の長軸を軸として正中面から遠ざかるように回転する運動
内旋	上腕部や大腿部の長軸を軸として正中面に近づくように回転する運動
回外	前腕を差し出し手掌を上に向けた位置をとる運動
回内	回外した手掌を伏せる位置をとる運動

4. 関節痛の発生・悪化のメカニズムと誘発・増強因子

関節痛は、関節の**腫脹・運動制限・強直・変形**などとともに**関節症状**の1つである。

関節痛は、痛覚神経終末からの求心性神経によって疼痛として知覚される。すなわち、痛覚神経終末で受容された痛覚刺激は、脊髄神経後根を経て脊髄に入り、ニューロンを置き換えて腹内側脊髄視床路と背外側脊髄視床路となって反対側を上行して視床に至り、そこでニューロンを換えて大脳皮質の痛覚中枢に達し、痛みとして知覚される。

痛覚神経終末は、関節包、靱帯、骨膜、骨に多く分布しているので、刺激が加えられると疼痛が生じる。しかし、関節軟骨、骨の緻密質には痛覚神経終末がないので疼痛は生じない。また、一般に血管が豊富な部位には、感覚神経が多く分布しているので、関節に炎症が生じると、血管の拡張、細胞の浸潤、浮腫が生じ、それらが刺激になって疼痛を生じさせる。さらに、炎症部位で産生される**発痛物質**のブラジキニンや**セロトニン**、さらに**発痛補助物質**のプロスタグランジン（**PG**）によって疼痛が増強される。

関節以外の障害が、関節痛として知覚される場合もある。たとえば、大腿の筋力が

低下している人が長時間歩行すると、膝関節周囲の筋肉痛を膝関節痛として感じる。

　関節痛は、酸素不足、pH の変化、浸透圧の異常、化学物質などによって神経が病的状態になると、**疼痛閾値**が低下して感じやすくなる。関節リウマチ患者では、寒冷前線の接近に伴って発生する気圧、温度、湿度などの変化が疼痛閾値を下げるために、経験的に疼痛によって天候を予測できる。つまり、身体の内部環境の変化ならびに外部環境の変化は、ともに疼痛の増強因子になる。

　　関節痛の主な誘発・増強因子をあげる。

　1）寒冷（部屋や浴室の不適切な温度、冷房器具の使用）・気候の変化（雨）

　2）同一あるいは誤った姿勢・体位・肢位の継続

　3）長時間の運動、不適切な用具や履物、着地面など

　4）不適切な食生活・飲酒、喫煙

　5）肥満

　6）過剰なあるいは不適切な運動療法

　7）鎮痛薬の不適切な服用

　8）精神心理的問題（悲しみ、怒り、孤独、不安、恐怖など）

5. 関節痛の分類

1）関節痛の性質による分類

　関節痛がどのようなときに発生するかにより**自発痛**、**圧痛**、**運動痛**に分けられる。

　（1）**自発痛**：刺激をとくに加えず、じっとしていても痛みを感じる。痛みは、拍動性あるいは灼熱性であることが多い。急性炎症時に生じやすい。

　（2）**圧痛**：関節表面を圧迫することによって痛みを感じる。急性炎症時に生じやすい。

　（3）**運動痛**：関節を動かすと痛みが発生する。急性炎症、慢性炎症、血行障害、変形などによって生じやすい。

2）関節痛の発生形態による分類

　（1）一関節に限局する**単関節痛**か複数の関節に発生する**多関節痛**か（**図3**）。

　（2）片側の関節痛か左右対称の関節痛か。

　（3）急性か数週間前からの慢性か。

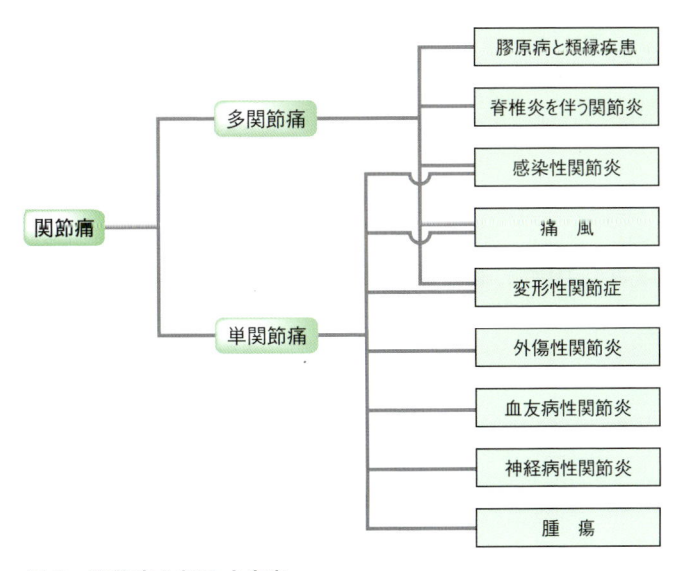

図3　関節痛を起こす疾患

関節痛を発生要因によって分類すると、下記の 1) 炎症、2) 腫瘍、3) 外傷、4) 関節面不適合、5) 関節腔内の微小結晶、6) 関節内貯留液の増大・出血の 6 つに分けられる。

分類	主な原因	メカニズムと特徴
1) 炎症	（1）**関節リウマチ**（**RA**：rheumatoid arthritis）	▶ RA は女性に男性の約 4 倍の高率で発生し、とくに 30 ～ 50 歳代の女性に多発している。この RA の原因は、いまだ完全に解明はされていないが、なんらかの免疫異常の関与は証明されている。すなわち、免疫異常の発生は、関節の滑膜に炎症を起こし、その炎症は滑膜細胞の増殖と活性化を促し、炎症性サイトカインや中性プロテアーゼなどの炎症誘発・増強物質を放出して炎症を持続させる。加えてこれらの成分は、破骨細胞を活性化させて軟骨と骨を破壊して関節の変形とそれによる疼痛、さらにこれらのすべてによる関節の機能障害へと悪化を進めると考えられている（**図 4**）。なお、**関節リウマチの誘発・増強因子**としては、多因子性の遺伝性素因、とくにリウマチと関連する遺伝子がすでにいくつか判明している。また、外傷、ウイルス感染症、アレルギー疾患、喫煙、出産などによる身体的ストレス、ならびに転職・引越しなどによる精神心理的ストレスなども注目されている。関節痛は多関節性で左右対称性に発生する。特徴としては 60 分間以上続く「**朝のこわばり**（morning stiffness）」である。一般に慢性経過をとり、手・膝・足・肘・指関節の順に膨張し、疼痛が発生する。

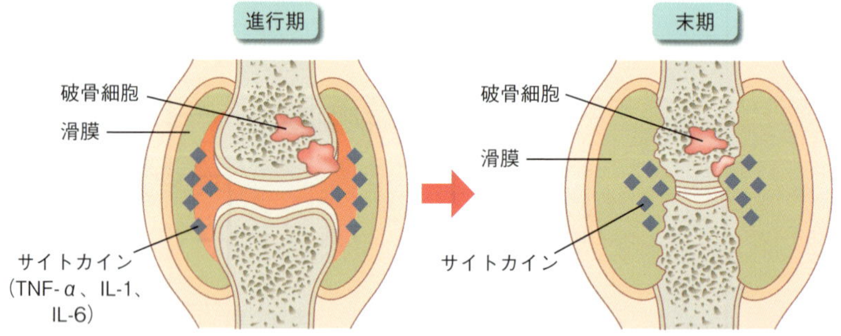

進行期

破骨細胞
滑膜
サイトカイン（TNF-α、IL-1、IL-6）

滑膜が炎症により活性化し増殖（関節の腫れ）、増殖した滑膜からサイトカインが放出され、軟骨・骨を破壊する

末期

破骨細胞
滑膜
サイトカイン

軟骨が破壊され関節裂隙が狭くなる。骨（関節）が変形し、変形による痛みが出てくる

図 4　関節リウマチの経過

| | （2）**リウマチ熱** | ▶**溶連菌感染**後に 39 度前後の高熱とともに多関節性・移動性・自発性関節痛が起こる。関節の変形をきたすことは少なく、膝・足・肘関節に発生することが多い。好発年齢は 5 ～ 15 歳で、まれに成人にも発症する。小児 |

は高熱、心筋炎を伴いやすいが、成人では関節炎による関節痛が主症状である。

1) 炎症	（3）成人スチル（Still）病	▶ 通常 16 歳以上に発生する全身型の RA で、間欠型高熱を伴う多関節性の関節痛であるが、とくに手・膝関節に多い。関節症状のほかに、発熱、皮膚の発疹などを合併する。
	（4）**全身性エリテマトーデス**（SLE：systemic lupus erythematosus）	▶ 慢性経過をとる多臓器炎症性疾患で多関節痛が初発症状の 50 ～ 60％に、全経過では 80％に認められる。手指・手・肘・肩・膝・足関節に移動性に起こるが、関節の腫脹や変形はまれである。男性より女性、とくに 20 ～ 40 歳の出産可能な女性に好発する。
	（5）全身性強皮症（SSc：systemic sclerosis）	▶ 皮膚の硬化、多臓器症状と関節痛が初期症状として生じる。手指・肘・膝・足関節に多関節痛が高頻度に生じる。骨破壊はまれだが、進行すると手指は屈曲拘縮をきたす。また、筋力低下や腱の炎症を伴うこともある。30 ～ 50 歳代の女性に好発する。
	（6）リウマチ性多発筋痛症（PMR：polymyalgia rheumatica）	▶ 50 歳以上に多い。両側の肩、頸部、腰、殿部、大腿などの筋肉痛やこわばりが主症状である。CRP と赤沈の亢進が特徴である。副腎皮質ステロイド薬が著効する。
	（7）感染性関節炎 ①化膿性関節炎	▶ 全身感染に合併するものは、多関節痛を発症する。 ▶ 上気道などの化膿巣から血行性感染により細菌が関節内に入って起こる。関節穿刺や人工関節置換術後にも発症することがある。膝関節が最も多く、肩・股・指関節にも発症する。高齢者と小児に発生しやすい。小児では、関節痛のほかに高熱、悪寒、腹痛などを伴うことが多い。また、小児股関節炎は、骨髄炎から波及して起こることが多く、主として黄色ブドウ球菌が起炎菌である。
	②結核性関節炎	▶ 肺結核の感染巣から結核菌が血行性に関節内へ入って起こる。中高年に発生しやすい。関節の腫脹と疼痛が起こるが、化膿性関節炎ほど強い疼痛ではなく、患部の熱感もあまり認められない。また、ほとんどが単関節性であり、最も多いのは膝関節である。
2) 腫瘍	（1）関節周辺の骨腫瘍や腫瘍の関節周辺骨への転移 ①骨肉腫 ②リンパ腫	▶ 腫瘍が大きくなると、周囲組織の破壊や過伸展、圧迫が生じ、それらが刺激になって疼痛が生じる。
3) 外傷	外傷によって**過伸展**、**ねじれ**、**断裂**などが関節嚢、腱、靱帯、骨膜に生じるために疼痛が発生する。	
	（1）**肩関節周囲炎（五十肩）**	▶ 中年以降、とくに 50 歳代に多く発症するため**五十肩**ともいわれる片側性肩関節の疼痛で、肩関節や棘上筋

腱の外傷や過労、運動不足などによって肩峰下に炎症と癒着が起こる。関節痛のほかに上肢の挙上制限（筋拘縮）が起こる。外旋・外転が制限され、棚の物を下ろしたり、整髪の動作時に支障をきたす。痛みは夜間に強くなる傾向がある。痛みは、1〜2か月で消失することが多いが、1年以上持続することもある。

（2）膝の靱帯損傷	▶スポーツ外傷や交通事故などによる膝の十字靱帯・側副靱帯損傷は、疼痛、腫脹、皮下出血を伴う。
（3）使いすぎ症候群	▶反復する動作と繰り返される引っ張り力や負荷が1か所に集中することによって起きる障害である。 誘因としては、①不適切なトレーニング方法、②誤った技術、③不適切な用具や靴、④着地面の状態などがある。痛みは、運動中・後に発生することが多い。
①野球肘、テニス肘	▶野球肘のように、投球動作などによって生じる肘関節部の靱帯損傷、あるいは骨・軟骨損傷による障害である。多くの場合、安静時に痛みはない。
②肩関節腱板損傷	▶上腕骨骨頭に付着している4つの筋腱部の腱板は、上腕を回旋する腱である。その腱板が、手をついて転倒したときなどに関節に圧力がかかり、腕がねじられ回旋力が働くことによって損傷が起こる。疼痛と上肢の挙上困難が起こる。

3）外傷

（1）**変形性関節症**（OA：osteoarthritis） ①変形性股関節症 ②変形性膝関節症など	▶変形性関節症は、50歳を過ぎると急増するが、女性の罹患率は男性の1.5〜2倍であり、変形性股関節症に限ると男性の3〜5倍である。 変形性関節症の関節痛は、軟骨の変性による磨耗・破壊と、それに対する反応性骨増殖などによって関節面の適合性が低下・消失するために生じる。この関節面の適合不良は、椅子からの立ち上がりなど運動開始時に関節包や靱帯に非生理的な力が加わり、疼痛として感じる。したがって、運動を継続すると関節面が適合するため疼痛は消失する。しかし、軟骨消失、骨棘形成、変形などを起こして悪化が進むと、関節包、靱帯、腱などにねじれや引っ張り力が作用し、荷重がかかったときや運動継続時に関節痛が生じるようになり、やがて歩行障害や日常生活動作行動に支障が現れる。この関節痛は、非対称性で膝関節、股関節に多発する。膝関節炎では、膝関節の内側に疼痛が生じ、正座ができなかったり、階段の昇降時に痛むなどの特徴がみられる。変形性関節症の発生には、年齢、性別のみならず、人種、肥満、遺伝ならびにスポーツ歴、労働、とくに過剰労働歴などの生活習慣も関与している。加えて、先天性股関節脱臼、臼蓋形成不全、関節内骨折、半月板損傷、靱帯損傷、関節リウマチ、化膿性関節炎をはじめ多く

4）関節面不適合

4)関節面不適合	（2）大腿骨頭壊死（大腿骨頭骨萎縮症）	の疾患の既往が関与している。 ▶大腿骨頭の一部が血流の低下により壊死し、骨壊死に陥った部分がつぶれることにより痛みが生じる。危険因子はアルコール多飲歴、外傷、副腎皮質ステロイド薬服用歴などである。
5)関節腔内の微小結晶	（1）**痛風、仮性痛風（偽痛風）**	▶20歳以降の男性に多く発症するが、遺伝と環境の両方が関与する。その発症は、血液中の尿酸値が上昇し、飽和状態を超えると関節内に尿酸塩結晶が析出し、多核白血球がこれを異物として貪食しはじめることによって激しい炎症を起こして疼痛を発生させる。 ▶関節に突然の激痛が起こり、発赤、腫脹を伴う。単関節痛が多いが、ときに複数の関節に生じる。第1中足趾関節など下肢の関節に頻発するのが特徴であり、患部は発赤、腫脹し、放置しても2〜3日間、長くても10日経つと痛みは消失する。しかし治療せずに放置すると再発を繰り返し、進行すると足、肘、手の関節周囲などに痛風結節を認める。 尿酸は、プリン体の異化作用によってつくられることから、従来はプリン体を多く含む食品の摂取制限をする食事療法が行われていた。しかし、食事由来の尿酸は、体内の総尿酸生産量の2〜3割であることから、近年、プリン体を多く含む食品を厳密に制限しなくなってきた。それよりも痛風患者の多くは、肥満、高血圧、脂質異常症、脂肪肝などの生活習慣病を合併していることから、総エネルギーを制限することを優先している。アルコールは、尿酸の生合成を促進すると同時に、尿中への尿酸排泄を抑制するため飲酒習慣も誘因となる。 ▶**仮性痛風（偽痛風）**は高齢者に多く発生し、関節腔にピロリン酸カルシウムが沈着する。痛みは、痛風より軽い。
6)関節内貯留液の増大・出血	（1）**血友病**（血友病A：第Ⅷ因子欠乏症、血友病B：第Ⅸ因子欠乏症）	▶関節内の貯留液が増加したり、関節内に出血が起こると、関節内圧が上昇し疼痛が発生する。 重症化して血液凝固因子の第Ⅷ因子欠乏による出血傾向が強くなると、関節内出血による血腫が激しい関節痛や熱感、関節の腫脹を発生させる。皮下・筋肉内出血、血尿、消化管出血などを伴うこともある。

7. 関節痛の随伴症状

1) 関節の症状：腫脹・熱感・発赤などの炎症症状、こわばり、変形、運動制限、機能障害、可動性低下、不安定性など
2) 全身症状：悪寒、発熱、全身倦怠感、食欲不振、悪心・嘔吐、呼吸・循環器症状ならびに発疹、結節、潰瘍、紅斑などの皮膚症状など
3) 精神心理的症状：イライラ、不安、抑うつ、不眠など

8. 関節痛の「成り行き」 （悪化したときの二次的問題）	1）関節痛と関節可動域制限、筋・靱帯などの軟部組織の不使用による**筋萎縮、筋力低下、さらに関節拘縮・骨萎縮・局所変形へと悪化** 2）関節痛と関節可動域制限、筋萎縮に伴う筋力低下による**身体可動性の障害、日常生活動作行動の低下** 3）関節痛、関節可動域制限、筋力低下に伴う体動・運動量の低下による**食欲不振、褥瘡、便秘、尿路・呼吸器感染** 4）関節痛に関連する動作・行動制限、四肢変形、異常歩行（跛行）などによる**ボディイメージの混乱、自尊感情の低下、これらによる引きこもり** 5）慢性の関節痛に関連する動作・行動制限、長期療養ならびに自尊感情の低下などによる**役割、就業・就学ならびに人間関係上の問題**など
9. 関節痛に対する主な診察と検査	**1）診察** （1）問診：関節痛の有無と程度ならびに発生時期と経過 　①疼痛の発生部位と範囲 　②疼痛の発生時期と経過：急性か慢性か、持続性か間欠性か 　③疼痛の性質と強さ：単関節性か多関節性か、片側性か両側性か、自発痛・圧痛・運動痛、夜間痛の有無と程度、また鈍痛・仙痛・激痛のいずれか、放散痛の有無と方向・範囲など 　④既往歴を含む疼痛の誘発・増強因子と軽減因子：感染症、アレルギー疾患、外傷、副腎皮質ステロイド薬多量服用などの既往、ならびに過剰労働、肥満、アルコール多飲などの既往。また、精神心理的ストレスなどの疼痛の誘発・増強因子ならびに軽減因子 　⑤関節痛と可動域制限や変形などの随伴症状による姿勢と体位、歩行、運動、仕事、日常生活動作行動などにおける問題 　⑥随伴症状：（上記 7. [p.735] 参照） （2）視診、触診：腫脹、変形、筋萎縮の有無、皮膚症状、リンパ節の腫脹の有無 （3）測定 　①バイタルサイン 　②握力、徒手筋力テスト：MMT（「**28** 運動麻痺」p.428 〜 429 参照） 　③関節可動域テスト：ROMT（「**28** 運動麻痺」p.431 〜 433 参照） 　④疼痛スケールによる程度の評価：VAS、NRS、簡易表現スケール、フェイススケール（「**42** 頭痛」p.666 参照）など 　⑤疼痛による行動レベルを評価する「疼痛行動評価尺度（BRTP：behavioral responses to pain）」や疼痛による ADL の制限程度を評価する「**疼痛行動評価法**」（**図 5**）など **2）検査** （1）尿一般検査：蛋白、糖、ウロビリノーゲン、沈渣など （2）血液検査：一般血液検査、生化学検査、赤沈、CRP、リウマトイド因子（RF）、抗 CCP 抗体（抗環状シトルリン化ペプチド抗体） （3）X 線検査：骨の形態、関節裂隙の広さ、骨萎縮、骨硬化像のチェック （4）CT、MRI （5）骨シンチグラフィ （6）関節液検査（**表 2**）、関節鏡検査、滑膜検査、超音波検査

表2　関節液の性状と検査値

項目	正常	炎症
量	4mL以下	5〜100mL
透明性	透明、薄い黄色	混濁
粘稠度	粘稠	非粘稠
比重	1.010	上昇
pH	7.4〜7.8	下降
細胞数	150以下/μL	3,000〜5,000/μL
蛋白	1〜2g/100mL	上昇
ブドウ糖	50〜60mg/100mL	下降

痛みの病気になる前に、以下の各項目が十分にできた状態を10として、いまのできる状態が何点にあたるかをお聞かせください。

1) 家庭で自分が引き受けていた仕事ができる割合
（庭掃除、子どもの送り迎えなど）

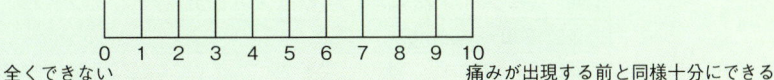

全くできない　0 1 2 3 4 5 6 7 8 9 10　痛みが出現する前と同様十分にできる

2) 気晴らしのできる割合
（趣味、スポーツ、読書など）

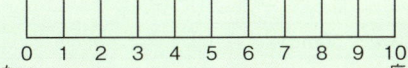

全くできない　0 1 2 3 4 5 6 7 8 9 10　痛みが出現する前と同様十分にできる

3) 交際ができる割合
（家族以外の友人や職場の人との外食や集まりへの参加など）

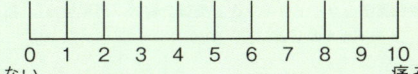

全くできない　0 1 2 3 4 5 6 7 8 9 10　痛みが出現する前と同様十分にできる

4) 仕事（家事含む）のできる割合
（家事では掃除、洗濯など）

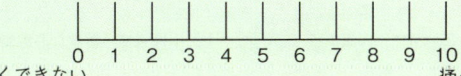

全くできない　0 1 2 3 4 5 6 7 8 9 10　痛みが出現する前と同様十分にできる

5) 身のまわりのことができる割合
（シャワーを浴びる、服を着る、車の運転など）

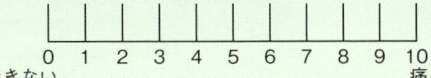

全くできない　0 1 2 3 4 5 6 7 8 9 10　痛みが出現する前と同様十分にできる

6) 生活するうえで最低限のことができる割合
（食事、睡眠など）

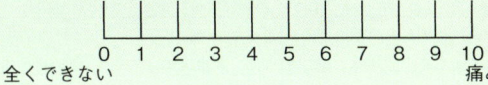

全くできない　0 1 2 3 4 5 6 7 8 9 10　痛みが出現する前と同様十分にできる

（一般社団法人日本ペインクリニック学会ホームページより）

図5　疼痛行動評価法

10. 関節痛に対する主な治療

　関節痛の原因疾患に対する治療を原則とするが、疼痛は患者のQOLを損なうため、その緩和をはかる対症療法も重要である。

1) 食事療法：痛風では、プリン体を多く含む食品（**表3**）に留意する。尿酸の生成阻害

薬や排泄促進薬の進歩によってプリン体を多く含む食品の制限も緩和されてきているが、過剰摂取は避ける。肥満は、関節痛の増強因子になることから、標準体重を維持するよう食事療法に留意する。

2) 安静療法

3) 理学療法：温熱療法（ホットパック、超音波療法、極超音波療法など）、運動療法（筋力増強、関節可動域訓練など）、荷重負荷を軽減する補助具の使用（コルセット、サポーター、足底板、杖など）など

4) 薬物療法：関節痛に用いる解熱鎮痛薬、外用薬を**表4**、**5**に、リウマチ性疾患に用いられる副腎皮質ステロイド薬を**表6**に、抗リウマチ薬を**表7**に痛風に用いられる薬を**表8**に示した。関節内注入薬物には、ヒアルロン酸ナトリウム関節注などがある。

5) 外科的治療：骨切り術、滑膜切除術、人工関節置換術など

表3　プリン体の多い食品と少ない食品

きわめて多い（300mg〜）
鶏レバー、マイワシ干物、イサキ白子、あんこう肝酒蒸し、カツオブシ、ニボシ、干し椎茸
多い（200〜300mg）
豚レバー、牛レバー、カツオ、マイワシ、大正エビ、マアジ干物、サンマ干物
少ない（50〜100mg）
ウナギ、ワカサギ、豚ロース、牛肩ロース、牛肩バラ、牛タン、マトン、ボンレスハム、プレスハム、ベーコン、ツミレ、ほうれんそう、カリフラワー
きわめて少ない（〜50mg）
コンビーフ、魚肉ソーセージ、かまぼこ、焼きちくわ、さつま揚げ、カズノコ、スジコ、ウインナーソーセージ、豆腐、牛乳、チーズ、バター、鶏卵、とうもろこし、じゃがいも、さつまいも、米飯、パン、うどん、そば、果物、キャベツ、トマト、にんじん、大根、白菜、ひじき、わかめ、こんぶ

（日本痛風・核酸代謝学会ガイドライン改訂委員会編纂：高尿酸血症・痛風の治療ガイドライン.
第2版，p.111，メディカルレビュー社，2010.）

表4　関節痛に用いられる主な解熱鎮痛薬

分類	一般名（商品名）	効果発現メカニズム	主な副作用と注意事項
アニリン系製剤	**アセトアミノフェン** （アセトアミノフェン、カロナール）	視床と大脳皮質の痛覚閾値を上昇させて、疼痛を感じにくくすることによって鎮痛作用を示す	重篤な肝障害が発症するおそれ（本剤添付文書参照） **禁忌**：消化性潰瘍、重篤な肝障害、重篤な腎障害、重篤な心機能不全、アスピリン喘息（またはその既往）、本剤成分過敏症の既往、重篤な血液の異常 **注意**：感染症を不顕性化するおそれがある **重大な副作用**：ショック、アナフィラキシー、中毒性表皮壊死融解症、皮膚粘膜眼症候群、急性汎発性発疹性膿疱症、喘息発作の誘発、劇症肝炎、肝機能障害、黄疸、顆粒球減少症、間質性肺炎、間質性腎炎、急性腎障害
サリチル酸系	**アスピリン**（アセチルサリチル酸） （アスピリン）	痛覚刺激によるインパルス発生の抑制、発痛物質の活性抑制、プロスタグランジン（PG）生合成抑制などの末梢作用と中枢神経系の抑制による中枢作用によって鎮痛作用を示す	**禁忌**：消化性潰瘍、重篤な血液異常、出産予定日12週以内の妊婦、本剤またはサリチル酸系薬過敏症の既往 **注意**：「アセトアミノフェン」参照 **重大な副作用**：ショック、アナフィラキシー、出血、中毒性表皮壊死融解症、皮膚粘膜眼症候群、剥脱性皮膚炎、再生不良性貧血、血小板減少、白血球減少、喘息発作誘発、肝機能障害、黄疸、消化性潰瘍、小腸・大腸潰瘍

（つづき）

分類	一般名（商品名）	効果発現メカニズム	主な副作用と注意事項
アリール酢酸系	ジクロフェナクナトリウム（ボルタレン）	生理活性物質であるプロスタグランジン（PG）の生成を抑制するが、とくに抗リウマチ作用が強く、関節リウマチの鎮痛・消炎に用いられる	**禁忌**：「アセトアミノフェン」参照、重篤な高血圧症、妊娠または妊娠の可能性、トリアムテレン与薬中、インフルエンザの臨床経過中の脳炎・脳症の患者 **注意**：感染症を不顕性化するおそれ、🚗、原則として長期連用を避ける **併禁**：トリアムテレン **重大な副作用**：ショック、アナフィラキシー、出血性ショックまたは穿孔を伴う消化管潰瘍、消化管の狭窄・閉塞、再生不良性貧血、溶血性貧血、無顆粒球症、血小板減少、中毒性表皮壊死融解症、皮膚粘膜眼症候群、紅皮症（剥脱性皮膚炎）、急性腎障害、ネフローゼ症候群、重症喘息発作（アスピリン喘息）、間質性肺炎、うっ血性心不全、心筋梗塞、無菌性髄膜炎、重篤な肝障害、急性脳症、横紋筋融解症、脳血管障害
	（ボルタレンSR、ナボールSR）		**禁忌、注意、重大な副作用**：「ジクロフェナクナトリウム」参照 **併禁**：トリアムテレン
	エトドラク（オステラック、ハイペン）	痛覚過敏の原因となるPGの生成に関与するシクロオキシゲナーゼ（COX）を阻害することによって、PGの生成を抑制して関節の抗炎症作用と鎮痛解熱ならびに関節の腫脹軽減作用を示す	**禁忌**：「アセトアミノフェン」参照、重篤な高血圧症、妊娠末期 **注意**：「アセトアミノフェン」参照 **重大な副作用**：ショック、アナフィラキシー様症状、消化管潰瘍、中毒性表皮壊死融解症、皮膚粘膜眼症候群、汎血球減少、溶血性貧血、無顆粒球症、血小板減少、腎不全、肝機能障害、黄疸、うっ血性心不全、好酸球性肺炎、間質性肺炎
プロピオン酸系	イブプロフェン（ブルフェン）		**禁忌**：「アセトアミノフェン」参照、重篤な高血圧症、ジドブシン投与中、妊娠後期 **注意**：「アセトアミノフェン」参照 **併禁**：ジドブシン **重大な副作用**：ショック、アナフィラキシー様症状、再生不良性貧血、溶血性貧血、無顆粒球症、血小板減少、消化性潰瘍、胃腸出血、潰瘍性大腸炎、中毒性表皮壊死融解症、皮膚粘膜眼症候群、急性腎障害、間質性腎炎、ネフローゼ症候群、無菌性髄膜炎、肝機能障害、黄疸、喘息発作
	ロキソプロフェンナトリウム水和物（ロキソニン）	胃粘膜刺激作用の弱い未変化体のまま消化管より吸収され、その後すみやかにPG生合成抑制作用の強い活性代謝物trans-OH体に変換されて作用する非ステロイド性抗炎症薬である	**禁忌**：「アセトアミノフェン」参照、妊娠末期 **注意**：「アセトアミノフェン」参照 **重大な副作用**：ショック、アナフィラキシー様症状、無顆粒球症、溶血性貧血、白血球減少、血小板減少、皮膚粘膜眼症候群、中毒性表皮壊死融解症、急性腎障害、ネフローゼ症候群、間質性腎炎、うっ血性心不全、間質性肺炎、消化管出血、消化管穿孔、小腸・大腸の狭窄・閉塞、肝機能障害、黄疸、喘息発作、無菌性髄膜炎、横紋筋融解症
オキシカム系	メロキシカム（モービック）	「エトドラク」参照	**禁忌**：「アセトアミノフェン」参照、重篤な高血圧症、妊娠または妊娠の可能性のある人、本剤成分・サリチル酸塩（アスピリン等）または他の非ステロイド性消炎鎮痛薬過敏症の既往 **注意**：「ジクロフェナクナトリウム」参照 **重大な副作用**：消化性潰瘍、吐血・下血等の胃腸出血、大腸炎、喘息、急性腎不全、無顆粒球症、血小板減少、皮膚粘膜眼症候群、中毒性表皮壊死融解症、水疱、多形紅斑、アナフィラキシー反応、アナフィラキシー様反応、血管浮腫、肝炎、重篤な肝機能障害
コキシブ系	セレコキシブ（セレコックス）	「エトドラク」と同様の効果発現メカニズムがあるが、とくに炎症反応にかかわる特定のcoxを選択的に強く阻害する。関節リウマチ、変形性関節症、腰痛に有効である	**禁忌**：「アセトアミノフェン」参照、本剤成分またはスルホンアミド敏症の既往、妊娠末期、冠動脈バイパス再建術の周術期患者 **注意**：「ジクロフェナクナトリウム」参照 **重大な副作用**：ショック、アナフィラキシー、消化性潰瘍、消化管出血、消化管穿孔、心筋梗塞、脳卒中、心不全、うっ血性心不全、肝不全、肝炎、肝機能障害、黄疸、再生不良性貧血、汎血球減少症、無顆粒球症、急性腎障害、間質性腎炎、皮膚粘膜眼症候群、中毒性表皮壊死融解症、多形紅斑、急性汎発性発疹性膿疱症、剥脱性皮膚炎、間質性肺炎

(つづき)

分類	一般名（商品名）	効果発現メカニズム	主な副作用と注意事項
塩基性	チアラミド塩酸塩 （ソランタール）	非ステロイド・非ピリン系の塩基性鎮痛・抗炎症薬で、炎症部位で起炎因子のヒスタミン、セロトニンと強く拮抗し、急性炎症を特異的に抑制する。作用は弱い	**禁忌、注意**：「アセトアミノフェン」参照 **重大な副作用**：ショック、アナフィラキシー様症状
その他	トラマドール塩酸塩 （トラマール）	μオピオイド受容体を介して鎮痛作用を示す	**禁忌**：本剤成分過敏症の既往、アルコール・睡眠薬・鎮痛薬・オピオイド鎮痛薬または向精神薬による急性中毒患者、モノアミン酸化酵素阻害薬を与薬中、治療により十分な管理がされていないてんかん患者 **注意**：連用により薬物依存を生じることがある、🚗 **併禁**：モノアミン酸化酵素阻害薬 **重大な副作用**：ショック、アナフィラキシー、呼吸抑制、痙攣、依存性、意識消失
	ヒアルロン酸ナトリウム （アルツ、スベニール）	関節組織を被覆・保護し、潤滑機能を改善する変性軟骨にしみこみ、変性変化の抑制・軟骨代謝の改善をもたらす	**禁忌**：本剤成分過敏症の既往 **注意**：関節内に与薬するので、厳重な無菌的操作のもとに行うこと **重大な副作用**：ショック

表5　関節痛に用いられる主な外用薬

一般名（商品名）	副作用と注意事項
ジクロフェナクナトリウム （ボルタレン、ナボール）	**禁忌**：本剤成分過敏症の既往、アスピリン喘息またはその既往 **重大な副作用**：ショック、アナフィラキシー、接触皮膚炎
インドメタシン （イドメシン、インテバン）	**禁忌**：本剤成分過敏症の既往、アスピリン喘息またはその既往 **副作用**：発赤、瘙痒、発疹、接触皮膚炎
ケトプロフェン （セクター、エパテック、モーラス）	**禁忌**：本剤成分過敏症の既往、アスピリン喘息またはその既往、光線過敏症の既往、妊娠後期 **重大な副作用**：ショック、アナフィラキシー、喘息発作の誘発、接触皮膚炎、光線過敏症
フェルビナク （セルタッチ）	**禁忌**：本剤または他のフェルビナク製剤過敏症の既往、アスピリン喘息またはその既往 **重大な副作用**：ショック、アナフィラキシー
ロキソプロフェンナトリウム （ロキソニン）	**禁忌**：本剤成分過敏症の既往、アスピリン喘息またはその既往 **その他の副作用**：瘙痒、紅斑、接触皮膚炎
フルルビプロフェン （ヤクバン、ゼポラス、アドフィード、フルルバン、ステイバン）	**禁忌**：本剤または他のフルルビプロフェン製剤過敏症の既往、アスピリン喘息またはその既往 **重大な副作用**：ショック、アナフィラキシー、喘息発作の誘発（アスピリン喘息）
エスフルルビプロフェン・ハッカ油 （ロコア）	**禁忌**：消化性潰瘍、重篤な血液の異常、重篤な肝障害、重篤な腎障害、重篤な心機能不全、重篤な高血圧症、本剤成分またはフルルビプロフェン過敏症の既往、アスピリン喘息またはその既往、妊娠後期、エノキサシン水和物・ロメフロキサシン・ノルフロキサシン・プルリフロキサシンを与薬中 **注意**：本剤2枚貼付時の全身曝露量がフルルビプロフェン経口薬の通常用量投与時と同程度に達することから、1日貼付枚数は2枚を超えないこと **併禁**：エノキサシン水和物、ロメフロキサシン、ノルフロキサシン、プルリフロキサシン **重大な副作用**：ショック、アナフィラキシー、急性腎障害、ネフローゼ症候群、胃腸出血、再生不良性貧血、喘息発作の誘発（アスピリン喘息）、中毒性表皮壊死融解症、皮膚粘膜眼症候群、剥脱性皮膚炎、意識障害、意識喪失を伴う痙攣

表6　リウマチ性疾患に用いられる主な副腎皮質ステロイド薬

一般名（商品名）	効果発現メカニズム	主な副作用と注意事項
プレドニゾロン （プレドニゾロン、プレドニン）	抗炎症作用、抗アレルギー作用を示す他、生体におけるさまざまな代謝作用、生体免疫反応への作用を現す	**禁忌**：本剤成分過敏症の既往 **原禁**：有効な抗菌薬の存在しない感染症、全身真菌症、消化性潰瘍、精神病、結核性疾患、単純疱疹性角膜炎、後嚢白内障、緑内障、高血圧症、電解質異常患者、血栓症、最近行った内臓手術創のある患者、急性心筋梗塞患者 **注意**：適応、症状を考慮、他の治療法によって十分に治療効果が期待できる場合には、本剤を与薬せず、また、局所的与薬で十分な場合には、局所療法を行うこと。連用後の急な与薬中止は離脱症状があらわれることがあり、徐々に減量するなど慎重に行う **重大な副作用**：誘発感染症、感染症の増悪、続発性副腎皮質機能不全、糖尿病、消化管潰瘍、骨粗鬆症、大腿骨及び上腕骨等骨頭無菌性壊死、消化管穿孔、ミオパチー、緑内障、後嚢白内障、血栓症、消化管穿孔、消化管出血、膵炎、精神変調、うつ状態、痙攣、中心性漿液性網脈絡膜症、多発性後極部網膜色素上皮症、心筋梗塞、脳梗塞、動脈瘤、硬膜外脂肪腫、腱断裂
プレドニゾロンコハク酸エステルナトリウム （水溶性プレドニン）		**禁忌**：本剤成分過敏症の既往、感染症のある関節腔内、滑液嚢内、腱鞘内または腱周囲、動揺関節の関節腔内 **原禁**：「プレドニゾロン」参照、ウイルス性結膜・角膜疾患、結核性眼疾患、真菌性眼疾患及び急性化膿性眼疾患の患者に対する眼科的与薬 **注意**：「プレドニゾロン」参照 **重大な副作用**：「プレドニゾロン」参照（硬膜外脂肪腫、腱断裂を除く）、ショック、アナフィラキシー
デキサメタゾン （デカドロン）		**禁忌**：本剤成分過敏症の既往 **原禁、注意**：「プレドニゾロン」参照 **重大な副作用**：誘発感染症、感染症の増悪、続発性副腎皮質機能不全、糖尿病、消化管潰瘍、骨粗鬆症、大腿骨及び上腕骨等骨頭無菌性壊死、ミオパチー、緑内障、後嚢白内障、血栓症、消化管穿孔、膵炎、精神変調、うつ状態、痙攣
デキサメタゾンリン酸エステルナトリウム （デカドロン注、オルガドロン注）		**禁忌**：本剤成分過敏症の既往、感染症のある関節腔内、滑液嚢内、腱鞘内または腱周囲、動揺関節の関節腔内 **原禁**：「プレドニゾロン」参照、ウイルス性結膜・角膜疾患、結核性眼疾患、真菌性眼疾患後嚢白内障、急性心筋梗塞患者及び急性化膿性眼疾患の患者に対する眼科的与薬、コントロール不良の糖尿病 **注意**：「プレドニゾロン」参照 **重大な副作用**：「デキサメタゾン」参照、ショック、アナフィラキシー、喘息発作の増悪
ベタメタゾン （リンデロン）		**禁忌**：本剤成分過敏症の既往 **原禁、注意**：「プレドニゾロン」参照 **重大な副作用**：「デキサメタゾン」参照
ベタメタゾンリン酸エステルナトリウム （リンデロン注）		**禁忌**：「デキサメタゾンリン酸エステルナトリウム」参照 **原禁、注意**：「プレドニゾロン」参照 **重大な副作用**：「デキサメタゾン」参照、ショック、アナフィラキシー、喘息発作の増悪

表7　主な抗リウマチ薬

分類	一般名(商品名)	効果発現メカニズム	主な副作用と注意事項
免疫調整薬	金チオリンゴ酸ナトリウム (シオゾール)	免疫系に作用して、抗リウマチ効果を発揮していると考えられるが、作用機序は確定していない	**禁忌**：腎・肝・血液障害、心不全、潰瘍性大腸炎、放射線療法後間もない患者、金製剤による重篤な副作用の既往歴、妊婦、授乳婦 **重大な副作用**：ショック、アナフィラキシー、剥脱性皮膚炎、皮膚粘膜眼症候群、再生不良性貧血、Plt・WBC減少、無顆粒球症、赤芽球癆、ネフローゼ症候群、間質性肺炎、肺線維症、好酸球性肺炎、気管支炎、気管支喘息発作の増悪、大腸炎、角膜潰瘍、網膜出血、脳症、末梢神経障害、ミオキミア
免疫抑制薬	メトトレキサート (リウマトレックス)	ジヒドロ葉酸レダクターゼを阻害して葉酸の働きを抑え、核酸の合成を抑制する。リウマチの第一選択薬として広く用いられる	**禁忌**：妊婦、骨髄抑制、慢性肝疾患、腎障害、授乳婦、胸水、腹水、活動性結核 **注意**：服用日を厳守 **重大な副作用**：ショック、アナフィラキシー、骨髄抑制、感染症、結核、劇症肝炎、肝不全、急性腎障害、尿細管壊死、重症ネフロパシー、間質性肺炎、肺線維症、胸水、皮膚粘膜眼症候群、中毒性表皮壊死融解症、出血性腸炎、壊死性腸炎、膵炎、骨粗鬆症、脳症
生物学製剤	インフリキシマブ (レミケード)	TNF-αやIL-6などに対して選択的に結合することで、その機能を除外している。既存治療で効果不十分な場合に用いられる	**禁忌**：重篤な感染症、活動性結核、マウス由来蛋白質過敏症、脱髄疾患、うっ血性心不全 **注意**：与薬中は結核症状の発現に注意。与薬中は生ワクチン接種を行わない **重大な副作用**：感染症、結核、脱髄疾患、間質性肺炎、肝障害、遅発性過敏症、ループス様症候群、重篤な血液障害、横紋筋融解症

表8　痛風に用いられる主な薬

一般名(商品名)	効果発現メカニズム	主な副作用と注意事項
アロプリノール (ザイロリック)	アロプリノールは、尿酸生成を担うキサンチンオキシダーゼを阻害し、尿酸の生成を抑制することによって、それによって血中の尿酸値を低下させるとともに尿中の尿酸排泄量を増やす	**禁忌**：本剤成分過敏症の既往 **重大な副作用**：中毒性表皮壊死融解症、皮膚粘膜眼症候群、剥脱性皮膚炎等の重篤な皮膚障害、過敏性血管炎、薬剤性過敏症症候群、ショック、アナフィラキシー、再生不良性貧血、汎血球減少、無顆粒球症、血小板減少、劇症肝炎等の重篤な肝機能障害、黄疸、腎不全、腎不全の増悪、間質性肺炎を含む腎障害、間質性肺炎、横紋筋融解症
ベンズブロマロン (ユリノーム)	尿細管における尿酸の再吸収を抑制して、尿酸の尿中への排泄を促すことによって、結果的に高尿酸血症を改善する	**禁忌**：肝障害、腎結石を伴う患者、高度の腎機能障害のある患者、本剤成分過敏症の既往、妊娠または妊娠の可能性のある人 **重大な副作用**：重篤な肝障害
フェブキソスタット (フェブリク)	尿酸生成を担うキサンチンオキシダーゼの酸化型、還元型の両方を阻害することによって、尿酸生成を抑制する	**禁忌**：本剤成分過敏症の既往、メルカプトプリン水和物またはアザチオプリンを使用中 **併禁**：メルカプトプリン水和物、アザチオプリン **重大な副作用**：肝機能障害、過敏症

● 看護のポイント

必要な情報	情報分析の視点
1. 関節痛の有無と程度ならびにその発生時期と経過（基4～6、9の活用） 　1）痛みの発生部位と範囲 　2）痛みの発生時期と経過（急性か慢性か、持続性か間欠性か、夜間痛か否かなど） 　3）痛みの性質と強さ（自発痛・圧痛・運動痛か、単関節痛か多関節痛か、片側性か両側性かおよびその程度、また鈍痛・疝痛・激痛か、放散痛の有無と方向・範囲など） 　4）既往歴を含む疼痛の誘発・増強因子と軽減因子 　5）関節痛と可動域制限や変形などの随伴症状による姿勢と体位、歩行、運動、仕事、日常生活動作行動などにおける問題 **2. 随伴症状の有無と程度**（基7の活用） 　1）関節の症状：腫脹、熱感、発赤、こわばり、変形、運動制限、機能障害、可動性低下、不安定性など 　2）全身症状：悪寒、発熱、倦怠感、食欲不振、悪心・嘔吐、呼吸・循環器症状、皮膚症状など 　3）精神心理的症状：イライラ、不安、抑うつ、不眠など **3. 関節痛の主な原因・誘因と程度**（基4、6の活用） 　1）炎症：関節リウマチ、リウマチ熱、成人スチル病、全身性エリテマトーデス、全身性強皮症、リウマチ性多発筋痛症、感染性関節炎など 　2）腫瘍：骨肉腫、リンパ腫 　3）外傷：肩関節周囲炎、膝の靱帯損傷、使いすぎ症候群 　4）関節面不適合：変形性関節症、大腿骨頭壊死など 　5）関節腔内の微小結晶：痛風、仮性痛風など 　6）関節内貯留液の増大・出血：血友病など **4. 関節痛に対する診察と検査の結果**（基9の活用） 　1）診察 　　（1）問診：関節痛の有無と程度ならびに発生時期と経過など 　　（2）視診、触診：腫脹、変形、筋萎縮の有無、皮膚症状、リンパ節の腫脹の有無 　　（3）測定： 　　　①バイタルサイン	1. 関節痛の部位・範囲・性質・強さの明確化 2. 関節痛と随伴症状の発生と現在までの経過の明確化 3. 関節痛の原因・誘発・増強因子ならびに軽減因子とそのメカニズムの明確化 4. 関節痛の「成り行き」の明確化 ▶ 1～4、7の情報収集と分析にあたっては、以下のことを考慮する。 　1）関節痛は、疼痛部位の関節疾患のみでなく、全身性疾患によっても起こることから、全身にわたる情報収集が重要である。 　2）関節痛は自覚症状であることから、正確に情報を提供できるよう「疼痛スケール」（「42 頭痛」p.666 参照）を定めて、変化を継続的に追うことが望ましい。その際、疼痛の誘発・増強因子や軽減因子も記録し、その積み重ねによって対象固有の対策立案の資料にする。 　3）関節痛の部位によっては、歩行や日常生活動作行動の障害をきたす。治療しても、これらの障害が改善しない場合は、精神心理的・社会的側面への影響も大きいことから、それらの状態を総合的に観察し判定する（図4、図5）。

②握力、徒手筋力テスト：MMT（「**28** 運動麻痺」、p.428 〜 429 参照）

③関節可動域テスト：ROMT（「**28** 運動麻痺」、p.431 〜 433 参照）

④疼痛スケールによる程度の評価：VAS、NRS、簡易表現スケール、フェイススケール（「**42** 頭痛」p.666 参照）

⑤疼痛による行動レベル評価「疼痛行動評価尺度behavioral responses to pain：BRTP」や疼痛による ADL の制限程度を評価する「疼痛行動評価法」（**図 5**）など

2）検査：(1) 尿一般検査、(2) 血液検査（一般血液、生化学検査、赤沈、CRP、リウマトイド因子 [RF]、抗 CCP 抗体 など）、(3) X 線検査、(4) CT、MRI、(5) 骨シンチグラフィ、(6) 関節液検査、関節鏡検査、滑膜生検、超音波検査など

5. 関節痛に対する治療内容と効果・副作用（**基** 10 の活用）

1）食事療法

2）安静療法

3）理学療法

4）薬物療法

5）外科的治療など

6. 関節痛の「成り行き」の有無と程度（**基** 8 の活用）

7. 関節痛と検査・治療などに対する患者や家族の反応と期待

▶「成り行き」として以下の問題を生じやすい。

1）関節痛と関節可動域制限、筋・靱帯などの軟部組織の不使用による**筋萎縮、筋力低下、さらに関節拘縮・骨萎縮・局所変形へと悪化**

2）関節痛と関節可動域制限、筋萎縮に伴う筋力低下による**身体可動性の障害、日常生活動作行動の低下**

3）関節痛、関節可動域制限、筋力低下に伴う体動・運動量の低下による**食欲不振、褥瘡、便秘、尿路・呼吸器感染**

4）関節痛に関連する動作・行動制限、四肢変形、異常歩行（跛行）などによる**ボディイメージの混乱、自尊感情の低下と、これらによる引きこもり**

5）慢性の関節痛に関連する動作・行動制限、長期療養ならびに自尊感情の低下などによる**役割や、就業、就学、ならびに人間関係上の問題**など

第 3 段階　　看護計画の立案

● **目標設定の視点**

1. 関節痛とその随伴症状が軽減・消失する。
2. 関節痛を誘発・増強する因子を除去できる。
3. 関節痛をもちながらも、その人らしい生活を営むことができる。
4. 少なくとも「成り行き」にあげた問題を起こさない。

● **対策の立案**

対象固有の関節痛の原因・誘因とそれによる発生・悪化のメカニズムをふまえたうえで、対策を選択・決定する。患者は、関節痛の発生の状況と性質や程度ならびに検査・治療などによって身体的苦痛のみならず精神心理的苦痛を抱きやすい。したがって、患者の訴えに耳を傾け、関節痛の緩和をはじめとする心身の苦痛緩和と日常生活の援助がきわめて重要である。

（**基** 1 〜 10 の活用）

対策の種類	対策の根拠
観察（OP） 1. 関節痛の部位・範囲・性質・強さの経過 2. 関節痛の随伴症状の変化 3. 関節痛の誘発・増強因子の増減 4. 関節痛の原因の増減 5. 関節痛に対する診察と検査結果の変化 6. 関節痛に対する治療内容と効果・副作用の増減 7. 関節痛の「成り行き」の有無と程度 8. 関節痛と検査・治療に対する患者や家族の反応と期待 ※観察の細かい項目は、アセスメント・診断段階と同じであるため省略する	1〜8の観察項目は、その患者が目標に近づいているか否かを最も端的に表す情報となる。 ▶関節痛のみでなく、他の関節症状である腫脹・動きの制限・強直・変形などの変化についても経時的に観察し記録する。 ▶主観的情報である関節痛の程度の変化の観察には、特定の**疼痛スケール**（「**42** 頭痛」p.666 参照）を定め、患者や家族に協力を求め、継続して観察・記録する。とくに、鎮痛薬をはじめとする与薬と関節痛のコントロール状況との関係性を明確にできる観察・記録が望ましい。
看護療法（TP）・教育（EP） 1. **食事療法と嗜好品の制限** 　1）肥満の予防・解消のためのエネルギー制限 　2）食生活習慣の改善 　3）アルコール制限	▶膝関節や股関節など下半身の関節痛は、原因疾患のほかに肥満による体重負荷が関節痛を誘発・増強する。また肥満者では、血中インスリン濃度上昇者が多く、それが尿酸排泄の大部分を担っている尿中への排泄を阻害しやすい。加えて、肥満による内臓脂肪の増加は、門脈内の遊離脂肪酸の濃度を上昇させて肝臓におけるプリン体の合成を促進させる。これらはいずれも高尿酸血症の発症要因になり、やがて関節内に析出される尿酸塩結晶になって痛みの誘発・増強因子になる危険性が高い。したがって、体重を標準体重に近づけるように摂取エネルギーの制限を行うことが重要である。 痛風の人は、血中の尿酸値を高める動物性蛋白質やアルコール、高プリン体食品などを過剰摂取する習慣があり、それらが関節痛の発生・悪化因子になることが多い。したがって、これらが過剰摂取にならない食生活について患者・家族と一緒に検討する。（**基** 6．10の活用）
2. **安静療法と同一体位の防止** 　1）補助具の使用：コルセット、サポーター、足底板、杖	▶一般に、関節痛が強いときは、安静臥床して関節への負担を緩和する。また、同一動作・体位の持続や反復も、靱帯や周囲の筋へ負担となるので避ける。とくに下肢の関節痛では坐位を避けることが望ましい。つまり、関節痛部位の圧迫を防止する必要がある。また、関節炎などでは、コルセット、サポーター、足底板、杖などを用いて、関節の負担を軽減することもある。（**基** 6．10の活用）
3. **理学療法時の援助**	▶関節痛は寒さによって増強する。とくに関節リ

1) 保温・罨法 2) 温熱療法・マッサージ療法 3) 運動療法	ウマチに伴う関節痛は、寒冷前線などの気象状況によって誘発される。したがって、ホットパック、電気毛布、電気アンカ、湯たんぽなどの温罨法によって十分保温する。加えて足浴、手浴などの局所浴も効果がある。一般に温熱は、痛覚神経終末への痛覚刺激を軽減する効果や循環促進・筋弛緩作用、さらに除痛物質の代謝亢進などの作用をもっている。(**基** 6、10 の活用) ▶ 関節痛の原因が関節周囲の靱帯・筋の疲労による場合は、温熱療法、マッサージによって血液循環を促進して改善をはかる。しかし、関節そのものをマッサージしてはならない。(**基** 6、10 の活用) ▶ 慢性の関節痛の場合は、関節拘縮予防のために急性期を過ぎたら徐々に関節を動かす。その際、関節に過度な負担がかからないよう他動運動から開始し、介助自動運動、自動運動へと段階的に進める。(**基** 6、10 の活用)
4. 薬物療法時の援助	▶ 非ステロイド性抗炎症薬、抗リウマチ薬の服用は、効果や副作用に個人差があることから観察・記録・報告を密に行う必要がある。疼痛ダイアリーの活用が望ましい(**基** 6、10 の活用)
5. 外科的治療の準備	▶ 肩関節や肘・膝関節内への副腎皮質ステロイド薬直接注入は、患者に恐怖や不安を抱かせやすい。また、関節の変形の修復・人工関節置換術や関節内の微小結晶除去などの手術時も、術後の疼痛や機能回復への不安を抱きやすい。したがって、これらの治療実施時には、患者・家族に事前に十分説明し、恐怖の除去、不安の軽減に努める。(**基** 6〜8、10 の活用)
6. 日常生活の援助	▶ 関節痛や関節の変形・拘縮は、日常生活動作行動を制限しやすい。したがって、歩行動作のみならず、寝衣の着脱、整髪・洗髪、洗顔、入浴、排泄、食事などの日常生活動作行動を「疼痛行動評価法」(**図 5**)などのスケールを用いて継続的に評価し、それを基盤に生活の援助を立案・実施する。とくに関節痛を起こしやすい動作行動のケアは、心身の状態を同時に鎮痛薬の効果が最大になる時間帯に合わせて行うよう配慮する。(**図 5** 参照)。(**基** 6〜8 の活用)
7. 環境調整 1) 外傷や転倒の防止 2) 床や病室などの環境整備	▶ 日常生活動作行動が制限されている患者では、機敏な動作は難しい。また、膝・股関節痛を伴う患者は、ベッドの高さによって昇降が非常に困難になるこ

<table>
<tr><td rowspan="1">看護療法（TP）・教育（EP）</td><td>ともある。したがって、ベッドの高さの調整によって、疼痛の予防・軽減をはかる。また、ベッドとその周囲の整備は、転倒・転落やそれらによる身体損傷の防止にとって大切である。加えて、関節痛の誘発・増強因子になる寒冷、とくに病室や浴室の不適切な温度、強い光や臭気、さらに心理的にマイナス反応を誘発しやすい面会人などに対しても即刻の対応を必要とする。（表6〜8、10の活用）</td></tr>
</table>

第3・4段階　看護計画の立案・実施時の留意点

1. 関節痛と関連項目の観察上の注意

　乳幼児では、痛みを正確に訴えることが難しいことから、日常生活のなかで乳幼児の表情や動作をよく観察し、その変化を見きわめる必要がある。なお、これらにかかわる情報を家族から得ることも大切である。

　疼痛は、主観であるが、その痛みの変化をできる限り客観的に把握するには、患者と測定方法や記録などについて話し合って定めた特定の「疼痛スケール」を用いることが望ましい。加えて、関節痛に伴う関節可動域の低下、あるいは回復を測定するための「関節可動域測定法」、関節痛に伴う筋萎縮による筋力の低下、あるいは上昇を測定するための「握力計による測定法」や「徒手筋力テスト」、さらに関節痛とADLの関係性を明らかにするための「疼痛行動評価尺度」や「疼痛行動評価法」（図5）などの活用が望ましい。これらの測定結果は、対象の状態に合わせた個別的な看護ケアの実施のみならず、患者・家族に対する説明・指導や他職種への報告・連絡調整などにも活用でき、医療チームメンバー全員の共通理解を促進する。

2. 皮膚の保清と保護

　慢性的な関節痛の対症療法として湿布や軟膏を用いる場合は、貼用部位の皮膚を十分に観察して、スキントラブルを予防する。

3. 関節腔内穿刺による感染の予防

　副腎皮質ステロイド薬を関節腔内に直接注入する治療法や関節穿刺による貯留液の採取時などでは、感染を生じやすい。したがって、検査や治療に際しては、無菌操作を厳守して医原性の化膿性関節炎を絶対に引き起こさないよう介助することが重要である。さらに検査・治療後は、しばらく安静にし、清潔にして注入後の関節と全身状態を観察して異常の早期発見に努める。なお、当日の入浴は原則として禁止する。

4. 運動療法継続への支援

　運動療法は、根気よく毎日継続する必要がある。患者は、効果を期待するあまり過剰に運動したり、逆に痛みや不安によって過剰に制限することがある。したがって、適切な運動療法が行えるよう医師、理学療法士、作業療法士と協力して支援する。看護として支援する際には、運動プログラムを日常生活動作行動のなかに取り入れ、行ってよい動作・行動の種類・程度・範囲とその正しいやり方、ならびに脱臼などを引き起こすような絶対に行ってはならない動作・行動について、患者と家族に十分説明・指導することが重要である。

5. ボディイメージの混乱の防止

　関節の痛み・運動制限・強直・変形などによるボディイメージの混乱を防止・改善するには、安全性に加え、動きやすさ、着脱しやすさと同時に、外観・容姿をカバーできる衣服や履物を患者・家族と一緒に創意工夫する。ボディイメージの低下は、自尊感情の低下、さらにそれによる対人関係や社会活動の狭小化などに進展しやすいので、とくに注意する必要がある。

6. 退院時の生活環境・用具の改善指導

　関節痛のある患者の退院に際しては、関節への負担を防ぎ、かつ、できる限り自立した日常生活動作行動をとり、さらに拡大できるよう生活スタイルにする、とくに浴室やトイレに椅子を設ける、廊下に手すりを

取り付けるなどのように生活環境や生活用具などを見直して、具体的に改善できるよう重要他者やサポートシステムと一緒に検討する。その際、居住地の公的補助などの積極的な活用も奨励する。

7. 食事療法の指導上の留意点

　痛風などの食生活指導では、いままでの食事内容の評価だけでなく、食生活環境（食事時間・場所・つき合い、嗜好などの状況）も含めて患者の食生活のどこに問題があるかを分析する。とくに関節内に尿酸塩結晶が析出し、多核白血球がこれを異物として貪食し始めると炎症とそれによる激痛が発生するが、その尿酸塩結晶はプリン体の代謝産物であることから、プリン体の摂取を制限することが望ましい。しかし、プリン体は表3（p.736）に示したように美味しい食品に多く含まれることから、その厳しい制限は食生活の楽しみを奪ってしまいかねない。したがって、血清尿酸値をはじめとする検査や診察の分析結果に基づき、制限ばかりを強調するのではなく、たとえば全体のエネルギー摂取量を減らして美味しいものを少し入れるなどの実行可能な食生活を段階的に実施できるよう、栄養士も含めて患者や家族と一緒に工夫する。

8. 精神心理的反応とその対応

　悲しみ、怒り、寂しさ、恐怖、不安などの精神心理的反応は、関節痛の誘発・増強因子になるが、これらの反応は、患者個々によって、また同一患者であっても、その時々の条件や状態によって大きく異なってくる。したがって、その反応の発生要因を深く追求すると同時に、それをふまえた個別的な対応を共感的かつ柔軟に行っていくことが重要になる。

第5段階	評価の視点

1. 目標に近づいたか否か

1）関節痛と随伴症状が軽減・消失したか。

2）関節痛の誘発・増強因子を除去できたか。

3）関節痛をもちながらも、その人らしい生活を営むことができたか。

4）「成り行き」にあげた問題 [1) 筋萎縮、筋力低下、さらに関節拘縮・骨萎縮・局所変形へと悪化、2) 身体可動性の障害、日常生活動作行動の低下、3) 食欲不振、褥瘡、便秘、尿路・呼吸器感染、4) ボディイメージの混乱、自尊感情の低下と、これらによる引きこもり、5) 役割、就業、就学、ならびに人間関係上の問題など] を起こさなかったか。

2. 看護過程、とくに看護計画の評価・修正

　患者や家族の状態や行動が目標に近づいていない場合は、看護過程、とくに看護計画の立案段階のどこに問題があったのか、さらに診断段階に誤りがなかったかなどを追究する必要がある。

引用・参考文献

1) 名尾良憲編著：主要症候からみた鑑別診断学．第2版，金芳堂，2011.

2) 瀧 健治ほか編：症候からの鑑別診断の進めかた．羊土社，2003.

3) 奈良信雄編著：ナースの内科学.改訂9版,中外医学社，2013.

4) 土屋弘行ほか編：今日の整形外科治療指診．第7版，医学書院，2016.

5) 室田景久，矢部 裕編：整形外科有痛性疾患保存療法のコツ．全日本病院出版会，2002.

6) 遠藤健司：整形外科疾患と看護．メディカ出版，2003.

7) 河合伸也ほか監：運動器疾患．Nursing Selection 7,学研メディカル秀潤社，2003.

8) 井村裕夫ほか編：関節痛．わかりやすい内科学，第4版，文光堂，2014.

9) 日本痛風・核酸代謝学会ガイドライン改訂委員会編：高尿酸血症・痛風の治療ガイドライン．メディカルレビュー社，2012.

10) 星野雄一，吉川秀樹ほか編：New エッセンシャル整形外科学．医歯薬出版，2012．

11) 山下敏彦編：運動器のペインマネジメント．中山書店，2011．

12) 窪田 誠，安部正敏監：関節リウマチと類縁疾患．骨・筋肉・皮膚イラストレイテッド，p.82．学研メディカル秀潤社，2011．

13) 酒見英太監，上田剛士著：関節リウマチ．ジェネラリストのための内科診断リファレンス，p.395～401，医学書院，2014．

14) 村澤 章，元木絵美編：リウマチ看護パーフェクトマニュアル．p.21～24，羊土社，2013．

46 がん疼痛

cancer pain

●オリエンテーション・マップ

がん疼痛

侵害受容性疼痛

神経障害性疼痛

心因性疼痛

原因・誘因 (p.748)

(1) 内臓痛：内臓器の牽引、浸潤などによる被膜の伸展や管腔臓器の痙攣など
(2) 体性痛：表在痛（皮膚、粘膜など）や深部痛（骨膜、関節などへの浸潤、筋痙攣や壊死など）

---

(1) 末梢神経の増殖や侵害受容器の感受性の増大など
(2) 交感神経の発芽、交感神経線維の異常分布など
(3) 脊髄後角細胞のシナプスの異常形成や刺激の異常伝達など
(4) 脊髄の神経細胞の過敏化や神経分布の再編成など

---

(1) 身体的・人格的自己にかかわる精神心理的問題
(2) 社会的問題
(3) 霊的・宗教的・倫理的・道徳的問題

随伴症状 (p.754)

1) 呼吸促迫、浅呼吸、息切れ、呼吸困難など
2) 血圧の上昇・低下、頻脈・徐脈、不整脈、冷汗、末梢冷感、筋緊張など
3) 悪心・嘔吐、食欲不振、下痢など
4) 倦怠感、疲労感
5) 休息と睡眠の障害
6) イライラ、泣く、叫ぶ、恐怖など
7) 歯をくいしばる、顔にしわを寄せる、目を大きく見開く、疲れきった顔など
8) 疼痛と自分以外への注意力・集中力・思考力などの低下、時間認知の変化

成り行き：二次的問題 (p.754)

1) 日常生活動作行動の低下、ひいては QOL の低下
2) がん疼痛に対する恐怖・不安・怒り、孤独感、ひいては抑うつ
3) 肺炎や創感染、貧血、出血傾向など
4) 褥瘡の発生・悪化
5) 鎮痛薬、抗がん薬の服薬量の過剰あるいは過小な要求・自己調整・中断などのノンコンプライアンス
6) トータルペインの増大
7) 家族の精神心理的困惑・不安・恐怖ならびに身体的疲労や睡眠不足、経済的負担の増大、社会的活動の制限など

観察OP (p.765)

看護療法TP (p.765)・教育EP (p.767)

1. 薬物療法時の援助
2. 温罨法
3. 冷罨法
4. マッサージ
5. 体位調整（ポジショニング）
6. 気分転換法
7. アロマセラピー
8. 音楽療法
9. コミュニケーション

1. がん疼痛の定義

がん疼痛とは、がんに罹患したことによって生じる対象個々の全経過過程における主観的な**全人的痛み（トータルペイン）**をいう。すなわち、がん疼痛は、がん患者の終末期のみの痛みをさすのではなく、キュア（治癒）をめざして積極的な治療（放射線・化学・手術療法など）を行っている時期の痛みも、キュアが望めなくなって**緩和医療・緩和ケア**が中心となってしまった時期の痛みも含め、診断・治療・再発・終末のすべての経過中に出現する全人的痛みをさしている。

がん疼痛は、**図1**に示すように、組織の損傷によって身体に生じる不快・苦痛などの感覚的体験にとどまることなく、反復実施される検査や長期にわたる治療と副作用の過酷さ、さらに再発・合併症・死などの経過・予後に対する恐怖、不安などによる**身体的・精神心理的・社会的・霊的痛み**を同時にもたらす全人的痛みである。加えて、これらの痛みは、相互に影響しあい悪循環して増幅され、患者のみならず、家族をはじめとする関係者の痛み・苦痛をも発生・悪化させ、さらに彼らと患者の痛み・苦痛が悪循環するという特徴がある。

WHOの推定では、積極的に治療を受けている人のうち、中等度以上の疼痛を経験している人が3人に1人、進行がんでは60〜90%の患者が痛みを感じるという。

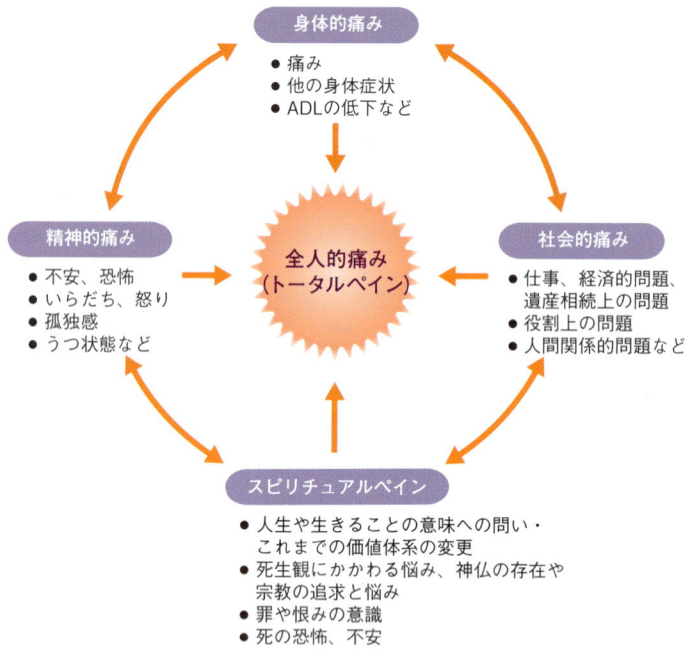

図1　全人的痛み（total pain）

2. がん疼痛の分類・原因・誘因ならびにメカニズムと特徴

がん疼痛は、分類上は慢性痛とされているが、実際は組織の障害に関連する**急性痛**と3〜6か月以上持続する**慢性痛**の両方を併せもっている。また、種類（発生部位）によって、痛み方も異なってくる。がん疼痛の種類と痛みの経路を**図2**に示す。

周囲をかたいもので囲まれた部位や、伸展性に乏しい部位では痛みの表出が早く、痛みの度合いも強くなる。同時に、体幹の正中近くで周囲に余裕のない臓器、あるいは組織破壊をきたすがん（膵臓がんなど）では、強い痛みを起こす危険性が高い。

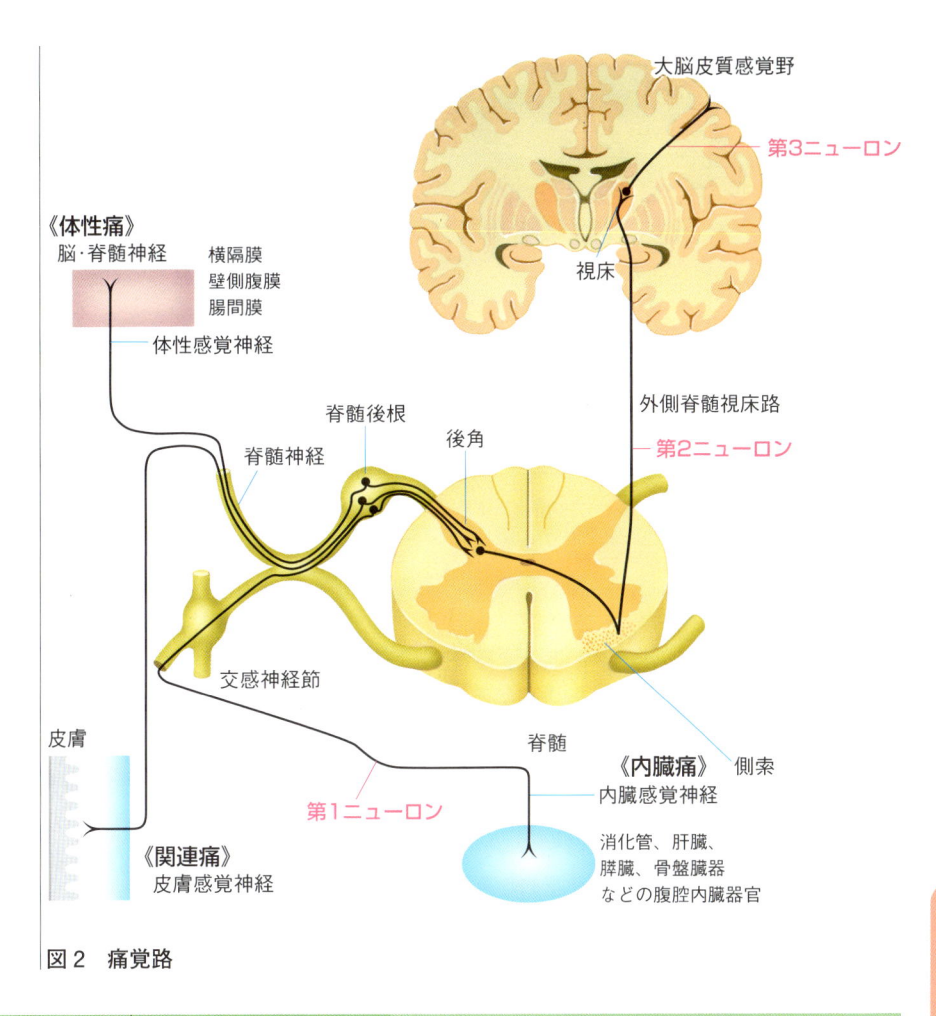

大脳皮質感覚野

第3ニューロン

視床

外側脊髄視床路

第2ニューロン

《体性痛》
脳・脊髄神経

横隔膜
壁側腹膜
腸間膜

体性感覚神経

脊髄後根

後角

脊髄神経

交感神経節

皮膚

第1ニューロン

《関連痛》
皮膚感覚神経

脊髄

《内臓痛》　側索
内臓感覚神経

消化管、肝臓、
膵臓、骨盤臓器
などの腹腔内臓器官

図2　痛覚路

大分類	小分類	原因・誘因	メカニズムと特徴

侵害受容性疼痛とは、組織細胞を侵害するような強い刺激（**侵害刺激**）が皮膚や臓器などに分布している自由神経終末（痛み受容器：**侵害受容器**）を刺激して興奮させ、そのインパルスが脊髄後角、脊髄視床路を上行し、視床を経由して頭頂葉の前部にある大脳皮質感覚野に到達して知覚される痛みである（**図2**）。

　がんによる組織破壊によって生じる**発痛物質**（**ブラジキニン、プロスタグランジン、サブスタンスP**など）は、それ自体が侵害刺激になるが、それにがんに伴う下記の**内臓痛、体性痛**を起こす種々の刺激が加わることによって、さらに侵害刺激が大きくなり、侵害受容性疼痛を発生・悪化させる。とくに終末期には、いずれのがんであろうとも、侵害刺激が増大することから、持続的な峻烈な痛みになることが多い。

1）侵害受容性疼痛

(1)内臓痛

①内臓器の牽引、浸潤、圧迫、腫脹による被膜の伸展、乏血状態、化学的損傷などの刺激による。

②胃・腸・尿管などの管腔臓器の平滑筋の痙

▶疼痛の部位が非限局的で、明確でない。

▶患者は、「締めつけられるような痛み」「鈍い痛み」「さし込むような痛み」「焼けるような痛み」などと表現する。

▶一定時間の間隔をあけて、痛みが繰り返される周期性・間欠性の痛みが特徴である。

▶インパルスが伝わる伝導路の脊髄節が支配して

大分類		原因・誘因	メカニズムと特徴
1) 侵害受容性疼痛		攣、収縮や拡張などの刺激による。	▶ いる皮膚分節に**関連痛**や**放散痛**を感じることがある。 ▶ 悪心・嘔吐、発汗、動悸などの自律神経症状を伴うことが多い。

体性痛は、体動などの機械的刺激による針で刺すような局在性の鋭い痛みの発生にかかわる伝達度が速い**Aδ線維**と、局在性が不明瞭で疼くような鈍い持続痛の発生にかかわる伝達速度が遅い**C線維**の2種類の感覚神経で脊髄に伝えられる。これらの自由神経終末に侵害受容器があり、がんの増殖によって、がん自体やがん局所に誘導された免疫細胞や破壊された組織から化学物質が放出され、それが侵害受容器を刺激する。また増大したがんが直接、侵害受容器を刺激する場合もある。Aδ線維、C線維は、脊髄後角、脊髄神経路を上行する。

		(2) 体性痛	
		① 表在痛	がんによる皮膚・皮下組織、粘膜などの組織細胞への機械的な刺激による。
		② 深部痛	がんによる骨膜、筋膜、筋肉、関節などへの浸潤、圧迫や筋痙攣、加えて炎症、充血ならびに浮腫や脱水に伴う電解質異常、壊死などの化学的刺激などによる。

メカニズムと特徴欄:

▶ 体性痛は、がん疼痛のなかで最も一般的な痛みである。

▶ 表在痛は、部位・範囲が限られて明確であり、刺すような痛みの**一次痛**と、痛みの部位・範囲があいまいで、焼けるような痛みの**二次痛**に分けられる。一次痛は屈曲反射を引き起こすが、二次痛、深部痛は、悪心・嘔吐、発汗、倦怠感、頭痛、下痢などの自律神経症状を伴いやすい。

▶ 深部痛の疼痛部位は、がん罹患臓器近傍に限局していることから明確でわかりやすい。

▶ 深部痛の患者は、「疼くような痛み」「さし込むような痛み」などと表現するように持続する鋭く刺すような痛みが特徴である。

▶ 軟部組織や骨へのがんの浸潤、圧迫などによる深部痛は、体動によって悪化することから、患者は身体を丸くしたり、歩行時に背筋を伸ばせないなどの同一体位をとることが多いという特徴がある。

▶ 脱水や浮腫などに伴う電解質異常時に生じやすい**筋痙攣痛発作**は、**オピオイド鎮痛薬**（神経系のオピオイド受容体に作用して、鎮痛作用を強力に発揮する麻薬性鎮痛薬とその類似薬［非麻薬性鎮痛薬］）に対する反応が低く、ジアゼパム（セルシン、ホリゾン、ダイアップなど）がきわめて有効である。局所麻酔薬のトリガーポイント注射も著しい効果があることも特徴である。

大分類	原因・誘因	メカニズムと特徴
2) 神経障害性疼痛		

神経障害性疼痛とは、痛覚を伝える神経自体ががんによって圧迫されたり、浸潤されるなど、なんらかの原因で器質的に損傷されたり、末梢神経や中枢神経あるいは両方の神経の疾患や機能障害によって生じる痛みである。

	(1) 傷害部位の神経発芽、手術などによ	▶ 損傷された神経の再生過程では、神経発芽や神

大分類		

る末梢神経の増殖（神経腫の形成）、ならびに侵害受容器（疼痛受容器）の感受性の増大

(2) 交感神経の発芽、交感神経線維の異常分布、α_2アドレナリン受容体の異所性発現

(3) 脊髄後角細胞のシナプスの異常形成、神経線維間における刺激の異常伝達

(4) 脊髄における神経細胞の過敏化や神経分布の再編成など

2) 神経障害性疼痛

経腫の形成が起こるが、そのような部位では、Na^+チャネルが多数発生し自然発火現象を繰り返し、これが特別な誘因もないのに痛み発作を生じさせる原因の1つと考えられている。

▶ 交感神経が関与した痛みは、交感神経の損傷で起こり、灼熱感のある痛みになる。交感神経の損傷は、交感神経を亢進させて、末梢組織の局所的虚血（低酸素状態）を招き、それがより強い持続的な疼痛刺激になり、異常な交感神経反射を引き起こし、悪循環を形成する。

▶ 手術後の慢性痛が代表例であり、皮膚温の低下や虚血が痛みを生じさせ、「温めると痛みが和らぐ」場合は、交感神経が関与した痛みと考えられる。したがって、痛みの分布区域は、末梢神経の皮節（デルマトーム）ではなく、交感神経系の血管支配と一致する。

▶ 神経障害性疼痛の特徴としては、不快な持続性の疼痛と、ときどき生じる激痛発作の合併である。また、痛覚過敏、アロディニア（異痛）も伴いやすい。加えて、疼痛を感じる部位・場所が障害部位から離れたところになることも多いという特徴がある。

神経障害性疼痛の代表例としては、直腸がん、子宮がんの骨盤内再発、パンコースト型肺がんなどによる痛みがある。なお、大脳皮質に身体像が形成される8～10歳以上の患者が、下肢切断術後に、失った下肢が残っていると感じ、その下肢痛を訴える**幻肢痛**も、この神経障害性疼痛であると考えられている。

大分類	原因・誘因、メカニズム

3) 心因性疼痛

　心因性疼痛とは、侵害受容性疼痛、神経障害性疼痛のいずれにも属さず、脳・神経系をはじめとする解剖学的見地から説明のつかない痛みである。つまり、身体に原因が存在しない痛みである。この痛みは、**図1**に示す「精神的痛み」「社会的痛み」「スピリチュアルペイン（霊的痛み）」を引き起こす諸問題が複雑に絡み合って発症・悪化させる個別性の強い痛みである。なお、以下の諸問題の定義については、本書の「はじめに」の頁に簡単に記述しているので参照されたい。

(1) 心因性疼痛を発生させる精神心理的問題

　がんの発生・悪化に伴う**ボディイメージの混乱**、**性機能不全**、**自己の身体喪失の予期**などの身体的自己にかかわる諸問題、ならびに**不安・恐怖**、**罪悪感**、**自己同一性の混乱**、**自尊感情の低下**、**無力感**、**絶望**、身体喪失予期に伴う**悲嘆**などの人格的自己にかかわる諸問題である。

(2) 心因性疼痛を発生させる主な社会的問題

　がんの発生・悪化や入院などによって、これまで担ってきた**社会的役割の喪失**や患者役割と

その他の役割との間に生じる**役割間葛藤**、あるいは患者役割、働く者としての役割、妻や夫の役割、親役割などの特定の**役割内葛藤**、これまでの役割にがん患者役割を新しく追加する**役割移行の失敗**、さらに入院に伴う患者あるいは家族の**分離不安**、患者と家族の**自立と依存のアンバランス**、**孤独**、加えて入院や治療によって発生する患者と家族に必要な**経済的資源の不足**などの社会的諸問題である。

（3）心因性疼痛を発生させる霊的・宗教的ならびに倫理的・道徳的問題

がん患者とくに長期闘病患者や終末期患者の多くは、人生の目的・意味やこれまでの生き方、そして死に方、あるいは、いま抱えている宗教的・道徳的諸問題などのように自分自身の全存在を揺るがす問題ではあるが、他者に打ち明けることを躊躇する深刻な諸問題に悩み苦しんでいることが少なくない。

宗教的問題には、がん治療に伴う社会からの疎外感・孤独感に加え、身体的痛みとそれに対する長期の苦しい闘いによる**神仏の存在への疑心や怒り**、また、生きていくうえでの支柱になっている**神仏への祈りの場や宗教的活動への参加困難と罪悪感、宗教指導者との相互作用の欠如、洗礼を受けるか否かの迷い**などがあげられる。

日本人の場合は、善・悪、正・邪、公平・不公平、美・醜などの**判断基準**やこの判断基準に照らして物事を肯定・否定したり、受け入れるか否かを決定する**判断の準拠枠**の基軸に宗教をもち込む人は必ずしも多くない。日本人の場合は、家族をはじめとする所属集団や文化のなかで自分のなかに取り入れ育成してきた**倫理観や道徳観**を基軸にして、それに照らして自分のこれまでの人生の目的や意味を問い直し、自分自身を肯定したり、逆に自分と自分の人生に懐疑の目を向けたり、自尊感情を低下させたりする。そして時には自分の病気やがん疼痛をこれまでの自分の倫理・道徳に反してきた罪悪の罰としてとらえる患者も少なくない。つまり、宗教的基準や倫理的・道徳的基準に照合して自分自身に否定的判定を下した場合に生じる宗教的・道徳的苦悩は、いずれも心因性疼痛の発生・悪化の大きな要因になるといえよう。

3. がん患者の身体的痛みならびに痛みの増悪・軽快因子

がん患者は、1）がん自体やがんの経過に関連して出現する痛み、2）麻酔、手術・化学療法や放射線治療自体とその副作用による痛み、3）がん発症以前から罹患していた疾病や発症後の併発疾患ならびに合併症などによって増幅された多くの痛み、などを体験していることが少なくない。

痛み		メカニズムと特徴
1）がん自体や経過が原因となった痛み（最も多い）		▶がんが、直接的に浸潤・圧迫して発生する痛みである。腫瘍の軟部組織浸潤・内臓転移・骨転移・神経圧迫・神経破壊・頭蓋内圧亢進などが原因としてあげられる。さまざまな部位・箇所に痛みが起こり、性質の異なる痛みが同時に出現する場合もある。
		▶がん自体が原因となった痛みの多くは、がんに対する治療が効かない場合は進行性になる。しかし、経過中に急性増悪したり、慢性的な持続性の痛みに移行したりすることがあるため注意が必要である。
2）がん治療による痛み	（1）手術療法に関連した痛み	▶術後の痛みが除去されないと痛みが呼吸・循環・内分泌系などに悪影響を及ぼすと同時に、痛みは不安・恐怖などの情動反応を助長し、それが痛みをさらに増大させ

		る危険性が高い。
		▶術後数週間が経過しても術後疼痛が改善せず、慢性化する場合もある。膿胸や骨盤内感染（全摘後）などでは、体性痛が残ることもある。
		▶腫瘍切除に伴う四肢切断後の幻肢痛や断端肢痛、肺の切除後の開胸術後症候群などの神経障害性疼痛が、慢性の痛みとして持続することも多い。
	(2)化学療法に関連した痛み	▶化学療法による痛みは、抗がん薬自体による痛み（静脈注射による血管痛や血管外漏出の痛み、髄腔内・腹腔内注入による痛みなど）、抗がん薬の副作用による痛み（口内炎、皮膚障害、神経障害、腹痛、筋肉痛、狭心痛、頭痛など）に分けられる。
	(3)放射線治療に関連した痛み	▶放射線治療による疼痛は、照射部位に起こる皮膚障害や粘膜障害によって引き起こされる。
		▶骨転移に対する放射線治療を行う際には、痛みのために治療に必要な体位がとれないため、あらかじめ痛みへの対策（予防的レスキュードーズなど）が必要なこともある。
3)既往疾患やがん発症後の併発疾患や合併症による痛み		▶がんに伴って全身衰弱が進行した際に生じる痛み。
		▶筋痙攣痛、便秘や褥瘡による痛み。
		▶がんとは直接関係がない長期臥床などで引き起こされる痛み。
		▶併発疾患としての変形性脊椎症、関節炎などによる痛み。
		▶緊張性頭痛、関節症などの痛み。
痛みの増強因子		(1)体動、逆に長時間の同一体位
		(2)患部・創部に対する処置や振動
		(3)食事摂取（前・後）
		(4)悪心・嘔吐
		(5)咳嗽や喀痰喀出
		(6)排便、とくに腸蠕動や排便反射の低下により便秘をまねくオピオイド鎮痛薬の副作用
		(7)創部の保護不足による安全・安楽性の不足や欠如
		(8)不適切な環境（照明、処置・会話・足音・ドアの開閉などによる音、急激な室温の変化）
		(9)気分転換対策の不足
		(10)医療従事者、面会人などの不適切な対応、とくにコミュニケーションなど
痛みの軽快因子		(1)適切な安静と睡眠の確保
		(2)素早く、静かな、振動のない処置
		(3)鎮痛薬の効果出現に合わせた治療・看護処置ケアの実

施

(4) 悪心・咳嗽をはじめ、その患者固有の痛みの増悪因子について医師と事前に相談しておき、早めに対応する

(5) 痛みを過剰に我慢せず、適切なとき（一般に痛みの発現前）に与薬を要求するよう患者に説明・指導し、さらに評価修正する

(6) 患者の好みに応じた保温あるいは冷却、マッサージ、指圧などの実施

(7) 患者の興味関心、好みに応じた気分転換対策の実施。とくに小児には効果がある

(8) 医療従事者、とくに看護職者の共感的態度など

4. がん疼痛の随伴症状	1) 呼吸促迫、浅呼吸、息切れ、呼吸困難など
	2) 血圧の上昇あるいは低下、頻脈あるいは徐脈、不整脈、冷汗、末梢冷感、筋緊張など
	3) 悪心・嘔吐、食欲不振、下痢など
	4) 倦怠感、疲労感
	5) 休息と睡眠の障害
	6) イライラ、泣く、うめく、叫ぶ、恐怖、不安、怒り
	7) 特徴的顔貌：歯をくいしばる、顔にしわを寄せる、目を大きく見開くか、かたく閉じる、うつろ、疲れきった顔など
	8) 疼痛と自分以外への注意力・集中力・思考力の低下、闘病意欲の低下、時間認知の変化など

5. がん疼痛の「成り行き」 （悪化したときの二次的問題）	1) がん疼痛と、それに随伴する食欲不振、嘔吐、息切れ、血圧変動などに起因する全身の酸素・栄養・エネルギー不足に加え、睡眠障害、化学療法の副作用などによる日常生活動作行動の低下、ひいては QOL の低下
	2) 長期にわたり持続あるいは反復するがん疼痛に対する恐怖・不安、加えて他者にはこの痛みを到底わかってもらえないと思い込むことによる怒り、孤独感、ひいては抑うつ
	3) がん疼痛と、全身の酸素・栄養・エネルギー不足に、抗がん薬の副作用である骨髄抑制に伴う白血球・赤血球・血小板減少などが加わることによる肺炎、尿路感染や創感染、貧血、出血傾向など
	4) がん疼痛、とくに侵害受容性疼痛に属する深部痛では、体動が疼痛の増強因子になることから同一体位の傾向になり、末梢の循環障害を起こすことによる褥瘡の発生・悪化
	5) 鎮痛薬の効果不足や副作用の増強、治療への疑心・不信・無駄な努力と思い込むことなどに伴う闘病意欲の低下やあきらめ、経済的困窮やサポートシステムの不足、仕事復帰へのあせり、予後に対する恐怖・不安などによる鎮痛薬や抗がん薬の服薬量の過剰あるいは過小な要求・自己調整・中断などのノンコンプライアンス
	6) がん疼痛が身体にとどまらず、精神的・社会的・霊的痛みへ波及し、4つの痛みが

相互作用し、悪循環することによる**トータルペインの増大**

7) 長期に持続・反復する患者のがん疼痛による**家族の精神心理的困惑・不安・恐怖**ならびに**身体的疲労や睡眠不足、経済的負担の増大、社会的活動の制限**など

6. がん疼痛に対する主な診察と検査

がん疼痛、とくに身体的な痛みは、がんの悪化に伴って増悪することから、症状に応じた適切な治療の方針・方法を決定するために、がんの広がりや深さ、リンパ節転移の有無や範囲、他臓器転移の有無・程度などによる病期を明らかにするための診察・検査を必要とする。検査については、各種のがんによって異なる項目もあるが、ここでは主な検査項目をあげる。

1）診察

（1）問診、視診、触診（治療歴や詳細な身体所見）

とくに痛みの強さ・部位・性質・発生時間・持続時間・与薬との関係ならびに痛みの増悪因子、逆に緩和・軽快する因子など痛みの全体を把握することが痛みの原因を鑑別するうえで重要である。痛みの治療歴でよく効いた治療、無効であった治療、苦しかった、つらかった副作用なども聴いておく。

2）検査

（1）血液検査：腫瘍マーカーの測定、ならびにがんに伴う貧血や炎症の有無、栄養状態、肝・腎機能など

（2）バイタルサイン、心電図や呼吸機能検査など

（3）画像診断：内視鏡検査、造影検査、CT、超音波検査・超音波内視鏡（EUS）、MRI、PET（大腸がんなどでは、特殊なブドウ糖含有薬物静脈内に注射した後にスキャンする）

（4）細胞診、生検など

7. がん（疼痛）に対する主な治療

今日のがん治療は、化学療法、放射線治療、手術療法、リハビリテーション、緩和ケアなどの集学的治療が主流になっている。

以下に述べる緩和手術、再建手術を除く手術療法、放射線治療、化学療法は、いずれも腫瘍の縮小・消失、リンパ節や他臓器への転移防止や転移部の切除を目的に実施されるが、これらの目的を達成することは、即、がん疼痛の悪化防止・軽減・消失につながることから、これらの概略を紹介しておく。なお、最初に治療における手術療法、化学療法、放射線治療の4つの組み合わせをあげる。

①非切除例における化学療法、放射線治療の併用

②手術単独（リンパ節転移もなく、病巣が切除しきれる症例）

③術前の導入化学療法、必要時、放射線治療を加えた手術療法

④手術療法ならびに術後の補助化学療法、必要時、放射線治療の併用

1）手術療法の種類

（1）標準手術：病巣切除と転移リスクのあるリンパ節の郭清

（2）縮小手術：標準手術よりも切除やリンパ節郭清の範囲が小さな手術

（3）拡大手術：周囲の臓器への浸潤やリンパ節転移が疑われるときに、それらを含めて切除・郭清する。標準手術より広範な手術

（4）緩和手術：目的が根治にあるのではなく、QOLの改善にある。

（5）再建手術：典型例は、乳がんで切除した乳房の代わりに人工乳房（インプラント）や患者の他の身体部位の組織を用いて乳房を再建するなどの手術

2）放射線治療の種類

（1）定位手術的照射（γナイフ）：1回の照射治療で終了する。

（2）強度変調放射線治療（IMRT）：腫瘍の形状に応じたビームと線量を設定して照射する。周囲の正常組織へのダメージが少ない。

（3）重粒子線・陽子線治療：X線やγ線とは異なり、コンピューター制御によって、急に吸収される線量のピーク（ブラッグピーク）をがん病巣に合わせる方法である。周囲の正常組織へのダメージが少ない。

（4）体外照射ではなく小線源治療（ブラキセラピー）：例として、前立腺がんの場合、画像ガイド下で小線源を前立腺内に埋め込む。前立腺に対して集中的に大量照射ができるというメリットがある。がん病巣に合わせる方法で、周囲の正常組織へのダメージが少ない。

なお、個人差があるものの、**放射線治療の副作用**としては、疲労感、倦怠感、皮膚・粘膜の荒れと疼痛などが出現しやすい。また、照射部位によって肺炎を合併することもある。

3）化学療法

化学療法は、根治や延命、症状緩和を目的に行われる。

進行がんに対する化学療法単独での有効性を**表1**に示す。

手術前にがんの縮小を目的に行う**術前化学療法**や手術後の再発リスクの高い患者に**術後補助化学療法**を行うことが多い。また、新規経口抗がん薬は通常の日常社会生活を営みながら外来治療を行うことができるという利点がある。

個人差や薬物差はあるものの、**抗がん薬の副作用**としては、**表2**に示す症状や機能低下が生じやすい。

表1　進行がんに対する化学療法単独での有効性

A群 治癒を期待	化学療法への感受性が良好で、化学療法により治癒する可能性がある
急性骨髄性白血病、急性リンパ性白血病、ホジキンリンパ腫、高悪性度群非ホジキンリンパ腫、胚細胞腫瘍、絨毛がん、小児がん（固形腫瘍、リンパ腫、白血病）など	
B群 延命を期待	化学療法単独による治癒はまれであるが、多くの症例で生存率の改善が期待できる
乳がん、卵巣がん、小細胞がん、多発性骨髄腫、低悪性度群非ホジキンリンパ腫、慢性骨髄性白血病、骨肉腫、前立腺がんなど	
C群 症状の緩和を期待	化学療法で治癒は得られない。延命効果を得られることもあるが、症状緩和や QOL 改善を目標とする
軟部肉腫、頭頸部がん、食道がん、子宮がん、非小組織肺がん、胃がん、大腸がん、膀胱がん、膵がんなど	
D群 効果の期待は少ない	化学療法はときに有効なこともあるが延命効果を得るのは難しい。臨床試験での治療が望ましい
悪性黒色腫、肝がん、腎がん、甲状腺がん、胆道がん、脳腫瘍など	

（畠 清彦：がん化学療法の現状．月刊ナーシング，28（1）：13，2008．）

表2　主な抗がん薬の副作用

①骨髄抑制による白血球・赤血球・血小板の減少

②抗がん薬に対するアレルギー

③消化器症状としての食欲不振、下痢、嘔吐

④肝・腎機能低下

⑤脱毛

⑥皮膚障害、色素沈着

⑦末梢神経障害によるしびれなど

4）鎮痛薬

がん疼痛に対する**鎮痛薬使用の5原則**を以下にあげる。

①可能な限り経口与薬とする（by the mouth）。

②時刻を決めて規則正しく使用する。しかし、**突発痛**の発生時には**レスキュードーズ**を使用する（by the clock）。なお、レスキュードーズとは、定時薬を与薬中の患者に突発痛が生じたときに、定時薬とは別に与薬する追加与薬をいう。すなわち、がんなどの慢性的な痛みには、定時的な鎮痛薬の与薬が原則であるが、痛みの増強や与薬量不足により痛みが出現したときに必要になる追加与薬をいう。

③**WHOによる3段階除痛ラダー**（**図3**）に沿って効力の順に薬物を選択する（by the ladder）。3段階除痛ラダーとは、侵害受容性疼痛の患者に対する最初の**Ⅰ段階**として、1種類の**NSAIDs**（**非ステロイド性消炎鎮痛薬**）による末梢性鎮痛を原則として24時間試みる。しかし、痛みが軽減しない場合には24時に至らなくても次の**第Ⅱ段階**に進めて**NSAIDsと弱オピオイド**を併用する。さらに、この第Ⅱ段階の鎮痛与薬によっても痛みが軽減しない場合には、**NSAIDsに強オピオイド**を併用する第Ⅲ段階に進めるという除痛・治療法である。

④患者ごとに個別的な有効量を決定し与薬する（for the individual）。

⑤服用に際して細かい配慮をする（with attention to detail）。

〈除痛の目標〉
第1目標：ともかく安眠できる
第2目標：安静にしていれば痛くない
第3目標：体動時にも痛くない

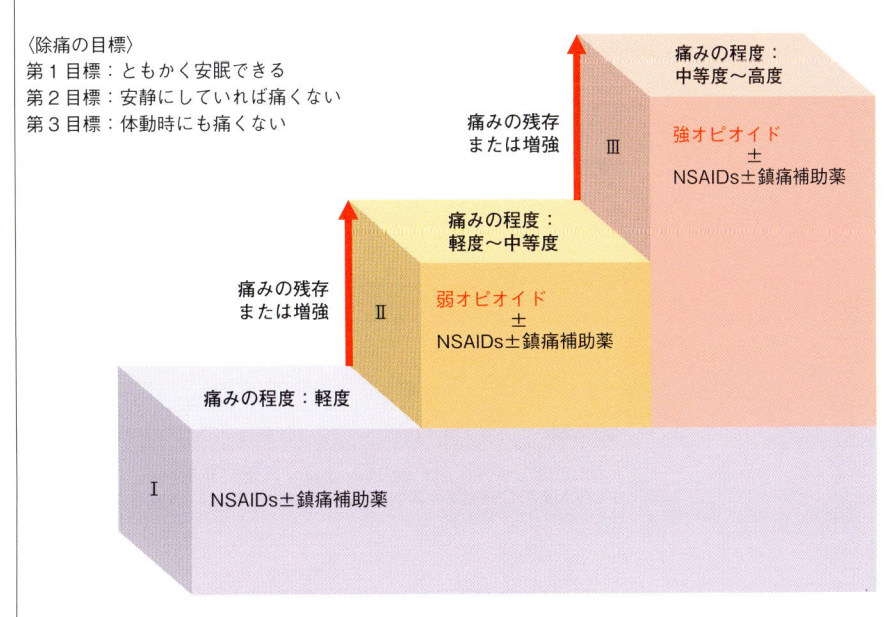

図3　WHOによる3段階除痛ラダー

最近は緩和治療の手法の１つである**オピオイドローテーション**（**図4**）に関心が集まっている。

　オピオイドローテーション（opioid　rotation）は、副作用の発現により治療ができなくなり、十分鎮痛できない場合に、他のオピオイドに変更することによって鎮痛効果を得るため、あるいは、同じオピオイドの継続与薬により発現する耐性を防ぐことなどを目的として行われる。

　ローテーションには、アヘンアルカロイド系麻薬である**モルヒネ製剤**、**オキシコドン製剤**、さらに合成麻薬である**フェンタニル製剤**を切り替えて使用するが、それぞれの薬物の鎮痛効果を基に与薬量を換算する必要がある（**表3**）。

　また、除痛効果が途切れることがないように徐放製剤を使用、あるいはモルヒネ持続点滴などが利用されるが、新たな薬物への切り替え時においては、その効果が発現するまでの間に、切り替え前の薬物を併用することもある。

　がん疼痛のある患者ではいずれも、心因性疼痛をもちやすい。したがって**心因性疼痛**がある場合は、抗不安薬、鎮痛薬、抗うつ薬、睡眠薬など、対象個々に応じた薬物療法も行われる。

　痛みの種類による薬物療法を**表3**に、WHO式がん疼痛治療法の鎮痛薬リストを**表4**に示す。がん疼痛に用いられる主な非オピオイド鎮痛薬を**表5**に、弱・強オピオイドを**表6**に示す。

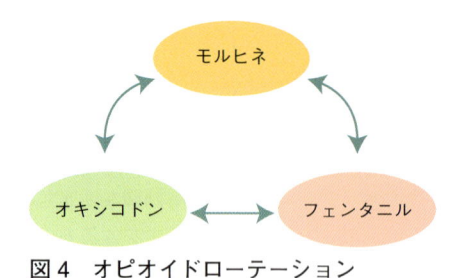

図4　オピオイドローテーション

表3　がんの痛みの種類と薬物療法

痛みの種類	オピオイド反応性	薬物療法
侵害受容性		
内臓	＋	NSAIDs* ＋ オピオイド
軟部組織	＋／－	NSAIDs ＋ オピオイド
骨	＋／－	NSAIDs ＋ オピオイド ＋ 破骨細胞抑制薬
神経圧迫	＋／－	NSAIDs ＋ ステロイド ± サルポグレラート
痛覚求心路遮断性（神経因性）	－	抗うつ薬＋抗痙攣薬±抗不整脈薬±サルポグレラート
交感神経の関与	－	交感神経ブロック±サルポグレラート
筋の攣縮	－	圧痛点ブロック±中枢神経筋弛緩薬

* **NSAIDs**：non steroidal anti-inflammatory drugs 、非ステロイド性消炎鎮痛薬
主な作用機序は、炎症の主要なメディエータの１つであるプロスタグランジンの生合成を抑制することにある

表4　WHO式がん疼痛治療法の鎮痛薬リスト

薬物群	代表薬	代替薬
非オピオイド鎮痛薬	アスピリン アセトアミノフェン イブプロフェン インドメタシン	コリン・マグネシウム・トリサルチレート[a] ジフルニサル[a] ナプロキセン ジクロフェナク フルルビプロフェン[*1]
弱オピオイド （軽度から中等度の強さの痛みに用いる）	コデイン	デキストロプロポキフェン[a] ジヒドロコデイン アヘン末 トラマドール
強オピオイド （中等度から高度の強さの痛みに用いる）	**モルヒネ**	メサドン[a] ヒドロモルフォン[a] **オキシコドン** レボルファノール[a] ペチジン[b] ブプレノルフィン[c] **フェンタニル**[*2]

a：日本では入手できない薬物
b：がん疼痛での継続的な使用（反復投与）は推奨されていないが、他のオピオイドが入手できない国があるため、表に残された薬
c：経口投与で著しく効果が減弱する薬
＊1：原著では、基本薬リストにあげられていないが、非オピオイド鎮痛薬の注射薬としてはフルルビプロフェンの注射薬（ロピオン）がある
＊2：（強オピオイド）フェンタニルは、経皮吸収型製薬（貼付剤）と注射薬が使用できる。当時はフェンタニル貼付薬を使える国が限られていたことから、原著では基本薬リストにあげずに文中での記載にとどめている

（WHO編：がんの痛みからの解放 第2版．金原出版，1996．p.15より改変）

5）鎮痛補助薬

　必要に応じて、（1）抗痙攣薬、（2）中枢性筋弛緩薬、（3）抗うつ薬、（4）ベンゾジアゼピン系抗不安薬、（5）抗不整脈薬、（6）NMDA受容体拮抗薬、（7）副腎皮質ステロイド薬、（8）ビスホスホネート薬などが用いられる。

　　（1）抗痙攣薬：ガバペンチン、カルバマゼピン、バルプロ酸ナトリウム、クロナゼパム、フェニトインなど
　　（2）中枢性筋弛緩薬：バクロフェンなど
　　（3）抗うつ薬：アミトリプチリン、アモキサピン、ノルトリプチリン、パロキセチン、フルボキサミンなど
　　（4）ベンゾジアゼピン系抗不安薬：ジアゼパムなど
　　（5）抗不整脈薬：リドカイン、メキシレチンなど
　　（6）NMDA受容体拮抗薬：ケタミン塩酸塩水和物、イフェンプロジル酒石酸塩など
　　（7）副腎皮質ステロイド薬：プレドニゾロン、デキサメタゾンなど
　　（8）ビスホスホネート薬：パミドロン酸、ゾレドロン酸など

6）放射線治療（緩和的放射線療法）

　骨転移した部位に緩和照射を行うことによって疼痛が緩和される。また、がんの脊髄浸潤あるいは腫瘍の圧迫による麻痺を予防したり、治療するために放射線治療を行うことがある。

7）経皮的椎体形成術（PVP）

　骨粗鬆症、外傷、がんの転移などが原因で生じる脊椎圧迫骨折の疼痛に対する治療法。脊椎圧迫骨折部位に針を刺し、そこから骨セメントを注入し、圧迫骨折を固めて痛みを軽減させる。

8）神経ブロック

疼痛の伝達路を局所麻酔薬または神経破壊薬によって一時的、あるいは永久に遮断する。

9）補完・代替療法

医学的対応のほかに、音楽療法、アロマセラピー、鍼などが行われている。

10）セデーション（鎮静）

鎮静薬などを使用して意識レベルを下げることにより、苦痛緩和を行うことを意図した治療法である。

表5　主な非オピオイド鎮痛薬

	一般名（商品名）	効果発現メカニズム	主な副作用と注意事項
非オピオイド鎮痛薬	アセトアミノフェン（アセトアミノフェン、カロナール）	発熱や痛みの情報を伝える物質であるシクロオキシゲナーゼ（COX）を中枢神経で阻害し、鎮痛作用を現すと考えられているが、機序は明らかになっていない	警告：重篤な肝障害が発現するおそれ（本剤添付文書参照） 禁忌：消化性潰瘍、重篤な肝障害、重篤な腎障害、重篤な新機能不全、アスピリン喘息またはその既往、本剤成分過敏症の既往、重篤な血液の異常 注意：感染症を不顕性化するおそれ 重大な副作用：ショック、アナフィラキシー、中毒性表皮壊死症、皮膚粘膜眼症候群、急性汎発性発疹性膿疱症、喘息発作の誘発、劇症肝炎、肝機能障害、黄疸、顆粒球減少症、間質性肺炎、間質性腎炎、急性腎障害
	アスピリン[アセチルサリチル酸]（アスピリン）		禁忌：「アセトアミノフェン」参照、本剤またはサルチル酸系製剤過敏症の既往、出産予定日12週以内の妊婦 注意：感染症を不顕性化するおそれ 重大な副作用：ショック、アナフィラキシー、中毒性表皮壊死症、皮膚粘膜眼症候群、剥脱性皮膚炎、再生不良性貧血、血小板減少、白血球減少、喘息発作の誘発、肝機能障害、黄疸、消化性潰瘍、小腸・大腸潰瘍
	イブプロフェン（ブルフェン）		禁忌：「アセトアミノフェン」参照、重篤な高血圧、本剤成分過敏症の既往、ジドブジンを与薬中、妊娠後期 注意：感染症を不顕性化するおそれ 重大な副作用：ショック、アナフィラキシー様症状、喘息発作、再生不良性貧血、溶血性貧血、無顆粒球症、消化性潰瘍、胃腸出血、潰瘍性大腸炎、皮膚粘膜眼症候群、中毒性表皮壊死症、急性腎障害、間質性腎炎、ネフローゼ症候群、無菌性髄膜炎、肝機能障害、黄疸

表6　主なオピオイド鎮痛薬

	一般名（商品名）	効果発現メカニズム	主な副作用と注意事項
弱オピオイド	コデインリン酸塩水和物㊩（コデインリン酸塩）	大脳皮質の知覚領野にはじまる中枢神経系に作用して痛覚を鈍化させることによって鎮静・鎮痛をはかる。鎮痛作用はモルヒネの1/6であるが、依存性や呼吸麻痺、便秘などの副作用が弱い	禁忌、原禁、注意：「モルヒネ塩酸塩水和物」参照 重大な副作用：依存性（薬物依存）、呼吸抑制、錯乱、無気肺、気管支痙攣、喉頭浮腫、麻痺性イレウス、中毒性巨大結腸
	ジヒドロコデインリン酸塩㊩（ジヒドロコデインリン酸塩）		禁忌、原禁、注意、重大な副作用：「コデインリン酸塩水和物」参照
	塩酸ペンタゾシン（ソセゴン、ペルタゾン）	中枢神経における刺激伝導系を抑制することにより、鎮痛効果を発現する	警告：本剤を注射しないこと（ナロキソンが添加されているため、水に溶解して注射投与しても効果なく、麻薬依存患者では禁断症状を誘発し、また肺塞栓、血管閉塞、潰瘍、膿瘍を引き起こすなど、重度で致死的な事態を生じることがある） 禁忌：ペンタゾシンまたはナロキソンに対し過敏症の既往、頭部傷害がある患者または頭蓋内圧が上昇している患者、重篤な呼吸抑制状態にある患者および全身状態が著しく悪化している患者 注意：連用により薬物依存、🚗 重大な副作用：ショック、アナフィラキシー様症状、呼吸抑制、依存性、無顆粒球症

（つづき）

	一般名（商品名）	効果発現メカニズム	主な副作用と注意事項
弱オピオイド	ブプレノルフィン塩酸塩 （レペタン）		**禁忌**：本剤成分過敏症の既往、重篤な呼吸抑制状態および肺機能障害、重篤な肝機能障害、頭部傷害、脳に病変のある場合で意識混濁が危惧される患者、頭蓋内圧上昇、妊娠中または妊娠の可能性、（坐剤のみ）直腸炎、直腸出血または著明な痔疾 **注意**：連用により薬物依存、🚗 **重大な副作用**：呼吸抑制、呼吸困難、舌根沈下、ショック、せん妄、妄想、依存性、急性肺水腫、血圧低下から失神に至った症例
弱オピオイド	トラマドール塩酸塩 （トラマール、ワントラム）	μオピオイド受容体を介して鎮痛作用を示す	**禁忌**：本剤成分過敏症の既往、アルコール・睡眠薬・鎮痛薬・オピオイド鎮痛薬または向精神薬による急性中毒患者、モノアミン酸化酵素阻害薬を与薬中の患者、または与薬中止後14日以内の患者、治療により十分な管理がされていないてんかん患者 **注意**：連用により薬物依存、🚗 **併禁**：モノアミン酸化酵素阻害薬 **重大な副作用**：ショック、アナフィラキシー、呼吸抑制、痙攣、依存性、意識消失
強オピオイド	モルヒネ塩酸塩水和物 麻 （モルヒネ塩酸塩）	中枢神経抑制作用は、大脳皮質に始まり、順次下降して延髄・脊髄に及ぶ。ヒトでは5〜10mgで運動中枢、意識、知覚に影響することなく痛覚の感受性を減じ、鎮痛の目的を達することができる。また、呼吸・咳嗽中枢を抑制し、呼吸鎮静作用、鎮咳作用を現す。しかし、増量するにしたがい催眠作用が現れ、発揚状態からもうろう状態に至り、さらに深い睡眠に陥る。この経過中に延髄の嘔吐中枢を刺激して嘔気、嘔吐を起こすことがある	**禁忌**：重篤な呼吸抑制、気管支喘息発作中、重篤な肝障害、慢性肺疾患に続発する心不全、痙攣状態、急性アルコール中毒、アヘンアルカロイド過敏症の既往、出血性大腸炎 **原禁**：細菌性下痢 **注意**：🚗、連用により薬物依存を生じることがある **重大な副作用**：依存性（薬物依存）、呼吸抑制、錯乱、無気肺、気管支痙攣、喉頭浮腫、麻痺性イレウス、中毒性巨大結腸、譫妄
強オピオイド	（モルヒネ塩酸塩注、アンペック注）		**警告**：本剤の硬膜外およびクモ膜下与薬は、これらの使用法に習熟した医師のみにより、本剤の与薬が適切と判断される患者についてのみ実施すること。 **禁忌**：（皮下、静脈内、硬膜外およびクモ膜下投与共通）：重篤な呼吸抑制、気管支喘息発作中、重篤な肝障害、慢性肺疾患に続発する心不全、痙攣状態、急性アルコール中毒、アヘンアルカロイド過敏症の既往、出血性大腸炎、（硬膜外およびクモ膜下与薬の場合） **原禁、注意**：「モルヒネ塩酸塩水和物」参照 **重大な副作用**：「モルヒネ塩酸塩水和物」参照、退薬症候
強オピオイド	（オプソ）		**禁忌、原禁、注意**：「モルヒネ塩酸塩水和物」参照 **重大な副作用**：依存性（薬物依存）、呼吸抑制、錯乱、無気肺、気管支痙攣、喉頭浮腫、麻痺性イレウス、中毒性巨大結腸
強オピオイド	（アンペック坐剤）		**禁忌**：「モルヒネ塩酸塩水和物」参照（出血性大腸炎を除く）、本剤成分過敏症の既往 **注意、重大な副作用**：「モルヒネ塩酸塩水和物」参照
強オピオイド	モルヒネ硫酸塩水和物 麻 （MSコンチン）	オピオイド受容体を介して作用を示す。大脳皮質知覚領野の痛覚閾値を上昇させる。また、痛覚伝導路のうち脊髄以上の部位に作用し、脳幹の下降性抑制系の機能を活発にすると同時に視床および脊髄後角を抑制することによって、疼痛を緩和する	**禁忌、原禁、注意、重大な副作用**：「モルヒネ塩酸塩水和物」参照
強オピオイド	オキシコドン塩酸塩水和物 麻 （オキシコンチンTR、オキノーム、オキファスト）	モルヒネと同様にオピオイド受容体を介して鎮痛作用を示す。平滑筋の鎮痙作用があることから消化管の疼痛に有効である。投与後の利用率がモルヒネより高く、血中濃度と投与量と効果の相関が高いことから治療効果を予測しやすいという利点がある	**禁忌、原禁、注意**：「モルヒネ塩酸塩水和物」参照 **重大な副作用**：依存性（薬物依存）、呼吸抑制、錯乱、無気肺、気管支痙攣、喉頭浮腫、麻痺性イレウス、中毒性巨大結腸、ショック、アナフィラキシー、譫妄、肝機能障害

	一般名（商品名）	効果発現メカニズム	主な副作用と注意事項
強オピオイド	**フェンタニル**（合成麻薬）麻 （デュロテップ、ワンデュロ）	μオピオイド受容体を介してアゴニストとして作用し、強力な鎮痛作用を示す	**警告**：本剤貼付部位の温度が上昇するとフェンタニルの吸収量が増加し、過量与薬になり、死に至るおそれがある。貼付中は、外部熱源への接触、熱い温度での入浴等を避けること。発熱時には患者の状態を十分に観察し、副作用の発現に注意すること **禁忌**：本剤成分過敏症 **注意**：🚗、連用により薬物依存を生じることがある。中等度から高度のがん疼痛または慢性疼痛以外の管理に使用しないこと **重大な副作用**：依存性、呼吸抑制、意識障害、ショック、アナフィラキシー、痙攣
	フェンタニルクエン酸塩（合成麻薬）麻 （フェンタニル）		**警告**：本剤の硬膜外およびクモ膜下投与は、これらの投与法に習熟した医師のみにより、本剤の投与が適切と判断される患者についてのみ実施すること **禁忌**：（硬膜外、クモ膜下）注射部位またはその周辺に炎症、敗血症、（クモ膜下）中枢神経系疾患（髄膜炎、灰白脊髄炎、脊髄癆等）、脊髄・脊椎に結核、脊椎炎及び転移性腫瘍等の活動性疾患、（静脈内、硬膜外、クモ膜下）筋弛緩剤の使用が禁忌の患者、本剤成分過敏症の既往、頭部外傷、脳腫瘍等による昏睡状態のような呼吸抑制を起こしやすい患者、痙攣発作の既往、喘息患者 **注意**：🚗 **重大な副作用**：依存性、呼吸抑制、無呼吸、換気困難、血圧降下、ショック、アナフィラキシー、不整脈、期外収縮、心停止、興奮、筋強直、チアノーゼ

● 看護のポイント

第1・2段階　アセスメント・診断

必要な情報	情報分析の視点
1. 痛みの種類・部位と範囲・程度・性質（基1、2、3の活用） 　1）身体的痛みの種類と性質 　　（1）内臓痛、体性痛、神経障害性疼痛のいずれか 　　（2）関連痛や放散痛の有無・部位と範囲 　　（3）痛みは全身性か局所性か、また表在性か深部性か 　2）心因性疼痛の有無と疼痛の種類と性質・部位と範囲 　3）痛みの程度と心身への具体的な影響の有無と程度（p.666「疼痛スケール」やp.764の「痛みの評価シート」などの活用） **2. 痛みの発生時間・状況・持続時間と経過**（基2の活用） 　1）発生時間・頻度・発作性か非発作性か。持続時間と1日の変化（パターン） 　2）慢性痛か急性痛か（持続痛か間欠痛・反復痛か） **3. 痛みの随伴症状の有無と程度**（基4の活用） 　1）呼吸促迫、浅呼吸、息切れ、呼吸困難など 　2）血圧の上昇あるいは低下、頻脈あるいは徐脈、不	1. 痛みの部位・程度・性質の明確化 2. 痛みと随伴症状の発生時期と経過の明確化 3. 痛みの原因・誘因とそのメカニズムの明確化 4. 痛みの「成り行き」の明確化 ▶アセスメント・診断にあたって最も重要なことは、対象個々の痛みの部位・範囲・程度・性質、発生状況、持続時間と頻度、原因・誘因ならびに随伴症状と、現在実施されている鎮痛薬をはじめとする鎮痛方法を総合的に収集し、これらの間に不一致あるいは改善点がないか十分検討する。その際留意すべきことは、患者や家族のこれらに関する反応と期待を大切にすることである。痛みの評価に際しては「疼痛スケール」（p.666参照）や「痛みの評価シート」（**図5**）などを活用するとよい。 ▶「成り行き」として以下の問題を生じやすい。

整脈、冷汗、末梢冷感、筋緊張など

3) 悪心・嘔吐、食欲不振、下痢など

4) 倦怠感、疲労感

5) 休息と睡眠の障害

6) イライラ、泣く、うめく、叫ぶ、恐怖、不安、怒り

7) 特徴的顔貌：歯をくいしばる、顔にしわを寄せる、目を大きく見開くか、かたく閉じる、うつろ、疲れきった顔など

8) 疼痛と自分以外への注意力・集中力の低下、思考力・闘病意欲の低下、時間認知の変化など

4. 痛みの主な原因・誘因と程度（基 2、3 の活用）

1) 侵害受容性疼痛（内臓痛、体性痛、関連痛や放散痛）を発生させる特定のがん疾患と重症度

2) 神経障害性疼痛を発生させる末梢神経、中枢神経あるいは両神経のがんによる圧迫・浸潤や手術などが関連した器質的障害、機能的障害とその程度

3) 心因性疼痛を発生させる精神心理的・社会的・倫理的・道徳的問題の種類と程度ならびに患者本人の問題解決能力ならびに家族や公的なサポート力の不足

4) がんの治療による疼痛の有無と程度

5) 併発疾患と合併症による疼痛の有無と程度

6) 対象固有の痛みの増強因子・軽快因子は何か

5. 痛みに対する診察と検査の結果（基 6 の活用）

1) 問診、視診、触診（治療歴や詳細な身体所見）

2) 血液検査：腫瘍マーカーの測定、ならびにがんに伴う貧血や炎症の有無、栄養状態、肝・腎機能など

3) バイタルサイン、心電図や呼吸機能検査など

4) 画像診断：内視鏡検査、造影検査、CT、超音波検査・超音波内視鏡（EUS）、MRI、PET（大腸がんなどでは、特殊なブドウ糖含有薬物を静脈内に注射した後にスキャンする）

5) 細胞診、生検など

6. 痛みに対する治療内容と効果・副作用（基 7 の活用）

7. 痛みの「成り行き」の有無と程度（基 5 の活用）

8. 痛みと検査・治療などに対する患者や家族の反応と期待

1) がん疼痛と、それに随伴する食欲不振、嘔吐、息切れ、血圧変動などに起因する全身の酸素・エネルギー不足に加え睡眠障害、化学療法の副作用などによる**日常生活動作行動の低下、ひいては QOL の低下**

2) 長期にわたり持続あるいは反復する**がん疼痛に対する恐怖・不安**、加えて他者にはこの痛みを到底わかってもらえないと思い込むことによる**怒り、孤独感、ひいては抑うつ**

3) がん疼痛と、全身の酸素・栄養・エネルギー不足に、抗がん薬の副作用である骨髄抑制に伴う白血球・赤血球・血小板減少などが加わることによる**肺炎、尿路感染や創感染、貧血、出血傾向**など

4) がん疼痛、とくに侵害受容性疼痛に属する深部痛では、体動が疼痛の増強因子になることから同一体位の傾向になり、末梢の循環障害を起こすことによる**褥瘡の発生・悪化**

5) 鎮痛薬の効果不足や副作用の増強、治療への疑心・不信・無駄な努力と思い込むことなどに伴う闘病意欲の低下やあきらめ、経済的困窮やサポートシステムの不足、仕事復帰へのあせり、予後に対する恐怖・不安などによる外来通院患者の鎮痛薬や抗がん薬の服薬量の過剰あるいは**過小な要求・自己調整・中断など**のノンコンプライアンス

6) がん疼痛が身体にとどまらず、精神的・社会的・霊的痛みへ波及し、4 つの痛みが相互作用して悪循環することによる**トータルペインの増大**

7) 長期に持続・反復する患者のがん疼痛による**家族の精神心理的困惑・不安・恐怖**ならびに**身体的疲労**や**睡眠不足、経済的負担の増人、社会的活動の制限**など

痛みの評価シート

氏名 ＿＿＿＿＿＿＿＿＿＿　ID ＿＿＿＿＿＿＿＿＿＿

記入日　　年　月　日　　記入者（　　　　　　　）

● 日常生活への影響

0：症状なし	1：現在の治療に満足している	2：時に悪い日もあり日常生活に支障をきたす	3：しばしばひどい痛みがあり日常生活に著しく支障をきたす	4：ひどい痛みが常にある

● 痛みのパターン

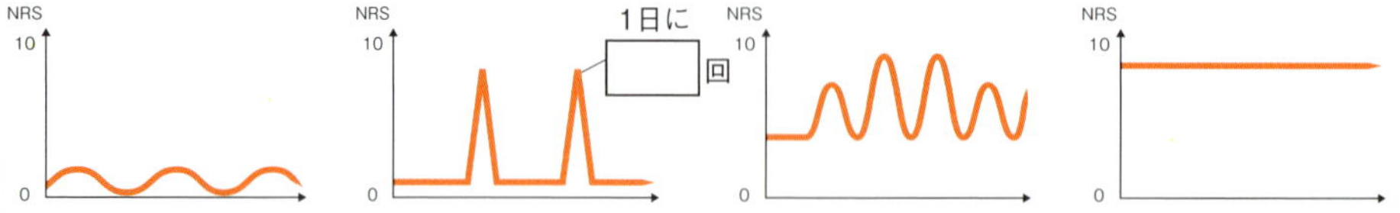

1. ほとんど痛みがない
2. 普段はほとんど痛みがないが、1日に何回か強い痛みがある　　1日に□回
3. 普段から強い痛みがあり、1日の間に強くなったり弱くなったりする
4. 強い痛みが1日中続く

● 痛みの強さ

全くなかった ←――――――――――→ これ以上考えられないほどひどかった

痛み(いちばん強いとき)	0	1	2	3	4	5	6	7	8	9	10
痛み(いちばん弱いとき)	0	1	2	3	4	5	6	7	8	9	10
痛み(1日の平均)	0	1	2	3	4	5	6	7	8	9	10

● 痛みの部位

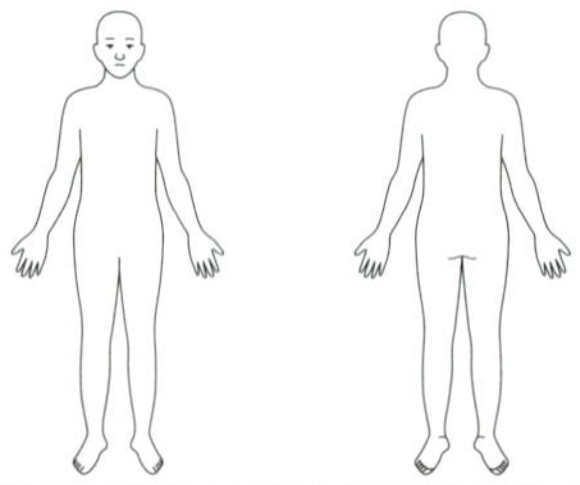

● 痛みの性状

鈍い　　　　　　　重苦しい
鋭い　　　　　　　うずくような
灼けるような　　　ビーンと走るような
刺されたような or 刺すような

● 治療の反応

●定期薬物
1. なし
あり ―― 2. オピオイド　（　　　　　）
　　　　3. 非オピオイド　（　　　　　）
　　　　4. 鎮痛補助薬　（　　　　　）

● 副作用
・眠気　　　1. なし
　　　　　　2. あり(不快ではない)
　　　　　　3. あり(不快である)
・見当識障害　1. なし　　　2. あり
・便秘　　　1. なし　　　2. あり(硬・普通・軟)
・嘔気　　　1. なし
　　　　　　2. あり(経口摂取可能)
　　　　　　3. なし(経口摂取不可能)

●レスキュードーズ
使用薬物と量（　　　　　　）
使用回数と効果（　　　　　　　）回/日
使用前NRS（　　　　）→ 使用後（　　　　　）
1. 完全によくなった　2. だいたいよくなった
3. 少しよくなった　　4. 変わらない

● 副作用
・眠気　　　1. なし
　　　　　　2. あり(不快ではない)
　　　　　　3. あり(不快である)
・嘔気　　　1. なし
　　　　　　2. あり(経口摂取可能)
　　　　　　3. あり(経口摂取不可能)

● 増悪因子

1. 夜間
2. 体動
3. 食事（前・後）
4. 排尿・排便
5. 不安・抑うつ
6. その他
　（　　　　　）

● 軽快因子

1. 安静
2. 保温
3. 冷却
4. マッサージ
5. その他
　（　　　　　）

図5　痛みの評価シートの例

第3段階	看護計画の立案

●**目標設定の視点**
1. 疼痛の発生頻度、持続時間、強さが減少・低下する。
2. 疼痛の随伴症状が軽減・消失する
3. 疼痛による QOL の低下がない。
4. 患者・家族が疼痛を正しく報告できるよう、自分たちに合った「疼痛スケール」「痛みの評価シート」などのいずれかを選択し、活用できるようになる。
5. 患者・家族が看護職者との検討によって、自ら疼痛コントロール法を見出し、実践できるようになる。
6. 少なくとも「成り行き」にあげた問題を起こさない。

●**対策の立案**　対象固有の痛みの原因・誘因ならびにそれによる発生・悪化のメカニズムをふまえたうえで、対策を選択・決定する必要がある。　　　　（**基**1〜7の活用）

	対策の種類	対策の根拠
観察（OP）	1. 痛みの部位・範囲・程度・性質の変化 2. 痛みの発生時間・持続時間・頻度やパターンの変化 3. 痛みの随伴症状の変化 4. 痛みの原因・誘因（増強・軽快因子）の増減 5. 痛みに対する診察と検査結果の変化 6. 痛みに対する治療内容と効果・副作用の変化 7. 痛みの「成り行き」の有無とその変化 8. 痛みと検査・治療などに対する患者や家族の反応と期待 ※観察の細かい項目は、アセスメント・診断段階と同じであることから省略する	1〜8の観察項目は、その患者が目標に近づいているか否かを最も端的に表す情報となる。 ▶前述したように、痛みは主観的情報であることから、正しく把握するには、客観的情報も対応させて総合的に収集する。（**基**1〜3の活用） ▶痛みは主観的な症状であることから、正しく把握するには、いずれかの「疼痛スケール」を用い、同時に主観的・客観的情報を総合的に観察・収集し、経時的に記録して治療方針・方法の選択・決定や看護ケアに役立てる。 ▶痛みと治療が、日常生活動作行動と QOL に悪影響していないか常に留意して観察する。とくにオピオイド使用時の眠気、呼吸抑制ならびに睡眠状態、食事摂取や排便状態に注意する。 （**基**5〜7の活用）
看護療法（TP）	1. 治療とくに薬物療法時の援助 　1）鎮痛薬（非オピオイド、オピオイド） 　2）鎮痛補助薬など	▶現在使用中の薬物の効果と副作用などから、薬物の種類・量・与薬方法の適否を判断できる情報の収集に努め、医師と綿密に相談し、最適な薬物療法が実施できるよう心がける。とくにオピオイドは、呼吸抑制、呼吸困難、血圧の変動や低下、意識レベルの低下などの重篤な副作用を起こしやすいことから眠気、呼吸数の減少などの前駆状の早期発見に努める。（**基**7の活用）
	2. 温罨法	▶加温は、皮膚の血管を拡張させて血行を改善し

	1）ホットパックや蒸しタオル、温熱毛布などで温める	て、末梢組織への酸素と栄養・エネルギーの供給を促進させ、筋肉の弾力性を増す。この方法は、非常に簡便であり、臨床では日常的に実施されているが、質の高いエビデンスがあるとは言い難い。しかし、痛みの訴えが少なくなることは経験的に知られており、これは温もりによるリラクセーション効果も作用していると考えられる。(基 3の活用)
看護療法（TP）	**3. 冷罨法** 1）コールドパックや冷却まくらなどで冷やす	▶冷却は、血管を収縮させることによって、酸素消費量を減少させ、さらに腫脹の軽減ならびに発痛物質と乳酸の産生を抑制でき、加えて炎症に対する酵素活動を阻止できるなどの効果があると考えられている。血行障害がある場合を除き、患者が心地よいと思える場合や、強い炎症による発赤、疼痛、腫脹や頭痛、灼熱痛などがある場合には効果がある。(基 3の活用)
	4. マッサージ 1）軟部組織に対して、手指でさする、揉む、圧迫するなどの刺激を与える方法で種類も多岐にわたる	▶マッサージ類には、①疼痛閾値の上昇、②筋緊張の緩和促進、③血行やリンパの流れの改善、④リラクセーション効果、⑤患者とのスキンシップによるコミュニケーション手段などの効果がある。なお、マッサージは日常的にできるリスクの少ないケアであるが、リンパ節切除後患者、下肢の血栓症患者などでは、患側へのマッサージは行うべきでない。とくにリンパ節郭清術後にはリンパ浮腫が生じることから、リンパマッサージは避ける必要がある。しかし特定のリンパ節（頸部、腋窩、鼠径リンパ節など）に集められるリンパの分布範囲は解剖生理学的に区分されているので、その区分以外の部位のマッサージは行ってよい。ただし、がん患者の皮膚は、乾燥に加えて弾力性の低下などで傷つきやすくなっているので、さする程度にとどめておくことが望ましい。(基 3の活用)
	5. 体位調整（ポジショニング）	▶体位調整は、褥瘡予防のみならず、循環や知覚・筋肉を刺激するケアであるが、安楽な体位の保持が疼痛緩和につながることも認識し、個々の患者の好みや痛みに合わせて適宜行う。ボディメカニクスを用いたスムースな体位調整は、看護職者だけでなく患者にとっても安楽である。体位調整が必要な患者は、ADL が低下した状況であることから、体位変換・調整の援助が有効なコミュニケーション手段にもなる。(基 3の活用)

看護療法（TP）	**6. 気分転換法** 　1）意図的に痛みから意識をそらすことによっ 　　て、痛みを緩和する方法 　　・会話、音楽、テレビ、散歩など	▶これらは、日常的に簡単に行える、あるいは行う必要があることから積極的に取り入れる。この看護ケアは、痛みから気をそらせることによって直接緩和できる重要なケアの１つである。（基3の活用）
	7. アロマセラピー 　1）芳香成分を含む精油を吸入・入浴・マッサージ 　　などに使用	▶これらの体内への吸入は、不安や緊張を緩和しリラックスするために行われる。がん疼痛をアロマセラピーだけで軽減することはできないが、効果に対する研究の報告はみられる。実施前は効果を強調するよりも、気持ちよさがあるであろうと説明し、希望する患者に対しては専門家の指導下で行うことが望ましい。（基3の活用）
	8. 音楽療法 　1）聴くという受動的音楽療法 　2）演奏したり、作詞作曲するなどの能動的音楽 　　療法 　　・実施方法：個人方式、集団方式	▶音楽の生理的・心理的・社会的側面への働きを応用して心身の回復・機能維持や改善、QOLの改善やさらなる向上をめざして意図的・計画的に行うケアである。とくに音楽療法によって分泌される脳内物質は、疼痛緩和に有効といわれている。（基3の活用）
	9. コミュニケーション	▶がん患者や家族とのコミュニケーションにおける大切な留意点は、目線を合わせてしっかり傾聴すること、同時に看護職者が自分の偏見や癖などを自己認識し、それを排して、患者や家族が現状の自分自身をどのようにみたり、感じているかを批判することなく、ありのまま受けとめ、理解しようとする**共感的態度**である。加えて、理屈ではなく、行動変容にとって最も有効な**感情・気持ち**の理解を必要とする。看護職者のこのようなかかわり方は、痛みの感じ方を大きく左右する心の支えとなり、痛みの軽減に役立つ。（基3の活用）
教育（EP）	**1. 疼痛マネジメント**	▶痛みを表す方法としての**疼痛スケール**（「42 頭痛」p.666参照）の使い方を指導する。疼痛は、対象固有の主観的な感覚であり、看護職者などの他者がその有無や程度を判定することはできない。疼痛スケールを用いることは、この主観的症状を客観化する有効な方法であり、経時的・継続的に疼痛の変化を観察・判定し、その結果を関係者が共有して治療方針や治療方法、看護ケアに活かすことが重要である。疼痛スケールには、数字スケールや非言語的表現スケールがあるが、患者や家族が最も使いやすいものを選択する。また、日々の鎮痛薬の使用状況や痛みの

		変化、疼痛マネジメントにどの程度満足しているかなどを**ペインフローシート（痛み日記）**などに記録するよう説明することも望ましい。その際には、家族の協力が大切である。（**基**3の活用）
教育（EP）	**2. 服薬指導** 1）オピオイドの作用と副作用の説明や**レスキュードーズ**（p.757 参照）の使い方を指導	▶服薬指導は、患者や家族が服薬量・方法などを自己調整・中断することなく、医師の処方に基づき自ら**疼痛マネジメント**を行って自分の、QOLの向上を進めるために重要になる。オピオイド鎮痛薬などの副作用である便秘は100％近くの患者に出現するため、下剤の使い方をはじめ排便の個別的なコントロール方法について指導する。また、30％近くにみられる悪心・嘔吐には、制吐薬を効果的に使用したり、食事やその他の生活臭に適切に対処する必要がある。なお、臭気に対する過敏症は、オピオイド鎮痛薬使用開始から約1〜2週間で耐性ができて消失することが多い。（**基**7の活用）
	3. 社会資源の活用	▶がん末期患者では、40歳以上65歳未満の人でも**介護保険**が適用できるなど、社会制度も頻繁に変更されていることを念頭におき、最新の有効な利用方法を紹介したり、説明・指導する。また、ソーシャルワーカーなどの協力も得られるよう調整する。

第 3・4 段階　看護計画の立案・実施時の留意点

1. がん疼痛の早期発見と対処

　身体的痛みは、がまんすることで身体全体を疲弊させたり、QOLを低下させ、さらに疼痛閾値を下げて痛みを感じやすくさせてしまう。加えて身体的痛みは、精神的・社会的・霊的痛みを引き起こし、これらと悪循環してますます増幅させることから、早期に痛みの徴候をとらえて対処することが大切である。鎮痛効果は、痛みの発生直前あるいは発生初期の与薬によって最も得られることを心得て、患者と一緒に与薬チャンスを探り、患者や家族に遠慮なく与薬の希望を申し出たり、在宅療養時は自己管理できるよう指導することが重要である。

2. オピオイド使用中の継続的・反復的アセスメントの必要性

　鎮痛薬としてオピオイドが与薬されている場合は、鎮痛効果と同時に副作用について継続的にアセスメントを繰り返し行うことが重要である。とくに患者の疼痛の種類・部位と範囲・程度に対して効果が低い場合あるいは眠気、呼吸抑制、呼吸困難、舌根沈下、痙攣などの副作用が出現した場合は、ただちに医師と相談し、必要に応じて患者・家族と一緒に鎮痛補助薬の与薬も含めてオピオイドの種類の変更、与薬量の増減、与薬方法などについて説明・検討する必要がある。

3. オピオイド使用中の呼吸抑制の早期発見と対処

　オピオイドによって生じる眠気は、呼吸抑制の前駆症状であることが少なくない。とくにモルヒネによる呼吸抑制は、注射などによる急激な血中濃度の上昇、過量与薬、ならびに腎・肝機能障害によるモルヒネの代謝産物の蓄積などによって引き起こされやすい。したがって、眠気の有無・程度を注意して観察すると同

時に、呼吸とくに呼吸回数を経時的に観察し、1分間につき10回未満のとき、あるいは酸素不足に伴う意識レベルの低下によって生じる錯覚、幻覚などを認めた場合は、ただちに医師と与薬について相談する必要がある。

4. オピオイド、とくに麻薬の管理

オピオイド鎮痛薬、とくにモルヒネに対する誤解が根強い現状をふまえて、オピオイドの特性や安全性について正しい知識を提供することが重要である。また、アヘン系の麻薬のモルヒネ製剤やオキシコドン製剤ならびに合成麻薬であるフェンタニル製剤などの取り扱いや管理方法が法律で定められていることから、薬品の収支の明確化をはじめとする法律内容の遵守が重要である。この法律遵守は、患者・家族のみならず、看護師、麻薬取扱い責任者の医師や薬剤師、さらに国民全体の身体的・精神的健康の健全性を守ることにつながる。

5. 集学的なチームアプローチ

痛みを訴えている患者は、全人的な苦悩を抱えていることから、すべての痛みを麻薬などの薬物によって解決しようとするのではなく、患者、家族を中心にして各職種の専門性を活かした集学的・総合的なチームアプローチを検討する必要がある。その際、看護師は、チームの連絡調整と同時に必要に応じて患者や家族の代理人としての役割をも担う必要がある。

6. 疼痛スケールの活用

痛みは本人にしかわからないため、明確な数値として客観的に表現することは困難である。また、痛みの感じ方、程度には個人差が大きい。患者自身が感じ、考える「最も激しく耐えられない痛み」を10とし、「痛みのない状態」を0として、どのレベルにあるかを答えてもらい、把握する方法も活用できる。また、患者の諸条件をふまえて、いずれかの**疼痛スケール**や疼痛評価シートなどを渡して患者に記載してもらったり、一緒に記載するなどを行うことは、疼痛と時間・行動動作・治療との関係などを経時的に明らかにでき、キュア、ケアの重要な資料を得ることになる。

7. セデーション導入時の留意点

長く続く激しい疼痛に対して他に緩和方法がなく、呼吸困難、身の置きどころがない倦怠感、せん妄などによって耐えがたい苦痛に悩まされている患者には、鎮静薬による治療、つまり**セデーション**（sedation）が行われることがある。セデーションの開始時期、**鎮静様式**を持続的鎮静にするか間欠的鎮静にするか、また**鎮静水準**の程度（深い、浅い）などについては、それらのセデーションによる利点と予測できる欠点・問題点、加えて患者の経過・予後などを含めて医療チームと患者・家族が一緒に検討し、決定する必要がある。その際、看護職者は、常時患者のそばにいるという立場から、患者の考えや思いを十分サポートするとともに、他のメンバーの参考資料になりうる有効な情報を提供する役割を担う必要がある。加えて、患者のみならず家族がセデーションの実施に向かって心の準備を行えるよう相談にのることも忘れてはならない。

第5段階　　評価の視点

1. 目標に近づいたか否か

①疼痛の発生頻度、持続時間、強さが減少・低下したか。

②疼痛の随伴症状が軽減・消失したか。

③疼痛によるQOLが低下しなかったか。

④患者・家族が疼痛を正しく報告できるよう、自分たちに合った「疼痛スケール」を活用できるようになったか。

⑤患者・家族が看護職者との検討によって、自ら疼痛コントロール法を見出し、実践できるようになったか。

⑥「成り行き」にあげた問題〔1）日常生活動作行動の低下、ひいてはQOLの低下、2）がん疼痛に対する恐怖・不安、ならびに怒り、孤独感、抑うつ、3）肺炎や尿路感染・創感染、貧血、出血傾向など、4）褥

瘡の発生・悪化、5）鎮痛薬や抗がん薬の服薬量の過剰あるいは過小な要求・自己調整・中断などのノンコンプライアンス、6）トータルペインの増大、7）家族の精神心理的困惑・不安・恐怖ならびに身体的疲労や睡眠不足、経済的負担の増大、社会的活動の制限など] を起こさなかったか。

2. 看護過程、とくに看護計画の評価・修正

　患者や家族の状態や行動が目標に近づいていない場合は、看護過程、とくに看護計画の立案段階のどこに問題があったのか、さらに診断段階に誤りがなかったかなどを追究する必要がある。

引用・参考文献

1) 近藤まゆみ，的場元弘：ナースが向き合うがんの痛みと看護の悩み．エルゼビア・サイエンス ミクス，2000.
2) 梅田 恵，樋口比登美：がん性疼痛ケア．照林社，2004.
3) 林 章敏：いつでもどこでもがん疼痛マネジメント．Nursing Mook 50，学研メディカル秀潤社，2008.
4) 嶺岸秀子，千崎美登子：がん緩和ケアと看取り．医歯薬出版，2008.
5) 林 章敏，中村めぐみ，高橋美賀子：がん性疼痛ケア完全ガイド．照林社，2010.
6) 服部政治：がん性疼痛のメカニズム．エキスパートナース，22(15)：4～7，2006.
7) 梅田 恵，高橋美賀子，長谷川久巳編：一歩進んだがん疼痛マネジメント．がん看護，12(2)：101～149，2007.
8) 藤原由佳：疼痛による生活制限のアセスメントとケア．がん看護，15(2)：237～241，2010.
9) 特定非営利活動法人 日本緩和医療学会 緩和医療ガイドライン作成委員会：がん疼痛の薬物療法に関するガイドライン2010版．金原出版，2010.
10) 大西和子ほか編：がん看護学．ヌーベルヒロカワ，2018.
11) 宮下光令編：緩和ケア．ナーシング・グラフィカ 成人看護学，メディカ出版，2018.

47 不　眠

insomnia

●オリエンテーション・マップ

原因・誘因 (p.780)

1) **環境要因、精神的要因**
   (1) 騒音、温度、湿度、照度、寝具、嗜好品、対人関係・仕事・学業などによる精神的ストレスなど
2) **精神疾患**
   (1) 神経性障害、統合失調症など、(2) 双極性障害（躁うつ病）、(3) その他の機能性精神疾患
3) **その他の疾患・症状**
   (1) 疼痛、(2) 瘙痒感、発汗、(3) 咳嗽、喘息など、(4) 悪心・嘔吐、下痢、便秘など、(5) 頻尿、尿閉など、(6) 心悸亢進、(7) 内分泌疾患、(8) 慢性腎不全、(9) 出産直前、産褥期、(10) 脳神経疾患
4) **薬物、嗜好品**
   (1) 薬物、タバコ、アルコールなどの乱用や依存
5) **安静療法・身体拘束**
   (1) 安静療法、(2) 牽引や装具類による身体拘束
6) **高齢者**
7) **概日リズム睡眠障害**
   (1) 時差症候群、(2) 交替勤務による睡眠障害、(3) 睡眠相後退症候群、(4) 非24時間睡眠覚醒症候群、(5) 睡眠相前進症候群、(6) ライフスタイルの変化
8) **閉塞性睡眠時無呼吸症候群**
9) **むずむず脚症候群**
10) **ねぼけ**

不眠

- 入眠障害
- 熟眠障害
- 中途覚醒
- 早朝覚醒
- 睡眠時間の短縮

随伴症状 (p.783)

1) **身体面**
   顔色不良、悪寒、悪心、めまい、あくび、頭重感、頭痛、耳鳴、食欲不振、手指の振戦、倦怠感、口腔内乾燥、感覚機能の低下など
2) **精神心理面**
   注意力・集中力・思考力・記憶力の低下、情緒不安定、消極性、表情のかたさ、不機嫌、怒りっぽさなど
3) **社会面**
   仕事・学業などにおける効率の低下など

成り行き（二次的問題 p.783）

1) 感染をはじめとする疾病の発生・悪化・回復遅延
2) 日常生活の範囲と質の低下ならびに転倒、転落、交通事故、労働災害など
3) 役割遂行や人間関係をはじめとする社会的問題の発生・悪化
4) 幻覚、急性混乱、妄想、うつ状態など
5) 睡眠薬の自己判断に基づく自己調整・中断・過剰依存、薬物耐性などによる睡眠障害の悪化

観察OP (p.790) ／ 看護療法TP・教育EP (p.791)(p.794)

1. 睡眠の環境調整
2. 就眠の援助
3. 身体的苦痛の除去と姿勢・体位の工夫
4. 精神的支援
5. 薬物療法の管理
6. 生活パターンの規則性の確保
7. 適切な就寝時間の設定
8. 光療法

1. 睡眠の定義と意義

　睡眠とは、周期的に繰り返される意識喪失に類似した状態で、外観的には周囲の環境に反応しなくなり、感覚や反射機能も低下している状態をいう。つまり、睡眠は休息の完全な形である。睡眠が意識喪失や昏睡と異なるのは、覚醒しうる能力が常にあることである。

　睡眠は、大脳皮質の休息が主要な目的と考えられる本能的行動で、日常生活活動で消費されたエネルギーを補給して疲労からの回復を促し、さらに明日の心身の活動エネルギーを蓄積するといった意義をもつ。睡眠は単に覚醒の裏返しという受動的なものではなく、生命維持に必須の能動的な現象といえる。

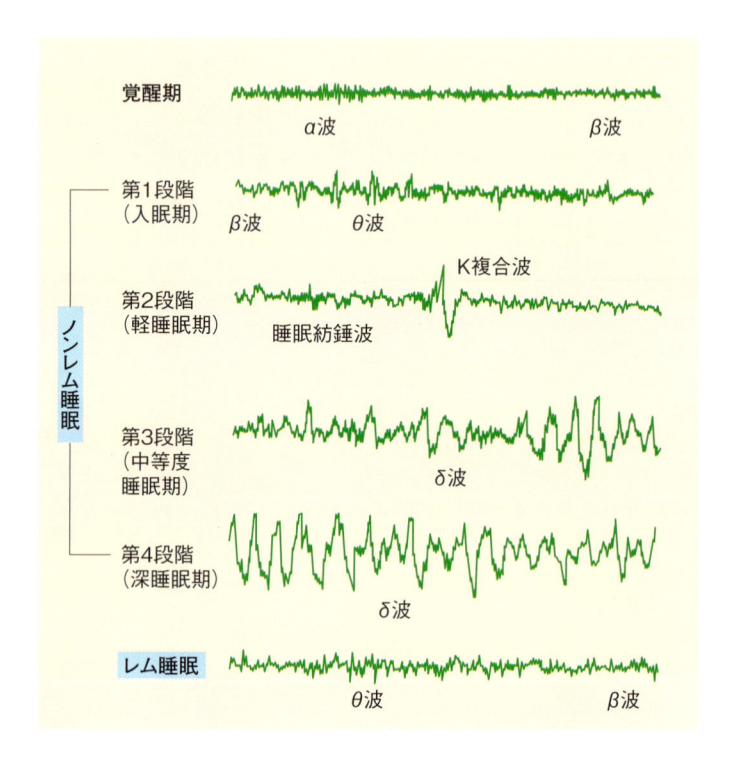

〈各脳波の特徴〉
α波：安静閉眼時の波で、周波数 8 ～ 13Hz、振幅 30 ～ 60μV の比較的規則正しい波形
β波：注意力集中中の精神活動中の波で、周波数 14 ～ 30Hz、振幅 30μV 以下の不規則な波形であり、代表的な低振幅速波。β波が多い脳波を覚醒型波形という。
θ波：まどろんでいる浅い睡眠中の波で、周波数 4 ～ 7Hz、振幅 10 ～ 50μV 程度の波形
睡眠紡錘波：頭頂部に出現する 12 ～ 14Hz 程度の波で、ノンレム睡眠第 2 段階の出現の判定に必須
K 複合波：ノンレム睡眠第 2 段階に出現する鋭い 2 相性の高振幅徐波とそれに続く速波で構成される複合波
δ波：深睡眠中や麻酔時の波で、周波数 0.5 ～ 4Hz、振幅 20 ～ 200μV 程度の波形であり、代表的な高振幅徐波。幼児に著明にみられる。

図 1　脳波の種類

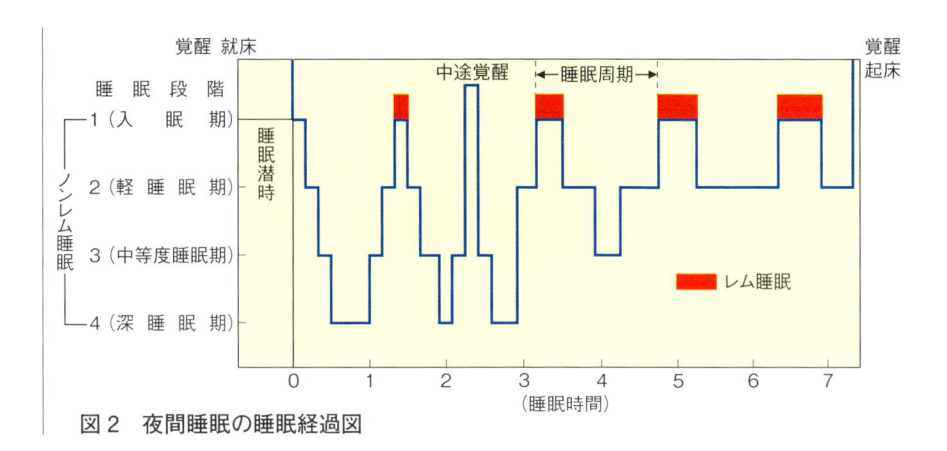

図2 夜間睡眠の睡眠経過図

2. 睡眠の種類（レム睡眠とノンレム睡眠）

　脳波計によって頭皮上から脳の神経細胞の電気活動を誘導して記録した**脳波**は、脳波の**周波数**（1秒間の山→山、谷→谷の波の出現回数）と**振幅**の大小（高低）によって脳の休息状態を判定する客観的な資料になる。脳波は、意識水準、精神活動、感覚刺激などによって変動する。とくに周期的に変動し、いつでも覚醒可能な意識水準の低下が起きている睡眠中の脳波は、睡眠の深さに応じて、その波形と分布に異なる特徴がみられる（**図1**）。この特徴から睡眠は、2つの睡眠相である**ノンレム睡眠**（**non-REM sleep**：non-rapid eye movement sleep）と**レム睡眠**（**REM sleep**：rapid eye movement sleep）に分けられている。1回のノンレム睡眠とレム睡眠のセットを**睡眠周期**とよび、90〜120分周期で一晩に3〜5回繰り返されることで睡眠は成り立っている（**図2**）。なお**図2**のノンレム睡眠前の「就床から入眠までの時間」を**睡眠潜時**とよび、一般に1時間以上の場合を**入眠障害**と判定している。

1）ノンレム睡眠（non-REM sleep・徐波睡眠）

　ノンレム睡眠は、脳波によって4段階（第1段階：**入眠期**、第2段階：**軽睡眠期**、第3段階：**中等度睡眠期**、第4段階：**深睡眠期**）に分けられている。**図1**に示すように、漸次睡眠が深くなるにしたがって**低振幅速波**の**β波**が減少していき2相性の高振幅の**K複合波**の徐波や第2段階（軽睡眠期）の発現判定にとって必須の12〜14Hz程度の波形を示す**睡眠紡錘波**が増加する。さらに第3・4段階では**熟眠状態**になり、**高振幅徐波**の**δ波**（徐波）のみが出現し、学習や記憶の形成が促されていると考えられている。また脳の代謝活動は、覚醒時に比べて最大40％も低下し、副交感神経系活動が交感神経系活動よりも優位になって呼吸・脈拍・体温が低下し、瞳孔の縮小なども出現する。つまり「脳は鎮静化し、心身ともに休んでいる状態」になり、エネルギーの節約・消耗防止、疲労回復が促される。

　ノンレム睡眠は、一晩の睡眠のうちの約75〜80％（第1、2段階が約50〜55％、第3、4段階が約20〜25％）を占めている。

2）レム睡眠（REM sleep・逆説睡眠）

　ノンレム睡眠の第3・4段階の熟眠状態がしばらく続くと、脳波は急に第1段階の入眠期に近いパターンになり、低振幅速波の**θ波**が現れる。レム睡眠では、この呼称のもとになった**急速眼球運動**（**REM**：rapid eye movement）がみられ、全身の骨格筋の緊張が低下する。また覚醒時に似て、注意力集中精神活動中に現れる低振幅速波の**β波**も出現してくる。この脳波が覚醒時に似ていることからレム睡眠を**逆説睡眠**ともいう。この時期には夢をみていることが多い。また、自律神経活動が不安定化して呼吸・脈拍・血圧などの変動が激しくなる。陰茎勃起もみられやすい。自律神経系の活

動調節は乱れているものの、睡眠は妨げられにくい。それは感覚刺激や外からの光刺激などに対する覚醒閾値がむしろ上昇傾向になるために相当強い刺激でも最も目覚めにくい時期になっているからである。したがって、この時期に無理に起こされた人は、非常に不快感を覚えやすいことから、起こし方に注意する必要がある。

レム睡眠の持続時間は5〜30分くらいであり、明け方近くになるにつれて、その時間が長くなる。レム睡眠の占める割合は、年齢によって異なり、乳幼児では全睡眠時間の40〜50%、成人では20〜25%、高齢者では15%前後になり、加齢に伴って減少していくという特徴がある（図3、4）。

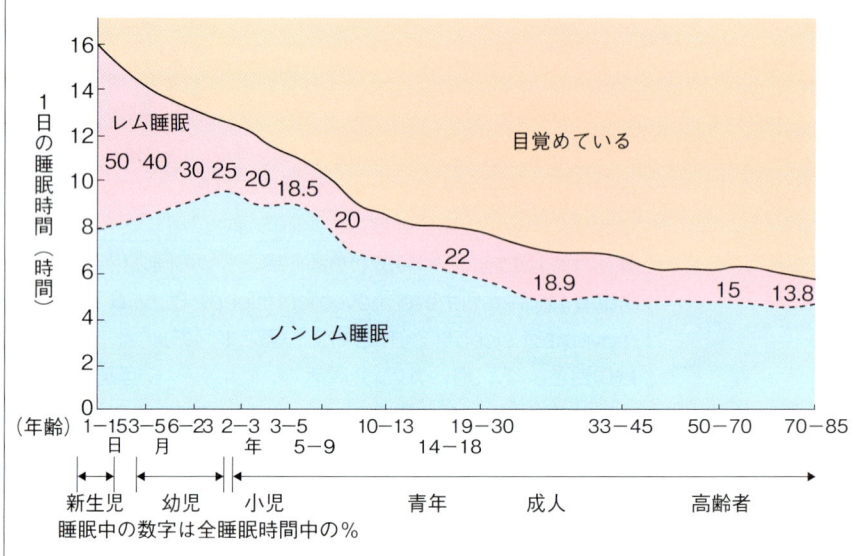

図3　年齢によるノンレム睡眠とレム睡眠の割合（時実）

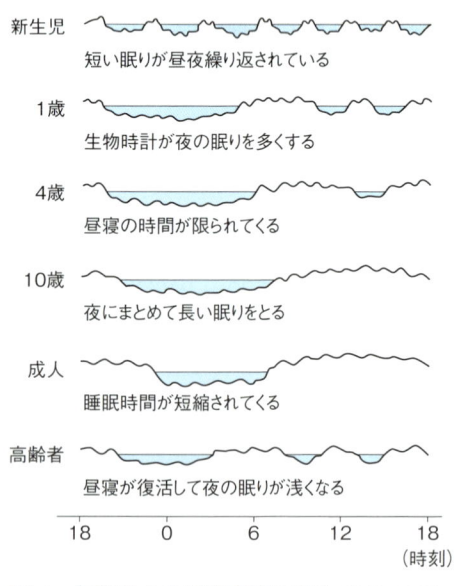

図4　年齢による睡眠内容の変化（大熊、1997）

3. 睡眠の2つの コントロール 機構

1) 体内時計機構（概日リズム）

　昼間は眠ろうとしても入眠しにくかったり、昼間活動していなくても夜になると眠くなるのは、間脳視床下部の視交叉上核にある覚醒と睡眠の周期性を作り出す**体内時計**（概日・生物・生理時計）がつくり出すリズムによる。体内時計は本来 25 時間周期であり、地球が 24 時間で 1 回自転する周期との間にズレが生じている。しかし、このズレは人間をはじめ生物体に本来備わっている約 1 日を単位とする生命現象のリズム（**概日リズム、サーカディアンリズム**）に加えて朝起床時に光因子である日光を浴びたり、非光因子の朝食を摂ったり、学校や職場へ行くなどの**同調因子**による刺激によって修正され、体内時計を 25 時間から 24 時間にリセットできる。とくに**光因子**である朝の光は最も強い同調因子になり、このリセットに最も役立つ。すなわち、視交叉上核には網膜からの視神経が分布していることから、眼から入った光の情報は視交叉上核に直接伝えられ、そのインパルスが松果体に伝達されて松果体ホルモンの**メラトニン**が産生・分泌されるからである。通常メラトニンは光刺激を受けてから14〜16時間後に分泌される。そして、その分泌後 2 〜 3 時間で眠気が現れる。つまり血中メラトニンは、夜に高値となり、昼間はほとんど存在しない。メラトニン量の増減の情報は、視交叉上核や全身の臓器にある**メラトニン受容体**に伝えられ、睡眠と覚醒の概日リズム（サーカディアンリズム）が生み出される。

　睡眠と覚醒だけでなく、体温、血圧、呼吸、脈拍などの自律神経系、コルチゾールやメラトニンなどの内分泌ホルモン系、免疫・代謝系などの生体現象も体内時計により制御されて約 1 日の概日リズム（サーカディアンリズム）を備えている（**図5**）。

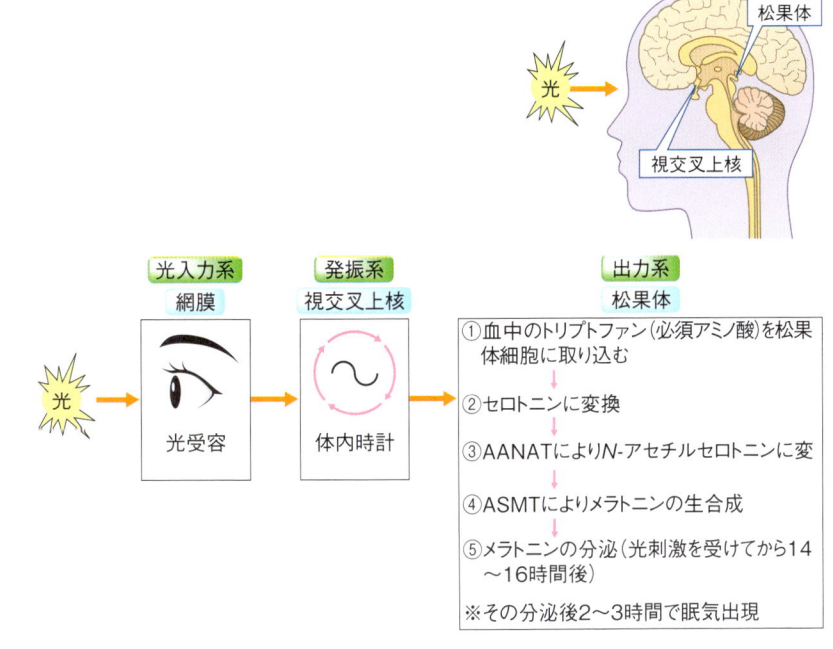

体内時計機構（概日リズム）は、光入力系、発振系、出力系の3要素からなり、網膜、視交叉上核、松果体に分かれて存在するが、神経連絡で結ばれている。松果体の①〜④のメラトニン生合成過程には、アラルキルアミンN-アセチルトランスフェラーゼ（AANAT）ならびにアセチルセロトニンD-メチルトランスフェラーゼ（ASMT）をはじめ複数の酵素が関与している。

図5　ヒトの体内（概日）時計システム

2）睡眠の恒常性維持機構（睡眠のホメオスタシス）

恒常性維持機構は、睡眠不足に陥ると、ノンレム睡眠の時間を増やすメカニズムを備えており、覚醒と睡眠のバランスを一定範囲内に安定・保持する役割機能を担っている。

誰でも覚醒時間が長くなると睡眠欲求が強くなるように、断眠時間と睡眠欲求の間には強い相関関係がある。したがって長い覚醒時間の後には、深い眠りがまとめて出現する**はねかえり（反動）現象**が出現する。これは、人体には一定の睡眠が必要なものとして生来プログラミングされており、睡眠不足を補償する１つの仕組みであると考えられている。しかし、繰り返される長時間の断眠を「はねかえり現象」としての深い睡眠で補うには限界がある。なぜなら、このような睡眠は入眠後３時間程度に出現するが、その後は質の悪い浅眠が続き、その結果熟眠感を得ることがしだいに困難になり、身体的・精神心理的・社会的側面にも悪影響が出現する可能性がある。なお、覚醒と睡眠のバランス調節機構には、次の２つがある。

（1）神経機構

睡眠中枢は、限局した部位がなく、広範な脳構造がこれに参加すると考えられている。しかし、一般に**レム睡眠の中枢**は脳幹（中脳・橋・延髄）に、**ノンレム睡眠の中枢**は前脳基底部・視床下部にあり、それぞれに隣接して**覚醒中枢**があるとされている（図**6**）。睡眠は、覚醒ニューロンの活動低下とそれに続く睡眠ニューロンの活動上昇によって始まる。

（2）液性機構

誰でも覚醒時間が長くなると睡眠欲求が強くなるのは、脳内や体液内に分泌され睡眠を引き起こし、持続させる働きをもつ**睡眠物質**の働きによる。睡眠物質は、数十種類発見されており、代表的なものは**プロスタグランジン D_2**、**ウリジン**、**酸化型グルタチオン**や**成長ホルモン**、**メラトニン**などのホルモンである。睡眠物質は、脳脊髄液を介して脳全体に浸透し、ニューロン活動に影響を与え、睡眠と覚醒をコントロールしている。

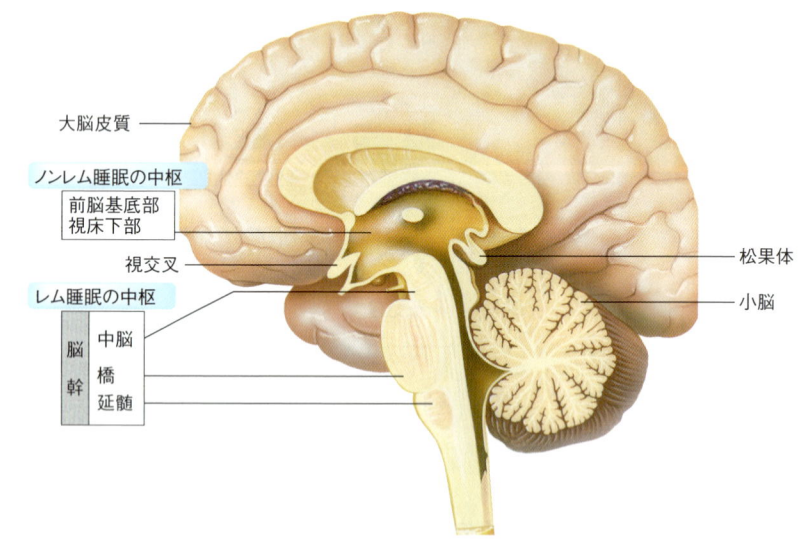

図6　睡眠中枢

4. 睡眠のリズムと型

1）睡眠のリズム

一般に成人の睡眠時間は７〜８時間といわれている。その生活リズムは、朝６〜８時ごろに起き、午後10〜11時ごろに眠るといったパターンが多い。しかし、この睡

眠時間、就床時刻、一晩の睡眠経過、夢見、起床時刻などは、かなり個人差がある。この多様性は、体質・年齢・性格および生活習慣、職業、職種、家族の生活状況などにより影響される（**図3**、**4**）。

2) 睡眠の型

眠りの深さから考えると、通常睡眠は3つの型に分けられる（**図7**）。

(1) **第Ⅰ型（宵型）**：眠りはじめて15分くらいから急に深くなり、1時間程度で最も深くなる。その後しだいに浅くなっていき、2時間も経つとかなり浅くなってしまう。高齢者や午前中に能率の上がる人に多い。

(2) **第Ⅱ型（朝型）**：はじめは少し深く、ついで浅くなり明け方に再び深くなる。明け方に音などで一度目が覚めてから、もう一度まどろむという特徴がある。明け方の眠りが無理に奪われると、起きてしばらくはボーッとして思考力が鈍る。神経質な人や宵っぱりの人に多い。

(3) **第Ⅲ型（不安定型と入眠障害）**：全く不安定で眠りが浅くなったり、深くなったりしてそれを繰り返す。入眠障害は就床から入眠までに1時間以上を要する場合をいうが、いったん入眠すると必ずしも**図7**の型のみの経過をたどるとはいえず、ノンレム睡眠の第3、4段階の熟眠状態に至る人も少なくない。

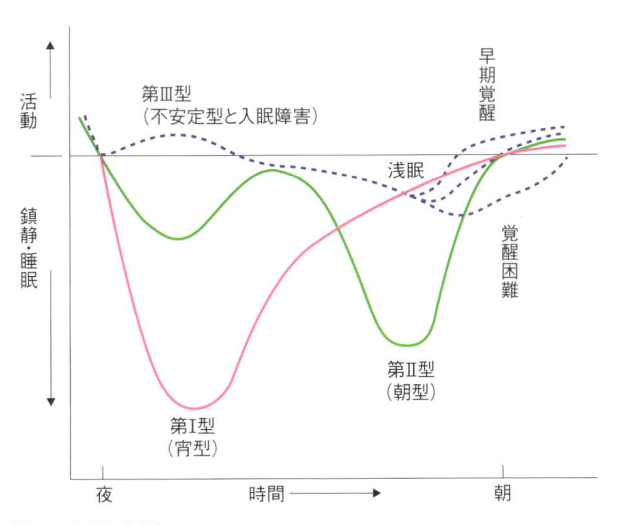

図7　睡眠の型

5. 睡眠に伴う身体生理機能の変化

1) 自律神経系

覚醒中の身体は、副交感神経系よりも交感神経系が優位に作用している。

入眠期では、交感神経系の活動が低下し、副交感神経系の作用が優位となる。さらに眠りが深くなると、副交感神経系の活動も低下し、両神経ともに活動が低下する。一般には、ノンレム睡眠では副交感神経の作用が優位となり、レム睡眠では交感神経の活動に乱れが生じやすい状態となる。

(1) **心拍**：ノンレム睡眠では脈拍数が減少し、レム睡眠では軽度減少する、または自律神経活動の不安定化によって心拍の増減変動が激しくなりやすい。

(2) **呼吸**：ノンレム睡眠では呼吸数が減少し、深くなり、呼吸の型は主に胸式呼吸になる。しかし、レム睡眠では呼吸数が軽度減少し、不規則となる。ときには、数秒間呼吸が止まったようになることもある。また呼吸数の変動が激しくなることもある。

(3) **血圧・循環血流**：入眠直後 10 〜 30mmHg 低下するが、その後しだいに上昇し睡眠中では明け方最も高くなる。収縮期血圧は、ノンレム睡眠期に比較し、レム睡眠期には 4 〜 5mmHg 高く、また変動することも多い。

睡眠中の循環血液は、四肢に集まり、内臓はやや貧血状態になる。しかし、脳への循環血液は、むしろ増加する。

(4) **体温**：入眠前には、交感神経の働きが弱まることから末梢血管が拡張し、皮膚温が上昇するが、しだいに低下する。

2）内分泌系

ストレスホルモン（副腎皮質ホルモン、副腎皮質刺激ホルモン）は、ノンレム睡眠の第 3、4 段階の熟眠期である徐波睡眠期には分泌が低下し、反対に蛋白同化作用や骨の成長・発育を促す成長ホルモンをはじめ、さまざまなホルモンの分泌が増加する。このことから**徐波睡眠**がストレスの解消と、身体の成長・修復にかかわっていると考えられている。また乳腺刺激ホルモンであるプロラクチンや傍系球体の細胞から分泌されるレニンは、ノンレム期に分泌が促進し、レム期には抑制される。

3）その他

(1) **筋緊張と体動**：レム睡眠中は、筋緊張は低下するが、四肢、顔面などをピクピク動かすような筋の攣縮がみられる。また、レム睡眠の前後に寝返りなどの粗大な体動がみられる。

(2) **尿生成**：睡眠中は抗利尿ホルモンの分泌増加により、尿の生成が覚醒時に比べ 1/3 〜 1/2 に減少し、それに伴ってナトリウムの排泄も低下する。

(3) **反射**：反射は一般に睡眠中は低下ないし消失する。しかし、咳嗽反射、瞳孔反射、血管運動反射は睡眠中も保たれている。

(4) **基礎代謝**：睡眠中は生体の諸活動が低下するため、基礎代謝は覚醒時の約 80% に低下する。

6. 睡眠に影響を及ぼす因子

睡眠時間、睡眠パターンは、以下のような種々の因子により影響を受ける。

1）内的因子

(1) **年齢**：年齢が増すにつれ、睡眠時間は一般に減少する。平均睡眠時間は、新生児が 18 〜 20 時間、幼児は 12 〜 14 時間、成人は 7 〜 9 時間、高齢者は 5 〜 7 時間である（**図 3 参照**）。高齢者では、就床時刻が早まり、起床時間が早くなる前進傾向が認められる。

(2) **遺伝的素因**：毎日の睡眠が 6 時間未満の**短眠者**と、9 時間以上の**長眠者**には、遺伝的素因が関与しているといわれている。

(3) **体格**：体重の増加に応じて睡眠時間が長くなる傾向があるといわれている。高度の肥満は、**睡眠時無呼吸症候群**を引き起こしやすく、それが睡眠障害の発症要因になる（**ピックウィック症候群**：極度の肥満者にみられる肺胞低換気症候群）。

(4) **性格**：神経質な人は入眠困難・障害や朝型睡眠になりやすい。

(5) **運動**：適度の運動は、睡眠に効果があるが、急激で激しい運動は睡眠にとって好ましくない。とくに眠る直前の運動は、覚醒傾向を強め、眠っても呼吸数が多くなったり、深部体温の低下を妨げて入眠しにくくさせるなどのように睡眠効果を低下させる。

(6) **感染**：免疫関連液性因子（サイトカイン）の分泌は、睡眠欲求を生じさせる。

(7) **月経周期**：月経前にはレム睡眠が増加し、また、日中に仮眠をとりたくなるこ

とが報告されており、女性ホルモンの影響が考えられる。更年期以後の女性は、その原因は確定されていないが不眠の人が増えている。

2）外的因子

（1）物理的ストレス

①騒音：飛行機、自動車、鉄道などの乗り物のように劣悪な環境下では、睡眠を障害されやすい。ある程度の音であれば、しだいに気にならなくなって慣れてしまう場合もあるが、慣れずに不眠の原因となり日常生活に影響を及ぼす場合もある。睡眠を障害する騒音には個人差があるが、一般に年齢・性格・性差・音の質・時間帯などを考慮したうえで検討し、患者個々が指摘する音源を突き止める必要がある。

②温度：睡眠に好適な温度は、一般に冬期では 16 ～ 20℃、夏期では 25 ～ 28℃とされている。室温がこれ以下になると、ヒトは寝具に身体をまるめるような姿勢をとることが多い。逆に室温が高いと寝具をはぎ、体動が多くなって覚醒しやすくなる。

③湿度：睡眠に好適な湿度は、一般に 50 ～ 65％とされている。高温の際には、湿度が高いほど睡眠が障害される。

④照度：50 ルクス以上の光があると、手やふとんなどで頭を覆う遮光動作がみられることが多い。さらに 100 ルクス以上では、睡眠深度の脳波パターンに変化が生じ、睡眠が障害される。逆に真っ暗では不安感が高まり、同様に睡眠脳波に変化が生じる。したがって、覚醒したときに周囲の状況が判断できる程度の明るさが、睡眠にとって最適な条件である。しかし、これにも個人差はある。

⑤寝具：寝具の機能は、睡眠時の保温と姿勢の保持である。したがって、姿勢保持のためには敷ぶとんの弾力性が重要であり、やわらかすぎるマットレスは、有効でないとされている。また、人は睡眠中に平均 20 ～ 60 回寝返りをすることから敷ぶとんの幅にゆとりをもたせる必要がある。保温は、気候との関連で寝具の質・枚数を調整することが大切である。

（2）精神的ストレス：精神的なストレスは、睡眠・覚醒リズムを障害する。

（3）ライフスタイルの変化：就寝時間の遅れ、夜勤や時差勤務など。交替勤務は生活リズムをくずし、入眠障害を引き起こしやすい。同じように飛行機による海外旅行によっても生活リズムが乱れ、入眠障害を起こしやすい（**時差症候群**：jet lag syndrome）。

7. 不眠の定義と不眠のタイプ

1）不眠とは

不眠とは、朝の覚醒時に睡眠の不足を感じ、それによって身体・精神・社会生活の支障を危惧すると本人が判断する睡眠不足状態をいう。その不足状態は、単に睡眠時間が 6 時間以下というように、時間のみでとらえるものではない。なぜなら、短時間の睡眠であっても不眠を訴えない人もいる。つまり、不眠は、本人が感じる主観的症状・愁訴であり、病名ではない。わが国の成人の約 20％に睡眠障害がみられるといわれている。

2）不眠のタイプ

不眠は、その睡眠経過から 5 つのタイプに分類される。

（1）入眠障害：寝つきが悪く、就床から 60 分以上経っても入眠できない状態（**図 2** の睡眠潜時が 60 分以上の場合）をいう。不眠のうちで最も高頻度にみられる。

（2）熟眠障害：睡眠時間はとれているが、熟睡できず、夢ばかりみて眠った気がし

ない状態をいう。ノンレム睡眠の第3、4段階の熟眠状態が不足し、浅い睡眠の状態である。

(3) **中途覚醒（睡眠維持障害）**：寝つきはよいが、夜中に2回以上目覚め、一度目が覚めるとなかなか眠れない状態をいう。

(4) **早朝覚醒**：普段の起床時刻より2時間以上早く目が覚め、それ以後眠れない状態をいう。

(5) **睡眠時間の短縮**：一夜の全睡眠時間が、過去、あるいは普段と比べて短くなり、それを不眠と訴える状態をいう。

8. 不眠の原因・誘因ならびにメカニズムと特徴

不眠の分類は、睡眠のメカニズムそのものの解明が必ずしも十分とはいえないために、いまだ確立されていないが、以下にその1つとしての**臨床的病因別分類**ならびにその各メカニズムと特徴について述べる。

主な原因・誘因	メカニズムと特徴
1）環境要因、精神的要因 (1) 騒音、温度、湿度、照度、寝具、嗜好品、対人関係・仕事・学業などによる精神的ストレスなど	▶大脳や脳幹網様体に対する求心性の刺激が強い場合にみられる不眠である。なかでも感情の高ぶりやストレスは、視床下部と大脳辺縁系にある情動中枢を刺激し、この興奮が覚醒中枢を刺激する。しかし、左記の原因による不眠は一過性で、刺激の除去によって改善することが多いが、3週間以上にわたる人もおり、この場合はその直接的刺激が除かれても、不眠自体に注意が向かい、持続性の不眠になることが少なくない。この**持続性不眠**は、薬物に対する習慣・依存を起こす危険性がある。
2）精神疾患 (1) 神経性障害、統合失調症など	▶左記の疾患の主症状として不眠があげられる。上記の精神的要因による不眠と同様に、精神的葛藤などによる不安・緊張が、大脳や脳幹網様体を刺激するために起こる。不眠の多くの人は、**入眠障害**で、睡眠状態は浅くときどき中断があり、**中途覚醒**すると再び入眠するまでに時間がかかる。
(2) 双極性障害（躁うつ病）	▶不眠は、うつ病の主要症状である。**入眠障害**、**熟眠障害**、**早朝覚醒**、さらに覚醒後の不快感が強いのが特徴である。なかでも早朝覚醒はうつ病患者に特徴的である。また、躁病は一般に気分が爽快となり、不眠の訴えが少ないといわれているが、実際には多くの症例に不眠が認められるという見方もある。
(3) その他の機能性精神疾患	▶機能性精神疾患の不眠は、中枢神経の障害・異常興奮により起こる。この不眠の特徴は、**熟眠障害**や**早朝覚醒**、とくに**昼夜リズムの逆転**であり、昼寝が多くなることが夜間の睡眠に影響し、不眠の訴えとなる。

3）その他の疾患・症状
  （1）疼痛
  （2）瘙痒感、発汗
  （3）咳嗽、喘息、喘鳴、鼻閉、呼吸困難
  （4）悪心・嘔吐、下痢、便秘、腹部膨満
  （5）頻尿、尿閉、尿失禁
  （6）心悸亢進
  （7）内分泌疾患（甲状腺機能亢進症、アジソン病、クッシング症候群、糖尿病など）
  （8）慢性腎不全
  （9）出産直前、産褥期
  （10）脳神経疾患（脳炎、髄膜炎、脳腫瘍、パーキンソン病など）

▶ 種々の身体症状・疾患の場合にも不眠がみられる。その代表は左記の（1）～（6）の疼痛、かゆみ、咳、呼吸困難、下痢、頻尿、心悸亢進などであり、これらはいずれも直接睡眠を妨げたり、それらによる不安・恐怖・イライラなどによって不眠を起こす。

不眠を起こす代表的な疾患とその症状としては、慢性閉塞性肺疾患（COPD）による呼吸問題、リウマチ性疾患による疼痛、アトピー性皮膚炎による強いかゆみなどがある。加えて心身症的色彩の強い疾患、たとえば、高血圧、夜間狭心症、気管支喘息、胃・十二指腸腫瘍、過敏性腸症候群、更年期障害などにも多く不眠がみられる。そのほか、左記の内分泌性疾患、慢性腎不全や出産直前や産褥期、脳幹や視床下部に障害のある脳疾患によっても種々の病態症状によって強い不眠が起こる。

4）薬物、嗜好品
  （1）薬物、タバコ、アルコールなどの乱用や依存

▶ 左記のものを多飲・多用すると交感神経活動を刺激し、不眠を起こす。また、不眠治療のために長期にわたって睡眠薬を使用すると、薬物に対する耐性を生じ、逆に強い睡眠障害を起こすことがある。このような患者が急激に薬物を中断すると禁断（離脱）症状として強い不眠、不安、焦燥が現れ、さらには悪夢なども出現する。アルコールの場合にも、上記とほぼ同様な現象がみられる。アルコールを長期に常用すると、深い睡眠が減少し睡眠が不安定となる。このような場合に、急激に断酒すると睡眠はいっそう浅く不安定となり、重症時には振戦せん妄（**アルコール離脱性せん妄**）が出現し、強度の不眠をきたす。

5）安静療法・身体拘束
  （1）安静療法

▶ 運動不足は、脳や筋肉の疲労を過度に減少させることによって、サーカディアンリズムを狂わせて不眠をまねく。

  （2）牽引や装具類などによる身体拘束

▶ 牽引や装具類による身体拘束は、心身の安楽性を阻害して不眠を生じさせる。

6）高齢者

▶ 高齢者は、脳の老化に伴い、体内時計、睡眠・覚醒中枢などの機能が低下して不眠をきたしやすい。具体的には、**入眠障害、中途覚醒、再入眠困難、早朝覚醒、熟眠障害**などの訴えが多い。これらの発症要因は、加齢に伴う脳の老化に加え、運動・活動量の減少、疾患や症状を多くもちやすい、一般に服薬が多く副作用も多い、体力の衰えや死に対する不安、入院・入所によ

る睡眠環境の変化、医療従事者や介護担当者、さらに同室者への気兼ねなどをはじめ数多くの身体的・精神心理的・社会的ストレッサーである。加えて加齢によるメラトニンの生合成と分泌低下も一因とされている。

7）概日リズム睡眠障害

（1）時差症候群
（jet lag syndrome）

▶いわゆる**時差ぼけ**である。不眠、日中の眠気、倦怠感などを発生させる。西方飛行よりも東方飛行のほうが症状は重くなる。

（2）交替勤務による睡眠障害

▶不眠や過度の眠気が主要な訴え。生体リズムの同調が困難となり、睡眠のタイミングがとれなくなり、入眠障害を起こす。

（3）睡眠相後退症候群

▶生体リズムの遅れにより睡眠時間帯が極端に遅くなる。朝方に眠り、昼ごろまで寝ていると訴える。

（4）非 24 時間睡眠覚醒症候群

▶入眠できる時刻および覚醒できる時刻が毎日ほぼ一定時間ずつ後退していく。患者の 1 日は、多くが 25 時間周期のリズムである。

（5）睡眠相前進症候群

▶入眠と覚醒時刻が前進し、夕方早くから眠くなり、早朝に目覚めてしまう。高齢者に多い。

（6）ライフスタイルの変化

▶夜型の生活リズムや夜勤・時差勤務などの労働形態は、体内時計である睡眠・覚醒のリズムを障害する。早すぎる消灯時間は入眠までの睡眠潜時を延長させ、イライラをつのらせ、ますます入眠を困難にすることもある。

8）閉塞性睡眠時無呼吸症候群

▶睡眠中に 10 秒以上の無呼吸を 1 時間に 5 回以上起こして、夜間の睡眠分断と動脈血酸素飽和度の低下をきたす。大きないびき、覚醒時の倦怠感、日中の眠気、それによる作業能率の低下などによって家庭・社会生活にも支障をきたす。有病率は一般成人の 4 ～ 5％で、上気道の狭窄や閉塞を起こしやすい肥満あるいは高齢者、とくに男性に圧倒的に多い。放置すると高血圧症、虚血性心疾患、脳血管障害などの発症因子になることから早期治療を必要とする。とくに肥満解消の治療ならびに気道の狭窄・閉塞防止のためのマウスピースや持続的気道陽圧法（CPAP）などによる治療、加えて枕や敷布団の改良による姿勢・体位の工夫などについても検討する必要がある。

9）むずむず脚症候群（restless legs syndrome：**RLS**）

▶夜間に横になると、下肢を中心にじっとしていられない「虫が這うような」不快な感覚が起こり、**入眠困難**や**中途覚醒**を起こすが、身体（四肢）を動かすと改善する。腎不全、血液透析や鉄欠乏性貧血などに続発して発症するものと原因不明の特発性のものがある。**下肢静止不能症候群**ともいう。

10）ねぼけ
（**睡眠時遊行症**と**夜驚症**）

▶小児に多くみられる。睡眠時遊行症は徘徊、夜驚症では叫び声が特徴である。

9. 不眠の随伴症状	1）身体面：土気色・蒼白の顔色、悪寒、悪心、めまい、あくび、頭重感、頭痛、耳鳴、食欲不振、手指の振戦、倦怠感、口腔内乾燥、感覚機能の低下など
	2）精神心理面：注意力・集中力・思考力・記憶力の低下、情緒不安定、消極性、表情のかたさ、不機嫌、怒りっぽさなど
	3）社会面：仕事・学業などにおける効率の低下など

10. 不眠の「成り行き」 （悪化したときの二次的問題）	1）心身の疲労や抵抗力の低下による**感染をはじめとする疾病の発生・悪化・回復遅延**
	2）身体的随伴症状の悪化ならびに心身の疲労と、それに伴う動作行動の低下。注意力・集中力の低下などによる**日常生活の範囲と質の低下**ならびに心身の疲労、集中力・注意力の低下による**転倒・転落、交通事故、労働災害**など
	3）不眠と心身の随伴症状の悪化による**役割遂行や人間関係をはじめとする社会的問題の発生・悪化**
	4）睡眠の量・質の著しい低下による**幻覚、急性混乱、妄想、うつ状態**など
	5）睡眠薬の自己判断に基づく自己調整・中断・過剰依存、薬物耐性などによる**睡眠障害の悪化**

11. 不眠に対する主な診察と検査	**1）診察** （1）問診 ①**入眠について**：入眠障害の有無、通常の入眠時刻とその規則性、入眠までに要する時間（睡眠潜時）、就眠儀式、睡眠環境の状況、就眠前の飲食状況や運動の有無など ②**睡眠持続状態**：睡眠持続時間、中途覚醒の状況（回数、時刻など）、再入眠の難易度、中途覚醒後の睡眠、中途覚醒の原因（尿意、夢、不安、疼痛、呼吸困難など）、覚醒時刻、起床時刻とその規則性、自発的覚醒か否か、覚醒の難易度、起床直後の日光浴の有無、朝食摂取や目醒めのための軽い運動の有無など ③**不眠の経過**：不眠の発症時期と経過・持続期間、患者が考える不眠の原因・誘因、症状の変動、随伴症状など ④**薬物使用状況**：向精神薬・睡眠薬・中枢神経刺激薬などの使用の有無と服薬の具体的内容と方法、薬物使用の経過、その他の薬物（抗うつ薬、副腎皮質ステロイド薬、心臓血管系に作用する薬物など） ⑤**日中の傾眠**：日中の傾眠の有無、昼寝の有無・時間とこれらによる反応 ⑥**気分、感情状態**：抑うつ気分、不安、感情高揚、自殺企図の有無、感情の日内変動、精神病的感情変化の有無 ⑦**健康状態**：一般的健康状態、精神状態など （2）視診・測定（体重、体温、脈拍、呼吸、血圧など） **2）検査** （1）各種心理テスト （2）**主観的睡眠尺度**（**SEQ**：sleep evaluation questionnaire）（図8） （3）睡眠の質的評価を目的とする **OSA 睡眠調査票**（図9） （4）**睡眠ポリグラフ検査**（**PSG**：polysomnography）；睡眠中の脳波のみならず筋電図、呼吸運動、心電図、眼電位図などの同時記録など。 （5）**睡眠潜時テスト**（**MSLT**：multiple sleep latency test）；就床から入眠までの時間を一定時間ごとに反復して測定し、眠気の強さをみる。

47
不眠

(6) 簡易睡眠呼吸障害検査；睡眠障害のスクリーニングを目的とし、パルスオキシメーター、エアフローセンサーなどを記録する。

(7) 活動量測定検査（**アクティグラフィ**）（**図10**）

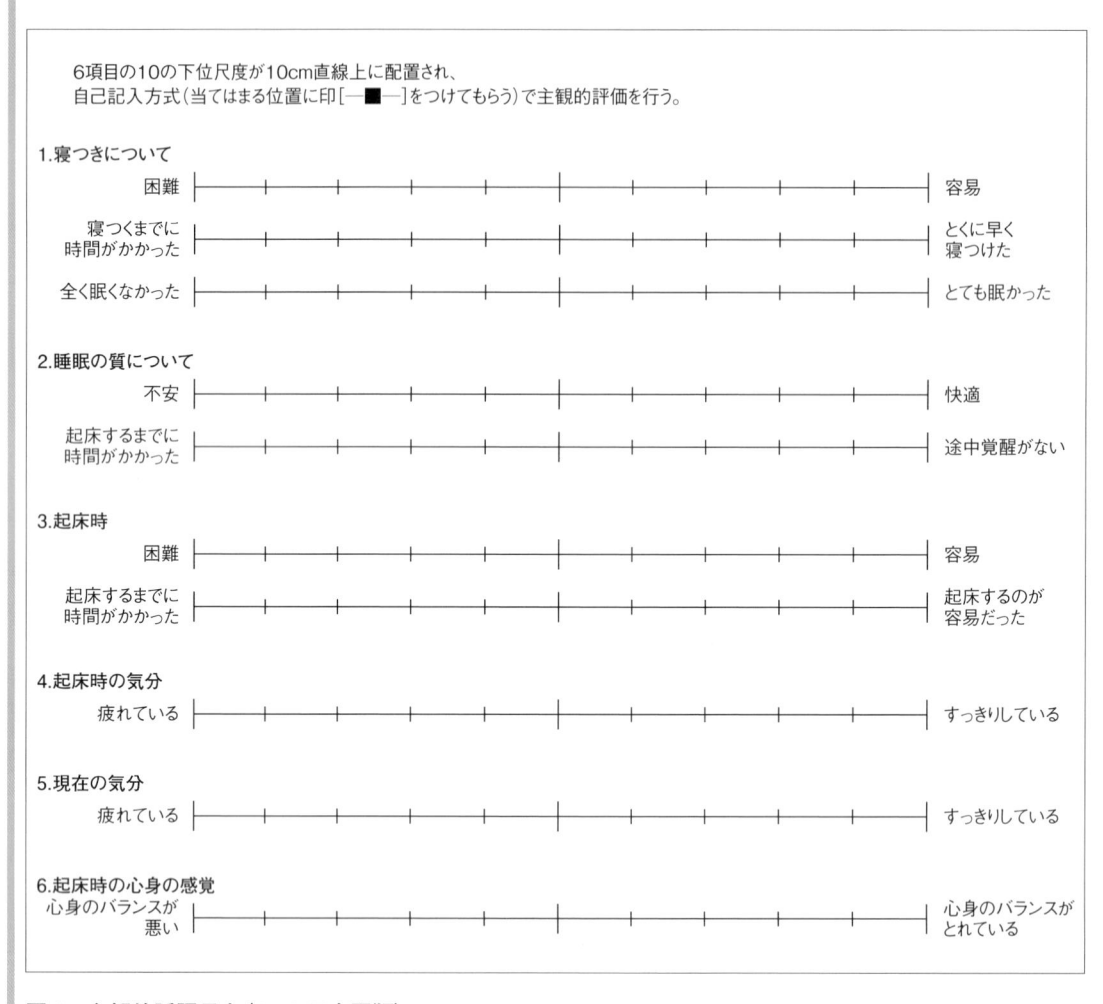

図8　主観的睡眠尺度（SEQ 日本語版）

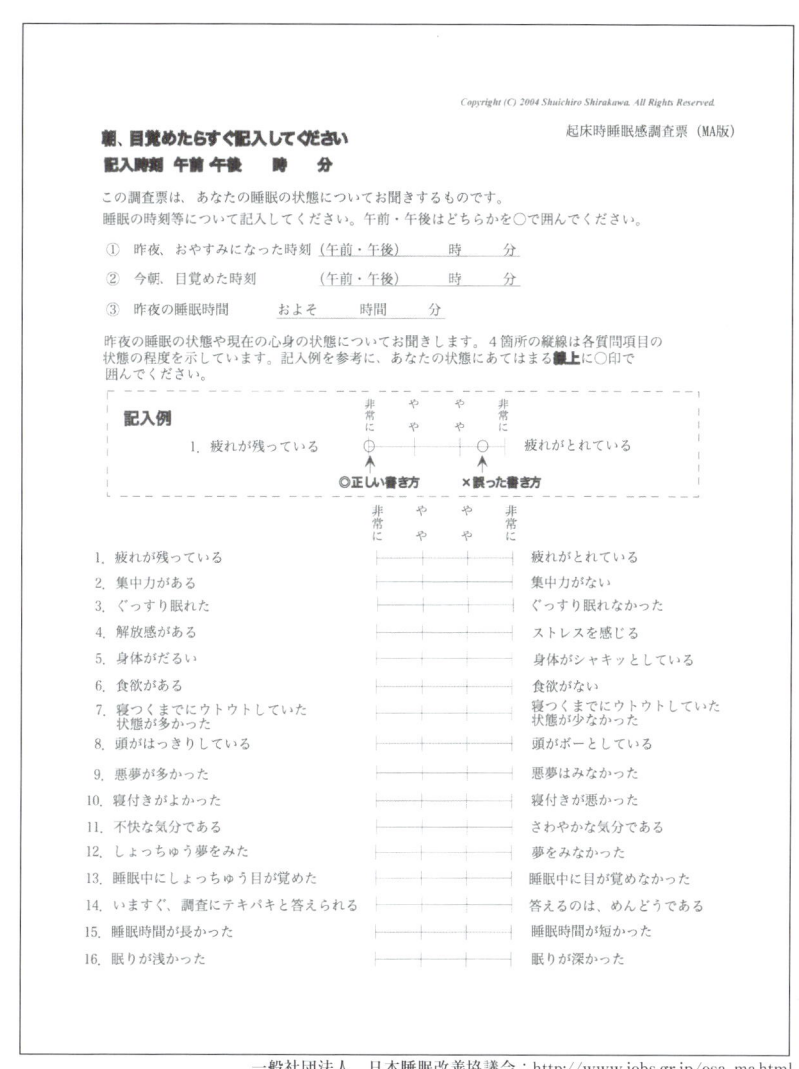

一般社団法人　日本睡眠改善協議会：http://www.jobs.gr.jp/osa_ma.html

図9　OSA 睡眠調査票

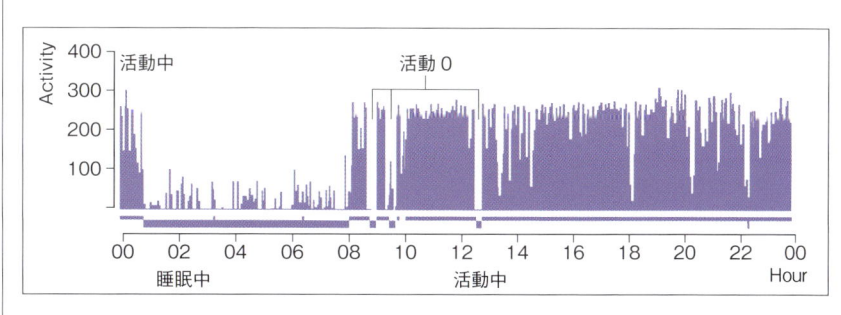

超小型加速度センサーで、日常生活における腕運動量のモニターから身体活動量を推定する。1日の活動と休息の簡易な判定方法である。

・縦軸が活動量、横軸が時刻

・横軸の太い横線は活動量を基に睡眠と判定。細い横軸は覚醒と判定

・入浴などでアクティグラフィを腕からはずしたところは活動量がゼロ

（Guilleminault C, et al: Nondrug treatment trials in psycho-physiologic insomnia.Arch Intern Med,155 (8)：838-844,1995）

図10　アクティグラフィ

12. 不眠に対する主な治療	1) 精神的支持療法

12. 不眠に対する主な治療

1) 精神的支持療法

2) 睡眠環境の調整：物理的環境（睡眠場所、寝具、寝衣など）の調整

3) 生活指導と睡眠習慣の確立（表 1 に睡眠衛生について示す）

4) 認知行動療法、自律訓練法、自己催眠法、バイオフィードバック法

5) 高照度光療法（季節性うつ、概日リズム睡眠障害）

6) 薬物療法（表 2、3）

 （1）入眠障害→**超短時間型**（約 3 時間の効果）、**短時間型**（約 6 時間の効果）

 （2）中途覚醒→短時間型、**中間型**（約 12 時間の効果）

 （3）早期覚醒→**長時間型**（24 時間以上の効果）

 （4）熟眠障害→すべてのタイプ

7) **むずむず脚症候群**：クロナゼパム、中枢ドパミン作動薬（プラミペキソール塩酸塩水和物 [ビ・シフロール]、レボドパなど）

8) **閉塞性睡眠時無呼吸症候群**：経鼻持続陽圧呼吸療法（NCPAP）

表1　よりよい睡眠のための指針

1．規則正しい睡眠・覚醒スケジュール
1) 起床時刻を定めることが一定の睡眠覚醒リズムをつくり出す基盤になることから、毎朝決まった時刻に起きることが最も重要である 2) 目が覚めたら日光を取り入れ、光の刺激によって体内時計のスイッチを入れる 3) 目覚めのためにも朝食を必ず摂取する 4) 軽い運動を毎日する。とくに午後の早い時間が望ましい 5) 就寝前 2 〜 3 時間の激しい運動は避ける 6) 就床 4 時間くらい前の入浴は、全身の皮膚からの放熱を促して深部体温を低下させて入眠しやすくする。加えて浴槽内での下肢のマッサージや軽い運動は、下半身の静脈還流を高め、就床までの排尿を促して夜間排尿による中途覚醒を減じ、起床時の熟眠感も得やすくする。 7) 昼寝をする場合は、15 時までに限定し、20 〜 30 分間がよいなど
2．良好な睡眠環境
1) 就床 1 時間前くらいから、照明を少し暗くする。寝室と別の部屋が望ましい 2) 寝室を暗く静かにする。室温・湿度を調節し、適切に維持する 3) 睡眠に影響がある騒音は遮蔽装置を工夫する 4) 眠くなってから就床する。眠れないときは別の部屋に行き、眠くなってから寝室へ行く。それは寝室から不眠を連想する悪循環を断つためである
3．薬物・嗜好品についての注意──就寝前のリラックス
1) タバコは刺激物であるため少なくとも就床 1 時間前から控える 2) 就床 4 時間前からコーヒーやお茶などのカフェイン飲料は控える 3) 就寝前の寝酒は中途覚醒のもとである 4) 軽い読書、音楽、ぬるめの入浴、香り、軽いストレッチなどで心身をリラックスさせる

表2　不眠に用いられる主な催眠・鎮静薬

5つのタイプの不眠（p.779〜780）に応じて睡眠薬は選ばれる。睡眠薬は、半減期の長さから**超短時間型**、**短時間型**、**中間型**、**長時間型**の4群に分けられる。いずれの睡眠薬にも興奮、緊張や不安などを緩和する鎮痛作用や催眠作用がある

分類	一般名（商品名）	効果発現メカニズム	主な副作用と注意事項
超短時間型	トリアゾラム（ハルシオン）	大脳辺縁系に作用して脳内の神経伝達系のなかで神経の機能に対して抑制的に働くGABA（γ-アミノ酪酸）神経を亢進させることにより、興奮を抑制させて不安を取り除き、睡眠を促す。	**警告**：もうろう状態、睡眠随伴症状（夢遊症状等）があらわれることがある。また、入眠までの、あるいは中途覚醒時の出来事を記憶していないことがある **禁忌**：急性狭隅角緑内障、重症筋無力症、本剤過敏症の既往、下記併用禁止薬と薬中 **原禁**：肺性心、肺気腫、気管支喘息及び脳血管障害の急性期等で呼吸機能の高度低下 **注意**：🚗、連用により薬物依存を生じることがあるので、漫然とした継続与薬を避ける **併禁**：イトラコナゾール、フルコナゾール、ホスフルコナゾール、ボリコナゾール、ミコナゾール、HIVプロテアーゼ阻害薬、エファビレンツ、テラプレビル **重大な副作用**：依存性もしくは薬物依存、離脱症状、精神症状、呼吸抑制、一過性前向性健忘、もうろう状態、肝炎、肝機能障害、黄疸、ショック、アナフィラキシー様症状
超短時間型	ゾピクロン（アモバン）	ベンゾジアゼピン受容体に結合し、GABAによって興奮抑制作用を増強させる	**警告**：「トリアゾラム」参照 **禁忌**：急性狭隅角緑内障、重症筋無力症、本剤成分またはエスゾピクロン過敏症の既往 **原禁、注意**：「トリアゾラム」参照 **重大な副作用**：依存性もしくは薬物依存、呼吸抑制、一過性前向性健忘、もうろう状態、肝機能障害、精神症状、意識障害、アナフィラキシー
超短時間型	ゾルピデム酒石酸塩（マイスリー）	主に催眠鎮静作用に関与するω1（BZD1）受容体に対して選択的に作用し、GABA_Aを増強して興奮を抑制させる	**警告**：「トリアゾラム」参照 **禁忌**：急性狭隅角緑内障、重症筋無力症、本剤成分過敏症の既往、重篤な肝障害 **原禁、注意**：「トリアゾラム」参照 **重大な副作用**：依存性もしくは薬物依存、離脱症状、精神症状、意識障害、一過性前向性健忘、もうろう状態、呼吸抑制、肝機能障害、黄疸
短時間型	ブロチゾラム（レンドルミン）	「トリアゾラム」参照	**禁忌**：急性狭隅角緑内障、重症筋無力症 **原禁、注意**：「トリアゾラム」参照 **重大な副作用**：依存性もしくは薬物依存、一過性前向性健忘、もうろう状態、肝機能障害、黄疸
短時間型	リルマザホン塩酸塩水和物（リスミー）	「トリアゾラム」参照	**禁忌**：急性狭隅角緑内障、重症筋無力症、本剤成分過敏症の既往 **原禁、注意**：「トリアゾラム」参照 **重大な副作用**：依存性もしくは薬物依存、呼吸抑制、炭酸ガスナルコーシス、刺激興奮、錯乱、一過性前向性健忘、もうろう状態
中間型	エスタゾラム（ユーロジン）	「トリアゾラム」参照	**禁忌**：重症筋無力症、リトナビル（HIVプロテアーゼ阻害薬）与薬中 **原禁、注意**：「トリアゾラム」参照 **併禁**：リトナビル **重大な副作用**：共通、離脱症状、呼吸抑制、炭酸ガスナルコーシス、刺激興奮、錯乱、無顆粒球症、一過性前向性健忘、もうろう状態
中間型	ニトラゼパム（ベンザリン、ネルボン）	「トリアゾラム」参照	**禁忌**：急性狭隅角緑内障、重症筋無力症、本剤成分過敏症の既往 **原禁、注意**：「トリアゾラム」参照 **重大な副作用**：依存性もしくは薬物依存、呼吸抑制、炭酸ガスナルコーシス、刺激興奮、錯乱、肝機能障害、黄疸

（つづき）

分類	一般名（商品名）	効果発現メカニズム	主な副作用と注意事項
長時間型	フェノバルビタール（フェノバール）	「トリアゾラム」参照	禁忌：本剤成分またはバルビツール酸系化合物に対して過敏症、急性間欠性ポルフィリン症、下記併用禁止薬と薬中 注意：🚗、連用により薬物依存を生じることがあるので、てんかんの治療に用いる場合以外は、漫然とした継続与薬による長期使用を避ける 併禁：ボリコナゾール、タダラフィル（肺高血圧症を適応とする場合）、リルピビリン、アスナプレビル、ダクラタスビル、バニプレビル、マシテンタン、（エリキシルのみ）ジスルフィラム、シアナミド、プロカルバジン塩酸塩 重大な副作用：中毒性表皮壊死融解症、皮膚粘膜眼症候群、紅皮症（剥脱性皮膚炎）、過敏症症候群、依存性、顆粒球減少、血小板減少、肝機能障害、呼吸抑制
長時間型	ハロキサゾラム（ソメリン）	「トリアゾラム」参照	禁忌：急性狭隅角緑内障、重症筋無力症、本剤成分過敏症の既往 原禁、注意：「トリアゾラム」参照 重大な副作用：依存性もしくは薬物依存、呼吸抑制、炭酸ガスナルコーシス
その他	ラメルテオン（ロゼレム）	メラトニン受容体を刺激し、体内時計機構を利用して睡眠に導く	禁忌：本剤成分過敏症の既往、高度な肝機能障害、フルボキサミンマレイン酸塩服用中 注意：🚗、与薬開始2週間後を目処に入眠困難に対する有効性及び安全性を評価し、有用性が認められない場合には中止を考慮し、漫然と投与しない 併禁：フルボキサミンマレイン酸塩 重大な副作用：アナフィラキシー
その他	スボレキサント（ベルソムラ）	覚醒を促進する神経ペプチドであるオレキシン受容体をブロックしてオレキシンによる覚醒作用を抑制することで、睡眠状態に移行させる	禁忌：本剤成分過敏症の既往、CYP3Aを強く阻害する薬剤与薬中 注意：🚗 併禁：イトラコナゾール、クラリスロマイシン、リトナビル、サキナビル、インジナビル、テラプレビル、ボリコナゾール 副作用：疲労、傾眠、悪夢、浮動性めまい

表3　不眠に用いられる主な催眠・抗不安薬

分類	一般名（商品名）	効果発現メカニズム	主な副作用と注意事項
短時間型	クロチアゼパム（リーゼ）	視床下部及び大脳辺縁系、とくに扁桃核に作用して、GABA神経を亢進させることにより、興奮を抑制させて不安を取り除き、睡眠を促す	禁忌：急性狭隅角緑内障、重症筋無力症 注意：🚗、連用により薬物依存を生じることがあるので、漫然とした継続による長期使用を避けること 重大な副作用：依存性、肝機能障害、黄疸
短時間型	エチゾラム（デパス）		禁忌、注意：「クロチアゼパム」参照 重大な副作用：依存性、呼吸抑制、炭酸ガスナルコーシス、悪性症候群、横紋筋融解症、間質性肺炎、肝機能障害、黄疸
短時間型	タンドスピロンクエン酸塩（セディール）	脳内セロトニン受容体の5-HT$_{1A}$受容体に選択的に作用することにより、抗不安作用を示す	注意：🚗、1日60mgを与薬しても効果が認められないときは、漫然と与薬することなく、中止すること 重大な副作用：肝機能障害、黄疸、セロトニン症候群、悪性症候群
中間型	アルプラゾラム（コンスタン、ソラナックス）	「クロチアゼパム」参照	禁忌：急性狭隅角緑内障、重症筋無力症、本剤成分過敏症の既往、HIVプロテアーゼ阻害薬（インジナビル等）を与薬中 注意：「クロチアゼパム」参照 併禁：HIVプロテアーゼ阻害薬 重大な副作用：依存性もしくは薬物依存、離脱症状、刺激興奮、錯乱、呼吸抑制、アナフィラキシー、肝機能障害、黄疸
長時間型	オキサゾラム（セレナール）	「クロチアゼパム」参照	禁忌：急性狭隅角緑内障、重症筋無力症、本剤成分過敏症の既往 注意：「クロチアゼパム」参照 重大な副作用：依存性もしくは薬物依存
長時間型	ロフラゼプ酸エチル（メイラックス）	「クロチアゼパム」参照、自律神経の乱れなどのよる不安が原因の耳鳴やめまいを不安や緊張を和らげる	禁忌：急性狭隅角緑内障、重症筋無力症、ベンゾジアゼピン系化合物過敏症の既往 注意：「クロチアゼパム」参照 重大な副作用：依存性もしくは薬物依存、離脱症状、刺激興奮、錯乱、呼吸抑制、幻覚

●看護のポイント

第1・2段階　アセスメント・診断

必要な情報	情報分析の視点
1. 健康時と現在の入眠状況、睡眠持続状態ならびに不眠の経過、薬物使用状況、日中の傾眠の有無など（**基**4、6、7、11の活用）	1. 不眠の有無・タイプ・程度の明確化
2. 睡眠に影響を及ぼす因子の有無と程度または状況（**基**6の活用）	2. 不眠と随伴症状の発生時期と現在までの経過の明確化
1）内的因子：年齢、遺伝的素因、体格、性格、運動、感染、月経周期など	3. 不眠の原因・誘因とそのメカニズムの明確化
2）外的因子：騒音、温度、湿度、照度、寝具など	4. 不眠の「成り行き」の明確化

1. 健康時と現在の入眠状況、睡眠持続状態ならびに不眠の経過、薬物使用状況、日中の傾眠の有無など
（**基**4、6、7、11の活用）

2. 睡眠に影響を及ぼす因子の有無と程度または状況
（**基**6の活用）

1）内的因子：年齢、遺伝的素因、体格、性格、運動、感染、月経周期など

2）外的因子：騒音、温度、湿度、照度、寝具など

3. 不眠の随伴症状の有無と程度（**基**9の活用）

1）身体面：土気色・蒼白の顔色、悪寒、悪心、めまい、あくび、頭重感、頭痛、耳鳴、食欲不振、手指の振戦、倦怠感、口腔内乾燥、感覚機能の低下など

2）精神心理面：注意力・集中力・思考力・記憶力の低下、情緒不安定、消極性、表情のかたさ、不機嫌、怒りっぽさなど

3）社会面：仕事・学業などにおける効率の低下など

4. 不眠の主な原因・誘因と程度
（**基**8の活用）

1）**環境・精神的要因**（騒音、温度、湿度、照度、寝具、嗜好品、精神的ストレスなど）

2）**精神疾患**
神経性障害（精神的葛藤による不安・緊張）、統合失調症、双極性障害、その他の機能性精神疾患など

3）**その他、不眠を起こす諸症状と疾患**
疼痛、瘙痒感、発汗、咳嗽、喘息、喘鳴、鼻閉、呼吸困難、悪心・嘔吐、下痢、便秘、腹部膨満、頻尿、尿閉、尿失禁、心悸亢進、甲状腺機能亢進症、アジソン病、クッシング症候群、糖尿病、慢性腎不全、出産直前、産褥期、脳神経疾患（脳炎、髄膜炎、脳腫瘍、パーキンソン病など）

4）**薬物、嗜好品**
薬物、タバコ、アルコールなどの乱用や依存

5）**安静療法・身体拘束**
安静療法、牽引や装具類などによる身体拘束

6）**高齢者**

7）**概日リズム睡眠障害**

8）**閉塞性睡眠時無呼吸症候群**

9）**むずむず脚症候群**

47
不眠

10) ねぼけ

5. 不眠に対する診察と検査の結果（基11 の活用）

1) 診察：問診、視診、測定（体重、体温、脈拍、呼吸、血圧など）
2) 検査：各種心理テスト、主観的睡眠尺度（SEQ）、OSA 睡眠調査票による検査、睡眠ポリグラフ検査、睡眠潜時テスト、簡易睡眠呼吸障害検査、活動量測定検査（アクティグラフィ）など

6. 不眠に対する治療内容と効果・副作用（基12 の活用）

1) 精神的支持療法、2) 睡眠環境の調整、3) 生活指導と睡眠習慣の確立、4) 認知行動療法、自律訓練法、自己催眠法、バイオフィードバック法、5) 高照度光療法、6) 薬物療法、7) 経鼻持続陽圧呼吸療法（NCPAP）など

7. 不眠の「成り行き」の有無と程度（基10 の活用）

8. 不眠と検査・治療などに対する患者や家族の反応と期待

▶「成り行き」として以下の問題を生じやすい。

1) 心身の疲労や抵抗力の低下による感染をはじめとする疾病の発生・悪化・回復遅延
2) 身体的随伴症状の悪化ならびに心身の疲労とそれに伴う動作行動の低下、注意力・集中力の低下などによる日常生活の範囲と質の低下ならびに心身の疲労、集中力・注意力の低下による転倒・転落、交通事故、労働災害など
3) 不眠と心身の随伴症状の悪化による役割遂行や人間関係をはじめとする社会的問題の発生・悪化
4) 睡眠の量・質の著しい低下による幻覚、急性混乱、妄想、うつ状態など
5) 睡眠薬の自己判断に基づく自己調整・中断・過剰依存、薬物耐性などによる睡眠障害の悪化

第3段階　看護計画の立案

●目標設定の視点

1. 患者、家族が睡眠の阻害因子を明らかにし、自ら除去し、睡眠環境を調整できる。
2. 少なくとも看護介入前よりも、睡眠の量・質が好転する。
3. 不眠の随伴症状が軽減・消失する。
4. その人の日常、健康時の睡眠状態に戻り、熟眠感を得ることができている。
5. 治療の種類と程度の減少、とくに薬物療法の使用量・回数が減少する。
6. 少なくとも「成り行き」にあげた問題を起こさない。

●対策の立案

対象固有の不眠の原因・誘因ならびにそれによる発生・悪化のメカニズムをふまえたうえで、対策を選択・決定する必要がある。　　　　（基3〜12 の活用）

対策の種類	対策の根拠
観察（OP） 1. 入眠状況、睡眠持続状態、薬物使用状況、日中の傾眠状態の変化 2. 不眠の随伴症状の変化 3. 不眠の原因・誘因の増減 4. 睡眠に影響を及ぼす因子の増減 5. 不眠に対する診察と検査結果の変化 6. 不眠に対する治療内容と効果・副作用の増減 7. 不眠の「成り行き」の有無と程度 8. 不眠と検査・治療に対する患者や家族の反応と	1〜8 の観察項目は、その患者が目標に近づいているか否かを最も端的に表す情報になる。 ▶睡眠の良否の判定は、客観的な情報である左記の 1. も大切であるが、それ以上に主観的な情報である 8. が大切である。とくに起床時に熟眠感を得て心身ともに爽快感があるか否か、随伴症状の種類と程度、不眠が生活動作行動にどのように影響しているかについて観察することが重要である。そのためにも主観的睡眠尺度（SEQ）（図8）、患者の睡眠の質的評価を目的とする

観察（OP）	**期待** ※観察の細かい項目は、アセスメント・診断段階と同じであるため省略する	OSA 睡眠調査票（図 9）などの睡眠にかかわる評価スケールを用いて経時的に変化を観察することが望ましい。
看護療法（TP）	**1. 睡眠の環境調整：入眠妨害や中途覚醒を防ぐ** 1）室内の温度・湿度・照度・騒音・広さ・臭気などの調整 ①冬期は寝る前に、湯たんぽ、アンカなどで暖めておく。 ②照明は、30 ルクス以下にし、光源が視野に入らないほうがよい。 ③病院内ではモニターや人工呼吸器などの特殊な音が発生している場合が多いので、これらの減少に努める。 ④広さは 1 人なら 6 畳、2 人なら 10 畳くらいが適当である。 2）ノミ、南京虫（トコジラミ）などの駆除	▶左記にあげた環境因子は、大脳、脳幹網様体に対する求心性の刺激因子となり、睡眠に影響を与える。したがって、左記の因子が不適切な場合は不眠になりやすい。 ▶睡眠時の最適温度・湿度は、冬期 16 〜 20℃、60％、夏期 25 〜 28℃、65％である。また寝床内気候は 33℃、50％くらいが最も安眠できる。 ▶個人の好みがあるが、周囲の状況が判断できる程度。 ▶音は、40 ホン以下が好ましい。 ▶広さは、狭すぎると圧迫感があり、広すぎると不安を感じてしまう。 ▶害虫や、突然の音、光、急な声かけや身体への刺激などで睡眠が中断されないよう注意する。 ▶刺激によって、中途覚醒した際、交感神経の働きが急激に高まり、心・血管系の障害につながる確率が高くなる。したがって少なくとも 90 分の睡眠サイクルを確保するよう刺激の管理に努める。（基 5、6 の活用）
	3）ベッドや枕の選択、工夫 とくにベッドの活用に慣れていない患者への配慮：ベッドの高さに不安をいだく患者にはベッドの種類、ベッド柵の使用などの工夫を患者と一緒に行い、その結果について確認する。（基 6 の活用） 4）寝衣の工夫	▶寝具は、寝床環境を決定する大きな要因である。したがって、寝具の機能としての保温と姿勢の保持が適切にとれる枕の高さ・かたさ・冷たさやふとんの重さなどについて配慮する。枕は、頭寒足熱になるよう気持ちのいい程度に冷たいほうがよい。敷ぶとんは、姿勢保持のためにある程度のかたさを必要とするが、掛けぶとんは、圧迫を避けるために軽くやわらかいものが好ましい。しかし、これらの条件は、個人の好み・習慣を取り入れて工夫することが大切である。 ▶身体を締めつける下着・寝衣・紐類は、緊張感を与え覚醒中枢を刺激して睡眠を阻害する。
	2. 就眠の援助 1）刺激性の飲食物や嗜好品の回避 ・就寝前は、コーヒー、紅茶、緑茶、タバコを避け、ホットミルク、白湯、レモン水などをすすめる。 2）心の平静を保つ援助 ・感情を揺さぶるような読書、テレビ、議論な	▶1）、2）は、交感神経の働きを休め、副交感神経を活性化させて睡眠を促す効果がある。 （基 5、6 の活用）

看護療法（TP）	どを避け、静かな会話や音楽（BGM）などを楽しむ。また、夜遅くにパソコン、スマートフォンなどを使用しない。（基4、5、6の活用）	
	3）イブニングケアの介助 4）就床儀式への援助	▶入眠期への円滑な導入がノンレム睡眠の4段階を進むための第一歩として要になる。したがって、睡眠の準備性を高めるためにその患者がこれまで行ってきた好みの歯みがき、洗面、排泄に加え、読書や音楽を聴くなどの習慣を続けることができるように援助する。（基2〜6の活用）
	5）呼吸法、漸進的筋弛緩法などのリラクセーション法の実施	▶身体的・精神的緊張を取り除くことにより、睡眠を促す副交感神経の活動を活発化させる。 （基4〜6の活用）
	6）就床前の入浴（冬期40℃前後、夏期38℃前後）・足浴	▶ぬるめの湯の入浴は、副交感神経を交感神経よりも優位にして鎮静・催眠作用を亢進させる。また、皮膚が温まると皮膚血流量が増加して放熱が増し、深部体温を低下させるために眠りに誘われやすい。 足浴も、入浴感を味わうことになり、身体のみならず精神心理的爽快感を得ることができる。とくに足が冷たいと、皮膚温を上げようとして代謝が活発化し、睡眠導入を妨げることから、その防止のためにも足浴は効果的である。 （基4〜6の活用）
	7）マッサージ	▶気持ちがよい程度のマッサージは、交感神経系の緊張を鎮め、心身の安楽性を促して入眠を誘う。
	8）空腹感・満腹感の調整	▶成長期にある患者や病院の夕食時間が早い場合などは、就床時に空腹を覚え、不眠の原因になる。可能であれば温かい飲みものや軽食を用意する。逆に、就寝時の過剰な満腹状態は、胃内容の食道への逆流や腹部不快感などのために入眠を妨げる。したがって、でき得る限り患者の希望も取り入れて夕食時刻の設定と量を患者と一緒に検討をする。
	3. 身体的苦痛の除去と姿勢・体位の工夫	▶種々の疾患に伴う疼痛、発熱、咳嗽、呼吸困難などの苦痛は、直接的あるいは間接的に睡眠を妨げる。したがって、これらの苦痛の軽減、除去を行うことが大切である。なお、各症状のケアについては、各項目を参照されたい。 （基5、6の活用） ▶治療上許される範囲で、その人の好みの体位・姿勢がとれるよう援助する。
	4. 精神的支援 1）セラピューティック・タッチやカウンセリン	▶不安・緊張などの精神的ストレスは、大脳や脳幹網様体に刺激として働き、不眠を引き起こす。

グの実施 2）不眠についての訴えに耳を傾ける	そして不眠は焦燥、不安などを増強するというように悪循環する。したがって、まず入院や疾病、検査、治療などに対する患者の不安を軽減・除去し、悪循環を防止できるよう対応する。 （基2〜6の活用）
5. 薬物療法の管理	▶催眠薬を連続・長期服用すると薬物耐性が生じ、さらに強い睡眠障害を起こしやすい。また催眠・鎮静薬（表2）のほとんどに**薬物依存**が生じやすい。したがって、自己判断によって安易に服用しないよう説明・指導する。さらに服用後の副作用の有無と程度の観察と同時に、患者や家族にもこれらの報告を事前に依頼しておく。加えて、その患者に想定できる副作用、とくに転倒・転落などの防止策についても患者や家族と事前に話し合っておく。（基12の活用）
6. 生活パターンの規則性の確保	▶睡眠は、日常生活活動で消費されたエネルギーを補給して疲労を回復させ、明日へのエネルギーの蓄積をはかる効果がある。したがって、日中の就床は、日中のエネルギー消費を低下させ、脳や筋肉の適度な疲労を防害してサーカディアンリズムを狂わせて睡眠へのニードを減少させてしまう。身体活動は、自然な睡眠・覚醒リズムを整える重要な同調因子の1つである。したがって、可能な限り日中の活動量を増やすよう生活を調整し、活動と休息のバランスをとる。とくに昼間の運動によって身体を温めることは、ノンレム睡眠の第3、4段階の高振幅徐波睡眠を増加させて熟眠状態に導くことから心身両面の疲労回復に大きな効果がある。 （基2、3、6の活用）
7. 適切な起床時刻を設定し、維持する。加えて日光浴や光療法の活用 1）起床・就床時間を規則的にする。とくに起床時刻を一定にして同時に同調因子を活用して覚醒と睡眠のリズムをつくる 2）朝の太陽の光を浴びる 3）室内が明るくなるように、雨戸を閉めず、カーテンも薄地のものにするなど	▶本来25時間周期の体内時計を備えている人間が、地球の自転周期24時間に同調して環境に適応するには、体内時計を25時間から24時間にリセットする必要がある。このリセットには、就寝時刻よりも起床時刻を一定に設定するほうが効果的である。加えて起床直後に少なくとも10〜15秒以上できれば5分以上の太陽の光刺激を網膜に受けるようにすると、松果体で産生・分泌されるメラトニン量を低下させて覚醒を促すことができる。加えてモーニングケアや軽作業、軽い運動なども同調因子になり、このリセットに有効である。

看護療法（TP）

<table>
<tr><td rowspan="2">看護療法（TP）</td><td></td><td>松果体ホルモンであるメラトニンは、網膜が光刺激を受けてから 14 〜 16 時間後に松果体から分泌され、その後 2 〜 3 時間で血中のメラトニン値が最も高くなり、眠気を誘発させる。したがって起床時に光刺激を受けることは、日中の覚醒促進のみならず、その夜の良好な睡眠確保にとっても最も重要である。</td></tr>
<tr><td></td><td>▶ 覚醒・睡眠のリズムに障害がある場合は、起床後 30 分〜 2 時間自然光を十分浴びたり、人工照明で高照度の光を浴びるなどによって体内（概日）時計を 25 時間から 24 時間にリセットできるようにすることも 1 つの手段になる。

▶ ふだんの就寝時間より 2 〜 4 時間前は最も入眠しにくい時間になっている。したがって、できる限り習慣になっている個人の就寝時間を尊重し寝つけずにいる時間（睡眠潜時）が短くなるように工夫することも併せて重要である（図 1、図 2）。</td></tr>
<tr><td rowspan="2">教育（EP）</td><td>1. 睡眠のメカニズムを説明し、就寝時刻よりも起床時刻の設定と起床後の日光浴の重要性について説明する。また睡眠の阻害因子を自ら調整できるよう、患者や家族に説明・指導し、具体策を一緒に立案する</td><td>▶ 不眠は患者の主観的症状であり、その改善は生活のしかたに大きく影響される。したがって、不眠の発生予防・改善・再発予防には、まず生活条件を患者、家族が自ら修正し、整えることができるよう具体的に話し合い、助言することが重要である。</td></tr>
<tr><td>2. 不眠改善のための看護療法項目 1 〜 7 を自己管理できるように患者や家族に指導する</td><td></td></tr>
</table>

第 3・4 段階　看護計画の立案・実施時の留意点

1. 不眠に伴う苦痛の理解

　不眠は主観的症状であるが、患者によっては、眠れないことを自ら訴えずに苦しんでいることもある。また、客観的には睡眠をとっているようでも主観的に満足していない場合もある。したがって、看護職者は個々の患者の入眠状況、睡眠持続状態などの客観的データを手がかりにして、患者が積極的に睡眠・不眠の状態、随伴症状、自分が考えている不眠の原因・誘因、現在行われている治療に対する考えや希望などの主観的データを看護職者に伝えることができるよう、患者－看護職者の関係づくりに努めることが大切である。

2. 高齢者の不眠に対する留意点

　高齢者は、加齢に伴って生体リズムの前進が生じ、視力も低下し、さらに脳の器質的変化などによって体内リズムも変化するなどから早寝早起きになる傾向がある。したがって、まず起床時刻を定め、たとえ数時間しか睡眠できていなくとも、できる限り日中活動に励み、少しずつ覚醒・睡眠リズムを整えていくことが大切である。看護職者は、身体を自分で動かせない、あるいは何らかの拘束を受けている人が睡眠・覚醒リズムの乱れを起こしやすいことをふまえて、そのような状況になっていないか細心の注意を払う必要がある。また、高齢者では睡眠薬の体内蓄積が生じやすく、健忘や脱力感などの副作用も出現しやすいことから、これらの早期発見に努め、転倒・転落などの防止にも努める。さらに高齢者の睡眠時間の短縮による不眠の訴

えには、加齢とともに睡眠時間が誰でも短縮すること、また不眠と日常生活との関係性や随伴症状などについても説明したり、疑問にも答えて不眠に対する過度な心配や不安などを軽減する必要がある。

3. 入院生活への適応促進

入院初期の患者は、病室の温度、湿度、照度などが適切に調整されていても、入院による環境の変化や疾病、検査・治療、予後への不安・恐怖などによる心理的ストレスを受けやすく、そのために不眠を生じることが少なくない。したがって、これらの不眠に対しては、環境調整や入院生活への適応を促進する援助と同時に、不安や恐怖などの軽減をはかる援助を必要とする。

4. 巡視時の留意点

睡眠状態を観察する際には、その人の不眠の種類を把握し、それに応じた巡視時間を考慮することが大切である。また、巡視時は患者の顔などに直接光が当たらないよう、足もとを照らすなどの注意と工夫が必要である。

5. 睡眠の持続維持と起こし方

不眠の患者がなんらかの方法により入眠できた場合には、その睡眠を持続できるよう処置やケアを調整する。また、レム睡眠期は覚醒閾値が上昇し、少々の外からの刺激ではなかなか目覚めず、無理矢理起こすと非常に不快感を覚えやすい。したがって覚醒時に熟睡感をもてるようレム睡眠の途中で覚醒させることがないように、その患者の睡眠パターンを確認したうえで、起こすことも大切である。

6. 適切な与薬

抗不安薬、催眠・鎮静薬を与薬する際には、効果・副作用を確認し、最も適した薬物の種類・用量・与薬方法などを医師が処方できるよう服薬効果と副作用、服薬に対する患者の主観的反応などの記録・報告を確実に行う。服薬は、医師から特別な指示がない限り就床 30 分～ 1 時間前が一般的であること、また自己判断によって服薬の中断・減量・増量などをしないこと、加えて必要時薬物の管理などについても患者と家族に助言・指導する。

| 第 5 段階 | 評価の視点 |

1. 目標に近づいたか否か

1) 患者・家族が睡眠の阻害因子を明らかにし、自ら除去し、睡眠環境を調整できるようになったか。

2) 少なくとも看護介入前よりも、睡眠の量・質が好転したか。

3) 不眠の随伴症状が軽減・消失したか。

4) その人の健康時における睡眠状態に戻り、熟眠感を得ることができようになったか。

5) 治療の種類と程度の減少、とくに薬物療法の使用量・回数が減少したか。

6)「成り行き」にあげた問題 [1) 感染をはじめとする疾病の発生・悪化・回復遅延、2) 日常生活の範囲と質の低下ならびに転倒、転落、交通事故、労働災害など、3) 役割遂行や人間関係をはじめとする社会的問題の発生・悪化、4) 幻覚、急性混乱、妄想・うつ状態など、5) 睡眠薬の自己判断に基づく自己調整・中断・過剰依存、薬物耐性などによる睡眠障害の悪化] を起こさなかったか。

2. 看護過程、とくに看護計画の評価・修正

患者や家族の状態や行動が目標に近づいていない場合は、看護過程、とくに看護計画の立案段階のどこに問題があったのか、さらに診断段階に誤りがなかったかなどを追究する必要がある。

引用・参考文献

1) 日本学術会議編：睡眠学．じほう，2003．
2) 宮本雅之ほか：睡眠障害．臨林看護，26(6)：810〜815，2000．
3) 小幡邦彦ほか：新生理学．第4版，文光堂，2003．
4) マクロスキー，J.C.ほか（中木高夫，黒田裕子訳）：看護介入分類(NIC)．原著第5版，南江堂，2009．
5) 江本愛子編著：活動と休息．講談社，2004．
6) 清水徹男：不眠．綜合臨床，52(11)：2961〜2966，2003．
7) 藤田雅彦：昼夜逆転(睡眠覚醒リズム障害)．綜合臨床，52(11)：2992〜3000，2003．
8) 深田吉孝ほか：松果体とサーカディアンリズム．Clinical Neuroscience，18(10)：1147〜1150，

2000．
9) 日本睡眠学会ホームページ．http://jssr.jp/
10) 片野由美，内田勝雄：新訂版 図解ワンポイント生理学．サイオ出版，2015．
11) 小川 聡ほか編［清水徹男］：睡眠障害．内科学書，改訂7版，p.365〜366，中山書店，2009．
12) 睡眠障害の診断治療ガイドライン研究会編［内山 真ほか］：睡眠障害の対応と治療ガイドライン．じほう，2002．
13) 尾崎章子，田ヶ谷浩邦：不眠．エキスパートナース，24(8)：73〜79，2008．
14) 古池保雄監：基礎からの睡眠医学．名古屋大学出版会，2010．

48 かゆみ（瘙痒）

itching

●オリエンテーション・マップ

原因・誘因（p.800）

起痒刺激

1) 物理的刺激

(1) 機械的刺激、(2) 電気刺激、(3) 温冷刺激など

2) 化学的刺激

(1) ヒスタミン、蛋白分解酵素、蛋白分解産物など、(2) サブスタンスP、フラジキニンなど、(3) その他としてポリペプチド、アセチルコリン、リボ核酸、尿酸、胆汁酸など、(4) 蚊や蚤の唾液、かゆみを起こす植物など

3) 免疫学的刺激

(1) IgE、(2) 補体、(3) サイトカインなど

4) 精神心理的刺激

5) かゆみを起こす食品や薬物（表1、2）

原因・誘因となる疾患

1) 症候性瘙痒

(1) 湿疹、(2) アトピー性皮膚炎、(3) 接触皮膚炎、(4) 蕁麻疹、(5) 痒疹、(6) 急性痒疹（小児ストロフルス）、(7) 白癬、(8) 疥癬、(9) 虫さされ、(10) 薬疹、(11) 日光過敏症など

2) 皮膚瘙痒症

(1) 皮脂腺分泌欠乏、(2) 更年期、(3) 妊娠、(4) 精神疾患、(5) 肝疾患、(6) 糖尿病、(7) 甲状腺機能低下症、(8) 痛風、(9) 腎不全、透析後、(10) 悪性腫瘍、(11) 血液疾患、(12) 中枢神経障害、(13) 心因性瘙痒症、(14) 老人性瘙痒症など

その他

(1) 年齢、(2) 気温、(3) 湿度など

かゆみ

随伴症状（p.803）

1) イライラ、不快感
2) 集中力の低下、作業能率の低下
3) 不眠
4) 食欲不振など

成り行き（二次的問題 p.803）

1) 皮膚統合性障害とこれらによる感染、炎症
2) ボディイメージの混乱、うつ状態
3) 対人関係や役割遂行の障害
4) 薬物乱用や依存など

観察 OP（p.808）

看護療法 TP（p.809）・教育 EP（p.811）

1. 掻くことの予防
2. 刺激の除去
3. スキンケア（保清・保湿・保護）
4. 寝具・衣服の調整
5. 冷罨法
6. 環境調整
7. 気分転換
8. 薬物療法の管理
9. 包帯法

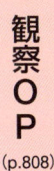

48 かゆみ（瘙痒）

1. かゆみの定義

かゆみとは、皮膚を掻いたり、こすったりせざるをえないような皮膚の不快な感覚をいい、瘙痒感（そうようかん）ともいう。

2. かゆみのメカニズム

かゆみは、かつて疼痛と同じ神経線維を伝わって発生することから疼痛の一種、あるいは軽度のものと考えられていた。しかし現在では、かゆみが疼痛とかかわっていることは明らかではあるものの、かゆみのみの伝達神経線維の存在も明らかにされている。

かゆみを発生させる起痒刺激の主なものとしては、次の1）〜5）が挙げられる。

1）物理的刺激

（1）毛やタングステン線、トロロイモ（ヤマイモ）などによる機械的刺激、（2）通電による電気刺激、（3）温熱・寒冷・冷水などの温冷刺激

2）化学的刺激

（1）直接的起痒刺激になるヒスタミン、蛋白分解酵素（プラスミン）、蛋白分解産物など、（2）間接的起痒刺激になるサブスタンスP、ブラジキニンなど、（3）その他、アセチルコリンの分泌異常、リボ核酸、尿酸、胆汁酸など、（4）蚊やノミの唾液中の物質、植物（イラクサ、ウルシ、ヤマハゼ、ブタクサなど）

3）免疫学的刺激

IgE（免疫グロブリンE）、補体、サイトカインなど

4）精神心理的刺激

最終的には大脳皮質を刺激してかゆみを発生・増強させる精神心理的刺激としては、抑うつ、寄生虫妄想や不安、緊張、悲嘆、自信喪失、自尊感情の低下、心身の過度な疲労などをはじめ多彩な因子がある。

5）かゆみをもたらす食品（表1）や薬物（表2）

表1　かゆみをもたらす食品

かゆみを起こす物質（ヒスタミンなど）を含む食品
魚介類：サバ、マグロ、イワシ、アンチョビ、サケ、タラ、サンマ、イカ、エビ、カニなど 肉類：豚肉、サラミなど 穀類：ソバ、ナッツ類など 野菜類：サトイモ、タケノコ、マツタケ、トマト、ホウレンソウ、ナスなど
かゆみを起こす物質（ヒスタミンなど）を産生させる食品
魚介類、卵白、トマト、イチゴ、チョコレートなど

表2　かゆみをもたらす薬物

薬物系統	一般名
アヘンアルカロイド誘導体	コデインリン酸塩、モルヒネ塩酸塩水和物、モルヒネ硫酸塩水和物、パパベリン塩酸塩
中枢神経系薬	カルバマゼピン、ジアゼパム、フルラゼパム塩酸塩、ニトラゼパム
ベラドンナアルカロイド	アトロピン硫酸塩
バルビツール酸誘導体	バルビタール
経口避妊薬	エストロゲン
降圧薬	ヒドロクロロチアジド
抗生物質	ペニシリン、ポリミキシンB硫酸塩
抗結核薬	リファンピシン
その他	クロフィブラート、クロモグリク酸ナトリウム、ジゴキシン、インドメタシン、メサドン塩酸塩、ペチジン塩酸塩、プロベネシド

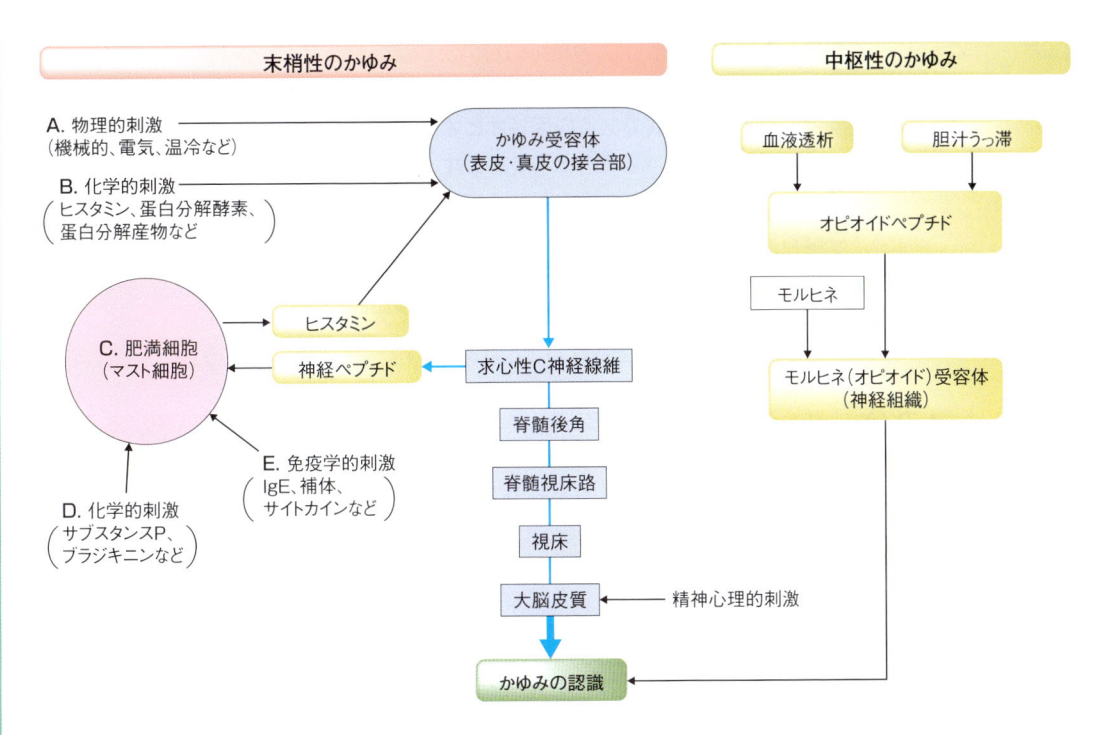

図1 かゆみのメカニズム

　これらの起痒刺激によるかゆみは、**図1**に示すように**末梢性のかゆみ**と**中枢性のかゆみ**に大別される。

　末梢性のかゆみは、1）の**物理的刺激（A）**や2）-（1）の**化学的刺激（B）**がかゆみの受容体を直接刺激することによって発生する。

　またかゆみは、ヒスタミン、ヘパリンなど多くの分泌顆粒を細胞内に満たして異物侵入時にそれを放出してアレルギー反応と局所炎症を起こす**引き金帯**の役を担う**肥満細胞（マスト細胞）（C）**が生成・放出する**ヒスタミン**によっても、かゆみの受容体が刺激されて発生する。このメカニズムから考えると、ヒスタミンを生成する肥満細胞の増加も、かゆみの発生・増強因子の1つになる。

　このように肥満細胞を刺激してヒスタミンを放出させる**化学的刺激（D）**には、末梢・中枢神経系に分布し、血管拡張や腺分泌促進・痛覚情報伝達作用などをもつサブスタンスPや産生局所で疼痛、血管拡張・透過性亢進などの作用を介して炎症反応に関与するブラジキニンなどがある。加えて、**IgE**（免疫グロブリンE）、**補体**、**サイトカイン**などの**免疫学的刺激（E）**も、間接的起痒刺激になって肥満細胞を刺激し、肥満細胞からのヒスタミン放出を促してかゆみの受容体を刺激することになる。たとえば、アレルギーは4型に分類されるが、その**I型アレルギー**は、抗原（アレルゲン）とIgE抗体が関与する**即時型アレルギー反応**であり、蕁麻疹の一部やアレルギー性鼻炎、気管支喘息などを起こす。すなわち、抗原の侵入によって産生された特異的なIgE抗体は、肥満細胞に結合し、そこに再度抗原が体内へ侵入したときには、肥満細胞膜上で**抗原抗体反応**が生じ、それによって肥満細胞からヒスタミンが放出され、かゆみの受容体が刺激されてかゆみを発症させる。

　図1に示すように、物理的・化学的・免疫学的刺激によってかゆみの受容体が刺激されると、**求心性C線維（知覚神経線維）**が興奮し、その刺激が**脊髄後角→脊髄視床路→**

視床→**大脳皮質**に達して、**かゆみが知覚・認識**されることになる。

　中枢性のかゆみは、**図1**に示すように、**血液透析**患者や**胆汁うっ滞**患者などに出現するモルヒネ様物質である**内因性オピオイドペプチド**の増加がかゆみの媒介物質として神経組織に存在する**モルヒネ（オピオイド）受容体**に作用することによって発生する。なお、モルヒネ塩酸塩水和物やモルヒネ硫酸塩水和物などの服薬時には、モルヒネ受容体に直接作用して過敏症としての発疹やかゆみを出現させて、与薬の中止をはじめ緊急対応を必要とすることがある。

　上記4）にあげた**精神心理的刺激**も最終的に大脳皮質を刺激することによって、中枢性のかゆみを発生・増強させることがある。

3. かゆみの分類・原因・誘因ならびにメカニズムと特徴

　かゆみは、皮膚疾患の皮疹に伴って生じる**症候性瘙痒**と、皮膚疾患以外の疾患や障害ならびに生理的変化などによって皮膚に病変がなくても、かゆみを覚える**皮膚瘙痒症**がある。なお、かゆみのメカニズムの項で述べた末梢性のかゆみは症候性瘙痒に、中枢性のかゆみは皮膚瘙痒症にほとんど一致する。これらの原因・誘因と発生・悪化のメカニズムならびに特徴は以下のとおりである。

分類	主な原因・誘因	メカニズムと特徴
1）症候性瘙痒	（1）湿疹	▶発疹の性質は多様であり、急性と慢性がある。そのかゆみは、入浴や、室温上昇、過激な運動などの温度刺激、掻破や圧迫などによる機械的刺激によって増強する。家族にアレルギー疾患をもつ者に多くみられる。
	（2）アトピー性皮膚炎	▶遺伝的にアレルギー体質であったり、皮膚のバリア機能が弱い人に発生しやすい。発疹は多様であり局在することはない。気管支喘息や枯草熱などを合併することが多く、小児・成人ともに発生し、増悪・寛解を繰り返し慢性に経過する。
	（3）接触皮膚炎	▶化学物資・薬物などの外因と接触した局所皮膚に多様の発疹を生じるが、多くは一過性である。成人に多く、乳児では「おむつかぶれ」などで起こる。外因と思われる刺激の検索が重要である。代表的な外因としては、塩化コバルト、硫酸ニッケル、香料ミックス、ウルシオールなどがある。
	（4）蕁麻疹	▶食物アレルギー、日光、寒冷、動物、植物の毒性、化学物質の内服や外用により生じる。境界鮮明の扁平に隆起した膨疹（浮腫性の紅斑）であり、多くはかゆみを伴う。膨疹は、数分〜数時間で消失するものもあるが、数年にわたって反復して現れるものもある。**注意すべきは**、ときに皮膚の肥満細胞から放出されるヒスタミンによって呼吸困難や血圧低下の危険性を伴うことである。
	（5）痒疹	▶激しいかゆみを伴う丘疹、あるいは結節を生じる皮膚の反応形式と考えられている。急性型は夏期に多く発生し、漿液性丘疹が中心であり、掻破により二次感染を起こしやすい。亜急性・慢性型は中高年以降の人に多く、主に四肢に多発し、丘疹は漿液性傾向が小さく、

		結節性となるものもある。長期にわたるものではリンパ節の腫脹をみる。
1) 症候性瘙痒	(6) 急性痒疹（小児ストロフルス）	▶幼児期特有の発疹であり、生後5〜6か月から2〜3歳の幼児に多い。その発疹は、丘疹または水疱に蕁麻疹様の膨疹が加わった形態であり、四肢伸側に好発する。激烈なかゆみによって不眠をきたすことが多い。
	(7) 白癬	▶小胞子菌、白癬菌、表皮菌などの糸状菌により発生する感染性皮膚疾患である。円形・環状の紅斑、水疱、膿疱がみられる発疹である。顔面、指趾、陰部に好発する。
	(8) 疥癬	▶疥癬虫の寄生による発疹で、その形態は丘疹、線状疹である。発疹は、孤立性に多発し、指間、関節屈曲面、乳房下、下腹部、外陰部などに好発する感染性皮膚疾患である。
	(9) 虫さされ	▶蚊やノミの唾液中の物質によって発生しやすい。
	(10) 薬疹	▶ペニシリン、ポリミキシンB硫酸塩、アスピリン、パパベリン塩酸塩、ヒドロクロロチアジド、カフェイン、コカイン、モルヒネ塩酸塩とその誘導体などによって発生しやすい中毒疹である。その発疹の性質は多様である。
	(11) 日光過敏症	▶日光皮膚炎、日光性痒疹がある。
2) 皮膚瘙痒症	(1) 皮脂腺分泌欠乏（ドライスキン、乾皮症）	▶皮脂腺からの皮脂の分泌不足により、皮膚が乾燥して生じるかゆみである。かゆみは比較的軽度であり、夕方から夜間にかけて生じることが多い。悪化すると、角化層に割れ目を生じやすい。水浴にしたり、石けんの使用を制限することにより軽快するものが多い。
	(2) 更年期	▶更年期に伴うホルモンバランスの乱れにより生じるかゆみで、全身瘙痒より陰部瘙痒が多い。治療としては、エストロゲンの与薬が効果を発揮する。
	(3) 妊娠	▶妊娠後期に、胆汁うっ滞性肝障害を起こしたときに、主に四肢伸側に生じる丘疹である。昼夜を問わず突然始まって患者を悩ますが、分娩終了とともに消失する。紫外線の照射が著効を現すこともある。
	(4) 精神疾患	▶かゆみを想像することにより生じるかゆみであり、神経質な人に多く、転換性障害、統合失調症では局所的瘙痒を訴える。
	(5) 肝疾患	▶閉塞性胆汁うっ滞性肝炎などの肝障害によって血中の胆汁酸が増加し、皮膚の終末神経が刺激されて生じるかゆみは代表例である。かゆみのほかに黄疸、クモ状血管腫といった皮膚の変化を伴い、さらに紅斑、蕁麻疹を伴うものもある。かゆみの強さは、ビリルビン量とは関係なく、胆道閉塞による胆汁のうっ滞の程度と持続期間に左右され、とくに閉塞性黄疸では著しいかゆみが発生する。
	(6) 糖尿病	▶発病初期に、多飲・多食、多尿、るいそうとともに皮膚

		が乾燥し、かゆみを生じる。搔破するとその瘢痕が治癒しにくく、化膿しやすいことが特徴である。
	(7)甲状腺機能低下症	▶甲状腺の機能低下によって皮膚が乾燥し、かゆみが発生する。
	(8)痛風	▶尿酸塩の皮膚への沈着が、かゆみを生じさせるといわれている。非常に強いかゆみを伴う。
	(9)腎不全、透析後	▶皮膚の乾燥に加え、骨髄や脾の肥満細胞が増加し、血中ヒスタミンが増加するためと、二次性副甲状腺機能亢進症によって皮膚にカルシウムが沈着し、かゆみを生じるといわれている。透析後に悪化するのは、補体やサイトカインが活性化するからとの説もある。 ▶BUN（血中尿素窒素）が高いとかゆみが生じやすい。
2)皮膚瘙痒症	(10)悪性腫瘍	▶消化器系がんに最も多く、内臓悪性腫瘍の代謝産物がかゆみを引き起こす。発疹は湿疹、薬疹などを合併することもある。かゆみの程度は軽いが、頑固であり、部位が移動するといった特徴がある。なお、かゆみは腫瘍摘出によって消失する。
	(11)血液疾患	▶真性多血症、ホジキン病、リンパ肉腫、白血病、鉄欠乏性貧血などでは、全身性のかゆみをきたすことがある。とくにヒスタミンが増える真性多血症のかゆみは特徴的で、入浴後に著しく強くなる。またホジキン病のかゆみは、発生頻度が高く、非常に強い。
	(12)中枢神経障害	▶脊髄癆、進行麻痺、多発性硬化症、脳血管障害などにより、かゆみが発生する場合がある。
	(13)心因性瘙痒症	▶精神的興奮、不安、性的不満などによって生じ、ときに異常に強いかゆみになる。
	(14)老人性瘙痒症	▶高齢者は、皮膚の萎縮、発汗と皮脂分泌の減少による乾燥などにより、かゆみが生じやすい。

4. かゆみの部位・程度・性質

1)かゆみの部位

(1)全身性：その原因として内臓疾患を疑う必要がある。

(2)局所性：腕、肘関節、下肢、頭皮、肛門周囲、陰部、指間、外耳孔、眼瞼、鼻腔など。

2)かゆみの程度

(1)搔かずにいられる。

(2)搔くことにより快感を自覚する。

(3)睡眠を妨げられたり、仕事が手につかない、などさまざまである。

3)かゆみの性質

(1)断続的なかゆみ、持続的なかゆみ、あるいは、断続的なかゆみが続いている。

(2)虫がはうような、チクチクするような、むずむずするような、うずくような、などと表現される。

4)かゆみの悪循環

かゆいときに皮膚を搔き続けると、皮膚の表面に傷がつき、外界からの刺激、病原

菌類や異物に対する防御機能が低下する。そのため、刺激に容易に反応して炎症を起こしやすくなり、かゆみが一層強くなる。これが、かゆみと搔破の悪循環となる。

5. かゆみの随伴症状	1）イライラ、不快感 2）集中力の低下、作業能率の低下 3）不眠 4）食欲不振など

6. かゆみの「成り行き」
（悪化したときの二次的問題）

1）かゆみに伴う搔き傷による**皮膚統合性障害**とこれらによる**感染、炎症**
2）かゆみに伴う顔面、頸部、四肢の出血や滲出液、搔破痕や薬物の副作用などがまねく皮膚変色などによる**ボディイメージの混乱、うつ状態**
3）かゆみに伴うボディイメージの混乱、不眠、集中力の低下などによる**対人関係や役割遂行の障害**
4）難治性・反復性・持続性のかゆみに対する長期薬物使用による**薬物乱用や依存**など

7. かゆみに対する主な診察と検査

1）診察（問診、視診、触診など）

　問診では、かゆみの発現時期・部位と範囲・程度・性質、皮膚症状の有無などを確認する（**図2**）。また、他の疾患に罹患している可能性がないか、服用中の薬物ならびに患者や家族が思いあたる起痒刺激などを尋ねる。

　視診では、皮疹の有無、皮膚乾燥の有無と程度、皮疹がない皮膚瘙痒症の場合は、かゆみをきたす他の疾患を考慮する。

2）検査

（1）貼布試験（パッチテスト）
（2）皮膚生検
（3）血液検査など

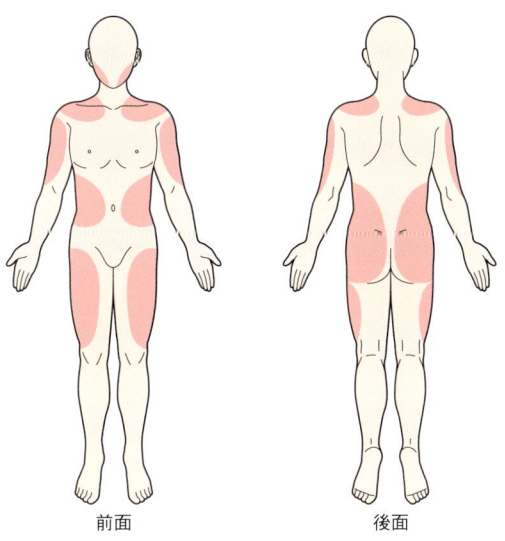

前面　　　　　　　後面

図2　搔き傷をつくりやすい部位

8. かゆみに対する主な治療

かゆみを予防するには、皮膚を清潔にして乾燥を防ぎ、皮膚を健康に保つように努める（スキンケア）。また、皮膚に過度の刺激を与えることや、かゆみを誘発する刺激を避けることが大切である（セルフケア）。

1）局所療法

外用治療薬：副腎皮質ステロイド外用薬（**表3**）、外用止痒薬（**表4**）

2）全身療法

薬物療法：抗ヒスタミン薬（**表5**）、抗アレルギー薬（**表6**）など。血液透析患者や慢性肝疾患患者のかゆみには、**オピオイドκ受容体作動薬**が用いられる（**表7**）。

表3　副腎皮質ステロイド外用薬の分類

分類（強さ）	代表的商品名	（濃度）一般名	軟膏	クリーム	ローション	テープ
strongest	デルモベート	(0.05%)クロベタゾールプロピオン酸エステル	○	○	○	
	ダイアコート、ジフラール	(0.05%)ジフロラゾン酢酸エステル	○	○		
very strong	アンテベート	(0.05%)ベタメタゾン酪酸エステルプロピオン酸エステル	○	○	○	
	マイザー	(0.05%)ジフルプレドナート	○	○		
	フルメタ	(0.1%)モメタゾンフランカルボン酸エステル	○	○	○	
	トプシム	(0.05%)フルオシノニド	○	○	○	
	リンデロン-DP	(0.064%)ベタメタゾンジプロピオン酸エステル	○	○		
	ビスダーム	(0.1%)アムシノニド	○	○		
	ネリゾナ	(0.1%)ジフルコルトロン吉草酸エステル	○	○		
	パンデル	(0.1%)酪酸プロピオン酸ヒドロコルチゾン	○	○	○	
strong	メサデルム	(0.1%)デキサメタゾンプロピオン酸エステル	○	○	○	
	エクラー	(0.3%)デプロドンプロピオン酸エステル	○	○	○	
	リンデロン-V、ベトネベート	(0.12%)ベタメタゾン吉草酸エステル	○	○	○	
	プロパデルム	(0.025%)ベクロメタゾンプロピオン酸エステル	○	○		
	ザルックス	(0.12%)デキサメタゾン吉草酸エステル	○	○		
	フルコート	(0.025%)フルオシノロンアセトニド	○	○		
medium	ロコイド	(0.1%)ヒドロコルチゾン酪酸エステル	○	○		
	キンダベート	(0.05%)クロベタゾン酪酸エステル	○			
	リドメックス	(0.3%)プレドニゾロン吉草酸エステル酢酸エステル	○	○	○	
	レダコート	(0.1%)トリアムシノロンアセトニド	○	○		
	アルメタ	(0.1%)アルクロメタゾンプロピオン酸エステル	○			
	オイラゾン	(0.05%、0.1%)デキサメタゾン		○		
weak	ドレニゾン	フルドロキシコルチド				○
	プレドニゾロン	(0.5%)プレドニゾロン		○		

表4　かゆみに用いられる主な外用止痒薬

一般名（商品名）	効果発現メカニズム	主な副作用と注意事項
ジフェンヒドラミンラウリル硫酸塩（ベナパスタ）	肥満細胞に蓄えられたヒスタミンは、遊離すると活性化する。本薬は、このヒスタミンに拮抗する薬物であり、経皮吸収により止痒・消炎・鎮静作用を強く現す	副作用：皮膚の発赤、腫脹、腫眼、腫痒感、湿潤
クロタミトン（オイラックス）	抗ヒスタミン作用を示さない鎮痒薬である。皮膚に軽い灼熱感を与え、この灼熱作用によって競合的に痒痒感を変化させる	禁忌：本剤成分過敏症の既往 注意：眼あるいは眼周囲および粘膜には使用しないこと 副作用：腫痒、発赤、湿疹、皮膚の刺激感、接触皮膚炎
クロタミトン・ジフェンヒドラミン（オイラックスH）		禁忌：本剤成分過敏症の既往。潰瘍（ベーチェット病は除く）、第2度深在性以上の熱傷・凍傷の患者 注意：皮膚感染を伴う湿疹・皮膚炎には原則使用しない。眼や眼周囲および粘膜には使用禁止 副作用：皮膚感染症、接触皮膚炎、発疹、腫痒、血管浮腫、皮膚の刺激感、熱感

表5　かゆみに用いられる主な抗ヒスタミン薬

共通する注意：🚗

一般名（商品名）	効果発現メカニズム	副作用と注意事項
ジフェンヒドラミン塩酸塩（レスタミンコーワ）	肥満細胞からのヒスタミンの遊離を抑制する作用とともにヒスタミンに対する拮抗作用によってアレルギー反応を抑制して消炎	禁忌：緑内障、前立腺肥大等下部尿路に閉塞性疾患をもつ患者 副作用：発疹、めまい、口渇、眠気、動悸
メキタジン（ニポラジン、ゼスラン）	鎮静・鎮痒作用を現す。また、ヒスタミンによる毛細血管の透過性亢進に対する抑制作用があり、炎症に伴う浮腫を軽減する	禁忌：「ジフェンヒドラミン塩酸塩」参照、本剤成分・フェノチアジン系化合物またはその類似化合物の既往 重大な副作用：ショック、アナフィラキシー様症状、肝機能障害、黄疸、血小板減少
シプロヘプタジン塩酸塩水和物（ペリアクチン）		禁忌：「ジフェンヒドラミン塩酸塩」参照。本剤成分過敏症の既往、狭隅角緑内障、幽門十二指腸閉塞、気管支喘息の急性発作時、新生児・低出生体重児、老衰の衰弱した患者 重大な副作用：錯乱、幻覚、痙攣、無顆粒球症
d-クロルフェニラミンマレイン酸塩（ポララミン）		禁忌：「ジフェンヒドラミン塩酸塩」参照、本剤成分過敏症の既往、低出生体重児・新生児 重大な副作用：ショック、痙攣、錯乱、再生不良性貧血、無顆粒球症
クレマスチンフマル酸塩（タベジール）		禁忌：「ジフェンヒドラミン塩酸塩」参照、本剤成分過敏症の既往、狭隅角緑内障または幽門十二指腸閉塞 重大な副作用：痙攣、眼圧、肝機能障害、黄疸
ヒドロキシジン塩酸塩（アタラックス）		禁忌：本剤成分・セチリジン・ピペラジン誘導体・アミノフィリン・エチレンジアミン過敏症の既往、ポルフィリン症、妊娠中または妊娠の可能性 重大な副作用：ショック、アナフィラキシー、QT延長、心室頻拍（torsades de pointes を含む）、肝機能障害、急性汎発性発疹性膿疱症

表6　かゆみに用いられる主な抗アレルギー薬

一般名（商品名）	効果発現メカニズム	副作用と注意事項
アゼラスチン塩酸塩 （アゼプチン）	ヒスタミンの遊離抑制、抗ヒスタミン作用、炎症細胞の遊走と浸潤の抑制作用などによって消炎・鎮静・鎮痒作用を現す	注意：🚗 その他の副作用：発疹、眠気、倦怠感、苦味感、口渇、
エバスチン （エバステル）	ヒスタミンH₁受容体に対して選択的に拮抗作用を示すと同時に、肥満細胞からのヒスタミンの遊離を抑制するなどによって、アレルギー性疾患に対して消炎・鎮静・鎮痒作用を現す	禁忌：本剤成分過敏症の既往 注意：🚗 重大な副作用：ショック、アナフィラキシー、肝機能障害、黄疸
エピナスチン塩酸塩 （アレジオン）		禁忌：本剤成分過敏症の既往 注意：🚗 重大な副作用：肝機能障害、黄疸、血小板減少
オキサトミド （セルテクト）		禁忌：本剤成分過敏症の既往、妊婦また妊娠の可能性 注意：🚗 重大な副作用：ショック、アナフィラキシー、肝機能障害、黄疸、中毒性表皮壊死融解症、皮膚粘膜眼症候群、血小板減少
ケトチフェンフマル酸塩 （ザジテン）		禁忌：本剤成分過敏症の既往、てんかんまたはその既往患者 注意：🚗 重大な副作用：痙攣、興奮、肝機能障害、黄疸
トラニラスト （リザベン）		禁忌：妊婦（特に約3か月以内）または妊娠している可能　本剤成分過敏症の既往 重大な副作用：膀胱炎様症状、肝機能障害、黄疸、腎機能障害、白血球減少、血小板減少
ロラタジン （クラリチン）	ヒスタミンH₁受容体に選択的に結合することで、ヒスタミンの作用を阻害することによってじんま疹や湿疹、皮膚掻痒症などに効能を発揮するアレルギー性疾患治療薬である	禁忌：本剤成分過敏症の既往 重大な副作用：ショック、アナフィラキシー、てんかん、痙攣、肝機能障害、黄疸
セチリジン塩酸塩 （ジルテック）		禁忌：本剤成分またはピペラジン誘導体（レボセチリジン、ヒドロキシジンを含む）過敏症の既往、重度の腎障害 注意：🚗 重大な副作用：ショック、アナフィラキシー、痙攣、肝機能障害、黄疸、血小板減少
レボセチリジン塩酸塩 （ザイザル）		セチリジン（ラセミ体）の *R* - エナンチオマー 禁忌、注意、重大な副作用：「セチリジン」参照
オロパタジン塩酸塩 （アレロック）		禁忌：本剤成分過敏症の既往 注意：🚗 重大な副作用：劇症肝炎、肝機能障害、黄疸
フェキソフェナジン塩酸塩 （アレグラ）		禁忌：本剤成分過敏症の既往 重大な副作用：ショック、アナフィラキシー、肝機能障害、黄疸、無顆粒球症、白血球減少、好中球減少
グリチルリチン酸－アンモニウム・グリシン・DL-メチオニン配合錠 （グリチロン）	抗炎症作用、免疫調節作用、肝細胞の障害抑制と同時に増殖促進作用によって肝機能の異常を改善する。同時にウイルスの増殖も抑制することなどによって、湿疹や皮膚炎、急性痒疹などに効能を発揮するアレルギー性疾患治療薬である	禁忌：本剤成分過敏症の既往、アルドステロン症、ミオパシー、低カリウム血症、血清アンモニウム値の上昇傾向にある末期肝硬変症 注意：甘草を含有する製剤との併用は、偽アルドステロン症が現れやすくなる 重大な副作用：偽アルドステロン症
グリチルリチン酸－アンモニウム・グリシン・L-システイン塩酸塩水和物配合注 （強力ネオミノファーゲンシー）	抗アレルギー作用、ホスホリパーゼA₂活性阻害作用等の抗炎症作用とともに、免疫調節作用、ウイルス増殖抑制・不活化作用等を有する	禁忌：本剤成分過敏症の既往、アルドステロン症、ミオパシー、低カリウム血症 注意：甘草を含有する製剤との併用は、偽アルドステロン症が現れやすくなる 重大な副作用：ショック、アナフィラキシーショック、アナフィラキシー様症状、偽アルドステロン症

表7　血液透析患者、慢性肝疾患のかゆみに用いられる薬

一般名／商品名	効果発現メカニズム	副作用と注意事項
ナルフラフィン塩酸塩（劇薬） （レミッチ）	選択的なオピオイドκ受容体作動薬であり、κ受容体の活性化を介して止痒作用を示す	**禁忌**：本剤成分過敏症の既往 **注意**：血液透析によって除去されることから本剤与薬と血液透析までの間隔時間を十分あけること　🚗 **重大な副作用**：肝機能障害、黄疸

●看護のポイント

第1・2段階　アセスメント・診断

必要な情報	情報分析の視点
1. かゆみの部位・程度・性質（基4の活用） 　1）全身性か局所性か 　2）皮疹の有無 　3）かゆみの程度：搔かずにいられるか、気分がイライラするか、睡眠は妨げられていないか、など 　4）かゆみの性質：虫がはう、チクチクする、むずむずする、断続的か持続的か **2. かゆみの発生時期と経過** **3. かゆみの随伴症状の有無と程度**（基5の活用） 　1）イライラ、不快感 　2）集中力の低下、作業能率の低下 　3）不眠 　4）食欲不振など **4. かゆみの主な原因・誘因と程度**（基2、3の活用） 　1）起痒刺激の有無と程度 　（1）物理的刺激：毛、タングステン線、トロロイモ、電気刺激、温熱・寒冷・冷水刺激など 　（2）化学的刺激：①ヒスタミン、蛋白分解酵素・産物など、②サブスタンスP、ブラジキニンなど、③その他、アセチルコリン、リボ核酸、尿酸、胆汁酸など、④蚊やノミの唾液、イラクサやウルシなどの植物 　（3）免疫学的刺激：IgE、補体、サイトカインなど 　（4）精神心理的刺激：抑うつ、寄生虫妄想や不安、緊張、悲嘆、自信喪失、自尊感情の低下、心身の過度な疲労など 　（5）食品や薬物の有無：魚介類、肉類など、アヘンアルカロイド誘導体や抗生物質などの内服薬（表1、表2） 　2）原疾患の有無と程度 　（1）症候性瘙痒：湿疹、アトピー性皮膚炎、接触	1. かゆみの部位・程度・性質の明確化 2. かゆみと随伴症状の発生時期と経過の明確化 3. かゆみの原因・誘因とそのメカニズムの明確化 4. かゆみの「成り行き」の明確化 ▶かゆみとそれによる苦痛の程度は、主観的で個人差が大きい。したがって、患者の主観的データを大切に取り扱ってアセスメント・診断する必要がある。 　なお、かゆみが著しいときには、皮膚に擦過傷、血のついたかさぶた、細菌感染による膿症などがみられたり、人前でもボリボリかきむしることがあり、これらによってかゆみの程度を客観的にも判断できる。 ▶かゆみの部位と程度、搔破痕・滲出液・出血・化膿疹の有無と程度・部位と睡眠障害や精神心理状態については、関連づけて総合的に情報を収集する。 ▶かゆみは、全身性疾患の部分症状の場合もある。とくに黄疸の前兆やホジキン病の前駆症状であったりすることから、局所のみならず全身の観察を怠ってはならない。

皮膚炎、蕁麻疹、痒疹、急性痒疹（小児ストロフルス）、白癬、疥癬、虫さされ、薬疹、日光過敏症など

 (2) 皮膚瘙痒症：皮脂腺分泌欠乏、更年期、妊娠、精神疾患、肝疾患、糖尿病、甲状腺機能低下症、腎不全、透析後、悪性腫瘍、血液疾患など

 3) 既往歴、家族歴など

 4) その他：年齢、気温、湿度など

5. かゆみに対する診察と検査の結果（墓7の活用）

 1) 診察：問診、視診、触診など

 2) 検査：貼布試験（パッチテスト）、皮膚生検、血液検査など

6. かゆみに対する治療内容と効果・副作用

 （墓8、表3～7の活用）

 1) 局所療法：外用治療薬（副腎皮質ステロイド薬、外用止痒薬）の塗布

 2) 全身療法：薬物療法（抗ヒスタミン薬、抗アレルギー薬など）

7. かゆみの「成り行き」の有無と程度（墓6の活用）

8. かゆみと検査・治療などに対する患者や家族の反応と期待

▶「成り行き」として以下の問題を生じやすい。

 1) かゆみに伴う掻き傷による**皮膚統合性障害**とこれらによる**感染、炎症**

 2) かゆみに伴う顔面、頸部、四肢の出血や滲出液、掻破痕や薬物の副作用などがまねく皮膚変色などによる**ボディイメージの混乱、うつ状態**

 3) かゆみに伴うボディイメージの混乱、不眠、集中力の低下などによる**対人関係や役割遂行の障害**

 4) 難治性・反復性・持続性のかゆみに対する長期薬物使用による**薬物乱用や依存**など

第3段階　**看護計画の立案**

●**目標設定の視点**

1. かゆみが軽減・消失する。
2. かゆみによるイライラ、不眠、食欲低下、掻き傷、集中力の低下などを起こさない。
3. 患者・家族が、かゆみの原因・誘発・増悪因子を明らかにし、予防対策を立案・実施できる。
4. 少なくとも「成り行き」にあげた問題を起こさない。

●**対策の立案**　対象固有のかゆみの原因・誘因ならびにそれによる発生・悪化のメカニズムをふまえたうえで、対策を選択・決定する必要がある。　（墓1～8の活用）

対策の種類	対策の根拠
観察（OP） 1. かゆみの部位・程度・性質 2. 皮膚の状態：掻き傷・発疹・発汗の有無と程度 3. かゆみの随伴症状の変化 4. かゆみの原因・誘因の増減 5. かゆみに対する診察と検査結果の変化 6. かゆみに対する治療内容と効果・副作用	1～8の観察項目は、その患者が目標に近づいているか否かを最も端的に表す情報となる。 ▶前述したように、かゆみは主観的情報であるため、正しく把握するには、客観的情報とつき合わせて総合的に観察する。（墓3、4の活用） ▶情報収集に際しては、かゆみと同時にかゆみが

観察（OP）	7. かゆみの「成り行き」の有無と程度 8. かゆみと検査・治療などに対する患者や家族の反応と期待 ※観察の細かい項目は、アセスメント・診断段階と同じであるため省略する	▶引き起こす「成り行き」にあげた身体・精神心理・社会的側面をはじめ生活全体への悪影響・問題を早期に把握する必要がある。（基6の活用） ▶かゆみは、難治性で反復することが多い。したがって、このようなかゆみの場合は、服薬などの治療・処置と併せて経時的な経過観察・記録を患者や家族にも協力を依頼し、今後の治療・看護の改善に役立てる必要がある。
看護療法（TP）	1. 掻くことの予防 　1）掻かないで叩く 　2）爪を切り、手指を清潔にする 　3）夜間睡眠中に掻くおそれのある場合は、袖口を縛ったり、包帯や手袋などを用いて、患部に直接手指が届かないようにする 　4）かゆみから気持ちを遠ざける工夫をする	▶掻くことは、神経終末の興奮を高め、かゆみを増強する。それにより、また掻くという悪循環を繰り返し、皮膚の掻き傷やそこからの二次感染を起こす危険性が高くなる。したがって、かゆみの部分をたたいたり、冷やしたりして爪などによる皮膚の損傷、加えて睡眠中の掻き傷の予防も含めて患者と一緒に工夫する。 （基2、3の活用）
	2. かゆみを発生・増強する刺激の除去 　1）アレルギー源の除去 　2）脱感作 　3）ノミ、シラミ、ダニの駆除	▶たとえば食物アレルギーによるかゆみの場合には、その食品の摂取を禁じるなど、原因の除去に努める。加えて、アレルギー源（抗原）が確定診断された患者には、その抗原を微量ずつ反復して与え、その抗原に対する過敏性を低下させる**脱感作療法**が実施されることがある。その際は、患者と家族がその療法を十分理解して主体的に参加できるよう助言する必要がある。 （基2、3の活用）
	3. スキンケア（保清・保湿・保護） 　1）清潔の保持、とくに就寝前の清拭 　2）保湿ケア	▶皮膚や粘膜の不潔状態は、かゆみを誘発したり二次感染を起こしやすくするため常に清潔に保つ。とくにかゆみによる不眠を訴える患者には、就寝前に皮膚の清潔をはかると効果的である。 ▶表皮は、その最下層の基底層で基底細胞として生まれ、約14日間をかけて有棘層、顆粒層を成熟しながら上昇し、表皮の最も外にある角質層に達して角質細胞になる。さらにこの角化した細胞が剥がれ落ちるまでに約14日間、計28日間を必要とする。この表皮の新陳代謝の正常な進展には、皮膚への適切な栄養供給のみならず、清潔、適度な保湿が必須条件になる。 ▶ごしごしと皮膚をこすらない。清浄剤を使う場合は、刺激の弱い弱酸性のものを選び、よく泡立てて泡をクッションにして皮膚をなでるように洗う。洗った後は、押さえるように拭いて摩擦を避ける。皮膚の乾燥を防ぐために保湿する。

表8 保湿剤の特徴と製品名

	特徴	処方薬	OTC	スキンケア用品（看護師や医師に要相談）
軟膏タイプ	・素材がかたいため全身への塗布には不向き ・局所や患部に使用する ・保湿効果は高いが、べたつきがある	・ケラチナミンコーワクリーム20% ・ザーネ®軟膏0.5% ・アズノール®軟膏 ・プロペト®	・オロナイン®H軟膏 ・ヒビケア®軟膏 ・白色ワセリン	・セキューラ®PO
クリームタイプ	・水と油を界面活性剤で混合したもの ・軟膏よりも伸びがよく、べたつきが少ない ・洗い流しやすく使用感に優れている ・皮膚への刺激があるため傷や滲出液が多いところには使用しない	・ヒルドイド®クリーム0.3% ・ウレパール®クリーム10%	・ユースキン®A ・ザーネ®クリーム ・コラージュDボディクリーム	・セキューラ®DC ・リモイス®バリア
ローションタイプ	・やわらかく伸びがよいため、全身に塗布しやすい ・べたつきがなく、さらっとしてる ・即効性はあるが、持続時間が短い	・ヒルドイド®ソフト軟膏0.3% ・ウレパール®ローション10%	・スキンミルクしっとり ・ジョンソン®ボディケア ・キュレルローション	・ベーテル™保湿ローション ・セキューラ®ML
オイルタイプ	・保湿効果は高いが、べたつきがある ・伸びがよく、全身に塗布しやすい		・ジョンソン®ベビーオイル ・バイオイル ・アトピコスキンケアオイル	・ソフティ保護オイル

<table>
<tr><td rowspan="6">看護療法（TP）</td></tr>
</table>

看護療法（TP）

3）1%重曹水、2%ホウ酸水、温湯で清拭した後に、ヨモギローションを塗布する

主な保湿剤とその特徴を**表8**に示す。（基8の活用）

▶重曹やホウ酸は、皮膚のpHを正常化し、かゆみを和らげるが、皮膚を乾燥させるので、高齢者や荒れ肌の人には、使用しないほうがよい。

▶清拭したのちに、ヨモギローションを塗布することは効果的である。ヨモギには、ヒスタミンの血管透過性を抑制する作用や炎症を抑える抗菌作用がある。また、蛋白質やカルシウム、ビタミン類、各種酵素を含み、皮膚の荒れを防ぐ効果がある。（基2、3の活用）

4）保護

▶掻き傷がある場合は、清潔にして保護する。ただし、包帯類の過度な使用によって局所の温度が上昇しないよう留意する。

4. 寝具・衣服の調整
1）肌ざわりがよく、吸湿性に富んだ材質
2）薄着、清潔なもの、ゆったりした形

▶寝具・衣服の刺激によるかゆみの誘発や厚着による体温の上昇に起因するかゆみの増強を防ぐ。とくに化学繊維や麻などは物理的起痒刺激になりやすいので避ける。（基2の活用）

3）洗濯と十分なすすぎ

▶常に清潔な寝具・衣服を用いることが重要であるが、洗剤、漂白剤、柔軟剤などの成分がかゆみの誘発因子になることがあるので注意する。

看護療法（TP）	5. 冷罨法	▶かゆみは温めると強くなり、冷やすと治まることが多いため、とくに不眠時には氷枕や冷却まくらなどの使用も一方法になる。（基2、5の活用）
	6. 環境調整	▶かゆみは、暑さや寒さの温度変化、発汗などで強くなるため、気温や湿度など、環境調整に注意する。直射日光、皮膚に接触するアクセサリー、毛髪や化粧品なども皮膚への刺激となる。また、蚊やブヨなどに刺される機会を避けるよう、環境調整が大切である。（基2、3の活用）
	7. 気分転換 　1）散歩、趣味など	▶かゆみは、そのことに注意を向けるといっそう激しくなるため、患者の興味・関心の高いものを見出し、かゆみから注意をそらすなどの工夫を行う。（基2、3の活用）
	8. 薬物療法の管理	▶薬物療法のうち、局所療法の手技の巧拙は、症状の経過を左右する。したがって、十分その技法に習熟しておく。（基8の活用） ▶かゆみに使用頻度の高い副腎皮質ステロイド外用薬には、5段階の強さがあるため（表3参照）、医師の指示と同時に、易感染性の亢進、血管拡張、皮膚の菲薄化や萎縮などの副作用に注意をする。また、顔や陰部など皮脂腺の多い皮膚局所は、分泌機能もよいが逆の吸収機能も良好であることから、外用薬の使用時は弱いランクのものから開始し、その効能と副作用について観察することが重要である。（基8の活用）
	9. 包帯法 　1）手足：手袋、靴下 　2）体幹：ガーゼやさらしの襦袢、ストッキネット、弾性包帯、伸縮性網包帯などの利用	▶包帯は、外部の機械的刺激からの保護や細菌感染の予防および膏薬の固定などに用いる。しかし、厚くなりすぎると皮膚表面の温度が上昇し、かゆみを増強させることから、材料や方法の選択と同時に早めに適否を判定する。 （基2、6の活用）
教育（EP）	1. かゆみの部位と範囲、程度、性質ならびに随伴症状などの主観的情報を報告できるように患者や家族に説明、指導する	▶かゆみの好転、悪化を判断するためには、患者の主観的情報が重要になることから情報提供を依頼しておく。（基2～8の活用）
	2. かゆみを改善するための看護療法項目1～9について、患者や家族に指導する。とくに掻くことによる二次感染を起こさないよう、その予防方法については、具体的に患者や家族に説明、指導する	▶かゆみへの対処行動は、かゆいと感じたときにただちにとらないと苦痛であるばかりでなく、掻き傷や、出血をはじめとする二次的な問題も引き起こしてしまう。したがって、患者や家族がかゆみを予防・緩和できる方法を身につけるための具体的な指導が重要となる。

第3・4段階　看護計画の立案・実施時の留意点

1. 十分な説明、プライバシーの保護

　患者は、診察を受けるときに全裸の状態になる場合がある。したがって、看護職者は十分に納得のいく説明をし、さらにプライバシー確保のための環境調整に留意する。

2. 膏薬貼用時の注意

　膏薬を貼用するときは、直接皮膚に塗らずにリント布、キャラコ、ガーゼなどの上に塗り、のばしてかゆい部分に当てるようにすると、十分な薬効が得られ、寝具や寝衣を汚さない。リント布などの大きさは2cm角くらいに切り、膏薬を塗る厚さは1〜2mmにする。滲出液の吸収をよくし、皮膚に密着させるため、1〜2か所切れ目を入れるとよい。また、皮膚に付着している古い膏薬や痂皮は、オリーブ油などを含ませた布でよく拭ってから、新しい膏薬を貼用する。

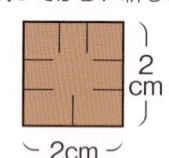

3. 食物により生じたかゆみの場合

　食物アレルギーの緊急対処の場合は、すぐに胃を洗浄したり、下剤を服用して、その食物の排出を促す。そして、それ以後はその食物の摂取を禁じることが最も大切である。

4. 発赤や湿疹がある場合の清拭

　皮膚に発赤や湿疹がある場合の清拭は、蒸しタオルで汗を拭きとるようにし、こすったり、石けんを使用したり、洗いすぎるなどは望ましくない。患者は、かゆみのために強くこすったり、洗ったり、拭くことを望む傾向にあるが、副腎皮質ステロイド外用薬などの使用により血管拡張や皮膚の菲薄化を起こしていること、また傷ついた皮膚は痛がゆさを増強してまた掻きたくなるなどの悪循環について十分説明する。（基2、3、6の活用）

5. 院内感染の防止

　ヒゼンダニ・疥癬虫の寄生による疥癬は、伝染性で、院内感染を起こす危険性が高い。したがって、早期発見・早期治療により他患者への伝播を防ぐ必要があることから医師などと相談して対処する。

6. ストレスの緩和と心理的ケア

　いずれの刺激によるかゆみでも、精神心理的ストレスは誘発・増悪因子になるので患者の言葉のみでなく、その裏に隠された気持ちを聴く。とくに「掻いてはいけない」というよりも、かゆみのつらさを共感し、よき理解者になる。また、かゆみの軽減方法を具体的に提言したり、会話や音楽、散歩などによって本人が無意識のうちにかゆみから気をそらすことができた方法・手段を一緒に明らかにして、それを継続できるようにするなどの細かな配慮も必要であろう。

7. ボディイメージへの配慮

　湿疹や膏薬塗布などは、ボディイメージを阻害し、他者との接触を避ける傾向を生じさせるので、できるかぎり外観・容姿を整え、清潔感を保てるよう一緒に検討し、工夫する。

8. 老人性皮膚瘙痒症

　老人性皮膚瘙痒症は、皮膚の萎縮、発汗の減少、皮脂分泌の減少、乾燥などにより生じる。おおよそ60歳以上の人にみられ、発作的に激しい瘙痒が身体の一部に出現し、全身に広がることが多いが、肛門周囲や陰部、外耳孔、眼瞼、鼻腔などの局所に出現することもある。寒気や暖気などの温度の変化、精神的ストレスが誘発因子になりやすい。したがって、予防的視点からの皮膚・粘膜の保清・保温・保護、衣類を含む環境調整、精神心理的支援がとくに大切になる。

第5段階　評価の視点

1. 目標に近づいたか否か

1）かゆみが軽減・消失したか。

2）かゆみによるイライラ、不眠、食欲不振、掻き傷、集中力の低下などを起こさなかったか。

3）患者・家族が、かゆみの原因・誘発・増悪因子を明らかにし、予防対策を立案・実施できるようになったか。

4）「成り行き」にあげた問題［1）皮膚統合性障害と感染、炎症、2）ボディイメージの混乱、うつ状態、3）対人関係や役割遂行の障害、4）薬物乱用や依存など］を起こさなかったか。

2. 看護過程、とくに看護計画の評価・修正

患者や家族の状態や行動が目標に近づいていない場合は、看護過程、とくに看護計画の立案段階のどこに問題があったのか、さらに診断段階に誤りがなかったかなどを追究する必要がある。

引用・参考文献

1）下永吉麻里ほか：掻痒感を訴える肝がん患者への援助．月刊ナーシング，17（8）：46〜49，1997.

2）原田八千恵ほか：掻痒感のアセスメント．月刊ナーシング，17（8）：32〜35，1997.

3）金澤一郎，永井良三編：今日の診断指針．第7版，医学書院，2015.

4）金児玉青：かゆみのメカニズム．ナーシング・トゥデイ，18（3）：27〜29，2003.

5）生駒晃彦：「かゆい皮膚」とはなにか．総合臨牀，53（5）：1661〜1663，2004.

6）宮地良樹，高森健二，上出良一：皮膚瘙痒症治療の実際．今月の治療，5（11）：55，61，1997.

7）吉田秀美：掻破予防．ナーシング・トゥデイ，18（3）：34〜37，2003.

8）小川聡ほか：内科学書．改訂第8版，中山書店，2013.

9）高島玉青，吉田秀美：ナースが知っておくべきかゆみのケア．日本看護協会出版会，2004.

10）西岡清ほか監：かゆみとその対策．日本医師会雑誌，132（13）：1513〜1546，2004.

11）安部正敏：たった20項目で学べるスキンケア．学研メディカル秀潤社，2016.

12）西岡清：皮膚外用薬の選び方と使い方，改訂第4版．南江堂，2012.

49 褥 瘡

bedsore

●オリエンテーション・マップ

原因・誘因 (p.819)

1) 身体的要因
- ①体動・体位変換不可、体位制限など
- ②病的骨突出
- ③栄養障害（貧血、浮腫など）
- ④皮膚の湿潤や不潔
- ⑤年齢
- ⑥薬物

2) 物理的要因
- ①圧迫
- ②摩擦、ずれ
- ③その他（外傷、絆創膏かぶれ、消毒薬かぶれなど）

3) 精神心理的要因
- ・重症な疾患や認知症、うつ状態などに伴う心身の活動、意欲低下などによる長時間の臥床・同一体位

4) 社会的要因
- ①介護マンパワーの不足
- ②施設設備や介護・医療器具の不足など
- ③社会的支援の不足など
- ④不適切な生活環境など

褥瘡

随伴症状 (p.827)

1) かゆみ、発赤、腫脹、疼痛、発熱、熱感
2) 滲出液、膿汁、悪臭
3) 感覚障害
4) イライラ、不快感など

成り行き（二次的問題 p.827）

1) 不眠、食欲不振、身体可動性の障害、日常生活動作行動の低下
2) 局所性感染、さらにその悪化による髄膜炎や敗血症などの全身性感染
3) 低蛋白血症や体液・電解質異常
4) 他部位への褥瘡の拡大
5) うつ状態、不安、苛立ちなどの精神心理的問題、人間関係・役割・経済などにかかわる社会的問題など

観察 OP (p.833)

看護療法TP・教育EP (p.834) (p.837)

1. 体位変換
2. ずれ防止
3. 体圧分散用具の使用
4. 栄養・水分補給
5. 皮膚の清潔
6. 寝衣・寝具の選択と適切な使用
7. 環境調整
8. 外傷予防
9. 褥瘡の処置

■ 基礎的知識

1. 褥瘡の定義

　褥瘡とは、皮膚の最外層と骨との間にある表皮・真皮・皮下（脂肪）組織、筋組織などの軟部組織が、骨と病床の間で長時間持続的あるいは頻回に圧迫されて血流が阻害され、それにずれ、摩擦などの外力が加わることによって発生するびらん、潰瘍、さらに悪化して阻血性壊死に至った状態をいう。俗に「**とこずれ**」とよばれる。

2. 褥瘡の発生・悪化のメカニズムと分類

1）圧迫による血流変化

　生体組織が圧迫されると皮下の循環障害を起こす（**図1**）。

　実験的には、70mmHg/cm² の外圧を2時間以上加えると、組織内に好中球やリンパ球の浸潤を伴う壊死を生じる。たとえば、身長164cm、体重66kgの成年男子が仰臥位をとった場合には、殿部に 60 ～ 70mmHg/cm²、踵部に 30 ～ 50mmHg /cm²、側臥位をとった場合には、大転子部に 50 ～ 60mmHg/cm² の圧力が加わる。

　全身にかかる圧の分布の割合を**図2**に示す。

　健康な人の場合には、組織に 60mmHg/cm² 以上の外圧が長時間かかると、不快感や痛みを感じ、無意識のうちに体位変換を行っている。

　しかし、病気をはじめ種々の発生要因によって痛みやしびれを感じられなかったり、また、感じても自発的に寝返りをうつなどの体位変換を自力で行えない人は、除圧ができないことによって褥瘡が発生しやすくなる。

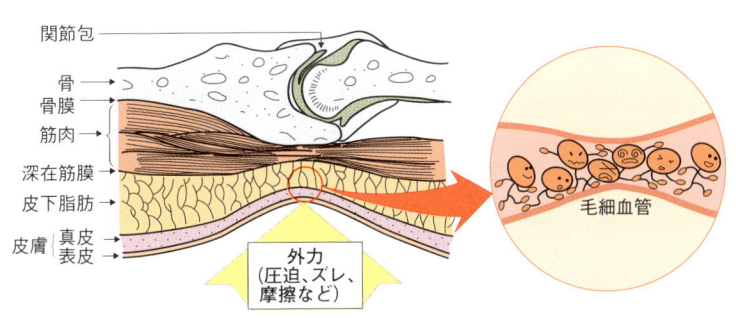

（SheaJD：Pressure sores：classification and management., Clin. Orthop. Relat Res, 112：89 ～ 100, 1975.）

図1　圧迫と血流

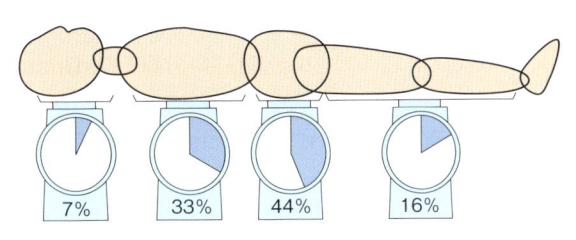

図2　身体各部の体重重量比

2）褥瘡の発生と悪化過程の概説（図1、2、3）

　上述したように自力体位変換が困難な人の身体、とくに骨突出部の皮膚に持続的あるいは頻回な圧迫をはじめズレ、摩擦などの外力が加わると、**図1**に示す皮膚を構成

する上皮・真皮・皮下（脂肪）組織や筋組織などへの血流が低下し、組織への酸素や栄養などの供給と同時に組織中の蛋白分解産物や老廃物、余分な水分などの排出の両方が困難になる。その結果、次のように褥瘡が発生し、種々の悪化要因も加わることによって悪化過程（図3）をたどることになる。

(1) **表皮と真皮上層の血流障害**：最初にこれらの血流障害によって「圧迫しても退色しない**発赤**」が現れる。痛み、熱感、かゆみなど自覚症状と、褥瘡の始まりを示す客観的徴候である発赤が出現するが、皮膚にはまだ損傷がないのが特徴である。

(2) **真皮レベルの皮膚障害**：表皮の欠損にとどまらず真皮に部分的な欠損を認める。このレベルでは、水疱、びらん、浅い潰瘍の出現に加え、これらによる褥瘡の急激な悪化をまねく**感染**を発症させやすいのが特徴である。ただし、褥瘡が次の皮下（脂肪）組織にまでは悪化しておらず、治療の困難度や回復プロセスがこれ以後のレベルと大きく異なり、再生治癒する可能性が高いことから、ここまでのレベルの褥瘡を一般に「**浅い、あるいは軽症な褥瘡**」とよぶことが多い。

(3) **全層皮膚欠損レベルの褥瘡**：病期が急性期から慢性期に移行し、褥瘡が悪化すると、表皮、真皮を越えて皮下（脂肪）組織に至る障害が現れる。このレベルでは、黄色壊死組織（スラフ）を伴う深い**潰瘍、瘻孔、ポケット形成**が現れることがある。これらは、さらなる感染の発生・悪化の巣になるばかりでなく、とくに黄色壊死組織は治癒過程にとって重要な**良性肉芽組織の形成**を妨げる。

(4) **全層組織欠損レベルの褥瘡**：皮膚の全層を越えて筋組織にまで達し、関節包、骨、腱などを露出させた最も悪化したレベルの褥瘡である。前レベルよりさらに深い潰瘍の創底には黄色や黒色の壊死組織が存在し、ポケット形成や瘻孔を伴うことも多い。したがって前レベル以上に感染、炎症の発生・悪化の危険性が高まり、加えて良性肉芽組織の増生も困難になる。なお、前レベルの全層皮膚欠損レベルの皮膚障害と全層組織欠損に至った褥瘡を一般に「**深い、あるいは重症な褥瘡**」とよぶことが多い。

3) 褥瘡の分類と程度（図3）

褥瘡の分類には、**病期、重症度**などに加え、2007年に米国褥瘡諮問委員会（NPUAP：National Pressure Ulcer Advisory Panel）が**深達度**、すなわち損傷が及んでいる組織レベルによる4つの「ステージ」を提唱し、わが国でも多く活用されてきた。しかし、この stage という言葉は、「褥瘡は段階的に進む、またステージⅣがステージⅠまで軽快（再生治癒）する」などの誤解をまねく危険性があることから、ヨーロッパ褥瘡諮問委員会（EPUAP：European Pressure Ulcer Advisory Panel）と NPUAP は、2009年に共同で図3の「**EPUAP/ NPUAP による褥瘡の分類**」を新しく提唱した。そして、この新しい分類には「**分類不能（Unstageable）**」と、皮膚表面に発赤がなくとも、すでに深部組織に損傷があると疑うが、それを皮膚表面からは観察が困難な「**深部組織損傷の疑い（Suspected Deep Tissue Injury）**」の2つのカテゴリが同時に追加された。

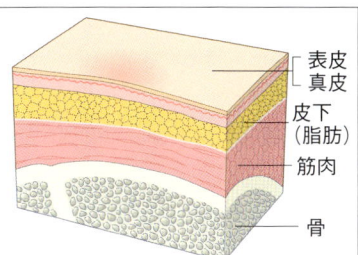

カテゴリ/ステージⅠ

表皮と真皮上層の血流障害
- 通常、骨突出部位に限局する消退しない発赤を伴う損傷のない皮膚
- 暗色部位の明白な消退は起こらず、その色は周囲の皮膚と異なることがある

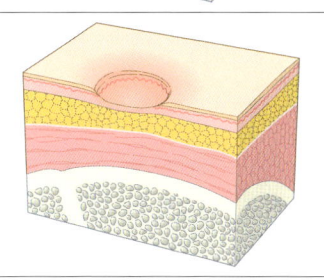

カテゴリ/ステージⅡ

真皮レベルの皮膚障害
- スラフ（slough：黄色壊死組織）を伴わない赤色または薄赤色の創底をもつ浅い開放潰瘍として現れる
- 破れていないまたは開放した/破裂した血清で満たされた水疱として現れることがある

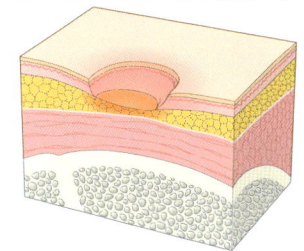

カテゴリ/ステージⅢ

全層皮膚欠損レベルの皮膚障害
- 皮下脂肪は確認できるが、骨、腱、筋肉は露出していないことがある
- スラフが存在することがあるが、組織欠損の深度が判別できないほどではない
- ポケットや瘻孔が存在することがある

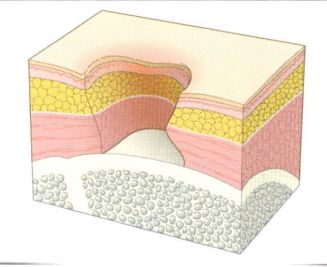

カテゴリ/ステージⅣ

筋肉、関節包、骨、腱の露出を伴う全層組織欠損レベルの褥瘡
- 黄色または黒色壊死が創底に存在することがある
- ポケットや瘻孔を伴うことが多い

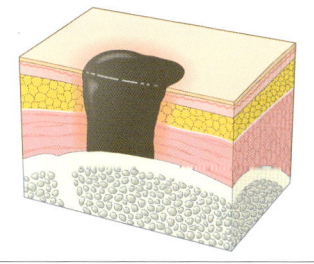

分類不能
(unstageable)

創底で潰瘍の底面がスラフ（黄色、黄褐色、灰色、または茶色）および/またはエスカー（eschar：硬い壊死組織、黄褐色、茶色、または黒色）で覆われている全層組織欠損

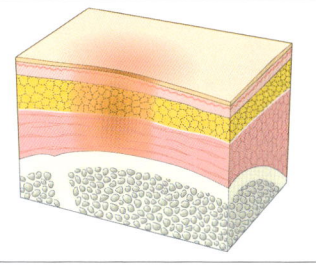

深部組織損傷の疑い
(suspected deep tissue injury)

圧力および/または剪断力で生じる皮下軟部組織の損傷起因による限局性の紫色または栗色の皮膚変色、または血疱

図3　EPUAP/NPUAP による褥瘡の分類

3. 褥瘡の好発部位

褥瘡の好発部位は**図4**に示すように、体位によって異なるが、いずれの体位でも体重がかかりやすく、かつ皮膚に向かって骨が突出している部位に好発する。

A 仰臥位：仙骨部、肩甲骨部、踵骨部、後頭部、肘関節部など

B 側臥位：大転子部、外果部、肩鎖関節部、腸骨稜部、膝関節外側部、耳介部、側胸部など

C 腹臥位：肩鎖関節部、膝関節部、内果部、恥骨部（女性）、頬部、耳介部など

D 坐位：肩甲骨部、尾骨部、坐骨部など

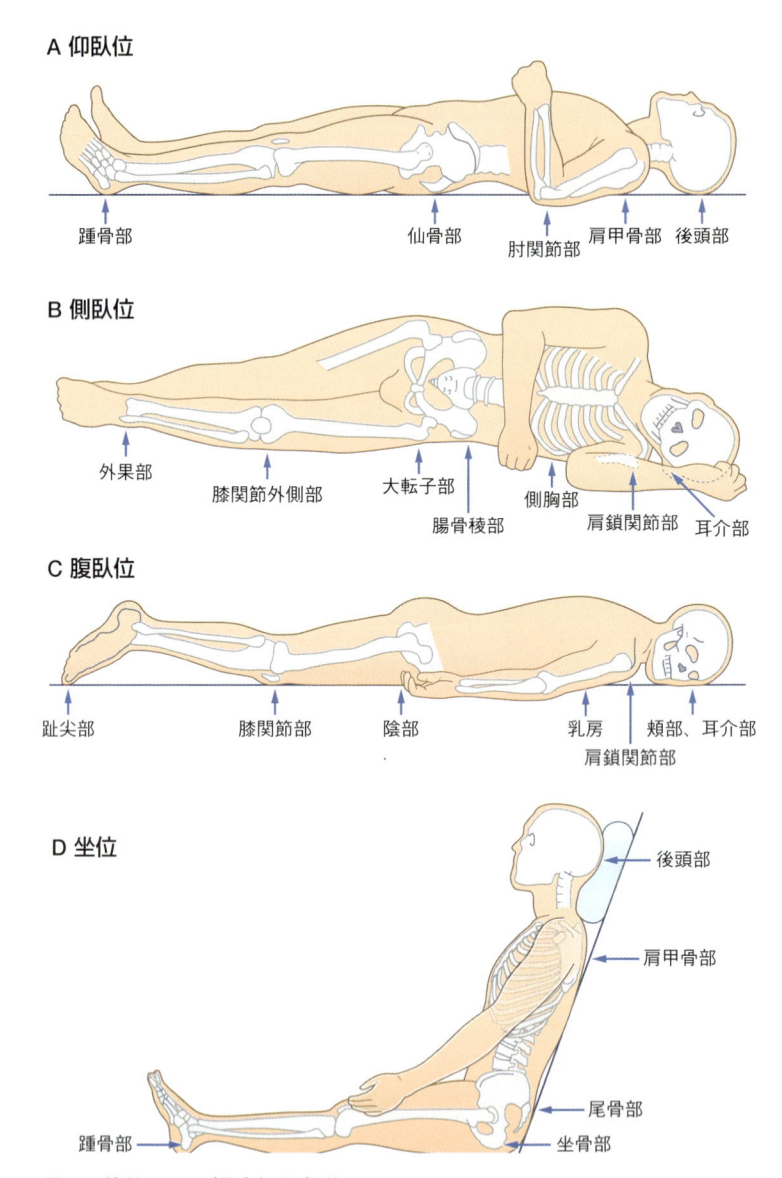

図4 体位による褥瘡好発部位

4. 褥瘡の発生・悪化要因

1）身体的要因

①体動・体位変換などの不可や体位制限

全身衰弱、意識障害、運動障害、感覚障害やギプス包帯、牽引療法、手術体位など。とくに中枢神経損傷、脊髄損傷に伴うことが多い。

自力で体動や体位変換を行うには、少なくとも⒜意識、⒝痛覚、触覚、運動覚などの正常な感覚、⒞動こうとする意思、意欲、⒟運動能力と体力などを必要とする。上下肢の関節拘縮、不適切なポジショニング、円背をはじめとする器質的・機能的障害や疾患、治療などによって上記の状態にある人は、⒜〜⒟のいずれかに問題を生じることによって褥瘡を発生・悪化させる危険性が高い。

②病的骨突出

仙骨、尾骨、坐骨結節、大転子、腸骨稜などの突出による圧迫は、皮膚・皮下組織・筋組織などの血流を阻害し、エネルギー・栄養ならびに酸素供給と同時にこれらの組織細胞からの老廃物や余分な水分の排出を阻害する。その結果、これらの組織細胞の機能を低下させて褥瘡を発生・悪化させやすくする。

③栄養障害（貧血、浮腫など）

栄養状態が悪下すると、活動力が奪われて体動や体位変換などが困難になるばかりでなく、皮膚や皮下組織の抵抗性も弱まる。悪性腫瘍末期にみられることが多い。

貧血は、組織細胞の酸素と栄養の運搬を不良にして低酸素・低栄養状態をもたらし、圧迫に対する組織細胞の抵抗性を弱める。

浮腫は皮膚を菲薄にし、皮膚の弾力性を奪い、さらに汗や皮脂の分泌低下による乾燥を起こす。このような状態の皮膚は、防御機能が低下して病原体の侵入を容易にするばかりでなく、表皮と真皮が結合を弱めて圧迫・ズレ・摩擦などによる損傷を受けやすい。また、水分の貯留は、毛細血管と細胞を離開させて、細胞への酸素と栄養・エネルギーの供給や老廃物の排出を妨げる。

創傷治癒には、アルブミン、ヘモグロビン、亜鉛などの重金属、ビタミンCなどが必須であるが、これらの不足が治癒過程を障害する。

④皮膚の湿潤や不潔

多汗、便・尿失禁、皮膚の汚れ、ドレーンからの分泌物など。

尿のpHは約6.0であるが、排尿後の時間経過に伴う尿素分解によるアンモニアの発生によって尿をアルカリ性に傾かせる。また便のpHは約8.3であるが、便も尿と同じく便中の尿素を分解してアルカリ性をさらに強める。これらの便尿、とくに水様便が皮膚表面に付着したときには、その水分によって皮膚をやわらかくすると同時に、アルカリ傾向にさせて表皮の角質を剥がれやすくしてしまう。さらに皮膚の防御機能を低下させて、外部からの病原体や紙おむつの原材料のパルプに対するアレルギー反応のアレルゲンなどの侵入を容易にして感染・炎症などの発生・悪化を起こしやすくなる。

⑤年齢

高齢者は、皮膚をはじめ、あらゆる組織の弾力性の低下のみならず、骨の突出、血液循環・代謝の低下、栄養、とくにアルブミンの低下などによって圧迫に対する抵抗力が弱くなる。したがって、長期臥床の高齢者は、これらに廃用性筋萎縮も加わることによって軽い圧迫でも褥瘡ができやすい。

⑥薬物

抗がん薬や副腎皮質ステロイド薬などによる易感染性、睡眠薬による体動や自力体位変換の減少なども発生要因になる。

2）物理的要因

①圧迫

　　患者の体重、寝具の重み、種々の牽引療法、ギプスなどの諸装具、手術体位、圧迫包帯、ドレーン類など

②摩擦、ずれ

　　衣類や寝具の縫い目、しわ、シーツなどとのこすれ、皮膚間の摩擦など

③その他

　　傷のある便器の使用、介助者の爪、ベッド中のごみくず、食べこぼしなどによる外傷、絆創膏や消毒薬によるかぶれなど

3）精神心理的要因（認知症、うつ状態、意欲低下など）

　重症な病気や障害は、身体的な活動性を奪うと同時に、自ら活動的な生活に取り組む意欲を奪っていく。このような意欲低下のみならず、認知症、うつ状態などは、不活動状態に伴う同一体位による圧迫が起こりやすく、加えて栄養・清潔状態の悪化、薬物の副作用などと絡み合って褥瘡の発生・悪化要因になる。

4）社会的要因

①介護にかかわる専門職者や家族などのマンパワー不足

②経済力不足によるギャッチベッド、体圧分散マットレスをはじめとする施設設備の不足や介護・医療器具などの購入困難

③社会的支援不足など

④不適切な生活環境

5. 褥瘡発生の予測

1）褥瘡発生の予測

　褥瘡の看護に際しては、治療よりも予防に力点をおくことが重要である。そのためには、以下の①〜⑤に示すアセスメントツールのいずれかを統一して継続的に用い、経過を判定する必要がある。その際、最も重要なことは医療・介護チームとして判定結果を共有し、実践に活用することである。

①ブレーデンスケール（**表1**、**図5**）

②褥瘡危険因子評価表（**表2**）

③OHスケール（**表3**、**4**）

④K式スケール（**図6**）

⑤栄養状態リスクアセスメント：SGA（**図7**）

　なお、**ブレーデンスケール**（**表1**）は、一般に褥瘡の発生リスクアセスメント・スケールとして推奨されている。本スケールを用いて定期的あるいは必要時に測定した要因6項目の各点数と合計点数の経時的比較は、褥瘡の発生リスクの高低とリスクを高めた要因の序列の確認を容易にする。

　この発生リスクの判定にとどまらず、すでに褥瘡が発生している患者では、要因6項目の各点数を経時的にグラフ化（**図5**）することによって褥瘡の好転・変化なし・悪化の経過とそれらに対する影響要因を容易に見出すことができるのも、本スケール活用の利点であり、特徴であろう。

　これらの褥瘡の発生リスクや発生している褥瘡の経過に関する具体的な結果を検討資料として提供することは、医療チームにおける具体的な検討を促し、現時点のキュア・ケアの問題点の改善を含めたいっそう積極的な今後の方針・計画立案・実践へと導く原動力になろう。加えて、本スケールの活用による点数とグラフの変化ならびに変化要因などの資料は、患者や家族への助言や指導に際して説得力のある説明材料にできることも大きな利点になるであろう。

表1　ブレーデンスケール

知覚の認知 圧迫による不快感に対して適切に対応できる能力	1. 全く知覚なし 痛みに対する反応（うめく、避ける、つかむ等）なし。この反応は、意識レベルの低下や鎮静による。あるいは体のおおよそ全体にわたり痛覚の障害がある。	2. 重度の障害あり 痛みのみに反応する。不快感を伝える時には、うめくことや身の置き場なく動くことしかできない。あるいは、知覚障害があり、体の1/2以上にわたり痛みや不快感の感じ方が完全ではない。	3. 軽度の障害あり 呼びかけに反応する。しかし、不快感や体位変換のニードを伝えることが、いつもできるとは限らない。あるいは、いくぶん知覚障害があり、四肢の1、2本において痛みや不快感の感じ方が完全でない部位がある。	4. 障害なし 呼びかけに反応する。知覚欠損はなく、痛みや不快感を訴えることができる。
湿潤 皮膚が湿潤にさらされる程度	1. 常に湿っている 皮膚は汗や尿などのために、ほとんどいつも湿っている。患者を移動したり、体位変換することに湿気が認められる。	2. たいてい湿っている 皮膚はいつもではないが、しばしば湿っている。各勤務時間中に少なくとも1回は寝衣寝具を交換しなければならない。	3. 時々湿っている 皮膚は時々湿っている。定期的な交換以外に、1日1回程度、寝衣寝具を追加して交換する必要がある。	4. めったに湿っていない 皮膚は通常乾燥している。定期的に寝衣寝具を交換すればよい。
活動性 行動の範囲	1. 臥床 寝たきりの状態である。	2. 座位可能 ほとんど、または全く歩けない。自力で体重を支えられなかったり、椅子や車椅子に座るときは、介助が必要であったりする。	3. 時々歩行可能 介助の有無にかかわらず、日中時々歩くが、非常に短い距離に限られる。各勤務時間中にほとんどの時間を床上で過ごす。	4. 歩行可能 起きている間は少なくとも1日2回は部屋の外を歩く。そして少なくとも2時間に1回は室内を歩く。
可動性 体位を変えたり整えたりできる能力	1. 全く体動なし 介助なしでは、体幹または四肢を少しも動かさない。	2. 非常に限られる 時々体幹または四肢を少し動かす。しかし、しばしば自力で動かしたり、または有効な（圧迫を除去するような）体動はしない。	3. やや限られる 少しの動きではあるが、しばしば自力で体幹または四肢を動かす。	4. 自由に体動する 介助なしで頻回にかつ適切な（体位を変えるような）体動をする。
栄養状態 普段の食事摂取状況	1. 不良 決して全量摂取しない。めったに出された食事の1/3以上を食べない。蛋白質・乳製品は1日2皿（カップ）分以下の摂取である。水分摂取が不足している。消化態栄養剤（半消化態、経腸栄養剤）の補充はない。あるいは、絶食であったり、透明な流動食（お茶、ジュース等）なら摂取したりする。または、末梢点滴を5日間以上続けている。	2. やや不良 めったに全量摂取しない。普段は出された食事の約1/2しか食べない。蛋白質・乳製品は1日3皿（カップ）分の摂取である。時々消化態栄養剤（半消化態、経腸栄養剤）を摂取することもある。あるいは、流動食や経管栄養を受けているが、その量は1日必要摂取量以下である。	3. 良好 たいていは1日3回以上食事をし、1食につき半分以上は食べる。蛋白質・乳製品を1日4皿（カップ）分摂取する。時々食事を拒否することもあるが、勧めれば通常捕食する。あるいは、栄養的におおよそ整った経管栄養や高カロリー輸液を受けている。	4. 非常に良好 毎食おおよそ食べる。通常は蛋白質・乳製品を1日4皿（カップ）分以上摂取する。時々間食（おやつ）を食べる。捕食する必要はない。
摩擦とずれ	1. 問題あり 移動のためには、中等度から最大限の介助を要する。シーツでこすれずに体を移動することは不可能である。しばしば床上や椅子の上でずり落ち、全面介助で何度も元の位置に戻すことが必要となる。痙攣、拘縮、振戦は持続的に摩擦を引き起こす。	2. 潜在的に問題あり 弱々しく動く。または最小限の介助が必要である。移動時皮膚は、ある程度シーツや椅子、抑制帯、補助具などにこすれている可能性がある。たいがいの時間は、椅子や床上で比較的良い体位を保つことができる。	3. 問題なし 自力で椅子や床上を動き、移動中十分に体を支える筋力を備えている。いつでも、椅子や床上で良い体位を保つことができる。	

©Braden and Bergstrom. 1988　訳：真田弘美（東京大学大学院医学系研究科）／大岡みち子（North West Community Hospital. IL.U.S.A.）

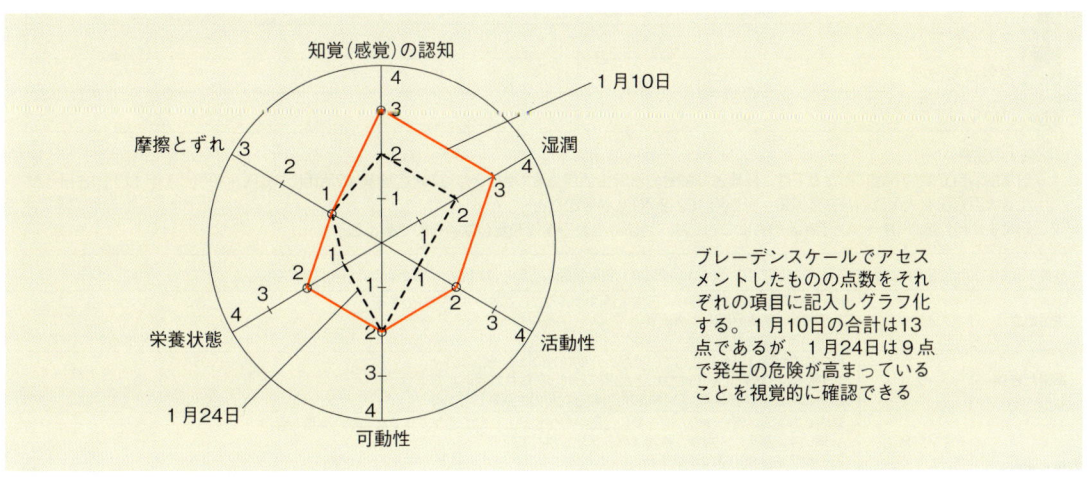

一般に15点前後が褥瘡発生分岐点であり、点数が小さくなるほど発生の危険性が高くなる

図5　ブレーデンスケールによる評価（例）

表2 褥瘡危険因子評価表

褥瘡対策に関する診療計画書

氏名 　　　　　　　　　　　殿　男　女　病棟	計画作成日　　・　　・
	褥瘡発生日　　・　　・

明・大・昭・平　.年　　月　　日生（　　歳）　記入担当者名

褥瘡の有無
　　1．現在　なし　あり（仙骨部、坐骨部、尾骨部、腸骨部、大転子部、踵骨部）
　　2．過去　なし　あり（仙骨部、坐骨部、尾骨部、腸骨部、大転子部、踵骨部）

危険因子の評価	日常生活自立度　J（1、2）　A（1、2）　B（1、2）　C（1、2）		対処
	・基本的動作能力（ベッド上　自力体位変換）	できる　　できない	「あり」もしくは「できない」が1つ以上の場合、看護計画を立案し実施する
	（椅子上　坐位姿勢の保持、除圧）	できる　　できない	
	・病的骨突出	なし　　　あり	
	・関節拘縮	なし　　　あり	
	・栄養状態低下	なし　　　あり	
	・皮膚湿潤（多汗、尿失禁、便失禁）	なし　　　あり	
	・浮腫（局所以外の部位）	なし　　　あり	

褥瘡の状態の評価	深さ	（0）なし　（1）持続する発赤　（2）真皮までの損傷　（3）皮下組織までの損傷　（4）皮下組織を越える損傷　（5）関節腔、体腔にいたる損傷または、深さ判定不能の場合
	滲出液	（0）なし　（1）少量：毎日の交換を要しない　（2）中等量：1日1回の交換　（3）多量：1日2回以上の交換
	大きさ（cm²）直径×直径に直交する最大径	（0）皮膚損傷なし　（1）4未満　（2）4以上16未満　（3）16以上36未満　（4）36以上64未満（5）64以上100未満　（6）100以上
	炎症／感染	（0）局所の炎症徴候なし　（1）局所の炎症徴候あり（創周辺の発赤、腫脹、熱感、疼痛）　（2）局所の明らかな感染徴候あり（炎症徴候、膿、悪臭）　（3）全身的影響あり（発熱など）
	肉芽形成良性肉芽が占める割合	（0）創閉鎖後は創が浅い為評価不可能　（1）創面の90％以上を占める　（2）創面の50％以上90％未満を占める　（3）創面の10％以上50％未満を占める　（4）創面の10％未満を占める（5）全く形成されていない
	壊死組織	（0）なし　（1）やわらかい壊死組織あり　（2）かたく厚い密着した壊死組織あり
	ポケット（cm²）（ポケットの直径×直径に直交する最大径）－潰瘍面積	（0）なし　（1）4未満　（2）4以上16未満　（3）16以上36未満　（4）36以上

看護計画	留意する項目		計画の内容
	圧力、ずれ力の排除（体位変換、体圧分散寝具、頭部挙上方法、車椅子姿勢保持など）	ベッド上	
		椅子上	
	スキンケア		
	栄養状態改善		
	リハビリテーション		

（記載上の注意）
1．日常生活自立度の判定にあたっては、「『障害高齢者の日常生活自立度（寝たきり度）判定基準』の活用について」（平成3年11月18日　厚生省大臣官房老人保健福祉部長通知　老健第102-2号）を参照のこと
2．日常生活自立度がJ1〜A2である患者については、当該計画書の作成を要しないものであること

＜参考：日常生活自立度の判定基準＞　　※判定に当たっては、補装具や自助具等の器具を使用した状態であっても差し支えない。

生活自立	ランクJ	何らかの障害等を有するが、日常生活はほぼ自立しており独力で外出する1．交通機関等を利用して外出する2．近隣所へなら外出する
準寝たきり	ランクA	屋内での生活は概ね自立しているが、介助なしには外出しない1．介助により外出し、日中はほとんどベッドから離れて生活する2．外出の頻度が少なく、日中も寝たり起きたりの生活をしている
寝たきり	ランクB	屋内での生活は何らかの介助を要し、日中もベッド上での生活が主体であるが、座位を保つ1．車いすに移乗し、食事、排泄はベッドから離れて行う2．介助により車いすに移乗する
	ランクC	1日中ベッド上で過ごし、排泄、食事、着替において介助を要する1．自力で寝返りをうつ2．自力では寝返りもうてない

表 3　OH スケール

危険因子		点数
自力体位変換能力	できる	0
	どちらでもない	1.5
	できない	3
病的骨突出	なし	0
	軽度・中等度	1.5
	高度	3
浮腫	なし	0
	あり	3
関節拘縮	なし	0
	あり	1

表 4　OH スケールに使用される項目の定義と評価方法

危険要因	定義	評価方法
自力体位変換能力	本人の意思を問うものではなく、自力で体の向きを変えることを指す	理由を問わずまったく自力で動けない場合は「3点」、動ける場合は「0点」、その中間が「1.5点」。迷う場合は、リスクとして高い得点にする
病的骨突出（仙骨部）	仙骨部の場合、両殿部の高さと同じか、または突出している状態を指す	測定器の中央を骨突出部に当て、中央から8cm 離れた測定器の脚の浮き具合で判定。なし「0点」、0～2cm 未満「軽度・中等度1.5点」、2cm 以上「高度3点」
浮腫	褥瘡部以外の部位で皮下組織内に組織間液が異常にたまった状態を指す	親指の腹でやさしく約5秒間押し、指を離してもそのまま窪んだ状態が続けば、浮腫あり「3点」、なしの場合「0点」
関節拘縮	関節の屈曲可動制限（関節の屈曲拘縮、伸展拘縮、変形など）があることを指す	関節の動きが悪くなっている状態が1か所でもあれば、あり「1点」。ない場合は「0点」

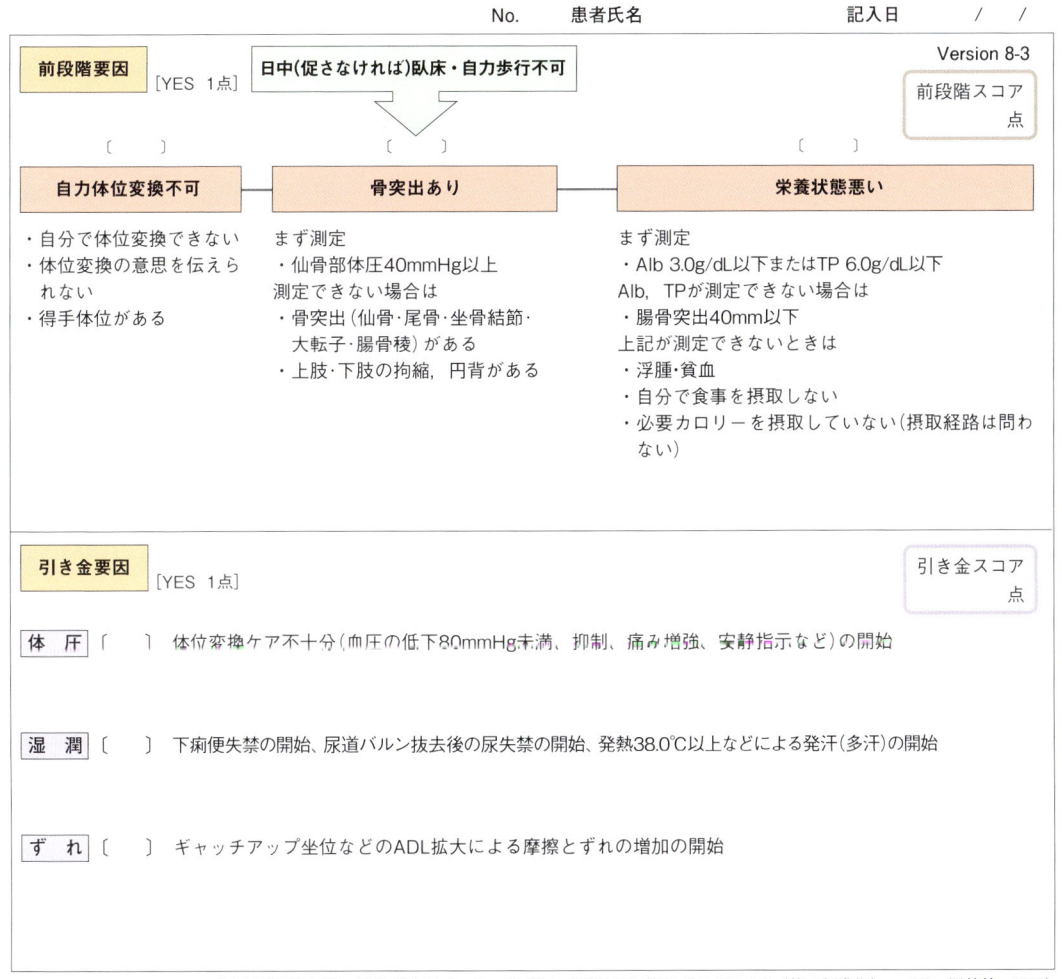

図 6　K 式スケール

（日本褥瘡学会編：褥瘡ガイドブック．第 2 版，褥瘡予防・管理ガイドライン（第 4 版準拠）．p.119，照林社，2015）

A　病歴

1. 体重の変化

過去6カ月間の体重減少：＿＿＿＿＿＿Kg　減少率：＿＿＿＿＿＿％
過去2週間の変化：増加 □　　変化なし □　　減少 □

2. 食物摂取の変化（平常時と比較）

変化なし □
変化あり：期間＿＿＿＿＿＿週＿＿＿＿＿＿日間
食事内容：固形食 □　　経腸栄養 □　　経静脈栄養 □　　その他 □

3. 消化管症状（2週間以上継続しているもの）

なし □　　嘔気 □　　嘔吐 □　　下痢 □　　食欲不振 □

4. 身体機能

機能不全なし □
機能不全あり：期間＿＿＿＿＿＿週＿＿＿＿＿＿日間
タイプ：労働に制限あり □　　歩行可能 □　　寝たきり □

5. 疾患、疾患と栄養必要量の関係

診断名：＿＿＿＿＿＿＿＿
代謝要求 / ストレス：なし □　　軽度 □　　中等度 □　　高度 □

B. 身体計測

（スコア：0 ＝正常、1+ ＝軽度、2+ ＝中等度、3+ ＝高度）
皮下脂肪の減少（三頭筋、胸部）：　＿＿＿＿＿＿＿＿＿＿
筋肉量の減少（大腿四頭筋、三角筋）：＿＿＿＿＿＿＿＿＿＿
踝部の浮腫：＿＿＿＿＿＿　仙骨部の浮腫：＿＿＿＿＿＿　腹水：＿＿＿＿＿＿

C. 主観的包括的アセスメント

栄養状態良好 A □　　中等度の栄養不良（または栄養不良の疑い）B □
高度の栄養不良 C □

図7　栄養状態リスクアセスメント：SGA（Subjective global assessment 、主観的包括栄養評価）

6. 褥瘡の回復治癒過程と関連スケール

- 回復治癒過程は、浅い褥瘡の場合には、創傷の治癒環境が保たれれば、**肉芽形成→痂皮形成→表面瘢痕化**というプロセスをたどって新しい皮膚が再生して治癒する。つまり**再生治癒**が多い。他方、深い褥瘡の場合は、ポケット形成や瘻孔、壊死組織や感染巣を伴い再生治癒は困難であり、**図8**に示すような経過をたどり長時間を必要とし、**瘢痕治癒**することが多い。

- 褥瘡の分類は、急性期か慢性期かの**病期**や**深達度**（損傷が及んでいる組織レベル）によって行われる。前述した EPUAP と NPUAP による褥瘡の分類にあるカテゴリ/ステージⅠ〜Ⅳならびに「分類不能」と「深部組織損傷の疑い」の2カテゴリは**深達度の判定**に有効である。

  さらに褥瘡の**重症度**の判定には、2002 年に**日本褥瘡学会学術教育委員会**が開発した重症度分類用と経過評価用の2種類で構成されている **DESIGN** が活用されてきた。このスケールの信頼性と妥当性を統計学的に検証したうえで、2008 年に改訂された。**表5** の **DESIGN-R 褥瘡経過評価表**は、悪化と回復のいずれの経過も評価でき、その時々のチーム医療の方針と計画の決定に有効であり、点数化によって経時的な客観的評価を可能にしている。

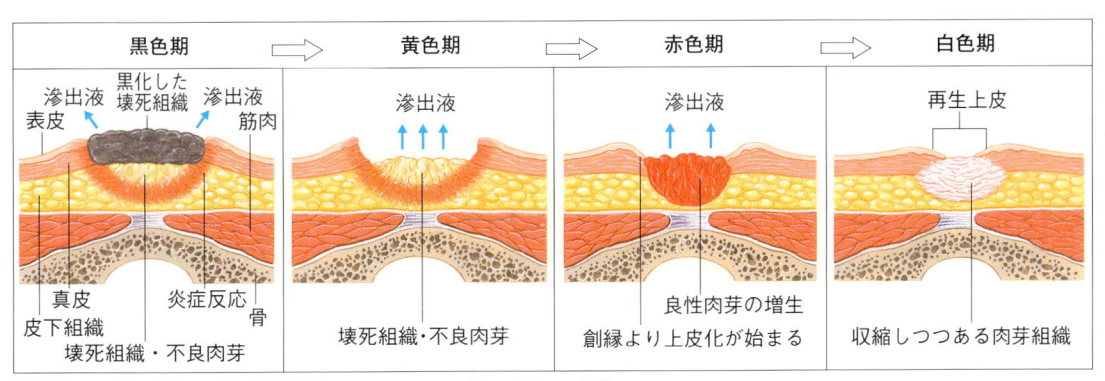

| 黒色期 ⇒ | 黄色期 ⇒ | 赤色期 ⇒ | 白色期 |

黒色期：滲出液 表皮 黒化した壊死組織 滲出液 筋肉　真皮 皮下組織 炎症反応 骨　壊死組織・不良肉芽

黄色期：滲出液　壊死組織・不良肉芽

赤色期：滲出液　良性肉芽の増生　創縁より上皮化が始まる

白色期：再生上皮　収縮しつつある肉芽組織

黒色期：壊死に陥った皮膚が乾燥し、黒化した壊死組織を形成した状態
黄色期：壊死組織が除かれ、より深部の黄色い壊死組織や不良肉芽が露出した状態
赤色期：壊死組織が除かれた創面より、鮮紅色の肉芽組織が増生する状態
白色期：盛り上がった肉芽組織は次第に固く締まり、白っぽくなるとともに創は収縮する。また、創周囲よりは表皮細胞が肉芽組織の上に遊走してきて上皮形成が始まる。新たに形成された上皮は、周囲の皮膚に比べて白色調が強い。この創の収縮と上皮化により創は閉鎖する

（福井基成：褥創ケアに有用な薬剤・創傷被覆材. 月刊ナーシング，16（9）：87，1996. より改変）

図8　褥瘡の色による治癒

1）DESIGN-R（表5）の見方

　評価項目は、深さ（d,D）、滲出液（e,E）、大きさ（s,S）、炎症/感染（i,I）、肉芽組織（g,G）、壊死組織（n,N）、ポケット（p,P）の7項目である。表の左半分は小文字の **designp**、右半分は大文字の **DESIGNP** に区分されている。したがって、7項目のうちの小文字の減少と大文字の増加は悪化・重症化を、逆に小文字の増加と大文字の減少は回復・軽症化を表すことから、経時的に重症度の変化を把握しやすく、経過評価表として優れている。加えて各評価項目には得点がつけられており、滲出液6、サイズ15、炎症/感染9、肉芽組織6、壊死組織6、ポケット24の各得点は重症度に対する影響度を考慮に入れ、重みとして点数を付加したとしている。なお、壊死などで深さ（D）を判定できない場合は、**図3**（p.817 参照）で既述した「**U：unstageable（分類不能）**」と記述するよう指示されている。

表5　DESIGN-R 褥瘡経過評価表

カルテ番号(　　　　　　　)　患者氏名(　　　　　　　)　月日　/　/　/　/　/　/　/　/

Depth 深さ　創内のいちばん深い部分で評価し、改善に伴い創底が浅くなった場合、これと相応の深さとして評価する													
d	0	皮膚損傷・発赤なし	D	3	皮下組織までの損傷								
	1	持続する発赤		4	皮下組織を越える損傷								
	2	真皮までの損傷		5	関節腔、体腔に至る損傷								
				U	深さ判定が不能の場合								

Exudate 滲出液

e	0	なし	E	6	多量：1日2回以上のドレッシング交換を要する								
	1	少量：毎日のドレッシング交換を要しない											
	3	中等量：1日1回のドレッシング交換を要する											

Size 大きさ　皮膚損傷範囲を測定：[長径(cm)×長径と直交する最大径(cm)]

s	0	皮膚損傷なし	S	15	100以上								
	3	4未満											
	6	4以上　　16未満											
	8	16以上　　36未満											
	9	36以上　　64未満											
	12	64以上　　100未満											

Inflammation/Infection 炎症/感染

i	0	局所の炎症徴候なし	I	3	局所の明らかな感染徴候あり(炎症徴候、膿、悪臭など)								
	1	局所の炎症徴候あり(創周囲の発赤、腫脹、熱感、疼痛)		9	全身的影響あり(発熱など)								

Granulation tissue 肉芽組織

g	0	治癒あるいは創が浅いため肉芽形成の評価ができない	G	4	良性肉芽が、創面の10%以上50%未満を占める								
	1	良性肉芽が創面の90%以上を占める		5	良性肉芽が、創面の10%未満を占める								
	3	良性肉芽が創面の50%以上90%未満を占める		6	良性肉芽が全く形成されていない								

Necrotic tissue 壊死組織　混在している場合は全体的に多い病態をもって評価する

n	0	壊死組織なし	N	3	柔らかい壊死組織あり								
				6	硬く厚い密着した壊死組織あり								

Pocket ポケット　毎回同じ体位で、ポケット全周(潰瘍面も含め)[長径(cm)×短径*(cm)] から潰瘍の大きさを差し引いたもの

p	0	ポケットなし	P	6	4未満								
				9	4以上16未満								
				12	16以上36未満								
				24	36以上								

| | | | | 合計 | | | | | | | | |

部位(仙骨部、坐骨部、大転子部、踵骨部、その他 [　　　　　　　　])
表記としては、深さ(Depth：d,D)は判定のみで合計点には加えないので、たとえば「D3—e3s8i1G5N3P6：26(D3—26)点」となる

2)褥瘡の評価得点の算出法

　表5の下欄の例によって概説する。

　(例)D3-e3s8i1G5N3P6：D3-(3+8+1+5+3+6=26)→26(D3-26)点

　D3は、皮膚を構成する表皮・真皮・皮下(脂肪)組織の全層欠損レベルの皮膚障害であり、重症な褥瘡に該当する。合計点は、深さ(D)を除く6項目の得点を加算したものである。**日本褥瘡学会によると19点以上の合計点**では、その8割が3か月では治癒しないと治癒予測を行っている。D3で合計点26点のこの患者の場合は、回復に少なくとも3か月以上を要する重症な褥瘡であると同時に、さらに悪化する危険性があることを容易に理解できよう。

　なお、日本褥瘡学会は、褥瘡の治癒過程を評価し、それに基づいて適切なケアを選択・実践するためにDESIGN-Rを1～2週間間隔で採点することを推奨している。

7. 褥瘡の随伴症状	1）かゆみ、発赤、腫脹、疼痛、発熱、熱感 2）滲出液、膿汁、悪臭 3）感覚障害 4）イライラ、不快感、など

8. 褥瘡の「成り行き」 （悪化したときの二次的問題）	1）疼痛や不快感による不眠、食欲不振、身体可動性の障害、日常生活動作行動の低下 2）褥瘡部の表皮剥脱による局所性感染、さらにその悪化による髄膜炎や敗血症などの全身性感染 3）大量の滲出液喪失と随伴症状の悪化に伴う栄養摂取量の低下による低蛋白血症や体液・電解質異常 4）身体可動性の障害に伴う圧負荷、低栄養状態に起因する浮腫や抵抗力の低下、失禁に伴う汚染などによる他部位への褥瘡の拡大 5）褥瘡とその随伴症状、長期にわたる治療処置などによるうつ状態、不安、苛立ちなどの精神心理的問題、人間関係・役割・経済などにかかわる社会的問題など

9. 褥瘡に対する主な検査	1）血液検査：血液一般、生化学など 2）細菌培養 3）超音波検査 4）MRI、CT（深部腫瘍形成の診断など）

10. 褥瘡に対する主な治療	褥瘡の重症度とそれを引き起こした原疾患、治療と副作用ならびに個別的な褥瘡の発生・悪化要因などによる各患者の身体的・精神心理的・社会的状態をふまえて、以下の1）～6）のキュア・ケアを「褥瘡のチーム医療」によって連携して総合的に取り組むことが重要である。 **1）薬物療法**：滲出液吸収促進薬、壊死組織除去薬、抗菌・静菌軟膏、肉芽形成・表皮形成促進薬など（**表6**） **2）食事療法**：高エネルギー、高蛋白質、ビタミン．亜鉛．銅などの微量元素補給などに努め、できるだけ食事を経口摂取できるようにする。 **3）物理療法**：陰圧閉鎖療法、電気療法、非接触性・常温療法、水治療法、光線療法、高圧酸素療法、超音波療法、電磁波療法、赤外線療法、紫外線療法、ハバードタンク、など **4）体圧分散マットレス、除圧・減圧用具**：患者の状態に合ったマットレス・用具を選ぶ（**表7**、**図9**、**10** 参照）。 **5）保存療法**：ドレッシング材、外用薬、酵素製剤、高圧洗浄 **6）外科的療法**：切開・排膿、デブリードメント、再建術（縫縮、植皮、皮弁）など

表6 褥瘡に用いられる主な薬

分類	一般名（商品名）	効果発現メカニズム	主な副作用と注意事項
殺菌	スルファジアジン銀 （ゲーベン）	スルファジアジン銀が細胞膜、細胞壁に作用して抗菌作用を発現すると考えられている	**禁忌**：本剤成分またはサルファ剤過敏症の既往、新生児、低出生体重児、軽症熱傷 **重大な副作用**：汎血球減少、皮膚壊死、間質性腎炎
	白糖・ポビドンヨード配合剤 （ユーパスタ、ソアナース）	白糖による創傷治癒作用およびポビドンヨードによる殺菌作用。白糖の作用機序は、局所的浸透圧の上昇による浮腫軽減作用及び線維芽細胞の活性化が考えられる	**禁忌**：本剤成分またはヨウ素過敏症の既往 **重大な副作用**：ショック、アナフィラキシー様症状
	ゲンタマイシン硫酸塩 （ゲンタシン）	細菌の蛋白合成を阻止する殺菌性抗生物質である	**禁忌**：本剤並びに他のアミノグリコシド系抗生物質およびバシトラシン過敏症の既往 **副作用**：発疹、腎障害、難聴
	フラジオマイシン硫酸塩 （ソフラチュール）		**禁忌**：アミノグリコシド系抗生物質及びバシトラシン過敏症の既往 **重大な副作用**：腎障害、難聴
肉芽形成・表皮形成促進	トレチノイン トコフェリル （オルセノン）	創傷自然治癒過程や組織修復過程において創傷部に出現するマクロファージ、線維芽細胞および血管内皮細胞に創傷部位で直接作用し、血管新生を伴った肉芽形成を促す	**禁忌**：本剤成分過敏症の既往 **副作用**：発赤、紅斑、瘙痒、疼痛、刺激感
	ブクラデシンナトリウム （アクトシン）	血管新生作用と肉芽の増殖を促進する。表皮ケラチノサイトの増殖を促進し、表皮形成を促す	**副作用**：疼痛、接触皮膚炎
	アルプロスタジル アルファデクス （プロスタンディン）	病変局所の循環障害を改善し、血管新生作用、肉芽形成および表皮形成を促す	**禁忌**：重篤な心不全、出血（頭蓋内出血、出血性眼疾患、消化管出血、喀血等）、妊婦中または妊娠の可能性のある人、本剤成分過敏症の既往 **副作用**：疼痛、刺激感、出血、接触皮膚炎
表皮形成促進	トラフェルミン（遺伝子組換え） （フィブラスト）	血管内皮細胞、線維芽細胞等に存在するFGF（線維芽細胞成長因子）受容体に特異的に結合し、血管新生作用や肉芽形成促進作用等を示す	**禁忌**：投与部位に悪性腫瘍のある患者またはその既往歴のある患者、本剤成分過敏症の既往 **副作用**：発赤、発疹、接触皮膚炎、瘙痒感、腫脹、過剰肉芽組織、刺激感・疼痛
その他	ゼラチン （スポンゼル、ゼルフォーム）	創傷の表面に強く付着し、フィブリンとほぼ同等の止血効果をあらわす	**禁忌**：本剤成分過敏症の既往、血管内 **重大な副作用**：ショック、アナフィラキシー、巨細胞肉芽腫、神経障害

表7 体圧分散マットレスの種類

A 使用方法からみた分類

分類	長所	短所
特殊ベッド	・コンピューター制御により、いずれの体位においても除圧環境を提供できる	・重量があるため、日本の家屋構造上使用困難な場合がある ・維持管理が煩雑 ・空気流動型ベッドの場合、呼吸・循環・体温のモニタリングが必要 ・高価 ・これまで使用していたベッドの保管場所が必要
交換マットレス	・ベッドアップ45°までなら除圧環境を提供できる ・付属ポンプとエアセル構造の特性によって、低圧保持機能を有するマットレスがある	・高さがあるため、ICUベッドなど柵の低いベッドで使用すると転落の危険あり ・厚みのため足底が接地せず端坐位が不安定となる ・今まで使用していた通常のマットレスの保管場所が必要
上敷きマットレス	・使用が簡単 ・上記2つに比べて安価 ・超薄型マットレスは足底が接地するため端坐位が安定する ・付属ポンプとエアセル構造の特性によって、低圧保持機能を有するマットレスがある	・厚みがないものが多く、ベッドアップ30°まで除圧環境提供
リバーシブルマットレス	・患者の褥瘡発生リスク状態に応じて両面を使い分けできる ・マットレスを2枚購入する必要がない	・圧分散面が7cmであり、ベッドアップ30°まで除圧環境提供

B 素材からみた分類

分類	長所	短所
エア	・マット内圧調整により個々に応じた体圧調整ができる ・セル構造が多層のマットレスは低圧保持できる（現在2層と3層がある）	・自力体位変換時に必要な支持力、つまり安定感が得にくい ・鋭利なものがあるとパンクしやすい ・付属ポンプのモーター音が騒音になる場合がある ・付属ポンプフィルターの定期的な保守点検が必要 ・付属ポンプ稼働に動力を要する ・圧切替型の場合、不快感を与える場合がある
ウォーター	・水の量により、個々に応じた体圧調整ができる ・ベッドアップ時のずれ力が少ない	・患者の体温維持のために、水温管理が必要 ・水が時間とともに蒸発する ・マットレスが重く、移動に労力を要する ・水の浮遊感のため、不快感を与える場合がある
ウレタンフォーム	・低反発のものほど圧分散効果がある ・反発力の異なるウレタンフォームを組み合わせることで圧分散と自力体位変換に必要な支持力、つまり安定感を得ることができる ・動力を要しない	・個々に応じた体圧調節はできない ・低反発ウレタンフォームに身体が沈み込みすぎ、自力体位変換に支障をきたす場合がある。とくに、可動性が低下している患者には注意が必要 ・水に弱い ・年月が経つとへたりが起こり、圧分散力が低下する
ゲルまたはゴム	・動力を要しない ・表面を拭くことができ、清潔保持できる	・十分な体圧分散効果を得るには厚みが必要であるが、それに伴って重量が増す ・マットレス表面温度が低いため、患者の体熱を奪う
ハイブリッド	・2種類以上の素材の長所を組み合わせることができる ・エアとウレタンフォームの組み合わせがある	・体圧分散効果を評価するための十分なデータが不足

（つづき）

C　機能からみた分類

分類	長所	短所
ローリング	・体位変化に伴う圧移動が行われる ・介護者が少ない労力で体位変換できる	・体位変換の動きに身体が適合しない場合、ずれ力が生じる ・体位変換の動きに身体が適合しない場合、姿勢のねじれが生じる
姿勢保持	・ベッド上でのベッドアップ（頭側挙上）、坐位時の姿勢が適切に保持され圧迫とずれ力が軽減できる	・身体が適合しない場合、圧迫とずれ力が生じる ・高価

（須釜淳子，真田弘美編：最新褥瘡ケア用品ガイド．照林社，2009．）

●**ピュアレックス**（㈱モルテン）　交換タイプ、静止型、ウレタン系

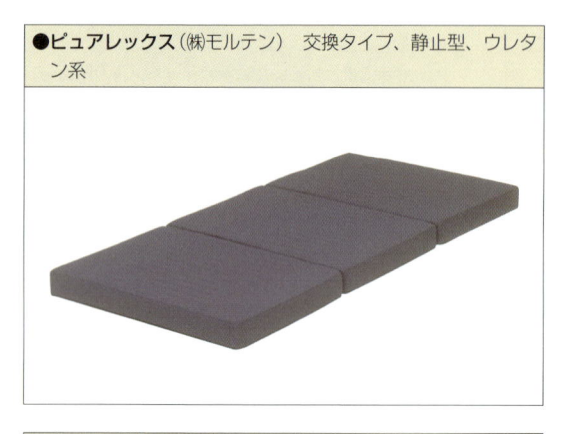

●**グランデ**（㈱モルテン）　交換タイプ、圧切替型と静止型の使い分け可能、エア系

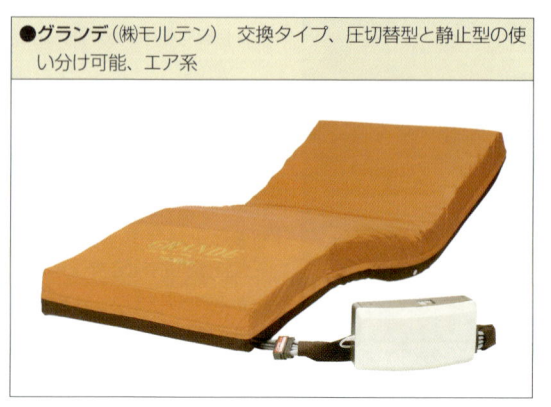

●**エバープラウドマットレス**（パラマウントベッド㈱）　交換タイプ、静止型、ウレタン系

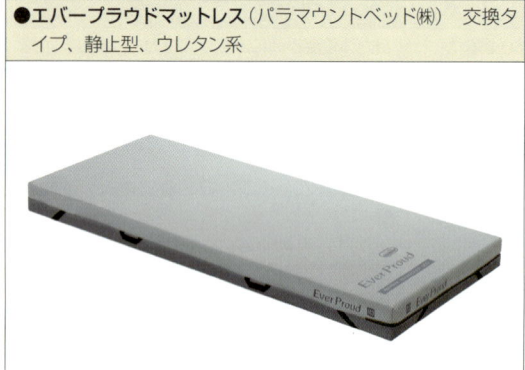

●**ハッピーウェイブ**（三和化研工業㈱）　交換タイプ、静止型、エアとウレタンの複合素材系

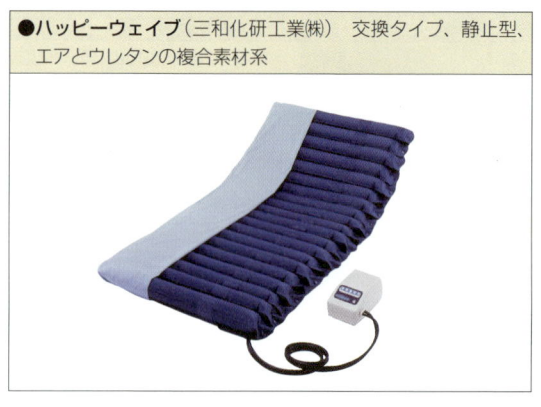

●**エアマスタートライセル**（㈱ケープ）　上敷きタイプ、圧切替型、エア系

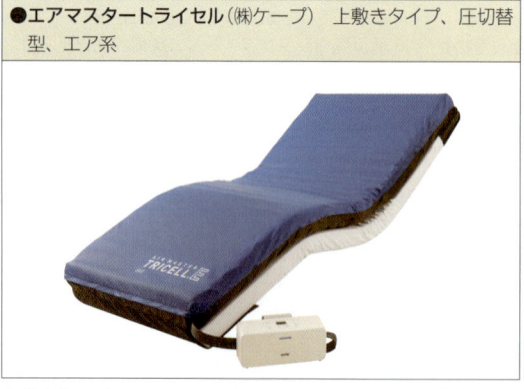

●**エアドクター**（㈱ケープ）　交換・上敷き併用タイプ、圧切替型、エア系

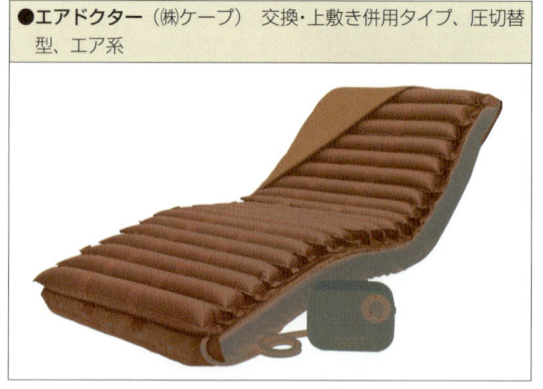

上敷きタイプ：マットレスの上に重ねて敷くタイプ　　**交換タイプ**：マットレスと交換して使用するタイプ

図9　使用方法からみた主な体圧分散マットレスの種類

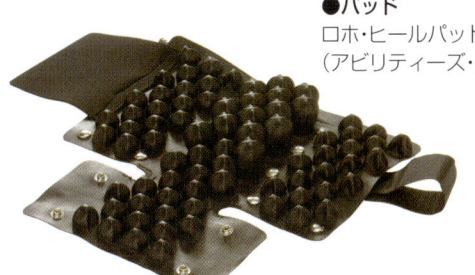

●**パッド**
ロホ・ヒールパッド
（アビリティーズ・ケアネット㈱）

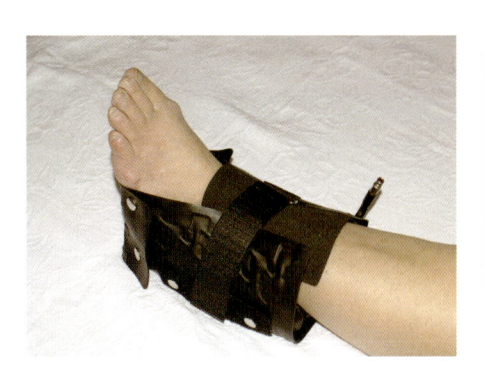

- 関節部分に適した空気調節式褥瘡予防パッド

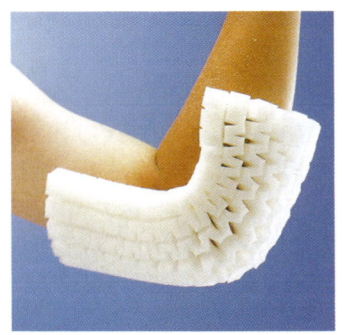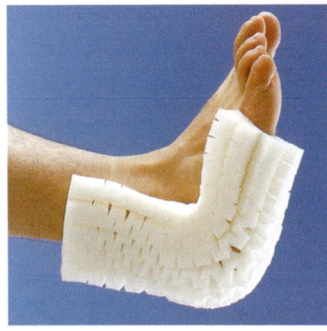

●**パッド**
レストン2
コンファーマブルパッド
（スリーエムヘルスケア㈱）
- パッドに切り込みが入っているため関節にもしっかりなじむ
- パッドからライナー（保護紙）を剥がし、パッドの中央に肘あるいは踵をのせ、パッドを貼る

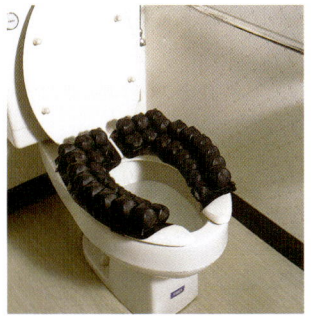

●**クッション**
ロホ・トイレットシート
（アビリティーズ・ケアネット㈱）

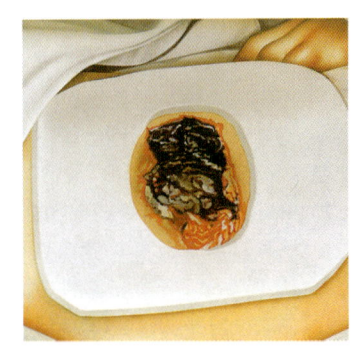

●**パッド**
レストン
粘着フォームパッド
（スリーエムヘルスケア㈱）
- 褥瘡を摩擦や体圧から保護する
- パッドを褥瘡の3〜4倍の大きさに切り、褥瘡に合わせて中央に穴を開け、褥瘡部位に当たらないように貼る

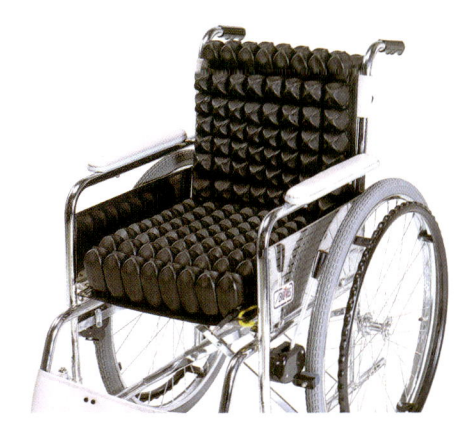

●**クッション**
ロホ・リクライナー
（アビリティーズ・ケアネット㈱）
- リクライニングシートになっているので身体の角度を自由に変更でき、仙骨や背部の褥瘡予防に役立つ
- 体圧分散により座面部と背部を除圧し、傷の保護や疼痛を緩和する
- セルの一つひとつが自由に動くことにより移乗のときの摩擦やずれを最小限にできる

図10　褥瘡予防のための除圧・減圧用具（局所用）

第1·2段階	アセスメント・診断

必要な情報	情報分析の視点

必要な情報

1. 褥瘡の有無と程度（基 2、3、5、6の活用）
   ① 部位
   ② 発赤、かゆみ、熱感、水疱、びらん、潰瘍、壊死、膿瘍、ポケット形成などの有無と大きさ
   ③ 滲出液の量と性状（色、においなど）
   ④ 程度（EPUAP/NPUAP による程度）
   　 カテゴリ／ステージⅠ～Ⅳ（図3参照）
   ⑤ 良性肉芽組織の形成、痂皮形成、表面瘢痕化の有無と程度
2. 褥瘡の発生要因の有無と程度（基 4の活用）
   1）身体的要因
   　① 体動・体位変換などの不可、手術体位、体位制限：全身衰弱、意識障害、運動障害、感覚障害、関節拘縮、円背、ギプス包帯、牽引法など
   　② 病的骨突出の部位と高さ（図4参照）
   　③ 栄養障害：貧血、浮腫など
   　④ 皮膚の湿潤や不潔
   　⑤ 年齢：高齢者
   　⑥ 薬物：抗がん薬や副腎皮質ステロイド薬などによる易感染性、睡眠薬による体動や体位変換の減少など
   2）物理的要因
   　① 圧迫：患者の体重、重い寝具、ギプス、包帯、ドレーン類など
   　② 摩擦、ずれ：衣類や寝具の縫い目・しわ、シーツなどとのこすれ、皮膚間の摩擦など
   　③ その他：傷のある便器の使用、介助者の爪、ベッド中のごみくず、食べこぼしなどによる外傷、絆創膏や消毒薬によるかぶれなど
   3）精神心理的要因
   　重症な疾患・障害ならびにうつ状態、認知症などに伴う心身の活動意欲低下による長時間の臥床や同一体位
   4）社会的要因
   　① 介護に関わる専門職者や家族などのマンパワー不足
   　② 施設設備や介護・医療器具の不足
   　③ 社会的支援の不足など

情報分析の視点

1. 褥瘡の有無と程度の明確化
2. 褥瘡と随伴症状の発生時期と現在までの経過の明確化
3. 褥瘡の原因・誘因とそのメカニズムの明確化
4. 褥瘡の「成り行き」の明確化

▶ 褥瘡の情報収集とその分析にあたっては、「予防にまさる治療はなし」という原則をふまえて、常に発生要因を念頭におき、**褥瘡発生の予測スケール（ブレーデンスケール、OHスケール、K式スケール**など）を用いて、予防と早期発見のための継続的な情報収集と分析を行う必要がある。

▶ 褥瘡の発生・悪化を引き起こす対象固有の身体的・物理的・精神心理的・社会的要因を総合的に明らかにすることが、看護計画の対策立案の個別化・具体化にとって必須である。

▶「成り行き」として以下の問題を生じやすい。
1) 疼痛や不快感による**不眠、食欲不振、身体可動性の障害、日常生活動作行動の低下**
2) 褥瘡部の表皮剥脱による**局所性感染**、さらにその悪化による**髄膜炎や敗血症などの全身性感染**
3) 大量の滲出液喪失と随伴症状の悪化に伴う栄養摂取量の低下による**低蛋白血症や体液・電解質異常**
4) 身体可動性の障害に伴う圧負荷、低栄養状態に起因する浮腫や抵抗力の低下、失禁に伴う汚染などによる**他部位への褥瘡の拡大**
5) 褥瘡とその随伴症状、長期にわたる治療処置などによる**うつ状態、不安、苛立ち**などの**精神心理的問題、人間関係・役割・経済**などにかかわる**社会的問題**など

④不適切な生活環境

3. 褥瘡の発生時期と経過（基5、6の活用）

①褥瘡発生の予測

②褥瘡経過の評価

4. 褥瘡の随伴症状の有無と程度（基7の活用）

1）かゆみ、発赤、腫脹、疼痛、発熱、熱感

2）滲出液、膿汁、悪臭

3）感覚障害

4）イライラ、不快感など

5. 褥瘡に対する検査の結果（基9の活用）

1）血液検査、2）細菌培養、など

6. 褥瘡に対する治療内容と効果・副作用（基10の活用）

1）薬物療法、2）食事療法、3）物理療法、4）体圧分散マットレス、除圧・減圧用具、5）保存療法、6）外科的療法など

7. 褥瘡の「成り行き」の有無と程度（基8の活用）

8. 褥瘡と検査・治療などに対する患者や家族の反応と期待

第3段階	看護計画の立案

● **目標設定の視点**
1. 褥瘡を発生させない。
2. 褥瘡の発生要因を軽減・除去できる。
3. 褥瘡による心身の苦痛を緩和・除去できる。
4. 褥瘡が縮小・消失する。
5. 患者や家族が褥瘡の予防と改善のための知識・技術を習得できる。
6. 少なくとも「成り行き」にあげた問題を起こさない。

● **対策の立案**　　対象固有の褥瘡の発生要因とそれによる発生・悪化のメカニズムをふまえたうえで対策を選択・決定する。一般に褥瘡の有無は、「看護のレベルを示す」とまでいわれている。したがって、まず褥瘡の予防が大切である。　　　　　　　　（基1～10の活用）

	対策の種類	対策の根拠
観察（OP）	**1. 褥瘡の有無、程度の変化** 1）部位 2）発赤、水疱、びらん、壊死、潰瘍、膿瘍などの大きさと深さ（縦×横×深さ）、ポケットの有無と大きさ 3）滲出液の量と性状（色、においなど） 4）肉芽形成、痂皮形成、表面瘢痕化の有無と程度 **2. 褥瘡の発生要因の変化**	1～8の観察項目は、その患者が目標に近づいているか否かを最も端的に表す情報となる。とくに褥瘡の程度を表す1と3については、細かく、経時的な観察・記録が必要である。 ▶ 褥瘡の発作リスクの判定や経過判定には、DESIGN-Rやブレーデンスケールとその点数のグラフなどを活用して経時的に観察・記録する（**表5、表1、図5**参照）。（基2～5の活用）

<table>
<tr><td rowspan="1">観察（OP）</td><td>

1）身体的要因

2）物理的要因

3）精神心理的要因

4）社会的要因

3. 褥瘡の発生時期と経過

4. 褥瘡の随伴症状の変化

5. 褥瘡に対する検査結果の変化

6. 褥瘡に対する治療内容と効果・副作用

7. 褥瘡の「成り行き」の有無と程度

8. 褥瘡と検査・治療などに対する患者や家族の反応と期待

※観察の細かい項目は、アセスメント・診断段階と同じであるため省略する

</td><td></td></tr>
</table>

看護療法（TP）	1. 体位変換（自動的・介助自動的・他動的） 　1）原則として30°側臥位で1時間半ないし2時間ごとを目安に定期的に変換 　2）15分ごとの殿部の**プッシュアップ運動**	▶**除圧、血行促進**を主目的に定期的に体位変換を自動的・介助自動的・他動的に行う。すなわち、体位変換によって同一部位への圧迫を避ける。30°側臥位は、体重を大転子部や仙骨部などの骨突出部位ではなく、殿筋で支えられる。また体位変換に伴う体動は、血行も促進させる。さらに体位変換時の寝具の動きは、寝床内の温度・湿度・気流を調整して、皮膚を乾燥させる。坐位時は、90°坐位姿勢を基本とし、坐位時間は1時間以内が望ましく、殿部の圧迫を防ぐために15分おきにプッシュアップ運動も行う。なお、ファウラー位の場合は、仙骨部を圧迫するので長時間を避ける。（基2〜5の活用）
	2. ずれ防止	▶近年、ずれが褥瘡発生やポケット形成に大きく関与することが明らかになった。褥瘡の発生と長期化を防ぐには、ずれ発生の防止が大切である。ずれは体位変換時の不適切なケア、寝衣・寝具のしわ、ベッドアップ、車椅子への移乗動作などによって発生する。ハイリスク患者、坐骨褥瘡形成者には、背上げは30°まで、または90°**背抜き（図11）**を行うなどによって、ずれの解消に努める。（基4、5の活用）
	3. **体圧分散用具の使用** 　1）夜間の睡眠を確保したり、体位変換が不可能な患者の場合は、枕、**体圧分散マットレス・用具**などを使用する（**表7**、**図9**、**10**参照）	▶**体圧分散用具**は、同一部位への圧迫・摩擦・ずれ防止のために使う。とくに意識障害や運動麻痺、感覚障害などの患者は、これらを自ら回避できないため局所的には枕、全身的には体圧分散マットレスなどを用いる。夜間の睡眠確保のために、日中は体位変換を行い、夜間のみ体圧分散

用具を使用する場合もある。（基2、4、10の活用）

<table>
<tr><td rowspan="9">看護療法（TP）</td><td>4. 栄養・水分補給
1）高蛋白質、高エネルギー、ビタミンなどの補給</td><td>▶体力増強のみならず貧血や低蛋白血症に起因する浮腫を予防して浮腫による毛細血管と細胞との解離を防ぎ、細胞への酸素や栄養・エネルギーの供給を促して褥瘡の発生・悪化の防止や回復・治癒を促進させる。蛋白質やビタミン（とくにビタミンC）の摂取は、組織のコラーゲン線維の形成を促し、創の治癒を早める。
（基4、10・図7の活用）</td></tr>
<tr><td>2）水分の補給

3）水分出納の記録</td><td>▶全身衰弱患者や高齢者などで褥瘡が広範にわたり、かつ滲出液が多い場合は、脱水を引き起こす危険性があるため、十分な水分補給ならびに、継続的な水分出納の計測と記録を必要とする。</td></tr>
<tr><td>5. 皮膚の清潔
1）入浴、シャワー浴、清拭（とくに殿部や陰部など）
2）発汗時の更衣など</td><td>▶皮膚の汚れや湿潤、汗や尿などによる不潔状態は、皮膚の抵抗性を弱め、褥瘡の発生要因になる。とくに陰部は、不潔になりやすく、褥瘡の好発部位である仙骨が近いため十分なケアが必要である。（基4の活用）</td></tr>
<tr><td>6. 寝衣・寝具の選択と適切な使用
1）肌ざわりがよく、吸湿性に富んだ材質の選択
2）寝衣・寝具のしわや縫い目・結び目、ボタン、ひも類などによる圧迫や摩擦の除去
3）ゆったりした寝衣・寝具</td><td>▶寝衣・寝具による圧迫や摩擦は、褥瘡の発生要因になる。したがって、材質やデザインなどに注意する必要がある（表7、図9参照）。
（基4、10の活用）</td></tr>
<tr><td>7. 環境調整
1）日当たりがよく、風通しのよい部屋の選択
2）ベッド内の整備
　ごみくず、食べこぼしなどの定期的あるいはケア時の点検と除去</td><td>▶気温、湿度、気流などが適切な環境は、心身の活動性を促す。（基4の活用）
▶ベッド内のごみくずや食べこぼしは、褥瘡の発生要因となる。
　• とくに高齢者、意識障害、うつ状態、認知症などの患者の環境調整には十分留意する。</td></tr>
<tr><td>8. 外傷予防
1）ベッドの金具、体温計などの医療器具、傷のある便器、介助者の爪、消毒薬や絆創膏によるかぶれなど</td><td>▶外傷は、褥瘡の大きな発生・悪化要因になる。
（基4の活用）</td></tr>
<tr><td>9. 褥瘡の処置
1）発赤、水疱形成時
　（1）圧迫・摩擦・ずれの除去
　（2）ドレッシング材（表8）による皮膚の保護</td><td>▶褥瘡の初期には皮膚の発赤がみられる。この段階では、局所の血液循環を促進し、圧迫・摩擦・ずれを避け、表皮保護に努めることが、次の真皮レベルの皮膚障害段階への進行防止にとって最も大切である。（基4、5、10の活用）</td></tr>
</table>

表8 褥瘡に用いられる主なドレッシング材

<皮膚欠損用創傷被覆材>

使用材料	特　徴	商品名
ハイドロコロイド	・皮膚接着面は親水性ポリマーと疎水性ポリマーで構成されている。親水性ポリマーが滲出液を吸収してゲル化することで創面を閉鎖して湿潤環境を作り出し、肉芽形成を促進する。同時に外層は防水性で、細菌や汚染を防ぐ効果がある。	デュオアクティブ、テガダーム ハイドロコロイド、コモフィール、アブソキュアなど
ハイドロジェル	・湿潤環境を維持して治癒を促進する。速やかな冷却作用により炎症を軽減し、疼痛を緩和する ・透明なために貼付部位の観察が可能である	グラニュゲル、イントラサイトジェルシステムなど
ハイドロファイバー	・保水性に優れ、ゲル化して湿潤環境を長期に保持できることから肉芽形成を促進する ・健常皮膚の浸軟を防ぐ	アクアセル、アクアセル Ag など
ハイドロポリマー	・過剰な滲出液をすみやかに吸収する ・創縁や健常皮膚面の浸軟を防ぐ	ティエール
ポリウレタンフィルム	・ポリウレタンフィルムは透明・半透明で、貼用皮膚の観察ができる ・酸素などの気体透過性があることから適切な創部の湿潤環境を保持できる ・液体や細菌を透過させない ・透明なため貼付部位の観察が可能である	オプサイトウンド、テガダーム トランスペアレント ドレッシング、バイオクルーシブ、パーミエイド S など
ポリウレタンフォーム	・ポリウレタン背面フィルムとポリウレタン吸収層の2層構造になっている ・伸縮性が高いため屈曲部等の可動部位でも動作の妨げにならない	ハイドロサイト薄型、テガダーム フォーム アドヒーシブドレッシング、ウルゴチュール アブソーブ
アルギン酸塩	・海藻類の抽出成分を繊維化したもの ・滲出液を吸収してゲル状の湿潤環境を形成する	カルトスタット、ソーブサン、アルゴダーム トリオニック
キチン	・ベニズワイガニなどの甲殻類から抽出したアミノ多糖類のキチンを主成分とする ・分泌物が多いと創面が黄緑色を呈することがある	ベスキチン W 、ベスキチン WA 、ベスキチン F

看護療法（T P）

2）びらん、潰瘍形成時
　（1）創の洗浄、包帯交換

　（2）創周囲の皮膚の保護
　　　・ハイドロコロイドドレッシングの使用など

　（3）必要時、薬物療法の管理

▶表皮の欠損や真皮の部分欠損によって感染しやすい創がすでにつくられている真皮レベルの皮膚障害以後の褥瘡の段階では、いずれも感染防止に焦点を合わせて、褥瘡の悪化防止のみならず創傷の治癒を促進することが最も大切である。創を消毒すると、創傷治癒に必要な線維芽細胞や表皮細胞を死滅させるため、消毒の代わりに体温程度に温めた生理食塩液で洗浄する。また、創に当てるガーゼは、厚みがあると圧迫となるため、最小限の枚数にする。

▶滲出液による創周囲の皮膚のびらんを予防するため、ハイドロコロイドドレッシングを皮膚につけると、滲出液を吸収してゲル化することによって感染や汚染を防ぐと同時に、皮膚への刺激を避けることができる。健常な皮膚のびらんを防ぐために、適切なサイズのドレッシング材を選択し、交換時期を守る（**表8**）。（基 10 の活用）

▶感染などを起こしている場合は、抗生物質などの薬物が使用されるため、薬物の適応、効果、

| 教育（EP） | 1. 前記の看護療法項目1～8ならびに必要時9を自己管理できるよう患者と家族に指導する | 副作用などに十分注意して管理する（表6）。（基10の活用）
▶褥瘡の発生・悪化の予防には、患者と家族の理解と協力が必要となる。とくに長期臥床を必要とする場合には、家族の協力が重要であり、褥瘡予防のための具体的な指導・教育が大切である。（基1～10の活用） |

第3・4段階　看護計画の立案・実施時の留意点

1. 臥床生活の短縮

褥瘡は、患者の体動の減少から生じることが多い。したがって、臥床生活の短縮（早期離床）を目標として、患者ができる限りちょっとした日常生活動作行動を頻回に行うための助言や支援を中心とした看護を進めることが重要である。

定期的な体位変換に加え、少しの体動や身体を浮かすなどによっても局所の血流は促進されることから、その必要性を説明し、自ら体動に励むよう指導する。

2. ケアを通じての綿密な観察

褥瘡の予防と早期発見・治療には、清拭や更衣、おむつ交換をはじめとする種々のケアを通じた皮膚の観察が重要である。とくにその患者固有の発生要因を明らかにして観察する。加えて、外用薬やドレッシング材の選択は、褥瘡の状態を示す発赤、水泡、びらん、潰瘍、滲出液、疼痛などの有無と程度、ならびに急性期か否か、感染・炎症や深部損傷の有無と程度、肉芽形成の状態などによって異なってくることから、これらの経時的な観察・記録と検討が今後のキュア・ケアにとって非常に重要になる。

3. 定期的な体位変換と観察

体位変換は、やせ、低血圧、栄養状態低下、意識障害、浮腫、脱水など患者の個別的な状態に応じて計画的に行う。たとえば、必要時は30分ごとあるいは1時間ごとに頻回に行う。施行時は、全身状態を観察しながら枕やクッションなどを利用して安楽な体位の維持を工夫する。同時に、身体の下になる部分のシーツや寝衣のしわを十分に伸ばして圧迫・摩擦・ずれを防止する。体圧分散寝具使用中は、シーツを張りすぎると効果が減弱することに注意する。また、おむつの重ねづけやバスタオル、防水シーツの使用も避けたほうが望ましい。

自力体位変換困難患者にベッドアップを行うと、頭部がずり落ちて、ずれ力が殿部や仙骨部に発生しやすい。したがって体位変換やベッドアップなどを行うときは、患者の身体とベッドの接触部位に生じるずれ力を予防するために「背抜き」を行うとよい（図11）。

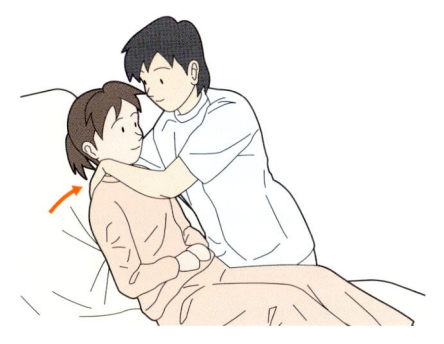

ベッドアップ後、患者の肩と背中を支えながらベッドと患者の身体が接触している面を離して空気を入れ、圧を除く

図11　ベッドアップ時の背抜き

4. 褥瘡の発生・悪化の予防

体圧分散用具を使用している場合は、その用具を過信してはならない。したがって、褥瘡発生の予測スケールなどを用いて患者個々の発生要因と皮膚の観察を怠らず、必要時はほかの手段も併用して褥瘡の発生・悪化の予防に努めなければならない。

5. 通気性の保持

失禁患者などに使用するおむつカバーやビニールは、むれて褥瘡を発生させやすいので、ときどきはずして通気をよくする。また、むれにくい材質の物品をできるかぎり選択する。

6. 排泄物による汚染防止

仙骨部に褥瘡がある場合は、排泄物によって創が汚染されやすい。したがって汚染されないよう工夫し、汚染状態を頻回に観察し、汚染されている場合はただちに陰部や殿部を清潔にする。陰部は弱酸性の洗浄剤を使用し、皮膚表面の皮脂膜を取りすぎないように熱い湯でこするような洗い方は避ける。尿が付着しても皮膚に染み込まないように**撥水性クリーム**の塗布、**撥水性スプレー**の散布などを行って、湿潤を可能な限り予防する。

7. 褥瘡と排泄の継続的評価・修正の必要性

現時点の褥瘡部位・サイズのみでなく、便尿などの排泄物が他の部位の皮膚に付着して褥瘡が拡大することのないよう防止手段を講じる。そのためにもおむつや失禁ケア用具・用品がその患者の便尿などの量、性状や湿潤程度、活動性や体動、意識と知覚状態、体格などに適しているか否かを日々調べ、加えてこれらにかかわる患者の主観的情報を収集し、それらの分析結果に基づいて患者の安全性・安楽性・快適性を高めるための改善に努める必要がある。

8. 便器使用患者へのケア

便器使用患者には、傷のない便器を使用すると同時に、腰を十分にあげて挿入したり、取りはずしを行い、仙骨部や殿部などを傷つけないように注意する。

9. 感染予防

創の手当ては清潔操作で行い、感染予防に最大の注意をはらう。また、緑膿菌などによる院内感染の危険性がある場合には、院内や病棟内で定められている特別な処置と処理を行う必要がある。

創の回復期には、かゆみを伴うことが多いので、かきむしらないよう説明したり、工夫する。

10. 乾燥した皮膚への注意点

乾燥した皮膚は摩擦やずれによって表皮がはがれやすいため、入浴後や清拭後には親水性のクリームなどを塗布して保湿する。

11. 退院指導

褥瘡があるまま退院する場合や褥瘡発生の危険性がある場合は、患者と家族が悪化・発生の予防方法や褥瘡の具体的な処置方法を十分理解し、実践できるようになってから退院できるよう予測的・計画的に指導を開始する必要がある。

12. 情報の共有化

看護師は、褥瘡の発生リスクや経過の評価に不可欠な深達度や重症度などの判定スケールを用いて定期的・経時的あるいは必要時にアセスメントし、その記録、報告ができる能力を必要とする。また、患者や家族を含めた医療・介護チームにおいてアセスメント結果の共有化を促し、今後の短期的・長期的目標や方針の設定と、具体的な根拠ある対策の立案ならびにその実践ができるよう連絡調整を行い、同時に患者、家族をはじめとする介護担当者などとの相談役や指導役を担う必要があろう。

第5段階	評価の視点

1. 目標に近づいたか否か

①褥瘡を発生させなかったか。

②褥瘡の発生要因を軽減・除去できたか。

③褥瘡による心身の苦痛を緩和・除去できたか。

④褥瘡が縮小・消失したか。

⑤患者・家族が褥瘡の予防・改善のための知識・技術を身につけられたか。

⑥「成り行き」にあげた問題 [1) 不眠、食欲不振、身体可動性の障害、日常生活動作行動の低下、2) 髄膜炎、敗血症などの全身性感染、3) 低蛋白血症、体液・電解質異常、4) 他部位への褥瘡の拡大、5) うつ状態、不安、苛立ちなどの精神心理的問題、人間関係・役割・経済などにかかわる社会的問題など] を起こさなかったか。

2. 看護過程、とくに看護計画の評価・修正

患者や家族の状態や行動が目標に近づいていない場合は、看護過程、とくに看護計画の立案段階のどこに問題があったのか、さらに診断段階に誤りがなかったかなどを追究する必要がある。

引用・参考文献

1) Shea, JD.：Pressure sores：classification and management. Clin. Orthop. Relat Res, 112：89 ～ 100, 1975.

2) 東京都養育院付属病院，東京都老人総合研究所編：褥創－病態とケア. 1977.

3) 飯田澄美子ほか：在宅ケア. ライフサイエンスセンター，1997.

4) 田中マキ子：特集 実践に役立つ褥瘡予防. どこまで理解？ ポジショニングの新常識，月刊ナーシング，28 (9)：10 ～ 40, 2008.

5) 真田弘美：褥創は予防し，治すことができる. 看護学雑誌，61 (2)：114 ～ 140, 1997.

6) 德永恵子：褥創のアセスメントと創管理の考え方. 臨牀看護，23 (2)：233 ～ 240, 1997.

7) 福井基成：褥創ケアに有用な薬剤・創傷被覆材. 月刊ナーシング，16 (9)：86 - 89, 1996.

8) 真田弘美：最新の褥創ケアの方法と創部のアセスメント. エキスパートナース，12 (10)：41 ～ 48, 1996.

9) 田中マキ子編：エビデンスに基づく褥瘡対策ケーススタディ. 月刊ナーシング，23 (5) 増刊号，2003.

10) 澤井映美ほか編：見過ごしてはいけない 55 のシーン. 学研メディカル秀潤社，2004.

11) 真田弘美編：褥瘡ケア完全ガイド. 学研メディカル秀潤社，2004.

12) 宮地良樹，真田弘美編：新・褥瘡のすべて. よくわかって役に立つ，永井書店，2006.

13) 須釜淳子，真田弘美編：最新褥瘡ケア用品ガイド. 照林社，2009.

14) 日本褥瘡学会編：褥瘡ガイドブック第2版褥瘡予防・管理ガイドライン (第4版) 準拠. p.119 ～ 122，照林社，2015.

15) 真田弘美編：褥瘡アセスメント・ケアガイド. 第2版, 中山書店，2009.

16) 日本褥瘡学会編：在宅褥瘡予防・治療ガイドブック 第3版，褥瘡予防・管理ガイドライン (第4版) 準拠. 照林社，2015.

17) 前川武雄編：ドレッシング材のすべて. 皮膚科医による根拠に基づく選び方・使い方，学研メディカル秀潤社，2017.

50 易感染性

easily infective

(p.847)、(p.851)、(p.852)、(p.856)、(p.861)

●オリエンテーション・マップ

原因・誘因 (p.847)

白血球機能不全
1）先天性（白血球の遊走・貪食不全症など）
2）後天性（白血病、再生不良性貧血など）
3）続発性（糖尿病、低栄養、高齢化など）
4）医原性白血球減少症（抗がん薬、サルファ剤、抗生物質や放射線など）

補体異常
1）先天性（補体欠損症）
2）続発性（肝障害、SLEなど）

液性免疫不全
1）先天性（無γ-グロブリン血症など）
2）後天性（リンパ系腫瘍、多発性骨髄腫など）
3）続発性（蛋白漏出性疾患、悪性腫瘍など）
4）医原性（抗がん薬、放射線など）

細胞性免疫不全
1）先天性（先天性胸腺低形成症）
2）後天性（慢性皮膚粘膜カンジダ症、AIDSなど）
3）続発性（サルコイドーシス、悪性腫瘍など）
4）医原性（副腎皮質ステロイド薬、抗がん薬、免疫抑制薬、放射線など）

混合性免疫不全
1）先天性（重症複合免疫不全症など）
2）後天性（胸腺腫を伴う免疫不全症など）

感染症を発症させやすい宿主の他の因子 (p.851)

1）年齢
2）性別
3）既往歴
4）健康レベルの低下
5）栄養状態の低下
6）遺伝的体質
7）器官・臓器の形態的・機能的障害や皮膚・粘膜の傷害
8）抗生物質の長期使用
9）予防接種
10）身体の侵襲的処置
11）喫煙習慣
12）長期にわたる体動不能
13）海外渡航歴

易感染性

感染症の前駆症状 (p.851)

1）全身症状
2）呼吸器系症状
3）神経・リンパ管系の症状
4）消化器症状
5）筋・骨格系の症状
6）泌尿器症状

易感染性の成り行き（二次的問題 p.852）

1）感染症の発症とそれに伴う体温平衡異常や組織統合性障害
2）生活行動・範囲の遵守不足、逆に過剰な自己制限
3）ストレス、ボディイメージの混乱、孤独感
4）感染症の発症に対する予期的不安
5）家族の精神心理的・身体的・経済的・社会的負担の増大
6）感染症の重症化、回復の遷延化、さらに敗血症やショックなどに伴う生命危機など

観察OP (p.856)

看護療法TP (p.856)・教育EP (p.861)

1. 感染源からの隔離
1）面会制限
2）個室・クリーンルームの使用
3）手洗い・ガウンテクニック
4）動植物との接触制限
5）無菌食、加熱食など
6）外出時マスク着用など

2. 滅菌・消毒
1）汚染された器具やリネンの適切な消毒

3. 病原体の伝播防止
1）直接伝播防止
2）間接伝播防止
3）環境の清潔保持

4. 生体への病原体侵入の防止
1）全身の清潔
2）口腔・肛門部・陰部ケア
3）手洗い
4）滅菌器具の使用
5）無菌操作

5. 抵抗力の強化のための生活調整と習慣化
1）十分な栄養・水分摂取
2）活動と休息の調整
3）皮膚・粘膜の損傷防止
4）生体防御機能低下の防止

■ 基礎的知識

1. 易感染性の定義

　易感染性とは、通常生体に備わっている感染に対する抵抗力が減弱したり、感染に対する感受性が増大することによって感染症を発症しやすい状態をいう。

　その特徴は、①感染が繰り返される、②発症した場合、症状が悪化しやすく、回復が遷延して慢性化しやすい、③**日和見感染**を起こしやすいなどである。なお、日和見感染とは、何らかの要因によって宿主の抵抗力が低下したときに、健康者では感染しない非常に弱い病原体あるいは非病原体によって引き起こされる感染をいう。感染に対する防御機構としては、生体への病原体侵入を阻止する**生体と外界とのバリア**、**自然免疫**、**獲得免疫**があるが、これらのいずれが障害されても易感染状態になり、感染症発症の危険性が高くなる。

2. 感染症成立のメカニズム

1）感染とは

　感染とは、ウイルス、細菌、真菌、寄生虫などが、皮膚・粘膜の表面や組織に付着し、安定して増殖することをいう。

　感染による疾患を**感染症**という。その感染症の成立には、これから述べる「病原体」、「感染経路」、「宿主（患者）」の3要素が必須である。なお、体表面や食物、衣類などへの病原体の付着のみの場合は**汚染**とよび、感染と区別する必要がある。

　病原体とは、感染症の発症原因となった生物を総称している。主な病原体の特微などを**表1**に示す。

表1　代表的な疾患の病原体の特徴

種類	特性	病原体	疾患
ウイルス	生きた細胞に侵入しないと増殖できない感染性微生物であり、らせん状構造と正20面体構造の2種類がある	単純ヘルペスウイルス1型 単純ヘルペスウイルス2型 アデノウイルス ムンプスウイルス 肝炎ウイルス（A、B、C型） ヒト免疫不全ウイルス	口唇ヘルペス 性器ヘルペス 咽頭結膜炎（プール熱） 流行性耳下腺炎 ウイルス性肝炎 AIDS（後天性免疫不全症候群）
細菌	細胞の微生物で、核膜のない原核生物であり、球状・棹状・らせん状の3種類が基本である	黄色ブドウ球菌 ジフテリア菌 肺炎桿菌 髄膜炎菌 結核菌	敗血症 ジフテリア 肺炎 髄膜炎 結核
真菌	真核生物（明瞭な角膜に包まれた核を細胞内にもった生物）であり、酵母型と菌糸型がある	カンジダ 皮膚糸状菌	カンジダ症 白癬 表在性真菌症 深在性真菌症
原虫	単細胞であり、真核生物。細胞外でも成長できる	肺炎マイコプラズマ	マイコプラズマ肺炎 副鼻腔炎 結膜炎

2）感染経路

　ヒトからヒトへの病原体の感染経路は、次の2つに大別できる。

　（1）**垂直感染**：胎内あるいは産道、母乳を介して病原体が母から子へ感染することをいう。

（2）**水平感染**：病原体の体内への侵入のしかたによって、ⓐ**経口感染**、ⓑ**飛沫・空気感染**、ⓒ**接触感染**に分けられる。接触感染は、さらに**直接接触感染**と、ダニや蚊などにかまれたり、注射などによる**間接接触感染**に分けられる。

3）感染症成立のメカニズム

　病原体の感染が必ずしも感染症の発病とは限らない。**発病**は、**宿主**（病原体に感染した生体）の抵抗力よりも病原体の攻撃力（種類・量・毒力）が大きいときに起こる。つまり、**発病とは**、病原体に対して**宿主**が病的反応（臨床症状）を現した場合をいう。

　　病原体の攻撃力＞宿主の抵抗力（生体防御）→感染症の発症
　　病原体の攻撃力≦宿主の抵抗力（生体防御）→不顕性感染あるいは感染の不成立

　なお、臨床症状はみられないが、ある程度の抗体の産生を認める状態を**不顕性感染**という。また不顕性感染が慢性経過をたどり、病原体と宿主との平衡関係が維持されている場合を**潜伏感染**とよぶ。

　感染症成立のメカニズムとしては、**図1**に示す5段階が考えられる。

第1段階	**感染源** 　病原体がヒト・動物の中で定着・増殖し、感染の源となる

第2段階	**病原体の排出** 　病原体は喀痰・鼻汁・唾液・膿・血液・便・尿などの排出物に含まれて排出される

第3段階	**伝播**　┬直接感染─┬接触感染：病巣・排泄物に接触したり、キスや性行為による感染 　　　　　　　　　└飛沫・空気感染：咳、くしゃみ、会話などによる約1～1.5m以内の距離からの飛沫や空気の流れによって広範に飛散して漂う麻疹・水痘ウイルス、結核菌などの病原体を吸い込むことによる感染 　　　　　　└間接感染：感染源から排出した病原体が昆虫などの媒介動物や飲食物などに媒介されて起こる感染

第4段階	**侵入** 　病原体は、飲食による経口感染、気道への飛沫・空気感染、皮膚・粘膜への付着・増殖、さらにそれらを経て体内組織へと侵入し、増殖する

第5段階	**宿主の感受性** 　一般的因子（感染発症危険因子）：年齢、性、遺伝的体質、既往歴、予防接種、栄養状態や健康状態の異常、皮膚・粘膜や器官・臓器の障害、抗生物質の長期使用など 　免疫機能：免疫機能の低下は、宿主の病原体に対する感受性をきわめて高くし、感染症の大きな発症危険因子になる

図1　感染症成立の5段階

3. 生体防御のメカニズム	人体は外界からのウイルス、細菌、真菌などの病原体の侵入を阻止したり、侵入後の病原体の増殖の抑制・殺菌・体外への排除などのために闘う防御機構を備えている。したがってこの防御機構が障害されると、病原性の低い微生物、時には非病原体によっても感染症を引き起こしやすい**易感染状態**になる。防御機構は、以下の2つに大別できる。 **1）非特異的生体防御機構（表2）** 　非特異的生体防御機構とは、病原体の種類に関係なく、病原体の侵入・増殖を阻止するために働く防御機構である。 　（1）**生体と外界とのバリア**（病原体の侵入を阻止する生体のメカニズム）：病原体の侵入を防ぐ第1のバリアは、生体を隙間なく覆う**皮膚**と、外界と通じる呼吸器・消化器・泌尿器・生殖器などの表面を覆う**粘膜**であり、これらは自然免疫に関与する。すなわち角化と角質層上の病原体も一緒に落とす落屑とを繰り返す皮膚は、その構造と機能に問題がない限り外界に対する最前線の**機械的・物理的バリア**になる。 　　また、皮膚・粘膜表面に定着している常在細菌叢に加えて、気道粘膜の粘液分泌と線毛運動、消化管の粘液・酵素をはじめとする多種の分泌物と蠕動運動、排尿作用などが正常に機能している場合は、病原体の皮膚・粘膜への付着・増殖阻止や殺菌作用、体外への排除作用などを発揮する**生物学的バリア**、**機械的バリア**になり、それらによって病原体の体内侵入を阻止している。 　　これらの身体が先天的に備えている機械的・物理的・生物学的バリアと抗菌物質は、病原体の種類に関係なく、その付着・成育・増殖を阻止して体内への侵入を阻止する。これらは非特異的生体防御機構のうち、自然免疫に相当し、病原体に対する大きな抵抗力になっている（**図2**）。

表2　病原体の侵入を阻止する生体のメカニズム

皮膚・粘膜	①皮膚・粘膜は、病原体の体内侵入を阻止する機械的・物理的バリアになる ②皮脂や汗には、抗菌物質が含まれている ③皮膚の常在細菌叢は、皮膚表面のpHを弱酸性に保持して皮膚の角層上の病原体の定着・育成・増殖を阻み、さらに病原体の体内への侵入を阻止する生物学的バリアになる ④落屑の際に皮膚に付着している病原体も一緒に落ちる
呼吸器	①鼻：鼻毛は、鼻粘膜上の病原体を捕捉する。また鼻汁に含まれるIgA（免疫グロブリンA）や溶菌酵素であるリゾチームは、病原体の繁殖を阻止する ②気管・気管支：粘膜分泌細胞からの分泌物は、異物を捕える。また粘膜の線毛細胞の線毛運動は、異物を含む粘膜を咽頭に向かって移動させる（粘膜の移動速度は末梢気道で5mm/分。中枢気道で20mm/分といわれている）。また、くしゃみや咳、会話などによっても、異物を排除する
消化器	①1日1,500～2,000mL分泌される唾液は、口腔内を洗浄する。また唾液中のIgAは、病原体に対する免疫学的活性をもち、抗体として働く ②胃粘膜の主細胞からは蛋白分解酵素が、壁細胞からは殺菌作用のある塩酸が分泌される ③消化管から分泌される粘液は、侵入した病原体を捕える ④腸からの分泌液には、病原体の付着・増殖を防止する胆汁酸塩、IgA、リゾチームなどが含まれる ⑤腸の蠕動運動は、病原体も体外へ排除する ⑥正常な腸の常在細菌叢は、病原体の増殖を阻止する生物学的バリアになる
泌尿・生殖器	①女性の外陰部は、病原体が侵入・上行できにくい形態になっている ②尿は、酸性であることから病原体が増殖しにくい ③一定間隔の排尿によって、侵入した病原体を洗い流し体外に排除している ④泌尿・生殖器からの粘液は、病原体を捕らえる ⑤腟の分泌液は、強い酸性であることから病原体の増殖を阻止している ⑥腟の常在細菌叢は、病原体の増殖を阻止する生物学的バリアになる

(2) **非特異的細胞性および化学的防御機構（自然免疫：病原体侵入後の増殖を阻止す
るメカニズム）：免疫**とは、身体に異物（病原体などの非自己）が侵入したり、体
内で出現したときに、その異物を排除して身体内部を正常な状態に保持しようと
する身体の働きをいう。免疫は自然免疫と獲得免疫に大別されている（**図2**）。

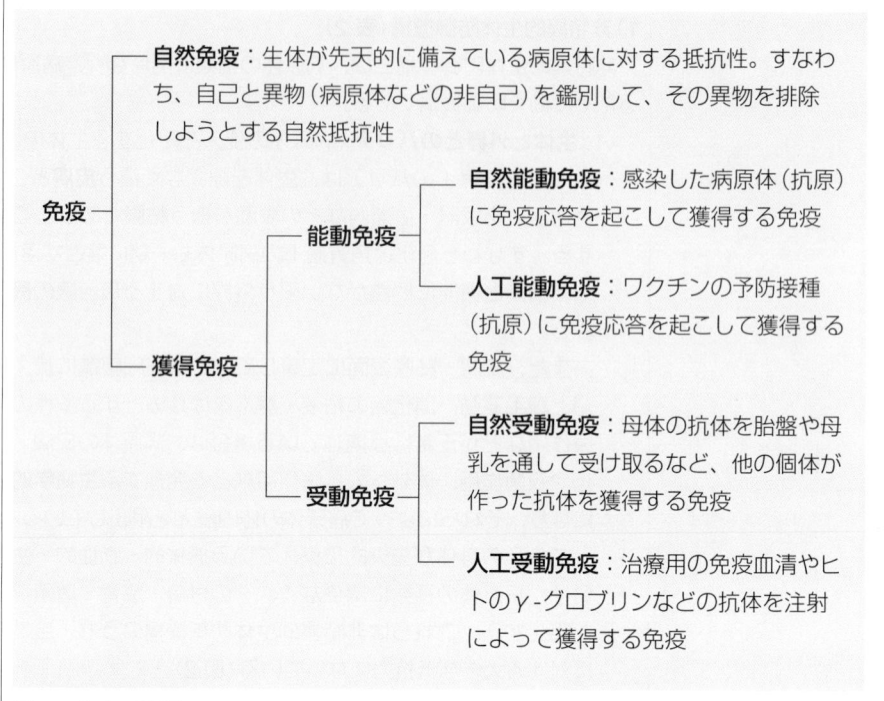

図2　免疫の種類

　病原体が侵入した場合は、第2のバリアとして自然免疫機能が働く。具体的には
次のような細胞が働き生体防御のために化学物質を放出したり、炎症反応が起こる。

①**食細胞**：食細胞とは、白血球、とくに**好中球**や**単球**、ならびに全身の臓器・組織
に分布している**マクロファージ**をいう。これらの食細胞は病原体や老廃物など
を取り込み、分解・消化し、殺す。したがって、化学療法などで好中球が 500
〜 1,000/μL 以下になると易感染性が高くなる。

②**NK 細胞（natural killer cell；ナチュラルキラー細胞）**：血液やリンパ中の NK
細胞は、免疫応答にかかわるリンパ系の器官・組織・細胞からなる。免疫系が
反応する前に標的細胞であるウイルスに感染した細胞やがん細胞を探し出し攻
撃して傷害する。

③**補体、インターフェロン**

・**補体**：補体とは、20 種類以上の蛋白質の総称である。その働きは、抗体の働
きを補い共働して食菌したり、炎症反応を引き起こしたり、細菌や真菌に結
合してその細胞膜を破壊する。また補体は、細菌の表面に付着して白血球が
食菌しやすいように働く（**オプソニン作用**）に加えて、毛細血管の透過性を高
めて白血球の動員を助ける。なお、補体は C1（補体第 1 成分）〜 C9（補体
第 9 成分）の 9 つの主成分からなり、正常な血清中では活性化せずに存在し
ている。

・**IFN（インターフェロン）**：ウイルスに感染した宿主細胞から分泌される低分

子物質で非特異的に感染細胞内のウイルスの増殖を抑える。また感染細胞（宿主細胞）から分泌される IFN は、周囲の細胞のインターフェロンのレセプター（受容体）に結合して短時間で抗ウイルス状態を発現させることから、未感染の細胞を守り、ウイルス感染を予防できる。

④**炎症反応**：病原体による感染、外傷や熱傷などさまざまな傷害に対する生体の反応である炎症も防御反応の１つである。炎症部位では、食細胞による食作用のほか、フィブリンが生成されて病原体や有害物質の広がりを阻止する。またフィブリンの網の目構造は、傷害された組織の回復の基盤となる。炎症部位の発熱は、代謝を亢進させて生体防御機構および炎症の回復を促進させる。

局所の炎症反応としては、炎症部位の発赤、腫脹、疼痛、熱感、機能障害がある（**ガレノスの５徴候**）。**全身の炎症反応**としては、悪寒、発熱、倦怠感、発汗、不快感、悪心・嘔吐、頭痛、腹痛などがある。

非特異的生体防御機構における自然免疫の特徴には、次のａ～ｄなどがあげられる。

a. 異物（病原体などの非自己）が体内に侵入したときには、病原毒素をもっている異物のみをすみやかに認識して免疫反応を起こす。

b. 病原体は、種類に関係なく抗原になり、自然免疫の応答対象になって免疫反応を起こす。

c. 初回感染でも免疫機能は作動するが、免疫記憶は行われない。

d. 自然免疫系であるマクロファージや好中球、単球などの食細胞は、同じ異物が再侵入しても、以前の侵入異物を記憶していないために、その反応性は初回と同じである。

2）特異的生体防御機構：獲得免疫

特異的生体防御機構とは、病原体をはじめとする外的異物や、体内で出現するがん細胞や老廃した自己細胞などの体内異物の一つひとつを正確に認識して、特定の異物を排除して身体内部の恒常性を維持しようと働く全身防御機構である。獲得免疫の免疫現象は、免疫反応の様式から**細胞性免疫**と**液性免疫**の２つに大別できる。

液性免疫とは、ある抗原（特定の病原体など）に対する免疫をもっている個体の血清を、もっていない個体へ注射などで移せる免疫をいう。液性免疫では、血清や体液中の抗体が正確に認識した特定の抗原のみに特異的に反応して種々の免疫反応を起こす。

細胞性免疫とは、血清では免疫を移せず、リンパ球の移入によって伝達する免疫をいう。細胞性免疫では、抗原に対して過敏になっているリンパ球、つまり**感作リンパ球**が正確に認識した特定の抗原と特異的に反応して種々の免疫反応を起こす。

これらの免疫応答の中心はリンパ球で、**T 細胞（T リンパ球）**と **B 細胞（B リンパ球）**に分けられる。末梢血液中のリンパ球の約 80％は細胞性免疫を担う T 細胞で、約 20％が液性免疫を担う B 細胞である。

（1）**細胞性（T 細胞性）免疫**：真菌、ウイルス、原虫などの感染および腫瘍や宿主に移植された組織を非自己と認識して攻撃する。病原体の認識や攻撃には、次のようにさまざまな細胞が関与するが、主役は T 細胞である。

①**マクロファージ**：病原体を貪食・処理し、抗原の一部を T 細胞に対して提示する。

②**T 細胞（胸腺由来性リンパ球）**：骨髄を離れ胸腺で成熟した T 細胞はマクロファージの表面に提示された抗原を自己か非自己かを判定し、非自己と認識したときにのみ分化・増殖する。増殖した T 細胞の**クローン**（抗体産生細胞群）は、次の種類に分化して、さまざまな免疫応答を行う。

・**キラー T 細胞**：病原体に感染した細胞や移植組織細胞、がん化した細胞に細

胞傷害物質を注入して攻撃・破壊する。

- **ヘルパー T 細胞**：マクロファージの表面に提示された抗原と結合してキラー T 細胞や B 細胞の産生を刺激する。ヘルパー T 細胞は、下記の B 細胞と協働して異物を一生涯排除する機能をもっているが、病原体そのものに反応することはできない。
- **サプレッサー T 細胞**：ヘルパー T 細胞の機能を抑制する化学物質を放出することにより、B 細胞の抗体産生やキラー T 細胞の働きを抑制し、免疫応答を終息させる。
- **遅延型反応性 T 細胞**：アレルギーや長期・慢性化した炎症でリンホカインを放出する。リンホカインの働きは、好中球の遊走性の活発化、マクロファージの貪食作用の強化、キラー T 細胞や B 細胞の分裂を刺激するなどである。
- **メモリー（記憶）細胞**：体内に侵入したさまざまな抗原を長期にわたって記憶し、再び同じ抗原が侵入したときには素早く、強い抗体産生を行う。なおメモリー細胞は、T 細胞だけでなく B 細胞でもなりうる。

(2) **液性（B 細胞性）免疫**：主役を演じるのは B 細胞であり、多くのグラム陽性菌や一部のグラム陰性菌に対する防御を行う。生体の体液中に含まれる抗体の働きによる抗原抗体反応の中心は、形質細胞（抗体産生細胞）である。

① **B 細胞（骨髄由来性リンパ球）**：生体に侵入した抗原が B 細胞表面のレセプターに結合すると B 細胞は活発化し、急速に増殖する。ヘルパー T 細胞もこの増殖を刺激する。その結果、産生された B 細胞のクローンは、形質細胞やメモリー細胞に分化する。

- **形質細胞**：増殖した B 細胞のほとんどが**抗体（免疫グロブリン：Ig）**を非常に速いスピードで産生する形質細胞になる。抗体である Ig は、液性免疫において中心的役割を果たす。Ig には、IgG、IgM、IgA、IgE、IgD の 5 つのクラスがあり、抗原と結合して中和・沈降・凝集して食細胞や補体が抗原を破壊しやすくするなどの働きをする。とくに **IgG（免疫グロブリン G）**は、血中抗体の主役になり、毒性や感染性の中和、オプソニン作用、補体の活性化などを促し、食細胞の働きも促進する。したがって IgG が 500mg/dL 以下になると、食細胞の働きが低下して易感染性を高くする。

    IgM（免疫グロブリン M）は、補体の活性化を促し、さらに毒性や感染性の中和を図る。IgM は、抗原の刺激によって最初に産出されるために初感染の診断に役立つ。加えて IgM は、胎盤を通過しないことから、新生児の臍帯血清中の IgM の検出は、子宮内感染の診断にも役立つ。

    IgA（免疫グロブリン A）は、初乳の母乳に多く、また唾液、涙、気道をはじめ全身の多くの粘膜から分泌される粘液に含まれ、侵入してきた病原体の表面をコーティングして固めて病原体の粘膜上皮への付着を防ぐ。
- **メモリー（記憶）細胞**：形質細胞にならなかった B 細胞は、メモリー細胞になる。

特異的生体防御機構における獲得免疫の特徴としては、次の a 〜 d などがあげられる。

a. 獲得免疫は、異物（病原体などの非自己）が体内へ侵入あるいは体内で出現しても自然免疫のようにすみやかには反応しない。

b. 獲得免疫は、体内へ侵入あるいは体内で出現した異物（非自己）の中から、特定の抗原（異物）を認識し、選択的にそれに対してのみ免疫応答を行う。

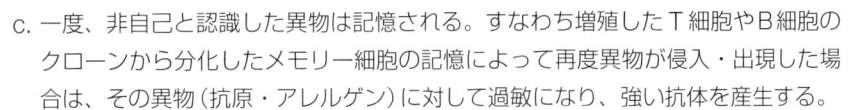

c. 一度、非自己と認識した異物は記憶される。すなわち増殖した T 細胞や B 細胞の
クローンから分化したメモリー細胞の記憶によって再度異物が侵入・出現した場
合は、その異物（抗原・アレルゲン）に対して過敏になり、強い抗体を産生する。

d. 上記の非特異的生体防御機構における自然免疫と異なり、同じ異物が再侵入した
場合の免疫応答は、以前よりも強くなる。

4. 易感染性を引き起こす原因ならびにメカニズムと特徴

　易感染状態は、上記 3. の「生体防御のメカニズム」で述べたように、**第 1** に生体と
外界とのバリアになる皮膚・粘膜とそれらに定着している常在細菌叢、加えて皮脂腺
から分泌される**抗菌ペプチド**などの異常、**第 2** に非特異的生体防御機構として働く好
中球や単球ならびにマクロファージなどの食細胞と補体やインターフェロンなどが関
わる自然免疫の異常、**第 3** に特異的生体防御機構として働く細胞性・液性免疫からな
る獲得免疫などの異常などによって引き起こされる。

　易感染性は、先天性・後天性疾患によるもののほかに、医原性のものや基礎疾患に続
発して起こる場合が多い。

分類	主な原因・誘因	メカニズムと特徴
1)白血球機能不全	**(1) 先天性の白血球機能不全**	
	①白血球遊走不全症	▶炎症部位への白血球の移動が効果的に行われない。
	②白血球貪食不全症	▶白血球の貪食機能の障害
	③原発性免疫不全症候群 （慢性肉芽腫症、チェディアック-東症候群、ミエロペルオキシターゼ欠乏症など）	▶白血球細胞内での殺菌能の障害
	(2) 後天性の白血球機能不全	
	①白血球減少症	
	a. 白血病	▶骨髄内造血細胞の腫瘍化により、白血球、とくに貪食・殺菌能が盛んな好中球の減少が起こる。
	b. 再生不良性貧血	▶多能性幹細胞の傷害による骨髄の低形成、**顆粒球**（好中球・好酸球・好塩基球）減少が起こる。
	c. 顆粒球減少症	▶感染症・放射線・薬物・反復輸血などによって二次的に顆粒球が減少する。
	d. 骨髄線維症	▶全身の骨髄組織が広範囲に線維化するために、幼若顆粒球が出現する。
	e. 脾機能亢進症	▶脾腫により、血球の脾内停留が増加し、白血球、赤血球、血小板などのいずれか、あるいは 2 種以上の血球の破壊や減少が起こる。
	f. 全身性エリテマトーデス（SLE）	▶顆粒球、リンパ球の減少。リンパ球のなかでも T 細胞の減少が著明である。
	(3) 続発性の白血球機能不全	
	① 糖尿病	▶詳細は不明。ケトアシドーシスになると、好中球の貪食・殺菌能の低下が認められる。
	② 低栄養、高齢化	▶貪食・殺菌能が低下する。
	(4) 医原性の白血球減少症	

1) 白血球機能不全	① 抗がん薬、抗白血病薬	▶これらの薬物は、骨髄造血機能を抑制し、白血球の減少を起こす。
	② サルファ薬、抗生物質、抗甲状腺薬、解熱鎮痛薬、抗痙攣薬	▶これらの薬物は通常の使用量では血液障害をきたさないが、特異体質のヒトでは、これらの薬物が原因となって、顆粒球の著明な減少を起こすことがある。
	③ 放射線	▶放射線は、骨髄の造血機能を抑制する。
2) 補体異常	**(1) 先天性の補体異常** ① 補体欠損症	▶補体の先天的欠損により、本来、補体が担う炎症部位への白血球の集結や食細胞の貪食が抑制される。補体欠損のなかでも C3（補体第 3 成分）～ C9（補体第 9 成分）、P、D、制御因子 I の欠損に易感染性が認められる。
	(2) 続発性の補体異常 ① 肝障害	▶肝臓の機能障害は、抗体（免疫グロブリン）や補体の材料となる蛋白質の代謝を阻害する。
	② SLE	▶ C3、C4、CH$_{50}$（血清補体価）などが低下する。ほかに、自己免疫性 T 細胞による細胞性免疫の関与も示唆される。
3) 液性免疫不全	**(1) 先天性の液性免疫不全** ① 先天性無 γ - グロブリン血症（ブルトン型）	▶ X 染色体性劣性遺伝により、ブルトン型チロシンキナーゼ異常をきたし B 細胞が欠損、免疫グロブリン（Ig）の産生が行われない。
	② IgA 単独欠損症	▶先天的に IgA のみが低下。呼吸器・消化器・泌尿器・生殖器の粘膜からの分泌液中の IgA が少ないため、これらの器官の感染を起こしやすい。
	③ IgM 増加を伴う免疫グロブリン欠損症	▶ IgM が正常ないし増加しているが、IgG、IgA が低下しているため、易感染性を示す。
	(2) 後天性の液性免疫不全 ① リンパ系腫瘍 　a. 慢性リンパ性白血病	▶ B リンパ球の腫瘍性疾患であり、機能的に未熟な小型リンパ球が増殖・浸潤する。
	b. 悪性リンパ腫	▶リンパ節または脾臓をはじめとする全身のリンパ組織に原発するリンパ球系の悪性腫瘍により、B 細胞の増殖や免疫グロブリンを産生する形質細胞の産生が障害される。
	② 多発性骨髄腫	▶ B リンパ球から分化し、免疫グロブリンの産生を行う形質細胞の腫瘍性増殖により、正常免疫グロブリンの産生が抑制され、易感染性となる。
	③ 重鎖病（H 鎖病）	▶免疫グロブリン産生細胞の異常増殖がみられ、これらの細胞が異常な H 鎖のある免疫グロブリンを合成するため、正常免疫グロブリンが減少する。

50

易感染性

（3）続発性の液性免疫不全

①蛋白漏出性疾患（ネフローゼ症候群、蛋白漏出性胃腸症など）
②栄養状態の低下
③悪性腫瘍

▶血漿蛋白の漏出により、低蛋白血症をきたし、抗体の原料となる蛋白質が不足し、免疫グロブリンの低下が起こる。

▶悪性腫瘍による出血、発熱、貧血、疼痛などさまざまな症状は、感染に対する抵抗力を著しく低下させる。また、食欲不振や消化・吸収能の障害は血漿蛋白を減少させ、抗体産生能を抑制する。

（4）医原性の液性免疫不全

①抗がん薬、放射線など

▶抗がん薬は細胞増殖の盛んな組織に強く作用することから、リンパ系造血細胞にも影響を与え、抗体産生・血球産生を抑制する。さらに放射線は皮膚・粘膜を傷害して人体への病原体の侵入阻止機能を低下させやすい。

3）液性免疫不全

（1）先天性の細胞性免疫不全

①先天性胸腺低形成症（ディジョージ症候群）

▶胎児期の胸腺・副甲状腺の発生異常に起因した細胞性免疫不全症。多くは胸腺が欠損しているため、T細胞の分化・成熟が阻害される。染色体22p11領域の欠失による。

（2）後天性の細胞性免疫不全

①慢性皮膚粘膜カンジダ症

▶カンジダに対してのみT細胞の免疫応答が不全になり、皮膚・口腔・食道などの粘膜や爪が慢性・再発性のカンジダ症をきたす。

②AIDS（後天性免疫不全症候群）

▶**AIDS発症**とは、HIV感染者（HIV抗体陽性）が、**表3**のAIDS指標疾患の1つ以上が明らかに認められる場合と定義する（厚労省エイズ動向委員会2007年）。**HIV（ヒト免疫不全ウイルス）**がヘルパーT細胞に感染・増殖した結果、正常ヘルパーT細胞が減少し、**サプレッサーT細胞**が優位な状態となり、細胞性免疫が著しく障害される。そのため病原性の低い病原体でも感染しやすく、**表3**にあげた疾患を合併しやすい。

4）細胞性免疫不全

表3 AIDS診断の指標疾患

A. 真菌症	1. カンジダ症（食道、気管、気管支、肺） 2. クリプトコッカス症（肺以外） 3. コクシジオイデス症 　1. 全身に播種したもの 　2. 肺、頸部、肺門リンパ節以外の部位に起こったもの 4. ヒストプラズマ症 　1. 全身に播種したもの 　2. 肺、頸部、肺門リンパ節以外の部位に起こったもの 5. ニューモシスチス肺炎
B. 原虫症	6. トキソプラズマ脳症（生後1か月以後） 7. クリプトスポリジウム症（1か月以上続く下痢を伴ったもの） 8. イソスポラ症（1か月以上続く下痢を伴ったもの）
C. 細菌感染症	9. 化膿性細菌感染症（13歳未満でヘモフィルス連鎖球菌等の化膿性細菌により以下のいずれかが2年以内に、二つ以上多発あるいは繰り返し起こったもの） 　1. 敗血症、2. 肺炎、3. 髄膜炎、4. 骨関節炎、5. 中耳・皮膚粘膜以外の部位や深在臓器の膿瘍

		10. サルモネラ菌血症（再発を繰り返すもので、チフス菌によるものを除く） 11. 活動性結核（肺結核または肺外結核） 12. 非結核性抗酸菌症 　1. 全身に播種したもの 　2. 肺、頸部、肺門リンパ節以外の部位に起こったもの
D. ウイルス感 　染症		13. サイトメガロウイルス感染症（生後 1 か月以後で、肝、脾、リンパ節以外） 14. 単純ヘルペスウイルス感染症 　1. 1 か月以上持続する粘膜、皮膚の潰瘍を呈するもの 　2. 生後 1 か月以後で気管支炎、肺炎、食道炎を併発するもの 15. 進行性多巣性白質脳症
E. 腫瘍		16. カポジ肉腫 17. 原発性脳リンパ腫 18. 非ホジキンリンパ腫（LSG 分類により大細胞型・免疫芽球型、2. Burkitt 型） 19. 浸潤性子宮頸がん
F. その他		20. 反復性肺炎 21. リンパ性間質性肺炎 / 肺リンパ過形成：LIP/PLH complex（13 歳未満） 22. HIV 脳症（認知症または亜急性脳炎） 23. HIV 消耗性症候群（全身衰弱またはスリム病）

（厚生労働省エイズ動向委員会、2007 年）

4）細胞性免疫不全

（3）続発性の細胞性免疫不全

①サルコイドーシス

▶肺および肺以外の多臓器に非乾酪性類上皮細胞肉芽腫を生じる原因不明の疾患。Ｔ細胞数の減少とリンホカイン分泌の欠損に問題があると考えられている。

②悪性腫瘍

▶リンパ行性転移が起こると、リンパ節の機能が低下し、細胞性免疫が障害される。

（4）医原性の細胞性免疫不全

①副腎皮質ステロイド薬

▶副腎皮質ステロイド薬は、Ｔ細胞の増殖を抑制、サイトカインの合成・反応を低下させる。

②免疫抑制薬
　アザチオプリン（イムラン）、シクロホスファミド（エンドキサン）、シクロスポリン（サンディミュン）、タクロリムス（プログラフ）など

▶これらの薬物は、いずれもＴ細胞を介した免疫反応を抑制する。

③ 抗がん薬、放射線

5）混合性免疫不全

（1）先天性の混合性免疫不全

①重症複合免疫不全症
　（**SCID**；severe combined immunodeficiency）

▶伴性劣性あるいは常染色体劣性遺伝（遺伝子変異）し、患者の 75％が男児である。胸腺はあるが、リンパ球の原始細胞の欠陥による免疫不全症で、液性・細胞性免疫がともに欠損してウイルス、細菌、真菌、原虫などによる感染症を反復する。

（2）後天性の混合性免疫不全

①胸腺腫を伴う免疫不全症
②分類不能型免疫不全症
　（**CVID**；common variable

▶胸腺腫が存在し、Ｔ細胞・Ｂ細胞の減少によって獲得免疫の働きが低下する。

▶低 γ - グロブリン血症を主体とする原発性免疫不全症

5) 混合性免疫不全	immunodeficiency)	で、抗体産生不全のほか、T細胞のヘルパー機能不全、サプレッサー機能の亢進などが存在するものもある。

5. 感染症を発症させやすくする宿主の危険因子

　上記の液性免疫不全、細胞性免疫不全、混合性免疫不全などの免疫機能が低下している宿主の感染に対する感受性はきわめて高い状態にあるが、さらに感染症を発症させやすくする危険因子としては、以下のものがある。

1)年齢：(1)新生児：免疫機構の未熟、臍部の開放創、正常な常在細菌叢の欠如

　　　　　(2)高齢者・寝たきりの高齢者：免疫機能の低下、気道系などの粘膜組織の変化、慢性疾患罹患、嘔吐反射能の低下、肺の弾性低下によるガス交換障害など

2)性別：妊娠中や月経前の女性は、ホルモンの影響で片頭痛や下腹部痛などの身体症状やイライラや感情の変化などの精神心理的ストレス状態になりやすく、それらによって免疫の働きを低下させやすい。

3)既往歴：初回感染では、免疫の働きが遅く、かつ弱い。

4)健康レベルの低下：糖尿病、がん、結核などの消耗性疾患は、免疫機能を低下させる。また消化器系の障害をはじめ、なんらかの要因によって食欲不振、消化吸収障害などが長期におよぶ場合は、血漿蛋白の減少によって抗体の産生を低下させる。

5)栄養状態の低下：とくに蛋白質とビタミンの不足は免疫機能を低下させる。

6)遺伝的体質：免疫力は体質として遺伝する。

7)器官・臓器の形態的・機能的障害や皮膚・粘膜の障害：このような状態にあるときの身体への侵襲的処置は、感染の危険性をきわめて高くする。

8)抗生物質の長期使用：抗生物質の長期使用は**菌交代現象**を引き起こしたり、**MRSA**(メチシリン耐性黄色ブドウ球菌)などの耐性菌に感染する危険性を高める。MRSAは、易感染者が多いICUや術後患者などの敗血症、腸炎、肺炎などの原因菌になりやすく、さらに院内感染の原因にもなる。

9)予防接種：適切な予防接種による免疫獲得は、その病原体に対する感受性をきわめて低くする。逆に、不完全な予防接種や、最終の予防接種から長期間経過している場合には、免疫能の低下によって病原体に対する感受性が高くなっている危険性がある。

10)身体への侵襲的処置

11)喫煙習慣

12)長期にわたる体動不能

13)海外渡航歴など

6. 感染症の前駆症状

1)**全身症状**：倦怠感・疲労感・脱力感などの不快感、熱感、軽度の発熱、発疹など

2)**呼吸器系症状**：咽頭痛、咳、痰など

3)**神経・リンパ管系の症状**：頭痛、頭重感、リンパ節の腫脹・圧痛など

4)**消化器症状**：食欲不振、胃部膨満感、悪心・嘔吐、便通異常など

5)**筋・骨格系の症状**：関節痛、筋肉痛、腰痛、全身のこわばり感など

6)**泌尿器症状**：尿の量や性状の異常など

<table>
<tr><td>**7. 易感染性の「成り行き」**（悪化したときの二次的問題）</td><td>

1) 肺炎、尿路感染をはじめとする**感染症の発症とそれに伴う体温平衡異常や組織統合性障害**

2) 易感染性と隔離や伝播防止対策などに対する認識不足による**生活行動・範囲の遵守不足、逆に過剰な自己制限**

3) 易感染性に伴う隔離や種々の伝播防止対策としての日常生活動作行動の制限や治療・処置などによる**ストレス、ボディイメージの混乱、孤独感**

4) **感染症の発症に対する予期的不安**

5) 長期にわたる感染予防対処による**家族の精神心理的・身体的・経済的・社会的負担の増大**

6) 各患者がもつ固有の易感染性と感染症の発症危険因子による**感染症の重症化、回復の遷延化、さらに敗血症やショックなどに伴う生命危機**など

※感染症発症時にみられる局所および全身の炎症反応については **基** 3 参照のこと

</td></tr>
</table>

<table>
<tr><td>**8. 易感染性に対する主な診察と検査**</td><td>

1) 診察

(1) 問診：既往歴（反復する感染症、アレルギー性・自己免疫性疾患、ワクチンの接種などの有無はとくに重要）、現病歴とその治療内容、現在の症状・徴候、食習慣、社会的・職業的環境など

(2) 視診：栄養状態、皮膚・粘膜の色や傷害の有無など。なお、感染発症時の局所と全身の炎症反応は **基** 3 参照

(3) 触診：リンパ節の腫脹、腫瘤の有無など

(4) その他：呼吸、体温、脈拍、血圧ならびに打診・聴診など

2) 検査

(1) 血液検査：**表4**（CRP、赤沈などの炎症反応、易感染性の指標としては好中球数、リンパ球数、血清免疫グロブリン値、CH_{50}、リンパ球亜群が重要）

(2) 必要に応じて骨髄検査、リンパ節生検など

</td></tr>
</table>

表4　血液検査の基準値

検査項目		基準値		
		成人	新生児	乳児
白血球（$\times 10^3/\mu L$）		3.8〜10	9〜30	6〜17.5
白血球分画（%）	杆状核球：未熟好中球	3〜6	9	3
	分節核球：成熟好中球	43〜60	52	28
	リンパ球	35〜40	31	61
	単球	4〜8	5.8	4.8
	好酸球	2〜5	2.2	2.3
	好塩基球	0〜1	0.6	0.6
リンパ球亜群（%）	B リンパ球（Bcell）	25〜30		
	T リンパ球（Tcell）	70〜75		
	ヘルパー T 細胞（T_4陽性）	40〜58		
	サプレッサー／細胞傷害性 T 細胞（T_3陽性）	19〜30	−	−

（つづき）

検査項目		基準値		
		成人	新生児	乳児
血清免疫グロブリン	IgG（mg/dL）	600～1,600	662～1,793	296～1,004
	IgM（mg/dL）	50～250	0～9	21～104
	IgA（mg/dL）	80～350	0	10～70
	IgE（mg/dL）	＜125	＜10	＜100
	IgD（mg/dL）	0～30	検出されず	0
自己抗体	抗核抗体：ANA	20倍未満	－	－
	リウマトイド因子：RF	陰性	－	－
炎症の非特異的指標	赤沈：ESR（ウィントローブ法）	男性＜15mm/時 女性＜20mm/時	－	－
	C反応性蛋白：CRP	0.30mg/dL以下	－	－
	C3補体（血清）	65～140mg/dL	－	－
	C4補体（血清）	65～140mg/dL	－	－
	CH₅₀（血清）	30～50U/mL	－	－
血中免疫複合体	C1p結合試験	3.0以下μg/mL		

9. 易感染性に対する主な治療

1) **原因疾患に対する治療**

2) **免疫不全を引き起こす不足因子の補充**：免疫グロブリンの補充、血液成分の補充など

3) **生活指導**：宿主の抵抗力を増強し、感染を回避するための生活指導を行う。

4) **薬物療法**：感染がみられたときはただちに病原体に対する薬物療法を行う。ただし、感染が証明されていない場合にも、予防的に抗生物質を使用する場合もある。

5) **G-CSF（顆粒球コロニー刺激因子）**：各種の好中球減少症に対しては、好中球の産生を特異的に促進する造血因子であるG-CSFなどが用いられる（**表5**）。

表5　好中球増加作用をもつ主な薬

分類	一般名（商品名）	効果発現メカニズム	主な副作用と注意事項
G-CSF製剤	フィルグラスチム（遺伝子組換え）（グラン）	白血球の1つである好中球は、著しい遊走性と病原性に対する食作用を備えている。病原体が体内に侵入すると、血流中に好中球が多く動員され、感染局所に集中して、食作用を発揮する。これらの薬物は、その好中球の分化・増殖を促進すると同時に、成熟した好中球の働きを促進させる	**禁忌**：本剤成分または他の顆粒球コロニー刺激因子製剤過敏症、骨髄中の芽球が十分減少していない骨髄性白血病の患者および末梢血中に骨髄芽球の認められる骨髄性白血病 **注意**：本剤使用中は定期的に血液検査を行い、必要以上の好中球（白血球）が増加しないよう十分注意する **重大な副作用**：ショック、アナフィラキシー、間質性肺炎、急性呼吸窮迫症候群、毛細血管漏出症候群、芽球の増加、脾破裂
	レノグラスチム（遺伝子組換え）（ノイトロジン）		
	ナルトグラスチム（遺伝子組換え）（ノイアップ）		**禁忌、注意**：「フィルグラスチム」参照 **重大な副作用**：ショック、アナフィラキシー、間質性肺炎、急性呼吸窮迫症候群、毛細血管漏出症候群
M-CSF製剤	ミリモスチム（ロイコプロール）	単球は、異物（病原体・抗原・非自己）を取り込み、液性免疫のB細胞がその異物に対する抗体を産生し破壊するよう働く。また、細胞性免疫のマクロファージは、病原体を貪食・処理し、抗原の一部をT細胞に提示してT細胞の免疫反応を促す（p.844）。本薬剤は、食細胞の単球とマクロファージの分化・増殖を促進したり、顆粒球やマクロファージのコロニーに対する各々の刺激因子の産生を刺激するなどによって、病原体に対抗する作用をもっている	**禁忌**：本剤過敏症の既往 **注意**：定期的に血液検査、必要に応じて骨髄検査を行い、芽球の増加が認められた場合には与薬を中止 **重大な副作用**：ショック

第 1・2 段階 アセスメント・診断

必要な情報	情報分析の視点
1. 易感染性あるいは感染を示す症状・徴候の有無と程度（基1、3の活用） 1）繰り返される感染症あるいは回復に長期間を要している感染症の有無と程度 2）発赤、腫脹、疼痛、熱感、機能障害などの局所症状の有無と程度 3）悪寒、発熱、倦怠感、発汗、不快感、悪心・嘔吐、頭痛、腹痛、関節痛、筋肉痛などの全身症状の有無と程度 **2. 易感染性を引き起こす主な原因と程度**（基4の活用） 《白血球機能不全》 1）先天性の白血球機能不全：(1)白血球遊走不全症、(2)白血球貪食不全症、(3)白血球殺菌消化不全症 2）後天性の白血球機能不全：(1)白血球減少症：白血病・再生不良性貧血・顆粒球減少症・骨髄線維症・脾機能亢進症・SLEなど 3）続発性の白血球機能不全：(1)糖尿病、(2)低栄養、高齢化 4）医原性の白血球減少症：(1)抗がん薬、抗白血病薬、(2)サルファ剤、抗生物質、抗甲状腺薬、解熱鎮痛薬、抗痙攣薬、(3)放射線 《補体異常》 1）先天性の補体異常：(1)補体欠損症 2）続発性の補体異常：(1)肝障害、(2)SLE 《液性免疫不全》 1）先天性の液性免疫不全：(1)先天性無γ－グロブリン血症（ブルトン型）、(2)IgA単独欠損症、(3)IgM増加を伴う免疫グロブリン欠損症 2）後天性の液性免疫不全：(1)リンパ系腫瘍：慢性リンパ性白血病、悪性リンパ腫、(2)多発性骨髄腫、(3)重鎖病（H鎖病） 3）続発性の液性免疫不全：(1)蛋白漏出性疾患、(2)栄養状態の低下、(3)悪性腫瘍 4）医原性の液性免疫不全：(1)抗がん薬、放射線 《細胞性免疫不全》 1）先天性の細胞性免疫不全：(1)先天性胸腺低形成症（ディジョージ症候群） 2）後天性の細胞性免疫不全：(1)慢性皮膚粘膜カン	1. 易感染性・感染症の有無と程度の明確化 2. 易感染性の原因・誘因と、感染症を発症させやすい宿主の他の因子とそのメカニズムの明確化 3. 感染症の前駆症状の有無の明確化 4. 易感染性の「成り行き」の明確化 ▶感染のリスク状態をアセスメントし、効果的な予防対策に結びつける。 ▶感染症の前駆症状の早期発見は、感染症に対する効果的な治療の早期開始につながり、易感染性の患者がもつ急激な感染症の悪化を防いで安全性・安楽性を確保するために大いに役立つ。したがって、個々の患者に発症しやすい前駆症状を事前に明らかにし、患者にもそれらの出現を自覚したときには、できる限り早く知らせるように話し合い、依頼しておく。

ジダ症、（2）AIDS（後天性免疫不全症候群）

3）続発性の細胞性免疫不全：（1）サルコイドーシス、（2）悪性腫瘍

4）医原性細胞性免疫不全：（1）副腎皮質ステロイド薬、（2）免疫抑制薬（アザチオプリン［イムラン］、シクロホスファミド［エンドキサン］、シクロスポリン［サンディミュン］、タクロリムス［プログラフ］）など、（3）抗がん薬、放射線

《混合性免疫不全》

1）先天性の混合性免疫不全：（1）重症複合免疫不全症（SCID）

2）後天性の混合性免疫不全：（1）胸腺腫を伴う免疫不全症、（2）分類不能型免疫不全症（CVID）

3. 感染症を発症させやすい宿主（患者）の危険因子の有無と程度（基 5 の活用）

1）年齢、2）性別、3）既往歴、4）健康レベルの低下、5）栄養状態の低下、6）遺伝的体質、7）器官・臓器の形態的・機能的障害や皮膚・粘膜の障害、8）抗生物質の長期使用、9）予防接種、10）身体への侵襲的な処置、11）喫煙習慣、12）長期にわたる体動不能、13）海外渡航歴など

4. 感染症の前駆症状の有無（基 6 の活用）

1）全身症状：倦怠感・疲労感・脱力感などの不快感、熱感、軽度の発熱、発疹など

2）呼吸器系症状：咽頭痛、咳、痰など

3）神経・リンパ管系の症状：頭痛、頭重感、リンパ節の腫脹・圧痛など

4）消化器症状：食欲不振、胃部膨満感、悪心・嘔吐、便通異常など

5）筋・骨格系の症状：関節痛、筋肉痛、腰痛、全身のこわばり感など

6）泌尿器症状：尿の量や性状の異常など

5. 易感染性に対する診察と検査の結果（基 8 の活用）

1）診察：問診、視診、触診など

2）検査：血液検査、骨髄検査、リンパ節生検など

6. 易感染性に対する治療内容と効果・副作用

（基 9 の活用）

原因疾患に対する治療、免疫不全を引き起こす不足因子の補充、生活指導、薬物療法など

7. 易感染性の「成り行き」の有無と程度（基 7 の活用）

8. 易感染性と検査・治療などに対する患者や家族の反応と期待

▶ 易感染性の「成り行き」として以下の問題を生じやすい。

1）肺炎、尿路感染をはじめとする**感染症の発症とそれに伴う体温平衡異常や組織統合性障害**

2）易感染性と隔離や伝播防止対策などに対する認識不足による**生活行動・範囲の遵守不足、逆に過剰な自己制限**

3）易感染性に伴う隔離や種々の伝播防止対策としての日常生活動作行動の制限や治療・処置などによる**ストレス、ボディイメージの混乱、孤独感**

4）感染症の発症に対する予期的不安

5）長期にわたる感染予防対処による**家族の精神心理的・身体的・経済的・社会的負担の増大**

6）各患者がもつ固有の易感染性と感染症の発症危険因子による感染症の重症化、回復の遷延化、さらに敗血症やショックなどに伴う生命危機など

第3段階	看護計画の立案

● 目標設定の視点　1. 感染を起こさない。
　　　　　　　　　　　2. 患者・家族が感染防止を目指して生活を調整し、習慣化できる。
　　　　　　　　　　　3. 感染症を早期に発見し、悪化を防ぐことができる。
　　　　　　　　　　　4. 少なくとも「成り行き」にあげた問題を起こさない。

● 対策の立案　対象固有の易感染性の原因・誘因をふまえたうえで、感染症成立の各段階における感染防止対策が必要である。とくに医療チームメンバーや看護ケア・医療処置を介して病原菌が侵入することのないよう厳重な感染防止が重要である。　　　　　（**基**1〜9の活用）

対策の種類	対策の根拠
観察（OP） 1. 易感染性あるいは感染を示す症状・徴候の有無と程度の変化 2. 易感染性を引き起こす原因と、感染症を発症させやすくする宿主の危険因子の増減 3. 感染症の前駆症状の変化 4. 易感染性に対する診察と検査結果の変化 5. 易感染性に対する治療内容や感染防止対策の効果・副作用 6. 易感染性の「成り行き」の有無と程度 7. 易感染性と検査・治療などに対する患者や家族の反応と期待 ※観察の細かい項目は、アセスメント・診断段階と同じであるため省略する	1〜7の観察項目は、患者が目標に近づいているか否かを最も端的に表す情報となる。 ▶これらの観察項目を継続的に観察し、感染予防と同時に、感染症の前駆症状を早期に発見・対処できるよう努める。 ▶患者・家族が感染症を発症させやすくする危険因子のうち、自ら改善・除去できる因子を一緒に明確にし、改善・除去対策の実施とその結果としての反応を観察していくことは、今後の看護療法（TP）、教育対策（EP）の立案にとって重要な資料になる。
看護療法（TP） 以下の1.〜5.の対策は、**図1**の「**感染症成立の5段階**」（p.842）を基盤にして立案している。 1. **感染源からの隔離** 　患者に応じて必要時以下の1）〜6）を行う。 　1）面会制限（人数制限、とくに感染症に罹患する可能性のある人との接触は厳禁） 　2）個室・クリーンルームの使用 　3）入室時の手洗い・ガウンテクニック 　4）動植物との接触制限 　5）無菌食、加熱食。生野菜や果物の制限 　6）在宅療養中の患者は人混みを避け、外出時はマスク着用	▶ヒト、空気、動植物、食物、排泄物などあらゆるものが感染源になる危険性がある。とくに感染源になりやすい患者（咳嗽持続患者、下痢患者、膿性滲出液のある患者など）との接触を避ける、あるいは最小限にとどめることが重要である。（**基**2の活用）
2. **排出された病原体の滅菌・消毒** 　1）糞便、尿、血液、膿、喀痰、鼻汁などで汚染された器具やリネンの適切な消毒	▶病原体に汚染されたリネン類、機具類などは、看護職者の**内因性感染**や**交差感染**にとどまらず、**院内感染**、**集団感染**などに拡大する危険因子に

なる。

▶病原体の種類によって、排出経路（糞便、尿、痰、血液など）は決まっていることから、それらをふまえて確実な消毒・滅菌処置を行う。なお、患者死亡時の**最終消毒**では、病室をはじめ使用物品、患者の身体を含むすべてを消毒あるいは滅菌の対象にする。

看護療法（TP）

3. **病原体の伝播防止**
   1) **直接伝播防止**
      (1) 不潔な性交やキスなどの禁止
      (2) 飛沫・空気感染防止には、患者や保菌者に近づかせない。とくに面会人などが接近する際には、患者にマスク着用を促し、換気を行う。必要時、紫外線殺菌灯などで空気の消毒を行う
   2) **間接伝播防止**
      病原体ごとの排出経路を患者、家族をはじめ関係者に周知徹底して予防処置が行われるようはかる。とくに媒介動物、媒介飲食物にかかわる感染防止対策を具体的に指導・実施・評価修正する
   3) 環境の清潔保持
      周囲の環境を常時清潔に保つために、以下の項目を実施・評価・修正する。
      (1) 室内の清掃、洗面台などの湿潤環境の清掃
      (2) 使用物品・器具の清掃

      (3) ベッドサイドの整理整頓
      (4) 衛生的な衣服の着用
      (5) 媒介動物・昆虫の駆除など

▶ほこりをたてないよう湿式清掃で拭き取る。
▶セラチア菌や緑膿菌などは、湿潤した環境から高率に検出される。（**基**2、3の活用）
▶掃除しやすいよう必要最低限のもののみを置く。
▶床頭台、オーバーテーブル、ロッカーなどのほこり・汚れや、加湿器、吸引瓶などの管理不足は病原体繁殖の原因になる。（**基**2、3の活用）

4. **生体への病原体侵入の防止**
   1) 身体の清潔の保持
      (1) 清拭、シャワー、入浴
      (2) 陰部ケア
      (3) 爪の手入れ
      (4) 手洗いの励行（とくに食事・処置・薬品や医療器具取り扱いの前後、排泄物の処理後など）
      (5) 口腔ケア（歯磨き、ポビドンヨードなどによる含嗽）

▶生体と外界とのバリアである皮膚・粘膜の清潔・保湿・損傷防止に留意して、病原体の繁殖と体内への侵入を阻止することが重要である。（**基**2、3の活用）
▶表皮上の脂肪・汗・ほこりが混じった垢の中に埋もれた病原体には消毒薬の効果は低い。したがって、まず石けんを用いた洗浄によって機械的に垢を除去する必要がある。
▶免疫機能の低下により、口腔カンジダ症やヘルペス性口内炎などの口腔領域での日和見感染、呼吸器系感染、とくに肺炎などを起こしやすい。したがって、口腔内の変化を早期に発見すると同時に個々の患者に合った治療や口腔ケアなら

2) 身体への侵襲的処置を最小限にし、厳密な無菌操作で実施する

(1) 処置前の施行者・介助者の手洗い（通常は流水のもとで石けんを使用し 10 ～ 20 秒かけて洗う。また手洗い後、エタノール製剤などの速乾性手指消毒薬による手指消毒）。

(2) 滅菌器具の使用
① 滅菌有効期限、包みの破損などを確認する
② 処置中に汚染した器具は廃棄し、新しい滅菌器具を使用する
③ 気管内吸引のチューブは毎回新しいものを使用することが望ましい。繰り返し使用する場合は 0.1%ベンザルコニウム塩化物液で 10 分間消毒する

④ 膀胱留置カテーテルは**閉鎖式導尿システム**を使用する
⑤ カテーテルは粘膜損傷や尿路感染を予防するために、流量が確保されると同時にできる限り細いものを選択する
⑥ ポリウレタンやシリコンなど細菌の接着性が低い材質のカテーテルを選択する

(3) 輸液に必要なセットの組み立てや薬剤調合は、清潔な場所で無菌操作で準備する
① 輸液はエア針不要のソフトバッグを使用する。エア針を使用する場合はフィルター付きのものを使用する
② 高カロリー輸液の調合は、病棟ではなく薬剤部で無菌的に調合することが望ましい

(4) 針、カテーテル、カニューレなどの挿入部位の清潔・消毒、および必要時無菌操作を徹底する
① 膀胱留置カテーテル挿入の場合は、挿入前に陰部洗浄を十分行う
② 中心静脈内カテーテル挿入部位は生体消毒薬である 0.05%クロルヘキシジングルコン酸塩（ヒビテン）による消毒が効果的

びにマスク着用の要否の検討などを行う。

▶ 病原体の体内侵入口になると同時に心身の負担とエネルギー消耗を増大させる危険性が高い処置は慎重に決定し、実施する際は厳密な無菌操作で行う。（基 2、3 の活用）

▶ **一処置一手洗い**を原則にして、医療従事者の手指を介した感染を防止する。

▶ 0.1 ～ 0.5%クロルヘキシジングルコン酸塩（ヒビテン）・グルコネート液では、一部のグラム陰性桿菌には効果がない。また 0.5%ヒビテンアルコールでは、粘膜への刺激が強いという報告がある。

▶ 4 日目までに細菌尿が認められる開放式導尿システムに比べ、閉鎖式カテーテル留置では 10 ～ 14 日間で約半数に細菌尿が認められるにとどまるという報告がある。

▶ 皮膚・粘膜に付着している病原体を体内に押し込むことを防ぐ。

▶ 分泌物で汚れている場合は、まず石けんと微温湯で陰部洗浄を行う。陰部洗浄は、カテーテルと尿道粘膜との間隙からの病原体の侵入を最大限防止するのに役立つ。

看護療法（TP）

である

③中心静脈内カテーテル挿入時の**マキシマルバリアプリコーション（高度無菌遮断予防策）**の徹底：帽子、マスク、滅菌ガウン、滅菌手袋、大きな滅菌ドレープを使用する

▶滅菌手袋と小さなドレープのみの使用でカテーテルを挿入した場合に比べて、マキシマルバリアプリコーションによる挿入では、感染者が有意に少ない。

（5）針、カテーテル、カニューレの挿入時は、手荒な操作を避ける

▶手荒な操作は、尿道粘膜を傷つけ、感染に対する抵抗力を低下させる。

①膀胱留置カテーテル挿入時は患者の緊張を和らげ、口でゆっくり呼吸してもらう。

②気管内吸引は－100～－150mmHg以内の圧とし、10～15秒以内で行う

（6）針、カテーテル、カニューレ挿入中の観察・管理

＜膀胱留置カテーテルの挿入時と挿入中＞

①確実で適切な固定と、カテーテルの折れのチェック

②尿量・尿の性状を観察し、早期にカテーテルの閉塞や感染徴候を発見し、対処する

▶陰部洗浄後に、尿道口を10％ポビドンヨード（イソジン）や0.025％ベンザルコニウム塩化物などの生体消毒薬で消毒し、カテーテルの先端に潤滑油を塗布して滅菌手袋を着用した手でカテーテルを挿入し、その挿入の長さを確認した上でカテーテルを固定する。女性は大腿、男性は腹部に固定する。その固定に際しては、膀胱や尿道、陰部などへの物理的刺激にならぬようにカテーテルの弛みすぎ、きつすぎを避け、尿道に力がかからない程度とし、加えて折れ、ねじれにも注意する。加えてできる限り早く抜去できる方向でケア計画を立てる。

③カテーテル挿入部・会陰部の洗浄・清拭・消毒

▶微温湯での洗浄や清拭は、耐性菌や菌交代現象が生じる危険性がなく、しかも細菌学的にも効果がある。

④採尿バッグを床に着けたり、膀胱より高い位置に置かない（床から10cmとする）。低床ベッド使用時は、専用の採尿バッグの使用が望ましい

▶採尿バッグを水平に置くとエアフィルターが濡れてバッグ内圧が減圧できず、尿の流れが悪くなったり、尿漏れを起こす危険性がある。したがって採尿バッグは、膀胱の高さより低い位置のベッドサイドに常に垂直にして固定することが望ましい。ストレッチャー、車椅子などを使用する際には、とくにこれらに留意した工夫が大切である。

⑤カテーテル挿入のまま入浴する際は、採尿バッグを空にし、バッグが膀胱より高くならないように注意する

⑥採尿バッグは8～12時間ごとに空にする

⑦制限のない限り水分摂取を勧める

▶細菌を定着・増殖させないために、自然に洗い流せるように十分な水分の摂取を促す。この方法は、できる限り膀胱洗浄を避ける、あるいは少なくするためにも重要である。

⑧体位変換を頻回に行い、膀胱内の残尿の排泄を試みる

▶残尿は、細菌の増殖を助長するために頻回な体位変換あるいは体動によって完全排尿を試みる。最近では、仰臥位から側臥位、その逆なども自動的にできるようベッドが改善されている。それらを活用して頻回な体位変換を可能にすることは、患者、家族と看護職者の双方にとって多くのメリットがあると考える。

⑨尿道口からの分泌物の有無、性状および尿の排出状態・量・性状などの観察

⑩閉鎖式導尿システムの閉鎖を維持する

▶閉鎖を保つことで、カテーテルを介した尿路感染の危険性は低下する。

⑪原則的には、ランニングチューブは、クランプしない

▶尿の流れを止めると細菌感染の危険性が高くなるため、検体採取・治療目的以外のクランプは避ける。行う場合も短時間とする。

⑫原則的には膀胱洗浄は行わない

▶膀胱洗浄は**逆行性尿路感染**の危険性を増大させ、膀胱粘膜を傷つけ、感染しやすい状態にする危険性がある。

⑬定期的交換

＜血管内留置針・カテーテル挿入中＞

①挿入部位の消毒、ドレッシング材の定期的交換

▶挿入部位の発赤・疼痛・腫脹などから感染の徴候を早期に発見する。これらの**感染徴候**がみられた場合はただちに入れ替えが必要である。また、針先端が動くことによる血管内壁への機械的刺激を避けるように固定する。

②点滴ライン内、輸液薬中の浮遊物の有無の観察

③三方活栓の数を減らす

④三方活栓の開放時の消毒操作に留意する。

⑤連結部の異常や挿入部位の観察

⑥滴下速度を一定に保ち、規定時間内に終了する

▶急激な滴下速度の変更は、針やカテーテル内に血栓やフィブリンの形成を起こし、それらが、病原体の定着・増殖の場になりやすい。また脂肪を含む輸液剤は 24 時間以内に輸液を終了する。

⑦輸液セットの定期的交換

▶成人では末梢静脈カテーテルは 72 〜 96 時間ごとに交換して静脈炎のリスクを低下させる。

▶中心静脈カテーテル挿入中で感染が明らかでない場合には、定期的に入れ替える必要はない。

＜気管カニューレ挿入中＞

①気管カニューレ挿入部位の観察

②カニューレ、ドレッシング材の定期交換

③適切な固定

5. 患者の感染に対する抵抗力強化のための生活調整と習慣化

1）衛生的に調理された高エネルギー・高蛋白・高ビタミンの食事摂取

▶栄養低下、とくに蛋白質とビタミンの摂取不足は、補体がもつ抗体との結合能力を弱め、結果として共同して行う食菌作用を低下させる。またこの栄養低下は、補体がもつ血管の透過性を高めて白血球の動員を助ける機能も低下させる。

▶経口的な飲食物摂取は、上記の口腔ケアと同じように、舌・歯肉・粘膜・口腔筋群の強化と、

口腔内の保清・保湿に多大な効果があり、肺炎などの呼吸器感染防止にも役立つ。

(1) 高齢者や嚥下困難がある患者は、誤嚥を起こさないよう、少量ずつ、できれば半坐位か坐位にして上体を挙上し、顎を引いて頭頸部を前傾させた姿勢で摂取するよう勧める

▶左記の食事摂取時の姿勢と少量ずつの食物摂取の推奨は、嚥下をしやすくすると同時に、食物が口腔に向かって逆流したときの吐物の飛び散りを防ぎ、また気管内への誤嚥や窒息を防ぐうえで大いに役立つ。（基2、3、5の活用）

2) 活動と休息の調整
(1) 十分な休息・睡眠
(2) 疲労を避けた生活

▶身体的・精神的なストレスは、NK細胞の活性化を低下させたり、INF（インターフェロン）産生を抑制して自己免疫の働きを直接低下させる。加えて、心身のストレスは、呼吸・循環・内分泌・神経系をはじめとする全身の機能の低下やアンバランスを引き起こし、生体防御機構に大きな悪影響を及ぼす。（基2、3、5の活用）

(3) 長期臥床を避け、体調に合った活動の促進
(4) 気分転換をはかる、娯楽
(5) ストレスの軽減・発散

▶長期臥床は呼吸器・泌尿器系の感染のリスクを増大させる。（基2、3、5の活用）

3) 皮膚・粘膜の損傷防止
(1) 虫さされ、咬傷、切り傷を防ぐ
(2) 転倒・転落などの事故防止

▶生体と外界とのバリアの損傷は、病原体の体内への直接的な侵入口をつくることになり、感染のリスクを著しく高める。（基2、3、5の活用）

4) 皮膚・粘膜、呼吸器、消化器、泌尿器、生殖器などがもつ生体防御機能の低下防止、さらに強化
(1) 禁煙
(2) 室内の換気
(3) 室内の温度・湿度の調整

▶喫煙は気管の線毛運動を阻害し、痰の喀出を妨げる。（基2、5の活用）

(4) 十分な水分摂取（制限がなければ1,800〜2,000mL/日）

▶水分と電解質は、体内に余分に蓄積できないことから、毎日水分の摂取量と排泄量が同じになるよう水分出納に留意する。そのためにも水分補給の内容・方針に問題がないか常に注意して摂取しやすいよう工夫すると同時に、観察・記録を継続する必要がある。

(5) 深呼吸・腹式呼吸
(6) 必要時体位ドレナージによる排痰ケア
(7) 乾布摩擦や定期的に適度な運動の実施

▶体位ドレナージは、咽頭周囲、気管支、肺下葉などの浄化に効果がある。

1. 前記の観察項目のうち、主観的情報を報告できるように指導する。とくに感染症の前駆症状などわずかな徴候でも即刻報告できるように指導する

▶これらの主観的情報は、感染の早期発見、早期治療のために大切な情報となる。

2. 感染予防と、感染に対する抵抗力を増強させるための生活調整とその習慣化の必要性ならびに隔離について患者・家族に説明する

▶患者を感染から守るためには周囲の人々の知識・技術と協力が必要である。目的や方法、期間などについて、わかりやすく説明・指導する。

1. 患者・家族の生活調整能力アップ

　感染予防や感染に対する抵抗力増強のための生活調整や隔離に対して、患者と家族が自ら実践し、習慣化できるよう説明・指導する。

2. 精神心理的安寧への配慮

　疾病に加え、隔離や面会制限などが患者に与える孤独感・不安感を理解し、患者が自分の気持ちを十分表出できるように援助する。また、制限範囲内で気分転換活動や孤独を癒す方法を取り入れることができるよう患者とともに検討し、実施する。

3. 治療に伴う易感染性についての説明

　治療に伴って起こる易感染性については、事前に治療内容とそれに伴う易感染性の可能性、期間、感染症の前駆・初期症状と、それらが出現したときに早期に報告する重要性ならびに対処方法などについて十分説明し、協力を求める。

4. HIV 感染患者と AIDS 患者への指導

　AIDS は、HIV 感染患者が**表4**の 23 種の AIDS 指標疾患の 1 つ以上が明らかに認められる場合に発症したと診断される。HIV 感染患者、AIDS 患者には精液、腟分泌物、血液を介してウイルスを伝播する危険性があることを説明し、自ら伝播を回避するための具体的な手段を理解して確実に実施できるよう指導する。同時にサポートシステムを一緒に開拓して身体的・精神心理的・経済的支援などを活用できることが最も重要である。HIV 感染、AIDS などに関する知識不足、誤解などが不安や恐怖の最大起因要素であることから、まず医療・福祉関係者からこれらを打破する必要があろう。

5. 感染予防の指導

　在宅療養患者のケアを担う家族には、感染予防のための生活の調整方法や、処置時の無菌操作について十分指導する。加えて、感染症の初期徴候についても説明し、早期受診の重要性について指導する。とくに感染を起こしやすい疾患のみならず、乳児や高齢者、感染しやすい体質など前記 5（p. 853）にあげた感染発症危険因子をもつ患者と家族には、日々の食事、清潔などの生活と環境の調整能力の向上が感染予防にとって大切であることから、彼らが自ら実践できるよう個々の条件や状況に応じた具体的指導を行う。

6. 看護職者自身の感染防止

　看護職者は、まず自分自身に対する感染防止に留意する必要がある。なぜなら、自分自身がもつ病原体による感染、つまり**内因性感染**や看護職者から患者へ、逆に患者から看護職者への感染、つまり**交差感染**などが生じた場合は、自分自身が感染・感染症の被害を被るにとどまらず、自分自身が患者個々への感染ならびに院内感染の根源的な感染源になってしまうからである。これらの感染を防止するには、まず第 1 に自分自身の健康状態を常に正確に把握し、全身の抵抗力の強化に努める必要がある。第 2 に接触の可能性が高くなった特定の病原体に対する自分の特異的な免疫状態を明らかにし、必要に応じて人工免疫や殺菌・静菌作用のある化学療法の必要性の有無や職場の変更などについても関係者と検討して対応する必要がある。

　第 3 に看護する患者の病原体、病状と食事・排泄・清潔、移動状態などをはじめとする生活の自立度などをふまえて、必要とする看護技術・処置ケアを明確にしたうえで**PPE**（personal protective equipment：**個人防護具**）の活用についてチームで決定し、チームメンバー全員が確実に実行する必要がある。もちろん患者や家族に不安や恐怖感を与えないよう PPE について事前に説明し、納得を得ることが処置ケアなどへの協力を得るためにも重要である。また彼らの信頼を得るには、認定看護師などの専門家の指導・協力を得た個々の看護職者の専門的知識・技術ならびにそれらを支える患者への対応のあり方などにかかわる事前の学習と訓練が最も大切であろう。

7. 感染予防対策の評価

　医療従事者の手洗い・無菌操作が適切でないと、感染の危険性は著しく高くなる。スタンダードプリコーション（standard precaution：**標準予防策**）、PPE などを徹底し、常に病棟・院内における感染予防対策が

十分かつ効果的であるか否かを各看護職者・各セクション・施設全体で評価し、改善に努める必要がある。

第5段階　　評価の視点

1. 目標に近づいたか否か

1）感染を起こさなかったか。

2）患者・家族が感染防止をめざして生活を調整し、習慣化できたか。

3）感染症を早期に発見し、悪化を防げたか。

4）「成り行き」にあげた問題［1）感染症の発症とそれに伴う体温平衡異常、組織統合性障害、2）生活行動・範囲の遵守不足、または過剰な自己制限、3）ストレス、ボディイメージの混乱、孤独感、4）感染症の発症に対する予期的不安、5）家族の精神心理的・身体的・経済的・社会的負担の増大、6）感染症の重症化、回復の遷延化、肺血症やショックなどに伴う生命危機など］を起こさなかったか。

2. 看護過程、とくに看護計画の評価・修正

　患者や家族の状態や行動が目標に近づいていない場合は、看護過程、とくに看護計画の立案段階のどこに問題があったのか、さらに診断段階に誤りがなかったかなどを追究する必要がある。

引用・参考文献

1) 中野聖子：尿路感染防止のために．臨牀看護，35（12）：1886〜1892，2009.

2) 湯原里美：血管内留置カテーテルによる血流感染の予防対策．臨牀看護，35（12）：1864〜1878，2009.

3) 深井喜代子ほか：ケア技術のエビデンス．p.205〜217，へるす出版，2009.

4) 操 華子：感染予防のための看護技術．看護技術，44（3）：17〜24，1998.

5) 大國壽士：高齢者の易感染性．臨床と微生物，30（6）：733〜735，2003.

6) 高久史麿ほか監：新臨床内科学．第8版，医学書院，2002.

INDEX

薬物表の使用方法について

医薬品は薬効という有益性とともに、副作用発現という不利益も有している。本書においては、看護の立場から与薬をしてはならない人、とくに注意を払わなければならない主な副作用、基本的な注意事項について記載している。

■一般名（商品名）

薬剤名については、太ゴシックで一般名を表記し、（　）内に商品名を記載

■効果発現メカニズム

薬効が発現する主なメカニズムについて記載

■主な副作用と注意事項

警告：致死的または発現した副作用がきわめて重大な問題につながる可能性がある場合などについて表記

禁忌：症当該医薬品を与薬してはいけない患者について表記

注意：当該医薬品において重要な基本的注意事項について表記。🚗（自動車マーク）は、薬剤により眠気や注意力・集中力・反射運動能力等の低下の可能性があるため、自動車の運転や高所作業、危険を伴う機械の操作等に従事させないように注意していることを示す

併禁：薬物相互作用により、重大な副作用が発現するなどの可能性があるため、併用してはいけない医薬品を記載

副作用：重大な副作用（発現により死に至るおそれのある副作用）、発現した場合すみやかに与薬中止しなければならない副作用を記載

本書に記載されている医薬品副作用等は、2018 年 3 月時点の情報に基づいている。また，すべての情報を網羅しているものではない。最新の医薬品情報に関しては、医薬品の添付文書等を必ず確認していただきたい。

看護過程に沿った対症看護 第5版 病態生理と看護のポイント

1985年 8 月 5 日	初 版	第 1 刷発行
1998年 7 月15日	初 版	第52刷発行
1999年 2 月 5 日	改訂版	第 1 刷発行
2004年 4 月15日	改訂版	第18刷発行
2005年 1 月31日	新訂版	第 1 刷発行
2010年 5 月15日	新訂版	第10刷発行
2010年12月20日	第 4 版	第 1 刷発行
2017年12月15日	第 4 版	第10刷発行
2018年10月 5 日	第 5 版	第 1 刷発行
2024年 1 月30日	第 5 版	第 6 刷発行

監　修	高木　永子
発行人	土屋　徹
編集人	小袋　朋子
発行所	株式会社 Gakken 〒141-8416 東京都品川区西五反田 2-11-8
印刷所	TOPPAN株式会社
製本所	株式会社難波製本

●この本に関する各種お問い合わせ先
本の内容については，下記サイトのお問い合わせフォームよりお願いします．
https://www.corp-gakken.co.jp/contact/
在庫については　Tel 03-6431-1234（営業）
不良品（落丁，乱丁）については　　Tel 0570-000577
学研業務センター　〒354-0045 埼玉県入間郡三芳町上富 279-1
上記以外のお問い合わせは　Tel 0570-056-710（学研グループ総合案内）